社科思政文库

高校责任的勇毅书写

—— 中国社会科学院大学疫情防控特辑 I

众志成城

张树辉 ○ 主编

光明日报出版社

图书在版编目（CIP）数据

高校责任的勇毅书写：中国社会科学院大学疫情防
控特辑：全三册 / 张树辉主编 . —— 北京：光明日报出
版社，2022.4

ISBN 978-7-5194-6445-5

Ⅰ.①高… Ⅱ.①张… Ⅲ.①高等学校—新型冠状病
毒肺炎—疫情防控—北京 Ⅳ.① R512.930.1

中国版本图书馆 CIP 数据核字（2022）第 013867 号

高校责任的勇毅书写：中国社会科学院大学疫情防控特辑：全三册
GAOXIAO ZEREN DE YONGYI SHUXIE: ZHONGGUO SHEHUI KEXUEYUAN DAXUE
YIQING FANGKONG TEJI: QUANSANCE

主　　编：张树辉

责任编辑：杨　茹　李　倩　　　　责任校对：孙文静
封面设计：中联华文　　　　　　　责任印制：曹　净

出版发行：光明日报出版社
地　　址：北京市西城区永安路 106 号，100050
电　　话：010-63169890（咨询），010-63131930（邮购）
传　　真：010-63131930
网　　址：http://book.gmw.cn
E – mail：gmrbcbs@gmw.cn
法律顾问：北京市兰台律师事务所龚柳方律师

印　　刷：三河市华东印刷有限公司
装　　订：三河市华东印刷有限公司
本书如有破损、缺页、装订错误，请与本社联系调换，电话：010-63131930

开　　本：170mm×240mm
字　　数：1125 千字　　　　　　印　　张：76.5
版　　次：2022 年 4 月第 1 版　　印　　次：2022 年 4 月第 1 次印刷
书　　号：ISBN 978-7-5194-6445-5

定　　价：386.00 元（全三册）

疫情防控指挥部权威档案
校园战疫逆行者风采录
全体参战人员纪念册
教育部思创中心思政文库
学校重大科研专项成果

本书的部分篇章和内容是教育部高校思想政治工作创新发展中心（中国社会科学院大学）2019年重点项目"中国社会科学院思想育人、学术育人、文化育人研究"（19SCZD01）、2020年重点项目"疫情防控中高校宣传思想与舆情引导研究"（SCYJ002）以及中国社会科学院大学校级重大专项"公共卫生突发事件治理研究"方向立项课题"高校重大公共卫生突发事件长效应对机制建设研究"（2020-KYLX02-01）的研究呈现和阶段性成果。受教育部高校思想政治工作创新发展中心（中国社会科学院大学）资助。

人无精神则不立，国无精神则不强。唯有精神上站得住、站得稳，一个民族才能在历史洪流中屹立不倒、挺立潮头。同困难作斗争，是物质的角力，也是精神的对垒。伟大抗疫精神，同中华民族长期形成的特质禀赋和文化基因一脉相承，是爱国主义、集体主义、社会主义精神的传承和发展，是中国精神的生动诠释，丰富了民族精神和时代精神的内涵。我们要在全社会大力弘扬伟大抗疫精神，使之转化为全面建设社会主义现代化国家、实现中华民族伟大复兴的强大力量。

——习近平

摘自《习近平总书记在全国抗击新冠肺炎疫情表彰大会上的讲话》（2020 年 9 月 8 日）人民网

《高校责任的勇毅书写》编委会

主　任：张树辉

成　员：（按姓氏笔画为序）

王小斐　　王川培　　王志毅　　王　炜　　王炜(女)　　王学文

王彩霞　　邓淑娜　　石文东　　朱孔京　　刘文瑞　　闫　雷

孙　红　　苏志杰　　李　提　　邱伟立　　张部林　　张　率

金　英　　赵卫星　　翁建敏　　黄建云　　曹蓓蓓　　韩育哲

韩铭福　　蔡桂兰　　漆光鸿　　谭建民　　谭祖谊　　鞠文飞

《高校责任的勇毅书写》编写组

组　长：张树辉

副组长：鞠文飞　　蔡桂兰

成　员：（按姓氏笔画为序）

王小斐　　王川培　　王学文　　邓淑娜　　刘敬兰　　张洪磊

金　英　　蒋甫玉　　韩育哲　　漆光鸿

充分展现中国负责任大国的自觉担当

王京清

在全国抗击新冠肺炎疫情表彰大会上，习近平总书记对抗疫斗争做了全面回顾，对伟大抗疫精神进行了高度概括，对抗疫经验进行了深刻总结。习近平总书记强调："抗击新冠肺炎疫情斗争取得重大战略成果，充分展现了中国共产党领导和我国社会主义制度的显著优势，充分展现了中国人民和中华民族的伟大力量，充分展现了中华文明的深厚底蕴，充分展现了中国负责任大国的自觉担当。"中国负责任大国的自觉担当，集中体现为面对突如其来的严重疫情，中国同世界各国携手合作、共克时艰，为全球抗疫贡献了智慧和力量。

面对来势汹汹的疫情，是担当责任，还是撕裂团结？答案不言自明。面对疫情，中国秉持人类命运共同体理念和国际人道主义精神，始终和世界各国并肩战斗。我们在自身疫情防控面临巨大压力的情况下，尽己所能为国际社会提供援助，宣布向世界卫生组织提供两批共5000万美元现汇援助，向32个国家派出34支医疗专家组，向150个国家和4个国际组织提供283批抗疫援助，向200多个国家和地区提供和出口防疫物资。从2020年3月15日到9月6日，出口了 1515 亿只口罩、14 亿件防护服、2.3 亿个护目镜、20.9 万台呼吸机、4.7 亿人份检测试剂盒、8014 万件红外测温仪……中国以实际行动帮助挽救了全球成千上万人的生命，以实际行动彰显了推动构建人类命运共同体的真诚愿望，让越来越多的国家真切体会到同舟共济、守望相助的重要性。

新冠肺炎疫情作为百年来全球发生的最严重的传染病大流行，以一种特殊的方式告诫世人，人类是一个命运共同体。习近平总书记强调，"病毒没有国界，疫情不分种族""人类是休戚与共的命运共同体"。病毒是全人类共同的敌人，没有哪个国家、哪个人能在病毒面前独善其身。命运与共，大道不孤。面对疫情，人类命运共同体的理念和实践为人类开展抗疫斗争注入了信心和力量。团结就是力量，公道自在人心。在抗击疫情过程中，各国人民同舟共济、守望相助，体现了构建人类命运共同体广泛而深厚的基础。合作的可贵，不仅在于顺境中共襄盛举，更在于逆境中携手前行。世界各国人民识大体顾大局、传大爱担大义，才能拥有在灾难面前温暖人心、砥砺前行的强大精神力量。事实也充分证明，任何自私自利、嫁祸他人、颠倒是非、混淆黑白的做法，不仅会对本国和本国人民造成伤害，而且会给世界各国人民造成伤害。

习近平总书记指出："历史和现实都告诉我们，只要国际社会秉持人类命运共同体理念，坚持多边主义、走团结合作之路，世界各国人民就一定能够携手应对各种全球性问题，共建美好地球家园。"国际社会战胜疫情的最有力武器是什么？就是团结合作，维护人类共同家园。全球团结合作抗击疫情的意义不仅仅在于遏制疾病传播，还应通过疫情防控促使各国人民更加团结，建设一个普遍安全的世界。在经济全球化时代，重大公共卫生突发事件不会是最后一次，各种传统安全和非传统安全问题还会不断给人类社会带来新的考验。面对地区争端和恐怖主义、气候变化、网络安全、生物安全等全球性问题，世界各国要推动形成更加包容的全球治理、更加有效的多边机制、更加积极的区域合作，共同创造人类更加美好的未来。

【作者系中国社会科学院原副院长、党组副书记，中国社会科学院大学原党委书记。源自：《人民日报》（2020 年 09 月 24 日第 09 版）】

战胜疫情，是你们在母校的最后一份答卷！

高培勇

亲爱的同学们，尊敬的各位老师、家长、朋友们：

毕业典礼，是人生历程中特别重要的里程碑。在这个本应该深情凝望、热烈拥抱的时刻，由于疫情的原因，我们更多人只能在"云端"相遇了，但这并不会减少我们的喜悦和激动。今天的云端毕业典礼是学校为全校师生精心准备的一份珍贵礼物，相信这一定会给我们每一个人留下终生难忘的回忆！

在此，请允许我代表中国社会科学院，代表谢伏瞻院长，向克服诸多困难、圆满完成学业的社科大学子们，向为你们成长成才付出辛勤汗水的老师们、家长们，向长期关注、关心、支持中国社会科学院大学发展的社会各界朋友们致以崇高的敬意和由衷的感谢！

2020 年是不平凡的一年，新冠肺炎疫情席卷全球，给大家的学习、工作和生活带来了前所未有的冲击和挑战。今年，你们也经历了很多人生第一次：第一次上"家里蹲"大学，第一次网络应聘，第一次网络答辩，第一次参加网络毕业典礼，继续求学的同学还经历了第一次网络招生考试。临近毕业的这半年，你们最熟悉的可能不是导师的脸，而是他们的电子签名；你们印象最深的可能不是毕业季三五成群合照留念，而是每天早上醒来班级微信群里的健康打卡。这些经历，虽然让你们的毕业季有点遗憾，但也成为你们人生中一段独特的回忆。在这段艰难的日子里，你们磨炼意志，克服焦虑，努力交上了一份优秀的毕业总结。我很感慨你们的那句话："战胜疫情，是我在母校的最后一份答卷！"你们在这场疫情中的表现，震撼了我们，也点亮了你们的高光时刻。同学们，中国社会科学院为你们感到骄傲！中国社会科学院大学为你们感到骄傲！你们真的很棒！

中国社会科学院大学是一所年轻的大学。年轻代表着朝气，代表着开放、进取。社科大承载着全社会的厚望，如何走好、走稳学校前行的路，始终是我们绕不开、躲不过，必须回答的时代命题。谢伏瞻院长指出，中国社会科学院大学的建设与发展，不追求规模和数量，重在质量高、起点高、水平高，办出特色，办成一流名校。我们将为此而不懈努力。

向大家报告一件事。2020 年 7 月 9 日，院党组批准了学校《院系调整暨推进科教融合改革工作方案》。方案明确了当前及今后一个时期社科大的工作重点和前行方向，即以实现科研与教学相互融合、社科大与研究所优势互补为基本依托，以全面提升人才培养质量为基本目标，着力构建充满活力、富有效率、更加开放、动态竞争的现代大学管理体制，把中国社会科学院大学办成中央放心、人民满意、学界认可的中国特色社会主义一流文科大学。希望同学们继续关心、支持社科大的发展，学校永远是你们温暖的家！

今年以来，中国社会科学院大学同时在"疫情防控、全面提升学校治学办校水平"这"两个战场"作战，并坚持在"疫情防控、网上教育教学、思想政治教育、学校改革发展"这"四条战线"上着力使劲。学校将疫情防控作为头等大事，坚持把全体师生员工生命安全和身体健康放在第一位，充分依托社科院的科研实力、学术资源，采用机动灵活的线上授课方式提供优质教学供给，确保"停课不停学，停课不停教"。疫情期间，全校教职员工坚守岗位，积极联系服务学生，对疫情严重地区困难学生提供必要资助，向海内外广大校友发出问候，为学生提供创业资金支持，不断地为毕业生提供就业服务。在此，我想向老师们、同学们说一句：你们辛苦了！

诚然，疫情给我们带来的影响是深刻而巨大的。但是，在大学和研究生教育的最后一个学期，同学们在即将开始新的人生历程时经此一"疫"，你们对人生中的很多问题都会有或已经有了新的认识、新的体会。现在仍处疫情期间，值此临别之际，我不再说更多的有关励志的话，只想以中国社会科学院大学的校训与同学们共勉：笃学、慎思、明辨、尚行。同学们离开母校后，继续体悟好、践行好、传承好、弘扬好校训蕴含的精神，就是给母校和师长们最好的礼物。

祝福大家！谢谢大家！

【作者系中国社会科学院副院长、党组成员，学部委员，中国社会科学院大学党委书记。源自：《在中国社会科学院大学 2020 年毕业典礼上的讲话》】

序 言

2020 年是极不平凡的一年，新冠肺炎疫情在全球蔓延，业已成为百年来全球发生的最严重的传染病大流行，是新中国成立以来我国遭遇的传播速度最快、感染范围最广、防控难度最大的重大突发公共卫生事件。在以习近平同志为核心的党中央的坚强领导和全国人民的团结奋战下，我国率先开展大规模疫情防治工作，以艰苦卓绝的努力坚决打赢疫情防控的人民战争、总体战、阻击战。

面对疫情大考，中国社会科学院党组向院属各单位下达军令，谢伏瞻院长多次就系统内防控工作作出指示。作为社科院系统中师生人数最多、人员分布最分散的单位，中国社会科学院大学迅速响应、靠前谋划、狠抓落实，于 2020 年 1 月 24 日成立防控新冠肺炎疫情工作指挥部，将保障全校师生员工的生命健康安全作为一个阶段内一切工作的重中之重。在疫情最艰难的那段日子里，全校师生紧密团结、相互支持，其中有连续在岗工作几十天的同志，有时刻联系学生的辅导员和班主任，有积极备课线上教学的教师，有心系疫情灾区、投身战疫工作的师生、校友——他们是社科精神的最好体现！

大学组建已三年有余，这所新生的大学正在为传承和弘扬社科精神作出具有时代特征的贡献。社科精神生长于中国社会科学院历代学人学子的学习实践与科研工作，始终是鼓舞广大社科人为国为民、求真求善的思想动力。疫情防控是大学自组建以来所面临的一次巨大考验，在全校一心抗击疫情的过程中，精诚团结、科研报国、克尽厥职、服务社会的精神特质为我们彻底战胜疫情提供了坚实保证。

——精诚团结，体现了社科人心往一处想、劲往一处使的昂扬风貌。"万人操弓，共射一招，招无不中。"校园疫情防控始终坚持多方位、全覆盖，全校师生既是防控工作的受益者，更是防控工作的参与者，一切成绩的取得都应归功于全体师生员工。在这场大考中，学校党委居中统筹、协调各方，每一个人都凝聚在党的旗帜下，相互鼓励、相互支持，携手奋战、共克时艰。在岗职工尽心尽力做好每一处细节，广大同学自觉做好居家隔离线上学习，离退休同志时刻关注学校防疫工作进展，校友群体为母校战疫前后奔波、捐资捐物。五湖四海、大江南北的社科人同呼吸、共命运，聚众力而建成了无形的病毒隔离墙，这是我们打赢校园疫情防控阻击战的最坚实基础。

——科研报国，体现了社科人求真以利民、求善以益国的价值追求。开展哲学社会科学研究、促进哲学社会科学繁荣，是一代代社科人共同肩负的使命。在社会主义革命、建设和改革的各个历史时期，党和人民的实践在哪里提出了需要，哲学社会科学就在哪里扎根生长，广大社科人就在哪里辛勤耕耘。当今世界正处于百年未有之大变局，新冠肺炎疫情全球大流行使之加速变化，我国经济社会发展机遇与挑战并存的现状为哲学社会科学研究提出了新的要求。为此，大学专门设立"疫情防控与高校思政工作"研究系列专项课题、"公共卫生突发事件治理研究"重大专项课题等，积极引导科研人员在国家公共卫生应急管理体系、重大疫情防控救治体系、公共卫生突发事件与高等教育管理等方向展开深入研究。如今这些研究开花结果，在不同领域中发挥着作用，社科人的拳拳报国之情便蕴含其中了。

——克尽厥职，体现了社科人在位而谋政、居职而忠恩的品德操守。校园疫情防控是一项系统性工程，系统的正常运转、防控成绩的取得离不开其中每一位同志的辛勤付出。疫情下的工作伴随着巨大的压力，医务室的医生要为全体师生的健康保驾护航，保安小哥要每天执勤在人流量最为密集的关卡，辅导员班主任一通通电话、一条条信息为学生传递学校的关怀，任课教师克服技术困难与同学线上见面。面对空前严峻的防控形势和空前严格的管控措施，我校教职员工没有一位打过退堂鼓，大年三十的晚上、风雪交加的深夜、烈日当空的暑期，他们始终坚持在岗位上，为守护校园安宁、守卫师生健康做着贡献。

——服务社会，体现了社科人感同身受之、身体力行之的人文情怀。教以立德、学以成人，要实现这一目标，高等教育就势必要走出"象牙塔"、走向"黄土地"，学生只有在服务社会的广袤空间里才能获得成长立身的宝贵养分。我们欣慰地看到，社科学子对于这片土地和生活在这片土地上的人民满怀着真挚、热烈而深沉的情感。疫情暴发初期，我校的顾姣同学与11名来自北京大学、清华大学的同学发起"高原鹅"高校学生援鄂行动，向湖北战疫一线输送物资。身为援鄂医护人员子女的陈奕漩同学义务为母校同济附中医护人员的子女们辅导功课，减少医护人员的牵挂，在他的号召下，我校上百名同学积极响应，投入到线上志愿学业辅导的队伍中。除此之外，众多身在家乡的社科学子在社区防控中发光发热、以专业知识传播正能量，他们是传承社科精神文脉的新一代，也是开拓社科精神境界的生力军。

疫情暴发至今已一年有余，回看战疫历程，感叹成绩之取得实属不易。如今，我们将大学疫情防控过程中的种种资料结集成册，予以出版，当是对这段难忘的奋斗历程的永久纪念。本书共分为众志成城、文以载道、成风化人三辑。第一辑集中记录了疫情防控以来大学在组织领导、制度建设、教学科研、卫生医疗、国际合作等方面的努力和成果，并将师生感悟附于其后，力求全面展示疫情期间大学的工作举措和精神风貌；第二辑是战疫大事记、研究著述和媒体关注，收录了《人民日报》、《光明日报》、中国社会科学网等知名社会媒体对我校疫情防控工作的报道，并选编了校内媒体记录战疫历程、面向社会发声的诸多文章；第三辑是影像和文艺作品特辑，其中包含摄影、海报、诗词、书画、篆刻等多种类文艺作品，这些作品是我校师生在疫情期间各显所长、相互支持的一个重要缩影，亦是弥足珍贵的抗疫资料。

本文集将被收录进教育部在我校设立的高校思想政治工作创新发展中心和我校思想政治教育高等研究院的思政文库，它们自然是我校疫情防控指挥部的权威档案，是校园战疫逆行者的风采录，是我校全体参战人员的纪念册，同时，它们也是学校多个重大科研的研究呈现和阶段性成果。我们相信，本文集不仅仅是这段艰苦斗争经历的资料汇编，更是记录了社科人共同记忆的思想坐标，因而也是新时代传承社科精神的鲜活载体，可为资政、可为感怀、可为发扬。

学校各部门、各院系、指挥部各工作组的师生员工用扎实有效的工作，为本文集留下了丰富宝贵的资料，是这三本颇具价值的专辑得以问世的重要基础；编委会的同志，既是各项工作的实施者和指战员，又是基础文稿的生产者和校勘员；编写组的同志更是使命召唤、责任担当的先锋，是他们的不舍昼夜、不辞辛劳，才让这宝贵的文稿和蕴含其中的精神力量，铭众志成城之志，成文以载道之功，得成风化人之用，成为不断激励我们奋进的时代的大书，鲜活的校史！我要代表社科大师生真诚地感谢大家！

张政文

2021 年 3 月

目　录

CONTENTS

领导有力　指挥有方

中国社会科学院大学防控新冠肺炎工作领导小组暨指挥部构成
（2020 年 1 月 22 日）……………………………………………… 003
中国社会科学院大学防控新冠肺炎疫情工作领导小组和指挥部成员名单
（2020 年 12 月 21 日）…………………………………………… 005

守护净土　制度先行

关于设置医学隔离观察室的通知 ……………………………………… 009
关于设置医学隔离观察室的通知 ……………………………………… 009
关于关闭良乡校区北门的通知 ………………………………………… 010
教职工上报个人信息通知 ……………………………………………… 011
关于关闭良乡校区东门的通知 ………………………………………… 011
教职工情况摸底通知 …………………………………………………… 012
关于推迟 2020 年春季学期开学时间的通知 ………………………… 012
关于推迟开学相关安排的通知 ………………………………………… 013
关于在疫情防控工作中严守纪律的通知 ……………………………… 013
关于调整 2020 年度国社科项目申报时间的通知 …………………… 014
关于在校人员防疫工作的要求 ………………………………………… 014
关于重申"离校学生不得提前返校"的规定 ………………………… 015
关于寒假期间 2020 届毕业生相关工作安排的通知 ………………… 015
关于进一步加强宿舍管理的通知 ……………………………………… 016

关于调整我校本科毕业生毕业实习安排的通知 …………………… 017

关于加强学校北门购买商品交接管理的通知 …………………… 017

关于新型冠状病毒防控期间实行校园网流量免费策略的通知 ……… 018

关于启动研究生疫情防控情况日报制度的通知 ………………… 018

关于疫情防控期间就餐事宜的通知 ………………………………… 019

关于在疫情防控期间加强学生学业指导工作的通知 …………… 020

疫情防控期间望京小白楼管理规定 ……………………………… 020

关于延期提交 2019—2020 学年第一学期研究生课程作业和成绩的通知 021

关于再次重申我校学生不得提前返校的通知 …………………… 021

校级重大专项公共卫生突发事件治理研究方向申报通知 ………… 022

关于 2020 年春季学期延迟开学阶段研究生教学工作安排的通知 … 023

返京人员"京心相助"平台登记通知 …………………………… 023

2020 年春季学期延期开学期间本科生学业指南 ………………… 024

关于做好课程教学班微信群组建工作的通知 …………………… 024

关于加强"国家治理体系和治理能力现代化研究"成果宣传的通知 …… 025

关于公布研究生课程班级微信群二维码和做好线上教学平台准备等

　　工作的通知 ……………………………………………………… 026

关于教职工 2019—2020 学年春季学期开学工作的通知 ………… 026

2020 年春季学期延迟开学阶段研究生课程学习指南 ………… 027

关于疫情防控期间严格教职员工进出校管理的通知 …………… 028

关于进一步规范疫情防控期间通知发布的通知 ………………… 028

关于重申疫情期间我校对返京人员有关要求的通知 …………… 029

关于疫情防控期间严格教职员工进出西三环学区及室内办公区域

　　管理的通知 ……………………………………………………… 029

关于延缓 2020 年度研究生学位论文答辩资格审查工作的初步通知 …… 030

关于调整博士研究生招生考试安排的通知 …………………… 031

关于疫情防控期间我校外籍教师的管理办法 ………………… 031

关于疫情防控期间我校国际学生的管理方案 ………………… 032

关于疫情防控期间我校港澳台学生的管理方案 ………………… 033

关于新冠肺炎疫情防控期间加强我校人员出入境管理的通知 ………… 033

关于新冠肺炎疫情期间学校海外培养项目管理的通知 ………… 034

关于近期我校教职工出国（境）管理的通知 ………………… 034

关于加强疫情防控期间科研学术及教学活动管理工作的通知 ………… 035

关于 2020 年劳动节放假安排的通知 ……………………… 036

关于毕业年级学生返校的通知 ……………………………… 036

关于在校非毕业年级学生离校的通知 ……………………… 037

关于重申疫情防控相关工作和纪律的通知 ………………… 038

云上开课　教学不停

线上教学前期筹备充分　教师教学形式多样 ……………… 041

同心战"疫"　一"马"当先 ………………………………… 044

突如其来的线上教学，教师如何应对 ……………………… 047

"云端"重返课堂　师生砥砺前行 ………………………… 054

媒体学院开展线上教学周　把优质融媒体课程师资"引进来" ………… 057

本科延期开学阶段全部课程教学方式统计表 ……………… 058

研究生 2019—2020 学年第二学期课程目录 ……………… 079

讲座海报 ………………………………………………… 105

【长江学者系列讲座】第 8 期　高等教育扩张与劳动力市场变革 ……… 105

【长江学者系列讲座】第 9 期　谈信仰的生成 …………… 105

【长江学者系列讲座】第 10 期　古代诗人的人生与艺术 ………… 106

【长江学者系列讲座】第 11 期　吐蕃考古新发现及其研究 ………… 106

【长江学者系列讲座】第 12 期　对当前中国传媒学术研究的观察与思考 107

【长江学者系列讲座】第 13 期　疫情治理秩序的结构功能分析 ……… 108

【长江学者系列讲座】第 14 期　传播研究的创新路径 ………… 108

【长江学者系列讲座】第 15 期　从间性对话到间在对话 ……… 109

【长江学者系列讲座】第 16 期　媒介融合再认识 ……… 109

【长江学者系列讲座】第 17 期　马可波罗与 10—14 世纪的丝绸之路 … 110

疫情冲击下的经济波动及经济行为变化 ……………… 110

构建马克思主义理论学科领航的哲学社会科学体系 ……… 111

比较艺术视野中的拉奥孔 ……………………………… 111

如何提升就业胜任力 …………………………………… 112

不阻止他人犯罪的刑事责任 …………………………… 112

审美现代性中的马克思美学思想 ……………………… 113

鄂尔多斯青铜器及其文化研究 ………………………… 113

民法典编纂争议问题的类型化分析 …………………… 114

新中国政治学研究 70 年 ……………………………… 114

经济学管理学学术论文创作要领 ……………………… 115

抗疫中的公共管理探讨 ………………………………… 115

债务的经济分析 ………………………………………… 116

从内卷与发展之争到理论与方法之争：

　　黄宗智与彭慕兰关于中国传统乡村经济发展的争论 …………… 116

人工智能治理的若干问题 ……………………………… 117

新媒体生存的 15 个关键词 …………………………… 117

社会基本矛盾学说的创新发展和时代意义 …………… 118

实证研究中的建模与应用 ……………………………… 118

颠沛流离的国宝 ………………………………………… 119

公共协商与偏好转换 …………………………………… 119

数字经济下数据共享的法理与实践 …………………… 120

个案工作方法在精准救助中的应用 …………………… 120

地方税：地方治理的重要基础 ………………………… 121

紧急状态下的国家治理 ………………………………… 121

当代中国政党研究理论创新与议程重置 ……………… 122

地理、地图、山水：中国美学空间呈现模式的递变 ……… 123

社会学的时代性 ··· 123

国家治理视角下我国社会部门的发展 ··················· 124

社会工作与社会治理共同体建设 ··························· 124

上海合作组织和中国的多边外交 ··························· 125

深化理解新时代中国特色社会主义的几个理论问题 ····· 125

中国社会科学离科学还有多远 ······························ 126

近代中国博物馆规划与实践 ·································· 126

"充电宝"的修炼 ·· 127

公共管理的案例研究 ·· 127

新媒体环境下的舆论引导 ····································· 128

税收征管法修改前沿问题研究 ······························ 129

世局巨变之下的中欧关系 ····································· 129

突发公共卫生事件的社会风险问题 ························ 130

新科技时代的传播伦理 ··· 130

宫廷器物与苏州制造：以乾隆宫廷玉器为中心 ········· 131

公共管理的案例研究方法 ····································· 131

跨国企业税收管理实践 ··· 132

新冠疫情：重塑中国与全球的公共卫生安全 ············ 132

永远的大教堂 ··· 133

"语言文化融合　引导体验相长" ·························· 133

中医抗疫经验之思考 ·· 134

老年期心理发展：绝望还是整合 ··························· 134

中国特色社会主义道路、理论、制度、文化的有机统一 ····· 135

"县官"之由来与战国秦汉时期的"天下"观 ·········· 136

博物馆陈列的策划、展示和发展趋势 ····················· 136

院前志愿服务与医务社工实例 ······························ 137

走进职业年金 ··· 137

京味电视剧里中华优秀传统文化的传承与发展 ········· 138

新时代需要何种劳动精神 …………………………………… 138

中外疫情与人类社会文明进程 ……………………………… 139

中国政治变迁中的同志关系 ………………………………… 139

习近平总书记对马克思主义的原创性贡献 ………………… 140

社会保障兜底扶贫 …………………………………………… 140

税收理论与实践 ……………………………………………… 141

思想政治教育的根源问题 …………………………………… 141

京味电视剧里中华优秀传统文化的传承与发展 …………… 142

漫谈英语诗歌的审美意蕴 …………………………………… 142

汉语让世界更了解我们 ……………………………………… 143

文物、文物保护理念与原则 ………………………………… 143

人工智能工作坊系列讲座（计算机教研部）……………… 144

科研发力　学者发声

全体师生抗疫不辍科研 ……………………………………… 151

中国社会科学院大学：师资队伍强大注重科研能力培养 … 154

学校将启"公共卫生突发事件治理"重大研究攻关 ……… 156

疫情防控主题科研成果 ……………………………………… 157

社科大科研公众号刊载文章缩影 …………………………… 162

白衣为甲　科学保障

医学观察指导组——医疗保障篇 …………………………… 171

物资设备保障组——条件保障篇 …………………………… 188

超常运行　双线决胜

10天刊文超200！专题网助力打赢防疫阻击战 ………… 211

学校疫情防控指挥部致全体师生员工的感谢信 …………… 213

成功举办 2020 年首场春季网络双选会 ……………………… 215

招办副主任冯杰梅：高考备考阶段，家长可做好这 6 件事 …… 217

社科大第三届春季运动会在"云端"开幕 …………………… 220

疫情防控倒逼学校宣传工作"系统升级" …………………… 229

"云就业"里看变化 …………………………………………… 231

社科大的隔离区"休舱"大吉 ………………………………… 236

毕业生线上春招，哪些难题待解 …………………………… 239

中国社会科学院大学举办"云端运动会"800 余名师生线上竞技 …… 243

硕士招生网络远程复试顺利进行 …………………………… 244

我校战"疫"简报编发已达百期 ……………………………… 246

博士招生考试初试 …………………………………………… 248

举行 2020 年"云毕业典礼" ………………………………… 249

毕业生行李取寄工作 ………………………………………… 262

中国社会科学院大学 2020 年开学典礼暨科教融合学院成立大会

　　在北京举行 …………………………………………… 267

友爱无界　疫路携行

暖心点滴 | 我校海外校友为中国加油！ ……………………… 277

爱无国界，对外汉语教师带回来自泰国的祝福 ……………… 278

援外培训学员就中国疫情向我校慰问 ……………………… 280

感谢信 ………………………………………………………… 282

中共英山县委、县政府感谢我校致信慰问 ………………… 283

海外的 UCASSer，见字如晤 ………………………………… 284

波兰格但斯克大学校长致信我校声援中国抗击疫情 ………… 286

感恩坚守，心系祖国 ………………………………………… 288

西班牙卡米亚斯大学向我校抗击疫情发来慰问信 …………… 290

来自马里巴马科社会科学大学的声援与支持 ……………… 291

在关怀中感受温暖，在温暖中提升自我 ……………………… 292

党的领导是打赢疫情防控阻击战的根本保证 ………………… 293

社科大外籍教师与我们心心相系，

　　共克时艰，为武汉加油，为中国加油！ ……………… 296

这里有一封从武汉寄来带着早樱芬芳的感谢信 ……………… 298

我校向韩国启明大学发出慰问 ………………………………… 300

同舟渡海　风月同天 …………………………………………… 301

家的期待家的爱 ………………………………………………… 302

学校是社科学子最坚实的后盾 ………………………………… 304

学校向遭受疫情国家的合作高校与援外学员发去慰问 ……… 306

张政文校长致信慰问波兰格但斯克大学 ……………………… 308

同舟共济、共克时艰，我校再次慰问校内服务保障人员 …… 310

为海外孔院寄送口罩 …………………………………………… 311

个体视角下的"中非一家亲" ………………………………… 313

海外学子报平安：我在海外，目前平安，请放心！ ………… 318

慎终如始　初心不改

责任重如山…………………………………………………… **331**

以科研为支撑　服务国家治理 ………………………………… 331

精准把控　措施到位 …………………………………………… 338

发挥信息化作用　助力打赢疫情防控战 ……………………… 344

云端连四海　责任意万重 ……………………………………… 352

措施到位　防护到位　消杀到位 ……………………………… 356

日夜坚守　筑牢防线 …………………………………………… 361

"小院"似家 …………………………………………………… 365

全方位做好防疫　确保各项工作顺利开展 …………………… 369

应对重大公共卫生突发事件的教育责任 ……………………… 379

风雨共征衣 ································· **383**

"有我们坚守，请大家放心！" ··················· 383

面对疫情 班主任在行动 ······················· 388

图说战"疫"后勤篇：细节体现温暖 ············· 396

不计得失 科学应对 致敬护理战线的逆行者 ······· 399

齐心协力抗疫情，党员中坚亮行动 ··············· 403

"疫"情当前 组工干部到！ ··················· 405

图说战"疫"医务篇：防护、消杀有制度 ········· 409

一线民警的值班日记 ························· 414

践行宗旨 坚守战"疫" ····················· 419

语用系教师发挥专业优势 抗击疫情 ············· 421

他们，是闪耀着雷锋之光的社科学子 ············· 422

青山一道 风雨长情 ························· 430

一次义举见担当 ····························· 433

持社工初心，助疫情防控 ····················· 440

守护春天，千千万万的你我他在行动 ············· 444

学校一切安好，只因有这么一群"马不停蹄"的人 ··· 447

校园逆行者 ································· **453**

坚守岗位，鼠年春节我在办公室度过 ············· 453

一位挂职书记的心声 ························· 455

村口守门人是名研究生 ······················· 457

说说社科大张媛老师 ························· 458

坚守岗位 传递温暖 我们一起努力 ············· 460

"尽最大努力守护好每一位学生" ··············· 463

校园防疫纪实 ······························· 466

校园防疫纪实 ······························· 469

做健康卫士 守一方净土 ····················· 471

尽绵薄之力抗击疫情 ································· 476

守好一个村，干好每件事，做好基层人 ·········· 478

社科学子助力家乡疫情防控 ······················ 480

战"疫"这段日子，这位老师真是不容易 ·········· 482

退休党员郭素珍的社区防疫志愿者风采 ·········· 484

我在"二线"参加战"疫"工作 ······················ 485

我是税务人　为抗击疫情贡献税务力量 ··········· 487

驻扎武汉 50 天，一位媒体人的坚守 ·············· 490

聚是一团火，散作满天星 ························· 496

友谊地久天长 ····································· 501

宅家抗疫生活 | 主食篇：暖心入胃，美好时光 ······ 505

相聚"云端"盼归期 ······························· 512

心语寄真情 ································· **514**

关于疫情防控期间的学习生活的一些感想 ·········· 514

社科大是我们坚强的大后方 ······················ 516

为学校防疫工作点赞 ····························· 519

感谢你，我的老友 ······························· 522

青年谈说 | 我在"云"动会 ························· 528

一个绣工精细，一个才情横溢 ···················· 531

致问候在春光里涤荡，当怀念在暖阳中寻常 ········ 534

社科税务学子居家战"疫"之快乐充实的每一天 ····· 541

后记 ································· **545**

领导有力　指挥有方

千军万马看指挥，"中军帐"内聚合力。新冠肺炎疫情发生之后，学校第一时间启动了应对机制，成立了防控领导小组和指挥部。指挥部成员包括校领导和来自学校各个职能部门、相关院系的精兵强将，按照工作任务分组，各司其职，各尽其责，其后又根据防控工作的开展，新设和调整了多个工作组和工作专班。指挥部成为学校落实上级指示、领导全校师生打好疫情阻击战的坚强中枢。

中国社会科学院大学防控新冠肺炎工作领导小组暨指挥部构成
（2020 年 1 月 22 日）

一、领导小组

组　　长：张政文　王新清

副组长：王　兵　张树辉

成　　员：林　维　张　波　张　斌

二、指挥部

指　挥　长：张政文　王新清

副指挥长：王　兵　张树辉

成　　员：林　维　张　波　张　斌　朱孔京　王彩霞

王小斐　苏志杰　翁建敏　谭建民　闫　雷

谭祖谊　刘文瑞　王　炜（女）　　王　炜

黄建云　石文东　张　率　孙　红　韩育哲

李　提　韩铭福

指挥部设立三个前线指挥部：良乡校区前线指挥部、西三环学区前线指挥部和望京校区前线指挥部。王兵、张树辉、张波同志分别兼任前线指挥部指挥长。

指挥部下设办公室、排查管控监督组、医学观察指导组、校园管理监督组、舆情监测引导组、物资设备保障组、招生就业组、学位工作组、教学组、科研组、研究生工作组、本科生工作组、望京校区组、西三环学区组、执纪监察组、宣传报道组、出入境管理组和基建组。

各组负责人如下：

1. 办公室：朱孔京

2. 排查管控监督组：王彩霞

3. 医学观察指导组：王小斐

4. 校园管理监督组：苏志杰

5. 舆情监测引导组：翁建敏

6. 物资设备保障组：谭建民

7. 招生就业组：闫　雷

8. 学位工作组：谭祖谊

9. 教学组：刘文瑞

10. 科研组：王　炜（女）

11. 研究生工作组：王　炜

12. 本科生工作组：黄建云

13. 望京校区组：石文东

14. 西三环学区组：张　率

15. 执纪监察组：孙　红

16. 宣传报道组：韩育哲

17. 出入境管理组：李　提

18. 基建组：韩铭福

中国社会科学院大学防控新冠肺炎疫情工作

领导小组和指挥部成员名单

（2020 年 12 月 21 日）

一、领导小组

组　长：张政文　王新清

成　员：林　维　张树辉　张　波　张　斌

二、指挥部

指 挥 长：张政文　王新清

副指挥长：张树辉　张　斌

成　　员：王川培　王彩霞　王小斐　张部林　赵卫星

谭建民　王志毅　谭祖谊　刘文瑞　王　炜（女）

金　英　邱伟立　高东生　孙　红　李　提

韩铭福　王立恒　韩育哲　沈健平　何　辉

张初霞　钟德寿　闫　雷　石文东　杨树森

彭　冰　黄建云　张晓东　邓淑娜　朱孔京

指挥部设立两个前线指挥部：良乡校区前线指挥部和望京校区前线指挥部。张树辉同志兼任良乡校区前线指挥部指挥长，张斌同志兼任望京校区前线指挥部指挥长。

指挥部下设办公室、排查管控组、医务防疫组、校园管理组、宣传舆情组、后勤保障组、招生就业组、学位工作组、教学工作组、科研工作组、学生工作组、望京校区组、执纪监察组、出入境管理组和基建工作组。

各组负责人如下：

1. 办　公　室：王川培

2. 排查管控组：王彩霞

3. 医务防疫组：王小斐

4. 校园管理组：张部林

5. 宣传舆情组：赵卫星

6. 后勤保障组：谭建民

7. 招生就业组：王志毅

8. 学位工作组：谭祖谊

9. 教学工作组：刘文瑞

10. 科研工作组：王　炜（女）

11. 学生工作组：金　英

12. 望京校区组：高东生

13. 执纪监察组：孙　红

14. 出入境管理组：李　提

15. 基建工作组：韩铭福

守护净土　制度先行

　　高效管理，制度先行。疫情防控期间，多项规定、通知、指南以"防指办"的名义及时制定发布，涵盖了社科大疫情防控工作的方方面面，也带动了学校规章制度建设和执行的深化。

防指办〔2020〕1 号

关于设置医学隔离观察室的通知

（暂行，2020 年 1 月 25 日 15：00 发布）

各部门、学院：

根据高教园区 2020 年 1 月 24 日下午召开的新型冠状病毒肺炎疫情防控会议精神，学校新型冠状病毒肺炎疫情防控领导小组决定，在学校设置医学隔离观察室，对有关人员进行医学隔离观察（隔离期为 15 天）。具体如下：

一、根据目前的新型冠状病毒肺炎疫情防控要求，需要进行医学隔离观察的人员如下：

1. 从湖北省回京人员。

2. 14 天内接触过湖北省人员的人员（因上级部门已实时掌握了湖北来京人员信息，请当事人如实提供自己的行程，故意隐瞒将负法律责任）。

3. 在校期间与体温异常者有过接触史。

二、隔离要求如下：

1. 将隔离人员安置在通风良好的单人房间，每日通风半小时，楼道每日定期消毒。

……

防指办〔2020〕2 号

关于设置医学隔离观察室的通知

（暂行，2020 年 1 月 25 日 21：30 发布）

各部门、学院：

根据高教园区 2020 年 1 月 24 日下午召开的新型冠状病毒肺炎疫情防控会议精神，以及市教委 1 月 25 日下午的最新通知要求，学校新型冠状病毒肺炎疫情防控领导小组决定，在学校设置医学隔离观察室，对有关人员进行医学隔离观察（隔离期为 15 天）。具体如下：

一、根据目前的新型冠状病毒肺炎疫情防控要求，需要进行医学隔离观察的人员如下：

1.14 天内从湖北、武汉回来的（包括经过、经停、途经、转机等）学生，一定要隔离 15 天。

2.14 天内从其他地区回京人员，如已有发热（排除新型肺炎者）、感冒的学生返校，也要隔离 15 天。

3.14 天内接触过湖北省人员的人员（因上级部门已实时掌握了湖北来京人员信息，请当事人如实提供自己的行程，故意隐瞒将负法律责任）。

……

防指办〔2020〕3 号

关于关闭良乡校区北门的通知

全体师生和近邻：

为了全力做好新型冠状病毒感染的肺炎疫情预防控制工作，有效避免可能带来的传染风险，最大限度地保障师生和近邻的身体健康和生命安全，根据房山区通知，经学校研究决定，自 2020 年 1 月 25 日起，我校封闭北门，暂停北门使用，具体启用北门时间另行通知。

对因封闭北门给您带来的不便，我们深表歉意！感谢您对中国社会科学院大学的支持和理解！

祝大家新春快乐，鼠年大吉，健康吉祥！

中国社会科学院大学防控新冠肺炎工作指挥部

2020 年 1 月 25 日

防指办〔2020〕4 号

教职工上报个人信息通知

各部门：

根据北京市委通知精神，各高校必须上报本校教职工去往武汉及湖北地区人员信息、在京人员或家庭接待从武汉来的人员信息等，值此非常时刻，请各部门负责人务必高度重视，指派专人，自即日起，每日 13:00 前及时将本部门相关数据（第二日的数据应为前一天的 13:00 后至当日 13:00）报送至人事处工作人员赵倩，如无特殊情况也须"零报告"（零报告内容：*** 部门今日无特殊报告内容）。邮箱：zhaoqian@cass.org.cn 或微信：13810732792。信息表如下（含三个表格）：1. 每日上报汇总表二；2. 每日上报附表二；3. 实时信息情况表。如果有出现新型冠状病毒肺炎症状、去医院就诊者和从武汉及湖北地区回京应及时通过部门向人事处报告，由人事处报学校医务等相关部门掌握。感谢大家的理解！祝全体教工身体健康，学校安全祥和！

人事处

2020 年 1 月 25 日

防指办〔2020〕5 号

关于关闭良乡校区东门的通知

全体师生和近邻：

为了全力做好新型冠状病毒感染的肺炎疫情预防控制工作，有效避免可能带来的传染风险，最大限度地保障师生和近邻的身体健康和生命安全，根据房山区通知，经学校研究决定，自 2020 年 1 月 27 日起，我校封闭东门，暂停东门使用，具体启用东门时间另行通知。对因封闭东门给您带来的不便，我们深表歉意！感谢您对中国社会科学院大学的支持和理解！

祝大家新春快乐，鼠年大吉，健康吉祥！

中国社会科学院大学防控新冠肺炎工作指挥部

2020 年 1 月 26 日

防指办〔2020〕6 号

教职工情况摸底通知

各部门负责人：

为全面摸清教职工现状，请所有工作人员（在编和聘用）填写下表，并以部门为单位于 1 月 27 日中午 12 点前发送到人事处（邮箱和微信同每日一报的邮箱和微信）。每日一报的信息仍正常上报。请提醒和要求所有工作人员，必须如实上报信息。关于推迟开学对各部门和教职工的注意事项和要求明日发布。

人事处

2020 年 1 月 26 日

防指办〔2020〕7 号

关于推迟 2020 年春季学期开学时间的通知

全校师生：

目前北京市已启动突发公共卫生事件一级响应机制，防控新型冠状病毒感染的肺炎疫情成为重中之重的任务。按照北京市委、市政府的统一部署，学校研究决定，推迟 2020 年春季学期开学时间，具体开学时间和后续工作安排另行通知。

为做好疫情防控工作，全体同学务必不要提前返校，尽量减少外出，做好个人防护，为彻底打赢防控战役贡献自己的力量。教职员工请按学校相应要求做好工作。

特此通知

中国社会科学院大学防控新冠肺炎工作指挥部

2020 年 1 月 26 日

防指办〔2020〕8 号

关于推迟开学相关安排的通知

各单位（部门）：

目前北京市已启动突发公共卫生事件一级响应机制，防控新型冠状病毒感染的肺炎疫情成为重中之重的任务。根据中央应对新型冠状病毒感染肺炎疫情工作领导小组会议精神，按照北京市委、市政府要求，经学校研究决定，2019—2020 学年春季学期延期开学，具体通知如下：

一、春季学期推迟开学

学校 2019—2020 学年春季学期推迟开学，具体开学时间将根据上级有关精神，另行通知。

要坚决把师生生命安全和身体健康放在第一位，充分认识当前疫情防控的严峻形势，严格按照"四方责任"要求，落实好单位责任和个人责任，部署落实各项防控措施，坚决遏制新型冠状病毒感染的肺炎疫情传播。

二、全面做好排查和管控工作

各单位（部门）党政主要领导负责落实学校要求，……

防指办〔2020〕9 号

关于在疫情防控工作中严守纪律的通知

为全力做好疫情防控工作，全校师生应严格遵守以下纪律要求：

一、在疫情防控工作中，全校师生要讲政治、讲大局，听从学校统一指挥，严格执行请示报告制度，坚决落实好学校做出的防控决定。

二、全校师生无论身处何地都要严格按照学校和当地政府疫情防控要求，遵守有关制度和规定，积极配合开展疫情防控工作。

三、全校师生要积极配合做好学校和当地信息调查工作，如实填报有关信息，不得瞒报、漏报、假报。

四、各级各类值班人员应严格执行值班制度，做好值班记录，不得无故脱岗，即日起学校将随机检查各种值班情况。

疫情防控是我国当前一项重要任务，北京市已启动突发公共卫生事件一级响应，我校也在按照上级要求全力以赴，……

防指办〔2020〕10 号

关于调整 2020 年度国社科项目申报时间的通知

各学院、部门：

按全国哲学社会科学工作办公室和中国社会科学院科研局通知要求，我校 2020 年国家社科基金项目申报材料提交时间调整如下：

一、2 月 25 日前提交电子材料，科研处预审并反馈修改意见。

二、2 月 26 日统一受理纸质材料报送。

三、2 月 27 日盖章并报送科研局。

四、其他事项不变。

因疫情变化，报送时间和方式可能还有调整，请关注科研处网站、公众号和大学科研工作群。

科研处

2020 年 1 月 27 日

防指办〔2020〕11 号

关于在校人员防疫工作的要求

为杜绝和防止"新型冠状病毒肺炎"在校园内传播，全力做好疫情防控工作，筑起疫情防控"第一道防线"，根据有关规定，结合中国社会科学院大学实际情况，现向全体在校教职工及学生提出以下要求：

一、养成良好健康生活习惯。定时开窗通风，保持空气流通，保持房间清洁，勤晒衣服和被褥；注意个人卫生，外出全程戴口罩，避免和别人近距离接触；咳嗽或打喷嚏时，使用纸巾或屈肘遮掩口鼻，防止飞沫传播，用过的纸巾不能随意丢弃；外出回家要换衣服，用流动水勤洗手。

二、减少非必要接触，不去其他寝室聊天、聚集，禁止随意出入校园。

三、加强防控预警。每日监测体温，如出现发热症状（体温 ≥ 37.3℃），请自觉做好宿舍隔离，并及时向班主任、辅导员或医务人员报告。

……

防指办〔2020〕12 号

关于重申"离校学生不得提前返校"的规定

根据《教育部关于 2020 年春季学期延期开学的通知》中"春节返乡学生未经学校批准不要提前返校"的规定，为保证学校疫情防控工作落到实处，特重申以下规定：

假期已离校学生，在学校通知可以返校之前，务必不要提前返校。

未经批准私自动身返校或瞒报有关信息者，学校将依照校纪校规做出严肃处理。

本规定自即日起执行，解释权在学校防控新型肺炎工作指挥部。

中国社会科学院大学防控新冠肺炎工作指挥部

2020 年 1 月 28 日

防指办〔2020〕13 号

关于寒假期间 2020 届毕业生相关工作安排的通知

2020 届毕业生：

寒假期间，我校毕业生参加国家公务员、北京市及各省市公务员、选调生招录活动，在资格复审、面试、调剂阶段，需要由学校院系和职能部门提供推荐意见、审核意见或证明材料，并加盖公章等。根据我校防控疫情工作要求，现将相关工作安排通知如下：

一、2020 届毕业生参加国家公务员、北京市及各省市公务员、选调生招录活动，需要在寒假期间办理提供证明、审核盖章等，学校各部门进行优先办理。往届生改派、开具实习证明等非紧急事项在开学后办理。

二、良乡校区在校生 2 月 1 日到行政楼各部门现场办理；不在学校的毕业生及望京校区、西三环学区的毕业生通过线上形式办理。线上办理方式为：从即日起到 1 月 31 日中午 12 时前，将需要盖章的材料及清单电子版，发至学校就业指导办公室邮箱：2708236305@qq.com。

1. 邮件标题为：姓名 + 学号 + 所在院系和班级 + 邮寄地址及邮编 + 手机号。

2. 邮件正文写明需办理事项，如"京考需办理：就业……

防指办〔2020〕14 号

关于进一步加强宿舍管理的通知

为全力做好新型冠状病毒肺炎疫情防控工作，确保师生安全、校园安全，打赢疫情防控阻击战，学校将进一步加强宿舍管理，请同学们严守宿管规定，注意以下事项：

一、养成良好、健康生活习惯，定时开窗通风，保持空气流通，保持宿舍清洁，注意个人卫生。

二、减少非必要接触，不去其他宿舍聊天、聚集。

三、注意宿舍消防安全，宿舍内严禁使用违规电器，做到人走及时关闭电源，不在宿舍内焚烧物品。

四、严禁宿舍内留宿他人，不得将宿舍转租、转借他人。学校将采取严格的检查管控措施，如发现违规留宿他人和转租、转借行为将依规严肃处理，情节严重的取消责任人住宿资格，如造成疫情，将追究法律责任。

监督信息：大学纪委办公室电话：81××××07

邮　　箱：jwbgs-ucass@cass.org.cn

中国社会科学院大学防控新冠肺炎工作指挥部

2020 年 1 月 29 日

防指办〔2020〕15号

关于调整我校本科毕业生毕业实习安排的通知

各学院：

根据教育部、北京市、社科院及学校关于疫情防控工作的相关规定和要求，结合我校实际情况，现对2020届本科毕业生毕业实习安排做出如下调整：

一、延长毕业实习截止时间

按照学校关于推迟开学相关安排的通知要求，将毕业实习截止时间由原定的4月底延长至5月底，各学院可在6月初按规定报送毕业生实习成绩。

二、调整毕业实习开展形式

因为疫情防控形势严峻，各地区各单位情况复杂，学生个人状况差异较大，所以各学院可以适当调整毕业实习的开展形式，在保证实习质量的前提下，根据实际情况灵活安排毕业实习活动。

1. 在疫情防控期间，暂停由学院组织开展的集体性毕业实习活动。

2. 对于符合国家、地方、学校及实习单位关于疫情……

防指办〔2020〕16号

关于加强学校北门购买商品交接管理的通知

为杜绝和防止"新型冠状病毒肺炎"在校园内传播，全力做好疫情防控工作，筑起疫情防控"第一道防线"，学校新型肺炎疫情防控领导小组决定，加强对北门外购商品交接的管理，具体如下：

每天上午9：30—9：45商家存放物品，由学校保安看守，10：15—10：30校内人员到指定位置取货。

每天下午18：00—18：15商家存放物品，由学校保安看守，18：45—19：00校内人员到指定位置取货。

鉴于目前防控工作形势严峻，建议大家尽量不购买校外商品，如果必须购买请与商家说明送货时间和地点。

生命重于泰山，防控就是责任。让我们行动起来，从我做起，从现在做起，从点滴做起，为打赢这场没有硝烟的战争贡献力量。

中国社会科学院大学防控新冠肺炎工作指挥部

2020 年 1 月 30 日

防指办〔2020〕17 号

关于新型冠状病毒防控期间实行校园网流量免费策略的通知

校园网用户：

目前北京市已启动突发公共卫生事件一级响应机制，防控新型冠状病毒感染的肺炎疫情是当前重中之重的任务。为配合做好疫情防控工作，更好地保障寒假留校学生的学习和生活，学校在疫情防控期间实行校园网流量免费策略，留校学生在此期间免费上网。经与中央团校相关部门沟通，西三环学区留校学生同样实行免费上网策略，无须认证。

流量免费策略在通知发布起即时生效，结束时间另行通知。

网络中心

2020 年 1 月 30 日

防指办〔2020〕18 号

关于启动研究生疫情防控情况日报制度的通知

根据北京市教育系统疫情防控工作领导小组视频会议精神，为进一步做好我校新型冠状病毒肺炎疫情防控工作，根据我校防控新型肺炎工作领导小组要求，于 1 月 31 日起启动研究生疫情防控情况每日上报制度，工作要求如下：

一、由研究生工作处建立研究生疫情防控情况每日上报工作群，该工作群只用于各中心、学院、班级每天上报疫情防控情况，不得发布与每日上报疫情防控情况无关的信息。

二、各班主任将本班级研究生寒假情况统计表发送至本班级微信群，以研究生寒假情况统计表中各项内容为基础，要求学生每天以接龙形式上报个人情况及身体状况。班主任汇总本班级学生个人情况及身体状况，于每天14：00前将本班情况上报至研究生疫情防控情况每日上报工作群。

三、上报要求：

若本班级学生情况较研究生寒假情况统计表中各项内容无变动，上报格式如：2017级硕士3班，共27人，学生情况无变动、身体健康。……

防指办〔2020〕19号

关于疫情防控期间就餐事宜的通知

根据上级要求，为保证疫情防控期间就餐安全，尽量减少人员聚集，从明日（2020年2月1日）起，全体师生、教职工买饭取餐一律以盒饭形式，带回宿舍或办公室，不得在食堂就餐，望大家遵照执行。在此期间，学校将于午餐、晚餐时，随餐提供定量免费水果或酸奶。同时，提出如下要求：

一、进入食堂必须佩戴口罩，不佩戴口罩禁止进入食堂。

二、排队取餐时，后一名必须自觉站在一米线之后。

三、讲究卫生，禁止随地吐痰或乱丢食物等不良行为。

四、用餐完毕后，将垃圾、餐具分别放置于指定位置。

五、饭前、饭后要仔细洗手。

六、遵守取餐时间，在规定时间段取餐完毕。

七、禁止带外购食品和闲杂物品进入食堂。

以上要求大家要认真执行，从自身做起，严格遵守各项防控规定，确保自身和他人安全。若有不遵守规定者，将通报所在院系和学工部门，视情况进行严肃处理。……

防指办〔2020〕20 号

关于在疫情防控期间加强学生学业指导工作的通知

全体本科生学业导师、研究生导师：

当前，新型冠状病毒感染的肺炎疫情在我国多省市蔓延，北京市已启动突发公共卫生事件一级响应机制，防控新型肺炎疫情已成为当前各项工作中的重中之重。按照上级要求和部署，全校师生紧急动员，全力做好新型肺炎疫情防控工作。根据上级指示精神，学校推迟了 2020 年春季学期开学时间，要求所有同学不得提前返校。

为确保疫情防控期间我校人才培养工作的顺利进行，尽量减少新型肺炎疫情的负面影响，学校要求全体本科生学业导师和研究生导师进一步加强学生学业指导工作，指导帮助学生增强自主学习意识、提升专业学习能力。现将有关要求通知如下：

一、导师应与所指导学生建立联系，通过电话、邮件、网络等方式，及时了解关心学生的学习情况及思想动态，认真做好专业指引、答疑解惑、情绪疏导等学生教育指导工作。

……

防指办〔2020〕21 号

疫情防控期间望京小白楼管理规定

为规范小白楼秩序，加强使用管理和疫情防控，确保绝对安全，制定疫情防控期间望京小白楼管理规定如下：

一、未经校防控工作指挥部批准，任何人不得在楼内居住。

二、即日起实施封闭式管理，除现在有人居住的房间外，其他房间一律贴封条封存。启封须经防控工作指挥部批准，私自启封将进行严肃处理。

三、除楼内居住人员、疫情防控人员外，任何人不得进入本楼。

四、楼内人员严格遵守校疫情防控有关规定要求，不得频繁进出，不得相互串门。每天进行体温自测，据实填写体温登记表。服从值班值勤人员管理，进出时佩戴口罩，自觉配合体温检测和其他相关检查、登记。如有不服从管理者，将报防控工作指挥部严肃处理。

五、入住后不得私自调换房间，不得私自更换门锁或加明锁。……

防指办〔2020〕22 号

关于延期提交 2019—2020 学年第一学期
研究生课程作业和成绩的通知

各研究生培养单位：

考虑到新冠肺炎疫情给同学们撰写课程作业带来的不便，将研究生提交 2019—2020 学年第一学期课程作业截止时间由原定的 3 月 2 日延期到返校后 30 天内，相关课程成绩报送延期至课程作业提交后 30 天内。

各单位可根据实际情况制定相应方案，不晚于上述截止日期即可。

教务处

2020 年 2 月 9 日

防指办〔2020〕23 号

关于再次重申我校学生不得提前返校的通知

各位老师、同学：

为做好新冠肺炎疫情防控工作，1 月 26 日，中国社会科学院下发了《关于做好新型冠状病毒感染的肺炎疫情防控工作的紧急通知》，要求社科大学生寒假返校时间按教育部和北京市有关要求，另行通知。同日，学校发布了《关于推迟 2020 年春季学期开学时间的通知》，决定推迟 2020 年春季学期开学时间，具体开学时间另行通知，同时特别强调"全体同学不得提前返校"。

1 月 28 日，根据《教育部关于 2020 年春季学期延期开学的通知》中"春节返乡学生未经学校批准不要提前返校"的规定，我校下发了《关于重申"离校学生不得提前返校"的规定》，重申："假期已离校学生，在学校通知可以返校之前，务必不要提前返校。未经批准私自动身返校或瞒报有关信息者，学校将依照校纪校规做出严肃处理"。

2月7日，教育部召开全国教育系统应对新型冠状病毒感染肺炎疫情防控工作视频会议。……

防指办〔2020〕24号

校级重大专项公共卫生突发事件治理研究方向申报通知

各学院、部门：

为有效应对突发公共卫生事件，特别是近期发生的新型冠状病毒肺炎疫情，增强对公共卫生事件的防控能力，依据《中国社会科学院大学科研项目管理办法（试行）》《中国社会科学院大学新冠病毒疫情防控工作经费保障预案》的相关规定，我校在"研究阐释十九届四中全会精神校级重大专项"下，特别增设"公共卫生突发事件治理研究方向"，围绕政府政策与管理、法律及执法、信息与舆论、社会服务等相关问题，开展基础性、前瞻性的联合研究。本专项鼓励用新的科研范式、理念，系统解决关键问题，为公共卫生突发事件防控提供理论支持。

拟资助研究方向：

1. 国家公共卫生应急管理体系研究

2. 国家治理体系和治理能力研究

3. 国家安全体系研究

……

防指办〔2020〕25 号

关于 2020 年春季学期延迟开学阶段
研究生教学工作安排的通知

各教学单位：

按照上级部门关于新冠肺炎疫情防控工作的指示要求，学校推迟了 2020 年春季学期开学时间，要求所有学生不得提前返校。请教学单位结合前期各自制定的教学培养工作预案，细化本单位延迟开学阶段教学工作方案，根据实际情况制定每门课程的授课方式，做到"一课一策"。

延迟开学期间，研究生教学采取指导学生自主学习方式，具体要求如下：

一、2 月 18 日，各单位组织建立微信群（所有课程都要建立），以课程名称＋主讲教师命名。填写"2020 春季学期延迟开学阶段课程教学安排汇总表（附件）"，下午 4 点之前反馈教务处。

二、2 月 20 日—2 月 26 日，教务处审核通过后，通知学生通过加课程群的方式进行预选课，进群后须将个人昵称改为姓名＋学号，预选课期间不设人数上限。……

防指办〔2020〕26 号

返京人员"京心相助"平台登记通知

各单位（部门）：

按照上级通知，2 月 14 号以后的返京人员都需要用小程序"京心相助"登记自己的信息，健康打卡。尤其是在公租房住宿的工作人员，要严格按照北京市和高教园区关于公租房的管理规定执行，不按规定将严肃处理。以下为《关于"京心相助"平台常见问题问答》及《社区人员操作手册》。请告知本部门人员。

人事处

2020 年 2 月 19 日

防指办〔2020〕27号

2020年春季学期延期开学期间本科生学业指南

亲爱的同学们:

根据目前新型冠状病毒肺炎防控要求,按照党中央、国务院、教育部的决策部署,全国高校延期开学,学生不得提前返校。为确保延迟开学阶段我校本科生教育教学工作的顺利进行,尽量减少新型肺炎疫情对学校人才培养工作的负面影响,做到"停课不停学",针对2020年春季学期本科学业安排提示如下:

一、退改选工作

1. 本科生退改选工作从3月5日开始,3月14日结束,所有同学通过任课老师组织的课程学习进行试听或试学工作。同学通过vpn登录学校教务系统完成选课工作。

2. 必修课重修课程选课直接在选课系统中进行,遇到课程容量限制等问题由各学院教学秘书与教务处沟通解决。

3. 受条件限制不能上网选课的同学可委托其他同学或通过学院、教务处协助完成选课工作。

4. 选课过程中的其他问题请及时通过学院和教务处……

防指办〔2020〕28号

关于做好课程教学班微信群组建工作的通知

各教学部门:

根据延期开学期间本科生教学工作安排,为了保证教学工作顺利开展,搭建学生和任课教师沟通的平台,每门课程均需建立微信群,现将相关工作事项及流程通知如下:

一、各门课程、各教学班的任课老师在微信中建好教学班微信群，群名称为"课程名＋任课教师名"，同时生成群二维码。

序号	开课院系	课程号	课程名	学分	总学时	微信群二维码	课程类型	年级	课程负责人	授课形式	指导学生班级
						某某学院开课课程表					
123	XX学院	12345678912	具体的课程名字	2	32		专业选修课	20xx级	主要授课老师的名字	线上指导	徐信智
110											

二、各教学部门教学秘书收集汇总本部门所有课程教学班微信群二维码，按照课程号、课程名、课序号形成如下表格（图中二维码无效）。

三、请各教学部门于 2 月 25 日前将汇总表发至教务处，以便教学工作的顺利开展。

四、各教学部门和教务处向学生发布加入教学班微信……

防指办〔2020〕29 号

关于加强"国家治理体系和治理能力现代化研究"成果宣传的通知

各学院、各部门：

为切实做好十九届四中全会精神，特别是习近平总书记关于国家治理体系和治理能力现代化的重要论述的学习宣传贯彻落实工作，我校设立了"研究阐释十九届四中全会精神"校级重大专题科研项目，支持我校学者、教师积极发挥人文社会学科的融合优势，致力于国家治理重大命题的思考和研究，为国家治理体系和治理能力现代化作出新时代学者应有的贡献。

同时，在遭遇此次新型肺炎疫情、全国团结抗疫的形势下，为深入贯彻落实习近平总书记关于防控疫情工作有关重要讲话和重要指示批示精神，我校特别增设"公共卫生突发事件治理研究方向"项目，支持我校教职工围绕政府政策与管理、法律与执法、信息与舆论、社会服务等相关问题，开展基础性、前瞻性的联合研究，充分发挥……

防指办〔2020〕30 号

关于公布研究生课程班级微信群二维码
和做好线上教学平台准备等工作的通知

各教学单位：

2020 年春季学期延迟开学阶段研究生课程的方案已经收齐，教务处近期会根据方案和"2020 年春季学期延迟开学阶段研究生教学工作安排"制定研究生课程学习指南，并发给学生。根据工作安排，需要各教学单位近期做好以下工作：

一、统计本单位各门课程微信群二维码，于 2 月 23 日下午 4 点前提交教务处（在原方案 Excel 表中添加一列二维码即可），并公布给学生，通知学生通过加群预选课（2 月 28 日截止）。

二维码提交公布方式如下：

公共必修课：赵凡（1381×××838），zhaofan@cass.org.cn

学部课：赵娜（1863×××999），jwk-yjsy@cass.org.cn

公共选修课：张晶杰（1338×××008），jwk-yjsy@cass.org.cn

以上课程微信群二维码由教务处统一在校园内网平台学习园地公布。

......

防指办〔2020〕31 号

关于教职工 2019—2020 学年春季学期开学工作的通知

各单位（部门）：

为认真贯彻习近平总书记关于坚决打赢疫情防控阻击战的重要讲话和指示精神，落实党中央、国务院决策部署以及社科院、教育部、北京市的工作安排，切实保障教职工的身体健康与生命安全，经学校疫情防控工作领导小组研究决定，现就 2019—2020 学年春季学期教职员工开学有关事宜通知如下：

一、学校教职员工按原定计划于 2 月 27 日上午 9∶00 前向本单位（部门）

报到注册，由各单位（部门）采取网上或电话等非现场形式登记报到情况，并汇总上报人事处。疫情防控期间简化手续，各单位（部门）在"教职工每日情况报送群"中一并报告（2月27日报告一次即可）。

二、延迟开学返校期间，学校各项工作由学校疫情防控工作指挥部制定和布置，由各单位（部门）落实。各单位（部门）要把加强疫情防控工作作为当前首要工作来抓，日常工作原则上采取"上岗不到校，上班不坐班"的……

防指办〔2020〕32号

2020年春季学期延迟开学阶段研究生课程学习指南

各位研究生同学：

根据上级部门关于新冠肺炎疫情防控工作的指示要求，前期学校作出了推迟开学返校时间的决定，严禁师生提前返校。为做好2020年春季学期延迟开学阶段研究生教学工作，按照上级教育主管部门"停课不停学、停课不停教"的要求，教务处会同各研究生教学单位研究制定了《延迟开学阶段研究生教学工作方案》，从3月5日开始正式启动新学期的研究生教学工作，由任课教师通过线上指导、慕课学习、录制视频、直播教学等开展远程课程教学活动。现就各位同学参与课程学习的有关事项提示说明如下：

一、建立班群。各门课程在2月27日之前通过微信、QQ等载体建立网上课程教学班群，作为任课教师发布课程学习材料、指导学生课程学习、组织讨论答疑活动的网络平台。每个网上教学班群设立管理员1名，方便选课学生咨询相关事宜。……

防指办〔2020〕33 号

关于疫情防控期间严格教职员工进出校管理的通知

各单位（部门）：

为全力做好疫情防控工作，保障全校师生身体健康，根据防控工作有关精神，经我校疫情防控工作指挥部研究，疫情防控期间，严格教职员工进出校管理。现通知如下：

一、除指挥部同意的值班人员和服务保障人员外，未经指挥部同意，其他人员一律不能进入校园。

二、因工作原因必须进入校园的，要严格落实申报和审批手续：

1. 个人提出申请，部门同意。

2. 本人签署承诺书。

3. 部门负责人联系指挥部排查管控组审核，特殊情况需医疗卫生组同意。

4. 指挥部两位副指挥长同时审定。

5. 排查管控组通知保卫部门。

三、进入校园要严格佩戴口罩，严格测量体温，在……

防指办〔2020〕34 号

关于进一步规范疫情防控期间通知发布的通知

各组、各部门：

根据我校疫情防控工作指挥部要求，疫情防控期间，凡学校有关疫情防控和教育教学工作需全校周知和遵照执行的通知和规定，均由指挥部统一发布。

各组、各部门根据指挥部要求，将拟发通知和规定送主管副指挥长初审后，报给指挥部办公室，由指挥部审定后统一编号发布。

各组、部门未经指挥部批准，不得以指挥部名义发布通知和规定，各组、部门内部工作通知除外。

特此通知

中国社会科学院大学防控新冠肺炎工作指挥部

2020 年 2 月 27 日

防指办〔2020〕35 号

关于重申疫情期间我校对返京人员有关要求的通知

各部门（学院）：

为坚决贯彻落实北京市、北京教育系统疫情期间对返京人员有关要求，精准做好我校疫情防控工作，根据我校实际，现将有关事项重申如下：

一、湖北和疫情严重地区的师生员工不得返京返校。

二、校外学生，严格落实"六个一律"要求，严禁返校。

三、各部门（学院）要将工作要求精准传达到每位师生员工，做到无一遗漏。对于除湖北省以外京外其他地区的教职工，原则上不催返，确需返京人员，返京前必须向学校报告。各部门要准确掌握每位返京人员行程安排，提醒做好返京途中的各种防护。

四、在北京有居住地的人员，必须严格按照北京市的统一部署，返京前要向所居住的社区（村）报告，有效纳入社区网格化管理。居家观察的返京人员要使用小程序"京心相助"到社区（村）"零接触"线上报到。……

防指办〔2020〕36 号

关于疫情防控期间严格教职员工进出西三环学区
及室内办公区域管理的通知

各相关单位（部门）：

为全力做好疫情防控工作，根据防控工作有关精神和中央团校整体安排，经我校疫情防控工作指挥部研究，疫情防控期间，教职员工进出西三环学区校园及室内办公区域须严格按照中央团校进出校园管理规定执行。现通知如下：

一、进出校园

1. 经指挥部同意并办理出入证的值班人员和服务保障人员，可出入中央团校校园和室内办公区域。

2. 在西三环学区家属院有住所的教职员工，可凭中央团校新近办理的出入证（含社区发放的通行证）进出校园。

3. 在西三环学区家属院没有住所的教职员工，因工作原因确须临时进入西三环学区及室内办公区域的，要严格落实申报和审批手续：

（1）个人提出申请，部门同意；

（2）本人签署承诺书；

（3）部门负责人联系指挥部排查管控组审核，特殊情况商医疗卫生组同意；

（4）指挥部两位副指挥长同时审定；……

防指办〔2020〕37 号

<h2 style="text-align:center">关于延缓 2020 年度研究生学位论文答辩
资格审查工作的初步通知</h2>

2020 年 1 月 7 日，校学位办发布了《中国社会科学院大学（研究生院）关于 2020 年学位授予工作若干事项的通知》。考虑到当前新冠肺炎疫情防控的实际情况和学校及各院系工作进度，根据教育部、北京市教委的有关要求，经学校研究决定，延缓原计划于 3 月 1 日开始的研究生学位论文答辩资格审查工作。学校将根据疫情发展情况和上级部门通知，重新确定答辩资格审查、论文提交、论文送审、学位答辩等各项工作的开始时间和结束时间，并将在第一时间发布修改后的具体时间节点以及工作要求，请同学们及时关注。也希望各位同学在遵守各项防控规定的前提下，共克时艰，抓紧时间进行论文写作等各项任务，确保学业任务的完成。

中国社会科学院大学防控新冠肺炎工作指挥部
2020 年 2 月 27 日

防指办〔2020〕38 号

关于调整博士研究生招生考试安排的通知

为贯彻落实党中央、国务院关于新型冠状病毒感染的肺炎疫情防控工作指示精神和教育部、北京市教委的相关工作要求，切实做好我校疫情防控工作，现将我校博士研究生招生考试工作安排调整如下：

原定于 3 月 14—16 日、3 月 21—23 日在我校举行的博士研究生初试推迟举行，原定于 3 月 4 日开始的博士准考证下载工作一并推迟，后续工作安排遵照教育部和上级主管部门的指示要求执行，确定后另行通知。

请报考我校 2020 年博士研究生的各位考生安心做好考试准备工作，密切关注我校招生网（https：//skdzs.ucass.edu.cn）的相关通知。

中国社会科学院大学防控新冠肺炎工作指挥部

2020 年 2 月 28 日

防指办〔2020〕39 号

关于疫情防控期间我校外籍教师的管理办法

按照教育部、北京市以及社科院疫情防控工作精神，根据学校疫情防控工作统一部署和要求，鉴于疫情在全球多个国家和地区蔓延，为切实做好我校外籍教师疫情防控工作，全面保障外籍教师的安全，做好外籍教师返国及返京工作，特制定本办法。

一、严控外籍教师返国、返京、返校。对于境外提出返国、返京的外籍教师，学院（教研部）应尽力劝阻外籍教师暂不要返国、返京，在学校正式通知之前，一律不允许外籍教师擅自返国、返京、返校。对于擅自返国、返京、返校的外籍教师，按照学校有关规定处理。

二、对于已经了解学校规定但因特殊情况需要返国、返京的外籍教师，采取一事一报、一人一案原则，经学校指挥部审批后，方可返国、返京。具体程序如下：

1.由外籍教师本人提前一周向所在学院（教研部）提出申请，申请内容包括：（1）已收到学校关于延迟开学的通知并已收到学校建议推迟返国、返京的通知。（2）列明返……

防指办〔2020〕40号

关于疫情防控期间我校国际学生的管理方案

在新冠肺炎疫情出现全球蔓延的严峻趋势下，为切实做好我校国际学生疫情防控工作，全面保障师生安全，做好国际学生教学培养、学籍管理、在校生活等有关工作，按照教育部、国家移民局、北京市以及社科院疫情防控工作部署，特制定本方案。

一、日常管理

1.学籍、居留与涉外监管

疫情防控期间，对学期中可能涉及的学生申请延期毕业、休学、复学、退学等均采用线上方式完成。

在疫情防控期间，国际学生涉及居留许可到期的，按照国家移民管理局公布的"自动顺延两个月，在顺延期内无须办理延期手续"办法执行。待疫情防控措施解除后，按照国家移民管理局和北京市出入境管理局要求正式办理居留许可延期手续。

在疫情防控期间，国际学生涉及办理住宿登记的，按照出入境管理部门要求，通过网络、微信、短信等向住宿……

防指办〔2020〕41号

关于疫情防控期间我校港澳台学生的管理方案

为切实做好我校港澳台学生疫情防控工作，全面保障师生安全，做好港澳台学生教学培养、学籍管理、在校生活等有关工作，按照教育部、国台办、港澳办、北京市以及社科院疫情防控工作部署，特制定本方案。

一、日常管理

1.学籍、居留与涉外监管

疫情防控期间，对学期中可能涉及的学生申请延期毕业、休学、复学、退学等均采用线上方式完成。

在疫情防控期间，港澳台学生涉及办理住宿登记的，按照出入境管理部门要求，通过网络、微信、短信等方式向属地派出所办理临时住宿登记。待疫情防控解除后，立即前往属地派出所正式办理住宿登记手续。

目前在校内住宿的港澳台学生，严格按照学校宿舍管理相关规定，由后勤处宿舍管理部门对其宿舍实施管理。

2.掌握动态

港澳台学生班主任须坚持每日联络港澳台学生，做……

防指办〔2020〕42号

关于新冠肺炎疫情防控期间加强我校人员
出入境管理的通知

目前，新冠肺炎疫情持续在全球蔓延，世界卫生组织已经宣布"新冠肺炎疫情构成全球大流行"。学校关心在境外师生的情况，为全面保障我校师生健康安全，按照教育部、国家移民局、北京市以及社科院疫情防控工作部署，特通知如下：

一、我校在境外人员应密切关注所在国疫情发展变化，增强安全防范意识，配合当地政府疫情防控措施，加强日常科学防护。

二、为了保障师生安全，尽量避免境内外人员双向流动，原则上所有行政类出访、学生团组出访、人员因个人事务出国（境）均应推迟或取消。

三、我校在境外人员回国，应提前向学校提出申请，学校同意后方能回国入境，但一律不得返校。具体流程如下：

1. 对于海外访学、短期交流任务已经临近结束，计划回国（境）的师生，须在距离计划抵境日（不含）至少 7……

防指办〔2020〕43 号

关于新冠肺炎疫情期间学校海外培养项目管理的通知

目前，新冠肺炎疫情持续在全球蔓延，世界卫生组织已经宣布"新冠肺炎疫情构成全球大流行"。学校关心在境外学生的情况，为全面保障我校学生健康安全，根据教育部、国家移民局、北京市以及社科院疫情防控工作要求，针对学校海外培养项目管理，特通知如下：

一、2020 年我校春季学期海外培养项目未派出的，一律取消派出。根据海外院校情况，可以酌情延期到秋季学期派出。

二、目前已在境外参加海外培养项目的学生，务必密切关注所在地疫情发展变化，增强安全防范意识，配合当地政府疫情防控措施，加强日常科学防护。若在国外发生新冠肺炎相关症状，务必第一时间在当地医疗机构就医，属于疑似或确诊病例的，须立即隔离防护并向我校、所在院校、中国驻当地使领馆等报告并寻求帮助。

针对一些海外院校已相继推出网络课堂教学模式，请同学们积极适应远程学习方式，合理安排作息时间，制定并实施合理的学习计划，把学习进度受疫情的影响程度降到最低。随时关注海外院校在教学方面的最新通知，及时对学习安排做出调整。

若学生所在地疫情严峻，希望提前回国采取远程学……

防指办〔2020〕44 号

关于近期我校教职工出国（境）管理的通知

各部门：

当前，新冠肺炎疫情防控处于关键阶段，疫情在海外呈扩散态势。按照上级主管部门通知精神，结合学校实际情况，现通知如下：

一、推迟或取消原计划 6 月底前启程的出国及赴港、澳、台地区的访问交流任务。

二、各部门从防控疫情大局出发，落实好上述要求。因特殊情况必须出访执行公务的团组，一事一议，先由国际交流与合作处审议，然后报校长办公会审定。校长办公会审定后，报社科院国际合作局审批。

三、教职工（含离退休教职工）因私出国（境）的管理，参照上述因公出国（境）的管理办法执行。特殊情况需要出国（境）的，由人事处先行审议，然后报校长办公会审批。

中国社会科学院大学防控新冠肺炎工作指挥部

2020 年 3 月 19 日

防指办〔2020〕45 号

关于加强疫情防控期间科研学术及教学活动
管理工作的通知

各学院、部门：

为保证疫情防控期间我校科研学术及教学活动的顺利进行，进一步提升我校的学术影响力和社会美誉度，推动学校的建设与发展，努力做到"两手抓、两促进"，现就加强疫情防控期间科研学术及教学活动管理工作的相关事项通知如下：

一、各学院、部门要继续广泛邀请校内外知名专家、学者，利用现代网络技术组织开展专题讲座、研讨会、工作坊等线上学术交流活动，为广大师生创造更多的学习交流机会。

二、各学院、部门要按照"谁组织、谁负责"的原则，加强对线上学术交流活动的组织与管理，对被邀请人政治素养、活动主要内容、参与人员状况等方面进行严格把关，坚决避免出现意识形态问题。

三、在疫情防控期间，各学院、部门组织举办线上学术交流活动，须提前将活动有关情况（被邀请人简介、活动……

防指办〔2020〕46 号

关于 2020 年劳动节放假安排的通知

各工作组、部门、学院：

根据《国务院办公厅关于 2020 年部分节假日安排的通知》，结合北京市疫情防控相关规定和学校实际情况，经学校防控新冠肺炎工作指挥部研究决定，2020 年劳动节放假安排如下：

一、放假时间

5 月 1 日至 5 日放假调休，共 5 天。4 月 26 日（星期日）、5 月 9 日（星期六）上班。

二、值班安排

学校防控新冠肺炎工作指挥部各工作组正常值班、工作。

三、注意事项

劳动节放假期间，广大师生员工要遵守北京市和学校防控新冠肺炎工作有关规定，做好个人防护，减少外出，不走亲访友、外出旅游，原则上不能离京、出境。如……

防指办〔2020〕47 号

关于毕业年级学生返校的通知

根据教育部和北京市的统一部署，结合学校疫情防控工作实际，经研究，学校定于 2020 年 6 月 6 日起安排符合条件的毕业年级学生分批次、分类别有序自愿返校。具体返校时间和相关安排由学校学生工作部门、院系或辅导员提前通知到学生本人。

目前，学校继续执行"未经批准不要提前返校"的规定。全体同学未接到正式的返校通知前，未经学校批准不能提前返校。

特此通知

中国社会科学院大学防控新冠肺炎工作指挥部

2020 年 5 月 14 日

防指办〔2020〕48 号

关于在校非毕业年级学生离校的通知

各位在校同学：

经北京市教育两委和社科院批准，学校将于 6 月 21 日起启动毕业生返校工作。鉴于北京市近日连续爆发新冠肺炎确诊病例和核酸检测阳性病例，防控疫情形势又趋严峻。考虑到毕业生返校后校园人数急剧增加，疫情传播风险增大，为保护目前在校的非毕业年级同学的身体健康，经学校新冠肺炎疫情防控指挥部研究决定，启动在校非毕业年级学生的离校工作。现将有关要求通知如下：

一、所有在校非毕业年级学生须于 6 月 20 日前离校。

二、针对离校的家庭经济困难的在校非毕业年级学生，经本人申请，学校根据其实际情况给予一定的困难帮助。

三、如因极其特殊情况确实无法如期离校的在校非毕业年级学生，学校将安排其他地方统一封闭住宿。

中国社会科学院大学防控新冠肺炎工作指挥部

2020 年 6 月 14 日

防指办〔2020〕49 号

关于重申疫情防控相关工作和纪律的通知

各单位（部门）：

目前，北京市疫情形势十分严峻，自 6 月 16 日起，北京市应急响应级别由三级调升至二级。根据北京市教育系统疫情防控领导小组会议精神，经学校疫情防控工作指挥部研究，现将我校下一步疫情防控相关工作和纪律重申如下：

按照从严管理原则，我校实行"二级响应、一级管控"工作原则。

校园实行封闭管理。自 6 月 18 日起，除经指挥部批准的值班人员和服务保障人员外，其他人不得入校。因工作原因确需入校的特殊情况，须严格执行申报和审批程序。

全体师生员工要积极配合学校和属地社区做好各项信息调查和填报工作。如实、及时填报相关信息，不得隐瞒、漏报和假报，严格遵守各项制度规定，积极配合做好疫情防控工作。

......

云上开课　教学不停

　　这个春天，疫情把绝大多数师生限制在家里，老师化身"网红"主播。线上直播、慕课、录课，微信群、QQ群、ZOOM，钉钉、腾讯课堂、腾讯会议，课堂派、雨课堂……教学平台，不一而足；线上授课、线上讲座、线上答疑、线上研讨、线上考试……教学环节，一个都不能少！

线上教学前期筹备充分　教师教学形式多样

教务处

2020年1月27日，按照上级部门关于新冠肺炎疫情防控工作的指示，学校做出了2020年春季学期延期开学的决定，要求教务处、院系等相关单位（部门）提前做好推迟开学相关的准备工作，科学制定特殊时期教育教学方案。

学校根据实际情况，提前筹划、深入分析，研究制定了《中国社会科学院大学疫情防控期间本科生教育教学工作实施方案》《中国社会科学院大学疫情防控期间研究生教育教学工作实施方案》，指导各教学单位结合本单位实际情况研究制定具体的课程教学方案。在此基础上，学校于2月中旬发布了《2020年春季学期延迟开学阶段本科生学业指南》《2020年春季学期延迟开学阶段研究生课程学习指南》，教育引导全校学生做好参加远程教学的前期准备工作。

各教学单位和广大任课教师积极行动，未雨绸缪，按照"一课一策"要求认真制定课程远程教学方案，力争做到万无一失。截止到2月27日，全校2020年春季学期所有课程都制定了远程教学方案。在选课周结束后，根据学生选课及各教学单位的具体情况，于3月28日，对所有课程的授课方案进行了再次的更新和调整。

为增强学生对新冠病毒的了解，提高防控意识，学校决定开设公共选修课《新型冠状病毒防控教程》，课程的基本情况介绍如下：本课程学分为1学分，分8周共计16课时，每周的上课时间为：周五下午14：00—15：35，课程授课模式为自主观看教学视频＋微信群交流答疑，考核方式为线上教学平台考核（智慧树或知到 App），考核分为期中考核（第五周）及期末考核（第九周），分别占比为 30% 和 70%，共计 319 位同学参与了课程学习。

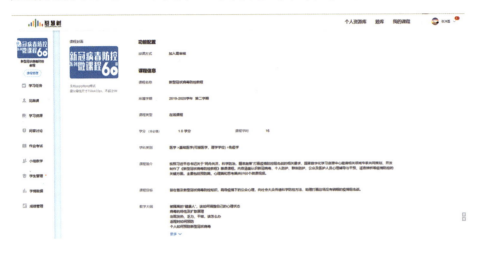

本科课程共开设 302 门，教学班 376 个，授课教师 291 位，学生选课累计 11，278 人次。延期开学阶段，综合使用直播、录播、慕课课程教学方式 73 门次，以直播为主的教学方式 186 门次，自建校内线上平台教学方式 32 门次，使用慕课指导教学方式 42 门次，线上指导教学方式 43 门次。

研究生课程共开设 525 门，授课教师 597 人。其中，公共必修课 10 门，学部专业基础课 6 门，公共选修课 18 门，各院系开设的学术学位研究生专业课和专业基础课 369 门，各专业硕士教育中心开设的专业学位研究生课程 122 门。从授课方式来看，主要采用网上直播、录制视频和线上指导三种方式。

此外，各教学单位还按照学校要求在 2 月 27 日前为每一门课程都建立了网上教学班群，并且及时组织引导学生扫码进群，为全面开展教学工作打下坚实的基础。每门课程都要求系秘书或课程负责人进群跟班听课，以便能够及时了解远程教学的课程情况。并设计了一个课程情况台账，包括上课方式、上课时间、答疑内容、上课情况概要等，在每次课程结束后由授课老师发至教务处公共邮箱。

远程教学开始后，广大教师利用中国大学 MOOC、雨课堂、智慧树、腾讯课堂、腾讯会议等平台开展了形式多样的线上课程教学，各门课程顺利有序地开展，同学们在线上与老师积极讨论互动，真正做到高质量的线上学习。总体来看，我校 2020 年春季学期所有课程都按计划顺利开课，并较好地完成了既定教学内容，延迟开学阶段远程教学工作取得良好效果。

根据学期结束后对全校学生开展的调研显示。绝大部分同学对于学校实施全面线上教学表示支持与认同，91.4% 的学生认为在线教学平台功能可以完全满足 / 基本满足学习需求（如图 1-1 所示），93.08% 的学生完全 / 基本跟得上线上课程进度（如图 1-2 所示）。

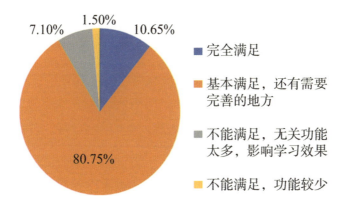

图 1-1　在线教学平台功能满足学生需求的情况

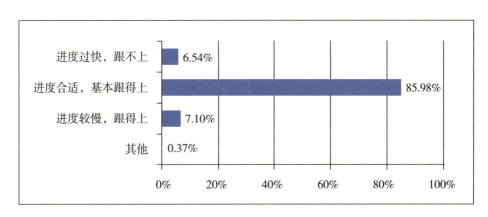

图 1-2　学生跟上在线课程的教学进度和节奏情况

同心战"疫" 一"马"当先

——开学第一周，马克思主义学院在线教学工作顺利展开

胡筱琳

（发布日期：2020-03-10）

3月2日至3月8日，开学第一周，中国社会科学院大学马克思主义学院本科在线教育教学工作顺利展开。同心战"疫"，一"马"当先，打响特殊时期疫情防控与在线教学"双战役"。

延迟开学阶段，马克思主义学院认真落实校党委"停课不停教、停课不停学"的工作要求，全体教师针对16门本科生课程精心组织，一课一策，在线备课、在线教学、在线指导，向学生推荐优质学习资源，开展线上讨论、辅导答疑。开学一周来，学生已逐步适应和掌握在线学习模式，积极开展自主学习、主动参与交流互动。特别是校党委常务副书记、校长张政文教授与同学们一起上思政网课，极大地鼓舞了老师和同学们参与在线教学的热情。

一、周密部署，精心准备

马克思主义学院把组织好教学作为全力支持配合疫情防控的重要抓手，充分利用马学院院务讨论组、日常工作群组、在线课程讨论小组、具体课程班组等微信群对在线教育教学工作提早谋划、周密部署，抓小抓细抓实。通过线上党政联席会整体部署、网络集体备课集中研讨、在线平台效果对比与实验、平台使用培训、线上教学资源审核、进群听课督查等多种方式，组织引导广大教师上好课、育好人。

二、接受检验，明确方向

3月3日上午，校党委常务副书记、校长张政文进入马克思主义学院孙帅老师的"毛泽东思想与中国特色社会主义理论体系概论"网络课堂随机听课，检查线上教学运行情况。教学督导专家、教务处及马学院相关人员参加听课。校领导充分肯定了马学院教师开展教育教学改革的努力及成效，希望大家积极适应新技术要求，持续提升马克思主义理论教学的思想性、理论性与亲和力、针对性。

三、百花齐放，各显"神通"

马克思主义学院除加强教师在线授课技术和方法培训外，在教学方式上鼓励教师充分利用好在线教学课程资源平台的优质课程资源，开展教学内容改革和教学模式与方法创新。根据实施情况认真评估效果，及时进行动态调整，实现特殊时期线上教学与开学后教学有效衔接。

（一）充分利用在线直播教学：PPT+ 参考学习资料 + 在线互动

中国社会科学院大学长聘教授，中国社科院哲学研究所研究员、马克思主义哲学原理研究室主任毕芙蓉老师主讲的"马克思主义基本原理"作为开学第一讲，优先实践直播软件在线教学。在课后讨论提问环节，同学们通过消息积极提问，毕老师一一作答。整体课堂交流互动高效有序，课程讲授和沟通非常理想，网络信号整体平稳顺畅。结合听课同学反馈，确定了在线直播课程的可行性。

马克思主义学院孙帅老师"毛泽东思想与中国特色社会主义理论体系概论"课程在线教学从疫情防控的生动实践切入，通过一个个疫情故事，为学生讲清了中国特色社会主义防范化解重大风险的制度优势，进而引出本次授课主题。课堂上，孙帅老师综合运用签到打卡、课程直播、微视频、PPT、主题讨论、线上答疑等多种教学方式，既有理论深度，又有情感温度，较好落实了校党委提出的"用学术讲政治的要求"。

马克思主义学院王学东、谢菡生、向征和李炜老师分别从学科专业角度出发，结合学生关切的社会和生活问题，开展主题教学。在线课堂深入互动，气氛热烈，效果良好。

（二）加强引导学生自主学习：资源分享＋问题思考＋讨论答疑

马克思主义学院王维国、王学东等几位老师充分运用线上平台资源注重学生学习方法的培养与引导，对学生"授之以渔"，分享课程资料、经典著作、资源平台，以问题启发思考，以讨论激发热情，以答疑解决困惑，引导学生逐步适应和掌握在线学习模式，增强自主学习、交流互动、吸收和构建知识的能力。

四、效果良好，反响热烈

马克思主义学院对各课程进行多重监督考察，保证线上教学质量。从群成员身份核查到课堂教学意识形态监督，不断强化课程上线审查和运营管理，确保网络安全和运行稳定。经过一周直播教学与在线指导，马克思主义学院网络课堂秩序稳定，直播平台网络运行平稳顺畅，课堂互动比线下课堂教学更显活跃，学生反馈教学效果理想。

突如其来的线上教学，教师如何应对

翟禹迪

（发布日期：2020-03-16）

在新冠疫情的特殊时期，我校延迟 2020 年春季学期开学时间，实施网上教学。在教务处前期的积极协调下，伴着三月的盎然春意，本科教学工作于 3 月 2 日正式开始。开课两周以来，各门课程顺利有序地开展，同学们在线上与老师积极讨论互动，真正做到高质量的线上学习。

据教务处统计，2019—2020 学年第二学期共计开设本科课程 302 门，共开课 376 门次，291 位教师参与授课，累计学生选课数为 11,278 人次。延期开学阶段，综合使用直播、录播、慕课课程教学方式 73 门次，以直播为主的教学方式 186 门次，自建校内线上平台教学方式 32 门次，使用慕课指导教学方式 42 门次，线上指导教学方式 43 门次。

"接到学校'改为线上教学方式'的通知后，根据疫情情况，部门领导立即向我们传达学校的指令，部门的同事们在一两天内就提交了自己的线上授课方案。"计算机教研部张戈老师回忆最初接到学校通知时的情景，她说，"第一次采用线上教学，大家群策群力找到各种授课方案，部门群里讨论得热火朝天。从授课平台的选择到需要的硬件设备，从 MOOC 的选择再到学生的听课情况，大家的方案改了一版又一版，为的就是想办法让我们的教学质量在特殊情况下不仅不打折，还做得更好。"

面临突如其来的线上教学，构建流畅的网络环境，选择合适的授课平台也是一大难题。我校的中国大学慕课平台也借此机会进一步完善。计算机教

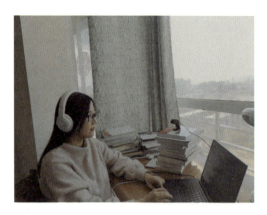

张戈老师在开展线上教学

研部盖赟老师除了完成艰巨的备课工作之外，还协助教务处完成了慕课平台的后台管理工作。包括教师的认证、课程的建立、学期的创建、课程负责人的指定、课程时间的设定，等等。

凡事预则立，不预则废。盖赟老师介绍，我校的慕课平台是在2019年9月引进的，平台引进之初完全没想到该平台会发挥如此巨大的作用。"虽然从那个时候起，我就开始摸索这个平台，把教师的认证、课程的建立和学期的创建流程慢慢摸清楚了，但是当疫情来临之时还是遇到了一些挑战。在疫情之前，从来没有这么多人同时使用大学慕课，慕课平台顶不住流量压力，经常死机。"为了顺利帮老师完成课程设置，盖赟老师需要不断地换时间尝试。所以有几天的

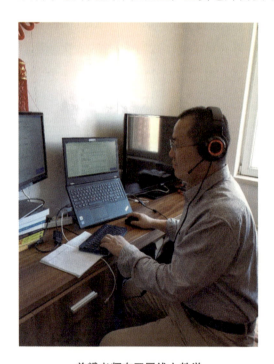

盖赟老师在开展线上教学

状态就是备课、刷网页、解决老师的疑难问题。在录制视频时，他发现噪音太大，录制的视频效果、声音效果非常差。同时，其他老师也反映了这个问题。为了不影响在线教学的效果，盖老师查找了一些性价比高的设备，并估算了一个合理的价格。在查阅了多个平台的商品后，他最终选定了一款降噪耳麦和一款降噪摄像头作为推荐设备。"相信老师们在好设备的帮助下能够建设出更好的在线课程。为了提高在线教学质量，我们还想提供一种直

播教学模式来为同学们答疑解惑。为了选择一个有效的教学平台和教学模式，我尝试了多家可以提供在线视频的平台。"娱乐界的斗鱼直播、西瓜视频，教育界的大学慕课、课堂派、腾讯会议、腾讯课堂等，盖老师都一一体验、对比。"主播平台延时高、教育平台图像差，唯有腾讯清晰流畅，在耗费了大量的时间后才确定了可用的直播教学工具。我的电脑上第一次出现了各种花花绿绿的直播图标，有一次因中了多种病毒而瘫痪。"

相比专业经验丰富的计算机教研部的老师们，各式各样的线上教学平台让从没尝试过线上教学的老师们有了"第一次"新鲜又迷茫的体验。自称"技术手残党"的国际关系学院的武竞老师说："最初接到线上教学的消息真是一脸懵，本身也觉得我的课是语言类小班课，教学特点是需要跟学生互动很多的一个实操课程，感觉线上课程好像离我比较远。但是这次疫情迫使我在短时间内迅速了解并接受慕课以及线上线下混合式教学的模式。这里要非常感谢教务处老师的大力支持，对我这样一个技术小白提出的各种简单问题给予耐心解答，而且

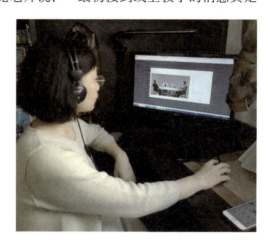

武竞老师在开展线上教学

从技术角度对课程能迅速实现线上线下混合式教学提出很多建设性建议。在短短的一周时间里，我接收到很多平台操作指南，各种软件的使用方法。"

在群里听各位老师交流经验，武竞老师从被动学习慢慢变为去主动尝试，差不多把所有推荐的平台，包括视频、录屏、会议软件、在线直播软件都下载并尝试了一下。她在这个过程当中不断学习摸索，尽量找出在网络拥堵情况下能保证线上教学的最佳方式。比如，用部分录屏的方式保证在网络不给力的时候，能提前上传资料，让学生可以有弹性学习时间；在线上建立课程，提前上传学习资源，保证教学的完整性；采用异步 SPOC，充分利用线上平台的成熟慕课来补充自己的教学，使自己的课程在短时间内在线上能够达到更

好的效果。同时用慕课堂建立与学生的互动渠道，尽可能地了解学生动态。又下载并操作了几款直播软件，如腾讯会议、腾讯课堂极速版、钉钉等。"这个学习过程对我这个技术小白可以说是横冲直撞、连滚带爬。但确实是在这么短的时间里急补了一个短板，打开了一扇大门，接触到很多新鲜技术；也启发之后的课程教学，提供了新的思路。感觉收获很大。"

除了技术难题，对于习惯了传统课堂教学的老师和同学，这次疫情同样是对线上教学模式的一次挑战。盖赟老师认为：在传统的教育模式下，老师可以通过学生的课堂表现来把控课程的进度。但是在在线教育这种模式下，老师们就需要预判学生的反馈并直接做出最终的教学视频，这对老师的教学经验和讲授方式是一个极大的考验。

但是，在不断地探索中，老师们也发现了线上教学带来的不一样的教学体验，并借助线上教学的优势，寻求着传统课堂模式与线上教学的平衡。任教中国古代史的人文学院向静老师比较偏爱"传统课堂教学＋网络工具辅助"的形式。为了适应疫情带来的教学方式变化，在开课前她除了建课程微信群外，还试用了腾讯课堂和智慧树平台，比较后选择了智慧树开设翻转课堂，并学习使用了录屏软件。从教师端来看，向静老师认为线上教学在以下技能优势明显：其一，网络翻转课堂平台能够帮助老师综合在线和本地的资料，建立自己的教学资源库，积累学生在线测试、作业和学习讨论的数据，便于教师分析，这对于一门课程的长期建设非常有用。其二，以往，学生们大多是在开学后才能与教师见面认识，现在教务处帮助每门课提前建微信群，还能邀请学生课前加入智慧树平台，运用在线问卷等方式了解学生的先修基础和知识水平，察觉个体差异，适当调整教学重点与训练方向，有利于个性化教学。虽然不确定学生会不会因为教师这些要求而增加负担，但这

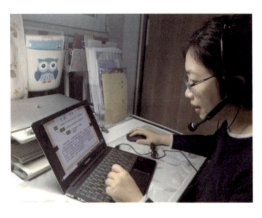

向静老师在开展线上教学

些工具对于优化教学效果、提供师生便利方面的作用是可以预见的。即使疫情结束以后恢复面授教学，作为课堂教学的辅助手段也仍然会很有用。

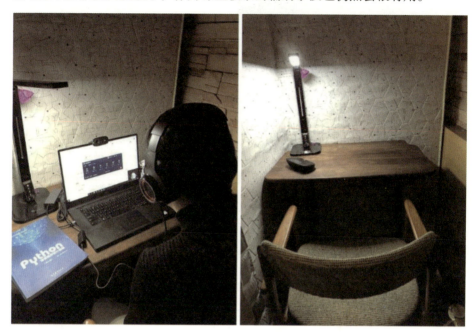

蒋欣兰老师在开展线上教学，右侧是她家在客厅一角的网课直播和录播的小书桌，一侧靠墙，另一侧则用床垫折成 L 形分隔一下，专为疫情网课而设

　　当然，这一切的背后，都有不为人知的"艰辛"。在家上课，意味着工作和生活在物理空间交织在了一起，不断挖掘家庭空间潜力成了老师们在备课之余思考最多的事情。计算机教研部的蒋欣兰老师，家里有两个小孩。老大上高一，学校"停课不停学"，按照正常课程表在家上课，需要一间安静的屋子。老二不到两岁，正是精力充沛要玩的时候，要有屋子拘着她，不能让她干扰姐姐学习。孩子爸爸需要看书和在线工作，要有一个相对安静的环境，所以把他赶到餐桌前学习工作。蒋老师说："我在床上工作，深夜再去客厅录课，不能吵醒其他人。大家在一个家里，空间和时间上都有冲突，寻找安静的线上教学环境非常难，但终究也能想到办法。"因为担心录课与学生交互不够，不能及时得到学生反馈，直播又可能因为网速、设备差异而导致认知进度差异。所以，蒋老师也在不断调整多种方式的融合，并鼓励同学共同

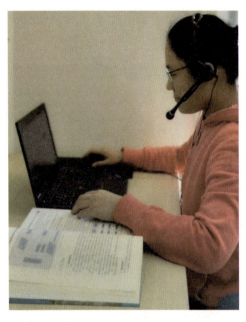

蒋楠老师在开展线上教学

参与，以期达到更好的效果。

目前，我校线上教学初见成果，但同时也面临一些困惑：老师们是选择已有的慕课还是自己录课？选择录播还是直播？经济学院的蒋楠老师坦言："我的两门课一个需要很多板书，另一个是以上机操作为主且需要随时解决学生遇到的问题。对老师而言，如何使线上教学达到甚至超过传统课堂的教学效果，现在看来确实有些难度。"

政法学院杨蓉蓉老师说出了很多老师的心声："准备阶段心理上有紧张情绪，也有点儿困惑。但坚信老师以及学校的管理，勇于迎接挑战，换来的是学校教与学质量的飞跃！"

"滴滴改变了我们的出行方式，淘宝改变了我们的购物方式……技术带来的颠覆性的变革渗透在我们生活的方方面面。相对于其他领域，教育方式对技术的呼应是最有限的，我个人的感受是，这次危机可以倒逼教育领域利用互联网等新兴技术进行教学方式的探索和变革。需要警惕的是，技术只是手段，它可以帮助师生高效实现教学目的，适应新的社会生态……但不能被技术所控制，对教育事业的热爱和有含金量的教学内容才是王道。另外，线

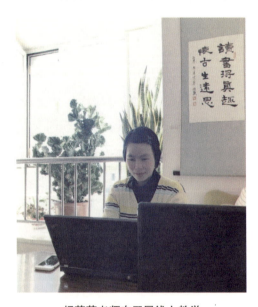

杨蓉蓉老师在开展线上教学

上教学虚拟空间的实现是以现实世

界师生人际关系的弱化为代价的，线下面对面的课堂教学所传递出来的人性的温度，是线上教学难以取代的。"

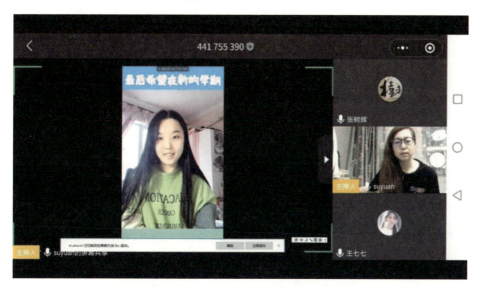

苏媛老师的线上教学活动，校领导张树辉随堂听课

正如媒体学院苏媛老师所说，面对面教学所传递的温度无法替代，希望待到疫情结束、春暖花开时，老师同学们能再次相聚小院，高擎人文之光，共话青春未来！

"云端"重返课堂　师生砥砺前行

——文法学院线上教学工作稳步推进

（发布日期：2020-03-18）

　　2020年新春伊始，抗击新冠肺炎疫情的战役在全国打响。根据教育部和我校关于疫情防控期间研究生教学培养工作的统一部署，文法学院第一时间组织开展延期开学期间的教学准备工作，迅速结合学院情况及学科特点，指导学院教师积极开展线上教学与培养，整体工作稳步有序推进。

　　接到学校通知后，文法学院第一时间组织任课教师进行研究。在综合授课教师意见后，社工和文博两个专硕中心分别制定了课程教学工作方案。为保证每门课的教学效果，社工专硕的各科教师与教务人员反复推敲，细化每门课的开课方案，做到"一课一策"，明确本学期四门选修课使用"腾讯会议"和"企业微信"直播授课，必修课采取在线指导、定期组织教学研讨的形式开课，通过组建各科课程微信群，搭建教师与学生互动交流的平台，力争充分发挥线上教学的特点，实现预期的教学目标。

　　"延期开学，如期上课。"第一次担当"网络主播"的社工老师及早准备教学平台的测试，在教务人员的配合下对各个平台的优缺点进行比较，选择适合教学的软件平台。考虑上课期间网络连接的通畅保障，还选定了其他备用平台。正式开课前，所有老师均与学生进行了线上课程的测试，保证正式上课后的课堂秩序。

　　疫情下的教育教学，社工专业老师注重发挥学科特色，基于当前现实，结合课程内容，精心设计，充分挖掘疫情中的硬核知识点，并融入教学设计中，落实到课堂教学中。"社会工作行政"授课教师葛道顺教授要求学生同步分析抗击疫情相关部门和机构的社会工作行政方案。他说，这次抗疫是我们检验和反思中国社会工作行政的契机，要借助社会工作行政的知识理解抗疫的举措和效果。"社会工作伦理"授课教师刁鹏飞教授要求学生思考在新冠肺炎疫情之下，社会工作者应当有何作为，如何去做？"社会统计分析"授课教师田丰教授结合疫情期间的大数据对统计学的基础概念进行解释，加深学生对统计学相关概念的理解。

教师从线下转战线上，学生解锁在线学习技巧，这期间师生都经历了从陌生到适应再到从容的过程。同社工专硕一样，文博专硕中心的教职工们也在不断创新探索，线上教学受到学生好评。

在筹备过程中，教学秘书积极尝试新事物，适应新变化，学习教学平台操作方法，对比在线教学平台优劣，遴选腾讯会议和企业微信会议软件作为在线教学主要手段，辅以线上指导和教学研讨方式组织在线教学。此外，教学秘书对本学期 32 门课程编制了在线教学步骤、具体时间表和《2019—2020学年第二学期疫情防控期间线上教学准备工作简况表》，将前期准备工作做实做细，为延期开学期间如期线上开课打下坚实基础。

著名学者约翰·杜威说过：如果我们仍然以昨天的方式教今天的学生，无疑就是掠夺了他们的明天。疫情之下，参与文博教育教学的老师们积极调整授课方式，适应教学新模式，老师们为熟悉线上平台操作方法，主动发起邀请进行平台测试。

文博中心的授课教师大多是学术大咖，尽管在线教学对于他们来说是新事物，需要投入比以往更多的精力去熟悉和准备，但老师们的教学热情丝毫没有受到影响。

在开课前，文博中心搭建老师与学生互动交流平台，组建了各科课程资料分享微信群，群内发布专业相关优秀在线课程资源和教学资料，老师约定时间在微信课程群为学生答疑解惑。在这一特殊时期，文博学子表现出了高度的自律和超强的自主学习能力。

为保证线上教学质量和为老师提供线上教学服务，文法学院院长赵一红、党总支副书记杨树森、院长助理刘强以及教学秘书深入教学一线，进入网上教学平台在线听课，时刻关注在线课堂的运行状况，及时了解线上教学存在的问题和意见、建议，及时调整在线教学的方式方法，满足学生需求。

开课后，文法学院教学秘书通过设计网络问卷，调查同学们在线学习满意度。统计结果显示，同学们的网络学习效果和感受良好，这与老师们充分的准备和认真的态度是分不开的。

开学两周有余，文法学院线上教学井然有序。通过网络，老师们看到了摄像头前如饥似渴的"海绵"同学，同学们看到了精神饱满的"网红"老师，师生群策群力、共同交流、一起探索，学习劲头比之前在线下时更足了。在抗"疫"这段特殊的日子里，文法学院的师生们必将铭记这段"负疫前行"的"云端"课堂。

下一步，文法学院将密切关注在线课堂的运行质量，及时发现线上教学存在的问题，确保在线教学质量不缩水、标准不降低。目前疫情已经得到有效控制，相信重返校园的日子不会太久，期待与大家重聚小院，共盼春来。

媒体学院开展线上教学周　把优质融媒体课程师资"引进来"

唐芊尔　等

（首发：光明日报客户端 2020-08-06）

2020 年 8 月 3 日，中国社会科学院大学媒体学院与美国密苏里大学新闻学院联合举办的"微电影/微纪录片"教学周落下帷幕。在半个多月时间里，通过线上教学、线下练习的方式，共有来自社科大媒体学院及其他高校的近 60 名师生参与了活动。

7 月 18 日至 28 日，来自密苏里大学的章于炎和 Steve Rice 教授共同为大家讲授了拍摄和制作微电影及微纪录片的技巧。两位教授在课上多次强调，要在有限的时间内表达丰富的内容，要善用不同形式镜头的组合，不同角度、不同景别来回切换，可以增强短片的节奏感。两位老师还强调，要确保声音内容与画面的匹配，当视频的画外音提到某个事物时，视频的画面也应当呈现相应的画面。除此之外，两位教授还向大家传授了脚本编辑、分镜剧本绘制、剪辑等方面的相关技巧。

在教师授课的同时，同学们也进行了相应的练习。近 60 位同学分成 10 余个小组，分别选择自己感兴趣的话题进行微电影及微纪录片的制作。两位教授在线上对同学们进行了一对一的辅导，于 7 月 30 日在课上观看同学们的初步作品，并指导同学们对作品进行完善。8 月 3 日，同学们准时提交了实践作业。章于炎和 Steve Rice 对教学周中同学们的表现及最后的成果表示满意，同学们也表示收获颇丰。

本次活动的负责人、中国社会科学院大学媒体学院副院长杜智涛介绍，在融媒体环境下，密苏里大学新闻学院与时俱进，不断探索融媒体人才的培养模式和课程体系。为适应媒体深度融合和人工智能新闻的发展趋势，中国社会科学院大学媒体学院通过教学周的形式，把密苏里新闻学院优秀的课程和师资引介到本学院来。去年，两学院联合举办了"媒体融合新闻报道"教学周，大获成功。两学院今年联合举办的"微电影/微纪录片"教学周就是相关课程中的一门。此外，美国密苏里大学媒体融合相关课程中的媒体融合新闻编辑、无人机新闻、客户端新闻等，也会逐步引介到学院。

据悉，中国社会科学院大学媒体学院于2019年与密苏里大学新闻学院签订了本科"2+2"双学士学位项目。学院本科生在满足英语与课程绩点的相关要求后，可进行申请。申请成功的本科生，大一、大二期间在中国社会科学院大学媒体学院学习，大三和大四期间在密苏里大学新闻学院学习，符合双方毕业条件后，可获得两校的学士学位。

本科延期开学阶段全部课程教学方式统计表

开课院系	课程名	任课教师	年级	选课人数	授课形式
本科生工作处	创新创业基础	王艳茹	各年级	33	线上指导＋慕课
计算机教研部	程序设计基础	朱俭	2019级	48	线上指导＋慕课＋直播
计算机教研部	程序设计基础	蒋欣兰	2019级	20	线上指导＋慕课＋直播
计算机教研部	程序设计基础	徐卫克	2019级	61	线上指导＋慕课＋录课＋直播
计算机教研部	程序设计基础	鞠文飞	2019级	83	线上指导＋慕课＋直播
计算机教研部	程序设计基础	盖赟	2019级	27	线上指导＋慕课＋直播

续表

开课院系	课程名	任课教师	年 级	选课人数	授课形式
计算机教研部	程序设计基础	翟剑锋	2019 级	52	线上指导＋慕课＋直播
计算机教研部	程序设计基础	张 戈	2019 级	57	线上指导＋慕课＋直播
计算机教研部	程序设计基础	宿培成	2019 级	86	线上指导＋慕课＋直播
计算机教研部	程序设计基础	吴 蓓	2019 级	30	线上指导＋慕课＋直播
计算机教研部	C 程序设计	蒋欣兰	各年级	17	线上指导＋慕课＋直播
计算机教研部	Photoshop 图像处理	吴 蓓	各年级	34	线上指导＋慕课＋录课＋直播
计算机教研部	R 语言数据分析	翟剑锋	各年级	21	线上指导＋慕课＋直播
计算机教研部	平面媒体设计	宿培成	各年级	30	线上指导＋慕课＋录课＋直播
计算机教研部	移动应用开发	朱 俭	各年级	14	线上指导＋慕课＋录课＋直播
计算机教研部	Java 程序设计与应用	盖 赟	各年级	10	线上指导＋慕课＋录课＋直播
计算机教研部	机器学习	张 戈	各年级	24	线上指导＋慕课＋直播
计算机教研部	office 编程	鞠文飞	各年级	14	线上指导＋慕课＋直播
公共外语教研部	大学英语拓展课程—西方文化入门	Shane（公外外教 1）	2018 级	42	线上指导＋录课
公共外语教研部	大学英语拓展课程—学术英语写作	李嵩岳	2018 级	27	线上指导＋慕课＋录课＋直播
公共外语教研部	大学英语拓展课程—学术英语听力	刘钊宏	2018 级	34	线上指导＋慕课＋直播

续表

开课院系	课程名	任课教师	年　级	选课人数	授课形式
公共外语教研部	大学英语拓展课程——日语1	韩　旭	2018级	45	线上指导＋直播
公共外语教研部	大学英语拓展课程——英美文摘精读与研析	王铁利	2018级	30	线上指导＋慕课＋直播
公共外语教研部	大学英语拓展课程——学术英语口语	陈　敏	2018级	30	线上指导＋录课
公共外语教研部	大学英语拓展课程——学术英语阅读	高海龙	2018级	50	线上指导＋录课＋直播
公共外语教研部	大学英语3	丁潇潇 刘旭亮	2019级	46	线上指导＋慕课
公共外语教研部	大学英语3	丁潇潇 刘旭亮	2019级	36	线上指导＋慕课
公共外语教研部	大学英语3	丁潇潇 陈　敏	2019级	23	线上指导＋慕课
公共外语教研部	大学英语4	熊文莉 张　磊	2019级	48	线上指导＋慕课
公共外语教研部	大学英语4	熊文莉 张　磊	2019级	16	线上指导＋慕课
公共外语教研部	大学英语4	张庆华 张　磊	2019级	40	线上指导＋慕课
公共外语教研部	大学英语4	张庆华 赵洪宝	2019级	44	线上指导＋慕课
公共外语教研部	大学英语4	范慧玉 赵洪宝	2019级	34	线上指导＋慕课
公共外语教研部	大学英语4	范慧玉 赵洪宝	2019级	27	线上指导＋慕课
公共外语教研部	大学英语4	刘珊珊 刘　禹	2019级	35	线上指导＋慕课
公共外语教研部	大学英语4	刘珊珊 刘　禹	2019级	23	线上指导＋慕课

续表

开课院系	课程名	任课教师	年　级	选课人数	授课形式
公共外语教研部	大学英语4	刘珊珊 陈　敏	2019级	29	线上指导＋慕课
公共外语教研部	大学英语六级	武　竞	各年级	21	线上指导＋慕课＋录课＋直播
公共外语教研部	英语演讲	刘　禹	各年级	25	线上指导＋慕课＋直播
公共外语教研部	日语2	韩　旭	各年级	22	线上指导＋直播
公共外语教研部	电影研究	Shane（公外外教1）	各年级	46	线上指导
公共外语教研部	学术英语阅读	高海龙	各年级	27	线上指导＋录课＋直播
公共外语教研部	高级口语2	Shane（公外外教1）	各年级	31	自主学习＋直播
体育教研部	篮球—体育系列课程（二）	张春燕	2019级	24	线上指导＋慕课
体育教研部	篮球—体育系列课程（二）	张春燕	2019级	26	线上指导＋慕课
体育教研部	篮球—体育系列课程（二）	尹　博	2019级	19	线上指导＋直播
体育教研部	篮球—体育系列课程（二）	尹　博	2019级	22	线上指导＋直播
体育教研部	网球—体育系列课程（二）	刘颖平	2019级	26	线上指导＋直播
体育教研部	网球—体育系列课程（二）	刘颖平	2019级	27	线上指导＋直播
体育教研部	乒乓球—体育系列课程（二）	张　旋	2019级	26	线上指导＋直播
体育教研部	乒乓球—体育系列课程（二）	张　旋	2019级	25	线上指导＋直播

续表

开课院系	课程名	任课教师	年 级	选课人数	授课形式
体育教研部	瑜伽—体育系列课程（二）	顾克娟	2019 级	27	线上指导＋直播
体育教研部	瑜伽—体育系列课程（二）	顾克娟	2019 级	23	线上指导＋直播
体育教研部	羽毛球—体育系列课程（二）	张韶光	2019 级	30	线上指导＋直播
体育教研部	羽毛球—体育系列课程（二）	张韶光	2019 级	26	线上指导＋直播
体育教研部	艺术体操—体育系列课程（二）	王 丹	2019 级	9	线上指导＋直播
体育教研部	艺术体操—体育系列课程（二）	王 丹	2019 级	23	线上指导＋直播
体育教研部	保健体育—体育系列课程（二）	尹 博	2019 级	3	线上指导＋直播
体育教研部	保健体育—体育系列课程（二）	张春燕	2019 级	5	线上指导＋慕课
体育教研部	保健体育—体育系列课程（四）	张韶光	2018 级	6	线上指导＋直播
体育教研部	保健体育—体育系列课程（四）	庞 丁	2018 级	3	线上指导＋直播
体育教研部	篮球—体育系列课程（四）	张春燕	2018 级	23	线上指导＋慕课
体育教研部	篮球—体育系列课程（四）	张春燕	2018 级	12	线上指导＋慕课
体育教研部	篮球—体育系列课程（四）	尹 博	2018 级	15	线上指导＋直播
体育教研部	篮球—体育系列课程（四）	尹 博	2018 级	19	线上指导＋直播
体育教研部	轮滑—体育系列课程（四）	王哲广	2018 级	26	线上指导＋直播

开课院系	课程名	任课教师	年级	选课人数	授课形式
体育教研部	乒乓球—体育系列课程（四）	张旋	2018级	30	线上指导＋直播
体育教研部	乒乓球—体育系列课程（四）	张旋	2018级	24	线上指导＋直播
体育教研部	网球—体育系列课程（四）	刘颖平	2018级	31	线上指导＋直播
体育教研部	瑜伽—体育系列课程（四）	庞丁	2018级	26	线上指导＋直播
体育教研部	羽毛球—体育系列课程（四）	张韶光	2018级	27	线上指导＋直播
体育教研部	羽毛球—体育系列课程（四）	张韶光	2018级	31	线上指导＋直播
体育教研部	普拉提—体育系列课程（四）	樊蕊	2018级	26	线上指导＋直播
体育教研部	普拉提—体育系列课程（四）	樊蕊	2018级	26	线上指导＋直播
体育教研部	跆拳道—体育系列课程（四）	王保勇	2018级	14	线上指导＋直播
体育教研部	跆拳道—体育系列课程（四）	王保勇	2018级	24	线上指导＋直播
体育教研部	轮滑—体育系列课程（二）	王哲广	2019级	25	线上指导＋直播
体育教研部	轮滑—体育系列课程（二）	王哲广	2019级	27	线上指导＋直播
体育教研部	排球—体育系列课程（四）	庞丁	2018级	25	线上指导＋直播
体育教研部	乒乓球—体育系列选修课	张旋	各年级	0	线上指导＋直播
体育教研部	乒乓球—体育系列选修课	张旋	各年级	9	线上指导＋直播

续表

开课院系	课程名	任课教师	年 级	选课人数	授课形式
体育教研部	瑜伽—体育系列选修课	顾克娟	各年级	6	线上指导+直播
体育教研部	瑜伽—体育系列选修课	庞 丁	各年级	10	线上指导+直播
体育教研部	网球—体育系列选修课	刘颖平	各年级	13	线上指导+直播
体育教研部	篮球裁判理论与实践	张春燕	各年级	14	线上指导+慕课
体育教研部	桥 牌	尹 博	各年级	12	线上指导+直播
体育教研部	形体课选修	王 丹	各年级	16	线上指导+直播
体育教研部	普拉提选修	樊 蕊	各年级	12	线上指导+直播
体育教研部	排球基础选修	庞 丁	各年级	10	线上指导+直播
马克思主义学院	国际共产主义运动史	王学东	2019级	47	线上指导+直播
马克思主义学院	马克思主义基本原理概论	程恩富 张建云 毕芙蓉	2019级	218	线上指导+直播
马克思主义学院	马克思主义基本原理概论	程恩富 张建云 毕芙蓉	2019级	159	线上指导+直播
马克思主义学院	毛泽东思想和中国特色社会主义理论体系概论	史为磊 孙 帅	2019级	214	线上指导+直播
马克思主义学院	毛泽东思想和中国特色社会主义理论体系概论	史为磊 孙 帅	2019级	159	线上指导+直播
马克思主义学院	社会心理学概论	陈满琪 刘晓柳	2018级	44	延期开课
马克思主义学院	国际政治概论	杨 原	2018级	25	延期开课

续表

开课院系	课程名	任课教师	年　级	选课人数	授课形式
马克思主义学院	社会调查与研究方法	崔　岩	2019 级	30	延期开课
马克思主义学院	马克思主义文化学专题	冯颜利	2018 级	39	延期开课
马克思主义学院	当代中国经济问题	冯维江	2018 级	35	延期开课
马克思主义学院	专业论文写作	秦国伟 李　楠	2017 级	18	延期开课
马克思主义学院	中华思想通史	王震中	2019 级	48	线上指导 + 直播
马克思主义学院	思想政治教育学原理	向　征	2019 级	23	线上指导 + 直播
马克思主义学院	马克思主义经典著作选读	谢蒲生	2019 级	30	线上指导 + 直播
马克思主义学院	中国特色社会主义理论体系	史为磊	2019 级	43	线上指导 + 直播
马克思主义学院	社会学概论	李　炜	2019 级	46	线上指导 + 直播
马克思主义学院	西方古典著作选读	李　涛	2018 级	44	线上指导 + 直播
马克思主义学院	马克思主义人学思想	张建云	2018 级	25	线上指导 + 直播
马克思主义学院	比较思想政治教育	王维国 向　征 高迎爽 周华珍	2017 级	46	线上指导
马克思主义学院	国外马克思主义	郑一明	2018 级	23	线上指导
马克思主义学院	马克思主义政治经济学	程恩富 杨　静 侯为民	2019 级	24	线上指导 + 慕课 + 直播

续表

开课院系	课程名	任课教师	年级	选课人数	授课形式
马克思主义学院	中国共产党思想理论著作选读	秦国伟 王维国 刘文瑞	2018级	19	线上指导
马克思主义学院	写作与交流	高迎爽 李 楠	各年级	32	线上指导＋直播
人文学院	中国古代通史	张梦晗 雷 闻 林 鹄 袁宝龙 张云华	2019级	34	线上指导＋直播
人文学院	《史记》导读	丁 波 刘国民 张大可	2019级	17	线上指导＋直播
人文学院	中国古代美学与文艺理论	于闽梅 党圣元 杨子彦	2018级	16	线上指导＋慕课＋直播
人文学院	应用语言学概论	郭丽君 贾 媛 胡钦谙	2017级	10	线上指导
人文学院	孔孟研究	周勤勤 陈 明	2018级	15	线上指导＋直播
人文学院	鲁迅周作人研究	丁 文 陈华积	2018级	34	线上指导＋直播
人文学院	西方现代文艺理论专题	张 跣 姚文放	2017级	19	线上指导＋直播
人文学院	唐诗艺术专题	李 俊	2017级	28	线上指导＋慕课＋录课
人文学院	欧美戏剧	何玉蔚	2017级	34	线上指导
人文学院	俄罗斯文学专题	吴晓都	2017级	16	线上指导
人文学院	数字文化研究	赵 菁	2017级	9	线上指导＋录课
人文学院	对外汉语教学研究	刘元满 蔡云凌	2017级	15	线上指导＋直播

续表

开课院系	课程名	任课教师	年级	选课人数	授课形式
人文学院	古文字学	刘源	2019级	35	线上指导+直播
人文学院	哲学与当代中国	段伟文	2019级	20	线上指导+录课
人文学院	科学与宗教	曾传辉	2019级	33	线上指导+直播
人文学院	古希腊哲学专题	李涛 詹文杰	2018级	24	线上指导+直播
人文学院	中国美学史专题	徐碧辉	2018级	22	线上指导+直播
人文学院	佛学导论	纪华传	2018级	27	线上指导+直播
人文学院	逻辑哲学	刘新文	2018级	22	线上指导
人文学院	西方马克思主义专题	毕芙蓉	2018级	17	线上指导+直播
人文学院	外国历史文选	刘健	2018级	32	线上指导+直播
人文学院	先秦史专题	徐义华	2019级	25	线上指导+直播
人文学院	英国史专题	金德宁	2018级	28	线上指导+直播
人文学院	国际关系史	王华	2019级	24	线上指导+直播
人文学院	隋唐史专题	雷闻	2018级	23	线上指导+直播
人文学院	博物馆学概论	刘强 吴卫国	2018级	30	线上指导+直播
人文学院	宋元史专题	林鹄	2018级	25	延期开课
人文学院	现代汉语语法学专题	刘丹青	2017级	10	线上指导
人文学院	中国古代政治史专题	向静 陈时龙	2018级	12	线上指导+慕课+录课+直播
人文学院	现代汉语（一）	郭丽君 张伯江	2019级	46	线上指导
人文学院	中国文化概论	周勤勤	2019级	99	线上指导+直播
人文学院	批判性思维	谷振诣	2019级	41	线上指导+慕课+录课
人文学院	批判性思维	谷振诣	2019级	22	线上指导+慕课+录课

续表

开课院系	课程名	任课教师	年 级	选课人数	授课形式
人文学院	批判性思维	谷振诣	2019级	39	线上指导+慕课+录课
人文学院	文学写作	徐 钺 梁 鸿	2018级	36	线上指导+直播
人文学院	中国古代文学史（二）	李 俊 孙亚丽 刘 宁 刘京臣	2018级	35	线上指导+录课
人文学院	中国当代文学史	徐 钺 程 凯 萨支山	2018级	37	线上指导+直播
人文学院	外国文学史（二）	何玉蔚	2017级	56	线上指导+录课
人文学院	欧美文学经典（二）	陈众议 刘雪岚	2018级	33	线上指导+录课
人文学院	中国哲学史（上）	周勤勤 匡 钊	2019级	23	线上指导+直播
人文学院	外国哲学史（下）	赵 猛 张励耕	2018级	28	线上指导+直播
人文学院	美学原理	徐碧辉	2018级	31	线上指导+直播
人文学院	伦理学	徐艳东	2018级	32	线上指导+直播
人文学院	中国近代史	左玉河 魏万磊	2018级	31	线上指导+直播
人文学院	中华思想通史	王震中	2018级	97	线上指导+直播
人文学院	古代汉语（二）	李艳红 赵长才 杨永龙	2018级	36	线上指导+直播
人文学院	世界通史（一）	刘 健	2019级	44	线上指导+直播
人文学院	马克思主义文学理论	孟登迎 桂 琳 党圣元	2019级	50	线上指导

续表

开课院系	课程名	任课教师	年级	选课人数	授课形式
人文学院	马克思主义哲学原理	李景源 杨洪源	2019 级	23	线上指导＋慕课
人文学院	中国古代史（二）	林　鹄 雷　闻	2019 级	49	线上指导＋直播
人文学院	世界通史（二）	王　华	2018 级	31	线上指导＋直播
人文学院	摄影艺术	张卫民	各年级	80	线上指导
人文学院	哲学导论	李　涛	各年级	86	线上指导＋直播
人文学院	中国古典小说鉴赏	井玉贵	各年级	53	线上指导
人文学院	古诗鉴赏与写作	张宇慧	各年级	50	线上指导＋录课
人文学院	中国古代文化常识	李艳红	各年级	80	线上指导＋直播
人文学院	二十世纪经典作品选读	陈华积	各年级	30	线上指导＋直播
人文学院	中国近现代社会生活史	魏万磊	各年级	90	线上指导＋直播
人文学院	《左传》与春秋时代的文化	赵玉敏	各年级	71	线上指导＋直播
人文学院	现代性经典理论导读	王旭凤	各年级	27	线上指导＋直播
人文学院	苏轼作品导读	刘京臣	各年级	40	线上指导＋录课
经济学院	财政学专题	何代欣	2017 级	42	线上指导
经济学院	管理学	杨立宇	2019 级	29	线上指导＋直播
经济学院	人力资源管理	高文书 谢倩芸	2019 级	75	线上指导＋直播
经济学院	人力资源管理	黄敬宝	2019 级	7	线上指导＋慕课
经济学院	博弈论	钟德寿	2018 级	62	线上指导＋智慧树网课＋腾讯课堂直播
经济学院	博弈论	张雪峰	2018 级	16	线上指导＋直播
经济学院	数学建模	郑艳霞	2018 级	80	线上指导＋直播
经济学院	数学实验	郑艳霞	2018 级	44	线上指导＋直播

续表

开课院系	课程名	任课教师	年级	选课人数	授课形式
经济学院	保险学	修 晶	2018 级	68	线上指导＋录播＋直播
经济学院	金融市场	杨 娟	2018 级	35	线上指导＋录课
经济学院	金融市场	胡吉亚	2018 级	62	线上指导＋录课
经济学院	应用随机过程	傅春杨	2018 级	17	线上指导＋直播
经济学院	产业经济学	付敏杰	2017 级	22	线上指导＋慕课
经济学院	金融工程	张 鹏	2017 级	11	线上指导＋直播
经济学院	高级宏观经济学导论	徐浩庆	2017 级	12	线上指导
经济学院	时间序列分析	袁 宽	2017 级	15	线上指导＋直播
经济学院	微观计量经济学	邓曲恒	2017 级	19	线上指导＋直播
经济学院	区域经济学	于文浩	2017 级	26	线上指导＋慕课＋录课＋直播
经济学院	中国经济专题	杨新铭	2017 级	20	线上指导＋直播
经济学院	统计分析软件应用	翟剑锋	2017 级	19	线上指导＋独立spoc＋腾讯课堂直播
经济学院	国际物流	冯 明	2018 级	9	线上指导＋慕课
经济学院	审计学	刘泉军	2017 级	14	线上指导＋录课
经济学院	会计实务	王艳茹	2017 级	11	线上指导＋独立spoc＋录播
经济学院	体验商务英语	王晓明	2019 级	33	线上指导＋直播
经济学院	微积分2习题选讲	张 杰	2019 级	28	线上指导＋慕课
经济学院	微积分2习题选讲	邓艳娟	2019 级	26	线上指导＋慕课
经济学院	微积分2习题选讲	张丽莉	2019 级	20	线上指导＋慕课
经济学院	微积分2习题选讲	杜玉琴	2019 级	21	线上指导＋慕课＋录课
经济学院	实分析导论	傅春杨	2018 级	15	线上指导＋直播
经济学院	消费经济学专题	刘 慧	2017 级	6	线上指导＋录课

续表

开课院系	课程名	任课教师	年　级	选课人数	授课形式
经济学院	中国现代经济史专题	赵学军	2018 级	23	线上指导 + 直播
经济学院	管理学	时　杰	2019 级	12	线上指导 + 慕课
经济学院	企业战略与创新	宋　翔	2017 级 2018 级	21	线上指导 + 慕课
经济学院	中华人民共和国经济史论	王秀云	2019 级	80	线上指导 + 录课
经济学院	会计学原理	蒋　楠	2019 级	58	线上指导 + 录课
经济学院	会计学原理	周林洁	2019 级	52	线上指导 + 直播
经济学院	宏观经济学原理	黄敬宝	2019 级	78	线上指导 + 慕课
经济学院	宏观经济学原理	王　琼	2019 级	44	线上指导 + 直播
经济学院	统计学	冯　烽	2018 级	65	线上指导 + 慕课
经济学院	统计学	赵　娟	2018 级	82	线上指导 + 录播（智慧树）+ 慕课
经济学院	中级宏观经济学	朱　丹	2018 级	9	线上指导 + 录播 + 直播（智慧树）
经济学院	中级宏观经济学	张　琦	2018 级	91	线上指导 + 直播
经济学院	财务管理	王艳茹	2018 级	102	线上指导 + 异步 spoc + 录播 + 慕课堂
经济学院	财务管理	胡文龙	2018 级	31	线上指导 + 慕课
经济学院	制度经济学	徐丽艳	2017 级	58	线上指导 + 录播 + 直播（智慧树）
经济学院	制度经济学	徐丽艳	2017 级	50	线上指导 + 录播 + 直播（智慧树）
经济学院	投资学	李朝晖	2017 级	12	线上指导 + 录课
经济学院	投资学	张　鹏	2017 级	151	线上指导 + 直播
经济学院	国际商法	黄　晋	2018 级	13	线上指导 + 直播
经济学院	国际结算	王　菲	2018 级	12	线上指导 + 慕课

续表

开课院系	课程名	任课教师	年 级	选课人数	授课形式
经济学院	国际投资	杨 娟	2017 级	25	线上指导+录课
经济学院	管理信息系统	蒋 楠	2018 级	33	线上指导+录课
经济学院	高级财务管理	韩 莉	2017 级	43	线上指导+直播
经济学院	微积分2	张 杰	2019 级	33	线上指导+慕课
经济学院	微积分2	邓艳娟	2019 级	30	线上指导+慕课+录课+直播
经济学院	微积分2	杜玉琴	2019 级	25	线上指导+慕课+录课
经济学院	微积分2	张丽莉	2019 级	31	线上指导+慕课
经济学院	大学生心理健康	杜振财	各年级	59	线上指导+慕课
国际关系学院	法国戏剧坊	王鸣凤 陈 玮	2018 级	6	线上指导
国际关系学院	英语口语（二）	Shane（公外外教1）	2019 级	16	线上指导
国际关系学院	英语阅读（二）	丁 莉	2019 级	15	线上指导+直播
国际关系学院	英语演讲	刘 禹	2019 级	14	线上指导+慕课+直播
国际关系学院	英语小说选读与文本批评	杨 春	2019 级	15	线上指导+直播
国际关系学院	第二外语（二）	崔 丽	2018 级	5	线上指导+慕课+直播
国际关系学院	第二外语（二）	吴波龙 王鸣凤	2018 级	7	线上指导+直播
国际关系学院	第二外语（二）	熊淑娥	2018 级	2	线上指导
国际关系学院	英语口译	武 竞	2017 级	25	线上指导+慕课+录课+直播
国际关系学院	英语口语（四）	Shane（公外外教1）	2018 级	10	线上指导
国际关系学院	英语写作（二）	沈忆文	2018 级	10	线上指导+直播

续表

开课院系	课程名	任课教师	年 级	选课人数	授课形式
国际关系学院	英语笔译（一）	彭 萍	2018 级	12	线上指导＋直播
国际关系学院	英语听力（四）	王 蕙	2018 级	10	线上指导
国际关系学院	英语语法（二）	沈忆文	2018 级	7	线上指导＋直播
国际关系学院	文学与文化评论	杨 博	2018 级	8	线上指导＋慕课＋录课＋直播
国际关系学院	综合英语（六）	崔 丽 刘 波	2017 级	24	线上指导＋直播
国际关系学院	战后国际关系史	徐 进 庄 娜	2017 级	29	线上指导
国际关系学院	第二外语（俄、德、法、西、日）4	王鸣凤	2017 级	15	线上指导＋直播
国际关系学院	第二外语（俄、德、法、西、日）4	韩 旭	2017 级	14	线上指导＋直播
国际关系学院	法语口语 2	法语外教	2019 级	16	线上指导＋直播
国际关系学院	法语听力 2	陈 玮	2019 级	16	线上指导＋直播
国际关系学院	法语口语 4	法语外教	2018 级	7	线上指导＋直播
国际关系学院	法国文学概论	刘 晖	2018 级	8	线上指导
国际关系学院	法语阅读与写作（一）	法语外教	2018 级	7	线上指导＋直播
国际关系学院	语言学概论	马玉学	2019 级	16	线上指导＋慕课＋直播
国际关系学院	国际政治学理论	庄 娜	2017 级	27	线上指导＋直播
国际关系学院	外交学导论	孙西辉	2017 级 2018 级 2019 级	30	线上指导＋录课
国际关系学院	国际关系史	李隽旸	2017 级 2018 级 2019 级	48	线上指导
国际关系学院	地缘政治学	任晶晶 齐尚才	2019 级	33	线上指导

开课院系	课程名	任课教师	年 级	选课人数	授课形式
国际关系学院	法语中级视听说	王吉会	2018 级	7	线上指导 + 直播
国际关系学院	日本政治经济与外交	张季风 高 洪 张 勇	2017 级 2018 级 2019 级	15	线上指导 + 直播
国际关系学院	比较政治学	范暘沐	2017 级 2018 级 2019 级	4	线上指导 + 直播
国际关系学院	比较政治学	范暘沐	2017 级 2018 级 2019 级	2	线上指导 + 直播
国际关系学院	当代西方政治思潮	范暘沐	2019 级	9	线上指导 + 直播
国际关系学院	国际政治经济学	赵 洋	2017 级 2018 级 2019 级	20	线上指导
国际关系学院	拉美概论	谢文泽	2019 级	14	线上指导
国际关系学院	中东欧概论	孔田平	2017 级 2018 级 2019 级	17	线上指导 + 直播
国际关系学院	社会科学方法论	赵联飞	2017 级 2018 级	22	线上指导 + 直播
国际关系学院	综合英语（二）	杨 春 彭 萍	2019 级	15	线上指导 + 直播
国际关系学院	综合英语（四）	吴琳娜	2018 级	8	线上指导 + 直播
国际关系学院	英语听力（二）	杨迎兵	2019 级	16	线上指导 + 直播
国际关系学院	法语精读 4	郑晨怡	2018 级	7	线上指导 + 直播
国际关系学院	法语精读 2	吴波龙 王鸣凤	2019 级	16	线上指导 + 直播
国际关系学院	英文报刊阅读	杨 博	各年级	26	线上指导 + 慕课 + 录课 + 直播
国际关系学院	俄语 1	粟瑞雪	各年级	29	线上指导 + 直播

续表

开课院系	课程名	任课教师	年级	选课人数	授课形式
国际关系学院	德语1	陈黎	各年级	22	线上指导＋慕课＋直播
政法学院	法律检索与写作	张玉林	2018级	35	线上指导
政法学院	法律检索与写作	张玉林	2019级	37	线上指导
政法学院	法理学	王莉君	2019级	11	线上指导＋直播
政法学院	法理学进阶	王莉君 冉井富	2019级	35	线上指导＋直播
政法学院	证据法	门金玲	2018级	43	线上指导＋直播
政法学院	犯罪学	樊文	2018级	26	线上指导＋直播
政法学院	外国刑法	方军	2018级	16	线上指导＋直播
政法学院	西方法律思想史	化国宇	2018级	28	线上指导＋直播
政法学院	发展心理学	周少贤	2019级	25	线上指导＋慕课
政法学院	社会统计软件	马妍	2018级	28	线上指导＋录课
政法学院	福利社会学	梁金刚	2018级	16	线上指导＋直播
政法学院	经济社会学	王冬梅	2018级	24	线上指导＋直播
政法学院	劳动社会学	吴建平	2018级	15	线上指导＋直播
政法学院	网络社会学	王艺璇	2018级	30	线上指导＋直播
政法学院	刑事法律诊所（上）	程捷	2018级	11	线上指导＋直播
政法学院	民事与经济法诊所（下）	周宝妹 苗鸣宇	2018级	35	线上指导＋直播
政法学院	民法总论	张小勇 冉昊	2019级	35	线上指导＋慕课
政法学院	刑法总论	何庆仁 刘仁文	2019级	41	线上指导＋直播
政法学院	行政法	李洪雷 李霞 伏创宇	2018级	41	线上指导＋直播

续表

开课院系	课程名	任课教师	年　级	选课人数	授课形式
政法学院	经济法	韩　伟 谭　袁 汤洁茵 席月民	2018 级	38	线上指导
政法学院	商法（公司企业法）	梁　鹏 赵　磊	2018 级	39	线上指导 + 录课
政法学院	刑事案例研习	何庆仁	2018 级	32	线上指导 + 直播
政法学院	伦理学	田海平	2019 级	30	线上指导 + 直播
政法学院	公共政策学	史卫民	2019 级	31	线上指导
政法学院	社会心理学	沈　杰	2019 级	52	线上指导
政法学院	社会分层理论	王　莹	2018 级	34	线上指导 + 直播
政法学院	社会学理论	陈　涛 赵立玮 李凌静	2018 级	33	线上指导 + 直播
政法学院	农村社会学	樊　平	2018 级	33	线上指导 + 直播
政法学院	法社会学	何珊君	2018 级	38	线上指导 + 直播
政法学院	人口社会学	杨蓉蓉 王　磊	2018 级	21	线上指导 + 慕课 + 录课
政法学院	高等数学	陈昌兵	2019 级	20	线上指导 + 直播
政法学院	民事诉讼法	姜丽萍 徐　卉	2018 级	41	线上指导 + 慕课 + 直播
管理学院	比较政治学	高　旺	2019 级	12	线上指导 + 慕课 + 直播
管理学院	政党政治学	柴宝勇 田改伟	2018 级 2019 级	49	线上指导 + 慕课 + 直播
管理学院	社会学	彭　彦 孙兆阳	2018 级	20	线上指导 + 录课
管理学院	政治哲学	霍伟岸	2017 级 2018 级	18	线上指导 + 直播

续表

开课院系	课程名	任课教师	年级	选课人数	授课形式
管理学院	当代地方政府	宋洋 包雅钧	2017级	19	线上指导＋慕课＋录课
管理学院	公共部门人力资源管理	李硕	2017级 2018级	41	线上指导＋慕课＋直播
管理学院	西方政治思想史	何涛	2019级	44	线上指导＋慕课
管理学院	行政学	皇娟 杨立华	2019级	42	线上指导＋慕课＋直播
管理学院	社会调查方法	李璐 严洁	2018级	26	线上指导＋慕课＋直播
管理学院	中国政治制度史	李硕 孙明	2018级	26	线上指导＋慕课＋直播
管理学院	公共政策学	史为民	2018级	26	线上指导＋录课
管理学院	比较政治制度	孙西辉 王俊生	2017级	51	线上指导＋录课
管理学院	宪法与行政法	黄建云 陈征	2017级	52	线上指导＋慕课
管理学院	大学生的自我和人际管理	傅飞强 白洁	2019级	39	线上指导＋直播
管理学院	当代西方政治思潮	丁凡	2018级	26	线上指导＋录课
管理学院	统计学	吴丽丽 林宝	2018级	27	线上指导＋直播
媒体学院	影片解读	罗自文	2019级	23	线上指导＋直播
媒体学院	马克思主义新闻思想	张薇薇	2019级	30	线上指导＋录播
媒体学院	新闻理论	刘朝霞 沙垚 王磊	2019级	29	线上指导＋直播
媒体学院	传播研究方法	苏春艳 沙垚 孙萍	2018级	26	线上指导＋直播

续表

开课院系	课程名	任课教师	年 级	选课人数	授课形式
媒体学院	新闻摄影	黄媛媛	2019级	33	线上指导＋直播＋录播
媒体学院	数据新闻	刘英华	2018级	26	线上指导＋慕课＋录课＋直播
媒体学院	传播心理学	陈 爽	2018级	27	线上指导＋直播
媒体学院	新闻评论	杜 涛	2018级	26	线上指导＋直播
媒体学院	网络传播理论	杜智涛 朱鸿军	2018级	24	线上指导＋直播
媒体学院	数字媒体基础	刘英华	2019级	18	线上指导＋慕课＋录课＋直播
媒体学院	视听语言	罗自文	2018级	14	线上指导＋直播
媒体学院	电视编辑	黄媛媛	2018级	24	线上指导＋直播＋录播
媒体学院	中外纪录片比较	贺鸣明	2018级	18	线上指导＋直播
媒体学院	西方影视剧文化	薛 亮	2019级	17	线上指导＋直播
媒体学院	人类学	苏春艳	2018级	18	线上指导＋录播
媒体学院	English News Writing	张薇薇	2018级	20	线上指导＋直播
媒体学院	广播电视概论	王怡琳	2019级	29	线上指导＋直播
媒体学院	新媒体概论	吴 玥	2019级	29	线上指导＋直播
媒体学院	规范学术论文的写作	朱鸿军	2018级	15	线上指导＋录课
媒体学院	传播统计学	李永健 杨斌艳	2019级	16	线上指导＋直播
媒体学院	主持传播与语言表达	苏 媛	2019级	13	线上指导＋直播＋录播
媒体学院	影视剪辑艺术赏析	黄媛媛	各年级	38	线上指导＋直播＋录播
媒体学院	艺术鉴赏	薛 亮	各年级	29	线上指导＋直播
媒体学院	看电影学法律	张初霞	各年级	87	线上指导＋录课

续表

开课院系	课程名	任课教师	年　级	选课人数	授课形式
招生就业处	大学生职业生涯规划与发展	徐丽艳	各年级	36	线上指导＋直播
教务与科研处	新型冠状病毒防控教程	王小斐	各年级	142	线上指导＋慕课
管理学院	劳动与社会保障前沿	郭　磊	2016级	8	线上指导＋慕课＋录课
人文学院	儒家文化专题	李　俊	2016级	9	线上指导＋慕课
本科生工作处	大学生心理健康	张晓东	2016级	5	线上指导＋直播

研究生 2019—2020 学年第二学期课程目录

开课院系	课程名	任课教师	授课对象	授课形式
大学	马克思主义与社会科学方法论	社科院教师	硕士生	线上指导
大学	马克思主义经典著作选读	社科院教师	博士生	线上指导
大学	中国概况	张梦晗	2019级外国留学生及港澳台留学生	线上指导
大学	英语读写硕1班	Joseph	硕士生	线上指导
大学	英语读写硕2班	Gaetan	硕士生	线上指导
大学	英语读写硕3班	Joseph	硕士生	线上指导
大学	英语读写硕4班	Gaetan	硕士生	线上指导
大学	英语读写硕5班	Joseph	硕士生	线上指导
大学	英语读写硕6班	Gaetan	硕士生	线上指导
大学	英语读写硕7班	Joseph	硕士生	线上指导
大学	英语读写硕8班	Wanita	硕士生	线上指导

续表

开课院系	课程名	任课教师	授课对象	授课形式
大学	英语读写硕 9 班	Wanita	硕士生	线上指导
大学	英语读写硕 10 班	Wanita	硕士生	线上指导
大学	俄语二外	粟瑞雪	硕士生 博士生	线上指导
大学	德语二外	陈 黎	硕士生 博士生	线上指导
大学	日语二外	李晓东	硕士生 博士生	线上指导
大学	法语二外	王鸣凤	硕士生 博士生	线上指导
大学	英语二外	王铁利	硕士生 博士生	线上指导
大学	法学前沿	有关专家	硕士生 博士生	线上指导
大学	文学—文化前沿	有关专家	硕士生 博士生	线上指导
大学	史学理论与前沿	有关专家	硕士生 博士生	线上指导
大学	西方经济学（高级）	徐浩庆	硕士生 博士生	线上指导
大学	西方经济学（中级）	剧锦文 杜 创 汤铎铎 欧阳耀福	硕士生 博士生	线上指导
大学	国际政治经济学	张宇燕	硕士生 博士生	线上指导
大学	考古百家谈	李新伟等	硕士生 博士生	线上指导
大学	中国史专题	徐义华等	硕士生 博士生	线上指导
大学	正说中国史	徐义华等	硕士生 博士生	线上指导
大学	社会调查方法	赵 锋	硕士生 博士生	线上指导
大学	社会理论	何 蓉等	硕士生 博士生	线上指导
大学	人类学理论与方法	吴 乔	硕士生 博士生	线上指导
大学	国际关系理论与方法	袁正清 徐 进	硕士生 博士生	线上指导
大学	高级计量经济学	张 涛等	硕士生 博士生	线上指导
大学	经济与金融学中的数学方法和模型（Ⅱ）	倪红福	硕士生 博士生	线上指导
大学	《孙子兵法》精读	栾贵川	硕士生 博士生	线上指导
大学	《老子》精读	栾贵川	硕士生 博士生	线上指导

开课院系	课程名	任课教师	授课对象	授课形式
大学	天文考古	冯　时	硕士生　博士生	线上指导
大学	欧洲名著选读——理解欧洲文明	田德文等	硕士生　博士生	线上指导
大学	韦伯的支配社会学	陈　涛	硕士生　博士生	线上指导
大学	应用计量与Stata&Python 编程	刘学良	硕士生　博士生	线上指导
大学	高级宏观经济学与动态随机一般均衡（DSGE）模型的构建推导及编程实现	陈昌兵	硕士生　博士生	线上指导
大学	学术论文撰写方法——以日本经济史为例（1945—2019）	于文浩	硕士生　博士生	线上指导
大学	新型冠状病毒防控教程	王小斐	硕士生　博士生	线上指导
马克思主义研究系	马克思主义经典著作导读	张建云　彭五堂 侯为民　杨　静 孙秋鹏　苑秀丽	硕士生　博士生	线上指导
马克思主义研究系	世界社会主义	姜　辉　吕薇洲	硕士生　博士生	线上指导
马克思主义研究系	新时代党的建设理论创新研究	陈志刚　戴立兴	硕士生　博士生	线上指导
马克思主义研究系	马克思主义发展史若干问题	任　洁	硕士生　博士生	线上指导
马克思主义学院（马骨干）	马克思主义基本原理	张建云　辛向阳 聂锦芳　田心铭 韩立新　余　斌 马俊峰　郝立新 谢富胜　张　旭 金民卿　丰子义 程恩富　侯惠勤	硕士生　博士生	线上指导
哲学系	中外哲学史（西中）	尚　杰　李存山	硕士生　博士生	线上指导

续表

开课院系	课程名	任课教师	授课对象	授课形式
哲学系	马克思主义哲学原著选读	高岸起　鉴传今	硕士生　博士生	线上指导
哲学系	马克思主义哲学前沿问题研究	高岸起　鉴传今	硕士生　博士生	线上指导
哲学系	中国哲学原著选读	周勤勤　周广友	硕士生　博士生	线上指导
哲学系	中国哲学专题研究	周勤勤　周广友	硕士生　博士生	线上指导
哲学系	西方哲学原著选读	陈德中　梁议众	硕士生　博士生	线上指导
哲学系	西方哲学重点理论问题	陈德中　梁议众	硕士生　博士生	线上指导
哲学系	数理逻辑	刘新文　夏素敏	硕士生　博士生	线上指导
哲学系	模态逻辑	刘新文　夏素敏	硕士生　博士生	线上指导
哲学系	伦理学原著选读	张永义	硕士生　博士生	线上指导
哲学系	伦理学原理	张永义	硕士生　博士生	线上指导
哲学系	美学原著选读	徐碧辉　刘悦笛	硕士生　博士生	线上指导
哲学系	美学概论	徐碧辉　刘悦笛	硕士生　博士生	线上指导
哲学系	科技哲学原著选读	孟　强　张昌盛	硕士生　博士生	线上指导
哲学系	科学哲学研究专题	孟　强　张昌盛	硕士生　博士生	线上指导
哲学系	马克思主义中国化的思想逻辑研究	冯颜利	硕士生　博士生	线上指导
哲学系	马克思哲学中国化专题研究	欧阳英	硕士生　博士生	线上指导
哲学系	道家与道教哲学原著选读	陈　霞	硕士生　博士生	线上指导
哲学系	印度佛教史	周贵华	硕士生　博士生	线上指导
哲学系	唯识哲学	周贵华	硕士生　博士生	线上指导
哲学系	日本哲学史概论	王　青	硕士生　博士生	线上指导
哲学系	语言哲学前沿问题研究	黄益民	硕士生　博士生	线上指导
哲学系	中世纪哲学原著	刘素民	硕士生　博士生	线上指导
哲学系	数理逻辑专题研究	杜国平	硕士生　博士生	线上指导

开课院系	课程名	任课教师	授课对象	授课形式
哲学系	伦理学方法	赵汀阳	硕士生 博士生	线上指导
哲学系	中国美学史	徐碧辉	硕士生 博士生	线上指导
世界宗教研究系	宗教学原理	魏道儒 谭德贵 卢国龙 叶 涛 尕藏加 李建欣 汪桂平 戈国龙 马 景 杨 健 周伟驰 曾传辉 纪华传 何劲松 赵法生 周 齐	硕士生 博士生	线上指导
世界宗教研究系	佛教与中国传统政治文化	周 齐	硕士生 博士生	线上指导
世界宗教研究系	佛教哲学专题讨论	周 齐	硕士生 博士生	线上指导
世界宗教研究系	道教经典选读	戈国龙	硕士生 博士生	线上指导
世界宗教研究系	道教内丹学	戈国龙	硕士生 博士生	线上指导
世界宗教研究系	中国宗教与宗教思想史	汪桂平	硕士生 博士生	线上指导
世界宗教研究系	中国哲学	汪桂平	硕士生 博士生	线上指导
世界宗教研究系	佛教造像艺术	聂 清	硕士生 博士生	线上指导
世界宗教研究系	西方宗教学史	聂 清	硕士生 博士生	线上指导
世界宗教研究系	佛教经典导读	周广荣	硕士生 博士生	线上指导
世界宗教研究系	佛教文献学	周广荣	硕士生 博士生	线上指导
世界宗教研究系	中国道教史	曾传辉	硕士生 博士生	线上指导
世界宗教研究系	道教经典选读	曾传辉	硕士生 博士生	线上指导
世界宗教研究系	宗教文化与战略	唐晓峰	硕士生 博士生	线上指导
世界宗教研究系	宗教哲学	唐晓峰	硕士生 博士生	线上指导
世界宗教研究系	西方宗教学说史	赵广明	硕士生 博士生	线上指导
世界宗教研究系	当代西方宗教理论与政治神学	赵广明	硕士生 博士生	线上指导
工业经济系	高级产业经济学	吴利学	硕士生 博士生	线上指导
工业经济系	经济增长理论	吴利学	硕士生 博士生	线上指导

续表

开课院系	课程名	任课教师	授课对象	授课形式
工业经济系	经济学经典文献选读	张其仔	硕士生　博士生	线上指导
工业经济系	大数据与质性分析	张其仔	硕士生　博士生	线上指导
工业经济系	平台经济与传统产业转型升级	刘勇	硕士生　博士生	线上指导
工业经济系	财务与会计学前沿	杜莹芬	硕士生　博士生	线上指导
工业经济系	财务风险预警	杜莹芬	硕士生　博士生	线上指导
工业经济系	财务分析与财务管理	杜莹芬	硕士生　博士生	线上指导
工业经济系	智能财务分析方法	张金昌	硕士生　博士生	线上指导
工业经济系	战略管理	李海舰	硕士生　博士生	线上指导
工业经济系	战略管理理论前沿专题	贺俊	硕士生　博士生	线上指导
工业经济系	企业管理现实热点问题专题讲座	贺俊等	硕士生　博士生	线上指导
工业经济系	企业创新管理	贺俊	硕士生　博士生	线上指导
工业经济系	管理学方法论	贺俊	硕士生　博士生	线上指导
工业经济系	产业演化理论	贺俊	硕士生　博士生	线上指导
工业经济系	创新管理专题	贺俊	硕士生　博士生	线上指导
工业经济系	战略管理高级专题	贺俊	硕士生　博士生	线上指导
工业经济系	人工智能与人力资源管理	刘湘丽	硕士生　博士生	线上指导
工业经济系	企业社会责任	肖红军	硕士生　博士生	线上指导
工业经济系	能源政策与管理体制	白玫	硕士生　博士生	线上指导
工业经济系	产业政策与创新政策	吕铁	硕士生　博士生	线上指导
工业经济系	中国产业政策	郭朝先	硕士生　博士生	线上指导
工业经济系	互联网与数字经济专题讲座	李鹏飞	硕士生　博士生	线上指导
农村发展系	城镇化与空间经济	魏后凯	硕士生　博士生	线上指导
农村发展系	乡村治理与财政	谭秋成	硕士生　博士生	线上指导

续表

开课院系	课程名	任课教师	授课对象	授课形式
农村发展系	农村与区域金融	冯兴元	硕士生　博士生	线上指导
农村发展系	生态经济学	于法稳	硕士生　博士生	线上指导
农村发展系	农村发展理论与政策	韩　俊	硕士生　博士生	线上指导
农村发展系	农村金融	任常青	硕士生　博士生	线上指导
农村发展系	农村财政	朱　钢	硕士生　博士生	线上指导
农村发展系	贫困与发展	吴国宝	硕士生　博士生	线上指导
农村发展系	农村组织与制度	张晓山　苑　鹏	硕士生　博士生	线上指导
农村发展系	土地经济学	郜亮亮	硕士生　博士生	线上指导
农村发展系	区域发展经济学	杜　鑫	硕士生　博士生	线上指导
农村发展系	乡村治理结构	陆　雷	硕士生　博士生	线上指导
农村发展系	农村发展理论与政策	刘建进　廖永松	硕士生　博士生	线上指导
农村发展系	农村组织与制度	潘　劲	硕士生　博士生	线上指导
农村发展系	农村产业经济	刘长全	硕士生　博士生	线上指导
农村发展系	资源与环境经济	包晓斌　操建华	硕士生　博士生	线上指导
农村发展系	生态经济与可持续发展	陈秋红	硕士生　博士生	线上指导
财经系	财政学	高培勇　张　斌 马　珺　汪德华 张德勇	硕士生　博士生	线上指导
财经系	金融学	何德旭　倪鹏飞 钟春平　汪红驹 裴长洪	硕士生　博士生	线上指导
财经系	产业经济学	依绍华　李勇坚 李　超　张群群 刘　奕　冯永晟	硕士生　博士生	线上指导
财经系	国际贸易学	赵　瑾　夏先良 姚战琪　黄　浩	硕士生　博士生	线上指导
财经系	旅游管理学	夏杰长　宋　瑞 戴学锋　王诚庆	硕士生　博士生	线上指导

续表

开课院系	课程名	任课教师	授课对象	授课形式
财经系	财税理论与政策	高培勇 冯 静 张 斌 闫 坤 于树一 汪德华	硕士生 博士生	线上指导
财经系	金融理论与政策	何德旭 汪红驹	硕士生 博士生	线上指导
财经系	城市与房地产金融	倪鹏飞	硕士生 博士生	线上指导
财经系	金融经济学	钟春平	硕士生 博士生	线上指导
财经系	财政思想史	马 珺	硕士生 博士生	线上指导
财经系	市场组织与价格制度	张群群	硕士生 博士生	线上指导
财经系	流通理论与政策	依绍华	硕士生 博士生	线上指导
财经系	国际贸易理论与政策	赵 瑾	硕士生 博士生	线上指导
财经系	知识产权经济学	夏先良	硕士生 博士生	线上指导
财经系	旅游与现代服务业	夏杰长	硕士生 博士生	线上指导
财经系	旅游业投融资	姚战琪	硕士生 博士生	线上指导
财经系	旅游市场营销	刘彦平	硕士生 博士生	线上指导
财经系	财税理论与管理	张德勇	硕士生 博士生	线上指导
财经系	互联网经济	黄 浩	硕士生 博士生	线上指导
财经系	服务经济学	刘 奕 江小涓 荆林波	硕士生 博士生	线上指导
财经系	税法学	滕祥志	硕士生 博士生	线上指导
财经系	金融机构与金融市场	王振霞 王朝阳	硕士生 博士生	线上指导
财经系	旅游产业与休闲经济	宋 瑞	硕士生 博士生	线上指导
财经系	旅游经济管理	戴学锋 马聪玲	硕士生 博士生	线上指导
财经系	房地产金融	高广春	硕士生 博士生	线上指导
财经系	服务经济理论与政策	李勇坚	硕士生 博士生	线上指导
数量经济与技术 经济系	高级计量经济学	张 涛	硕士生 博士生	线上指导

续表

开课院系	课程名	任课教师	授课对象	授课形式
数量经济与技术经济系	技术经济学	王宏伟　蔡跃洲	硕士生　博士生	线上指导
政府政策与公共管理系	公共选择原著精读	刘艳红	硕士生　博士生	线上指导
政府政策与公共管理系	社会福利制度比较	房连泉	硕士生　博士生	线上指导
政府政策与公共管理系	公共治理理论与实践前沿	蒋敏娟	硕士生　博士生	线上指导
政府政策与公共管理系	高级国际经济学	王微微	硕士生　博士生	线上指导
人口与劳动经济系	社会科学研究方法	牛建林	硕士生　博士生	线上指导
人口与劳动经济系	人口资源环境经济学	王智勇　王广州 杨　舸　董　春 陆杰华　陆　旸	硕士生　博士生	线上指导
人口与劳动经济系	劳动经济学	曲　玥　郑真真 陈秋霖　陆　旸 高文书　屈小博 程　杰	硕士生　博士生	线上指导
城市发展与环境研究系	环境经济学	罗　勇　李宇军 陈洪波　李　萌 朱守先　廖茂林 黄承梁　梁本凡 段宏波	硕士生　博士生	线上指导
城市发展与环境研究系	城市经济学	谭善勇	硕士生　博士生	线上指导
政治学系	政治学方法论	房　宁　王炳权 樊　鹏　周少来	硕士生　博士生	线上指导
民族学系	语言类型学研究	李云兵	硕士生　博士生	线上指导
民族学系	语言类型学经典原著导读	黄成龙	硕士生　博士生	线上指导

开课院系	课程名	任课教师	授课对象	授课形式
民族学系	形态句法学	黄成龙	硕士生 博士生	线上指导
民族学系	汉韩语言比较	黄成龙	硕士生 博士生	线上指导
民族学系	中国民族史研究	刘正寅	硕士生 博士生	线上指导
民族学系	中国民族关系史	刘正寅	硕士生 博士生	线上指导
民族学系	民族史概论	刘正寅	硕士生 博士生	线上指导
民族学系	文献语言学方法	孙伯君	硕士生 博士生	线上指导
民族学系	藏语基础	尹蔚彬	硕士生 博士生	线上指导
民族学系	社会语言学引论	张　军	硕士生 博士生	线上指导
民族学系	中国古代石刻文献研读	周　峰	硕士生 博士生	线上指导
社发系	社会发展理论（社发系）	社发系导师	硕士生 博士生	线上指导
社发系	社会学理论前沿研究	韩　芸 朱　涛	硕士生 博士生	线上指导
社发系	社区发展案例	沈　红	硕士生 博士生	线上指导
社发系	城市社会学	吴　莹	硕士生 博士生	线上指导
社发系	社会保障专题	张盈华	硕士生 博士生	线上指导
社发系	社会政策专题	余少祥	硕士生 博士生	线上指导
文学系	诸子选读	党圣元	硕士生 博士生	线上指导
文学系	当代文艺思想史研究	陈定家	硕士生 博士生	线上指导
文学系	魏晋南北朝文学研究	刘跃进	硕士生 博士生	线上指导
文学系	类书与文学研究	郑永晓	硕士生 博士生	线上指导
文学系	中国文学批评史	刘　宁	硕士生 博士生	线上指导
文学系	小说评论的基本方法	李建军	硕士生 博士生	线上指导
文学系	当代小说创作状况	李建军	硕士生 博士生	线上指导
文学系	英国近现代诗歌	陆建德	硕士生 博士生	线上指导
文学系	近现代中日文化关系研究	董炳月	硕士生 博士生	线上指导
文学系	康德哲学与实践民俗学	户晓辉	硕士生 博士生	线上指导
文学系	当代西方美学专题	丁国旗	硕士生 博士生	线上指导

续表

开课院系	课程名	任课教师	授课对象	授课形式
文学系	当代西方理论	丁国旗	硕士生　博士生	线上指导
文学系	古代文论的当代价值	杨子彦	硕士生　博士生	线上指导
文学系	卢梭与西方现代文学思潮专题	何浩	硕士生　博士生	线上指导
文学系	出土文献综论	王秀臣	硕士生　博士生	线上指导
文学系	隋唐五代文学专题	吴光兴	硕士生　博士生	线上指导
文学系	现当代文学问题与方法	程凯	硕士生　博士生	线上指导
文学系	中国现当代小说研究	刘艳	硕士生　博士生	线上指导
文学系	台湾当代小说研究	李晨	硕士生　博士生	线上指导
文学系	文艺美学研究专题	陈定家	硕士生　博士生	线上指导
文学系	中国文艺与文化理论经典精读	刘方喜	硕士生　博士生	线上指导
文学系	古代文学研究导论	刘跃进	硕士生　博士生	线上指导
文学系	宋辽金元文学文献学	郑永晓	硕士生　博士生	线上指导
文学系	周文化史	王秀臣	硕士生　博士生	线上指导
文学系	隋唐五代文学专题研究	吴光兴	硕士生　博士生	线上指导
文学系	中古文学史与西方互文性理论研究	范子烨	硕士生　博士生	线上指导
文学系	中华民国文学史	王达敏	硕士生　博士生	线上指导
文学系	中国现当代文学经典研读	程凯	硕士生　博士生	线上指导
文学系	现代小说理论概说	李建军	硕士生　博士生	线上指导
文学系	中国文学理论史	吴子林	硕士生　博士生	线上指导
文学系	西方文学理论史	吴子林	硕士生　博士生	线上指导
文学系	国际汉学研究	王莹	硕士生　博士生	线上指导
文学系	古典诗词研究	王莹	硕士生　博士生	线上指导
文学系	西方马克思主义文论专题	孟登迎	硕士生　博士生	线上指导

开课院系	课程名	任课教师	授课对象	授课形式
文学系	先秦经典文本研读	孙少华	硕士生 博士生	线上指导
文学系	礼学概论	郜同麟	硕士生 博士生	线上指导
文学系	敦煌文献概论	郜同麟	硕士生 博士生	线上指导
文学系	史汉研究	陈君	硕士生 博士生	线上指导
文学系	文学文献学	刘京臣	硕士生 博士生	线上指导
文学系	明代文学思想研究	马昕	硕士生 博士生	线上指导
文学系	小学基础	高晓成	硕士生 博士生	线上指导
文学系	《史记》研究	刘国民	硕士生 博士生	线上指导
文学系	《四书》研究	刘国民	硕士生 博士生	线上指导
文学系	明清小说研究经典论著选读	井玉贵	硕士生 博士生	线上指导
文学系	文学细读：理论与批评	周亚琴	硕士生 博士生	线上指导
文学系	当代小说研究	周亚琴	硕士生 博士生	线上指导
文学系	当代社会思潮研究	陶庆梅	硕士生 博士生	线上指导
文学系	中国当代城市文学研究	徐刚	硕士生 博士生	线上指导
文学系	文学批评：理论与实践	徐刚	硕士生 博士生	线上指导
文学系	战后台湾文学专题	李娜	硕士生 博士生	线上指导
文学系	周作人研究	丁文	硕士生 博士生	线上指导
文学系	中西方神话学经典细读	谭佳	硕士生 博士生	线上指导
文学系	欧美现代戏剧	何玉蔚	硕士生 博士生	线上指导
外国文学系	学术研究：方法与实践	钟志清 徐德林 邱雅芬 苏玲 傅浩 陈众议 程巍 刘雪岚	硕士生 博士生	线上指导
外国文学系	俄罗斯苏联文学经典选读	苏玲	硕士生 博士生	线上指导
外国文学系	古希腊语/拉丁语基础	贺方婴（黄群）	硕士生 博士生	线上指导
外国文学系	古希腊文学经典	贺方婴（黄群）	硕士生 博士生	线上指导

开课院系	课程名	任课教师	授课对象	授课形式
外国文学系	英语文学批评史	徐德林	硕士生　博士生	线上指导
外国文学系	日本文学研究前沿	邱雅芬	硕士生　博士生	线上指导
外国文学系	文化交汇中的日本文学研究	邱雅芬	硕士生　博士生	线上指导
外国文学系	犹太文化与历史	钟志清	硕士生　博士生	线上指导
少数民族文学系	突厥语民间文学研究	阿迪里居玛吐尔地	硕士生　博士生	线上指导
少数民族文学系	突厥语比较文学研究	阿迪里居玛吐尔地	硕士生　博士生	线上指导
少数民族文学系	北方语言名词形态论	朝　克	硕士生　博士生	线上指导
少数民族文学系	北方语言动词形态论	朝　克	硕士生　博士生	线上指导
少数民族文学系	民俗学概论	吴晓东	硕士生　博士生	线上指导
少数民族文学系	民间文学概论	毛巧晖	硕士生　博士生	线上指导
少数民族文学系	神话学概论	王宪昭	硕士生　博士生	线上指导
新闻学与传播学系	中外传媒史研究	陈彤旭	硕士生　博士生	线上指导
新闻学与传播学系	英国文化研究	李书藏	硕士生　博士生	线上指导
新闻学与传播学系	广告学专题研究	漆亚林 王凤翔	硕士生　博士生	线上指导
新闻学与传播学系	网络传播研究	杜智涛	硕士生　博士生	线上指导
语言学系	战国文字简论	肖晓晖	硕士生　博士生	线上指导
语言学系	古文字与上古音专题	王志平	硕士生　博士生	线上指导
语言学系	形态句法学导论	张　定	硕士生　博士生	线上指导
语言学系	论文写作指导	王灿龙	硕士生　博士生	线上指导
语言学系	《现代汉语词典》研究	谭景春	硕士生　博士生	线上指导
语言学系	梵文原典选读	姜　南	硕士生　博士生	线上指导
语言学系	方言调查	刘祥柏	硕士生　博士生	线上指导
语言学系	中古汉语白话文献	赵长才	硕士生　博士生	线上指导
语言学系	《广韵》与方言	谢留文	硕士生　博士生	线上指导

开课院系	课程名	任课教师	授课对象	授课形式
语言学系	句法学Ⅱ	胡建华	硕士生　博士生	线上指导
语言学系	语言研究方法论	储泽祥	硕士生　博士生	线上指导
语言学系	话语分析	方　梅	硕士生　博士生	线上指导
语言学系	计算语言学导论	胡钦谙　张永伟	硕士生　博士生	线上指导
语言文字应用系	新媒体语言基础与实践	刘子琦	硕士生　博士生	线上指导
语言文字应用系	广播电视语言传播艺术	袁　伟	硕士生　博士生	线上指导
语言文字应用系	语言测试理论与实践	王　晖　朱丽红	硕士生　博士生	线上指导
语言文字应用系	社会语言学史研究	郭龙生	硕士生　博士生	线上指导
语言文字应用系	语言文字规范概论	王　敏	硕士生　博士生	线上指导
语言文字应用系	语言教学	陈　茜	硕士生　博士生	线上指导
语言文字应用系	汉字与信息处理	王晓明	硕士生　博士生	线上指导
历史系	秦汉政治制度史	卜宪群	硕士生　博士生	线上指导
历史系	秦汉史前沿	卜宪群	硕士生　博士生	线上指导
历史系	简牍与秦汉史	卜宪群	硕士生　博士生	线上指导
历史系	中国古代社会经济史	阿　风	硕士生　博士生	线上指导
历史系	中国古文书学概论	阿　风	硕士生　博士生	线上指导
历史系	敦煌文书校读与研究	雷　闻	硕士生　博士生	线上指导
历史系	唐史史料学	雷　闻	硕士生　博士生	线上指导
历史系	敦煌文书	杨宝玉	硕士生　博士生	线上指导
历史系	敦煌地区史专题与研究	杨宝玉	硕士生　博士生	线上指导
历史系	秦汉史料学	孙　晓	硕士生　博士生	线上指导
历史系	秦汉史专题讲座	孙　晓	硕士生　博士生	线上指导
历史系	史学理论	彭　卫	硕士生　博士生	线上指导
历史系	秦汉社会史	彭　卫	硕士生　博士生	线上指导
历史系	妈祖文化研究前沿	王震中	硕士生　博士生	线上指导

续表

开课院系	课程名	任课教师	授课对象	授课形式
历史系	中国思想文化的起源与发展	王震中	硕士生　博士生	线上指导
历史系	元史史料学	蔡春娟	硕士生　博士生	线上指导
历史系	元代基本文献选读	蔡春娟	硕士生　博士生	线上指导
历史系	明史研究著作点读	张金奎	硕士生　博士生	线上指导
历史系	明代历史文献与史料选择实践	张金奎	硕士生　博士生	线上指导
历史系	秦汉史史料学	邬文玲	硕士生　博士生	线上指导
历史系	秦汉史	邬文玲	硕士生　博士生	线上指导
历史系	中国历史人文地理	孙靖国	硕士生　博士生	线上指导
历史系	中国地图学史	孙靖国	硕士生　博士生	线上指导
历史系	史籍选读	杨艳秋	硕士生　博士生	线上指导
历史系	明清史学专题	杨艳秋	硕士生　博士生	线上指导
历史系	史学概论	杨艳秋	硕士生　博士生	线上指导
历史系	中国史学史	杨艳秋	硕士生　博士生	线上指导
历史系	秦汉社会史	赵　凯	硕士生　博士生	线上指导
历史系	汉书导读	赵　凯	硕士生　博士生	线上指导
历史系	先秦文献	张兴照	硕士生　博士生	线上指导
历史系	甲骨文与殷商史	张兴照	硕士生　博士生	线上指导
历史系	唐代法制史	牛来颖	硕士生　博士生	线上指导
历史系	唐史专论	牛来颖	硕士生　博士生	线上指导
历史系	甲骨文研读	徐义华	硕士生　博士生	线上指导
历史系	古文字学	徐义华	硕士生　博士生	线上指导
近代史系	中国近代史专题	马忠文	硕士生　博士生	线上指导
近代史系	晚清史史料学	马忠文	硕士生　博士生	线上指导
近代史系	台湾近现代史	褚静涛	硕士生　博士生	线上指导

续表

开课院系	课程名	任课教师	授课对象	授课形式
近代史系	美台关系史	褚静涛	硕士生　博士生	线上指导
近代史系	中国近代史专题讲座	张俊义	硕士生　博士生	线上指导
近代史系	民国外交史档案整理与运用	张俊义	硕士生　博士生	线上指导
近代史系	中国近代史基本问题	李细珠	硕士生　博士生	线上指导
近代史系	中国近代史资料与论著选读	李细珠	硕士生　博士生	线上指导
近代史系	晚清政治史前沿问题	马平安	硕士生　博士生	线上指导
近代史系	晚清人物与历史研究	马平安	硕士生　博士生	线上指导
近代史系	近代社会史研究回顾	赵晓阳	硕士生　博士生	线上指导
近代史系	近代社会史专题讲座	赵晓阳	硕士生　博士生	线上指导
近代史系	中国近代思想史史料学与史料导读	郑大华	硕士生　博士生	线上指导
近代史系	中国近代思想史	郑大华	硕士生　博士生	线上指导
近代史系	中国近代社会史专题讲座	卞修跃	硕士生　博士生	线上指导
近代史系	抗日战争时期的中国社会	卞修跃	硕士生　博士生	线上指导
近代史系	北洋军阀史	李学通	硕士生　博士生	线上指导
近代史系	抗日战争史	李学通	硕士生　博士生	线上指导
近代史系	中国近代外交史	陈开科	硕士生　博士生	线上指导
近代史系	近代中俄关系史史料与研究	陈开科	硕士生　博士生	线上指导
近代史系	中国近代文化史专题	左玉河	硕士生　博士生	线上指导
近代史系	西学东渐与中国近代思想文化	左玉河	硕士生　博士生	线上指导
近代史系	西方近代政治思想史	邹小站	硕士生　博士生	线上指导
近代史系	中国近代思想史专题	邹小站	硕士生　博士生	线上指导

续表

开课院系	课程名	任课教师	授课对象	授课形式
世界历史系	古代西亚语言文字	刘　健	硕士生　博士生	线上指导
世界历史系	国际关系史专题	金　海	硕士生　博士生	线上指导
世界历史系	欧洲中世纪史专题	张　炜	硕士生　博士生	线上指导
世界历史系	英国史文献资料选读	张　炜	硕士生　博士生	线上指导
世界历史系	马克思主义经典原著选读	吴　英	硕士生　博士生	线上指导
世界历史系	全球史专题研究	董欣洁	硕士生　博士生	线上指导
世界历史系	现代美德关系史专题讲座	王宏波	硕士生　博士生	线上指导
世界历史系	专业英文文献选读	王宏波	硕士生　博士生	线上指导
世界历史系	日本近现代史研究（上）	张跃斌	硕士生　博士生	线上指导
世界历史系	20世纪德国历史学家	景德祥	硕士生　博士生	线上指导
世界历史系	西伯利亚史	王晓菊	硕士生　博士生	线上指导
世界历史系	西欧经济社会史专题研究	俞金尧	硕士生　博士生	线上指导
世界历史系	专业英语（专业基础）	俞金尧	硕士生　博士生	线上指导
世界历史系	"马里书信与亚述王室铭文"选读	国洪更	硕士生　博士生	线上指导
考古系	考古学理论与方法	徐良高	硕士生　博士生	线上指导
考古系	历史文献	冯　时	硕士生　博士生	线上指导
考古系	中国考古学史	朱乃诚	硕士生　博士生	线上指导
考古系	专门考古—中国新石器时代考古	陈星灿	硕士生　博士生	线上指导
考古系	专门考古—夏商周考古（一）	徐良高	硕士生　博士生	线上指导
考古系	专门考古—夏商周考古（二）	许　宏	硕士生　博士生	线上指导
考古系	专门考古—汉唐考古（一）	朱岩石	硕士生　博士生	线上指导

续表

开课院系	课程名	任课教师	授课对象	授课形式
考古系	专门考古—汉唐考古（二）	董新林	硕士生 博士生	线上指导
考古系	专门考古—汉唐考古（三）	汪勃	硕士生 博士生	线上指导
考古系	专门考古—科技考古（一）	王树芝	硕士生 博士生	线上指导
考古系	专门考古—科技考古（二）	刘煜	硕士生 博士生	线上指导
中国边疆历史系	俄国史	邢广程	硕士生 博士生	线上指导
中国边疆历史系	中国边疆民族管理机构沿革史	李大龙	硕士生 博士生	线上指导
中国边疆历史系	中国边疆史料选读	张永攀	硕士生 博士生	线上指导
中国边疆历史系	中国边疆通史	阿拉腾奥其尔	硕士生 博士生	线上指导
中华人民共和国国史系	中国当代外交史	张星星 王巧荣 张勉励 石善涛 任晶晶 孙翠萍 胡荣荣	硕士生 博士生	线上指导
中华人民共和国国史系	中国当代政治史	李正华 张星星 宋月红 张金才 刘维芳 沈雁昕 姬文波 丁芮 钟金燕 张忠山 李夏	硕士生 博士生	线上指导
美国研究系	美国政治	刘卫东	硕士生 博士生	线上指导
美国研究系	美国经济	王孖弘	硕士生 博士生	线上指导
美国研究系	美国外交	袁征	硕士生 博士生	线上指导
日本研究系	日本社会概论	胡澎 金莹	硕士生 博士生	线上指导
日本研究系	日本文化概论	张建立 唐永亮	硕士生 博士生	线上指导

续表

开课院系	课程名	任课教师	授课对象	授课形式
欧洲研究系	欧洲基础研究	田德文　张金岭 赵　晨　程卫东 孙彦红　张　敏 黄　平　杨解朴 孔田平　李靖堃 刘作奎	硕士生　博士生	线上指导
欧洲研究系	欧洲经济社会前沿	陈　新　胡　琨 罗红波　丁一凡 王　鹤　史世伟 吴　弦　江时学 张健雄	硕士生　博士生	线上指导
俄罗斯东欧中亚研究系	欧亚问题研究	赵会荣	硕士生　博士生	线上指导
俄罗斯东欧中亚研究系	欧亚国家的政治	赵会荣	硕士生　博士生	线上指导
俄罗斯东欧中亚研究系	中东欧国家概况	高　歌	硕士生　博士生	线上指导
俄罗斯东欧中亚研究系	中东欧国家政治和经济转轨	高　歌	硕士生　博士生	线上指导
俄罗斯东欧中亚研究系	俄罗斯外交	李勇慧	硕士生　博士生	线上指导
俄罗斯东欧中亚研究系	俄罗斯与外部世界	庞大鹏	硕士生　博士生	线上指导
俄罗斯东欧中亚研究系	俄罗斯的国家治理：观念与制度	庞大鹏	硕士生　博士生	线上指导
俄罗斯东欧中亚研究系	转型政治学：体系与范畴	庞大鹏	硕士生　博士生	线上指导
俄罗斯东欧中亚研究系	俄罗斯政治与社会问题	张　弘	硕士生　博士生	线上指导

续表

开课院系	课程名	任课教师	授课对象	授课形式
俄罗斯东欧中亚研究系	俄罗斯宪政制度与政治转型	李雅君	硕士生　博士生	线上指导
俄罗斯东欧中亚研究系	俄罗斯联邦体制与民族问题	李雅君	硕士生　博士生	线上指导
俄罗斯东欧中亚研究系	政治学原理与研究方法	李雅君	硕士生　博士生	线上指导
亚洲太平洋研究系	国际经济学	李向阳	硕士生　博士生	线上指导
亚洲太平洋研究系	亚太区域合作	王玉主	硕士生　博士生	线上指导
亚洲太平洋研究系	区域经济一体化	沈铭辉	硕士生　博士生	线上指导
亚洲太平洋研究系	亚太经济与区域经济治理	张中元	硕士生　博士生	线上指导
亚洲太平洋研究系	周边热点问题的政治经济学分析	高　程	硕士生　博士生	线上指导
亚洲太平洋研究系	朝鲜半岛问题研究概论	朴键一	硕士生　博士生	线上指导
亚洲太平洋研究系	东北亚国际关系概论	朴键一	硕士生　博士生	线上指导
亚洲太平洋研究系	东南亚国际关系	许利平	硕士生　博士生	线上指导
亚洲太平洋研究系	亚洲社会问题	许利平	硕士生　博士生	线上指导
亚洲太平洋研究系	东南亚政党政治	贾都强	硕士生　博士生	线上指导
亚洲太平洋研究系	东亚政治转型理论	贾都强	硕士生　博士生	线上指导
亚洲太平洋研究系	中国周边安全研究	张　洁	硕士生　博士生	线上指导
亚洲太平洋研究系	中国对外政策	钟飞腾	硕士生　博士生	线上指导
亚洲太平洋研究系	中国外交的理论与实践	王俊生	硕士生　博士生	线上指导
亚洲太平洋研究系	南亚印度洋地区国际关系	叶海林	硕士生　博士生	线上指导
拉丁美洲研究系	西班牙语初级	李昊旻	硕士生　博士生	线上指导
拉丁美洲研究系	西班牙语中级	楼　宇	硕士生　博士生	线上指导

续表

开课院系	课程名	任课教师	授课对象	授课形式
拉丁美洲研究系	拉美经济基础	岳云霞 张 勇 杨志敏 谢文泽 王 飞 史沛然 郑 猛 周志伟 林 华 高 波	硕士生 博士生	线上指导
西亚非洲研究系	《非洲政治》课程	李新烽 袁 武	硕士生 博士生	线上指导
西亚非洲研究系	《中东政治》课程	王林聪	硕士生 博士生	线上指导
西亚非洲研究系	《非洲民族与宗教问题》课程	李文刚	硕士生 博士生	线上指导
西亚非洲研究系	《中东民族与宗教问题》课程	唐志超 余国庆 王 凤 王金岩	硕士生 博士生	线上指导
西亚非洲研究系	热点问题	张永蓬 王 凤 魏 敏 姚桂梅 杨宝荣 李文刚 袁 武	硕士生 博士生	线上指导
社会工作硕士	社会工作伦理	刁鹏飞	硕士生 博士生	线上指导
社会工作硕士	社会福利制度比较	郑秉文 齐传钧 房连泉 孙守纪	硕士生 博士生	线上指导
社会工作硕士	马克思主义理论与实践	教务处安排	硕士生 博士生	线上指导
社会工作硕士	医务社会工作	李 原 王 勇	硕士生 博士生	线上指导
社会工作硕士	社会工作理论	陈光金	硕士生 博士生	线上指导
社会工作硕士	中国农村贫困与发展	王春光	硕士生 博士生	线上指导
社会工作硕士	社会工作行政	葛道顺	硕士生 博士生	线上指导
工商管理硕士	外 语	外 教	硕士生 博士生	线上指导
工商管理硕士	数据模型与决策	张 涛	硕士生 博士生	线上指导
工商管理硕士	管理信息系统	成 栋	硕士生 博士生	线上指导
工商管理硕士	经济管理论文写作	杨小科等	硕士生 博士生	线上指导
工商管理硕士	财务管理	张 斌	硕士生 博士生	线上指导

续表

开课院系	课程名	任课教师	授课对象	授课形式
工商管理硕士	人力资源管理	高文书等	硕士生　博士生	线上指导
工商管理硕士	产业组织	郭朝先	硕士生　博士生	线上指导
工商管理硕士	公司组织与治理	张　涛	硕士生　博士生	线上指导
工商管理硕士	战略管理实务	宝　山	硕士生　博士生	线上指导
工商管理硕士	企业战略创新	关　义	硕士生　博士生	线上指导
工商管理硕士	国际金融学	孙　杰	硕士生　博士生	线上指导
工商管理硕士	财务报表分析	张金昌	硕士生　博士生	线上指导
工商管理硕士	资本市场分析	张　磊	硕士生　博士生	线上指导
工商管理硕士	兼并收购与企业重组	程凤朝	硕士生　博士生	线上指导
工商管理硕士	企业商业模式	关　义	硕士生　博士生	线上指导
工商管理硕士	创业投资理论与实务	李爱民	硕士生　博士生	线上指导
工商管理硕士	创业管理	郝继涛	硕士生　博士生	线上指导
工商管理硕士	创新型企业及其成长	许婉宁	硕士生　博士生	线上指导
工商管理硕士	企业家讲堂	李　果等	硕士生　博士生	线上指导
公共管理硕士	组织行为学（周末班）	郑建君	硕士生　博士生	线上指导
公共管理硕士	组织行为学（集中班）	郑建君	硕士生　博士生	线上指导
公共管理硕士	非营利组织管理（周末班）	徐彤武	硕士生　博士生	线上指导
公共管理硕士	非营利组织管理（集中班）	徐彤武	硕士生　博士生	线上指导
公共管理硕士	领导科学与艺术（周末班）	任朝旺	硕士生　博士生	线上指导
公共管理硕士	领导科学与艺术（集中班）	任朝旺	硕士生　博士生	线上指导
公共管理硕士	公共管理思维（周末班）	陈承新	硕士生　博士生	线上指导
公共管理硕士	公共管理思维（集中班）	陈承新	硕士生　博士生	线上指导
公共管理硕士	公文写作（周末班）	郭启华	硕士生　博士生	线上指导
公共管理硕士	公文写作（集中班）	郭启华	硕士生　博士生	线上指导
公共管理硕士	地方政府治理（集中班）	樊　鹏	硕士生　博士生	线上指导
公共管理硕士	行政法（周末班）	栗燕杰	硕士生　博士生	线上指导

续表

开课院系	课程名	任课教师	授课对象	授课形式
公共管理硕士	行政法（集中班）	栗燕杰	硕士生　博士生	线上指导
公共管理硕士	公共经济学（周末班）	何代欣	硕士生　博士生	线上指导
公共管理硕士	公共经济学（集中班）	何代欣	硕士生　博士生	线上指导
公共管理硕士	公共政策分析（周末班）	蔡礼强	硕士生　博士生	线上指导
公共管理硕士	公共政策分析（集中班）	蔡礼强	硕士生　博士生	线上指导
公共管理硕士	英语（周末班）	外语教研室	硕士生　博士生	线上指导
公共管理硕士	英语（集中班）	外语教研室	硕士生　博士生	线上指导
公共管理硕士	社会主义建设理论与实践（周末班）	龚　云	硕士生　博士生	线上指导
公共管理硕士	社会主义建设理论与实践（集中班）	龚　云	硕士生　博士生	线上指导
法律硕士（法学）	国际法专题	国际公法导师组	硕士生　博士生	线上指导
法律硕士（法学）	宪法专题	宪法导师组	硕士生　博士生	线上指导
法律硕士（法学）	刑法学专题	刑法导师组	硕士生　博士生	线上指导
法律硕士（法学）	中国法制史专题	法制史导师组	硕士生　博士生	线上指导
法律硕士（法学）	法理学专题	法理学导师组	硕士生　博士生	线上指导
法律硕士（法学）	民法分论	民法导师组	硕士生　博士生	线上指导
法律硕士（法学）	刑事诉讼法	诉讼法导师组	硕士生　博士生	线上指导
法律硕士（法学）	民事诉讼法	诉讼法导师组	硕士生　博士生	线上指导
法律硕士（法学）	行政与行政诉讼法	行政法导师组	硕士生　博士生	线上指导
法律硕士（法学）	税　法	经济法导师组	硕士生　博士生	线上指导
法律硕士（法学）	证券法	商法导师组	硕士生　博士生	线上指导
法律硕士（法学）	经济法	经济法导师组	硕士生　博士生	线上指导
法律硕士（法学）	民法分论	民法导师组	硕士生　博士生	线上指导
法律硕士（法学）	国际人权法	人权法导师组	硕士生　博士生	线上指导
法律硕士（法学）	诊所法律教育	诊所教师	硕士生　博士生	线上指导

开课院系	课程名	任课教师	授课对象	授课形式
法律硕士（法学）	专题讲座	校内外专家	硕士生 博士生	线上指导
税务硕士	税务筹划	蔡　昌　肖太寿	硕士生 博士生	线上指导
税务硕士	国际税收专题	邓远军 何 杨	硕士生 博士生	线上指导
税务硕士	大数据及其税收应用	焦瑞进 孙 晓	硕士生 博士生	线上指导
税务硕士	税务争议专题	朱鹏祖 刘 兵	硕士生 博士生	线上指导
税务硕士	税务研究与写作	李为人	硕士生 博士生	线上指导
税务硕士	税务案例专题研究	有关专家	硕士生 博士生	线上指导
税务硕士	财税前沿与税收实务专题讲座	有关专家	硕士生 博士生	线上指导
金融硕士	投资学（投资银行）	郭晓彬	硕士生 博士生	线上指导
金融硕士	金融监管	胡 滨	硕士生 博士生	线上指导
金融硕士	金融机构公文写作	张红地	硕士生 博士生	线上指导
金融硕士	商业银行经营管理及案例	张红地	硕士生 博士生	线上指导
金融硕士	投资项目评价	王宏伟	硕士生 博士生	线上指导
金融硕士	公司金融	张跃文	硕士生 博士生	线上指导
金融硕士	名家讲坛	企业管理人员	硕士生 博士生	线上指导
文物与博物馆硕士	专题讲座课	白云翔等	硕士生 博士生	线上指导
文物与博物馆硕士	故宫博物院院史	吴卫国	硕士生 博士生	线上指导
文物与博物馆硕士	古文字与古文献概论	王震中等	硕士生 博士生	线上指导
文物与博物馆硕士	明清史专题讲座	章宏伟等	硕士生 博士生	线上指导
文物与博物馆硕士	中国绘画简史	朱万章等	硕士生 博士生	线上指导
文物与博物馆硕士	中国绘画技法	陈 露等	硕士生 博士生	线上指导
文物与博物馆硕士	书画鉴定与装裱修复	余 辉等	硕士生 博士生	线上指导
文物与博物馆硕士	博物馆展览策展与展示	黄雪寅等	硕士生 博士生	线上指导
文物与博物馆硕士	博物馆基础	宋向光等	硕士生 博士生	线上指导
文物与博物馆硕士	博物馆管理	李文儒等	硕士生 博士生	线上指导

续表

开课院系	课程名	任课教师	授课对象	授课形式
文物与博物馆硕士	中国青铜器简史	冯　时等	硕士生　博士生	线上指导
文物与博物馆硕士	青铜器考古	岳洪彬等	硕士生　博士生	线上指导
文物与博物馆硕士	青铜器技术与鉴定	丁　孟等	硕士生　博士生	线上指导
文物与博物馆硕士	古代陶瓷简史	王光尧等	硕士生　博士生	线上指导
文物与博物馆硕士	陶瓷窑系与窑口	冯小琦等	硕士生　博士生	线上指导
文物与博物馆硕士	陶瓷鉴定	王健华等	硕士生　博士生	线上指导
文物与博物馆硕士	中国佛教艺术简史	罗文华等	硕士生　博士生	线上指导
文物与博物馆硕士	佛教造像与图像	罗文华等	硕士生　博士生	线上指导
文物与博物馆硕士	佛像鉴定	罗文华等	硕士生　博士生	线上指导
文物与博物馆硕士	明清宫廷历史文化与宫廷建筑	周　乾等	硕士生　博士生	线上指导
文物与博物馆硕士	故宫学概论	章宏伟等	硕士生　博士生	线上指导
文物与博物馆硕士	故宫学专题讲座	陈连营等	硕士生　博士生	线上指导
文物与博物馆硕士	中国古代典籍史	国图教师	硕士生　博士生	线上指导
文物与博物馆硕士	中国古代典籍修复	国图教师	硕士生　博士生	线上指导
文物与博物馆硕士	中国古代典籍鉴定与古籍市场	国图教师	硕士生　博士生	线上指导
文物与博物馆硕士	非物质文化遗产概论与田野考察方法	恭王府教师	硕士生　博士生	线上指导
文物与博物馆硕士	中国非物质文化遗产与传统技艺研究	恭王府教师	硕士生　博士生	线上指导
文物与博物馆硕士	中国非物质文化遗产生产性保护研究	恭王府教师	硕士生　博士生	线上指导
文物与博物馆硕士	中国古代玉器通史	杨　晶	硕士生　博士生	线上指导
文物与博物馆硕士	玉器考古与收藏	杨　晶	硕士生　博士生	线上指导
文物与博物馆硕士	中国古代玉器鉴定	徐　琳等	硕士生　博士生	线上指导
汉语国际教育	英语阅读2	Joseph	硕士生　博士生	线上指导

续表

开课院系	课程名	任课教师	授课对象	授课形式
汉语国际教育	中高级英语视听说2	刘 禹	硕士生 博士生	线上指导
汉语国际教育	马克思主义经典著作选读	吴 波	硕士生 博士生	线上指导
汉语国际教育	教学观察与分析	刘靖文	硕士生 博士生	线上指导
汉语国际教育	英语听力技能实践2	杨迎兵	硕士生 博士生	线上指导
汉语国际教育	汉语语言学	唐正大	硕士生 博士生	线上指导
汉语国际教育	初级西班牙语2	韩 晗	硕士生 博士生	线上指导
汉语国际教育	第二语言习得研究	刘丹丹	硕士生 博士生	线上指导
汉语国际教育	汉语语法概说	王灿龙	硕士生 博士生	线上指导
汉语国际教育	课程设计与教材分析	何 瑞	硕士生 博士生	线上指导
汉语国际教育	国际汉语教学研究方法专题	贾 媛	硕士生 博士生	线上指导
人文学院	西方阐释学史	张 跣	硕士生 博士生	线上指导
法学院	刑事法学专题研究（上）	林 维 何庆仁 李卫红 秦一禾 姜文秀等刑事法教研室副高职称以上的老师以及社科院法学所部分老师	硕士生 博士生	线上指导
法学院	当代法学思潮	法学院教师	硕士生 博士生	线上指导

讲座海报

【长江学者系列讲座】第 8 期　高等教育扩张与劳动力市场变革

主讲人：赖德胜

主讲人简介：教授、博士生导师，教育部"长江学者"特聘教授，中央党校（国家行政学院）社会和生态文明教研部副主任。

主持人：高文书　中国社会科学院大学经济学院院长

时间：2020 年 5 月 29 日 14：00

腾讯会议 ID：889 217 195

主办：中国社会科学院大学经济学院

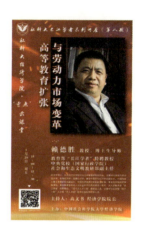

【长江学者系列讲座】第 9 期　谈信仰的生成

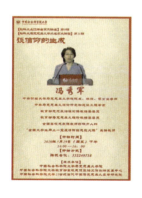

主讲人：冯秀军

主讲人简介：中央财经大学马克思主义学院院长，教授、博士生导师，中央马克思主义理论研究和建设工程专家，教育部思想政治理论课教指委委员，教育部马克思主义理论教指委委员，全国高校思政课教师影响力人物，"全国大学生同上一堂疫情防控思政大课"主讲教师。

时间：2020 年 5 月 29 日 14：00

腾讯会议 ID：552 249 738

主办：中国社会科学院大学马克思主义学院

　　　中国社会科学院大学教育部高校思想政治工作创新发展中心

　　　中国社会科学院大学 21 世纪当代中国马克思主义高等研究院

【长江学者系列讲座】第 10 期　古代诗人的人生与艺术

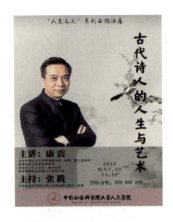

主讲人：康震

主讲人简介：北京师范大学文学院党委书记，教授、博士生导师。教育部"长江学者"特聘教授，中组部"万人计划"教学名师，教育部新世纪优秀人才。

主持人：张跣　中国社会科学院大学人文学院执行院长、教授

时间：2020 年 5 月 29 日 14：30

腾讯会议 ID：588 605 699

主办：中国社会科学院大学人文学院

【长江学者系列讲座】第 11 期　吐蕃考古新发现及其研究

主讲人：霍巍

主讲人简介：教育部"长江学者"特聘教授，现任四川大学历史文化学院院长，教育部人文社会科学重点研究基地——四川大学中国藏学研究所所长、

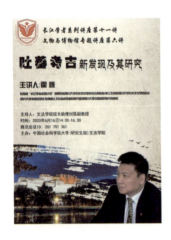

博士、教授、博士生导师。主要学术兼职有：国务院学科评议组成员、教育部历史学教学指导委员会委员、四川省政府决策咨询委员会委员、中国社会科学院考古研究所客座研究员、香港城市大学客座教授、日本文部省国际日本文化研究中心客座教授。2000 年入选教育部"跨世纪优秀人才"，2007 年被评为享受国务院政府特殊津贴专家，2009 年被教育部、人事部评为"全国模范教师"，主讲的"考古学与文明史"2013 年入选国

家级视频教学精品课程，"考古学导论"被评为四川省级精品课程，并两次荣获四川省教学一等奖。

时间：2020 年 6 月 16 日 14：00

腾讯会议 ID：201 701 361

主办：中国社会科学院大学文法学院

【长江学者系列讲座】第 12 期　对当前中国传媒学术研究的观察与思考

主讲人：胡智锋

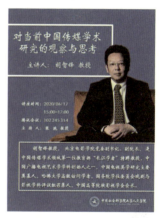

主讲人简介：中国传媒学术领域第一位教育部"长江学者"特聘教授，中国广播电视艺术学学科创始人之一，中国电视美学研究主要奠基人，中国电视传播艺术研究创建人，著名电视节目策划人。现任北京师范大学艺术与传媒学院院长、教授、博士生导师。哈佛大学高级访问学者。

国务院学位委员会戏剧与影视学科评议组召集人，国家一级学会——中国高等院校影视学会会长，享受国务院政府特殊津贴，入选中组部首批"万人计划"领军人才、全国宣传文化系统"四个一批"人才、"新世纪百千万人才工程"国家级人选、"新中国 60 年影响中国广播电视进程的 60 位人物"、首届国家公共文化服务建设专家委员会委员，国家社科基金评审专家。

主持人：张跣　中国社会科学院大学人文学院院长、教授

时间：2020 年 6 月 17 日 14：00

腾讯会议 ID：932 630 194

主办：中国社会科学院大学人文学院

【长江学者系列讲座】第 13 期　疫情治理秩序的结构功能分析

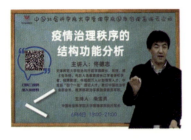

主讲人：佟德志

主讲人简介：天津师范大学政治与行政学院院长，教授、博士生导师。先后入选教育部"青年长江学者"、特聘教授，中组部"万人计划"领军人才，中宣部"四个一批"理论人才；兼任中国政治学会副会长，教育部政治学教指委委员等职。

主持人：柴宝勇　中国社会科学院大学管理学院执行院长

时间：2020 年 6 月 4 日 19：00

腾讯会议 ID：扫海报二维码入群获得

主办：中国社会科学院大学管理学院

【长江学者系列讲座】第 14 期　传播研究的创新路径

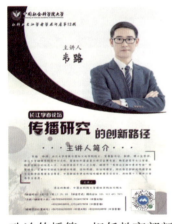

主讲人：韦　路

主讲人简介：浙江大学传媒与国际文化学院院长、党委副书记，教授、博士生导师，浙江大学融媒体研究中心主任，国家社科基金重大项目首席专家，教育部"青年长江学者"，教育部新世纪优秀人才，入选"国家百千万人才工程"，被授予"有突出贡献中青年专家"荣誉称号。主要研究领域为新媒体传播、国际传播、政治传播等。担任教育部新闻传播学类专业教学指导委员会委员，中国新闻史学会网络传播史委员会会长，政协第十二届浙江省委员会委员。

主持人：漆亚林　中国社会科学院大学媒体学院执行院长、教授

时间：2020 年 6 月 9 日 19：00

腾讯会议 ID：912 491 787

主办：中国社会科学院大学媒体学院

【长江学者系列讲座】第 15 期 从间性对话到间在对话

主讲人：金惠敏

主讲人简介：教育部"长江学者"，
四川大学二级研究员，中国社会科学院
大学教授、博士生导师。曾任中国社会
科学院文学研究所理论室主任。兼任《文
学评论》编委，国际权威期刊 *Theory,*
Culture and Society（ London: Sage ）编委等。

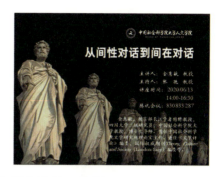

主持人：张跣 中国社会科学院大学人文学院院长、教授

时间：2020 年 6 月 13 日 14：00

腾讯会议 ID：830 833 287

主办：中国社会科学院大学人文学院

【长江学者系列讲座】第 16 期 媒介融合再认识

主讲人：朱春阳

主讲人简介：复旦大学新闻学院教授、博士
生导师，媒介管理研究所所长，《新闻大学》常
务副主编，教育部"青年长江学者"（ 2017 ）；目
前担任国家社科基金重大项目首席专家，中国传
媒经济与管理学会副会长等。主要研究方向为媒
介管理学、政府公共传播。

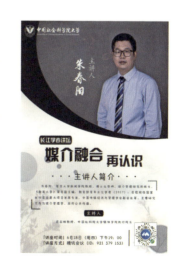

主持人：漆亚林 中国社会科学院大学媒体
学院执行院长、教授

时间：2020 年 6 月 18 日 19：00

腾讯会议 ID：921 379 153

主办：中国社会科学院大学媒体学院

【长江学者系列讲座】第 17 期　马可波罗与 10—14 世纪的丝绸之路

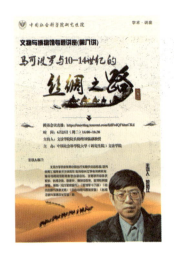

主讲人：荣新江

主讲人简介：北京大学历史系暨中国古代史研究中心教授，国务院第七届学科评议组成员，教育部"长江学者"特聘教授，兼任中国敦煌吐鲁番学会副会长。

主持人：刘强 中国社会科学院大学文法学院院长助理、副教授

时间：2020 年 6 月 23 日 14：00

腾讯会议 ID：283 208 596

主办：中国社会科学院大学文法学院

疫情冲击下的经济波动及经济行为变化

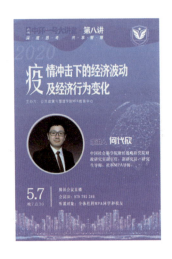

主讲人：何代欣

主讲人简介：管理学博士（管理科学与工程），应用经济学博士后（财政学）。中国社会科学院财经战略研究院财政研究室副研究员，研究生院副教授、硕士生导师。

研究领域：财税理论研究与政策模拟。学术兴趣：国债规模理论、绿色环境税收、结构性减税政策、财税数据挖掘与实验分析。

时间：2020 年 5 月 7 日 19：30

腾讯会议 ID：879 785 349

主办：中国社会科学院大学公共政策与管理学院

构建马克思主义理论学科领航的哲学社会科学体系

主讲人：韩喜平

主讲人简介：吉林大学党委宣传部部长，教授、博士生导师，教育部"长江学者"特聘教授，中央马克思主义理论研究和建设工程首席专家，国务院学位委员会第七届学科评议组成员，全国优秀教师，全国优秀思政课教师，全国五一劳动奖章，吉林省特等劳动模范。

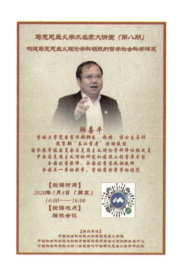

时间：2020 年 5 月 8 日 14：00—16：00

腾讯会议 ID：192 368 395　密码：050 814

主办：

中国社会科学院大学马克思主义学院

中国社会科学院大学教育部高校思想政治工作创新发展中心

中国社会科学院大学 21 世纪当代中国马克思主义高等研究院

比较艺术视野中的拉奥孔

主讲人：周宪

主讲人简介：南京大学艺术学院教授，教育部"长江学者"特聘教授，人文社会科学高级研究院院长。著有《审美现代性批判》《视觉文化的转向》《艺术理论的文化逻辑》等。

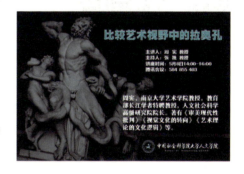

主持人：张跣　中国社会科学院大学人文学院院长、教授

时间：2020 年 5 月 8 日 14：00—16：00

腾讯会议 ID：584 855 403

主办：中国社会科学院大学人文学院

如何提升就业胜任力

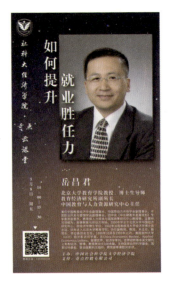

主讲人：岳昌君

主讲人简介：北京大学教育学院教授、博士生导师，教育经济研究所副所长，中国教育与人力资源研究中心主任。

时间：2020 年 5 月 8 日 14∶00

会议 ID：339 595 530

主办：中国社会科学院大学经济学院

不阻止他人犯罪的刑事责任

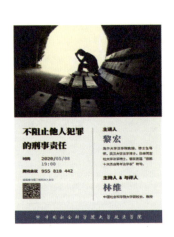

主讲人：黎宏

主讲人简介：清华大学法学院教授、博士生导师，武汉大学法学博士，日本同志社大学法学博士，曾获首届"首都十大杰出青年法学家"称号。

主持人：林维　中国社会科学院大学副校长、教授

时间：2020 年 5 月 8 日 19∶00

腾讯会议 ID：955 818 442

主办：中国社会科学院大学政法学院

审美现代性中的马克思美学思想

主讲人：张政文

主讲人简介：中国社会科学院大学校长，教授、博士生导师。

主持人：张跣　中国社会科学院大学人文学院执行院长、教授

时间：2020 年 5 月 11 日 14：00

腾讯会议 ID：980 829 552

主办：中国社会科学院大学人文学院

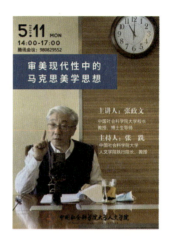

鄂尔多斯青铜器及其文化研究

主讲人：李锐

主讲人简介：鄂尔多斯博物馆馆长、研究馆员。专业领域：文物研究与鉴定、鄂尔多斯历史文化研究。

主持人：刘强　中国社会科学院大学文法学院院长助理、副教授

时间：2020 年 5 月 11 日 14：00

腾讯会议 ID：979 704 848

主办：中国社会科学院大学文法学院

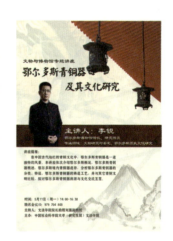

民法典编纂争议问题的类型化分析

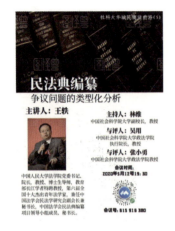

主讲人：王轶

主讲人简介：中国人民大学法学院党委书记、院长，教授、博士生导师，教育部"长江学者"特聘教授，第六届"全国十大杰出青年法学家"，兼任中国法学会民法学研究会副会长兼秘书长，中国法学会民法典编纂项目领导小组成员、秘书长。

主持人：林维　中国社会科学院大学副校长、教授

与评人：吴用　中国社会科学院大学政法学院执行院长、教授

张小勇　中国社会科学院大学政法学院教授

时间：2020 年 5 月 12 日 19：30

腾讯会议 ID：615 916 380

主办：中国社会科学院大学政法学院

新中国政治学研究 70 年

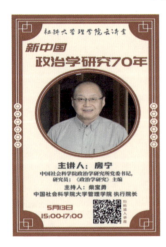

主讲人：房宁

主讲人简介：中国社会科学院政治学研究所党委书记，研究员，《政治学研究》主编。

主持人：柴宝勇　中国社会科学院大学管理学院执行院长、教授

时间：2020 年 5 月 13 日 15：00

腾讯会议 ID：988 404 170（扫海报二维码入群获得密码）

主办：中国社会科学院大学管理学院

经济学管理学学术论文创作要领

主讲人：李金华

主讲人简介：中国社会科学院数量经济与技术
经济研究所研究员，中国社会科学院大学教授、博
士生导师，《数量经济技术经济研究》杂志常务副
主编，中国数量经济学会常务副会长兼秘书长。

时间：2020 年 5 月 14 日 9∶00

腾讯会议 ID：575 261 608

主办：中国社会科学院大学工商学院

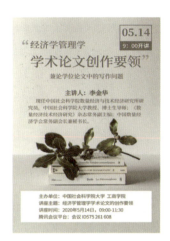

抗疫中的公共管理探讨

主讲人：高鹏怀

主讲人简介：中央民族大学管理学院教授、
博士生导师，法学博士、公共管理博士后。

研究领域：公共服务与公共政策、教育公共
政策与学校治理、文化科技产业政策等。出版《历
史比较中的社会福利国家模式》《公共服务财政管
理》《比较政党与政党政治》《领导科学与艺术》
《公共管理基础》《比较选举制度》《公共事业管理
概论》等 7 部专著或译著；发表《政府组织适度
规模研究：路径与方向》等学术论文 20 余篇；主持和参与《民族社区公共治
理研究》等科研项目 20 余项。

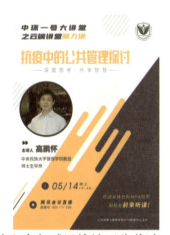

时间：2020 年 5 月 14 日 19∶30

腾讯会议 ID：825 177 226

主办：中国社会科学院大学公共政策与管理学院

债务的经济分析

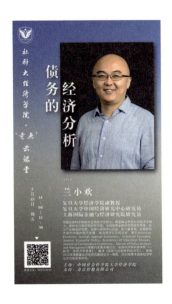

主讲人：兰小欢

主讲人简介：复旦大学经济学院副教授，复旦大学中国经济研究中心研究员，上海国际金融与经济研究院研究员。

时间：2020 年 5 月 15 日 14：00

腾讯会议 ID：980 930 549

主办：中国社会科学院大学经济学院

从内卷与发展之争到理论与方法之争：黄宗智与彭慕兰关于中国传统乡村经济发展的争论

主讲人：郭伟和

主讲人简介：中央民族大学民族学与社会学学院教授、博士生导师。

时间：2020 年 5 月 15 日 14：00

腾讯会议 ID：278 645 276

主办：中国社会科学院大学政法学院

人工智能治理的若干问题

主讲人：高奇琦

主讲人简介：华东政法大学人工智能与大数据指数研究院院长、政治学研究院院长，教授、博士生导师。国家社科基金重大专项首席专家，国家新一代人工智能治理专委会委员，中国通信学会网络空间安全战略与法律委员会副主任委员，上海市法学会人工智能法治研究会副会长。

主持人：柴宝勇　中国社会科学院大学管理学院执行院长、教授

评议人：吴冠军　华东师范大学欧陆政治哲学研究所所长、教授

时间：2020 年 5 月 15 日 19：00

腾讯会议 ID：280 519 621（扫海报二维码入群获得密码）

主办：中国社会科学院大学管理学院

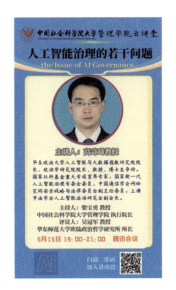

新媒体生存的 15 个关键词

主讲人：刘俊

主讲人简介：博士，中国传媒大学学报《现代传播》责任编辑，首都文化智库顾问，多家传媒、影视、社会科学领域 CSSCI 权威期刊长聘外审专家，北京广播电视局网络节目审片专家。

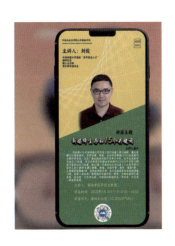

主持人：罗自文　中国社会科学院大学媒体学院教授

时间：2020 年 5 月 15 日 14：00

腾讯会议 ID：265 297 546

主办：中国社会科学院大学媒体学院

社会基本矛盾学说的创新发展和时代意义

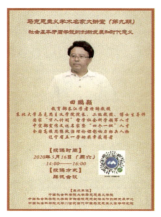

主讲人：田鹏颖

主讲人简介：教育部"长江学者"特聘教授，东北大学马克思主义学院院长，二级教授、博士生导师，国家"万人计划"哲学社会科学领军人才，中宣部宣传文化名家暨"四个一批"人才，全国高校思想政治理论课影响力标兵人物，辽宁省五一劳动奖章获得者。

时间：2020 年 5 月 16 日 14：00

腾讯会议 ID：312 038 489

主办：

中国社会科学院大学马克思主义学院

中国社会科学院大学教育部高校思想政治工作创新发展中心

中国社会科学院大学 21 世纪当代中国马克思主义高等研究院

实证研究中的建模与应用

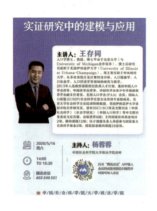

主讲人：王存同

主讲人简介：中央财经大学教授。

时间：2020 年 5 月 16 日 14：00

腾讯会议 ID：待定

主办：中国社会科学院大学政法学院

颠沛流离的国宝
——抗战时期故宫文物之迁徙与展览

主讲人：徐婉玲

主讲人简介：故宫博物院故宫学研究所研究馆员，故宫文物南迁历史研究所所长。

主持人：刘强　中国社会科学院大学文法学院院长助理、副教授

时间：2020 年 5 月 18 日 14：00

腾讯会议 ID：370 244 027

主办：中国社会科学院大学文法学院

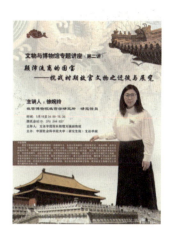

公共协商与偏好转换
——作为共识实验的公共传播

主讲人：胡百精

主讲人简介：中国人民大学新闻学院执行院长，教授、博士生导师，教育部“青年长江学者”（2017）。主要研究方向为传播学与公共传播，近年聚焦于传播与社会认同思想史研究；代表著作有《说服与认同》《中国公共关系史》（中、英文版）、《危机传播管理》（第三版）、《公共关系学》（第二版）等；译著有《宣传》《取悦公众》《舆论的结晶》《制造认同》等。

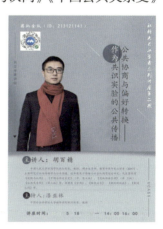

主持人：漆亚林　中国社会科学院大学媒体学院执行院长、教授

时间：2020 年 5 月 18 日 14：00

腾讯会议 ID：213 121 141

主办：中国社会科学院大学媒体学院

数字经济下数据共享的法理与实践

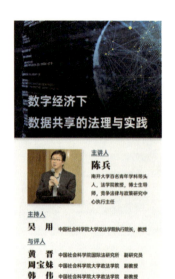

主讲人：陈 兵

主讲人简介：南开大学百名青年学科带头人，法学院教授、博士生导师，竞争法律与政策研究中心执行主任。

主持人：吴用 中国社会科学院大学政法学院执行院长，教授

与评人：黄晋 中国社会科学院国际法研究院副研究员；周宝妹 中国社会科学院大学政法学院副教授；韩伟 中国社会科学院大学政法学院副教授；谭袁 中国社会科学院大学政法学院讲师

时间：2020 年 5 月 18 日 19：00

腾讯会议 ID：415 667 378

主办：中国社会科学院大学政法学院

个案工作方法在精准救助中的应用

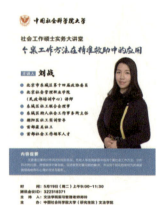

主讲人：刘 战

主讲人简介：北京市东城区第十四届政协委员，北京社会管理职业学院（民政部培训中心）讲师。东城区社工联合会理事、东城区助人社会工作事务所主任、朝阳区社工实训督导，首都最美社工、首都社会工作领军人才。

主持人：郑玲 中国社会科学院大学文法学院实习管理老师

时间：2020 年 5 月 19 日 9：00

腾讯会议 ID: 322 318 371

主办: 中国社会科学院大学文法学院

地方税: 地方治理的重要基础

主讲人: 张学诞

主讲人简介: 中国财政科学研究院公共收入研究中心主任; 入选"国家百千万人才工程", 授予"有突出贡献中青年专家"荣誉称号, 享受国务院政府特殊津贴; 博士生导师。目前兼任中国财政学会理事、中国税务学会理事、中国税务学会学术委员、北京市财政学会理事、中国财政科学研究院学术委员。

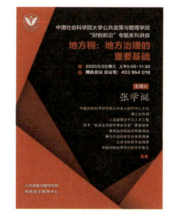

时间: 2020 年 5 月 20 日 9: 00

腾讯会议 ID: 403 964 018

主办: 中国社会科学院大学公共政策与管理学院税务硕士教育中心

紧急状态下的国家治理

主讲人: 文学国

主讲人简介: 上海大学法学院院长, 教授、博士生导师、社科 MPA 导师。

研究领域: 经济法学, 尤专长于反垄断法, 同时涉猎政府规制、民法、公司法、企业经营法。主要研究成果:《现学现用物权法》(主编), 化学工业出版社, 2009 年。《私募股权基金法律制度析论》(编著), 中国社会科学出版社, 2010 年。《深入推进依法行政, 保证公正司法》, 中共浙江省委党校学报, 2014–11–15。

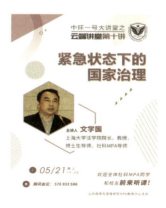

时间：2020 年 5 月 21 日 19：30

腾讯会议 ID：576 933 596

主办：中国社会科学院大学公共政策与管理学院

当代中国政党研究理论创新与议程重置

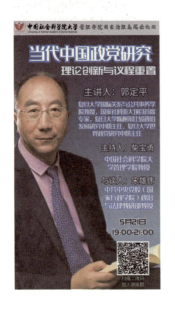

主讲人：郭定平

主讲人简介：复旦大学国际关系与公共事务学院教授，国家社科重大项目首席专家，复旦大学陈树渠比较政治发展研究中心主任，复旦大学世界政党研究中心主任。

主持人：柴宝勇　中国社会科学院大学管理学院教授

与谈人：宋雄伟　中共中央党校（国家行政学院）政治与法律教研部教授

时间：2020 年 5 月 21 日 19：00

腾讯会议 ID：398 671 280（扫海报二维码入群获得密码）

主办：中国社会科学院大学管理学院

地理、地图、山水：中国美学空间呈现模式的递变

主讲人：刘成纪

主讲人简介：北京师范大学哲学学院教授。

时间：2020 年 5 月 22 日 14：00

腾讯会议 ID：839 165 248

主办：中国社会科学院大学人文学院

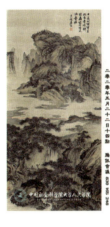

社会学的时代性
—— 从全面小康建设和脱贫攻坚说开

主讲人：王春光

主讲人简介：中国社会科学院社会学研究所副所长，研究员。

主持人：陈涛　中国社会科学院大学政法学院副院长、教授

时间：2020 年 5 月 22 日 14：00

腾讯会议 ID：452 217 094

主办：中国社会科学院大学政法学院

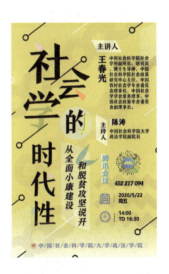

国家治理视角下我国社会部门的发展

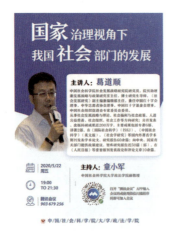

主讲人：葛道顺

主讲人简介：中国社会科学院社会发展战略研究院院长助理，研究员。

主持人：童小军　中国社会科学院大学政法学院副教授

时间：2020 年 5 月 22 日 19：00

腾讯会议 ID：903 679 256

主办：中国社会科学院大学政法学院

社会工作与社会治理共同体建设

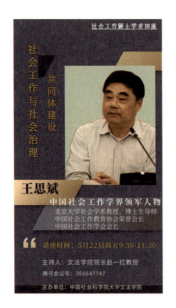

主讲人：王思斌

主讲人简介：中国社会工作学界领军人物，北京大学社会学系教授、博士生导师，中国社会工作教育协会荣誉会长，中国社会工作学会会长。

主持人：赵一红　中国社会科学院大学文法学院院长、教授

时间：2020 年 5 月 22 日 9：30

腾讯会议 ID：366 647 747

主办：中国社会科学院大学文法学院

上海合作组织和中国的多边外交

主讲人：孙壮志

主讲人简介：中国社会科学院俄罗斯东欧中亚研究所所长。

主持人：李永全　中国社会科学院大学国际关系学院院长

时间：2020 年 5 月 22 日 14：00

腾讯会议 ID：142 355 054　密码：0522

主办：中国社会科学院大学国际关系学院

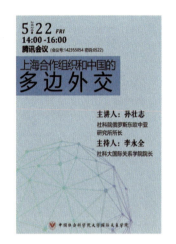

深化理解新时代中国特色社会主义的几个理论问题

主讲人：刘建军

主讲人简介：教育部"长江学者"特聘教授，中国人民大学马克思主义学院教授、博士生导师，中央实施马克思主义理论研究和建设工程首席专家。

时间：2020 年 5 月 23 日 14：00

腾讯会议 ID：409 510 041

主办：

中国社会科学院大学马克思主义学院

中国社会科学院大学教育部高校思想政治工作创新发展中心

中国社会科学院大学 21 世纪当代中国马克思主义高等研究院

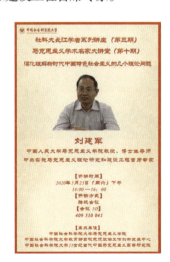

中国社会科学离科学还有多远

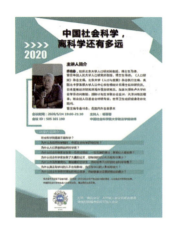

主讲人：乔晓春

主讲人简介：北京大学人口研究所教授、博士生导师。

主持人：杨蓉蓉　中国社会科学院大学政法学院讲师

时间：2020 年 5 月 24 日 19：00

腾讯会议 ID：505 365 190

主办：中国社会科学院大学政法学院

近代中国博物馆规划与实践
——以紫禁城为视域的考察

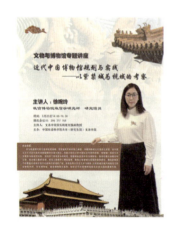

主讲人：徐婉玲

主讲人简介：故宫博物院故宫学研究所研究馆员，故宫文物南迁历史研究所所长。

主持人：刘强　中国社会科学院大学文法学院院长助理、副教授

时间：2020 年 5 月 25 日 14：00

腾讯会议 ID：296 317 764

主办：中国社会科学院大学文法学院

"充电宝"的修炼
——本土社工的成长之路

主讲人：李莹莹

主讲人简介：佛山市慈善会创益合伙人项目督导，广州市社会组织联合会困境儿童专业项目督导及组织战略发展督导顾问，广州市乐翔社会工作服务社监事，中级社会工作师、社工督导、培训导师，社科大文法学院社会工作硕士（澳门班）实习督导。

主持人：郑玲　中国社会科学院大学文法学院实习管理老师

时间：2020 年 5 月 25 日 9：00

腾讯会议 ID：683 447 692

主办：中国社会科学院大学文法学院

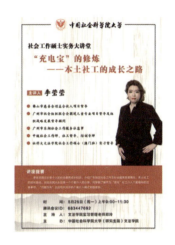

公共管理的案例研究

主讲人：杨立华

主讲人简介：北京大学政府管理学院教授、博士生导师。

主持人：皇娟　中国社会科学院大学管理学院副院长、副教授

时间：2020 年 5 月 27 日 14：00

腾讯会议 ID：待定（扫海报二维码入群获得）

主办：中国社会科学院大学管理学院

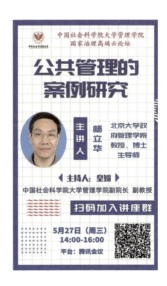

新媒体环境下的舆论引导

主讲人：黄楚新

主讲人简介：中国社会科学院新媒体研究中心副主任兼秘书长，中国社会科学院新闻与传播研究所新闻学研究室主任，教授、博士生导师。中国记协新媒体专业委员会委员，首都互联网协会新闻评议专业委员会评议员，《中国新媒体发展报告》（新媒体蓝皮书）主编，《青年记者》《中国报业》《新闻与写作》等杂志学术顾问。主要研究方向：新媒体、品牌传播、媒体经营管理。在核心刊物发表论文100多篇，多篇被《新华文摘》转载。已出版专著4部：包括《新媒体：融合与发展》《新媒体：微传播与融媒发展》《嬗变与重构：中国 IPTV 发展现状与走势》；主编4部：《新媒介素养》《媒介融合背景下的传媒创新》等。主持国家社科基金项目《移动传播的现状、前景及其影响和对策研究》及中央网信办等部委多项科研项目。

时间：2020 年 5 月 28 日 19：30

主办：中国社会科学院大学公共政策与管理学院

税收征管法修改前沿问题研究

主讲人：滕祥志

主讲人简介：中国社会科学院财税法案例研究中心主任。北京大学法学博士、中国社会科学院法学研究所商法学博士后。曾任中学、大学教师，后长期任执业律师，并从事财税法实务与理论研究。

时间：2020 年 5 月 28 日 9：00

腾讯会议 ID：611 542 348

主办：中国社会科学院大学公共政策与管理学院

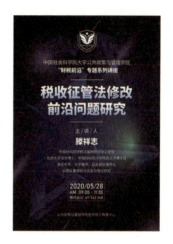

世局巨变之下的中欧关系

主讲人：吴白乙

主讲人简介：中国社会科学院欧洲研究所所长，中国社会科学院研究生院博士生导师，中国社会科学院大学特聘教授。

主持人：李永全　中国社会科学院大学国际关系学院院长

时间：2020 年 5 月 29 日 14：00

腾讯会议 ID：194 364 590　密码：0529

主办：中国社会科学院大学国际关系学院

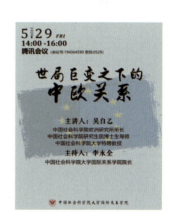

突发公共卫生事件的社会风险问题

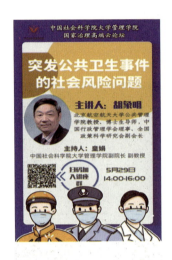

主讲人：胡象明

主讲人简介：北京航空航天大学公共管理学院教授、博士生导师，中国行政管理学会理事，全国政策科学研究会副会长。

主持人：皇娟　中国社会科学院大学管理学院副院长、副教授

时间：2020 年 5 月 29 日 14：00

腾讯会议 ID：待定（扫海报二维码入群获得）

主办：中国社会科学院大学管理学院

新科技时代的传播伦理

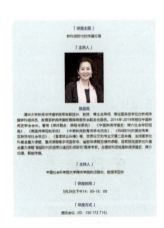

主讲人：陈昌凤

主讲人简介：清华大学新闻与传播学院常务副院长，教授。

主持人：漆亚林　媒体学院执行院长、教授

时间：2020 年 5 月 29 日 13：30

腾讯会议 ID：150 172 716

主办：中国社会科学院大学媒体学院

宫廷器物与苏州制造：以乾隆宫廷玉器为中心

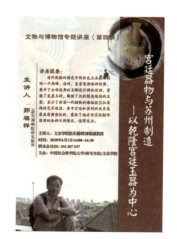

主讲人：郭福祥

主讲人简介：北京故宫博物院研究馆员，从事宫廷文物的保管、陈列和研究工作。研究兴趣主要集中在宫廷印章、中国钟表史和宫廷钟表收藏史、中西文化交流和宫廷生活方面。

主持人：刘强　中国社会科学院大学文法学院院长助理、副教授

时间：2020 年 6 月 1 日 14：00

腾讯会议 ID：194 207 537

主办：中国社会科学院大学文法学院

公共管理的案例研究

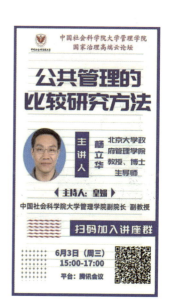

主讲人：杨立华

主讲人简介：北京大学政府管理学院教授、博士生导师。

主持人：皇娟　中国社会科学院大学管理学院副院长、副教授

时间：2020 年 6 月 3 日 15：00

腾讯会议 ID：871 317 805

主办：中国社会科学院大学管理学院

跨国企业税收管理实践

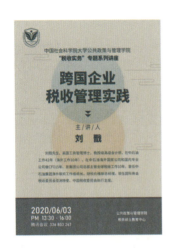

主讲人：刘戬

主讲人简介：英国工商管理博士，教授级高级会计师，在中石油工作42年（海外工作10年），在中石油海外国家公司和国内专业公司做 CFO 15年，在集团公司总部主管全球税收工作10年，曾任中石油集团海外融资工作组组长、财税价格部总经理。现任国际商会税收委员会亚洲特使、中国税收委员会执行主席。

时间：2020年6月3日13∶30

腾讯会议 ID：336 803 267

主办：中国社会科学院大学公共政策与管理学院

新冠疫情：重塑中国与全球的公共卫生安全

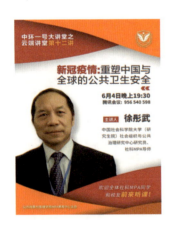

主讲人：徐彤武

主讲人简介：中国社会科学院大学（研究生院）社会组织与公共治理研究中心研究员、社科 MPA 导师。

时间：2020年6月4日19∶30

腾讯会议 ID：956 540 598

主办：中国社会科学院大学公共政策与管理学院

永远的大教堂
——雨果的《巴黎圣母院》

主讲人：余中先

主讲人简介：中国社会科学院外国文学研究所研究员，《世界文学》前主编，博士生导师，傅雷翻译奖评委。

主持人：吴波龙　中国社会科学院大学国际关系学院执行院长

时间：2020 年 6 月 5 日 14：00

腾讯会议 ID：865 219 322

主办：中国社会科学院大学国际关系学院

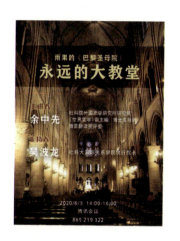

"语言文化融合　引导体验相长"
——海外中文教学探索与实践

主讲人：张铁道，张　晋，林　斌

主讲人简介：

张铁道：兰州大学英美语言文学学士、澳大利亚昆士兰大学教育管理学硕士、西北师范大学教育学博士，研究员，享受国务院津贴专家。曾任甘肃省教育科学研究所所长、北京教育科学研究院副院长、北京开放大学副校长。现为中国教育学会学术委员会副主任、澳大利亚格里菲斯大学兼职教授。

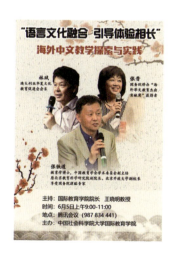

张　晋：毕业于首都师范大学教育系，从事海外华文教育 29 年，中国国务院侨办"海外华文教育杰出贡献奖"获得者。

林　斌：毕业于北京联合大学文法学院及悉尼大学语言教育专业，从事语言教学研究及海外中华文化推广工作近 10 年，现为澳大利亚华夏文化教育促进会会长。

主持人：王晓明　中国社会科学院大学国际教育学院院长、教授

时间：2020 年 6 月 5 日 9：00

腾讯会议 ID：987 834 441

主办：中国社会科学院大学国际教育学院

中医抗疫经验之思考

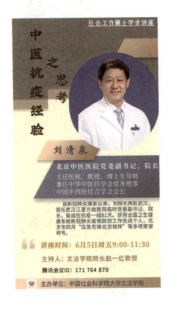

主讲人：刘清泉

主讲人简介：北京中医医院党委副书记、院长，主任医师、教授、博士生导师。兼任中华中医药学会常务理事，中国中西医结合学会会长等；新冠肺炎爆发后，担任武汉江夏方舱医院临时党委副书记、院长。

主持人：赵一红　中国社会科学院大学文法学院院长、教授

时间：2020 年 6 月 5 日 9：00

腾讯会议 ID：171 764 870

主办：中国社会科学院大学文法学院

老年期心理发展：绝望还是整合

主讲人：唐 丹

主讲人简介：中国人民大学社会与人口学院副教授，2007 年 6 月毕业于北京师范大学发展心理研究所，获博士学位。主要研究领域为心理健康、人口流动等，曾主持多项国家级和省部级课题，在国内外期刊发表论文数十篇。曾获第五、第六届中国人口科学优秀奖（论文类）三等奖，第四届"钱学森

城市学金奖"优秀奖。讲授积极心理学、老年心理学、社会心理学和心理概论等课程，曾获中国人民大学教学优秀奖，中国人民大学青年教师教学基本功大赛一等奖和最佳演示奖。

时间：2020年6月5日9：30

腾讯会议 ID：354 208 309

主办：中国社会科学院大学政法学院

中国特色社会主义道路、理论、制度、文化的有机统一

主讲人：肖贵清

主讲人简介：清华大学马克思主义学院副院长，教授、博士生导师，《高校马克思主义理论研究》执行主编，中央实施马克思主义理论研究和建设工程首席专家，教育部马克思主义理论类专业教学指导委员会副主任委员。

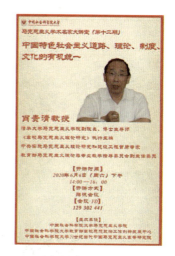

时间：2020年6月6日14：00

腾讯会议 ID：129 302 441

主办：

中国社会科学院大学马克思主义学院

中国社会科学院大学教育部高校思想政治工作创新发展中心

中国社会科学院大学21世纪当代中国马克思主义高等研究院

"县官"之由来与战国秦汉时期的"天下"观

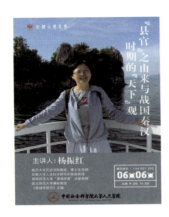

主讲人：杨振红

主讲人简介：南开大学历史学院教授、博士生导师，京都大学人文科学研究所客座教授，湖南师范大学"潇湘学者"讲座教授，西北师范大学兼职教授；《简牍学研究》主编。

时间：2020 年 6 月 6 日 9∶30

腾讯会议 ID：144 831 292

主办：中国社会科学院大学人文学院

博物馆陈列的策划、展示和发展趋势

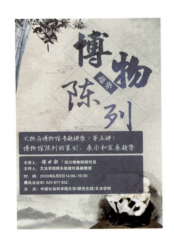

主讲人：侯世新

主讲人简介：四川博物院研究员。

主持人：刘强　中国社会科学院大学文法学院院长助理、副教授

时间：2020 年 6 月 8 日 14∶00

腾讯会议 ID：925 671 832

主办：中国社会科学院大学文法学院

院前志愿服务与医务社工实例

主讲人：王勇

主讲人简介：北京急救中心副主任，主任医师。

主持人：赵一红　文法学院院长、教授

时间：2020 年 6 月 10 日 9：30

腾讯会议 ID：840 927 067

主办：中国社会科学院大学文法学院

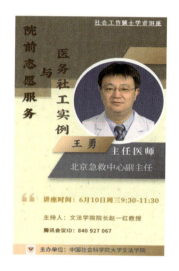

走进职业年金

主讲人：尹艳

主讲人简介：中国人寿养老保险股份有限公司职业年金部副总经理，2007 届社科 MPA 校友。

时间：2020 年 6 月 11 日 19：30

腾讯会议 ID：896 255 096

主办：中国社会科学院大学公共政策与管理学院

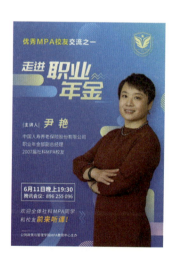

京味电视剧里中华优秀传统文化的传承与发展

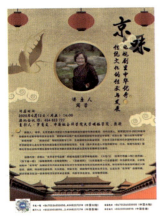

主讲人：闻学

主讲人简介：北京交通大学语言与传播学院新闻传播学科责任教授、学科负责人。教育部2018-2022年新闻传播类专业教学指导委员会委员、国家新闻出版广电总局网络视听节目评议专家等。长期从事"媒介经营与管理""影视传播""新闻评论"等研究和教学工作，主持国家社科基金项目、北京市习近平新时代中国特色社会主义思想研究中心及北京市社科基金重点项目和规划项目。专著《境外资本进入中国传媒市场：行为、影响与政策》获得北京市社会科学理论著作出版基金资助并荣获商务部全国商务发展研究论著奖。

主持人：罗自文　中国社会科学院大学媒体学院教授

时间：2020 年 6 月 12 日 14：00

腾讯会议 ID：454 823 727

主办：中国社会科学院大学媒体学院

新时代需要何种劳动精神

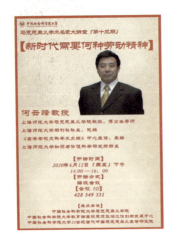

主讲人：何云峰

主讲人简介：上海师范大学马克思主义学院教授、博士生导师，上海师范大学期刊社社长、总编，上海师范大学知识与价值科学研究所所长。

时间：2020 年 6 月 12 日 14：00

腾讯会议 ID：428 349 531

主办：

中国社会科学院大学马克思主义学院

中国社会科学院大学教育部高校思想政治工作创新发展中心

中国社会科学院大学 21 世纪当代中国马克思主义高等研究院

中外疫情与人类社会文明进程

主讲人：王华春

主讲人简介：北京师范大学政府管理学院教授、博士生导师，经济学博士，国外 *Housing Studies Review of Development Economics* 和国内数家财经类学术期刊、高校学报审稿人，全国 MPA 教指委授课专家，中国博士后科学基金、北京市自然科学基金等同行评审专家。

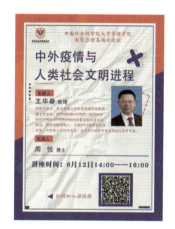

主持人：周悦　博士

时间：2020 年 6 月 12 日 14∶00

腾讯会议 ID：待定（扫海报二维码入群获得）

主办：中国社会科学院大学管理学院

中国政治变迁中的同志关系

主讲人：郭忠华

主讲人简介：中山大学政治与公共事务学院教授、博士生导师，广东省珠江学者。主要从事政治学理论、中国近现代政治等相关主题研究。

主持人：柴宝勇　中国社会科学院大学管理学院执行院长、教授

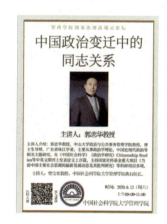

时间：2020 年 6 月 13 日 9∶00

腾讯会议 ID：待定（扫海报二维码入群获得）

主办：中国社会科学院大学管理学院

习近平总书记对马克思主义的原创性贡献

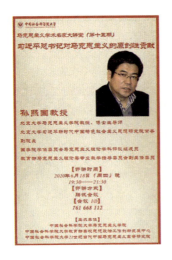

主讲人：孙熙国

主讲人简介：北京大学马克思主义学院教授、博士生导师，北京大学习近平新时代中国特色社会主义思想研究院常务副院长，国务院学位委员会马克思主义理论学科评议组成员，教育部马克思主义理论类专业教学指导委员会副主任委员，中央实施马克思主义理论研究和建设工程首席专家。

时间：2020 年 6 月 18 日 19：30

腾讯会议 ID：761 668 112

主办：

中国社会科学院大学马克思主义学院

中国社会科学院大学教育部高校思想政治工作创新发展中心

中国社会科学院大学 21 世纪当代中国马克思主义高等研究院

社会保障兜底扶贫

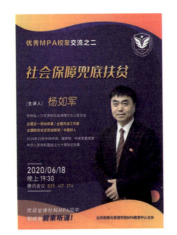

主讲人：杨如军

主讲人简介：吉林省人力资源和社会保障厅办公室主任，全国五一劳动奖章、全国先进工作者，全国脱贫攻坚奖创新奖、中国好人；2019 年10 月中共中央、国务院、中央军委颁发中华人民共和国成立七十周年纪念章。

时间：2020 年 6 月 18 日 19：30

腾讯会议 ID：825 417 274

主办：中国社会科学院大学公共政策与管理学院

税收理论与实践

主讲人：黄洁瑾

主讲人简介：中央财经大学税收筹划与法律研究中心秘书长，研究员，融资华尔街（北京）创业投资有限责任公司总经理，中国首批注册纳税筹划师、首批高级税务咨询师。

时间：2020 年 6 月 18 日 9：00

腾讯会议 ID：635 646 648

主办：中国社会科学院大学公共政策与管理学院

思想政治教育的根源问题

主讲人：骆郁廷

主讲人简介：武汉大学马克思主义学院教授、博士生导师，武汉大学原党委副书记、思想政治教育研究院院长，国务院学位委员会马克思主义理论学科评议组成员，教育部马克思主义理论类专业教学指导委员会副主任委员，中央实施马克思主义理论研究和建设工程首席专家。

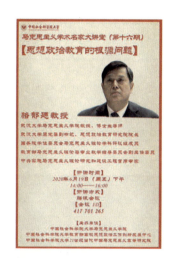

时间：2020 年 6 月 19 日 14：00

腾讯会议 ID：417 701 265

主办：

中国社会科学院大学马克思主义学院

中国社会科学院大学教育部高校思想政治工作创新发展中心

中国社会科学院大学 21 世纪当代中国马克思主义高等研究院

京味电视剧里中华优秀传统文化的传承与发展

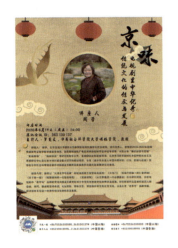

主讲人：闻 学

主讲人简介：北京交通大学语言与传播学院新闻传播学科责任教授、学科负责人。教育部2018-2022年新闻传播类专业教学指导委员会委员、国家新闻出版广电总局网络视听节目评议专家等。长期从事"媒介经营与管理""影视传播""新闻评论"等研究和教学工作，主持国家社科基金项目、北京市习近平新时代中国特色社会主义思想研究中心及北京市社科基金重点项目和规划项目。专著《境外资本进入中国传媒市场：行为、影响与政策》获得北京市社会科学理论著作出版基金资助并荣获商务部全国商务发展研究论著奖。

主持人：罗自文　中国社会科学院大学媒体学院教授

时间：2020 年 6 月 19 日 14：00

腾讯会议 ID：363 130 137

主办：中国社会科学院大学媒体学院

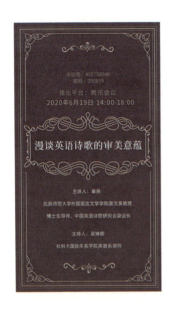

漫谈英语诗歌的审美意蕴

主讲人：章 燕

主讲人简介：北京师范大学外国语言文学学院英文系教授、博士生导师，中国英语诗歌研究会副会长。

主持人：吴琳娜　中国社会科学院大学国际关系学院英语系讲师

时间：2020 年 6 月 19 日 14：00—16：00

腾讯会议 ID：432 750 048　密码：200619

主办：中国社会科学院大学国际关系学院

汉语让世界更了解我们

主讲人：李雪莉

主讲人简介：毕业于台湾中国文化大学中文系。2009 年创立繁体字咖啡馆，2015 年开办繁体字私塾，为内地学生讲授《汉字的演变》，并面向外国学生开设"汉语教室"工作坊。对中华文化了解透彻，对汉字教学颇有见地，致力于通过自身努力，让更多的人理解中华文化、领略汉字魅力。

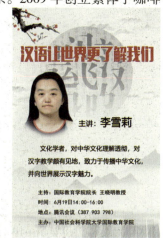

主持人：王晓明　中国社会科学院大学国际教育学院院长、教授

时间：2020 年 6 月 19 日 14：00—16：00

腾讯会议 ID：387 903 798

主办：中国社会科学院大学国际教育学院

文物、文物保护理念与原则

主讲人：李化元

主讲人简介：故宫博物院研究馆员。

主持人：刘强　中国社会科学院大学文法学院院长助理、副教授

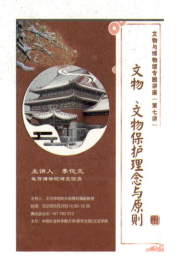

时间：2020 年 6 月 29 日 14：00

腾讯会议 ID：167 782 012

主办：中国社会科学院大学文法学院

143

人工智能工作坊系列讲座（计算机教研部）

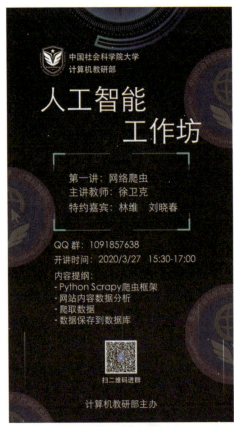

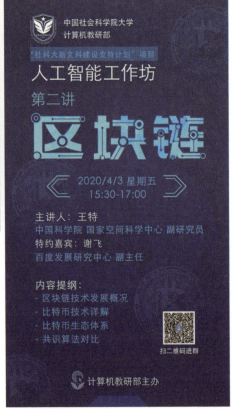

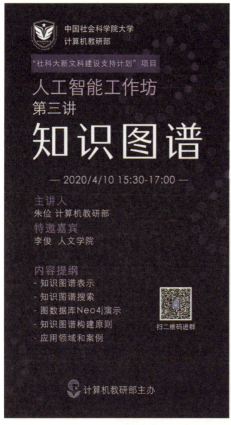

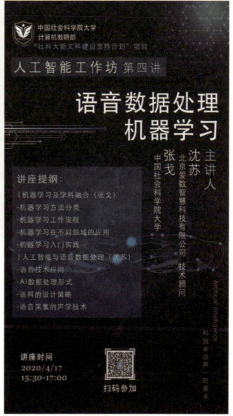

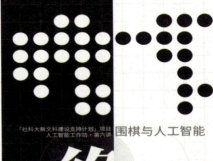

「社科大新文科建设支持计划」项目 · 人工智能工作坊第五讲

自然语言处理

NATURAL LANGUAGE PROCESSING

主讲人

刘喜恩

清华 - 讯飞联合实验室副主任
科大讯飞 AI 研究院
医疗认知前瞻方向负责人
高级研究员

参与方式

讲座时间	2020 / 4 / 24
	15:30 - 17:00
腾讯会议	662 048 479
QQ 群	109 185 7638

⑧ 中国社会科学院大学计算机教研部主办

内 容

- 自然语言处理简介
- 现代自然语言处理技术
- 自然语言处理应用介绍

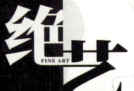

「社科大新文科建设支持计划」项目
人工智能工作坊 · 第六讲 围棋与人工智能

绝艺
FINE ART

主讲人

鞠文飞

内容提纲

1. 围棋历史与围棋文化
2. 围棋规则
3. 计算机围棋的发展

参与方式

时间	2020/05/08
	15:30-17:00
腾讯会议	882 934 979

主讲人

马博

腾讯 AI Lab「绝艺」项目负责人。
「绝艺」是 Alpha Zero 之胜绝缘围
棋 AI；曾获得四次世界围棋 AI 比
赛冠军；是中国国家围棋队训练专用
AI；在腾讯野狐围棋等平台上，提供
多种免费的围棋 AI 服务。

内容提纲

1. 围棋 AI 简介
2. 围棋 AI 的原理与实现
3. 围棋 AI 的应用
4. 腾讯 AI Lab 简介

中国社会科学院大学计算机教研部主办

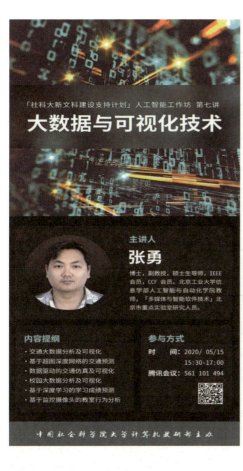

「社科大新文科建设支持计划」人工智能工作坊 第七讲

大数据与可视化技术

主讲人

张勇

博士，副教授，硕士生导师，IEEE会员，CCF会员。北京工业大学信息学部人工智能与自动化学院教师，「多媒体与智能软件技术」北京市重点实验室研究人员。

内容提纲

- 交通大数据分析及可视化
- 基于超图深度网络的交通预测
- 数据驱动的交通仿真及可视化
- 校园大数据分析及可视化
- 基于深度学习的学习成绩预测
- 基于监控摄像头的教室行为分析

参与方式

时　间：2020/05/15
　　　　15:30-17:00

腾讯会议：561 101 494

中国社会科学院大学计算机教研部主办

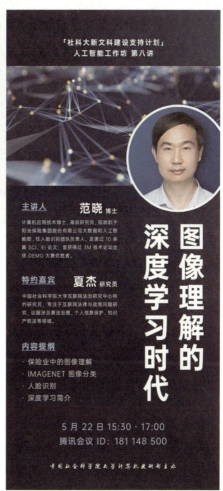

「社科大新文科建设支持计划」
人工智能工作坊 第八讲

图像理解的深度学习时代

主讲人　范晓 博士

计算机应用技术博士，高级研究员，现就职于阳光保险集团股份有限公司大数据和人工智能部，任人脸识别团队负责人，发表过10余篇 SCI、EI 论文；曾获得过 3M 技术论坛全球 DEMO 大赛优胜者。

特约嘉宾　夏杰 研究员

中国社会科学院大学互联网法治研究中心特约研究员，专注于互联网法律与政策问题研究，议题涉及算法治理、个人信息保护、知识产权法等领域。

内容提纲

- 保险业中的图像理解
- IMAGENET 图像分类
- 人脸识别
- 深度学习简介

5 月 22 日 15:30 - 17:00
腾讯会议 ID：181 148 500

中国社会科学院大学计算机教研部主办

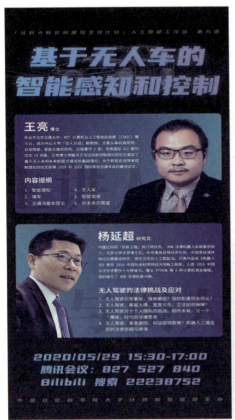

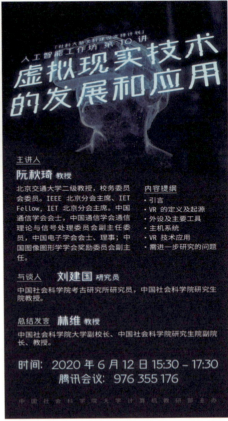

科研发力　学者发声

习近平指出："广大科技工作者要把论文写在祖国的大地上，把科技成果应用在实现现代化的伟大事业中。"在抗击新冠病毒肺炎疫情期间，社科大师生勇担学术使命，积极发挥人文社会学科优势，致力于重大命题的思考和研究，抗疫不停，笔耕不辍，科研不断，硕果颇丰。

全体师生抗疫不辍科研

中国社会科学院大学

（首发：中国社会科学网，2020-04-03）

抗疫期间，中国社会科学院大学（以下简称"社科大"）在做好疫情防控的同时，积极利用网络等技术手段，高质量地推进全校教师、科研人员和本、硕、博学生的科研组织管理工作。尤其是做好与抗疫机制、措施、策略相关的研究和成果宣传，为抗疫工作提供理论保障，为落实习近平总书记"加强科学防治、精准施策"的指示贡献力量。

一、有针对性地增设课题，树立正确的科研方向和目标，在抗疫的同时进一步促进社科大学科建设，提升科研攻关水平

社科大积极落实中国社会科学院《关于深入学习贯彻习近平总书记重要讲话精神　进一步统筹做好全院新冠肺炎疫情防控和科研等重点工作的通知》文件精神，在校党委的正确领导和统一部署下，坚决贯彻"要坚持一手抓疫情防控，一手抓科研工作"的指示精神，通过有针对性地设立重大专项、增设专项等多类型课题，积极引导社科大全体教师和科研人员从政治、经济、法学、社会保障、公共管理等多个方面，紧扣党和国家的最新指示精神，尤其是对国家当前防控疫情的紧迫需要，展开多学科、多维度的深入思考和学术探索，通过科研为应对疫情和公共突发事件提供理论保障。

在抗疫期间，社科大科研推出"校级重大专项之研究阐释十九届四中全会精神课题""校级重大专项之公共卫生突发事件治理研究方向""增设专项之国家治理能力和国家治理体系现代化研究"项目，计划立项42项。目前经过严格审议共有两批 13 项获准立项，第三批立项审议正在进行中。

借助设计和组织实施这些实时性、针对性强的课题，是此次全校集中力量防控疫情的努力，同时也成为社科大进一步加强对提升国家治理能力、推进国家治理体系现代化这一重大命题展开深入研究的重要契机。

二、科研抗疫为社科大实施"新文科建设"发挥重大推动作用，促进社科大传统学科发展与新技术应用融合并进

学习"加强科学防治、精准施策"指示精神，社科大在充分研究教育部等部委联合发出关于实施"六卓越一拔尖"计划 2.0 文件精神的基础上，向全校各学院推出"新文科建设支持计划"，鼓励各学院和学科专业以人文社会科学各学科为核心，加快对新兴人文社会科学学科、交叉学科的理论体系创建，推动传统文科各专业的改革；同时实现传统文科的新要求与新文科发展齐头并进。在此项计划的推进中，采取对申报意向进行辅导、以多种项目形式和"成熟一个（一批）、讨论、审批一个（一批）"的新机制，做好"新文科建设"培育工作。

日前，在该计划下由计算机教研部组织的"人工智能"系列主题工作坊项目已于 3 月 27 日开始实施，首期讨论以"网络爬虫技术与相关的法律问题"为题，为社科大"新文科建设"迈出了探索性的第一步。社科大还计划在 4 月中旬，召开由中科院、社科院专家以及各学院参加的"新文科建设"学术讨论会。新文科建设必须紧跟时代步伐、找准时代节拍，也必将成为社科大发展的新动力。

社科大在抗疫期间，还特别设立"社科大云学术"会议项目，为在疫情期间充分利用网络技术开展正常的学术交流提供新的途径。

三、科研公众号设置成果推介栏目，加大重大理论成果和抗疫学术成果的宣传，让社科大科研更好地服务于国家和社会

按照校领导"将我校重要理论研究成果和抗疫期间的重要学术性成果向全社会进行大力宣传"的指示精神，社科大科研公众号目前已经推出包括张政文校长发表在《光明日报》、人民网上的重要理论文章等在内的10余篇重量级成果和文章。并按照北京市教委要求，社科大还将社科院学者文章37篇(三报一刊26篇)、大学5篇（三报一刊3篇）防控疫情相关文章汇总后报送北京市教委。

加大成果宣传，促进了社科大科研成果服务于党和国家的治理需要，服务于社会、经济、法制的发展，同时也彰显社科大科研强校的社会形象。

四、实施本、硕、博学生科研计划，积极引导学生热爱科研、立志科研，鼓励学生以科研精神克服困难、逆境前行

社科大设立本科学生科研项目"新苗计划"和硕、博研究生科研项目"研创计划"，鼓励学生在导师指导下自主申报科学研究、学术团体、学术活动、读书会等项目。通过鼓励学生开展科研，培育学生的科研志向和理性思考习惯，鼓励大家在疫情之下克服困难，保质保量完成学业。

日前，大学新苗计划评审委员会召开线上会议，完成了2018—2019年度新苗计划第二批、第三批的14个学术团体、10个读书会和55个课题研究项目结项评审，准予结项。

2020年度本科生"新苗计划"，共有9个院系申请197项项目：其中，读书会33项、学术团体27项、学术竞赛10项、课题研究127项。研究生"研创计划"项目共有35个研究系（所）申请，共计161项，包含科学研究项目144项、学术交流1项、学术论坛16项。学生科研项目计划立项结果计划于4月1日完成。

中国社会科学院大学：师资队伍强大注重科研能力培养

嘉宾：冯杰梅（中国社会科学院大学招生办副主任）

（首发：教育面对面，2020–04–07）

中国社会科学院大学是经教育部批准成立，隶属于我国哲学社会科学研究的最高学术机构和综合研究中心——中国社会科学院的一所高等院校。学校设置有 34 个本科专业，涉及哲学、经济学、法学、文学、历史学、管理学等门类。

大部分专业不限选考科目

2019 年我校在思想政治教育、马克思主义理论等 15 个专业（大类）共招生 400 人。2020 年我校在京招生计划与 2019 年基本相同，拟招生 20 人左右。我校大部分专业不限选考科目，目前思想政治教育专业、马克思主义理论专业限政治一门科目必选；历史学专业，历史、地理两门科目选一门即可。具体招生信息请以北京市教育考试院公布为准。

学校人才培养特色突出，教学与科研相辅相成

1. "师徒制"的指导模式：导师由来自中国社会科学院和其他国内外的知名专家学者担任，每位导师指导 2—5 名学生。

2. "本—硕—博"资源一体化：向本科教育导入研究生教育资源，推动实现"本—硕—博"资源一体化。学校开展"名师进课堂""名师系列讲座""学部委员形势与政策报告会"等活动，学术资源丰富。

3. 深度国际化：充分利用中国社科院遍及世界 100 多个国家和地区的高层次国际交流合作网络，深化学生的国际化培养，扩大学生的对外培训与交流，同时大力引进国际学术资源，为学生提供多元化的国际教育。

4. 教学与科研相辅相成：把本科生的科研能力培养纳入日常教学体系和培养方案中，鼓励学生参与学校和导师的科研活动。针对本科生设立"人文社会科学新苗计划"。

5.满足个性化发展需求：在管理制度上为本科生提供有序转调专业、辅修专业的机会，充分激发学习兴趣，发掘学生潜能。

近三年在京录取分数参考

我校录取考生安排专业时，实行分数优先原则，按高考成绩总分（不含附加分）排名。不设专业级差，无需单独面试及体检。学校除英语、法语等语言类专业限招英语语种考生外，非语言类专业不限外语语种，外语课程授课以英语为主，不单独为非英语语种类考生设立英语课程，所有学生都要求在校期间取得学校规定的英语学分，非英语语种考生谨慎报考。其他有关招生信息详情，可以查阅我校当年招生章程。

学校将启"公共卫生突发事件治理"重大研究攻关

（发布日期：2020-02-17）

在全国上下齐心协力共同防控新型冠状病毒肺炎疫情之际，为贯彻习近平总书记《在中央政治局常委会会议研究应对新型冠状病毒肺炎疫情工作时的讲话》精神，2020 年 2 月 17 日，我校设立"公共卫生突发事件治理研究"重大专项课题。课题通知已于当日在校园网上发布。

课题以习近平总书记对防控疫情的全面部署为重点，共设有国家公共卫生应急管理体系、重大疫情防控救治体系、公共卫生突发事件与高等教育管理、公共卫生突发事件中的信息管理、宣传舆论引导及心理问题等 18 个研究方向。

本次专项课题以服务国家和社会治理能力提升为目标，为我校教师及中国社会科学院研究人员针对"公共卫生突发事件"与政治、经济、法律与社会问题展开高效、实证性研究提供平台。我校作为人文社会科学学科为主的研究型大学，设立此类快速回应重大社会事件的研究课题，是进一步发挥我校及中国社科院的人文社会科学研究的综合优势，加强我校智库建设的重要举措。

疫情防控主题科研成果

新冠疫情肆虐，不仅威胁着人民的生命安全，也对国家经济和人民生活造成了巨大影响。习近平总书记强调，这次疫情是对治理能力和治理体系的一次大考。在防疫抗疫的同时，社科大学人不忘学术初心，以为国为民、求真求善的思想动力，为公共卫生之治贡献智慧，积极组织专题研究，取得了一系列成果。

	论文名称	作者	文章来源	发表时间
01	灾害社会工作在疫情防控中的专业优势	陈　涛	《社会工作》	2020 年第 1 期
02	助力抗击新型冠状病毒肺炎，平台企业哪家强？	吕　鹏 肖云峰	《第一财经》	2020 年 1 月 24 日
03	疫情防控：制度优势正在转化为治理效能	柴宝勇	《光明日报》	2020 年 2 月 11 日 06 版
04	身份信息被泄露？防控疫情背后的大数据治理权衡	刘晓春	《财经》杂志公众号	2020 年 2 月 17 日
05	要敢于赢下疫情防控和办学强校的双胜利	张树辉	党建网	2020 年 02 月 18 日
06	高校应对"大考"法纪顶在前 党建做保障	张树辉	《光明日报》	2020 年 02 月 25 日 13 版
07	打赢疫情防控和经济社会发展"双线战役"	张政文	《光明日报》	2020 年 02 月 28 日 02 版
08	疫情防控常态化下高校思想政治理论课改革创新的几点思考	王维国	《社会主义核心价值观研究》	2020 年第 2 期

	论文名称	作 者	文章来源	发表时间
09	应大力发展数字经济提升数字治理能力	吉富星 樊轶侠	《中国经济时报》	2020 年 3 月 5 日
10	病毒无国界，战疫须合作	薛在兴	麦斯特智库公众号	2020 年 3 月 17 日
11	统筹做好疫情防控和教育改革发展工作	张政文 王维国	《中国社会科学报》	2020 年 03 月 19 日
12	思政大课，从"云端"渗入学生"心里"	张政文 王维国	《人民政协报》	2020 年 03 月 25 日
13	新冠肺炎疫情下的几点思考——基于安德烈·卡托内论中国和新冠肺炎	刘小兰	《文化软实力》	2020 年 03 月 28 日
14	建设性新闻视域下突发公共卫生事件的话语空间转向——以 2019 "新冠肺炎"报道为例	漆亚林 刘静静	《青年记者》	2020 年 3 月 30 日
15	司法的迅速应对、冷静判断和体系思考	林 维	《人民法院报》	2020 年 4 月 11 日
16	疫情冲击下的新型消费和升级消费	刘 慧 龙少波	社科大品牌领导力研究中心公众号	2020 年 4 月 21 日
17	以"数智化"提升城市治理	吉富星	《经济日报》	2020 年 04 月 27 日
18	在携手抗疫中践行人类命运共同体理念	张政文	《广西日报》	2020 年 04 月 28 日
19	高校应对突发公共卫生事件机制建设思考	张树辉 漆光鸿	《北京教育》（高教）	2020 年第 05 期
20	守正创新办好特殊时期的在线思政课	王维国	《群众》（思想理论版）	2020 年 5 月 8 日
21	高校师生应成为疫情舆情治理的有效"第三方"	张树辉 高迎爽	《中国社会科学报》	2020 年 05 月 21 日
22	疫情形势下高校困境学生服务工作透析	漆光鸿	《中国社会工作》	2020 年第 05 期

	论文名称	作者	文章来源	发表时间
23	新冠肺炎疫情对中国就业的影响及其应对	高文书	《中国社会科学院研究生院学报》	2020 年 5 月（第 3 期）
24	"中国制造新冠病毒"谣言从何而来	杨　博	《青年记者》	2020 年 6 月
25	疫情防控中基层应急社会动员的逻辑、机制与优化策略	徐　明	《河海大学学报》（哲学社会科学版）	2020 年 6 月 25 日
26	从"无接触"到"零距离"，国家治理大有可为	柴宝勇	人民论坛网	2020 年 7 月 6 日
27	新冠肺炎疫情防控的税收支持政策探析	李为人 王　颖 乔乐乐	《海峡科技与产业》	2020 年第 7 期
28	新冠疫情下我国地方政府专项债应均衡好风险与效率	朱　丹 吉富星	《地方财政研究》	2020 年 07 月 15 日
29	OECD 针对 COVID-19 疫情的竞争政策回应	韩　伟 任　怡 骆梦琪	《竞争政策研究》	2020 年 07 月 26 日
30	健康知识和理念对疫情防控常态下学生锻炼的影响	张春燕	《体育视野》	2020 年 08 月 01 日
31	中国公共安全与应急管理的学术版图及研究进路	徐　明 郭　磊	《管理学刊》	2020 年 08 月 11 日
32	疫情中的大学生就业状况与建议——基于生涯建构理论视角	马　灿	《中国大学生就业》	2020 年 08 月 20 日
33	抗疫时期推进课程思政的理念与实践	高迎爽 李　楠	《中国大学教学》	2020 年第 8 期
34	劳动教育是高校立德树人的重要途径	张政文 王维国	《中国政协》	2020 年 08 月 30 日
35	疫情防控中基层应急社会动员的逻辑、机制与优化策略	徐　明 郭　磊 任　韬	《河海大学学报》（哲学社会科学版）	2020 年第 22 期

续表

	论文名称	作 者	文章来源	发表时间
36	走向公共对话：后疫情时代科学传播的创新对策	罗湘莹 杜智涛	《科技智囊》	2020年第11期
37	关于世界性新冠肺炎疫情与国际时局的哲学研判	王伟光	《哲学研究》	2020年第11期
38	后疫情时期北京公积金的供给侧结构性改革与发展	王 宪 （外） 郭 磊	青年国是策论——北京市国家治理青年人才培养计划	2020年12月01日

"疫情防控与高校思政工作"研究专项

序号	主持人	题 目	课题类别
1	张政文	疫情防控中加强党对高校的全面领导研究	重点项目
2	张树辉	发挥高校对舆情建设的重要作用及人工智能技术应用研究	重点项目
3	王维国	疫情防控中高校思想政治工作的基本经验、运行规律及长效机制研究	重点项目
4	王 兵	疫情防控中高校纪检组织积极履职尽责充分发挥作用的实践与思考	一般项目
5	罗自文	疫情防控中高校宣传思想与舆情引导研究	一般项目
6	王彩霞	疫情防控中教师思想政治工作与人事管理创新研究	一般项目
7	黄建云	"三全育人"视角下的疫情防控中学生思想政治工作与事务管理创新研究	一般项目
8	韩育哲	疫情防控中高校共青团工作研究	一般项目
9	王 炜	疫情防控中研究生思想政治工作研究	一般项目
10	李 楠	疫情防控中"马骨干"博士生思想政治工作创新研究	一般项目
11	刘文瑞	疫情防控中高校教学组织及课程思政工作研究	一般项目
12	李 提	疫情防控中高校涉外事务管理研究——以中国社会科学院大学为例	一般项目
13	秦国伟	疫情防控中办好思政课研究	一般项目
14	田 甜	疫情防控中高校学生心理状况与心理育人工作创新研究	一般项目

校级重大专项"公共卫生突发事件治理研究方向"

序号	部　门	申请人	项目名称
1	思想政治教育高等研究院	张树辉	高校重大公共卫生突发事件长效应对机制建设研究

"治理体系与治理能力现代化研究"专项

序号	部　门	申请人	一级学科	项目名称	项目类别
1	马克思主义学院	王维国	马克思主义理论	思政工作在高校重大风险治理中的"生命线"作用及长效机制建设研究	拔尖
2	马克思主义学院	高迎爽	教育学	国家治理能力现代化建设过程中学校功能研究	拔尖
3	经济学院	李石强	经济学	完善党和国家监督体制研究	拔尖
4	经济学院	蒋　楠	管理学	公司治理对企业创新行为的影响研究	青年
5	管理学院	高　旺	政治学	重大疫情防控体制机制与国家治理能力现代化	拔尖
6	管理学院	蒋敏娟	公共管理学	基于治理能力现代化的数字政府建设研究	拔尖
7	媒体学院	崔　艳	新闻传播学	平台社会：新媒体时代社会组织助力于国家治理的机制研究——以"新冠病毒疫情"中社会组织实践为例	拔尖
8	公共政策与管理学院	李为人	经济学	国家治理现代化视角下提高直接税比重的路径选择	拔尖

社科大科研公众号刊载文章缩影

社科院大学科研处 UCASSResearch

共抗疫情——社科文献"全球医疗卫生专题库"上线

2020年2月20日

我校设立"公共卫生突发事件治理研究"重大专项课题

2020年2月19日

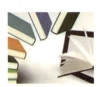

【重大专项】校级重大专项公共卫生突发事件治理研究方向申报通知

2020年2月17日　（原创）

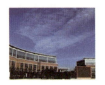

关于调整2020年度国社科项目申报时间的通知

2020年1月27日

我校科研成果入选第八届高等学校科学研究优秀成果奖公示名单

2020年1月20日

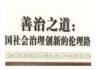

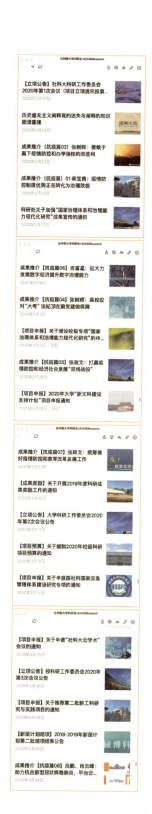

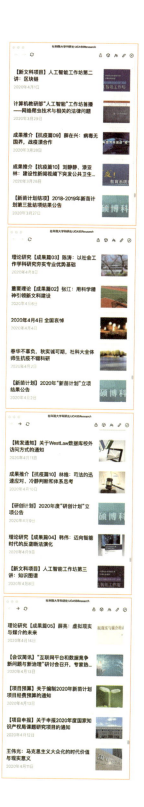

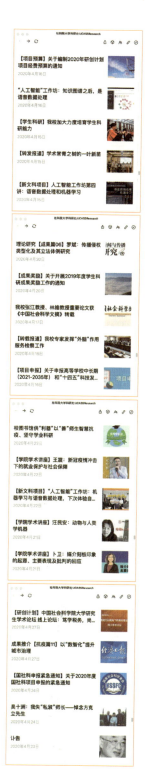

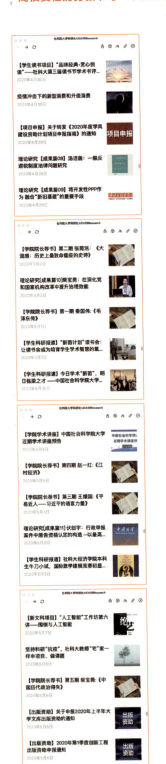

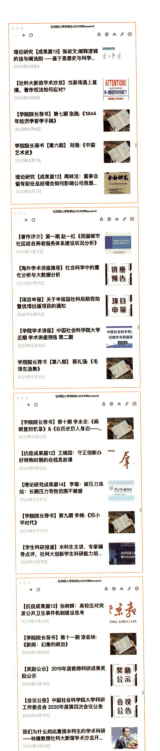

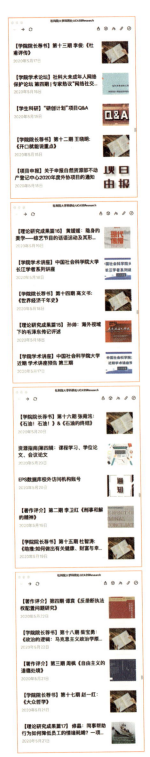

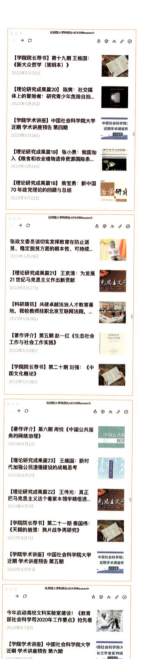

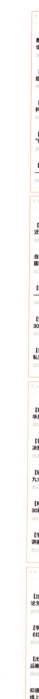

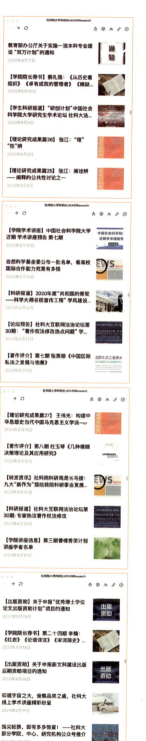

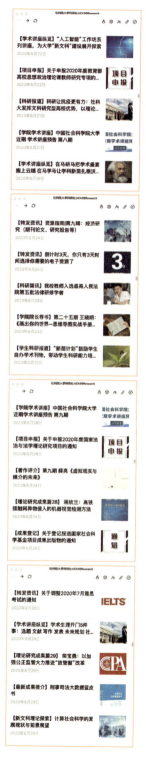

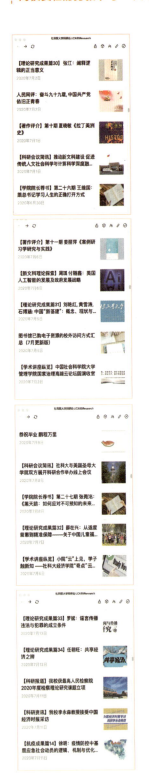

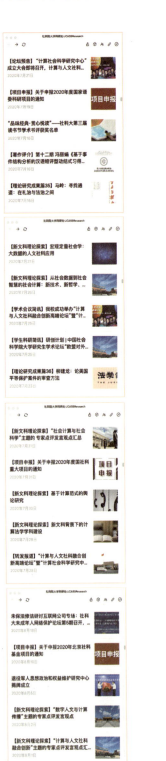

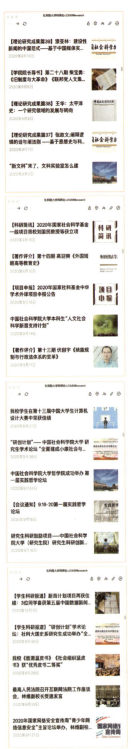

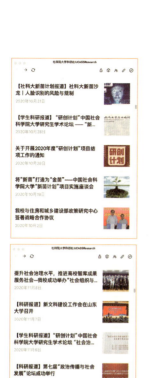

【社科大新苗计划报道】社科大新苗沙龙｜人脸识别的风险与规制
2020年10月21日

【学生科研报道】"研创计划"中国社会科学院大学研究生学术论坛——"新…
2020年10月28日

关于开展2020年度"研创计划"项目结项工作的通知
2020年10月28日

将"新苗"打造为"金苗"——中国社会科学院大学"新苗计划"项目实施座谈会
2020年10月30日

我校与住房和城乡建设部政策研究中心签署战略合作协议
2020年10月2日

【社科大学简介】经济学院
2020年11月24日

【会议预告】研创计划——中国社会科学院大学研究生学术论坛 首届全国马…
2020年11月22日

国家正式出台学术不端行为界定
2020年11月20日

【理论学习】王京清：学习五中全会精神的几点认识体会
2020年11月20日

【会议预告】"研创计划"——中国社会科学院大学研究生学术论坛"欧盟…
2020年11月20日

【会议预告】世界能源格局与中国能源安全研讨会暨《世界能源发展报告2020…
2020年11月20日

林维副校长出席中国政治学2020年年会暨"中国之治与中国公共管理学的发…
2020年12月6日

全面深化新时代高校师德师风建设 打造高素质专业化创新型教师队伍
2020年12月6日

张政校长出席最高人民法院第五届特邀咨询委员座谈会并发言
2020年12月4日

【理论研究成果篇40】张政文：世界历史范式中的艺术类型——黑格尔艺术类…
2020年12月4日

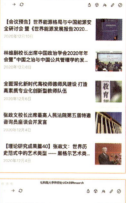

提升社会治理水平，推进高校智库成果服务社会——我校成功举办"社会组织与…
2020年11月20日

【科研报道】新文科建设工作会在山东大学召开
2020年11月7日

【学生科研报道】"研创计划"中国社会科学院大学研究生学术论坛"社会治…
2020年11月6日

【科研报道】第七届"政治传播与社会发展"论坛成功举办
2020年11月3日

【科研报道】林维教授做客团团直播间，条分缕析未保法修订案
2020年10月31日

【科研报道】图书馆"人文社科学者"精神风采宣传教育基地建设
2020年11月20日

【学生科研报道】"研创计划"中国社会科学院大学研究生学术论坛"欧盟…
2020年11月27日

【科研报道】教育部"长江学者"特聘教授、厦门大学公共政策研究院陈振明…
2020年11月25日

【Zhang Yuyan】Pandemic rings the changes
2020年11月25日

论文摘要怎么写能更出彩？
2020年11月25日

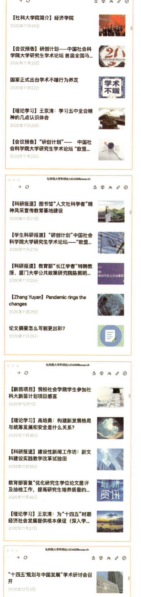

《阐释学学刊》征稿启事
2020年12月17日

【学生科研报道】如何打造优秀的学生学术期刊？——记社科大"新苗计划"项目…
2020年12月16日

加强高校智库建设 加快成果转化 助力国家"十四五"发展——社科大国际能源安全…
2020年12月14日

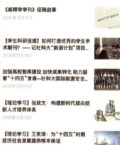

【理论学习】张政文：构建新时代拔尖创新人才培养体系
2020年12月13日

【理论学习】王京清：为"十四五"时期经济社会发展提供根本保证
2020年12月10日

推进大学与出版社深度学术合作，助力学科建设、人才培养
2020年11月17日

【研创项目】如切如磋，如琢如磨——参加"研创项目"有感
2020年11月7日

【学院资讯】2020"国信咨询杯"——中国社会科学院大学商学院第八届MBA…
2020年11月17日

【科研报道】打造社科学术精品，彰显人文社会科学气派——我校科研年…
2020年11月14日

【科研报道】我校科研年度重点项目"中国社会科学院大学文库"首批著作…
2020年11月9日

【新苗项目】我校社会学院学生参加社科大新苗计划项目感言
2020年12月1日

【理论学习】高培勇：构建新发展格局与统筹发展和安全是什么关系？
2020年11月30日

【科研报道】建设性新闻工作坊：新文科建设实践教学改革试验田
2020年11月30日

教育部答复"优化研究生学位论文匿评及抽检工作，提高研究生培养质量的…
2020年11月30日

【理论学习】王京清：为"十四五"时期经济社会发展提供根本保证（深入学…
2020年11月27日

【新苗计划】2020年新苗计划项目结项评审结果公告
2020年12月3日

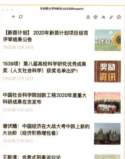

1539项！第八届高校科学研究优秀成果奖（人文社会科学）获奖名单出炉！
2020年12月29日

中国社会科学院创新工程2020年度重大科研成果在京发布
2020年12月26日

谢伏瞻：中国经济在大战大考中跃上新的大台阶（经济形势理性看）
2020年12月24日

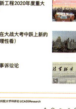

王新清：合意式刑事诉讼论
2020年12月7日

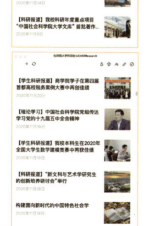

【学生科研报道】商学院学子在第四届首都高校税务案例大赛中再创佳绩
2020年11月20日

【理论学习】中国社会科学院党组传达学习党的十九届五中全会精神
2020年11月10日

【学生科研报道】我校本科生在2020年全国大学生数学建模竞赛中再获佳绩
2020年11月16日

【科研报道】"新文科与艺术学研究生的创新培养研讨会"举行
2020年11月18日

构建面向新时代的中国特色社会学
2020年11月8日

"十四五"规划与中国发展学术研讨会召开
2020年12月2日

【理论学习】谢伏瞻：中国共产党依靠执政的实践探索与光辉历程
2020年12月2日

【新苗项目】"把论文写在祖国大地上"——我校马克思主义学院学生参加新…
2020年12月2日

社科大历史学院新苗结项答辩会顺利举办
2020年12月1日

【研创项目】马克思主义学院：首届全国马克思主义理论研究生21人论坛在…
2020年12月1日

这就是习主席2021年新年贺词！
2020年12月31日

重磅，科技部发文，严处评审过程"打招呼""走关系"等行为！实施《科学技术…
2020年12月31日

李红岩：从阐释学到历史阐释学：何为历史的"应用"
2020年12月31日

2020年国家奖、省部奖、社会科技奖获奖项目大盘点，值得收藏！
2020年12月30日

国家民委办公厅关于申报国家民委民族研究项目2021年度课题的通知
2020年12月30日

白衣为甲　科学保障

　　抗击疫情，是一场没有硝烟的战役，医疗和后勤工作，就如同战斗中的冲锋队、卫生队和弹药给养部队，是校园防控的关键力量。岂曰无衣，与子同袍。修我甲兵，与子偕行！

医学观察指导组——医疗保障篇

疫情就是命令，防控就是责任。疫情初始，中国社会科学院大学迅速反应，立即成立"中国社会科学院大学新冠肺炎疫情防控领导小组"，部署召开"新冠肺炎"疫情防控工作会议，由张政文校长担任组长，带领大家守护"社科大"平安。社科大多措并举，严格落实上级部门和学校有关疫情会议、文件精神，迅速反应、细致部署、认真落实、责任到人。在疫情面前，医务室作为校园健康的守护者，有责任有义务引导广大师生携手抗疫，齐心共克时艰。整个抗疫之路就像是一部大片，它一幕幕、一帧帧地记录着社科大及社科人战胜疫情的信心、奋勇前行的决心、初见曙光的开心……

医者仁心，疫情面前医务室首当其冲

疫情之初，正值学校寒假期间春节前夕。但对于医务室来说，疫情就是命令，疫情就是责任。2020年1月22日学校疫情防控指挥部的微信群一建立，医务室就本着对师生生命安全和身体健康高度负责的态度投入学校一线抗疫的战线，如何保护留校学生的健康，牵动着学校各级领导和各位老师的心，学校医务室以医务工作者的责任心和专业性，立即起草了《中国社会科学院大学新冠疫情防控预案》《校内防疫要求》等预案和规章制度，经学校审核后向师生们发出健康安全建议提醒，告知师生做好防护工作。

疫情突如其来，考虑到已是除夕前的腊月二十八了，工厂及药批均已放假，全国已进入战时状态，防疫物资特别是最基本的口罩都已断货，医务室工作人员立即放弃休假，当天就返岗工作，盘点前期口罩库存，第一时间将口罩及体温计送达三个学区，分发给留校学生，并嘱咐大家疫情防控的注意事项。

连续紧张的工作持续到了除夕，当大家在家守岁时，医务室的工作人员还在参加紧急的防控视频会议，安排疫情防控的各项工作。医务室始终把责任扛在肩上，把师生放在心中，用敬业精神和专业能力诠释了学校医务工作

者的责任与担当。虽然没能与家人一起过年，但校园没有疫情就是医务人员最大的新年愿望。

疫情虽凶险，但爱心药包暖人心

新冠疫情来势凶猛，致使春节前三个校区近百名学生留守在学校，当时卫计委要求二级以下的门诊部不开诊，加之正值春节及疫情防控管制，工作人员未全部抵京，人员紧张。当时大家又对新冠病毒一无所知，有的只是恐慌，几乎都不敢出门。考虑到学生会有日常就诊需求，为避免大家来医务室就诊出现聚集性感染的情况，医务室决定为同学们定制一份爱心药包，把常用的小药品，如下火药、缓解眼疲劳的眼药水、创可贴等，包装好，统一发放给学生。这样既方便了学生，也减少了学生在校内的流动，助力校园疫情防控。

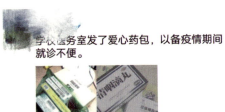

学校医务室发了爱心药包，以备疫情期间就诊不便。

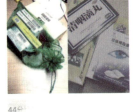

满足日常需要足够了。

此举得到了学生的肯定，认为学校在防疫特殊时期为学生考虑得很周到，大家感受着学校的关怀，觉得很暖心，有的同学还在朋友圈晒出学校的这项暖心举措；对于医务室来说，药包虽小，责任却大，它承载着医务室的初心使命——护卫全体师生的健康！

排除万难，多方筹措防疫物资

春节时，所有工厂、药企等相关行业都是休假状态，彼时新冠肺炎疫情形势又极为严峻，口罩、酒精等疫情防护物资需求量激增，导致物资供应链几乎断裂。但是，医务人员作为训练有素的专业工作者，意识到打防疫战就是打防疫物资保障战，要想打赢这场战"疫"，必须有充足的防疫物资做保障。社科大通过向上申请、本单位自筹等多种方式，大力做好防疫物资的采购、发放及储备工作。

　　校医务室负责人请示学校防控指挥部后，安排还未能返校的医务人员在千里之外的老家电话联络开始工作，超前计划采购了 84 消毒液、口罩、体温计等一批防疫物资，并将其合理分配，指导大家科学使用，既有效避免了日后防疫物资紧缺，又减少了大量采买防疫物资带来的风险。后续，随着疫情的持续严峻，校医务室加班加点，多方筹措、广开渠道，确保学校防疫物资的供应，有力保障了学校的疫情防控工作，为学校的疫情防控夯实了第一道防线。截至 2020 年 10 月中旬，共计向各部门发放口罩近 70,000 只、体温计近 10,000 支、测温枪近 340 把、一次性手套近 80,000 副、大瓶免洗洗手液 9,000 余瓶、随身免洗洗手液 20,000 余支、抗菌洗手液近 10,000 瓶、酒精近 2,300L、84 消毒液近 5,500 瓶、84 消毒液近 90 大桶、次氯酸钠消毒水近 40 桶、过氧化氢近 4,000 瓶、消毒湿巾（器械用）近 1,500 包、防护服及一次性手术衣近 2,500 件、一次性雨衣近 10,000 件。

　　医务室作为疫情防控的后勤保障工作岗，每一天都要清理登记现有应急物资，及时上报和采购缺口物资。为确保物资采购有条不紊、物资发放及时到位，医务室建立了应急防疫物资保障台账，做到心中有杆秤，脑中绷紧弦。严把进货渠道，严控物资质量关，杜绝"假冒伪劣"产品，在物资管理过程中，做到进货、发放、缺货都有详细记录，做到账物管理有序，有力保障了学校疫情防控工作的物资储备和供应。医务室工作人员整日忙碌在疫情防控保障工作战线，为校园防控提供安全保障，为这一场没有硝烟的战争默默奉献着力量！

闻令而动、听令而行，严格防控，勇担使命

　　后勤处医务室作为校园疫情保障的重要力量，不仅承担着校内防疫物资的管控，还要为各部门提供适时的防疫指导及现场保障。

　　云端运动会，医务室做好现场环境和设备的消杀，指导户外参赛人员做好个人防护工作。云端毕业典礼，医务室指导物业做好会议前后的防疫消杀，做好现场参会人员的防疫方案，确保会议安全、顺利、圆满地举行。毕业生离校，医务室为其提供离校途中的防护物资，保证同学们在途中的健康安全。毕业

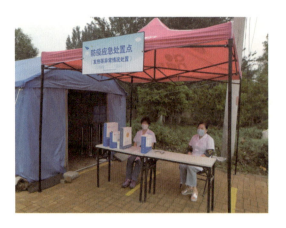

生返校拿取行李，医务室在校门入口做好应急防疫处置，为每一位进校学生发放防疫礼包，保证他们在校内活动时的防疫安全，为他们在校内的最后一站提供强有力的保障，高高兴地来，安安全全地回。

在这场战"疫"中，医务室全员上下时刻保持"战时状态"，以保卫校园师生生命安全和身体健康为基本点，不论春夏秋冬、不论风吹日晒，只要校园有人，就有医务人员 24 小时不间断地值守。在疫情之初，相当长的一段时间内，医务人员都弃自己的小家不顾，吃住在学校内；医务室每一名工作人员都牢记自己的使命，每位专职医生都苦练基本功，提高应对新冠疫情的专业素养，各个具备了应急处置的能力，为筑好校园防线贡献着自己的力量。

众志成城抗疫情，中药汤剂护健康

3 月初，我国中医药在抗疫方面取得很大的突破和成效，学校为了有效防控新冠肺炎疫情进入校园，提高学生及教职员工抵抗力，打赢疫情防控阻击战，

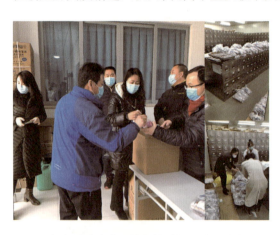

医务室采购中药。校领导慰问一线工作人员并发放中药预防包

充分发挥中医药"治未病"的特色优势。经学校防控指挥部研究决定，为每一位在校工作的人员及各校区留校学生免费发放中药预防汤剂。所用方剂为国医大师姜良铎先生拟定的中药预防方。当时很多企业尚未开工，并且中药原材料也紧缺，医务室克服困难，积极多方联系，最终联系了一家大型

中药企业，以最快的速度把熬制好的近5,000多袋中药汤剂送达，并分发至各校区师生及为学校服务的一线外包人员手中。

当领到一袋袋暖身又暖心、饱含浓浓关爱的中药汤剂包时，留校学生、一线教职工及外包单位服务人员都深感社科大的防控不光是科学、精准的，同时也是有力度、有温度的。

疫情面前无小事，送医送药送温暖

在新冠肺炎疫情肆虐之际，防控疫情固然是最重中之重的工作和政治任务，而在严峻的防控形势下，作为医务工作者，心里装的还有一些特殊群体，那就是离退休的老干部。一些行动不便、有多种慢性病而免疫力较低的老干部就诊问题成了老干部及家属心中的难事：家门口的社区门诊及药店由于疫情管控，也很难满足日常用药需求。如何解决疫情防控期间离退休老干部拿药的困难，牵动着指挥部和校党委的心。为了提供更精准的服务，指挥部决定对离退休老干部开展送药上门服务，由离退休老同志在微信群里提供用药需求和地址，校医务室根据需求把药分装好，离退办再用快递送到家。最大程度杜绝老同志因坐车取药可能产生的风险。

这一举措解决了他们的燃眉之急，在疫情严酷的"冬日"里，送去了暖心的春风，只要老同志需要，这股春风还将继续吹下去……送药上门服务彰显了疫情下社科大的服务用心、用情，温暖了老干部的心，获得了老同志的一致好评，由衷称赞学校的这一举动贴心、暖心！一位老同志还作诗一首，来表达对这项工作的肯定。

精准数据上报，凝聚信心与力量

在这个不平凡的初春季节，面对前所未有的疫情挑战，后勤处医务室在学校党委的领导以及各单位（部门）的大力支持配合下，始终将守护广大教职员工身体健康为己任，团结一心、全力以赴筑牢教职员工健康监测防线，以实际行动奏响后勤处防疫抗疫的最强音！

学校医务室的医护人员持续坚守，每天联络校人事处、本科生工作处、研究生工作处、国际交流合作处、各学院等单位，下发需要统计的表格、解答负责填报老师的问题，以及将汇总后的各项信息整理上报到北京市相关部门、社科院办公厅和高教园区。每天定时统计有关疫情防控数据成了医务室工作人员最重要的工作的一部分。这些基本信息一定不能错，要做到无漏报、错报，全面、准确，为切实做好信息数据的统计工作，医务室会对这些信息反复核实。

疫情上报信息内容多，并且是动态调整的形式，时间要求也紧，往往需要第一时间将工作文件要求传达给各位老师；收到一部分，整理、汇总一部分。同时，还要及时将学校的信息按照市教委等有关单位的要求上报。这些内容覆盖面广，主要是重点人员（动态调整的中高风险地区）信息，返京、返校人员信息，隔离点人员信息，居家隔离人员信息，在校学生每日体温记录，返京居家隔离教职工体温记录等，都必须做到及时、准确地上报。面对每日较为繁杂的数据统计工作，必须要有耐心和责任心、精准掌握信息，做到心中有数，具体到每个重点人的信息都要做到了如指掌。自疫情开始到目前的常态化管理，学校都及时准确地完成了数据报送，为疫情的防控提供了强有力的数据支持。

虽然校园疫情防控还在路上，但疫情终将散去，学校大门也终将迎来五湖四海的学子，我们坚信在党中央的坚强领导下，在校党委和学校防控指挥部的统一指挥下，我们一定能打赢这场疫情防控阻击战！

"上传下达"默默奉献，全力做好战"疫"保障

因为疫情，1月22日，在北京市启动重大突发公共卫生事件Ⅰ级响应前夕，学校就意识到疫情的严峻，成立了社科大新冠疫情防控工作领导小组，带领全校上下以"战备"状态，积极应对疫情防控这场硬仗。

后勤处医务室作为校园疫情防控的重要部门，在指挥部成立的当天就被指定为学校疫情防控对外联络的负责部门。从那一刻开始，医务室就担负起上传下达、对外联络的重任——琐事多，任务重，责任大。面对严峻的疫情形势，大家众志成城，怀着誓与疫情抗击到底的决心，积极投身到抗"疫"

一线，充分展示出高效的谋划力、统筹力和执行力。在学校领导小组的指挥下，医务室积极架起与社科院、市教委体卫艺处、市教委后勤处、市教工委纪检组、良乡高教园区、房山区卫健委、房山区卫健委卫生监督所、燕保大学城管委会、望京爽秋路街道、海淀区委办外联中心等联动沟通的"桥梁"，成为协调各部门运作的"纽带"，确保政令传递畅通，各方协调有序，措施一抓到底，落实一步到位。特别要保证与各校区属地的畅通联络，便于应急情况的上报与处置。

疫情防控期间，全天候、多角度密切关注疫情进展以及北京市教委和高教园区等上级单位的安排部署，每天接收各类文件信息、参加各级视频会议、汇总各类报表、上报各项数据，工作虽然繁重，却是疫情防控工作落实的准确反映，为上级决策提供重要的参考依据。此外，医务室还负责学校受捐物资的接收工作，对捐赠物品进行盘点、入库、登记造册。已接收外单位捐赠物资如下：口罩 29,100 只、消毒液 9 桶（10kg/ 桶）、消毒液 15 桶（5kg/ 桶）、消毒液 854 瓶（500ml/ 瓶）、体温枪 6 支、体温计 20 支、一次性手套 450 副、防护服 95 件、防护屏 100 个、消毒喷雾器 1 个、食品 260 盒、茶叶 110 饼。

医务室作为学校疫情防控工作的"中枢"，积极配合上级单位各项检查也是疫情防控的中的重要工作。本着在检查中找不足，在指导中求进步的工作态度，医务室联合相关部门，认真对待每一次的检查指导，虚心请教和总结每一次的检查工作，在学校防控指挥部的领导下，不断地完善防控制度，进一步筑牢校园生命安全的防线。

完善制度，细化措施，靠实责任

按照习近平总书记在中央政治局常委会会议上的重要讲话精神，为全面贯彻党中央、国务院及北京市政府、北京市教委关于新型冠状病毒肺炎疫情防控决策和部署，深刻认识到校园疫情防控的重要性、复杂性和艰巨性，根据"控制传播来源，阻断传播途径，保护易感人群"的防治原则，医务室结合学校的实际情况先后制定了一系列防疫防控规章制度、应急预案及防疫措施实施细则，具体为：

1.《中国社会科学院大学医务室防控"新型冠状病毒肺炎"工作预案》；

2.《中国社会科学院大学疫情防控隔离区管理规定及实施细则》；

3.《中国社会科学院大学医务室防控新型肺炎疫情之工作区域防护规定》；

4.《中国社会科学院大学医务室防控新型肺炎之医学隔离观察室的设置》；

5.《中国社会科学院大学医务室关于参与隔离工作相关人员的工作规范及卫生防疫指导》；

6.《中国社会科学院大学医务室关于在校人员防疫工作的要求》；

7.《中国社会科学院大学医务室关于新型冠状病毒肺炎防控期消毒指导》；

8.《隔离人员登记表》；

9.《隔离观察温馨提示》；

10.《解除隔离观察通知书》；

11.《中国社会科学院大学传染病校内报告流程》；

12.《中国社会科学院大学新型冠状病毒感染的肺炎转院流程》；

13.《中国社会科学院大学医务室传染性呼吸系统疾病应急处置流程及各岗位职责》；

14.《中高风险地区返校学生基本情况调查表》；

15.《低风险地区返校学生基本情况调查表》；

16.《中高风险地区返京职工基本情况调查表》；

17.《低风险地区返京职工基本情况调查表》；

18.《在校学生每日观察表》；

19.《中国社会科学院大学集中隔离医学观察点防疫措施》；

20.《中国社会科学院大学开学复课后进出集中医学隔离观测点的标准》；

21.《中国社会科学院大学新冠肺炎防控期医学隔离观察知情同意书》；

22.《中国社会科学院大学新冠肺炎防控期环境消毒方案》；

23.《隔离观察区必备物资》；

24.《中国社会科学院大学校医务室就诊师生筛查登记表》；

25.《校外就医登记表》；

26.《校外就诊返校确认单》；

27.《校外就诊须知》；

28.《返校健康承诺书》；

29.《校内应急处置简图》；

30.《中国社会科学院大学疫情防控应急处置流程——场景篇》；

31.《中国社会科学院大学突发公共卫生事件应急处置预案》；

32.《中国社会科学院大学医务室新冠肺炎防控期开学前及开学后工作预案及实施细则》；

33.《中国社会科学院大学医务室新冠肺炎防控期春季开学前及开学后工作预案及实施细则》；

34.《中国社会科学院大学医务室新冠肺炎防控期秋季开学前及开学后工作预案及实施细则》；

35.《外包、外聘人员复工流程及注意事项》；

36.《中国社会科学院大学返校师生防疫手册》；

37.《中国社会科学院大学全员防疫手册》。

在疫情防控常态化的要求下，医务室根据疫情形势和上级的防控要求不断完善各种方案、制度，细化工作流程和措施，把防控责任落实落细，克服困难，全力做好各项工作，为平安校园创造良好条件。同时，随着国内疫情的相对平稳，在防疫措施到位的前提下，校园内陆续开展一些活动及会议，医务室都会结合实际提出相应的防疫要求和规定，确保活动安全有序平稳地开展。

创新举措、暖心服务，构建校园健康屏障

医务室在加强疫情防控的同时，不忘从细节入手提升服务，在疫情之初，为了方便给留校学生提供服务，由医务室牵头，第一时间建立了留校学生联络群，在群内为学生提供医疗方面的咨询，推送最新的防控方法以及防控温馨提示等。

同时，为了积极做好疫情防控工作，保障师生生命健康安全，医务室在疫情防控特殊时期，为在校师生、员工还提供了一系列的暖心措施，让留守校园内的师生安心，有信心战胜这场疫情。考虑到医务室人员紧张及疫情防控需要暂不能开诊的情况，为了避免交叉感染的风险，医务室不仅为在校学生及一线职工发放了爱心药包，还通过电话、微信的方式为一些有就医需求的学生、职工、外包单位封闭在校人员，联系送药上门，特别是西三环学区的学生，由于就医不方便，都是大夫亲自去西三环宿舍进行诊疗。对一些情绪不稳定的学生，也是通过上门沟通、微信追踪等方式，对学生进行诊疗。医务室派人24小时在线值守，接听在校工作人员及学生的电话，随时解答及处置各类问题，为学校构筑了一个既安全又温暖的健康屏障。

防控疫情，健康宣教也是重中之重。为此，自学校疫情防控专题网站建立以来，医务室每天为网站推送专题科普文章，已推送文章400余篇。通过海报、宣传页及微信推送等多种方式进行新冠肺炎防疫宣教。同时，在新冠课程中，增加微信答疑环节，为选课的学生随时进行在线答疑。

加强防疫培训，筑牢疫情防控安全堡垒

为了有效做好新冠肺炎防控工作，加强全体医务人员对新冠肺炎专业知识的掌握，提高对病毒的防范意识及应急处置能力，医务室严格按照市卫健委的要求从疫情防控开始以来，对《新冠肺炎诊疗方案》及相关知识进行学习，各专职人员均在线上学习了新冠防控相关知识，并严格参加考核环节，对未按要求取得相应学分的人员视为培训不合格，确保全面掌握新冠肺炎防控相关知识，做到了培训无疏漏、无死角。同时，将医务室制定的疫情期间的岗位职责及各类防疫措施的实施细则，通过线上学习的方式，组织医务室全员进行培训。要求全体医务人员在思想上和行动上时刻保持警惕，真正做到"科学防治，精准施策"，只有这样我们方能打赢疫情防控阻击战。

医务室还对校内其他参与防控的人员做定期培训与监督，特别是对食堂、物业及宿管人员等服务窗口人员进行防控知识的培训，对负责消毒的工作人员进行培训、消毒规范的指导和监督。巡查各处的消毒记录及废弃口罩回收工作，检查监督各校区的防疫防控工作，加大对人员密集场所、外包单位复工复产的管控，确保防控工作落实到位。

通过定期的学习和培训，进一步提高了师生员工的防护技能和对疫情防

控工作的思想认识，增强了责任感和使命感，为持续做好疫情防控工作，保障师生身心健康和生命安全提供了技术基础和思想保障。

心系海外师生，勠力同心抗疫，社科大漂洋过海"罩"顾你

国外疫情暴发后，学校高度重视身处海外访学的每一名师生的健康状况，将他们的身心健康和疫情防控工作列为当前的重点工作，逐一核实他们工作、生活和健康状态，建立和完善海外访学师生"一人一案"专项档案，并进行全覆盖、无死角的疫情防控知识宣传教育。疫情防控指挥部第一时间为国际教育学院格但斯克大学孔子学院寄送口罩的请示作出批示，并责成医务室和国际教育学院做好相关工作。医务室按照指挥部的工作部署，第一时间筹备好了防疫口罩，交接给国际教育学院。

孔院波方院长在收到口罩后表示："当新冠肺炎疫情在全球蔓延开来，波兰防疫形势也日益严峻。波兰政府已发布通知，要求自 4 月 16 日起人员外出须遮挡口鼻。中国社会科学院大学寄送的口罩非常及时，体现了中方合作院校对孔院防疫工作的高度关注和支持，这些防疫口罩将很好地帮助孔院渡过难关。"他还特别强调，有中国社会科学院大学这样的国际合作伙伴特别值得自豪。

孔院中方院长张捷表示，通过线上交流和学习，全体教师做到了科学抗疫，也努力做好了安全防护。这批口罩将极大地增强格大孔院战胜疫情的信心，鼓舞格大孔院攻坚克难的斗志。

医务室联合国际教育学院提醒海外师生做好个人防护，主动采取自我保护措施，减少外出，持续关注当地疫情变化，遵守当地法律法规，配合当地政府开展疫情防控。

莫道浮云终蔽日，严冬过尽绽春蕾。对海外师生而言，祖国永远是他们最强大的靠山、最坚强的后盾。让我们守望相助，共抗疫情，待到惠风和畅时，共同相聚社科大。

"豪华"防疫包助力抗疫攻坚战

"欢迎回家""终于等到你"……沉寂许久的校园，迎来了学生们返校"回家"。7月中旬开始，大学各校区陆续迎来了近700名返校学生和近500名为学生服务的教职工，返校学生均为京内非防控重点地区的应届毕业生，返校的师生进校时均得到了学校赠送的爱心防疫"豪华礼包"。

8月底，学校按照北京市教委的部署全面开启返校复课及新生报到工作，为了保障学生们返校时的健康安全，校门口设立了"信息核对区"。进校学生未入校前，将在"信息核对区"进行信息核对、登记报到。学校工作人员还会对学生行李和手部进行消毒。"还有礼物呀！"最让学生们感动的是，学校为每一位学生准备了爱心防疫"豪华礼包"，里面装有手套、消毒液、口罩、免洗手部消毒液等防疫物品，以及学校防疫知识手册。同时，领到防疫礼包的还有全体教职工。发放的6,000余份防疫礼包，都是医务室工作人员在保障校内防疫和日常诊疗工作后加班加点分装出来的。

为备战秋冬季新冠肺炎和流感病毒防控，继续做好学校离退休干部新冠肺炎防疫工作，经学校离退休干部工作领导小组会议批准，国庆节前，校医务室、离退办共同为学校138位离退休干部配发防疫物品。此次向老同志发放防疫物资工作中，校医务室负责人迅速联系、调配防疫物资，全部人员积极配合，短短一天时间将防疫物品分装备齐。截至9月30日，离退办工作人员为125位老同志发放了防疫物品，其中84份物资通过快递送到老同志家中，包括居住在京外的老同志们，也都在国庆节前夕陆续收到了"爱心防疫包"。

老同志们纷纷致电离退办工作人员，并在老干部微信群留言，表示对学校周到细致的关爱感到非常温暖，对校领导、医务室和离退办工作人员表示由衷的感谢。他们说，"在疫情防控常态化下，防疫物品是必需品、消耗品，学校真是想我们所想""这是今年国庆节收到的最实用的礼物，让我们感受到学校对老同志满满的爱""衷心感谢校党委、校领导对老同志的关心爱护，我们一定配合学校做好新冠肺炎防疫工作"。老年人是新冠肺炎易感人群，做好老同志的防疫工作尤为重要，学校对青年学生和离退休干部"两手一起抓"，为全校防疫工作筑起了坚强堡垒。我们相信，在校党委的高度重视和周密部署下，大家齐心协力、众志成城，一定会打赢新冠肺炎防疫这场硬仗。

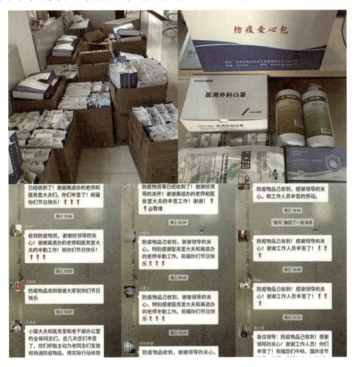

社科大医务室加班加点分装的防疫礼包及社科大老同志在微信群发表的感想

消杀防护不放松，安全保障有力量

为坚决防止新冠肺炎疫情在校园发生，确保留校学生及返校复学工作安全有序进行，保障师生安康，学校除常态化消杀外，还邀请专业队伍对学校进行"地毯式"消杀，为校园安全及师生的身体健康保驾护航。

疫情之初，医务室根据《新冠病毒消毒指南》《医院消毒卫生标准》《医疗机构污染物排放标准》等规范性文件的要求，对物业负责消杀的人员进行培训，并监督其在校内进行全方位的消杀活动。校内全方位防疫防控重点有以下几个方面：

第一，针对日常消杀所需防疫物资，做到实时清点库存，及时补充采购，全面做好校园消杀工作的物质保障。同时根据疫情发展，做好研判、预判，对一些紧俏货源进行预采购，避免后期出现防疫物资匮乏的问题。

第二，认真开展全面消杀工作。组织人员对大楼进出门厅、楼道、办公室、卫生间、电梯、食堂、会议室、办案区等公共区域进行全方位无死角消毒、无盲区消杀，全力做好公共区域的卫生防护和防疫提示，把消杀活动落实到每个细节。同时做好监督指导工作，确保消杀到位、人员安全。

第三，严格落实疫情防控措施。对外来人员严格执行防疫"三宝"，即佩戴口罩、测量体温、出示北京健康宝。严格出入登记，严防疫情输入，对返校人员实施必要的检测，对外包人员实施校园封闭管理，对所有在校人员提出校内防疫提示，根据疫情发展形势提出相应的防疫警示及防疫指导。

第四，加强对食堂的消毒和管理。严格把关、从细落实各项饮食防护举措。对餐厅内防疫措施及用餐形式给予全面指导，配合属地卫生监督部门做好食堂防疫监管。为了保障食堂就餐安全，学校在各校区食堂里配备了新的消杀"神器"——紫外线消毒灯，并由专人负责管理，每日定时对食堂环境和空气进行消毒，做好通风。利用食堂大屏幕、室外音响滚动推送防疫温馨提示，营造良好的校园防控氛围。

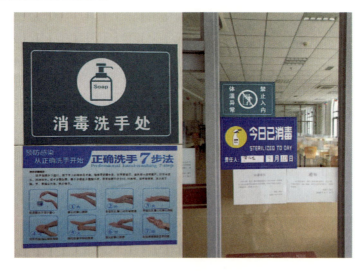

公共区域的防疫标识及温馨提示

第五，根据学校毕业返校、开学复课安排以及北京市疫情防控的要求，制定严格的返校制度，全面做好核酸检测工作，确保校园零疫情。

第六，严格管理校内隔离点，做好集中隔离观察指导及环境消毒工作。对于需要隔离观察的人员，进行医疗登记，并对其进行防疫防控知识的宣教，告知隔离观察区的注意事项，发放口罩、消毒用品及预防中药，24小时专人负责隔离人员的健康保障和监督。隔离期满后，评估没有异常，即告知其解除隔离，并对其之后回到集体宿舍区的生活及工作进行防疫防控宣教。医务室负责对隔离区进行专业消毒，并做好消毒记录。

学校隔离观察区位于大学良乡校区南侧的综合楼，自2020年1月24日除夕迎来第1名隔离人员，至4月21日关闭，共计89天，累计接收隔离人员59人。他们中有的是在教育部禁止提前返校通知发布前从家乡返校的学生，有的是公派出国、家乡封城，只能返校的交流生，有的是曾去医院就医的留校生，有的是近期返校从事学校基本建设的工程人员……一律严格执行相关规定，进行隔离，并实现全体隔离人员、在校生、教职员工、安保后勤人员零疑似、零确诊的抗疫战果。在这里要特别感谢和致敬驻守在隔离观察区的保安及医务人员，他们不仅承担着繁重的工作，更承担着感染的风险，他们是校园安全的卫士，没有他们的坚守，就没有今天平安健康的校园。

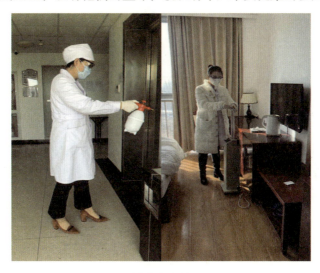

隔离室消杀

核酸检测把关严，筑牢校园安全墙

2020 年 5 月底，当时北京还没有出现疫情反弹，按照北京市教委的部署，学校计划启动毕业生返校工作，为了全面筑牢疫情防控防线，切实做好返校准备工作，经学校指挥部研究决定，对参与返校工作的所有相关人员包括外包单位在校人员进行了新冠病毒核酸检测。会上，从检测场地设置、物资准备、流程路线规划等方方面面都进行了讨论和部署。

此后根据北京市及北京市教委的疫情防控部署，学校先后组织了四次全员检测、校园公共区域环境检测及多批次特定人员的检测。秋季开学后，按照北京市疫情防控常态化管理的要求，大学指挥部决定对两校区食堂、宿管、图书馆、医务室等服务窗口的工作人员进行定期核酸检测，同时，为保障学校师生吃得安心、吃得放心，学校还请检测机构对学生食堂和教工食堂的冷库环境、食材以及消毒洗手池等也做了检测。

每一次的检测过程都严格按照既定标准、流程，规范组织、科学实施；医务室工作人员加强现场疏导，提醒检测人员戴好口罩，保持 1 米安全距离，避免人员扎堆、聚集。

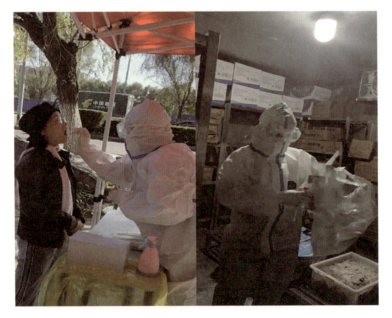

应检人员核酸检测、冷库环境及食材检测

截至 10 月份，学校进行的多批次核酸检测已达 3,000 余人次，多批次全方位的检测是对全体师生防疫防控的全面排查，是落实更严要求、遏制疫情进入校园的重要举措，是全力确保学校安全的重要基础。核酸检测举措仅仅是学校各项防疫措施中的一小部分，从疫情之初，学校就以"态度上重视，行动上负责"为指导思想，全力做好校园疫情防控工作，努力营造健康安全的校园环境，坚决筑牢校园安全保护墙，为打赢情防控阻击战而努力着。

2020 年的春节令人难忘，一场战"疫"打乱了人们的生活节奏，抗击疫情，人人有责。在学校疫情防控指挥部的领导下，没有一个人犹豫，没有一个人退缩。在防控新冠肺炎疫情的过程中，在这漫长防疫的日日夜夜里，我们见证并检验了学校教职员工的风范：严谨、敬业、团结、实效。所有坚守在一线的领导、老师、工作人员并肩作战，想学生之想、急学生所急，提供了诸多个性化、菜单式的暖心服务，充分彰显了这所年轻大学厚重的人文底蕴。面对疫情，信心是最有效的疫苗。当前，疫情形势依然复杂严峻，打赢这场生死攸关的阻击战，更是需要争分夺秒。我们坚信，在以习近平同志为核心的党中央坚强领导下，社科人齐心协力、众志成城，一定能打赢校园疫情防控保卫战！

物资设备保障组——条件保障篇

自疫情防控工作开展以来，后勤处以学校党委、学校防控工作指挥部指示精神为指导，以各级决策部署为依据，根据疫情变化发展和学校工作安排，在分管校领导的直接领导下，强化底线思维，加强物资调配，有针对性地做好后勤保障工作，确保医疗设备和应急物资保障充足，确保生活物资供应充足，确保各项后勤保障工作到位。在做好疫情防控工作、确保师生健康安全的基础上，为教育教学工作提供综合保障。

一、严密组织，扎实抓好饮食保障工作

学校疫情防控指挥部和张政文校长反复强调，疫情防控的特殊时期，一定要把伙食和生活保障工作做到位，保证学生和教职工的营养跟得上。特别是对隔离观察学生和一线作战教职工、站岗执勤人员，要重点做好保障工作。后勤处按照要求，根据疫情防控工作的形势发展，合理调整饮食保障方式，有制度、有妙招、有领导、有落实，想方设法将疫情防控的各项举措做实做细，让学校师生和领导放心。

（一）保障形式

1. 疫情防控初期，经指挥部批准，制定并下发了《关于疫情防控期间食堂就餐事宜的通知》，两个校区的食堂均实行盒饭分餐制，在售卖窗口设置了一米线，贴出了安全提示，在学生宿舍区设置餐余垃圾桶，对盒饭用餐形式和必须佩戴口罩进入食堂等要求进行明确；为值班加班人员、隔离观察人员、一线执勤人员提供营养餐；每日提供免费定量水果或酸奶，供应热汤。

为表达对学生的关怀，学校在不同时间对学生进行慰问。元宵节，食堂特意准备了元宵，免费请大家品尝，代表学校对师生表示慰问。根据国家中医药管理局关于更好地发挥中医药在新冠肺炎防治中作用的建议，学校为校内全体学生职工发放了预防新冠肺炎中药液，以此提高身体免疫力，保障生

命健康安全。学校高度重视关心被医学留观学生的身体健康以及心理健康，采买了牛奶、矿泉水、苹果、橘子慰问品，校领导将慰问品逐一送到了学生手里；封闭管理期间，学校为校内每名学生赠送了牛奶、水果等慰问品，转达了校领导对学生的关怀和问候。

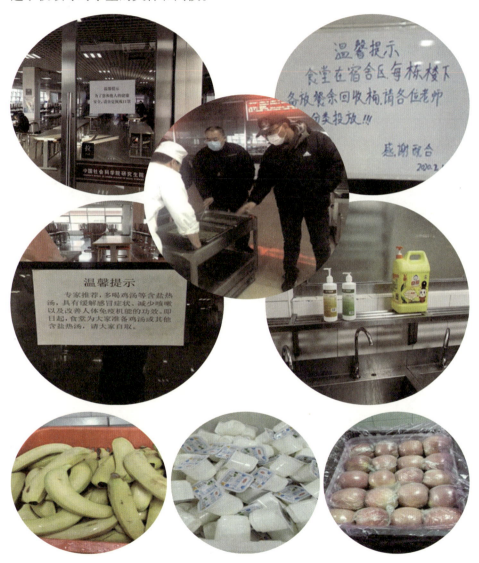

2. 随着疫情防控工作推进，毕业生离校工作顺利完成，加之暑假的到来，校内学生人数所剩无几，为节约资源，及时调整保障形式，由教职工餐厅统一保障值班教职工及在校学生饮食。教职工餐厅公布预约电话或微信，以部

门为单位，前一晚预约第二天就餐人数，每餐到职工食堂领取盒饭，带回办公室或宿舍用餐。

3.新学期开学后，师生返校，根据实际情况安排保障方式。教职工餐厅保障全体教职工、隔离观察人员就餐；学生食堂保障学生就餐，风味餐厅提供风味餐饮。

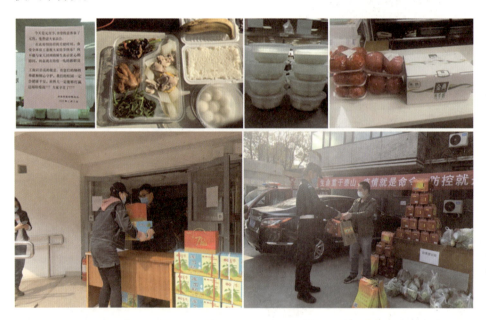

教职工用餐保障：初期以预约盒饭形式保障。教职工餐厅公布预约电话或微信，以部门为单位，前一晚预约第二天就餐人数，每餐到职工食堂领取盒饭，带回办公室用餐。随着疫情形势的好转，后期在做好防护措施基础上，开始正常堂食。

学生用餐保障：实行错峰买饭，食堂延长售卖时间，保证学生就餐。餐桌摆放拉大间距，在餐桌上设置隔挡板，每桌可坐4人。安排志愿者，引导学生排队时注意前后距离，同时随时观察掌握餐厅内排队情况，学生密集时让大家在食堂外等待，根据排队人员情况引导大家进入餐厅排队买饭，尽量减小人员密集的可能。中秋、国庆双节期间，根据校领导指示要求，为调节大家饮食、表达节日慰问，学校为学生免费发放月饼，学生食堂向就餐同学免费提供鸡排菜品。

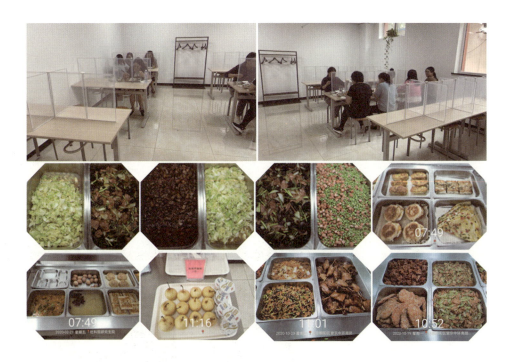

　　为了丰富学生饮食品种，学校又积极想办法，投入经费和人员，在风味厅增加了小火锅、快餐，学生有了更多选择。

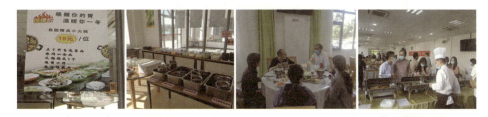

　　良乡校区隔离观察人员用餐：校内隔离区的盒饭，由职工食堂送至南综合楼东侧，由隔离区域值班人员错时取走，避免相互接触；校外隔离区的盒饭，由职工食堂送至学校北门，由隔离区值勤人员取走分发。

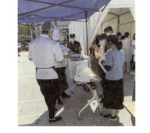

　　望京校区隔离观察人员用餐：食堂送至观察区门口，由隔离区值勤人员取走分发。

　　（二）防护措施及相关要求

　　1.餐厅设进口、出口，进出餐厅实行单向流动，在餐厅入口处搭设了专用帐篷，设置体温测量设备和定位二维码，所有人员体温检测正常、扫码后方可进入。所有人员进入食堂必须佩戴口罩，不佩戴口罩者禁止进入食堂；做好教育引导，饭前要先洗手。

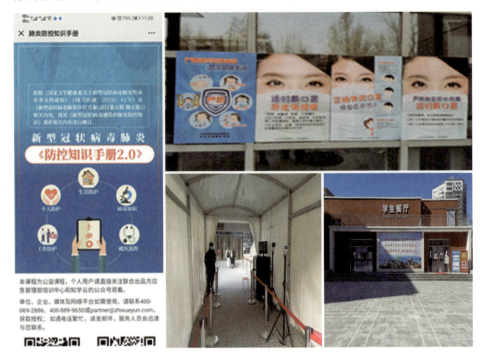

2.学生餐厅设置 1 米间隔标志线及排队隔离桩，排队买饭时，后一名必自觉站在一米线之后。设置引流路线引导大家洗手、排队。

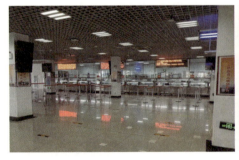
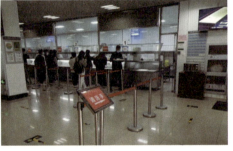

3.在餐厅入口和就餐大厅内放置音箱，反复播放语音提示，提醒进入餐厅应注意事项；并安排志愿者，疏导、引导学进出、排队和做好防护。

4.学生餐厅已按消毒规格要求安装了紫外线灯，每日早餐开餐前、后，午餐、晚餐后分别开启紫外线灯进行环境消毒不少于 30 分钟。紫外线灯开关装箱上锁，专人专管，开启时将餐厅门关闭上锁，避免人员进入。

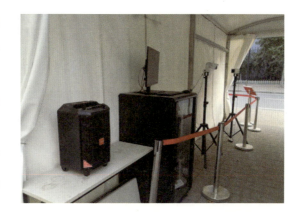

5.每天开餐前后，对餐厅大厅、后场、卫生间地面全部进行消毒，使用酒精或 84 等含氯消毒剂，喷洒、擦地机擦拭、拖布擦拭，每天不少于 4 次。

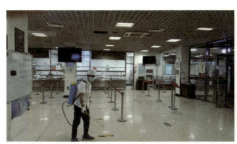
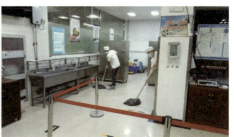

6.对餐厅内部设施设备，如冰箱冰柜表面、蒸箱、灶台表面、各种开关把手等，每日至少喷洒或擦拭消毒 2 次。

7.对卫生间内设施，如便池、按钮、垃圾桶、把手、台面镜面等，每天喷擦拭消毒 4 次。

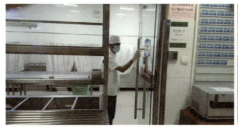
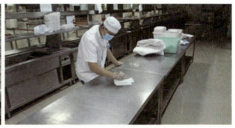

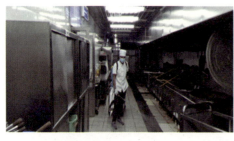
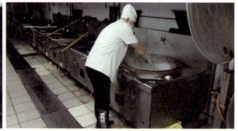

8.餐厅员工必须持健康证上岗。每天三次测量体温，全部穿工作服、戴头套、一次性口罩、一次性手套或橡胶手套上岗，注意个人卫生，注意个人安全防护。工作服每周清洗2次，并用84等含氯消毒剂浸泡消毒。餐前便后、接触垃圾后必须洗手消毒。严禁扎堆聚集，尽量减少相互接触。

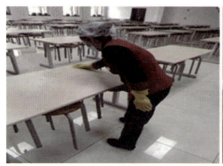
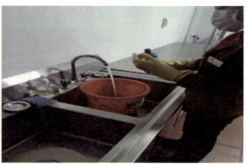

9.严格把握食材来源，必须正规合格，检疫检验手续必须齐全。食堂严格收验货，索要检疫检验资料留存。食品留样严格按要求执行，并做好登记。开展安全操作培训，规范食品加工制作过程，不同类型的食品原料要分开储存、分开加工；烹饪过程要做到生熟分开、烧熟煮透。严禁宰杀、烹饪野生动物或生病禽畜。

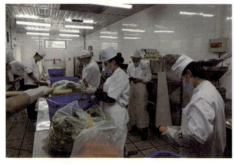
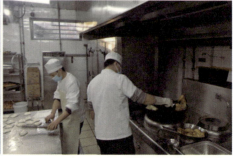

10. 严格落实市教委有关要求，食堂职工实行封闭式管理，每两周进行一次核酸检测。同时，定期对食堂环境、食材进行核酸检测确保饮食绝对安全。

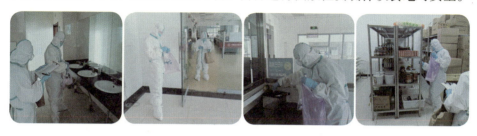

11. 进校送货人员严格审批程序，供货商需提供健康承诺和其他相关证明资料。严禁外来人员进入厨房，接货一律在食堂外进行，做好安全防护措施，持安全距离，避免接触。

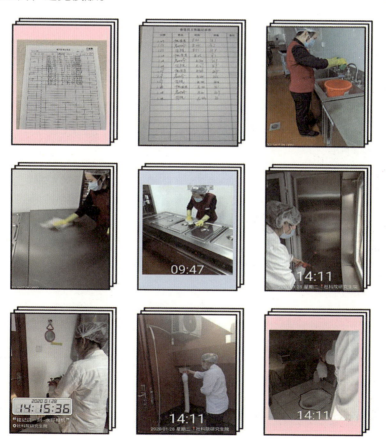

2020 年 1 月 28 日对望京食堂的记录

12.习近平总书记作出杜绝餐饮浪费的重要指示后，学校以入学教育、张贴宣传海报、发出《关于制止餐饮浪费行为的倡议书》等形式进行教育宣传，号召各级党员干部做良好风尚的引领者，带头增强厉行勤俭节约、反对餐饮浪费的政治自觉，弘扬艰苦奋斗精神，培育崇朴尚俭风气；号召广大师生、教职工要做勤俭节约的践行者，从我做起，把"光盘行动"当作一种习惯，当作一种修养和责任，以"光盘"为荣，以"剩宴"为耻，从每一餐做起，坚持做到吃光盘中餐、餐餐不剩饭。同时，食堂开设小份菜窗口，馒头分为大、小个，米饭1两起；支持学校社团开展"讲勤俭故事，做勤俭达人"活动，来倡导和宣传培养节约习惯、制止餐饮浪费、共同创建健康的生活方式。

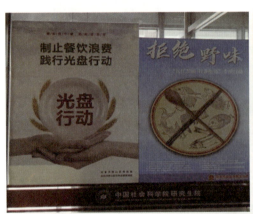
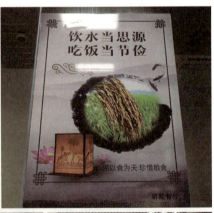
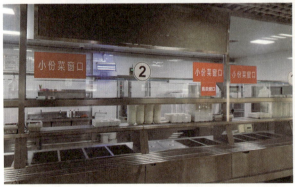
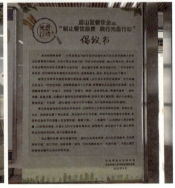

二、严格管理，认真做好住宿保障工作

（一）学生宿舍管理

1.新学期开学前，对两个校区的所有学生和职工宿舍、望京小白楼实行封闭管理，将所有未返校学生、职工的宿舍和其他空房间全部粘贴封条。立足现有人员条件进行定岗定位，每人重点负责一栋宿舍楼；认真清查统计学生宿舍情况；每天进行巡查，测量体温，协助发放防疫物资和慰问品。查看了解学生住宿情况，查看宿舍封条完好情况。为控制外来人员进入学生宿舍，1至4号学生宿舍楼东西两侧门封闭，只保留每栋楼中间两个楼门通行。学生宿舍区的大门部分封闭，以加强宿舍区的管理。

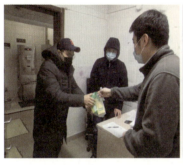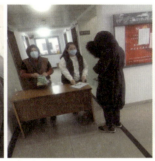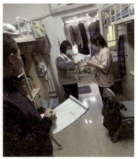

2.新学期开学后，针对学生返校的实际，对宿舍管理方式进行了相应调整。

（1）1至4号学生宿舍楼东西两侧门封闭，只保留每栋楼中间两个楼门通行。

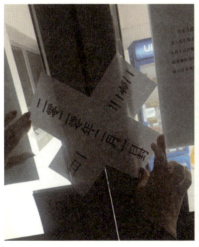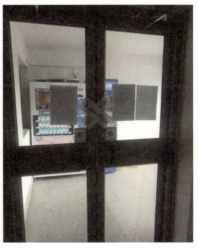

（2）学生宿舍楼门安装启用门禁系统，凭证刷卡进出。

（3）与学生工作部门共同核对住宿信息，提前安排公寓管理人员班组。同时协助配合学生工作部门做好以宿舍为基础建立防控单元的相关工作，共同做好宿舍管理工作。

（4）与学生工作部门、保卫处、物业协调配合，按照学生返校安排解除封条，拉开电闸给电，并对宿舍进行消毒，提醒学生开窗通风。同时，配合其他部门做好新生、学生返校迎接工作。

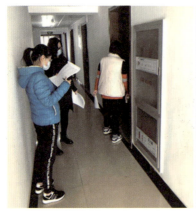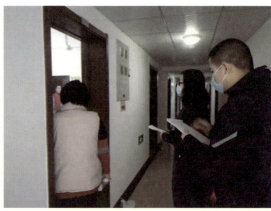

（5）加强宿舍区的清洁、消毒，使用酒精或84等含氯消毒剂，采取喷洒、擦拭的方式，每天至少3次。

（6）加强住宿管理，每日巡查宿舍，提醒并检查学生宿舍的通风、清洁、被褥衣物的晾晒等卫生状况，提醒学生洗涤衣物时注意消毒。

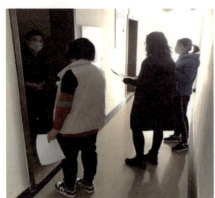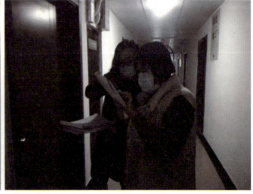

（7）公寓办配置 500g/L 的含氯消毒液，学生如有需要可以实名定量领取，并提醒学生先用消毒液浸泡 30 分钟，再常规清洗。

（8）每日查看学生体温登记情况，提醒学生测量体温，对学生上报的体温异常情况及时向医务室和学生工作部门汇报。

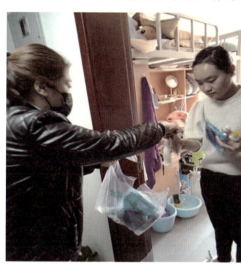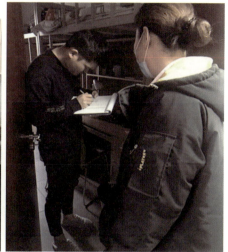

（9）其他方面严格落实学校住宿管理规定。

（二）服务员工宿舍管理

由各外包公司负责管理，各相关部门负责检查监督，参照学生宿舍清洁消毒、巡视巡查要求进行管理。

（三）校内招待所管理

教职工申请临时在校招待所住宿的，需要各部门负责人、申请人分管校领导、主管后勤校领导逐级审批后，再安排入住，申请人所在部门、保卫处、后勤处共同对住宿人进行监督管理。

（四）隔离观察用房管理

在良乡校区南综合楼、望京校区小白楼设立了相对独立的隔离观察用房，并在望京校区新建了 12 间集装箱临时隔离房。新学期开学后，为应对校内隔离观察用房可能不足的情况，制定了租用校外酒店作为隔离房使用方案。良乡校区：海友北京房山大学城酒店、尚巢酒店，均在北门外。望京校区：锦江之星（酒仙桥中路 19 号）、汉庭酒店（阜通东大街金兴路 2 号）、北京林源酒店（广顺南大街望京园 699 号）。

三、合理安排，及时提供车辆保障

（一）疫情防控初期，因学校实施封闭式管理，通勤班车、摆渡车全部停运

车队严格人员值班安排，确保随叫随到，保证能够及时为处理疫情防控突发事件提供车辆保证。疫情防控工作开始以来，车队顺利完成了三个校区防疫物资运送、接送教职工及学生等保障工作。

（二）自 6 月份起，按照学校工作安排，教职工开始返校上班，通勤班车开通，保障教职工上下班

校区登车、下车点设在学校南门外，人员进出校门严格按照学校有关规定执行。实行车长负责制，在每个登车点，车长对每名上车人员进行体温检测，并严格消毒，然后方可登车。乘车时人员间隔就座。乘车人员必须全程佩戴口罩，不得交谈。车辆入校前要仔细消毒，每次人员登车前、下车后，都要对车内进行喷洒和擦拭消毒。班车司机严格自身要求，非工作时间自觉待在家中或校内，不得随便出门、出校，做好自身防护。

（三）返校学生接站

根据开学工作安排，在返校时间段内，向广阳城地铁站发摆渡车，接返校学生。对每名上车人员进行体温检测，并严格消毒，然后方可登车；乘车人员间隔就座；乘车人员必须全程佩戴口罩，不得交谈。每次入校人员下车后，司机都要对车内进行喷洒和擦拭消毒。

（四）新学期开学后，根据学生较为强烈的出行需求，学校研究决定开通摆渡车

在广阳城地铁站，司机对每名上车人员体温进行检测，正常方可登车。乘车时人员间隔就座。乘车人员必须全程佩戴口罩，不得交谈。司机定期对车内进行喷洒和擦拭消毒，并严格自身要求，非工作时间自觉待在校内，不得随便出门、出校，做好自身防护。

四、认真细致，严格落实校园清洁消毒

（一）加强教室及图书馆的清洁消毒

室内地面使用有效氯浓度为 500g/L 的 84 消毒液等消毒剂喷洒或擦拭消毒，每天不少于 2 次。每天开窗通风不少于 3 次，每次不少于 30 分钟。

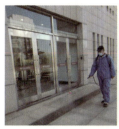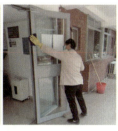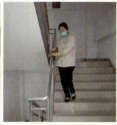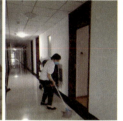

（二）做好办公场所的清洁消毒

办公场所的楼道、楼梯、办公室地面、桌面、电梯、门窗及卫生间等区域，使用酒精或含氯消毒剂喷洒或擦拭消毒，每天不少于 2 次。在按钮、扶手、电话等经常使用部位，增加消毒频次。每天开窗通风不少于 3 次，每次不少于 30 分钟。

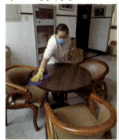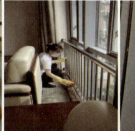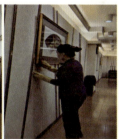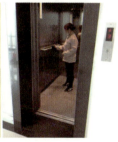

（三）做好公共区域消毒清洁

室外公共区域每天定时清扫消毒。公共区域卫生间配备消毒洗手液和消毒用品，卫生间的消毒应以手经常接触的表面为主，如门把手、水龙头等，可用 500mg/L 的含氯消毒液或其他可用于表面消毒的消毒剂擦拭消毒，30 分钟后清水擦拭干净。实行垃圾分类处理，将生活垃圾与防疫垃圾区分，做到日产日清，并做好垃圾容器的清洁，用 500 mg/L 的 84 消毒液等含氯消毒剂定期消毒。公共区域放置加盖的废弃口罩专用垃圾桶，要套塑料袋，用于收集用过的纸巾、口罩，每日物业安排专人喷洒消毒，然后密封塑料袋运走处理。物业工程部对空调进出风口每天擦拭消毒。

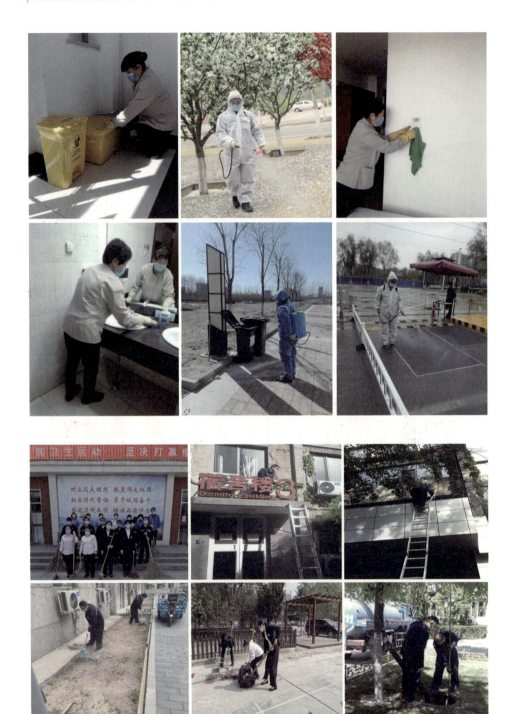

（四）学生返校前进行一次卫生大扫除，对学校所有场所进行彻底的清洁消毒

学校请专业公司对空调、供水管线等进行一次全面的清洁消毒，空调回风口设置专门设施防鼠、防虫。对教学楼、行政楼、图书馆、食堂、宿舍及其他建筑开窗通风，外表面进行喷洒消毒。集中清理校园枯枝园卫生死角。

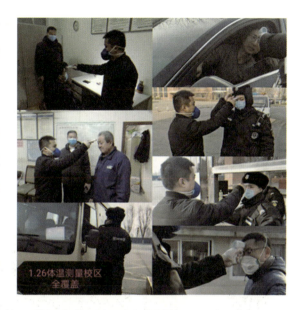

（五）后勤服务人员实行统一封闭式管理，严防疫情输入风险

加强防疫工作培训，督促指导做好个人防护，每日自我健康监测，三次测量体温。工作时全程佩戴口罩，做好卫生防护，保持工作服干净整洁，定期洗涤，必要时消毒处理。不串宿舍，不扎堆聊天、聚集，不与外人接触。

五、全面周到，努力做好生活及物资保障

（一）新学期开学后，超市、复印店、理发店正常营业，学校对其价格、服务等方面进行严格监管，满足师生日常所需

督促落实疫情防控要求，每日不少于2次喷洒或擦拭消毒，保持卫生安全。视情指导其实施预约营业方式，限制入店人流，防止人员密集。对进店人员进行体温检测，正常方可进入。超市不得售卖酒精类饮品。

（二）做好办公及防控物资储备工作

学校所需要的办公用品及设备设施等，按照政府采购有关规定，根据需求量提前筹划准备、采购到位，确保开学各职能部门及学院教育教学工作正常运转。

（三）固定资产管理工作

做好资产档案的规范与完善、固定资产的记账管理、维护使用等，建立

健全资产管理制度，配齐管理员和部门管理人员，明确岗位职责；按规定对学校所有固定资产清理、登记、建账。严格执行学校固定资产报废和处置制度，做到程序合法，公开透明，核销及时，有据可查。

六、精心筹划，着力完成修缮工程采购保障任务

（一）加强设施设备保障工作

加强设施设备的维护保养、检查维修等工作，确保锅炉房、换热站、配电室、泵房、电梯等设施设备安全正常运行。

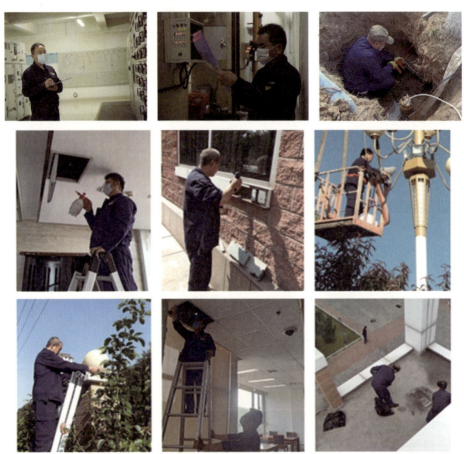

（二）教学生活保障

秋季学期，西三环学区 200 余名教职工搬入良乡校区，600 余名新生将入住学校，配套的教室、办公室如何保障到位，学生活动室如何扩容，就餐面积如何增加……教学生活保障中的一个个难题摆在面前。学校主动克服疫情带来的不利影响，特别是在财政紧缩过紧日子的大背景下，分管校领导带着有关部门，深入一线、反复论证、统筹布置，确保资源挖潜最大化。各部门反复加强项目论证、精打细算，确保每分钱都花到刀刃上。一个个建设项目马不停蹄、有序推进。各条战线争分夺秒，如良乡校区新建医务室隔离观察点，非线编实验室建设，东门、南门门禁改造，学生公寓外墙修缮，教学楼、行政楼、图书馆外墙铝扣板修缮，学生公寓粉刷，北综合楼 3—6 层教室及卫生间改造，学生食堂地下空间改造，南综合楼一层食堂改造，2020 级本科生家具购置，以及望京校区平房教室改造、运动场地改造、室外场地道路铺装、小白楼装修改造、集装箱临时隔离观察点新建、垃圾站改造等近 30 个大小工程项目一一如期竣工。

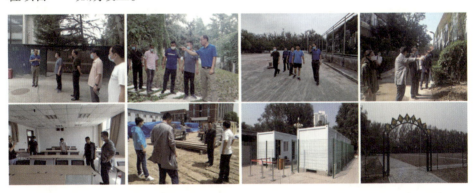

通过建筑功能调整、家具综合利用，在原有基础上增加大小教室 16 间，增加研讨室 3 间，12 个学院都有了独立的教研工作室，充足的教授公共工作室，团学活动室面积增大一倍，有新建的咖啡厅，……难题逐一化解。

七、合作关怀，促进提升外包单位服务保障水平

自疫情防控工作展开以来，为学校提供物业、餐饮、安保服务的北京国基伟业物业管理有限公司、北京首佳物业管理有限公司、北京金诚汇美餐饮管理有限公司、北京荣军保安服务有限公司等外包单位便全力投入到学校的防控工作之中。特别是学校实施封闭式管理以来，各公司更是鼎力支持、坚决配合，表示一定按照校方的安排部署，克服人员少、任务重、工作险等重重困难，调动所有资源，举全公司之力，坚决完成学校疫情防控任务。2月12日，学校给各公司发出了感谢信，感谢他们对学校疫情防控工作的大力支持，感谢员工参与防控工作的辛勤付出。对他们勇于担当、恪尽职守的风采给予肯定，对他们不计得失、甘于奉献精神表达敬意。

　　学校为各单位采购了米、面、油、方便面、香肠等食材和食品，元宵佳节为他们送去了元宵，为一线执勤员工配备了暖手宝，校领导亲自送到员工手中，对他们表达关切和慰问。学校还为一线执勤人员配备了营养餐，煮制了鸡汤，提供了酸奶和水果。

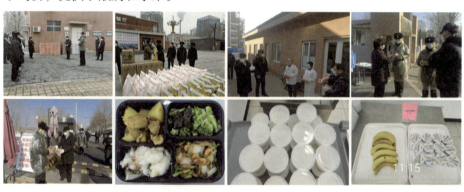

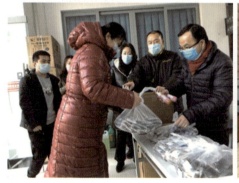
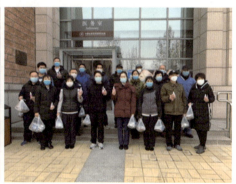

同时，根据国家中医药管理局关于更好地发挥中医药在新冠肺炎防治中作用的建议，学校为全体人员发放了预防新冠肺炎中药液，以此提高身体免疫力，保障生命健康安全。

各公司及全体员工纷纷表示，学校这些贴心的关怀爱护让人倍感温暖，他们一定将其转化为工作的动力，转化为十足的干劲，发扬"越是艰难越向前"的精神，盯住目标，守住阵地，做到"两严防""两确保"，与学校团结奋战、共克时艰，坚决打赢疫情防控的人民战争、总体战、阻击战。

超常运行　双线决胜

　　学校在严格落实疫情防控各项要求的同时,科学有序推进复工复学。校园秩序加快恢复,实现了教学科研、考试招生、毕业就业等各项重要工作稳步有序推进,对外宣传工作系统化升级。疫情防控让我们"放心工作",双线决胜靠大家"放手去做"。

10天刊文超200！专题网助力打赢防疫阻击战

傅瑞霖

（发布日期：2020-02-14）

习近平总书记在 2020 年 2 月 3 日中共中央政治局常务委员会会议上强调"要做好宣传教育和舆论引导工作""要深入宣传党中央重大决策部署，充分报道各地区各部门联防联控的措施成效，生动讲述防疫抗疫一线的感人事迹，讲好中国抗击疫情故事，展现中国人民团结一心、同舟共济的精神风貌，凝聚众志成城抗疫情的强大力量"。

社科大坚决贯彻落实习近平总书记的重要指示精神，为集中展现防控工作信息、加强防控举措宣传力度、普及相关医疗卫生知识，校防控指挥部决定启动疫情防控专题网站建设工作。2020 年 2 月 3 日，专题网正式上线。自此，我校建立起以专题网为中心、以学校官网、官微及各公众号平台为支撑的疫情防控立体宣传格局。

专题网上线 10 天，共刊文 211 篇。其内容以报道及时客观、形式丰富、贴近师生生活等特点吸引了全校师生、学生家长、校友和社会各界的广泛关注，受到了来自上级机关、各大媒体和兄弟高校的普遍好评，已成为对外展示我校疫情防控工作进展、对内服务广大师生员工的窗口和平台。

专题网包括"上级精神、通知公告、工作动态、媒体关注、防治知识、师生服务、众志成城、红豆杉（副刊）"等八个栏目。"上级精神"栏目集中传达中共中央、教育部、北京市的最新会议精神和通知要求；"通知公告"栏目用以发布我校在疫情防控期间所出台的各类各项制度规定和工作安排；"工作动态"栏目以"每日简讯"的形式系统呈现学校防疫工作，以访谈、实录等形式宣传各校（学）区和各部门取得的工作进展和实际效果；"媒体关注"栏目集中展示社会媒体对我校疫情防控工作的关注情况，光明日报、长江日报、中国社会科学网、中国青年网、中国科技网等媒体均对我校工作予以专题报道；"防治知识"和"师生服务"栏目旨在为广大师生提供科学有效的防疫知识，广而告之学校为便利师生学术科研和学习生活所提供的各项服务；"众志成城"栏目以图说战疫、战疫有感、学子战疫、教工战疫四个板块生动展示全校教职工和广大同学在防控疫情中的所见所感、所思所想，力求以丰富的形式吸引人，以真挚的情感打动人，彰显社科人笃学尚行的精神面貌和关切时事的人文情怀；副刊"红豆杉"则用于展示师生、社会友人为疫情防控创作的书画、篆刻、诗歌、海报等文艺作品。

疫情防控专题网站将继续更好地发挥在我校防疫工作系统中的宣传引领功能，为完成疫情防控任务助力、为守护师生健康保驾护航。

学校疫情防控指挥部致全体师生员工的感谢信

（发布日期：2020-03-16）

全体师生员工：

　　自1月24日北京市启动重大突发公共卫生事件一级响应开始，我校全体师生员工已在疫情防控战场上团结奋战50天。在这50天里，我们共同见证了以习近平同志为核心的党中央坚强领导，共同见证了中国特色社会主义制度的优越，共同见证了中华民族直面大灾大难的坚韧和顽强，共同见证了中国人民携手共克时艰的勇气与担当。作为战疫的后方战场，我校全体师生始终以高度的责任意识与团结精神积极做好疫情防控和教学科研工作，其成果得到了上级机关和社会各界的充分肯定。

　　现今，我国疫情防控形势发生积极向好变化，我校疫情防控工作也已取得阶段性胜利。在此，学校向全体在疫情防控工作中辛勤付出、无私奉献的师生员工致以崇高的敬意、诚挚的慰问和衷心的感谢！

　　面对疫情，我校第一时间成立了防控新冠肺炎工作领导小组和指挥部，在实际工作中坚持"党委统一领导、党政齐抓共管、条块协同联动、师生全面覆盖、家校密切配合"。设立医学隔离观察区、校区（学区）严格封闭管理，以科学严谨的态度确保疫情不入校、不扩散；大力开展爱国卫生运动，环境清洁与卫生消毒覆盖全校每一个角落；因课制宜推进线上教育教学，努力保障同学正常学习生活秩序；紧跟时局坚持科研报国，启动公共卫生突发事件治理重大研究攻关；加强毕业与就业指导，降低因疫情冲击而致的毕业困难与就业压力；密切联系广大师生，让保障点对点、让沟通心连心；全程跟进信息公开和宣传报道，凝聚全校上下齐心防疫的磅礴精神力量；多方协调防疫物资设备，为"放手去做"的承诺夯实"放心工作"的基础；切实整肃组织纪律，铁一般的队伍造就金不换的成绩。

感动源自行动，"责任"贯穿始终。在学校防疫一线，有坚持几十天高强度在岗工作的老师，有一心一意记挂师生健康的医生，有一个个拨通学生电话的辅导员，有于高危处日夜值守的保安小哥；在这50天里，更有始终坚守在工作岗位，克服了种种困难，理解、支持、配合国家、北京市、学校防控政策的老师和同学们。大家这种默默无闻的付出、理解和配合，是我们各方防控工作取得阶段性胜利的重要前提和保障。在学生群体当中，由我校学生参与发起的"高原鹅"援鄂行动，汇集起近300所高校同学的爱心与热忱，让每一份捐款和物资都能去到需要处、用在刀刃上；五十余名同学为同济附中学生进行"一对一"辅导，切实帮助解决一线医护人员后顾之忧；我校在职的警察、社区工作者等研究生同学，更是和同事们一道坚守在各自的抗疫第一线；在社区内、在村镇里、在家庭中，社科学子助力防疫的脚步不曾停歇、声音不曾中断。一方责任石，它所承载的精神因每一位社科人的付出而跃动，它所寄寓的内涵因每一位社科人的行动而充盈。

行百里者半九十。我们要清楚地认识到，当前国内疫情还未结束，国际疫情持续恶化，班师得胜言之尚早，严防严控亦需谨慎。学校下一阶段的疫情防控任务依然艰巨，如何夺取疫情防控和治学办校的双胜利，这考验着每一位社科人的智慧、勇气和担当。保持警惕，不懈怠松劲；保持团结，不各行其是；保持乐观，不消极沉沦；保持思考，不人云亦云；保持行动，不空谈误事。让我们携手共进、力克时艰，直至疫情归零、大局安定。

时有冬至，当赴国难。人间春来，共飨太平！

中国社会科学院大学防控新冠肺炎工作指挥部

2020 年 3 月 16 日

成功举办 2020 年首场春季网络双选会

招生与就业处就业指导办公室

（发布日期：2020-03-23）

3 月 18 日至 20 日，我校与北京高校毕业生就业指导中心合作的"中国社会科学院大学 2020 届毕业生网络双选会"成功举办。此次双选会通过北京高校毕业生就业信息网双选会平台举行，这是我校首次通过网络平台举办大型综合类双选会，也是我校在新冠肺炎疫情发生以后，面对严峻的就业形势，贯彻落实党中央、北京市和教育部、市教委关于促进高校毕业生就业工作的决策部署，为毕业生和用人单位搭建零接触智能化的服务平台，切实增强招聘求职的有效性、针对性的重要举措。

双选会从 2 月上旬开放用人单位报名，与现场双选会相比，网络双选会可容纳更多的参会单位，打破单位所在地域限制，举办时间也更长。为提高招聘单位的数量和质量，就业办加大了宣传动员力度，分别向学校各院系、广大校友发出倡议，邀请校友所在单位、合作单位等参会。市就业指导中心也面向全国用人单位进行了广泛的宣传。最终从 542 家报名单位中，精选出了 164 家符合我校毕业生专业、层次特点的优质单位参会。其中包括事业单位、非营利机构 34 家；国有企业 86 家；上市公司 15 家；民营企业 24 家；外资、合资企业 5 家。单位行业范围涵盖房地产、金融、文体教育、贸易、IT、政府、文化传媒、制造、商业服务、能源、农林、交通各领域，共计提供岗位数量 861 个。

3 月 18 日双选会举办以来，引起了毕业生的广泛关注，三天时间双选会首页的点击量达到 20218 次，访客达 6160 人次。双选会中毕业生浏览次数最多的单位，排名前五位的分别为中国人民大学出版社有限公司、北京展览馆集团有限公司、北京人民在线网络有限公司、中国民航科学技术研究院、北京市育英学校。会后，毕业生对网络双选会的举办形式交口称赞，普遍认为此次双选会参会单位专业对口、质量高，在非常时期帮他们解决了找工作的燃眉之急。网络双选会大规模简历投递结束后，用人单位也将迅速开始下一阶段的简历筛选及面试邀约工作。

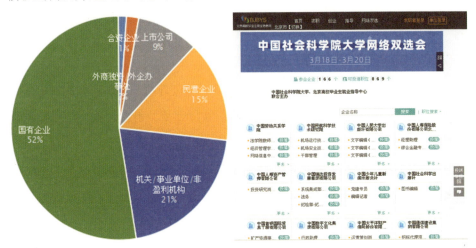

我校此次双选会收到良好效果，是各学院老师、辅导员精心组织指导、鼓励未就业毕业生踊跃参会，就业办工作人员全天候为毕业生、用人单位答疑解惑和同学们积极准备简历、踊跃投递共同努力的结果。据悉，疫情防控期间，我校也将继续以"网—微—群"为载体，构建全方位的就业指导、就业服务网络。4月上旬，我校还将举办第二场大型综合类双选会，继续打造"空中就业市场"，为2020届毕业生求职保驾护航。

招办副主任冯杰梅：高考备考阶段，家长可做好这6件事

（首发：新华网，2020-04-02；转发：新浪网 2020-04-02）

受疫情影响，这一届高三学子的高考之路注定不寻常，高三考生如何在当下高效复习备考？如何精准把握新的招考政策？

为助力莘莘学子圆梦高考，新华网推出"招办在线答疑"，邀请各高校招生负责人，为考生和家长提供集中咨询答疑服务。日前，中国社会科学院大学招办副主任冯杰梅接受了新华网的采访，以下为本次采访精彩内容，一份"从容备考指南"，干货满满送给学子和家长！

新高考增加考生选择空间
社科大绝大部分专业不限选考科目

新华网：北京于2020年迎来新高考，不再分文理科，新高考会对学校招生录取带来哪些影响？考生备考时有何注意事项？

冯杰梅：北京2020年高考综合改革，即将迎来第一批高考学子。虽然北京近年从高考英语、批次合并等方面逐步在推进改革进程，但2020年的改革无疑是力度最大的，相应的政策调整也将带来一定影响。不区分文理科类招生，选考科目的限制，志愿填报方式的改变等，增加了录取机会，考生也将有更多的选择空间，但同时也面临挑战。

社科大目前在18个省份计划招生400人，在京招生20人左右，我校绝大部分专业不限选考科目。不分文理招生，考生将能够选择更多专业报考。

往年的录取分数和位次数据虽不能作为绝对参考，但也仍旧是重要的参考数据。社科大近三年在京录取分数及位次相对稳定，考生可根据自身的位次进行相应参考。也希望考生与家长仔细阅读今年各高校招生章程及发布信息，了解学校选考科目限制等具体招生政策。（社科大更多招生详情，请登录：

http://skdzs.ucass.edu.cn）

如何科学备考，考生家长看过来

新华网：高考临近，对于湖北地区的考生，您有什么话想对他们说？

冯杰梅：这场突如其来的疫情打乱了我们的生活、学习和工作，但也让我们成长和坚强。高三学子这个特殊的群体也备受关注。希望湖北地区考生，继续保持自律和刚毅，在高考这场人生的战役中，勇敢前行。此时窗外落英缤纷，愿你们怀揣梦想不惧艰辛，走过蝉声阵阵的夏日，期待你加入"社科人"的大家庭，在硕果累累的金秋，我们相约北京，共谱华章！

新华网：疫情对复习和备考都带来了一定的影响，考生如何有效利用余下的时间，高效备考？

冯杰梅：首先，平复心情，调整状态。随着部分省份高三陆续复学，我们逐渐恢复到往常的学习生活中。此时需要我们快速调整身体和精神状态，克服紧张情绪，静下心，看进书。

其次，规律作息，劳逸结合。不论复课与否，都要制定一份适合自己的作息时间表，合理安排学习与锻炼。同时，查漏补缺，把握节奏。除了听从学校老师的复习安排，更要掌握自身的学习情况，不盲目刷题，认真梳理，查漏补缺。另外，关心时事，认真思考。疫情大流行阶段，国内外的形势，经济、政治乃至文化也与我们息息相关。我们需要关注，更需要认真思考，我们不应止步于考试。

最后，心态平和，理性对待。高考是我们人生中的重要一步，但并不是终点。只要我们发挥出最佳状态，尽力应战就好。让我们扬帆起航，驶向梦想的彼岸！

新华网：考生备考阶段，家长们应该如何调适自己，做一个"合格"的考生助手呢？

冯杰梅：在这个特殊的"假期"里，父母扮演着多重角色，也起到十分重要的作用。面对天天在家的高三生，家长们也许会担忧、焦虑，甚至和孩子产生矛盾。此刻，孩子最需要的是我们的理解与支持。

第一，少批评多鼓励。高三备考又遇到疫情，打乱了我们生活与学习的节奏，家长需要多鼓励，而不是责备，需要帮助孩子树立信心，重回"跑道"。

第二，减负减压。高考临近，需要我们为孩子减少压力，减轻负担，让孩子意识到高考很重要，但并不是最重要的事情。只要全力应战，保持平常心就好。

第三，陪伴与倾听。面对高考，考生难免紧张，疫情期间作息打乱，也会烦躁不安。陪伴孩子做做小运动，在孩子想倾诉的时候多倾听和鼓励。

第四，营造学习氛围。因长期在家，可能家中人员较多，空间有限，有些嘈杂。要尽力为孩子营造一个安静、轻松的学习氛围。

第五，膳食合理搭配。家长们往往担心孩子营养不足，各种补品、大鱼大肉，其实这反而是过犹不及。运动少不能及时消化，更容易上火和生病，要饮食清淡，合理荤素搭配，保持良好的饮食习惯。

第六，收集有效信息。家长可以提前帮助孩子查阅整理一些学校的信息，比如分数、计划、招生章程、专业、选考科目等，了解相关招生政策，为考后填报志愿提早准备。充分与孩子交流，根据孩子的学习情况和兴趣爱好，填报适合的大学。最后预祝所有高三学子，蟾宫折桂，鹏程万里！

社科大第三届春季运动会在"云端"开幕

刘 婧

（首发：北京青年报，2020-04-05；转发：北京头条客户端，2020-04-05）

日前，中国社会科学院大学第三届春季（云端）运动会在良乡校区中心广场开幕，通过中国体育直播、ZOOM、快手、B站同步直播。身处全国各地的社科大学子在线上参加了这场运动会。

升旗仪式后，现场运动员、裁判员在接受体温测试和消毒后依次入场。运动会现场项目在裁判员的指挥下有序进行。本着"健身为主，重在参与"的理念，现场项目包括自行车慢骑、"赶猪跑"、托球跑三个项目。参赛选手状态饱满，热情高涨，使尽浑身解数，赛出了较高水平，在激烈比拼的同时尽享运动的快乐。

运动会在师生中间引起了强烈反响。率先进行的线上项目——手机颠乒乓球比赛通过ZOOM平台进行。在宣布比赛规则后，组委会为参赛选手1∶1配比裁判员。比赛中，运动员们神态坚定从容，球技炉火纯青。同时，主裁判张旋老师为同学们介绍了乒乓球运动的产生、发展历史、在我国的地位及其社会影响，并希望大家积极参加乒乓球运动。

运动会现场比赛结束后，张树辉副校长对运动会进行了点评。他指出，学校在抗击疫情的背景下原创这样一场别开生面的云端运动会，达到了预期的效果。希望大家多关注疫情发展，关注身心健康，有责任意识和担当精神。王新清副校长和张树辉副校长分别为获奖选手颁奖。

据了解，本次运动会旨在引导广大师生员工做好自身健康防护，适度锻炼，提高自身免疫力，养成"主动运动，预防第一"的健康生活方式。运动会现场环节全程从个人防护、体温测试、加大间距、器材消毒等多个方面做好防疫工作。线上环节在体育教学改革"教、练、赛"的教学机制下、在专业体育老师的指导下开展。根据赛程，本次运动会将开展 7 个线上项目，历时 22 天，将于 4 月 24 闭幕。

以下是 4 月 3 日开幕式当天部分线上和现场图片（转载校内媒体）。

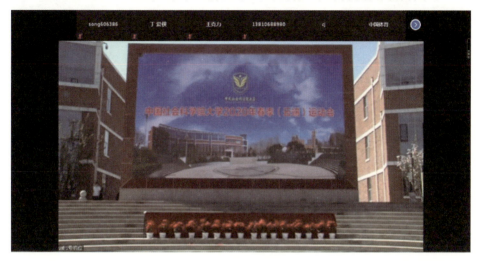

学校开幕式现场

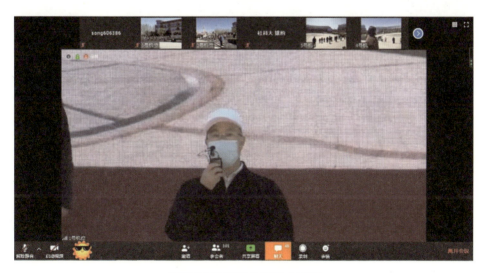

校领导王新清宣布运动会开幕

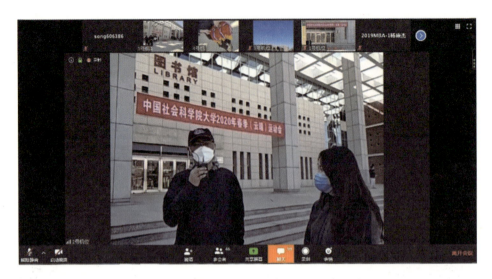

校领导张树辉接受记者采访

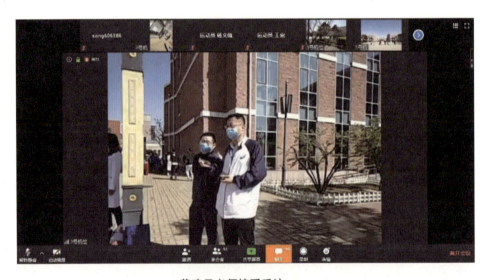

黄建云老师接受采访

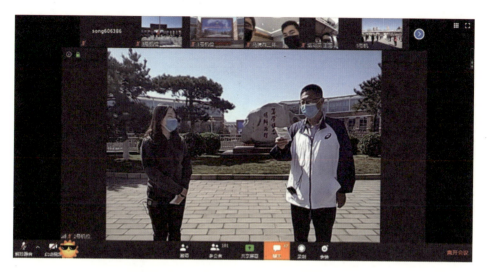

张韶光老师和韩育哲老师主持线上运动会开幕式

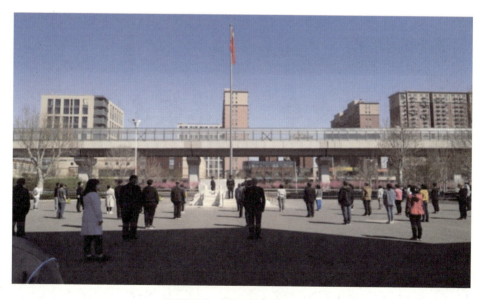

开幕式前，学校举行升旗仪式

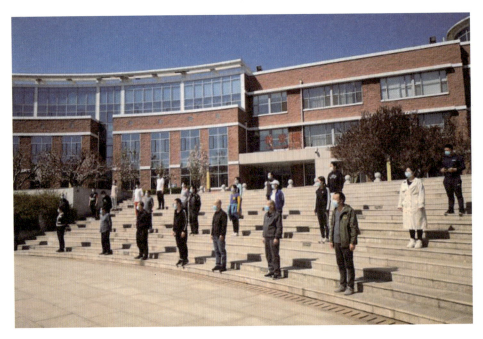

参加开幕式的现场部分运动员

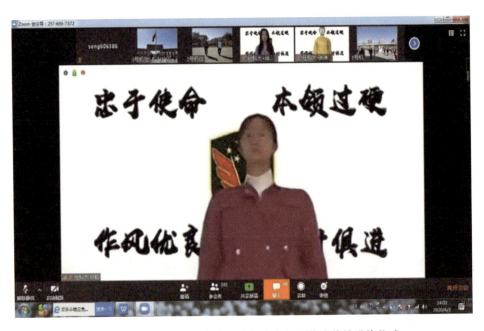

在家的校国护队队员和广大同学起立参加开幕式前的升旗仪式

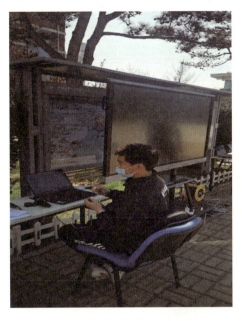

乒乓球主裁张旋老师在做线上直播准备

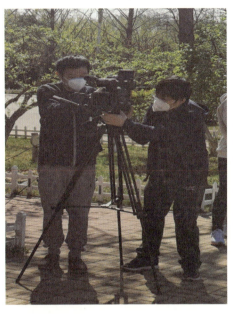

网络中心工作人员正在调试机位 1

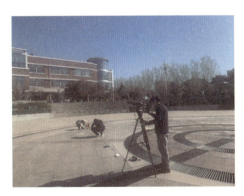

网络中心工作人员正在调试机位 2

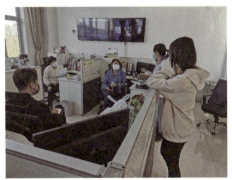

网络中心工作人员开会讨论直播细节

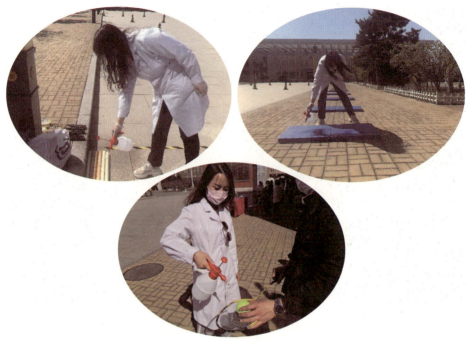

医务室工作人员为比赛器材一用一消毒

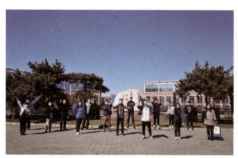

学校工作人员完成彩排后合影

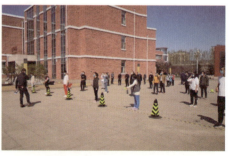

体育教研部老师为托球跑运动员讲解
比赛规则并带领进行赛前热身

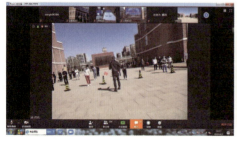

赛前热身

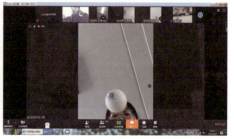

线上手机颠乒乓球大赛正在进行

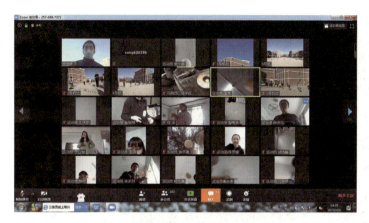

线上乒乓球赛与线下赶猪比赛正在同步进行

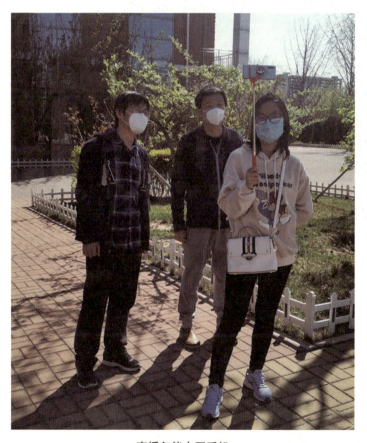

直播怎能少了手机

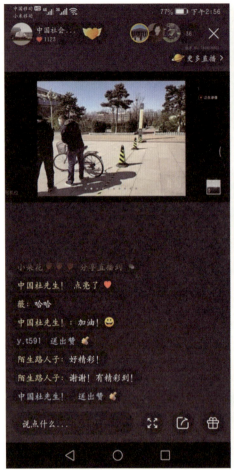

抖音直播界面

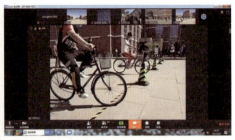

自行车比慢项目的队员整装待发

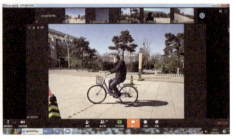

参加自行车比慢项目的队员在比赛中

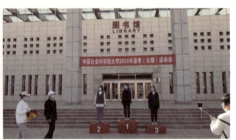

颁　奖

疫情防控倒逼学校宣传工作"系统升级"

——中国社会科学院大学大力做好疫情防控宣传工作

漆光鸿

（首发：中国社会科学网，2020-04-07）

战"疫"以来，人民日报、新华网、光明日报、学习强国、党建网、中国青年报、中国教育报、北京日报、中国社会科学报、中国社会科学网等多家主流媒体近百次报道宣传社科大防控工作；学校防控专题网发稿超800篇，原创占63%；官方微信推送207篇，阅读量20余万，粉丝增容超13%；一个云端运动会，催生一夜在抖音、快手、B站注册官方号……这70多个日日夜夜，学校宣传工作如何应战，宣传工作组如何披星戴月地工作，我们试着从以下文字去看见、去探寻。

自新冠肺炎疫情发生以来，中国社会科学院大学（以下简称"社科大"）科学应对疫情挑战，在扎实推进疫情防控的同时，坚守加强思想宣传、信息传播、舆论引导的初心，以拓展对外宣传为突破口，运用各种宣传阵地，全力以赴报道学校及各单位、各部门疫情防控落实举措，全方位、全覆盖、立体式宣传疫情防控知识，不断凝聚全校师生众志成城、共克时艰的强大正能量，为打赢疫情防控阻击战营造了良好的舆论环境，提供了强大舆论支持。同时，展现了社科大办学强校的良好形象，为促进学校招生、学生就业、对外交流发挥了重要作用。与此同时，学校的宣传工作也成功实现"系统升级"。

疫情防控进入2月中旬，社科大一名湖北孝感女生的返校医学隔离观察日志在网上引起了广泛关注。2月18日，光明日报专门配发短评《高校打赢防疫战靠制度也要有温度》，"这样的生活来之不易：不仅需要学校防控机制的迅速建立和有效运行，也需要各类工作人员的通力配合，更需要学校切实做到'把同学和老师放在心上'，师生家长拧成一股绳，在服务师生中赢得师生"，社科大的做法"无疑具有借鉴意义"。事实上，此前，光明日报及旗下的"光明微教育"就已于 2 月 10 日和 11 日分别报道了学校在延期开学通知发出前就已在返京路上的王瑾瑜同学在返校隔离期间的故事，全方位展现了社科大的各项疫情防控举措。早在 2 月 2 日，中国科技网、中国社会科学网就开始关注学校的疫情防控工作，并以"中国社会科学院大学扎实做好新型肺炎疫情防控工作"为题刊发报道，一组动人的照片在网上广为流传。

3 月 10 日，人民日报、人民日报（海外版）分别报道了国外高校、海外学员通过社科大对中国疫情防控的慰问、支持和声援。据不完全统计，自 2 月份以来，人民日报、人民网、新华网、光明日报、光明网、学习强国、党建网、中国青年报、中国青年网、中国教育报、中国社会科学报、中国社会科学网、现代教育报、北京日报、北京青年报、长江日报、澎湃政务等媒体发出学校疫情防控相关报道 70 余篇，报道被新华网、搜狐、新浪、腾讯、百度百家号等主流新闻平台转发近千次。

学校专家学者积极在主流媒体发声，为疫情防控建言献策、鼓劲助威，引导社会舆论。2 月 28 日，光明日报刊发了校长张政文的署名文章《打赢疫情防控和经济社会发展'双线战役'》。副校长张树辉，教师柴宝勇教授、薛在兴教授、吉富星教授、刘映春副教授、漆亚林教授、本科生肖云峰与导师吕鹏教授等都结合各自专业领域，纷纷为疫情防控期间经济社会发展建言献策。

"云就业"里看变化

（首发：光明日报，2020-04-19；

转发：新华网，2020-04-19、中国青年网，2020-04-19）

【聚光灯】

就业是民生之本，在改善民生中扩大内需必须实施好就业优先政策。疫情面前，"云就业"为稳就业、扩内需提供了新的路径。

宅在家中就能找工作，不用四处奔波，无须采买行头……受新冠肺炎疫情影响，今年大部分高校的就业招聘会及用人单位春季招聘由线下转为线上，"云招聘""云求职"越来越红火。"云端"就业究竟效果如何？创造了哪些职业新机遇？如何通过新途径为扩大就业打开新空间？记者就此进行了采访。

变化一："面对面"改为"屏对屏"

求职圈一直有"金三银四"的说法，每年3~4月是求职、跳槽的黄金时间。招聘会、双选会纷至沓来，求职者东奔西跑、异常忙碌。但今年换了一个方式，几乎所有的招聘活动都搬到"线上"。

从2月28日开始，教育部推出全天候网上校园招聘服务高校毕业生，首批已上线80余万个岗位。3月20日，人力资源和社会保障部等部门启动"e路同行、职等你来"网络招聘活动，截至4月9日，共有124万家用人单位提供就业岗位1162万个……

较之过去多数企业在线招聘只集中在简历筛选阶段，此次疫情中，在线招聘的"云"程度已经延伸到了面试甚至是签约、入职环节。多数企业今年的校园招聘实行全程"云就业"，包括宣讲、简历投递、笔试、面试、录用信审批、入职培训等都转为在线进行。

"我们重庆区域这边已经通过线上招聘招到9个人。"云从科技人力资源中心王女士透露，今年云从科技在全国各个城市多渠道提供了百余个职位，收到简历千余份。"我们采取在线投递简历、远程进行面试的办法，针对不方便入职的地区或隔离期未满的候选人，我们还推出远程入职的方式。"

拉勾网对平台大客户的调研结果显示，今年春招，超90%的企业都会继续招聘甚至扩招；猎聘发布的大数据报告显示，互联网医疗、在线教育、远程办公以及生活服务类互联网产品的人才需求恢复最快，新增岗位数比2019年同期超过78%。值得注意的是，今年不少企业在招聘网站放出职位时，很多都直接注明"视频面试"。对于求职者而言，视频面试和线下面试有何不同？

24岁的中国矿业大学应届毕业生赵曼3月份经历了三四次视频面试。"我求职的目标是四大银行或股份制银行，以上海等一线城市为主。一般通过线上简历初选之后，接下来就是多轮视频面试。"在她看来，只要准备充分，视频面试也能发挥好，"在自己熟悉的环境中参与视频面试要比线下面试感觉更放松一些。"

网上投递简历，在线匹配岗位，无障碍视频面试，远程签订就业协议书……在一部分业内人士看来，求职招聘走向"云端"，从深层次上改变了就业服务生态。由"面对面"到"屏对屏"，摆脱了时空限制，节省了成本，人岗匹配率、对接成功率大大提升。"未来，网络招聘可能会取代线下面试模式，成为一种主流。"中国劳动关系学院法学院副教授张丽云说。

一些专家也表示，从整个招聘流程来看，有些环节适合线上，但线下的力量也不容忽视。因此，还需线上线下相结合，才能使整个招聘过程更高效。

"网络招聘并不能完全取代面对面的招聘环节，也并非没有缺陷，比如信息不真实的问题。"首都经济贸易大学劳动经济学院副院长范围对此建议，网络招聘平台可以采取以下方式提高信息审查：一是通过公开的渠道对求职者信息的真实性搜集、比对等；二是通过平台的培训、宣传，提高单位和求职者双方的诚信意识。平台作为市场交易主体，在信息搜集方面仍然要遵守法律规定，不得侵犯劳动者的个人隐私。

变化二："新职业"拓展"新空间"

因为疫情，今年几乎所有的行业都在"上云"。王先生在浙江部分商圈有几家实体店，售卖袜子，"受到疫情影响实体店不能开门，我们都成了'主播'，在淘宝上直播卖货"。

疫情期间，企业都在积极推进平台搭建，拓展线上沟通模式。云卖车、云餐馆、云门店、云菜场、云超市……据了解，2月以来，淘宝直播上多了超过100种职业，商家自己开淘宝直播卖货的同比增长50%。500个楼盘上淘宝直播"云卖房"，200万人围观。还有21位明星在家开"云演唱会"。同时宝马、奥迪等23个全球汽车品牌开播卖车，每天100场汽车直播；直播间里有专业主播介绍各系车型，还进入车中展示车内情况，代人"云试驾"。

火爆背后，近日连续多家招聘机构的报告显示，直播人才需求也跟着井喷。

3月18日，智联招聘发布《2020年春季直播产业人才报告》显示，春节之后，直播行业招聘需求同比大涨132%，其中淘宝直播人才的平均月薪达9845元。猎聘日前发布的报告也显示，从2019年至今，直播人才需求持续高涨，仅2019年全年的直播招聘岗位数同比涨了3倍多。

事实上，招聘岗位的增速还远远赶不上淘宝直播上商家的增速。据统计，今年2月，淘宝直播新开播的商家数量环比1月增长719%。正是由于需求旺盛，早在2月份，云南一院校的首届淘宝直播专业毕业生，还没出校门就已经被企业全部"预订"。

智联招聘的数据显示，在直播行业，七成岗位没有学历与经验要求，更注重实际技能的考察。从地域来看，广州、北京、杭州稳居前三，对直播人才的需求最为旺盛。但对比疫情前后的直播人才需求变化不难发现，云直播正在深入全国各地。2月以来，郑州、沈阳等城市均跻身直播人才需求排行前十。

"疫情下催生的新职业，让我们看到了更多职业可能性。不仅是直播人才，可以预见的是，面对云技术等互联网领域产业的快速发展，像'人工智能工程技术人员''物联网工程技术人员''大数据工程技术人员'和'云计算工程技术人员'等信息技术支持相关的新职业也会持续抢手。"中国社会科学院大学经济学院副教授刘帆说。

变化三："云上见"按下"加速键"

除了为企业招聘带来更多选择，随着大数据、人工智能、5G 等技术的日益成熟，作为"云就业"重要平台的互联网招聘行业，如今也迎来新的发展契机。

智联招聘发布的数据显示，自 2 月 3 日以后的五周时间内，智联招聘 App 上简历投递量平均每周以 30% 的增速递增，视频面试功能使用量平均每周环比增速达到 123%。BOSS 直聘发布的数据显示，春节后 10 天视频面试次数是 2019 年秋招旺季首周的 20 倍。Facebook 也在日前宣布，短期面试将用视频会议进行。同时，还有一批专业的视频面试企业正在爆发。

智联招聘重庆分公司总经理康怡表示，以智联招聘为例，视频面试技术已经投入应用很久了，只是这次疫情将原本"锦上添花"的工具变成了企业"必备"的工具，新技术、新系统的应用进一步提速。

事实上，如今的视频面试工具并非只是狭隘的"人看人"，其能达到的效果已经非常全面。记者了解到，一些网站的视频面试工具不仅支持考察编程题，候选人写下的代码可以立刻出现在面试官的界面中，编程思路一目了然，同时支持文件演示 / 屏幕共享，便于候选人分享满意的作品集，面试官也可以直接展示准备好的面试题目等。

另外，在一些行业人士看来，如今对人才的招聘竞争非常激烈，除了市场本身的供给，同时也在一定程度上考验着企业的信息化管理水平，倒逼传统行业适应变化，加速向"云上"转型。"对新兴工具的应用，也相应对招聘企业提出了更高要求，如何通过集中的流量曝光平台和工具，做好企业的雇主建设，才是帮助企业在接下来的人才大战中'突出重围'的关键。"康怡说。

记者在采访时注意到，在今年"云招聘"中，除了已经相对熟知的视频面试，一些招聘活动还借助用户基数大、群体年轻的新兴社交软件进行招聘尝试。比如，一些企业的 HR 就化身"主播"，走进直播间，给大家推介企业和职位，求职者扫一扫直播间的二维码，就可以挑选自己感兴趣的职位。

这种"直播推介＋线上平台互动"的方式，也很容易被年轻人接受。据了解，抖音就开设了"春招"企业专场，打造专属直播间，发起"创新互动双选会"等；58同城也推出"直播招聘"服务，为用工企业和求职者搭建直播渠道，帮助企业线上高效推荐岗位，及时获得求职者在线反馈。

　　"网络招聘的服务平台首先要有服务的意识，其次要有服务的能力和水平，最后就是由互联网技术提供支撑。在保障各方权益的情况下，一旦实现线上投递简历、筛选、面试、签订劳动合同，那么对劳动市场的发展是非常有意义、有帮助的。"张丽云指出，"云招聘"要实现可持续发展，有关部门应当在其中发挥倡导或者督促发展的作用，同时完善网络招聘体系。

　　范围也强调，"云招聘"只是在信息技术支持下招聘手段的变化，最重要的是要扬长避短，切实满足劳动者和用人单位的需求。他表示，除了目前营利性的网络招聘平台以外，应该加大公益性网络招聘平台的建设，进一步降低招聘成本；与此同时，加大新技术的应用，在做好一般性信息的筛选基础上，提供更多招聘所需的定制化的信息筛选技术支持渠道。

社科大的隔离区"休舱"大吉

（发布日期：2020-04-21）

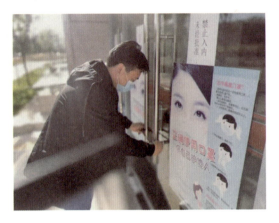

隔离观察室封门

原来真正的离别并没有"长亭外"，也没有"古道边"，有的只是一个寻常的下午……经过了一月的天寒，穿过了二月的阴霾，迎来了三月的春风，沐浴着四月和煦的阳光，今天——2020 年 4 月 21 日，一个值得我们社科大记录的时刻：疫情防控指挥部医疗观察组对最后一名隔离观察人员开具了《解除隔离通知书》，这标志着我们的隔离区终于要"休舱"大吉啦！

2020 年的春节令人难忘，一场战"疫"打乱了人们的生活节奏，抗击疫情，人人有责。在大学疫情防控指挥部的领导下，没有一个人犹豫，没有一个人退缩。在防控新冠肺炎疫情的过程中，在这漫长的 89 个日日夜夜里，我们见证并检验了社科大教职员工的风范：严谨、敬业、团结、实效。所有坚守在一线的领导、老师、工作人员并肩作战，想学生之想、急学生所急，提供了诸多个性化、菜单式的暖心服务，充分彰显了这所年轻大学的厚重人文底蕴。

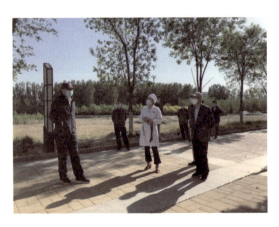

校领导巡查校园

我校隔离观察区位于大学

南侧的综合楼，自 2020 年 1 月 24 日除夕，迎来第 1 名隔离人员，至 4 月 21 日关闭，共计 89 天，累计接收隔离人员 59 人，他们中有的是在教育部禁止提前返校通知发布前从家乡返校的学生，有的是公派出国家乡封城只能返校的交流生，有的是曾去医院就医的留校生，有的是近期返校从事学校基本建设的工程人员……一律严格执行相关规定，进行隔离，并实现全体隔离人员、在校生、教职员工、安保后勤人员零疑似、零确诊的抗疫战果。在这里要特别感谢和致敬驻守在隔离观察区的保安及医务人员，他们不仅承担着繁重的工作，更承担着感染的风险，他们是校园安全的卫士，没有他们的坚守，就没有今天平安健康的校园。

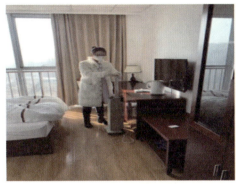
终末紫外线消毒

隔离室巡诊

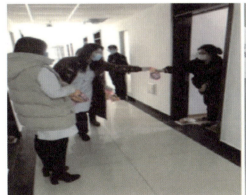
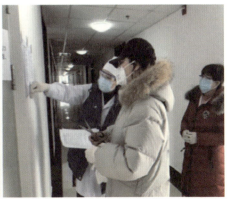
为隔离人员发放爱心药包

　　我校是最早设立和启用规范隔离观察区的高校之一，正月十五元宵节，我校第一名接受隔离的同学走出隔离观察室，她可能也是北京市高校第一位解除隔离观察的学生，因此她的隔离生活日志被光明日报、中国社科网、光明教育、环球网、新浪网、搜狐网、腾讯网等多家媒体报道和转载，此外，我校以学生为本的育人理念和诸多有温度的防控举措也得到媒体和大众的一致肯定。

　　春暖花开正当时，重返小院共期待！

毕业生线上春招，哪些难题待解

唐芊尔　邓　晖

（首发：光明日报，2020-04-27；转发：中国新闻网，2020-04-27）

这个春招季，中央民族大学 2020 届毕业生许婉雨有点"手忙脚乱"。按照预想，她应当在春节后回到北京，奔波在学校的宣讲会和各大公司的面试场之间。然而，疫情的爆发打乱了计划。

这也是今年 874 万毕业生普遍面临的问题。为了确保春招顺利进行，社会各界纷纷借助互联网，将线下招聘搬到了云端。线上招聘既突破了地域的限制，又避免了聚集带来的风险，正日益成为这个春招季的主流求职方式。

那么，线上招聘实行以来，效果如何？还存在哪些难题，又该如何破解？记者从毕业生、高校、用人单位三方面展开了调查。

一、毕业压力加剧择业焦虑，在线面试体验欠佳

春节以来，许婉雨在网上投递的简历已有 100 多份，但收到回应、进入面试环节的却只有个位数。"真挺焦虑的。"谈及这段时间的状态，许婉雨告诉记者，"没法回学校，一边在网上投简历、参加面试，一边还得远程和导师沟通毕业论文，压力一直堆着"。

面临择业和毕业的双重压力，这恐怕是这届毕业生在春招季共同面临的困境。北京某高校博士应届毕业生杜雪也表示，受疫情影响，今年毕业论文写作和求职的时间线被打乱了，再加上线上招聘这种新形式的出现，"这次春招对应聘者的心理素质和应对能力提出了很高要求"。

那么，将线下招聘搬到线上，毕业生们的体验到底如何？

"说实话，线上面试不是很方便。"许婉雨告诉记者，在她参加的七八场面试中，就至少下载了 3 款以上软件。此外，她还提到，受网络状态影响，面试可能出现画面、声音卡顿的现象。

北京工商大学大四学生聂景云在春招中也体验了几回"云面试",但她坦言自己更倾向于线下面试:"线下面试和面试官距离更近一点,还能观察他对你的反应。"

"疫情增加了毕业生自身的就业困难,毕业事宜的不确定性、就业市场模式的调整、用人单位招聘方式的转变等都会对毕业生就业心态、就业观念产生消极影响,这些因素的叠加很容易让毕业生出现迷茫、焦虑、烦躁等心理现象,进一步加剧毕业生就业困难。"厦门大学学生工作部副部长、学生就业创业指导中心主任高斌告诉记者。

西安工业大学就业指导服务中心教师付园表示,根据学校前期的调研,毕业生在择业中普遍存在焦虑的心态。此外,不适应线上面试的新形式、对网上海量招聘信息应接不暇,也是就业咨询中毕业生常提到的问题。

"目前最关键的是要调整心态,对求职保持一个积极乐观的态度。要根据目前的就业形势和国家提供的就业政策,及时调整求职方向。另外,充分利用网上的资源加强学习,提高线上求职的能力。"付园说。

"线上招聘其实要求大家有更明确的求职目标,因为线上机会特别多,容易迷失到海量的信息里。"智联招聘校园及国际业务事业部高级总监齐放表示,"大家也要更加认真细心,提前熟悉和了解在线招聘的各个环节,比如提前安装软件、进行调试等,避免因为软件的技术问题影响招聘流程。"

二、岗位针对性不强,在线指导"隔层皮"

俗话说"金三银四",每年的3、4月份,都是人才招聘的黄金期,也是各大高校就业中心工作人员每年最为忙碌的一段时间。

"疫情增加了我国经济发展环境的不确定因素,也给今年的毕业生就业工作带来很大压力。"中国社会科学院大学招就处处长闫雷告诉记者,受疫情影响,往年在线下举办的专场宣讲会、双选会以及就业指导等工作,今年都"搬"到了线上。

线上招聘对高校而言效果如何?采访中,多名高校就业工作负责人告诉记者,从统计数据上看,线上招聘会和双选会给各所高校带来的岗位数量,和往年同期相差不大。有的学校因为增加了网上招聘会的频次，岗位数量甚至还增加了。

这是否意味着在线招聘会能替代线下招聘？答案恐怕是否定的。武汉理工大学就业处处长石琳表示："虽然说线上招聘可以让学生足不出户找工作，但每天翻阅上千家单位的信息，有效性可能并不如原来线下200家单位，进来走一圈更明确。"

除了招聘会，就业指导形式的变化也给高校带来了挑战。

"现在做就业指导工作，面临新的挑战，需要高校就业指导工作人员积极应对。"做了近30年就业工作的湖北工业大学招就处处长夏星表示，"尤其是就业困难的学生群体，面临身心、学业、家庭等各种困难，通过远程沟通跟当面做工作的效果肯定是有一定差别的。"

事实上，各大高校也已经开始探索更有针对性的就业指导做法。记者了解到，中国社会科学院大学设计了针对网络远程面试技巧的视频课程；厦门大学则组织校内外的职业导师，以线上直播的形式，为毕业生送上空中就业指导"大餐"。

对众多高校而言，今年的就业工作是一次"摸着石头过河"的尝试，并没有太多经验可供参考。尽管如此，在过去几个月的探索与实践中，高斌仍沉淀下了一些思考："首先，要千方百计拓宽就业渠道、挖掘就业岗位，这是基础，也是关键环节；其次，要做好毕业生的思想引导，转变就业观念，帮助每个人尽快找到合适岗位；最后，提供精准指导服务，做好就业帮扶，尤其是加强对重点地区、重点专业、有特殊情况群体的帮扶兜底工作。"

三、沟通成本增加，考察效果受限

在疫情的倒逼下，用人单位纷纷启用在线招聘。但实际效果怎么样？

"我们今年在积极提供更多岗位的同时，全部开展在线招聘。线上接收简历情况非常踊跃，较往年增长了3倍左右。"中国国际工程咨询有限公司党委副书记、董事牛向春表示，在线招聘既提高了招聘的有效性，又降低了企业的工作成本。但她也有所顾虑："和线下相比，在线招聘的沟通程度略有不足。"

这并不是少数企业的担忧。立思辰大语文人力资源总监周文告诉记者，原先公司的招聘更多采取线下集中宣讲、现场收取简历的模式，学生在现场递交简历前，就能当面和 HR 进行沟通。"现在基本是在网上收了简历后点对点联系学生，虽然针对性更强，但沟通的成本相对也更高了。"

北京快手科技有限公司校园关系负责人付丹丹表示，虽然公司从去年秋招起就采用了"线下+线上"面试的模式，但全面取消线下环节后，仍然带来了一些挑战。"面试官和同学们当面交流，亲切感更多，互动也会相对更多。而在线上，同学们可能不太愿意去表达，或者说得比较少，这可能会影响面试官对同学们的判断。"付丹丹说。

"面对在线招聘的局限性，企业应该探索更加高效有力的招聘方式，既要让学生能够充分了解企业，展示自身的优势，又要通过多种有效的途径招聘到符合企业需要的人才。"东北师范大学副校长王占仁表示。

的确，疫情之下，如何最大限度地化解在线面试远程沟通造成的局限性，科学准确地遴选出所需人才，是每一家用人单位必须面对的考题。对此，一些企业和招聘平台已经开始了尝试。

付丹丹告诉记者，为了提升候选人的线上面试体验，快手多次对面试官进行了线上面试行为规范的培训。面试结束后，公司会对候选人的体验进行调研，根据反馈更好地优化面试流程。此外，为了提升在线招聘的科学性，除了在线笔试、面试外，还安排了在线测评的环节。

针对在线招聘存在沟通欠佳、互动不足的问题，记者在采访中了解到，一些新兴的互联网平台为用人单位提供了可能的解决方案。如 BOSS 直聘平台，为用人单位搭建了与候选人一对一交流的窗口，招聘的前、中、后环节中，用人单位负责人都可以通过文字聊天、视频面试等形式，确保与候选人充分沟通。快手 App 则借助直播技术，把不少企业的宣讲会搬进了直播间：通过"连麦"功能，"主播"不仅能与在线的同学答疑互动，还能实时进行模拟面试。这些互联网平台在一定程度上增强了用人单位与候选人的沟通互动，对在线招聘中面试官准确考察候选人有积极作用。

中国社会科学院大学举办"云端运动会"

800余名师生线上竞技

唐芊尔　漆光鸿

（首发：光明日报，2020-04-27）

4月24日，中国社会科学院大学第三届春季（云端）运动会正式落下帷幕。自4月3日开幕以来，这场特别的云端运动会持续了22天，共进行4场线上直播、举行11个项目，800余名师生参赛，在线参与、观看人次逾5万。

据了解，为了引导广大师生员工做好自身健康防护，养成"主动运动、预防第一"的健康生活方式，中国社会科学院大学党委结合疫情防控形势和同学长期居家的现实情况，决定按校历安排正常举行春季运动会，并适当改变运动项目和运动形式，将运动会"搬"到了线上。本次云端运动会面向所有在校注册的学生，覆盖面大，同学们参赛踊跃。

4月3日，运动会在中国社会科学院大学良乡校区举行开幕式，并开展了托球跑、赶猪跑、仰卧起坐、手机颠乒乓球等线上线下项目。此后每周五下午，学校都按照赛程进行正式比赛，并通过ZOOM、中国体育在线、哔哩哔哩、抖音和快手进行直播。体育教研部教师担任裁判和技术指导，网络中心和相关平台全程提供技术支持。这场运动会不仅吸引了同学们的广泛参与，更引来了家长的围观和点赞。有家长反馈："这是一届奇妙的、有创意的运动会。"

防疫期间，高校举办线上综合运动会实属创新。此次运动会相关负责人表示，这是中国社会科学院大学坚持一手抓疫情防控，一手抓教育事业发展的具体体现，表明了学校在疫情形势下，保证正常教学秩序的决心，也是切实维护师生身心健康的一项暖心举措。

硕士招生网络远程复试顺利进行

（发布日期：2020-05-18）

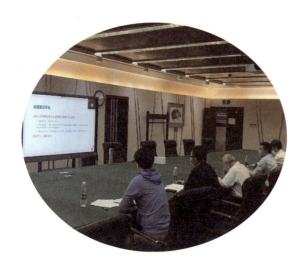

开展培训

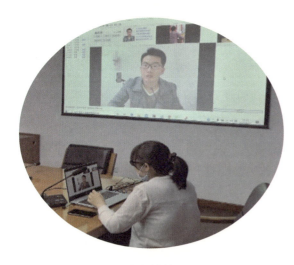

组织演练

5月11日，中国社会科学院大学2020年硕士招生复试工作正式启动。数量经济与技术经济研究系、法学系、历史系等多个教学院系相继通过网络远程面试的方式开展复试工作，复试组成员和现场工作人员严格按照研究生复试工作流程进行，严守政治标准和学术标准，各司其职，复试现场井然有序，复试工作平稳进行。

受新冠肺炎疫情影响，我校研究生招生首次采用网络远程复试的模式代替传统现场复试模式，复试专家集中在一起，考生分散在家里或者宿舍等场所，通过学信网的招生远程复试系统平台以网络视频的方式开展复试。各院系安排专人在复试之前加强复试资格审查工作，同时依托复试平台的人脸识别、后台数据比对、"双机位"监控等技术手段，极大程度减少了替考、作弊等风险，同时让学生签署或者宣读诚信考试承诺书,全程录音录像,有效保障了复试考试的公平公正。

为保障复试的顺利开展,学校严格贯彻落实习近平总书记关于统筹推进新冠肺炎疫情防控和经济社会发展工作的重要讲话和重要指示批示精神,严格按照教育行政主管部门的要求,制定了详细的复试工作方案和突发情况应急预案。学校成立了由党办校办、纪委办公室、教务处、网络中心、后勤处、保卫处、招生与就业处等部门参与的多个工作小组,在疫情防控、设备设施、网络环境、技术保障等方面做了充分的准备。招生与就业处分批分次组织复试工作和复试平台的培训工作。各院系在正式复试前都组织考生进行了全流程的演练,从考试环境、设备、网络等方面给学生具体指导,帮助学生熟悉系统的操作,告知考生考场规则,保证正式考试的顺利进行。

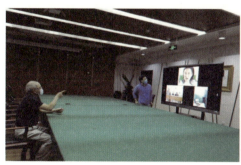
线上巡视

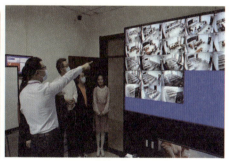
现场督查

为确保复试工作的安全性、公平性和科学性,学校加大了复试工作的巡查巡视力度。大学党委副书记、副校长、研究生院院长王新清通过系统平台对各院系的复试工作进行网上巡视。学校党委副书记、纪委书记王兵5月12日在望京校区开展现场巡视督查。

据悉,各招生院系将陆续开展远程复试工作,全部复试工作将于6月12日前完成。

我校战"疫"简报编发已达百期

漆光鸿

（发布日期：2020-05-19）

5月18日，将当天的工作简报发送给相关领导和部门之后，校办主任、疫情防控指挥部办公室主任朱孔京终于松了一口气。这是学校疫情防控指挥部办公室编发的第100期工作简报。看看时间，已经是深夜11点多。自1月22日学校启动公共卫生类突发事件应急预案，成立新型冠状病毒感染的肺炎疫情防控工作领导小组以来，这几乎成了指挥部办公室每天的工作常态。

工作简报是学校疫情防控指挥部为落实上级精神，及时汇总信息，推进工作落实的重要举措之一。简报主要汇集学校疫情防控指挥部的重要决定、校内外师生以及海外师生的每日动态、疫情防控举措、教育教学工作进展、重点项目及工作推进情况等内容。学校简报坚持一日一报（逢周末或节假日改为双日一报），及时将重要情况报送给中国社科院、北京市和良乡高教园区等有关单位，并分发给指挥部各工作组和相关部门、教学单位，有力推进了疫情防控工作中的信息互通和行动协调，获得了上级部门的高度肯定。

新冠肺炎疫情发生以来，学校始终将师生的生命安全摆在首位，严守立德树人根本任务，严格按照中央以及社科院、教育部和北京市的相关要求，落实各项防控举措。学校每天安排专人值班，校领导每日到校值守，指挥部坚持每日召开工作例会，汇总前一日工作情况，布置有关工作。在此期间，学校在湖北籍返校同学隔离、近百位学生在校过寒假、逾百位师生在国外访学交流、大规模组织线上教学、线上毕业论文答辩等多重考验之下，学校实现全校师生无一起感染病例，教学科研秩序井然有序。3月份以来，"长江学者系列讲座""人文之光云端学术讲坛""名家系列讲座"等学术活动陆续登场，新苗计划、重大专项等师生科研项目有序推进，云端运动会、歌手大赛、厨艺大赛等学生活动应接不暇。

通过一系列强有力的措施，学校既有力地应对了疫情，又实实在在地锻炼了队伍，宣传等工作实现了逆袭，建立和完善了工作机制，治理体系和治理能力现代化水平再上新台阶。

博士招生考试初试

（发布日期：2020-06-28）

6月20日、21日，我校2020年博士招生考试初试工作顺利开展。26个院系两千余名考生参加了考试。考务工作人员、技术保障人员、监考老师各司其职，认真负责，严格按照工作流程和要求开展工作，为各院系在疫情特殊时期科学、公平选拔人才而助力。中国社会科学院大学校长张政文，研究生院院长王新清，副校长、纪委书记王兵，副校长张波，到学校考务指挥中心详细询问网上远程考试工作流程、技术支持、防疫保障等关键环节，通过指挥平台在线巡视部分考场实况。

受新冠肺炎影响，我校2020年博士入学考试首次采用线上开卷笔试的形式，分四批次分别在20日、21日、26日、27日进行。考生分散在家、宿舍或办公室等规定的场所，登录网上笔试系统查看考试题目，在90分钟的考试时间内通过"纸笔作答"，最后将答卷"拍照上传"到考试系统中。同时采用华为welink视频会议平台作为"二机位"，每个云考场不超过20名考生，由两名监考老师线上监考。

学校招生办、网络中心等多个部门密切协作，为确保初试工作安全性、公平性和科学性，制定了详细的线上考试方案，并针对各种突发情况制定了应急预案。学校180余名教职工参与了线上监考和保障工作。学校组织了三轮监考人员的集中和分组培训工作，提前安排了多批次的网上考试系统的测试工作，并在正式考试之前利用晚上休息时间组织考生实施全流程模拟演练，帮助考生熟悉系统使用和考试流程，有效保障了考试的顺利进行。

6月26日、27日，我校将组织第三、第四批次的网上笔试工作。

举行 2020 年"云毕业典礼"

（发布日期：2020-07-16）

7月10日上午，中国社会科学院大学（研究生院）举行2020年"云毕业典礼"。

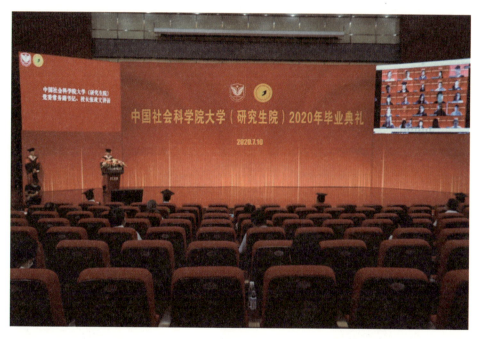

典礼现场

中国社会科学院副院长、党组副书记，中国社会科学院大学党委书记王京清发来题诗祝福。现场出席的有中国社会科学院副院长、党组成员高培勇，中国社会科学院大学党委常务副书记、校长张政文，中国社会科学院大学党委副书记、纪委书记、副校长、研究生院副院长王兵，中国社会科学院大学副校长、研究生院副院长林维、张树辉、张波、张斌，以及中国社会科学院大学相关部门和学院负责人、教师代表、毕业生代表、在校生代表。典礼由中国社会科学院大学党委副书记、副校长、研究生院院长王新清主持。

今年，中国社会科学院大学（研究生院）本硕博毕业生共有 2500 余人，大部分毕业生通过人民视频、央视频、哔哩哔哩等直播平台，以及腾讯会议分会场，在云端参加毕业典礼。不少应届毕业生与家人、亲友一起收看了毕业典礼直播，共同见证了这一重要时刻。截至典礼结束时，各直播平台在线参与、观看人数分别是：人民视频客户端 2.7 万人次，人民视频微博 5.1 万人次，人民网百度号 4.7 万人次，央视频 0.95 万人次，哔哩哔哩最高同时在线 2.9 万人。

9：30，云端毕业典礼线上直播开始。2017 届 MBA 校友周龙环、马克思主义学院辅导员刘欢、媒体学院本科在校生孙琦带领同学们云游了三个校（学）区，镜头在同学们曾经学习、生活的地方，校园文化地标前驻足，带给大家满满的回忆和感触。

随后播放了筹备组精心为毕业典礼准备的暖场视频。中国社会科学院大学、中国社会科学院研究生院的建设和发展离不开中国社会科学院党组的高度重视和深切关怀。通过暖场视频，全校师生再次感受到社科院党组和谢伏瞻院长、王京清副院长对大家的关心和爱护。

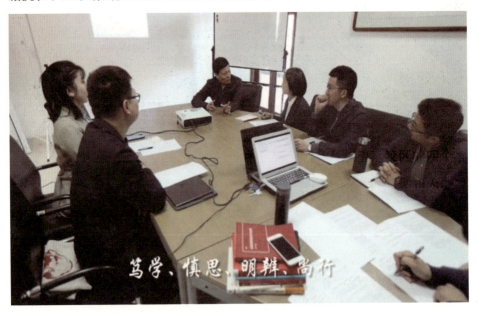

暖场视频截图：中国社会科学院院长、党组书记谢伏瞻在良乡校区图书馆参加学生讨论会

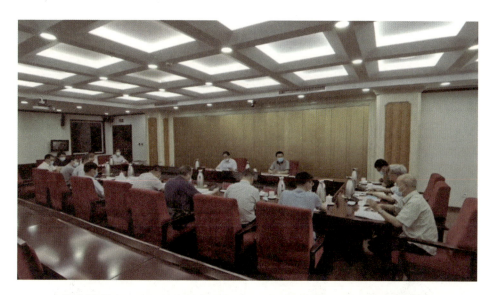

暖场视频截图：中国社会科学院副院长、党组副书记，中国社会科学院大学党委书记王京清参加中国社会科学院大学院系改革征求意见座谈会

王京清非常关心牵挂 2020 届的毕业生同学，他亲自题诗，来表达对同学们的问候和祝福。

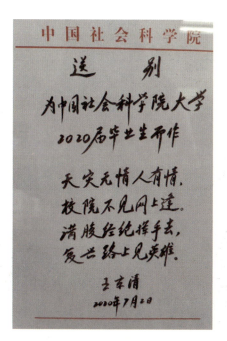

中国社会科学院副院长、党组副书记，中国社会科学院大学党委书记王京清题诗祝福

　　高培勇代表中国社会科学院和谢伏瞻院长专程前来参加毕业典礼,并表达了对毕业生的祝福和嘱托。

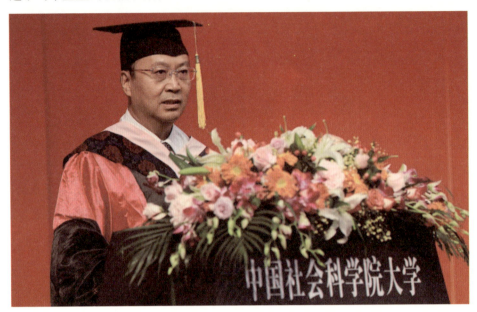

中国社会科学院副院长、党组成员高培勇出席典礼并讲话

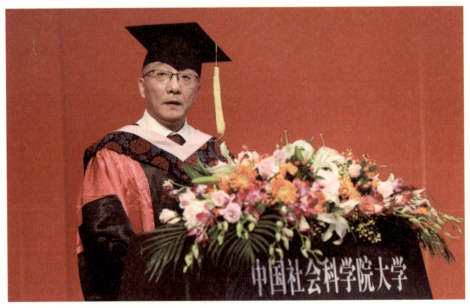

中国社会科学院大学党委常务副书记、校长张政文出席典礼并讲话

中国社会科学院大学党委常务副书记、校长张政文在讲话中叮嘱同学们要保持理性，面对变局；同时，希望同学们相信未来，奋斗出彩。他表示，母校的大门随时为毕业生们敞开。

王新清宣读了《中国社会科学院大学学位评定委员会关于授予博士学位和硕士学位的决定》。甘海霞等416人被授予学历教育博士学位，李宁等6人被授予同等学力博士学位，杜旷等300人被授予学历教育硕士学位，韩书军等733人被授予硕士专业学位，朱海燕等138人被授予同等学力硕士学位。

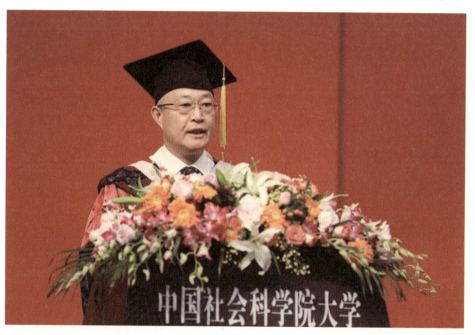

中国社会科学院大学党委副书记、副校长、研究生院院长王新清主持典礼并宣读《中国社会科学院大学学位评定委员会关于授予博士学位和硕士学位的决定》

王兵宣读了《中国社会科学院大学（研究生院）关于准予2020届博士生和硕士生毕业的决定》。吕梦宇等406名博士生、王美华等1018名硕士生，经校长办公会议研究决定，准予毕业。

林维宣读了《中国社会科学院大学学位评定委员会关于授予学士学位的决议》。陈明学等426人被授予法学学士学位，向尊等255人被授予管理学学士学位，叶雨林等129人被授予经济学学士学位，王妍等294人被授予文学学士学位，孙晓慧等 7 人被授予法学学士学位（辅修），林春等 24 人被授予管理学学士学位（辅修），陈敏等 14 人被授予经济学学士学位（辅修），陈星宇等 2 人被授予文学学士学位（辅修）。

张树辉宣读了《中国社会科学院大学关于准予 2020 届本科生毕业的决定》。陈明学等 1104 名本科生经校长办公会议研究决定，准予毕业。

张波宣读了《中国社会科学院大学（研究生院）关于表彰北京市普通高等学校优秀毕业生（研究生）的决定》。吴雨等 58 名研究生毕业生获得"北京市普通高等学校优秀毕业生"荣誉称号。

张斌宣读了《中国社会科学院大学关于表彰中国社会科学院大学优秀本科毕业生和北京市普通高等学校优秀本科毕业生的决定》。张皓宇等 109 名同学获得"中国社会科学院大学优秀本科毕业生"荣誉称号。肖瑶等 54 名同学获得"北京市普通高等学校优秀毕业生"荣誉称号。

高培勇、张政文为博士毕业生代表颁发证书，授予学位；王新清、王兵、林维为硕士毕业生代表颁发证书，授予学位；张树辉、张波、张斌为本科毕业生代表颁发证书，授予学位。

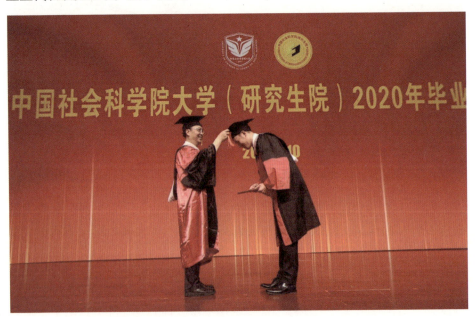

中国社会科学院副院长、党组成员高培勇为毕业生代表拨穗

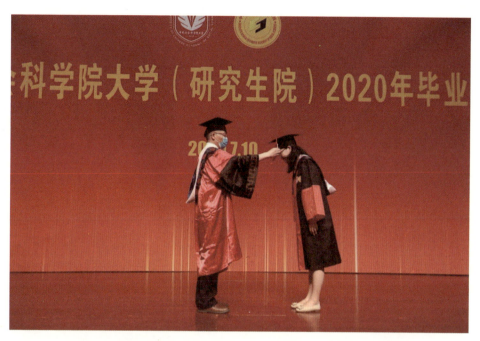

中国社会科学院大学党委常务副书记、校长张政文为毕业生代表拨穗

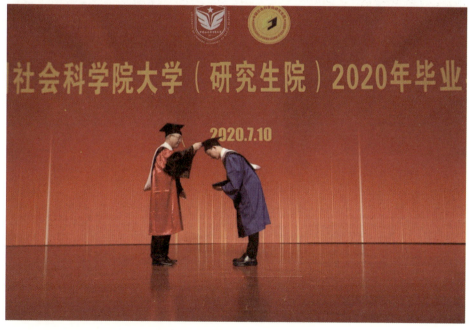

中国社会科学院大学党委副书记、副校长、研究生院院长王新清为毕业生代表拨穗

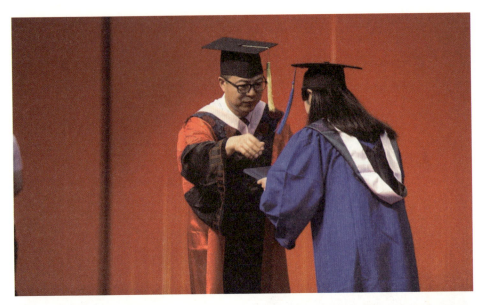

中国社会科学院大学党委副书记、纪委书记、副校长、研究生院副院长王兵为毕业生代表拨穗

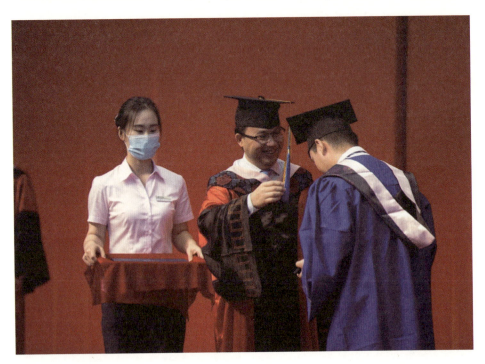

中国社会科学院大学副校长、研究生院副院长林维为毕业生代表拨穗

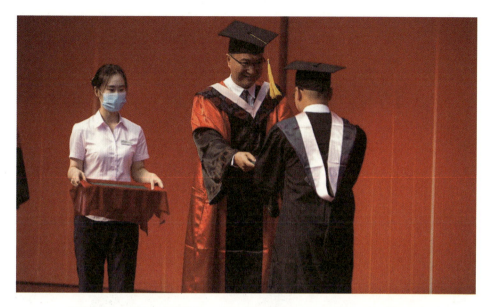

中国社会科学院大学副校长、研究生院副院长张树辉为毕业生代表拨穗

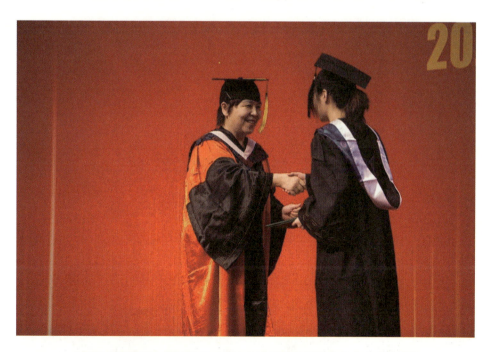

中国社会科学院大学副校长、研究生院副院长张波为毕业生代表拨穗

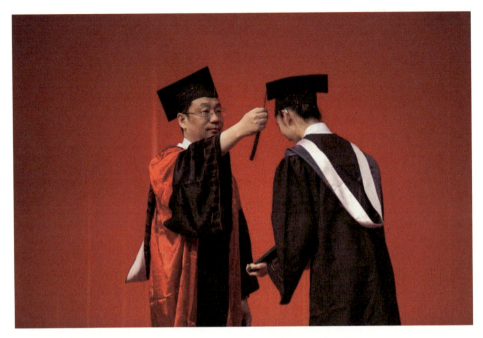

中国社会科学院大学副校长、研究生院副院长张斌为毕业生代表拨穗

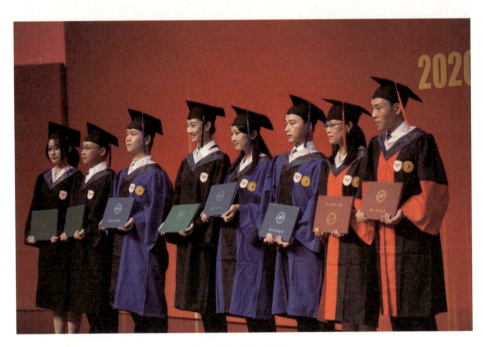

毕业生代表合影留念

教师代表，中国社会科学院大学经济学院院长高文书在发言中为毕业生送上热烈的祝贺和美好的祝福。

2017级博士生蒙奕铭代表毕业生深情感恩母校的悉心培育和师长们的谆谆教诲，由衷地感谢母校精心准备的毕业盛典。他表示，虽然不愿线上离别，不愿隔空互道珍重，但对母校的挂念、对毕业同学们的祝福之心却是丝毫不减。

在校生代表2018级本科生冯钧可回眸了跟随师兄、师姐们一起走过的岁月。他表示，无论是学习还是生活，无论是为学还是为人，师兄、师姐们用实际行动践行着"笃学、慎思、明辨、尚行"的校训，为师弟、师妹们树立了榜样。

全场毕业生共同唱响中国社会科学院大学（研究生院）校歌《人文之光》，在昂扬歌声中，中国社会科学院大学（研究生院）云毕业典礼圆满结束。

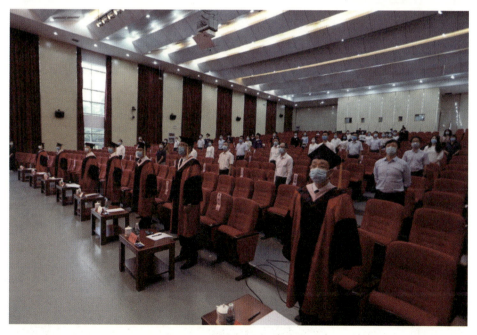

共同唱响中国社会科学院大学（研究生院）校歌《人文之光》

典礼前，高培勇副院长和全体校领导在良乡校区校训石前会见毕业生代表，为毕业生同学送上问候和祝福。

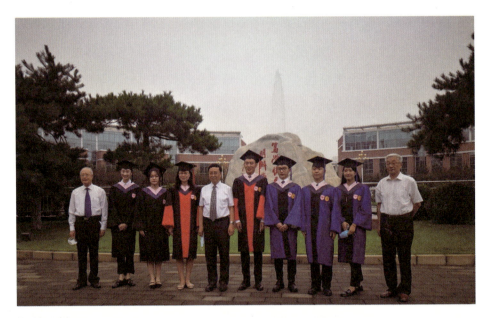

高培勇、张政文、王新清同志与毕业生代表合影留念

张政文校长非常关心中国残疾人艺术团学员毕业生，在典礼前看望了毕业生代表魏菁阳同学。

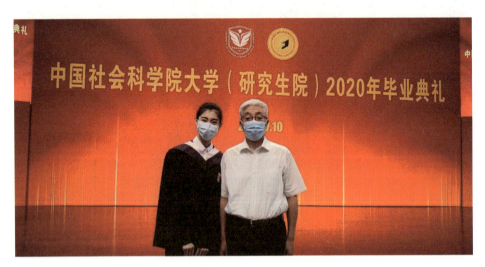

张政文校长与魏菁阳同学合影留念

典礼结束后，现场主持人媒体学院苏媛老师和 2018 级博士生、央视记者

闫乃之同学对中国社会科学院大学副校长、研究生院副院长林维教授、中国社会科学院大学文法学院院长赵一红教授以及线下和线上的毕业生代表进行了直播采访。

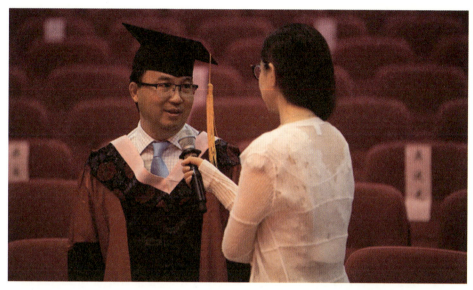

现场主持人对中国社会科学院大学副校长、研究生院副院长林维教授进行直播采访

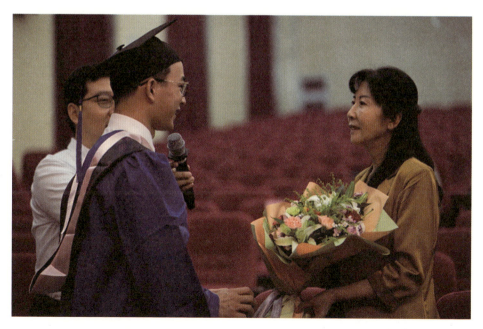

现场主持人对中国社会科学院大学文法学院院长赵一红教授进行直播采访

毕业生行李取寄工作

为做好 2020 届毕业生行李取寄工作，根据教育部、北京市、社科院的相关要求，结合我校的实际情况，在学习借鉴首都高校毕业生行李取寄工作经验的基础上，制订了详细的工作方案。本着"学生自愿、分批分类、取寄结合"的原则，做好毕业生行李的取寄工作。

研究生工作处负责毕业研究生的行李取寄工作的方案制定、组织协调、数据整理、工作培训等工作，全程参与毕业研究生行李取寄工作，同时做好毕业研究生行李取寄工作过程中的沟通联络及应急处理。

一、毕业研究生行李取寄工作

7 月 18 日至 19 日，在京低风险地区在校住宿毕业研究生临时进校取寄行李，办理退宿手续。良乡、望京两校区共计 163 位毕业研究生临时进校取寄行李，另有 58 位毕业研究生委托符合此次进校条件的研究生代为进行行李取寄。

7 月 21 日至 22 日，组织在京低风险地区且已参加学校组织核酸检测的教职工返校，代为整理未返校在校住宿毕业研究生个人物品，进行行李寄递。良乡、望京两校区共计 363 位教职工返校，为 688 位毕业研究生整理打包行李，进行行李邮寄。

截至目前，通过顺丰速运共为毕业研究生邮寄行李 682 单，7500 余件，未寄出行李预计 24 日前全部寄出。

二、校领导高度重视毕业生行李取寄工作

7 月 18 日，部分毕业生顺利返校取寄行李，校领导张政文、王兵同志看望慰问了保障工作人员和同学们。

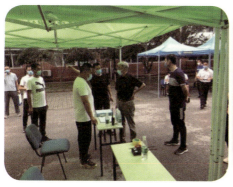
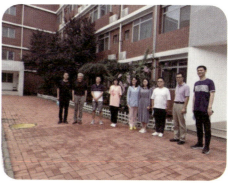

　　7月21日、22日，校领导王新清、王兵、张斌同志到学生宿舍区慰问了为毕业生打包行李的教职员工和其他保障人员。

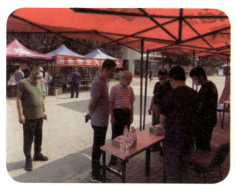
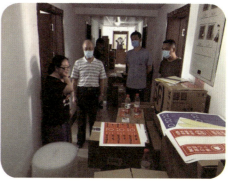

　　毕业生行李取寄工作期间，张树辉副校长到望京校区视察工作开展情况，并慰问教职员工；张波副校长全程指挥并协调望京校区行李取寄工作，工作结束后及时召集相关人员进行工作总结。

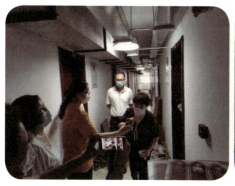
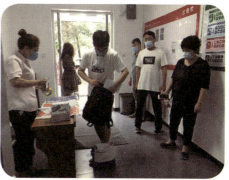

三、望京校区毕业生行李取寄工作

根据学校指挥部的统一安排，望京校区前线指挥部于 7 月 18 日、19 日、21 日、22 日分批次组织安排了 269 名毕业生行李取寄工作。为保证相关工作的有序、高效开展，15 日下午，望京前线指挥部指挥长张波副校长主持召开专项会议，与研究生工作处和望京校区相关人员研讨整体工作方案并布置各项工作。准备工作于 17 日下午全部完成。18 日、19 日，共有 52 名在京学生返校收拾行李。之后，83 名教职工积极参与了 21 日、22 日毕业生行李委托打包邮寄工作，两天共完成行李打包邮寄 1525 箱，此外还有 91 件 / 箱行李根据学生申请暂存学校。

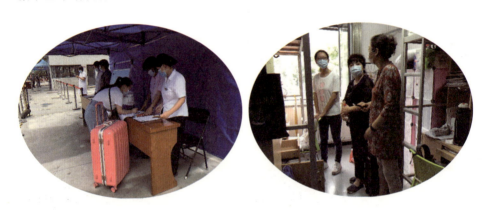

四、相关部门全力做好保障服务工作

后勤处积极做好毕业生行李取寄工作。按照有关部门提出的需求，迅速准备保障物资，共采购纸箱 6100 个，胶带 720 卷，封箱器、裁刀 470 件，记号笔 800 支；将 500 多把钥匙分成 80 组装信封，发放打包物资、钥匙；全处在京 30 人参加研究生行李打包、邮寄、暂存工作；检查所有同学的床位，回收插线板、遥控器，配合图书馆和物业进宿舍收回图书和光猫，回收每个楼道剩余的打包物资；保障在京学生、打包教工、物业服务人员餐饮约 4,500 人次，为研究生行李取寄工作提供了保障。

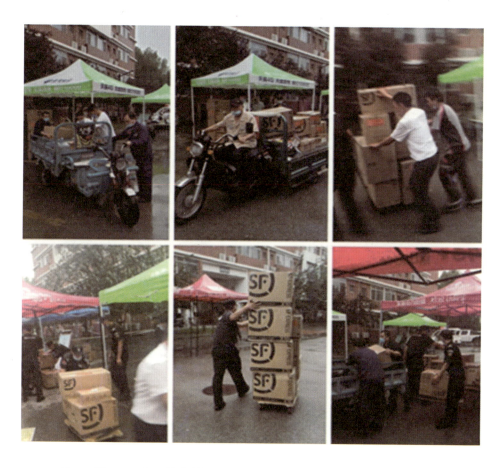

　　7月18日、19日，部分毕业生返校取寄行李，保卫处合理安排人员全力帮助学生搬运、寄行李。

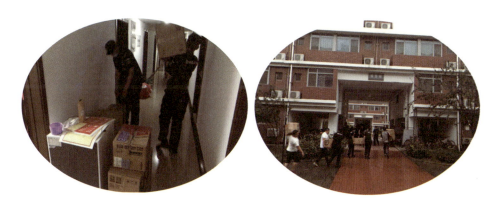

7月21日、22日，保卫处所属人员全力保障毕业生行李取寄工作。按照学校统一工作分工，保卫处为167名学生暂存物品728箱/件。

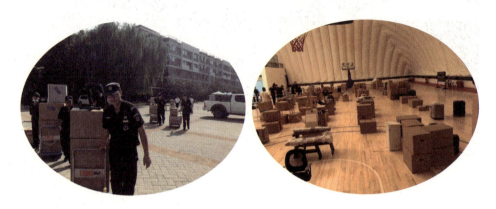

五、西三环学区毕业生行李取寄工作

7月23日下午，王兵、张树辉、王彩霞同志组织召开西三环学区毕业生行李取寄工作动员协调会，布置落实毕业生行李取寄工作。

7月20日上午，张树辉副校长在西三环学区办公，专项部署西三环学区毕业生行李取寄工作。

本科生工作处准备启动西三环学区毕业生行李邮寄工作，细化邮寄工作方案，做好相关工作预案。

中国社会科学院大学 2020 年开学典礼
暨科教融合学院成立大会在北京举行

高 莹

（首发：中国社会科学院网站，2020-10-14；

转发：中国社会科学报，2020-10-14）

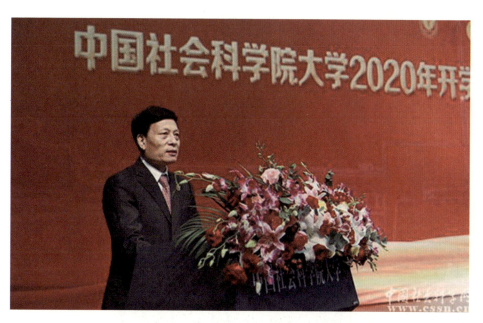

中国社会科学院院长、党组书记谢伏瞻讲话

9 月 29 日，中国社会科学院大学 2020 年开学典礼暨科教融合学院成立大会在北京举行。中国社会科学院院长、党组书记谢伏瞻，副院长、党组副书记、中国社会科学院大学党委书记王京清，副院长、党组成员高培勇出席会议。

谢伏瞻表示，社会大变革的时代，一定是哲学社会科学大发展的时代。从同学们选择中国社会科学院大学、选择哲学社会科学事业的那一刻起，个人理想和人生命运就已经同祖国的前途、民族的命运紧密地联系在一起。同学们只有努力拼搏，树立正确的人生观、价值观，善于学习、勤于思考、敏于行动，争做新时代的奋斗者，成为一流的哲学社会科学人才，才能不辜负这个时代，无愧于自己的选择。

谢伏瞻指出，办好中国社会科学院大学是党中央交办的重大政治任务。中国社会科学院大学自创办以来，在思想政治工作、教育教学改革、科教融合发展、师资队伍建设、党的建设等方面都取得了显著成绩。今天，以12个科教融合学院的成立为标志，中国社会科学院大学已经站在新的起点上。要坚持正确的办学方向，着力提高质量，加强组织领导，充分发挥中国社会科学院办大学的特色与优势，敢于担当，奋发有为，早日把中国社会科学院大学办成党中央放心、人民满意的中国特色社会主义一流文科大学。

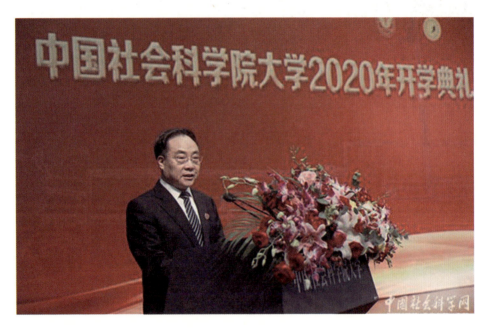

中国社会科学院副院长、党组副书记、中国社会科学院大学党委书记王京清讲话

王京清表示，新时代对哲学社会科学知识和优秀人才的需要比以往任何时候都更为迫切，建设中国特色社会主义一流文科大学的愿望也比以往任何时候都更为强烈。中国社会科学院大学新组建的12个科教融合学院，既是中国社会科学院40多年哲学社会科学高端人才培养的传承，更是面向未来跨越

发展的新起点。中国社会科学院大学的研究生导师、岗位教师、专职教师和特聘教授，要以工匠精神当好"教书匠"，以人师担当做好"摆渡人"。青年学子要永葆赤子之心、向学之心、向善之心，不负韶华期许，不负初心使命，不负青春担当。

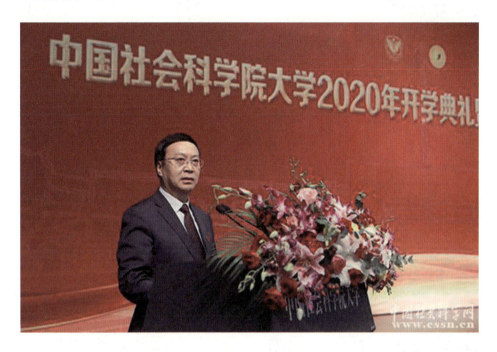

中国社会科学院副院长、党组成员高培勇讲话

会上，高培勇宣读了《关于成立 12 个科教融合学院的决定》《关于聘任12 个科教融合学院院长的决定》。与会院领导分别向 12 个科教融合学院院长、书记授院旗，向 12 个科教融合学院院长、特聘教授代表颁发聘书。

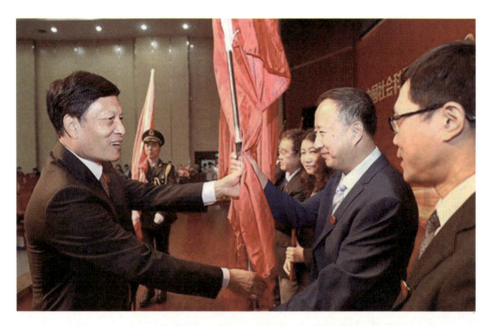

谢伏瞻向 12 个科教融合学院院长、书记授院旗

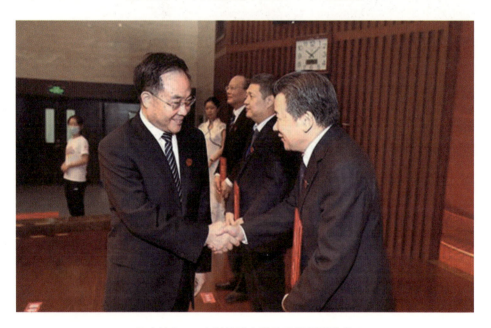

王京清向 12 个科教融合学院院长颁发聘书

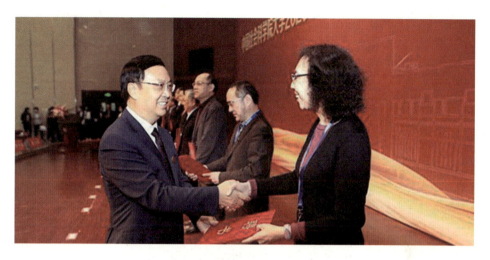

高培勇向特聘教授代表颁发聘书

为强化中国社会科学院大学办学定位，进一步推进院系调整及科教融合改革工作，构建具有中国社会科学院特色的高等教育人才培养体系，中国社会科学院大学组建成立了哲学院、经济学院、法学院、国际关系学院、马克思主义学院等 12 个科教融合学院。中国社会科学院 12 个相关研究所（院）的负责同志受聘出任新组建的科教融合学院院长，若干位学部委员和二级研究员受聘为特聘教授，数百位研究人员受聘为大学岗位教师。

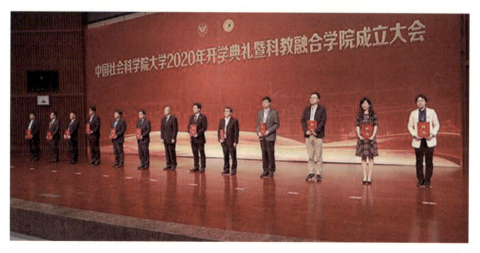

中国社会科学院大学党委副书记、副校长王新清向岗位教师代表颁发聘书

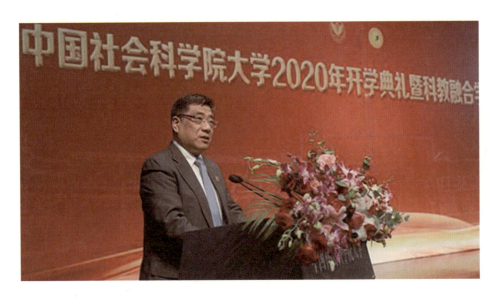

中国社会科学院新闻与传播研究所所长、中国社会科学院大学
新闻传播学院（媒体学院）院长唐绪军作为教师代表发言

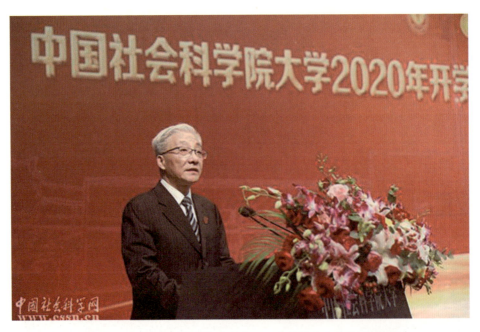

中国社会科学院大学党委常务副书记、校长张政文主持开学典礼

中国社会科学院大学党委常务副书记、校长张政文主持会议。中国社会科学院大学党委副书记、副校长王新清向岗位教师代表颁发聘书。中国社会科学院新闻与传播研究所所长、中国社会科学院大学新闻传播学院（媒体学院）院长唐绪军作为教师代表发言。中国社会科学院相关职能部门、研究所（研究生教学系）负责同志，中国社会科学院大学负责同志、12个科教融合学院领导班子成员以及本硕博新生、特聘教授代表、教师（含岗位教师）代表、在校生代表共约500人参加会议。

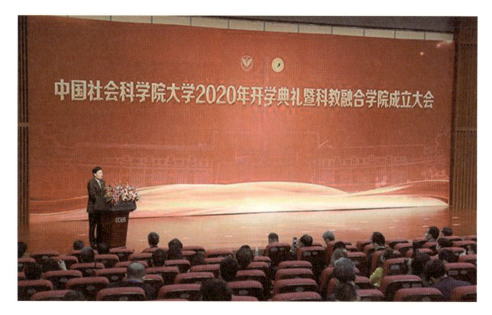

开学典礼现场

友爱无界　疫路携行

　　青山一道同云雨，明月何曾是两乡。战疫之路，我们从不孤单。海内海外飞鸿不断，彩笺芳翰纸短情长，小小口罩礼轻情真。我校与国内疫情严重地区以及海外合作高校、海外校友、访问学者、留学生、援外学员、外籍教师互相激励，互致关切，真心祝福。

暖心点滴 | 我校海外校友为中国加油！

（发布日期：2020-02-02）

中国新型冠状病毒疫情发生后，我校一些海外校友发来问候信息。现任大韩贸易投资振兴公司（KOTRA）驻沈阳馆长、我校工业经济系毕业生许圣茂博士，2月1日发来信息关心母校情况，并告知他所在的大韩贸易投资振兴公司也向中国赠送了医疗物资。观察者网对此事进行报道。

爱无国界，对外汉语教师带回来自泰国的祝福

曹必聪

（发布日期：2020–02–08）

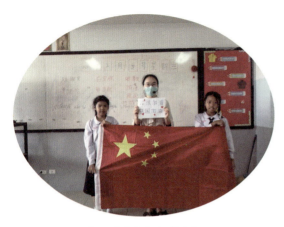

曹必聪（中）和学生们

曹必聪在泰国春武里府担任对外汉语教师。当武汉疫情成为全世界关注焦点时，她收到了来自泰国的学生和同事对武汉的祝福、对中国的祝福，感动之余，她也把这份跨国界的爱传递给国内的同胞们。以下图片和视频全部来自曹老师所任教的学校。

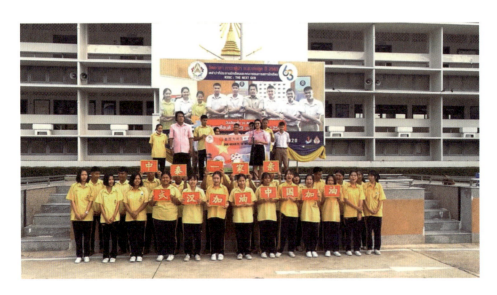

中学部的师生为武汉加油

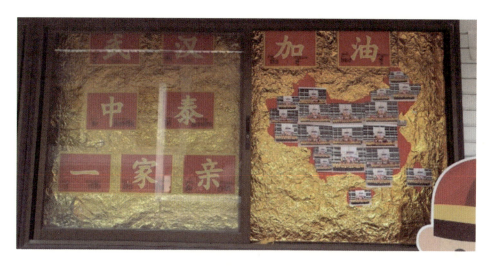

学生设计的宣传栏　亲自剪的中国地图版面

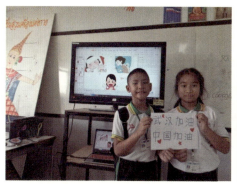

三年级小朋友为武汉加油

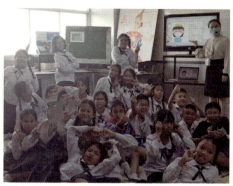

曹老师为学生讲新型冠状病毒的基本防护

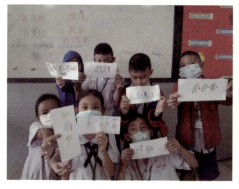

一年级小朋友知道今年是中国鼠年后，
画了老鼠为武汉加油

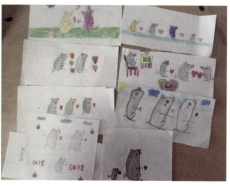

一年级小朋友们的作品

援外培训学员就中国疫情向我校慰问

（发布日期：2020-02-10）

2019年是我校组织实施商务部援外培训项目的第11个年头。在这一年里，我们围绕中国发展道路与"一带一路"为主题，承办援外培训项目17期，其中部级官员项目2期，共有36个国家、377名官员和学者来华参加研修活动，主题种类、级别、培养人数均为历年之最；承办中国社科院国际合作局交办中国非洲研究院培训项目2期，培养非洲国家官员和学者44人。

近期，参加过往届援外培训项目的各国官员学者得知中国的疫情后，纷纷来函或通过社交软件，向我校致以慰问，对中国正在遭遇的新型冠状病毒疫情表示关切和同情，希望中国人民能够尽快战胜疫情，恢复往日的活力。在病毒肆虐的时期收到来自国际友人的慰问，让我们感受到了来自异国的温暖，也让我们对援外培训工作的积极意义有了更加感性的认识。患难之际见真情，是一种超越种族和国界的人间情感，他们虽然远在万里之遥，但我们深切地感受到这一刻他们和我们同在。

塞拉利昂马可尼大学中非研究院院长 Alpha Jalloh 表示，他本人及中非研究院同事对中国正在面临的疫情感到非常担忧与不安，他们愿与中国人民一起共度时艰。信中他们向中国社会科学院致以诚挚的慰问，并希望疫情尽快结束。同时，他们一直密切关注有关新闻，赞扬中国政府为控制疫情而采取的各项措施，对病疫中逝去的生命表示悲痛并致以哀思。Alpha 还专门制作了视频，向中国人民及中国社会科学院的同事致以真诚的慰问。

南苏丹总统经济顾问 Tisa Sabuni 对中国处理疫情的能力表示完全有信心。他认为尽管当前形势严峻，但中国有能力有效防控疫情，而且中国人普遍接受过教育，如果疫情发生在这两方面比较弱的国家，形势将会更严峻！

南部非洲研究与文献中心执行主任、来自津巴布韦的 Rudo Mudavanhu 女士对中国政府的应对措施及为控制疫情付出的努力表达敬意和赞叹，认为这是中国政府良好治理能力的体现。

南非总统政策研究室主任 Busani Ngcaweni，肯尼亚国家行政学院院长 Mokaya Humphrey 及其他国家学员也纷纷向中国社会科学院大学团队发来慰问和祝福。

此外，我校援外研修班非洲学员还以"friends of CASS in Africa"（中国社会科学院的非洲朋友）的名义发来了集体支持信。非洲学员对中国正在遭受的疫情打击感到非常悲痛。他们表示，将坚定不移地支持中国。非洲曾经面临艾滋病毒和埃博拉等类似的挑战。不幸的是，疫情会削弱发展中国家的发展能力，无情地夺去人民的生命，但是他们相信中国能够处理好这次疫情，中国朋友将战胜疫情并变得更加强大。

我校自 2009 年起承办国家商务部援外培训项目，并自 2018 年起承办中国社会科学院中国非洲研究院及国际合作局交办的培训项目，累计培训了来自 100 多个国家的 1500 余名官员学者。通过参与研修班，各国官员学者对中国经济社会的发展，中国政府的治理能力，中国人民的勤劳、善良和智慧表示由衷的敬佩，为中国对他们所在国家的无私帮助表达诚挚的感恩。通过在中国的亲身体验，他们对中国人民产生了友好的情愫，也与我校结下了深厚的友谊。通过这些年来的培训工作，特别是病疫中一次次真挚的问候，我们也发现了真正知华、友华的非洲朋友，他们也一定可以成为推动中非关系发展的中坚力量。

让我们一起用爱与希望等待春暖花开！

（来源：中国社会科学院大学国际教育学院微信公众号）

感谢信

（发布时间：2020-02-12）

2月12日，学校给为学校提供物业、餐饮、安保服务的北京国基伟业物业管理有限公司、北京首佳物业管理有限公司、北京金诚汇美餐饮管理有限公司、北京荣军保安服务有限公司等外包单位发出了感谢信。感谢公司对学校疫情防控工作的大力支持，感谢员工参与防控工作的辛勤付出。对他们勇于担当、恪尽职守的风采给予肯定，对他们不计得失、甘于奉献的精神表达敬意。希望他们发扬习近平总书记提出的"越是艰难越向前"精神，做好自身防护，与学校团结奋战、共克时艰，坚决打赢疫情防控的人民战争、总体战、阻击战！

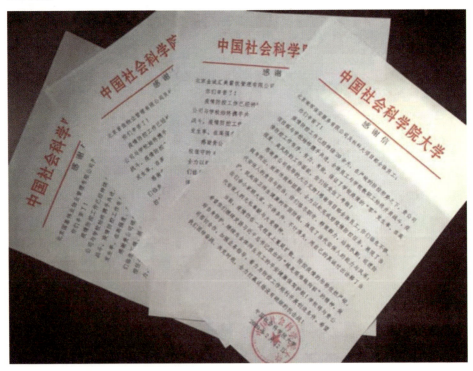

中共英山县委、县政府感谢我校致信慰问

（发布日期：2020-02-16）

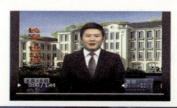

中共英山县委县政府感谢我校致信慰问

发布日期：2020-02-16　点击：59

慰 问 信

中共英山县委、英山县人民政府：

　　在全国抗击新冠肺炎疫情之际，我校师生谨向英山县人民群众表示诚挚地慰问。

　　2019年4月，中国社会科学院批准我校开始在贵县建设国情调研英山基地，基地建设和后续调研过程中，贵县给予了我们很多支持，双方也结下了深厚的工作友谊。新冠肺炎疫情出现后，我们一直关注着英山县的抗疫工作。病毒肆虐，医患揪心，但英山县委、县政府和各级干部临危受命，勇于担责，恪尽职守，甘于奉献，将人民群众的生命健康放在首位；领导干部们亲临前线，指挥有方，上下一心，尊重科学，取得了来之不易的战疫成绩，令我校师生备感钦佩，倍受鼓舞。

　　"相知无远近，万里尚为邻。"在此，我校英山国情调研基地的研究人员谨代表全体师生向英山县奋战在抗疫一线的医护人员、干部职工、志愿者致以崇高的敬意，我们将与你们并肩作战，力争早日打赢这场疫情防控的人民战争、总体战、阻击战！

　　真诚祝愿患者早日得以康复。

　　真诚祝愿英山人民保重，平安。

　　祝愿疫后英山春风万里，杜鹃遍野，英名远播。

　　特致问候

中国社会科学院大学

2020年2月14日

海外的 UCASSer，见字如晤……

（发布时间：2020-02-17）

亲爱的同学们：

你们好！

自"新冠肺炎"疫情发生以来，学校认真贯彻落实党中央、国务院疫情防控决策部署，在社科院党组的坚强领导下，在学校党委、疫情防控工作领导小组和指挥部的指挥下，迅速反应，秉持"疫情就是命令，防控就是责任"的原则，学校的疫情防控工作稳步推进，有效确保校园安全稳定，坚决打赢这场校园疫情防控战。

当前，全国已进入疫情防控的关键阶段，各地积极落实措施，外防输入、内防扩散，疫情防控效果显现，新冠肺炎病患获得了较好救治，治愈比率明显上升。我校采取有力措施保障在校师生生活稳定、安全可靠，并积极做好与留在家中，特别是身在疫情较严重地区的学生及家长的联系工作。尽管相隔千万里，学校也始终密切关注着在海外学习交流学子的安全。由于当前新冠肺炎疫情的影响，部分国家、地区已采取相应的入境管制和防护措施，希望你们能及时关注相关动态，并时刻牢记"留学千万条，安全第一条"，望努力做到以下几点：

第一，时刻注意自身安全。密切关注学校和所在留学单位、所在国家疾病控制机构的有关通知，时刻做好自身防护，在留学期间遵守当地法律法规，合理恰当应对可能发生的状况。若发生相关症状，应第一时间在当地具备条件的医疗机构就诊，属于疑似或确诊病例的，须第一时间隔离防护并向我校、所在留学学校、中国驻当地使领馆等报告并寻求帮助。

第二，保持良好卫生与饮食习惯，规律作息，提高免疫力，切记良好的身体素质是开展学习的重要前提与保障。

第三，与学校老师保持联系。在疫情防控形势之下，有部分海外学习交流学子可能需要调整学习计划，或延长留学时间，若确有此需要，请大家务必及时沟通反映情况，配合学校完成相关审批流程，确保顺利归国回家。

第四，面对疫情，调整心态，努力学习。疫情发生以来，全国采取严密防控措施，确保尽快打赢疫情防控阻击战，远在海外的你们也要理性对待各种疫情信息，在留学期间要不忘初心，努力奋进，珍惜大好时光，高质量完成留学任务。

越是非常时期，越要显示出社科学子共克时艰的决心，学校始终牵挂着遍布全球各地的你们，万望大家保重自身，努力学习，报效祖国，平安返校。

祝同学们身体健康，学习进步，一切顺利！

中国社会科学院大学

2020 年 2 月 17 日

波兰格但斯克大学校长致信我校声援中国抗击疫情

（发布时间：2020-02-21）

新冠肺炎爆发以来，中国的疫情防控受到全世界的关注。在当前全国上下齐心协力抗击疫情的关键时刻，与我校联合承办孔子学院的波兰格但斯克大学校长耶日·彼得·格维兹达瓦教授代表格但斯克大学于 2020 年 2 月 19 日发来慰问函表示对我校的声援。他在信中向我校全体师生致以诚挚的慰问和衷心的支持，并感谢中国政府为抗击疫情所付出的一切努力，他相信一系列防控举措将很快取得预期效果。

信件内容中文翻译如下：

尊敬的张政文教授：

格但斯克大学作为贵校的合作伙伴，在你们处于冠状病毒引起的流行病的特殊时期，我们要向中国社会科学院大学的主管部门和全体师生表示最深切的同情和支持。

我们非常关注疫情的发展，这对当今世界各国政府和组织来说都是一次挑战。同时，我们感谢中华人民共和国政府和相关部门为克服这一流行病所做的一切努力和英勇斗争以及奉献精神。

我们坚信，到目前为止，在治愈疾病和患者的康复等方面，所采取的行动将很快带来预期的结果。

此致
敬礼！

格但斯克大学校长

耶日·彼德·格维兹达瓦教授

50-lecie
Uniwersytetu
Gdańskiego

Rektor Uniwersytetu Gdańskiego
prof. dr hab. Jerzy P. Gwizdala

2020 年 2 月 19 号

尊敬的张政文教授：

　　格但斯克大学作为贵校的合作伙伴，在你们处于冠状病毒引起的流行病的特殊时期我们要向中国社会科学院大学的主管部门和全体师生表示最深切的同情和支持。

　　我们非常关注疫情的发展，这对当今世界各国政府和组织来说都是一次挑战。同时，我们感谢中华人民共和国政府和相关部门为克服这一流行病所做的一切努力和英勇斗争以及奉献精神。

　　我们坚信，到目前为止，在治愈疾病和患者的康复等方面，所采取的行动将很快带来预期的结果。

此致敬礼！

格但斯克大学校长

耶日·彼德·格维兹达瓦教授

　　近年来，中国社会科学院大学与波兰格但斯克大学以孔子学院为平台建立了良好的合作伙伴关系，双方展开了富有成效的互访，并就师生学术交流、学者专题合作研究、学生暑期夏令营等项目的开展达成了广泛的共识。今年，格但斯克大学将迎来建校 50 年校庆，双方合作承办的格但斯克大学孔子学院也将举办建院 5 周年庆典。中国社会科学院大学与波兰格但斯克大学将以此为契机，开展全方位、深层次、多领域的合作，将两校国际交流推向新的高度！

感恩坚守，心系祖国
——海外社科学子来稿

刘海义

（发布日期：2020-02-23）

近期，"武汉"在美国的媒体中以前所未有的频次出现着，我虽在异国他乡，却深深感受到了与祖国不可割舍的命运相连，被每一位挺身而出的平凡人感动，真切地期盼同胞们可以早日战胜疫情，祝愿伟大的祖国，国泰民安！

随着国内疫情形势的日益严峻，身在国外的我们也密切关注着疫情防控的最新动态。身边的外国同学、朋友也通过电子邮件、电话等方式关心着我国的疫情进展，并给予我鼓励和帮助。目前，我的学习、生活各方面一切正常。

疫情暴发后，学校及时更新防疫信息，严格部署落实防控安排，从学校的微信公众号与网站上，我们及时获取到了学校的疫情防控情况。看到老师和后勤人员为了打赢这场没有硝烟的战争，无论节假日还是雨雪天都奋战在防疫的一线，着实令人感动。学校防控工作的有序展开，为每一位社科学子设立了一道安全屏障。在疫情防控的关键时期，国际交流与合作处的老师通过微信与邮件等方式，关心着我们的安危，并发出《中国社会科学院大学致在海外学习交流学子的一封信》，再三叮嘱我们做好防护，注意人身安全，协调学习安排，让我们感受到了来自学校的温暖关爱。在此，也请老师和同学们放心，我们会坚决服从学校及留学单位的安排，尊重海外国家采取的入境管制措施，与学校和我国使领馆保持密切联系，及时汇报在海外的生活与学习情况，以保证共克时艰，顺利回国。

最后，谨向坚守在防疫一线的医护工作者们致以最崇高的敬意！感谢坚守在学校防疫一线的老师们！武汉加油，中国加油！

（作者系中国社会科学院大学马克思主义学院 2017 级国际关系专业博士

研究生。目前参加了国家留学基金委"国家建设高水平大学公派研究生项目"，在美国得克萨斯州德州农工大学（TEXAS A&M UNIVERSITY）进行联合培养，研究项目为美国退伍军人事务管理研究。）

西班牙卡米亚斯大学向我校抗击疫情发来慰问信

（发布日期：2020-02-23）

在全国人民众志成城抗击新冠肺炎疫情的关键时期，西班牙卡米亚斯大学特意向国内友好合作院校发来慰问信，表达坚定支持以及良好祝愿。作为卡米亚斯大学的合作伙伴之一，我校国际教育学院院长王晓明教授同样也收到了该校国际关系与学术研究副校长马里阿诺·门托萨的来信。

隔离病毒，但友谊与合作却不会隔离。马里阿诺·门托萨副校长在来信中对我校全体师生表示最诚挚的慰问和祝福。他说："我们非常遗憾地得知中国爆发了具有高度传染性的新型冠状病毒疫情。我们很欣慰地看到中国人民正在采取有力的措施与病毒斗争，全力进行病人救治和防止疫情扩散。卡米亚斯大学与中国社会科学院大学合作的意愿和信心不会受到本次疫情的影响。如果中国社会科学院大学有具体的需求，我校愿意尽力提供帮助。我谨代表卡米亚斯大学，与中国站在一起，相信中国有能力控制疫情，衷心祝愿中国早日战胜病毒，恢复生机。武汉加油，中国加油！"在这个特殊时刻，海外合作高校的鼓励和支持既体现了我校前期国际交流的成果，也让我们更加坚定了战胜疫情的决心和信心。

中国社会科学院大学与西班牙卡米亚斯大学之间保持着密切的沟通和交往，两校拟在多层次、多领域展开务实合作。双方目前已就汉语国际教育硕士海外学位项目及短期交流项目展开实质性论证，按照原有计划，各项合作将在近期逐步推进。

（来源：中国社会科学院大学国际教育学院微信公众号）

来自马里巴马科社会科学大学的声援与支持

（发布日期：2020-02-24）

　　2月22日，我院收到来自马里共和国巴马科社会科学大学国际关系与合作处主任 Mamadou Koumare 先生转发的巴马科社会科学大学校长巴拉·迪亚拉教授致我校校长的信，声援与支持中国人民抗击疫情。在信中，迪亚拉校长向中国人民表示真诚的慰问和支持，并对中国政府主管部门和我校遏制疫情的能力充满信心。

　　信件内容中文翻译如下：

声援与支持中国人民抗击冠状病毒疫情的信

校长先生：

　　巴马科社会科学大学（USSGB）获悉关于新冠病毒肺炎疫情袭击热情而勇敢的中国人民的消息，感到非常悲痛。在此，我代表大学并以我自己的名义，向伟大的中国人民表示慰问，向被病魔夺去生命的人们表示哀悼并祝愿病人早日康复。

　　校长先生，巴马科社会科学大学在此对中国人民表示完全的声援，并对大学和国家主管部门遏制疫情的能力充满信心。

　　校长先生，我希望疫情尽快结束，请接受我的慰问以及对您的国家——中华人民共和国的真诚支持！

校长
巴拉·迪亚拉教授

　　Mamadou Koumare 先生曾参加由中国社会科学院国际合作局及中国非洲研究院主办、中国社会科学院大学承办的"2019年非洲法语国家治理能力研修班"。在华期间，他积极参与研修活动，与中国社会科学院结下了深厚的友谊。

在关怀中感受温暖，在温暖中提升自我

工商学院金融硕士教育中心 2019 级 1 班

（发布日期：2020-02-25）

在这场突如其来的新冠肺炎疫情面前，我们深感人类的渺小和脆弱，却又无时无刻不被许多渺小身躯中的伟大精神所折服。这份伟大精神，蕴含在党中央的一系列科学部署中，蕴含在众多基层干部挨家挨户走访探查的奔波背影中，蕴含在数以万计的最美逆行者无私而勇毅的步伐中。

新冠肺炎疫情发生后，学校及时响应，第一时间发布"所有学生未经学校批准，一律不得返校"等"五个一律"的要求。面对如此漫长且充满不确定性的假期，我也曾不知所措。但在学校和老师们的关怀下，我们积极应对，学习生活两不误。

对于学生而言，这四十多天甚至更久的日子显得格外的特殊。这或许是有史以来我们享受过的最长的假期，也或许是难得的成年后能够长时间陪伴于父母左右的时光，更或许是我们潜心钻研专业知识、用心感悟生活美好的机会。

《公司金融》《商业银行经营学》《投资学》《中国金融监管报告》……这份书单，不仅可以帮助我们重温基础理论，也能让我们了解更多的前沿应用。这个别样的假期，我们可以通过观察、学习和分析社会现象，不断加深对于金融、经济等社会科学的了解与领悟。

天灾无情人有情。学校的指示、老师的关怀、同学的问候，都让我感受到了学校这个大家庭的温暖；父母的陪伴，家人的关心，也让我深深体会到了小家庭的温馨。我相信，在所有人的共同努力下，战"疫"的胜利之花终将绽放。花开之时，也正是我们重聚之日！

党的领导是打赢疫情防控阻击战的根本保证

栗东升

（首发：人民论坛网，2020-02-27；光明网，2020-02-27；
中国青年网，2020-02-27）

2月23日，习近平总书记在统筹推进新冠肺炎疫情防控和经济社会发展工作部署会议上发表重要讲话，讲话最后指出："中华民族历史上经历过很多磨难，但从来没有被压垮过，而是愈挫愈勇，不断在磨难中成长、从磨难中奋起。有党中央的坚强领导，有中国特色社会主义制度的显著优势，有强大的动员能力和雄厚的综合实力，有全党全军全国各族人民的团结奋斗，我们一定能够战胜这场疫情，也一定能够保持我国经济社会良好发展势头，实现决胜全面建成小康社会、决战脱贫攻坚的目标任务。"

回顾中华民族历史，既有中华上下五千年的灿烂文化，也有近代以来的屈辱和磨难。20世纪，中国发生了翻天覆地的伟大历史变革，中国共产党勇挑历史使命，带领中国人民走出水深火热的苦难之中，进行了新民主主义革命，建立了新中国；进行了三大改造建设，确立了社会主义制度；进行了改革开放，实现了经济发展。回首我们党成立以来的百年历程，一路不忘初心、披荆斩棘，一路牢记使命、砥砺前行，始终把为人民谋幸福、为民族谋复兴作为奋斗目标。"沧海横流有砥柱，万山磅礴看主峰"，办好中国的事，关键在党，面对疫情和经济社会发展的难题，唯有党的领导才是取得胜利的根本保证。

党的领导是战胜疫情的根本保证。这次疫情世所罕见，传播烈、范围广，是新中国成立以来的一场非常战"疫"，全社会面临着前所未有的挑战和压力，唯有我们党才能带领人民战胜这场疫情灾害。"船重千钧，掌舵一人"，新冠肺炎疫情发生以来，习近平总书记时刻关注疫情形势，把疫情防控作为头等大事来抓，亲自指挥、亲自部署，作出一系列重要指示，为打赢疫情防控人民战争、总体战、阻击战提供了科学指南和根本遵循。坚持党中央的集中统一领导是战胜疫情的前提，"事在四方，要在中央"，疫情发生后，党中央迅速反应，第一时间制定疫情防控政策，紧急研究部署各项工作的开展，派驻指导小组，总揽全局，协调各方，各地按照党中央的部署和要求压实各自疫情防控责任，真正做到了守土有责、守土担责、守土尽责，对各地疫情防控起到重要作用。基层党组织是战胜疫情的基础，"沧海横流，方显英雄本色。"党的基层组织是我们党的全部工作和战斗基础，是与人民群众联系最紧密的重要阵地，疫情防控以来，全国上下一盘棋，党旗在一线高高飘起，堡垒在一线牢牢矗立，有力地遏止了疫情向一线规模性扩散。党员发挥模范作用是战胜疫情的关键，"我是党员，我先上；我是党员，我带头"，面对疫情，广大党员战斗在前，冲锋在前，奉献在前，真正做到全心全意为人民服务，起到了模范作用，成为疫情防控的"主力军"、群众依靠的"主心骨"。从党中央到基层党组织，从总书记到普通党员，我们党带领人民积极展开防控阻击战，确保疫情防控取得各项胜利。

党的领导是保持经济社会有序发展的根本保证。"党政军民学，东西南北中，党是领导一切的"。中国特色社会主义最本质的特征就是党的领导，党的领导是中国特色社会主义制度的最大优势，是实现经济社会有序发展的根本保证。面对疫情的变化和复工复产的任务，要进一步坚持和加强党对经济发展工作的集中统一领导，保证我国经济发展沿着正确方向前行，习近平总书记指出："综合来看，我国经济长期向好的基本面没有改变，疫情的冲击是短期的、总体上是可控的，只要我们变压力为动力，善于化危为机，有序恢复生产生活秩序，强化'六稳'举措，加大政策调节力度，把我国发展的巨大潜力和强大动能充分释放出来，就能够实现今年经济社会发展目标任务。"这一重要论述为做好下一步工作指明了方向、明确了路径、划定了重点。"磨难压不垮、奋起正当时"，坚持一手抓防控疫情不松懈，一手抓经济社会发展不动摇，两手抓两手硬，在党的统一领导和部署下做好复工复产工作。

新中国成立以来，党之所以能够带领中国人民从站起来、富起来到强起来，一次次克服和战胜种种困难，创造出世界的伟大奇迹，正是因为我们党始终坚持以人民为中心的立场，正是因为我们党开创了符合中国国情、科学有效的国家治理体系，正是因为我们党勇于自我革命、从严管党治党的决心和魄力，中国的发展关键在党，中国的辉煌关键在党。"雨过终有天晴日"，疫情虽然对经济社会产生一定影响，但经济形势总体向好的姿态没有变，只要坚持党的领导，全国上下一条心，这个影响就会降到最低，经济社会才能有序发展。

"构筑防疫共同体，共画家国同心圆"，历史长河奔腾不息，有风平浪静，也有波涛汹涌，只要有我们党的坚强领导，只要紧紧地团结在我们党周围，发挥我们党领导的政治优势和中国特色社会主义的制度优势，坚定信心、砥砺前行，就一定能够打赢疫情防控阻击战，就一定能够实现经济社会发展新胜利，就一定能够实现全面小康伟大目标。

社科大外籍教师与我们心心相系，共克时艰，
为武汉加油，为中国加油！

（发布日期：2020-02-29）

冬去春来，草长莺飞，又是一年开学季。2020年，让我们继续携手同行，共战疫情，为武汉加油，为中国加油！以下是我校外籍教师为我们带来的祝福和期待，我们一起听听吧！

Wanita Nicole Mercer

针对中国正面对的新型冠状病毒肺炎疫情挑战，Wanita Nicole Mercer表示，作为一名社科大的外籍教师，她会坚定地与社科大师生站在一起，她相信全世界各国人民也会和中国人民一起携手面对。身处美国，她很想念中国，想念她的学生，非常希望能尽快见到自己的学生。她通过自己的经历，分享了面对逆境时乐观的态度。这段时间她努力学习并提升自己的教学技巧，目前正在专心备课，十分期待能在网课上见到自己的学生。最后，她希望大家能一如既往地积极、勇敢、健康！

Laurence Bachim

Laurence Bachim是我校法语语言教师，她对学校、同事、学生表达了美好的祝愿。她表示虽然中国现在正面临疫情的困难，也知道此刻的中国人民非常不容易，但相信一切都会好起来。她感谢并全力支持学校在疫情期间为保证师生安全和教学工作顺利开展所做的一切努力和安排，很期待疫情过后能够回到岗位，见到自己的学生，希望一切都能恢复正常。

Gaetan Verville

Gaetan Verville是我校英语语言教师，他表示虽然中国各行各业由于疫情均受到了一定的影响，但是他相信困难一定会过去。他个人能做的就是对学

生的学业不松懈，积极备课，希望给学生们提供最好的网课。最后他希望大家积极响应国家的号召，遵守学校的规定，做好自己能做的事就是对学校、对国家最大的贡献。

Tshidiso Joseph Magojane

Tshidiso Joseph Magojane 是我校英语语言教师，他表示中国是他的第二个家，新冠肺炎疫情虽然最早在中国爆发，但是疫情没有国籍，他相信世界人民会和中国人民一起打败疫情。他对中国采取的防控措施完全赞同并十分有信心，相信此刻中国面临的困难只是一时的，一切都会回到正常，疫情很快就会结束。祝愿中国人民早日摆脱困境，也希望社科大全体师生身体健康。

Shane Burridge

Shane Burridge 是我校英语语言教师，他曾经与中国人民一起抗击"非典"，对于此次的新型冠状病毒肺炎疫情，他相信以中国人民的智慧、坚强、勇敢，一定能战胜疫情。疫情期间他严格遵守学校的规定，一直待在自己的公寓没有外出。这期间，他每天忙于备课，回复学生邮件，过得很充实。他认为社科大的学生非常聪明也很努力，疫情期间也没有停止学习。他相信一切都会好起来，中国人民众志成城，很快就能春暖花开。

让我们向每一位意志坚定、迎难而上的最美"逆行者"致敬；让我们同舟共济，以必胜的信念打赢这场疫情阻击战，为武汉加油，为中国加油！

（来源：UCASS International 微信公众号）

这里有一封从武汉寄来带着早樱芬芳的感谢信

韩育哲

（发布日期：2020-03-02）

我校人文学院 2018 级本科生陈奕漩的父亲是奋战在湖北抗击疫情一线医生中的一员，无暇周顾。陈奕漩推己及人，想到可以发挥自己所长，为母校华中科技大学同济医学院附属中学（简称同济附中）、同为一线医务人员子女的学弟学妹们线上辅导功课，以实际行动解决这些医务人员的后顾之忧。他联系了当时的班主任，得到了同济附中老师们的支持。

恰逢社科大团委发出"社科青年为抗击疫情贡献青春力量"的号召，陈奕漩向团委老师提出了该想法。2 月 3 日，在校疫情防控指挥部会议上，张政文校长代表党委对这一做法予以充分肯定。

2 月 6 日，社科大校团委经与同济附中校办联系，达成一致后，发出了线上一对一辅导志愿者招募通知。通知一经发出，就有近 200 名社科学子报名响应，经过两次匹配，线上辅导工作陆续展开，已经结对服务的共计 52 对。目前，第三批志愿者匹配工作正在进行中。

"何谈江南无所有，遥看早樱报春来。"今天社科大网上开课，同济附中也给我校寄来了春天的问候。

中国社会科学院大学：

自新型冠状病毒感染的肺炎疫情发生以来，党中央、国务院高度重视疫情防控工作，军队、地方和社会各界纷纷伸出援助之手，有力支持了武汉疫情防控工作。在此我们要向所有关心帮助武汉的上级领导和各界朋友表示最衷心的感谢！

"捐躯赴国难，视死忽如归。"广大医护工作者在危急时刻，挺身而出，用生命践行医护人员的使命，赢得了全国人民的赞誉。我校作为华中科技大学同济医学院附属中学，学生多为医护工作者子女，很多学生家长正奋战在抗击疫情一线。我校校友、贵校 2018 级人文学院历史系的陈奕漩同学在得知这一情况后，立即向贵校团委汇报，团委经请示，得到党委肯定和支持，组织了贵校大学生志愿者为我校一线医护人员子女进行辅导，确保医护人员能安心在一线工作。目前已有 50 多名大学生志愿者与我校学生结成对子，对他们的学习进行辅导，对此我们深表感谢！

"笃学 慎思 明辨 尚行"是贵校的校训，"同舟共济·追求卓越"是我校的精神，志愿者团队的善心义举充分彰显了贵校在年轻学子中厚植爱国情怀、开展社会主义核心价值观教育取得的丰硕成果，更加升华了北京、武汉两地青年一代的友谊，我们为能够共同培养出像陈奕漩同学这样有情怀、有担当的新时代社会主义建设者和接班人感到无比欣慰！

"江南无所有，聊寄一枝春。"面对贵校师生的鼎力相助，我们无以为报，只能用文字表达我们的心意，希望在全国人民的共同努力下，早日战胜疫情！到时候，请让我们相聚在祖国明媚的春光里！

华中科技大学同济医学院附属中学

2020 年 3 月 2 日

社科学子争做战疫一线医护人员子女"家教"志愿者的暖心做法也受到社会关注。人民网、学习强国、北京青年报、现代教育报在《有担当！这些高校学子志愿奉献，不做战"疫"局外人！》《中国社科院大学传递战"疫"正能量》等文中予以报道。

我校向韩国启明大学发出慰问

国际交流与合作处

（发布日期：2020-03-03）

近日，新冠肺炎疫情在世界部分国家和地区呈现出蔓延趋势，中韩两国都遭到了疫情的袭击。作为抗击疫情的重要国家，中韩两国正在全力以赴应对疫情，积极开展防控救治工作。

中国社会科学院大学与韩国启明大学在科学研究与人才培养等方面一直保持着密切的合作与联系。在得知韩国最近的疫情状况后，我校向地处韩国疫情形势的严重地区——大邱市的启明大学发出了诚挚的慰问。

为保障疫情防控工作顺利进行，启明大学申一熙校长已安排该校东山医院作为新冠肺炎定点治疗医院，社科大对申一熙校长关键时期的这一决定表示支持与赞扬的同时，也说明了我校在严格、全面疫情防控工作下的积极状况，鼓舞启明大学坚定必胜信心，早日战胜疫情。最后，张政文校长代表我校师生，表达了对启明大学全体师生平安健康的美好祝愿。

新冠肺炎疫情是人类面临的共同挑战，中韩两国必将携手共进，共克时艰，坚信困难过后，两校会在构建人类命运共同体的发展历程中不断前进。

同舟渡海　风月同天

——我校向海外合作高校发慰问信

国际交流与合作处

（发布日期：2020-03-17）

近日，世界卫生组织已宣布"新冠肺炎疫情构成全球大流行"，国外疫情形势骤然严峻。世界各国面临共同的疫情威胁，为此我校也对海外合作院校送去了由衷的牵挂和携手同心的祝愿。

3月1日，我校向位于韩国大邱市的启明大学发出慰问，表达特殊时期下对合作院校的诚挚问候，并介绍我校的良好防控状况以鼓舞启明大学坚定信心，早日战胜疫情。3月5日，我校向日本早稻田大学、明治大学、日本政策研究大学院大学，意大利那不勒斯东方大学、罗马第一大学等合作院校发去慰问信，表达我校对合作院校所处地区疫情形势的关注、共克时艰的决心与信念，以及对合作院校全体师生健康平安的美好祝愿。

在慰问信发出以后，我校也陆续收到合作院校的邮件、回函等，如日本政策研究大学院大学校长田中明彦教授在给张政文校长的回信中，表达了对社科大全体师生身体健康的美好祝愿，并诚挚地期望能够进一步加深合作，共同促进双方发展。

新冠疫情暴发以来，我校陆续收到多个海外合作院校的慰问信，信中对于我们的战"疫"精神表示钦佩，对我们的战"疫"措施表示认可。在全球抗击新冠肺炎疫情的关键时刻，我校与海外各合作高校互相支持，传递抗疫战"疫"正能量，进一步巩固发展合作友谊，同时也更加坚定彼此共同战胜疫情的决心。疫情面前无国界。我校将与众多海外合作院校同舟共济，守望相助，共克时艰，早日取得抗疫的最后胜利。

家的期待家的爱

——来自中国社会科学院大学国际教育学院外国学员的战"疫"慰问

国际教育学院

（首发：中国社会科学院网站，2020-03-20；

转发：中国社会科学报，2020-03-20）

"喂？是妈妈吗？我是帕特里克，家里兄弟姐妹们都还好吗？"这两天，中国社会科学院大学国际教育学院院长王晓明接到了来自乌干达总统特别助理伊贝贝·帕特里克的慰问电话。"妈妈"这个称呼多年来一直都是各国学员对王晓明的称呼，"兄弟姐妹"则是对学院其他教职工的爱称。再次听到伊贝贝·帕特里克的这声"妈妈"让王晓明心里倍感温暖。新冠肺炎疫情暴发以来，像这样来自各国学员的问候电话和微信，王晓明接到很多。虽然远隔重洋，但是这些朴实的问候却饱含着他们对中国，对中国社会科学院大学这个家庭里每位家人的深切关心和牵挂。

"山川异域，风月同天。"疫情也牵动着世界人民的心。分散在100多个国家的上千名学员，纷纷通过电子邮件、信函、社交软件等渠道联系到学校和在中国认识的朋友，询问疫情发展态势，对学校的影响，对防疫物资的需求，并反复叮嘱家人们要做好个人防护。尽管学员们在宗教信仰、政治背景、语言文字、风俗习惯和表达方式等方面不尽相同，但都不约而同地传达出同一信息：无论离开多远、多久，中国社会科学院大学国际教育学院永远是他们心中的家，是他们最惦念的地方。

把学院当港湾，学员们用真情去守护心灵圣地。中国社会科学院大学国际教育学院一方面紧抓疫情防控工作，另一方面在接受学员慰问时，向他们介绍有关疫情的真实情况、措施和成效，以正视听。负责联系工作的李梅和李鸣在与学员交流中，真切感受到学员们对学院这个特殊家庭的爱。

南非大学塔博姆贝基非洲领导力学院执行院长爱迪生表示，当前，中国的情况与非洲埃博拉病毒爆发时一样，存在各类网络谣言。造成这种现象的根本原因，就是有人想利用疫情来诋毁、削弱发展中国家的治理能力，让国家陷入混乱。当前，他正与其他非洲学员一起，利用自身的影响力发声，让非洲各界了解中国齐心协力、众志成城抗击疫情的真相。

塞拉利昂马可尼大学中非研究院院长阿尔法·贾洛谈道："中国当前面临病毒和网络谣言的双重挑战。病毒虽然能伤害家人的健康，引发家庭悲剧，但可防可控。而网络谣言却可以破坏家的内部和谐，损毁家的外在形象，并夺走更多家人的生命。2013年埃博拉疫情蔓延时，非洲曾面临相似的挑战，因此，我和我的同事们自疫情暴发，便对有关病毒来源、传播和治疗方法等的谣言进行反驳和抨击。"

家，成为学员们对美好未来憧憬的归宿。每个学员在表达关切和慰问的同时，也都表达出对美好未来的憧憬。南苏丹总统经济顾问蒂萨·萨布尼表示，相信疫情对中国经济的影响是短暂的，疫情结束后，中国将更加充满活力。南非总统政策研究室主任恩格·卡维尼对中国政府的应对措施及为控制疫情付出的努力表达了敬意和赞叹，同时，也坚信中国在经历此次风雨后，必将能看到最美丽的彩虹。

美国杜兰大学商学院、波兰格但斯克大学、西班牙卡米亚斯大学在发来慰问的同时，表示期待疫情结束后，进一步加强校际合作，让中国的抗疫经验"走出去"。

"面对疫情，国际教育学院这个大家庭受到了一定影响，但也是对国际教育学院推行的家文化培训理念的一次全面考核。"王晓明表示，"党的十八大后，国际教育学院开始推行中国特色社会主义家文化培训理念，简言之，就是从中外家庭观差异切入，引导学员去理解治国理政、中国经验、中国价值和家国情怀等理念，让他们能在短时间内'听得进、记得住、吃得透'。新理念推行后，国际教育学院充满了家的氛围，学员们在一起学习、关心、友爱、成长，彼此以兄弟姐妹相称，真正体悟到了家文化的意义。"

如今，所有学员都收到了国际教育学院发来的这样一条信息："家的港湾，期待你们平安返航。"

学校是社科学子最坚实的后盾

——来自湖北籍学子的一封感谢信

赵婉祯

（发布日期：2020-03-20）

尊敬的校领导、老师们：

你们好！

我是公共政策与管理学院 2018 级税务硕士、湖北籍学生赵婉祯。新冠疫情之下，我们的生活受到了方方面面的影响。感谢学校领导和老师们给予的真挚关怀、提供的无私帮助，让我们得以安心在家。疫情无情人有情。特殊时期，我深刻感受到学校永远是社科学子们最坚实的后盾！

为方便参加秋季招聘的宣讲会和笔、面试，我与同学在市区租了一套房，按照合同约定我们年后返校正好退租，回学校宿舍居住。然而受疫情影响，我们无法返京返校，也无法办理退租，摆在我们面前的是一个进退两难的境况。整个 2 月份我们在心焦如焚中度过。

未来可能产生的每月上万房租将超出我们的负担能力，且面临房东随时收房的风险。同时，出租房内仍存放着我们与工作单位的签约合同、本科毕业证书等重要文件，因此在保证物品得到妥善安置之前，我们根本不敢贸然退租。未知的经济损失，给我们的家庭带来了额外的经济负担。

正在我们两难之时，我向学院主管学生工作的宋涵老师讲述了我们所遇到的困境，询问学校是否有可能协助接收我们的个人物品并存放于校内。由于正处疫情防控的关键时期，学校防控规章流程一定非常严格，因此我们起初没有抱很大的希望。宋老师听到我们的叙说后，首先安抚了我的情绪，并表示会全力为我们提供帮助。公共政策与管理学院李为人副院长也表示学校、学院会积极为我们提供支持，希望大家不要担心，请务必安心在家等消息。

随后学院向学校相关部门、领导反映了我们的困境，并提出物品存放的申请。校领导在经过多方协调讨论后，决定为我们提供全力帮助，并协调多个部门进行全力配合和支持。期间，研工处全程对此事提供协调、支持和帮助；保卫处对我们的物品进行消毒和搬运。3月14日，在研工处、保卫处和税务硕士教育中心的通力配合下，我们的物品成功地被运到了学校并得到了妥善安置。我们心中压了许久的大石头终于落了地。

从宋老师处得知，我们税务班有数位同学线上开课前急需把滞留在宿舍的电脑邮寄回家，也是校研工处、公寓办等相关部门的老师解了大家的燃眉之急，类似的事情还有太多太多。从疫情刚爆发、学校第一时间成立防控工作指挥部开始，校领导就尽心尽力安排、科学分工指导，各个部门密切配合协作，构建了全面抗击疫情的工作体系，保证学校和学生工作的有序运行。其中，保卫处、医务处等部门负责公共区域消毒、人员进出管理和日常巡查等工作；后勤部门保障物资供给；毕业生学位工作组负责疫情期间论文答辩和学位授予等工作；招生与就业处、学工部门等相关部门通过举办公务员考试辅导网络直播课、线上双选会等形式为毕业生提供了极大的帮助等。一直以来，校领导、学校老师以及大批一线工作者们，从学生的角度出发，在生活、学习、就业等方方面面为社科学子提供了多重保障，学校不仅是返校隔离同学的坚强后盾，对我们这些在家隔离的同学也给予了无微不至的关心，建立了疫情防控每日报告制度，密切关注每位同学的身心健康。

最后再次感谢校领导、学院领导以及老师们，感谢研工处、保卫处和公寓办等部门！你们不仅是社科学子们最坚实的堡垒，也是最温暖的港湾！我也相信在全国人民的共同努力下，我们必将战胜疫情，再聚校园！

此致

敬礼！

赵婉祯

2020 年 3 月 20 日

学校向遭受疫情国家的合作高校与援外学员发去慰问

国际教育学院

（发布日期：2020-03-24）

我院向遭受疫情国家的合作高校与援外学员发去慰问

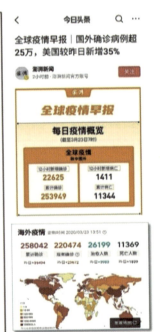

近日，新型冠状病毒疫情全球扩散蔓延，形势令人担忧。根据澎湃新闻3月23日7时统计数据，全球疫情除中国外，已累计确诊病例超过25万。与我院合作的海外高校与援外项目的学员们也大多身属疫区。为此，国际教育学院中外合作办学中心、国际短训中心和援外项目中心纷纷去信慰问，对海外高校的朋友们和援外的学员们表示诚挚的问候、支持与深深的祝福，同时分享我们预防感染的一些经验。

2

中外合作办学中心

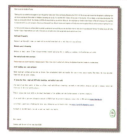

美国杜兰大学商学院是国际教育学院多年的合作伙伴。

国际教育学院院长王晓明教授给老朋友美国杜兰大学商学院院长 Ira 先生去信问候，并提醒朋友们在疫情期间需要注意的各种事项，希望朋友们平安健康。Ira 先生回复邮件深表感谢并表示杜兰大学的同事们也都按照信中提供的方法进行防御。同时中外合作办学中心对英国斯特灵大学发出问候，对方也回复并表示感谢。

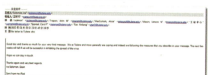

援外项目中心

中国遭受新冠肺炎疫情影响之时，援外学员纷纷发来慰问与支持信函，对社科院大学的家人表示关切与慰问，其真诚与坚定令人感动。"投我以木桃，报之以琼瑶"，当疫情在海外一百五十余个国家肆虐之时，援外团队积极行动，自 3 月 20 日起向 70 个遭受疫情国家的 930 名援外研修班学员发去了慰问函，表达我们对亲人的美好祝愿，也送去我们的抗疫经验。

收到信后，许多学员表达了对家人关键时刻关心与帮助的感激之情。他们说："患难见真情"，"中国是我们真正的朋友"，"社科院同事永远是我们的家人"。例如，2019 级金融体制创新郑州班研讨班学员、塞尔维亚国民银行的 Zikica Lazic 在信中写道：

亲爱的朋友：

感谢您在困难时期给予的支持与慰问。受病毒的影响上周我们的政府宣布进入紧急状态。当前我们最大的担心是我们的卫生系统和医护人员，我们采取各种措施，迎危克难以保护人民的安危。这时我们的处境艰难，没有任何语言能表达出我们的感激之情。中国和朝鲜是仅有的两个帮助我们的国家，我们对塞尔维亚人将永远记住您是我们真正的朋友。

感谢你们永远做我们的真正的朋友，神速控过去，我们再次相聚！

国际短训中心

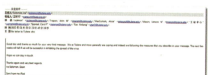

英国雷丁大学、伯明翰大学、美国匹兹堡大学、澳洲麦考瑞大学和南澳大学是社科大国际教育学院短训中心的合作伙伴。随着海外疫情的加剧，我们对当地情况十分关切，给所有的合作伙伴发送慰问邮件，希望朋友们平安健康！收到慰问信后，伙伴们也纷纷回信。麦考瑞大学的 Pallavi 女士说："很高兴收到这封邮件，并在这个特殊的时刻想着我们。我们也会特别重视你们分享的经验。"Stephen 先生说："你们考虑太周到了，感谢王院长和学院的老师们对我们的支持，并期盼疫情能尽快过去，重新恢复我们之间的合作。"

疫情没有国界，病毒是人类共同的敌人，我们坚信唯有团结合作，守望相助，才能共度难关。

张政文校长致信慰问波兰格但斯克大学

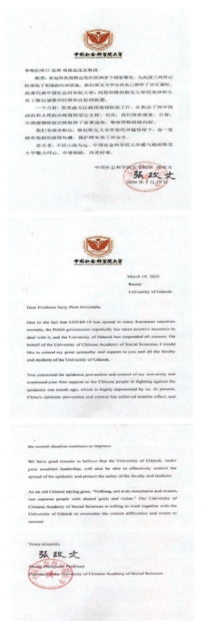

国际教育学院汉语国际推广办公室

（发布日期：2020-03-24）

近日，新冠肺炎疫情在欧洲多个国家集中爆发，确诊病例与日俱增。关注国际疫情整体态势的同时，我校更时刻关注国际合作伙伴的近况。与我校共同承办孔子学院的波兰格但斯克大学，也面临着严峻的疫情防控形势。目前，该校已经宣布全部停课，孔子学院日常的汉语教学和文化活动也已经暂停或取消。在此关键时刻，张政文校长代表我校致信格但斯克大学，表达了诚挚问候，并祝愿所有人安康。

张政文校长首先对一个月前格但斯克大学对我校发来的声援和支持表示感谢！张校长还介绍了中国疫情防控持续向好的整体形势，并代表学校表达了对格但斯克大学抗击疫情的充分支持以及两校共克时艰的美好愿望。

"我们有理由相信，格但斯克大学在您的卓越领导下，也一定能有效控制疫情传播，保护师生员工的安全。

志合者，不以山海为远。中国社会科学院大学愿与格但斯克大学勠力同心，守望相助，共克时艰。"

新冠肺炎疫情暴发以来，我校立即启动联动联防机制，成立了疫情防控指挥部。在指挥部的正确领导下，全校上下团结一心，众志成城，形成了抗击疫情的钢铁长城。本着"科学防治，精准施策"的防控要求，我校还出台了一系列暖人心、定人心的防控举措。疫情无国界，疫情防控也是我校与国际合作伙伴面临的共同挑战。守望相助，携手战"疫"！愿双方大学一道迎来疫情防控和教育事业双胜利！

同舟共济、共克时艰，我校再次慰问校内服务保障人员

后勤处

（发布日期：2020-04-03）

近日，为感谢疫情期间坚守岗位的校内服务保障人员的辛勤工作，肯定他们为当前疫情防控工作取得阶段性成果做出的贡献，我校再次慰问为学校提供物业、食堂、安保、绿化、供暖等服务的 7 家外包单位员工以及西三环学区的服务保障人员，并分别发放生活补贴和赠送慰问品。

4月2日，西三环学区的慰问品已经送达，良乡和望京校区的生活补贴发放正在办理之中，将于近日发到大家手中。

疫情暴发以来，各个校区的服务保障人员放弃休假、克服困难，默默坚守各自岗位，坚守在学校防疫的最前线，确保了学校疫情的"零"发生率。期间，校领导多次前往一线看望、慰问，强调要注意轮休、加强自身防护，并多次要求后勤注意为服务保障人员增加营养供给。

当前疫情形势持续向好，我校将继续携手各方同舟共济，共克时艰！

为海外孔院寄送口罩

国际教育学院

（发布日期：2020-04-19）

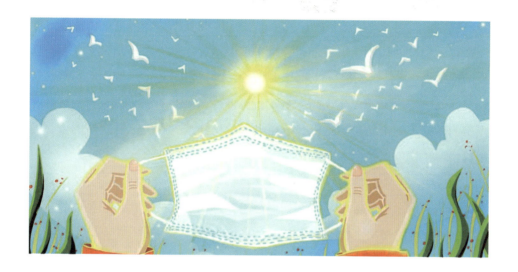

近日，波兰格但斯克大学孔子学院收到了中国社会科学院大学寄送的 500 只防疫口罩。孔院波方院长沃依切赫·毕棕（Wojciech Bizon）代表孔院向中国社会科学院大学以及国际教育学院表达诚挚谢意。

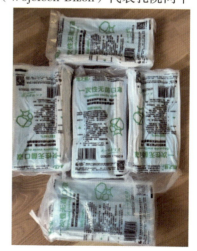

国外疫情暴发后，中国社会科学院大学高度重视我校海外师生的健康状况，并加强了日常联系。第一时间对国际教育学院为格但斯克大学孔子学院寄送口罩的请示做出批示，并责成学校医务室和国际教育学院做好相关工作。

孔院波方院长沃依切赫·毕棕在收到口

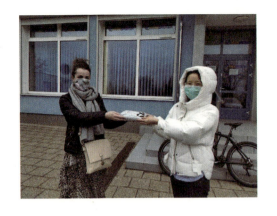

罩后表示："当前新冠肺炎疫情在全球蔓延开来，波兰防疫形势也日益严峻。波兰政府已发布通知，要求自4月16日起人员外出须遮挡口鼻。中国社会科学院大学寄送的口罩非常及时，体现了中方合作院校对孔院防疫工作的高度关注和支持，这些防疫口罩将很好地帮助孔院渡过难关。"他还特别强调，有中国社会科学院大学这样的国际合作伙伴特别值得自豪。

孔院中方院长张捷表示通过线上交流和学习，全体教师做到了科学抗疫，也努力做好了安全防护。这批口罩将极大地增强格大孔院战胜疫情的信心，鼓舞格大孔院攻坚克难的斗志。

对于中国社会科学院大学一直以来，特别是疫情期间的关心与帮助，孔院的中方教师也纷纷表达感谢。他们表示将严格遵守波兰法律和各项防疫规定，做好个人防护，讲好中国故事。

国际教育学院再三提醒大家要注意身体健康，遵守疫情期间当地的各项规定，并表示学校和学院将是大家的坚强后盾，愿意帮助大家解决实际生活中遇到的问题。

个体视角下的"中非一家亲"

赵婉雪

（发布日期：2020-04-08）

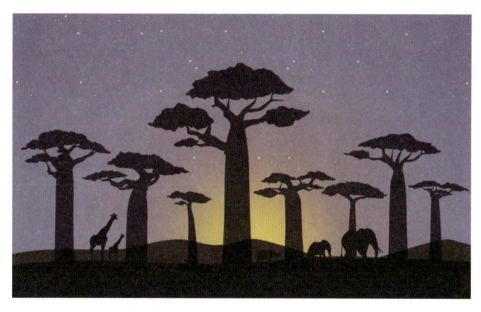

　　近期，新冠病毒在其他国家肆虐之际，非洲大陆成了最让人担忧的地方之一。人口密集、发展程度偏低、医疗物资匮乏等种种现实因素，均会让疫情防控变得困难重重。前些日子，几封来自非洲人民的邮件给了我们温暖的力量，也在某种程度上打消了我的些许顾虑，但从目前情况来看，似乎并不乐观。中国政府正在加大对非洲国家抗"疫"行动的支持，也在推动中国企业和民间机构向非洲国家提供援助。中非一家亲，患难见真情，真希望我们的非洲朋友早日渡过难关。

01

　　加蓬外交部 Ebang Essono 先生："此次疫情让我们忧心忡忡，因为，在中国，有我们的朋友，有非常热心善良的人。幸运的是，疫情已得到控制，非常高兴得知你们都很好。"

"我很珍惜在中国的经历，对此存有美好的回忆。我爱中国，我爱中国人民。"

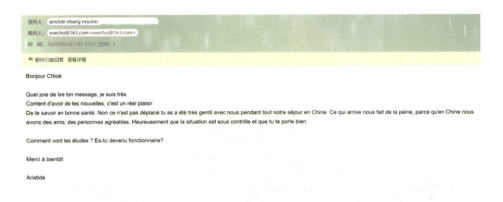

02

布基纳法索总统府 Hot 先生："我向中国领导人致以敬意。中国人对疫情采取的管理措施，值得正在抗疫的世界各国效仿。"

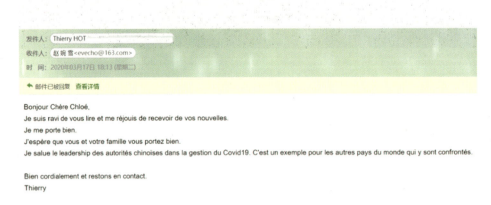

03

塞内加尔达喀尔大学 Thiam 教授："借此机会表达我对中国人民的关切和支持，希望疫情很快成为过眼云烟，福泽中华大地。"

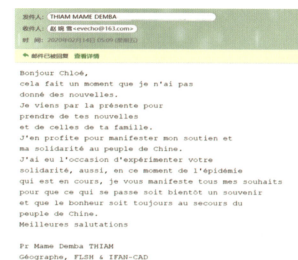

発件人: THIAM MAME DEMBA
収件人: 赵 晓 雪 <evecho@163.com>
时 间: 2020年02月14日 05:09 (星期五)

↩ 邮件已被回复　查看详情

Bonjour Chloé,
cela fait un moment que je n'ai pas
donné des nouvelles.
Je viens par la présente pour
prendre de tes nouvelles
et de celles de ta famille.
J'en profite pour manifester mon soutien et
ma solidarité au peuple de Chine.
J'ai eu l'occasion d'expérimenter votre
solidarité, aussi, en ce moment de l'épidémie
qui est en cours, je vous manifeste tous mes souhaits
pour que ce qui se passe soit bientôt un souvenir
et que le bonheur soit toujours au secours du
peuple de Chine.
Meilleures salutations

Pr Mame Demba THIAM
Géographe, FLSH & IFAN-CAD

04

　　贝宁孔子学院院长 Augustin Segbo 先生："收到你们的问候，我感到欣喜，也非常高兴得知你们身体安康。我也很好。字里行间见证着我们不朽的友谊，可谓是患难见真情。"

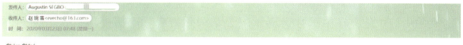

発件人: Augustin SEGBO
収件人: 赵 晓 雪 <evecho@163.com>
时 间: 2020年03月23日 07:48 (星期一)

Chère Chloé,
Je suis très ravi et particulièrement comblé de recevoir ta sympathique lettre en ce moment difficile! C'est dans les moment difficile que l'on connaît ses vrais amis. Très chère Chloé, tu en es une!
Oui, ta correspondance témoigne de la grandeur de notre amitié que je m'engage encore une fois, a perpétuer.
Je suis aussi content de savoir que tu te portes bien! Prends donc soins de toi! Quand a moi, je me porte aussi bien!
Gardons le contact!

　　来信者均是中国社会科学院大学 "2019 年非洲法语国家治理能力研修班" 的学员。那时，我是该项目的实习生，虽然已结束一段时间，但仍清楚地记得实习期间不可胜数的美好瞬间。能和非洲学员建立深厚友谊，源于内心深处的一个声音——"中非一家亲"。

　　第一次接触非洲人，是在五年前，远非擦肩而过，或相视一笑式的瞬间接触。我和她们在同一个屋檐下，礼貌友善、朝夕相处长达一年之久。那时，我们均在比利时某所大学读书，在学校把公寓硬件设备划分为三六九等的情况下，别无他选的亚非学生都被分到了 ×× 公寓。所以，某种程度上，大家一开始便有 "同病相怜" 的惺惺相惜之情。我读政治学，非洲舍友们有的攻读商科，有的攻读医学等，虽然专业各异，但价值观一致。从各自坚定的目光中，我们似乎可以解读出对方要学成归去、为国效力的决心，甚至想着这样就可以为国际社会增加一些平等的力量，不至于若干年后的亚非留学生依旧没有选择权，被分至最简陋的住处。总之，自己当时最大的心愿就是如此了。

在后来的相处中，小到互换餐食，大到谈论国际政治，我们对彼此的了解逐渐加深，友谊也不断深化。记得有段时间，西方恐怖袭击事件此起彼伏，安全起见，学生们很长一段时间都待在公寓，不越雷池一步。如果没有认识那个来自科特迪瓦的同学，我也许不会知道西方受袭的同时，极端恐怖分子也在他们国家施展淫威。同样是恐袭，同样丧生惨重，发生在欧洲，人人都是"Charlie"，都在"Pray for Brussels"。然而，却没有一则与"为科特迪瓦祈福"相关的消息，非洲人民的悲痛只传递在亲人朋友之间，不会引起外界的关注。我和非洲舍友们在这样的环境中，每天像家人一样嘘寒问暖，直至毕业。所以，于我而言，"中非一家亲"五个字背后，是说不完道不尽的温存。在日趋快速的生活节奏中，虽已将这片舍友之谊，静置记忆深处，但偶尔回想起来，那一整段青春和"初心"便会悄然再现。

2019年9月，在中国社会科学院大学国际教育学院援外项目实习期间，再次接触到非洲人。这次，他们是来华进修的学者、研究员、干部，甚至是国家高级领导。研修班项目启动之前，学院老师们为实习生做了培训，记得李老师语重心长地教导我们要用心和非洲学员相处，"你们一定会对他们有和之前不一样的看法。"是的，我完全赞同，过去的亲身经历已印证了此番道理。从某些层面来讲，太多刻板印象掩盖了非洲人真实的一面。不管是曾经的舍友，还是来华进修的非洲学员，我在他们身上看到的是热情友善、勤学好问、脚踏实地。

在这次实习中，得益于学院老师们妥善的安排，我看到了这些非洲人士在一系列的讲堂中智慧碰撞出的火花，也看到了他们在领略中国大好河山、感受博大精深的中华文化、体验中国高科技产品时，满面的惊讶与欣喜。无疑，研修经历对非洲学员而言，是深刻难忘的。从他们相继发来的感谢信中，我们能感受到研修班在他们心中的分量。

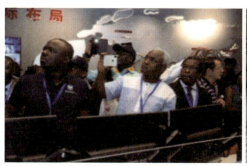
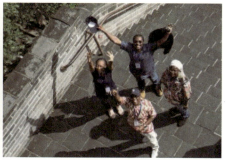

　　为期十六天的行程，在学员的依依不舍中步入尾声。一期一会，机场送行是件令人心情沉重的事。一直到安检口，非洲学员们还在挥着手，道着谢，一遍又一遍。其实，内心深处我也在感谢他们，感谢他们用积极开放的心态了解中国，感谢他们对异域文化表现出的尊重，感谢他们日后在非洲大地对自己的中国之行津津乐道。

　　末了，在这些人渐行渐远的身影中，我恍惚看到了曾在西方陋室奋斗过的非洲舍友们未来的样子——四处奔走学习，建设自己的国家，为人类命运共同体作贡献。这种幻视便是我对远方朋友最深沉的祝福。最后也不忘对自己说声："莫忘初心，加油！"

海外学子报平安：我在海外，目前平安，请放心！

国际交流与合作处

（发布日期：2020-04-09）

花开时节，想念你

随着海外疫情的加速蔓延

我们心中也时刻牵挂着

身处海外的社科学子们

虽然远隔千里

跨越着万重山川海洋

让我们连线海外 Ucasser

倾听他们从云端传来的消息

我在丹麦哥本哈根大学——社会学系 2016 级博士生刘诗谣

从 2020 年 2 月 27 日丹麦确诊第一例新型冠状病毒患者，到现在宣布停工、停学，在我眼里一向淡定的丹麦人也开启了疯狂的囤货模式，超市里排起难得一见的长队，货架上的商品一夜间被一扫而空。

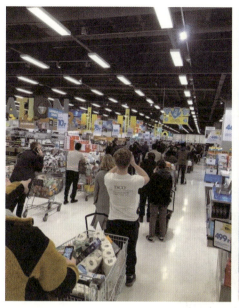
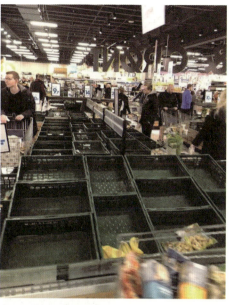

　　戴好口罩、墨镜、帽子，全副武装之后的我也加入了抢购大潮，大米、面条、水果、罐头、鸡蛋……有一种想把超市搬回家的感觉。

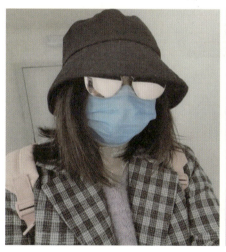
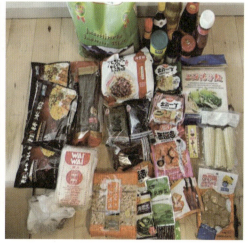

　　在抢购狂潮过去以后，好在日常用品供应依然是充足的。与丹麦人继续party&holiday形成鲜明对比的是中国留学生群体强烈的防护意识。例如，住在学生公寓的我，自从3月12日宣布停学之后，便再也没敢去公共厨房做饭了，原本只能煮东西的高压锅，硬生生被我发明出了煎炒烹炸等各种功能。我的同学也大都是足不出户的状态，一旦出门也是口罩、帽子、眼镜各种武装。

　　总体感觉，目前在丹麦的留学生群体相对来说还是比较安全的。一方面丹麦政府的防控措施是比较积极的，另一方面丹麦民众对戴口罩的人的宽容度和接受度提高了很多，即使去超市购物全副武装，依然也可以感受到超市小哥的满满善意和热情接待。并且来自千里之外的祖国母亲的"医疗健康包"也已经在路上，这些都让我们这些海外游子倍感温暖，倍感踏实。

我在英国埃克塞特大学——国际关系学院英语专业 2017 级刘雨桐

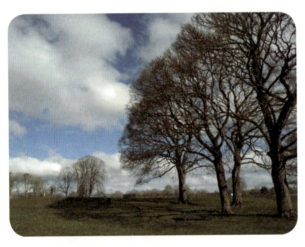

　　在英国，人们对这次疫情严重性的认知是循序渐进的：起初，人们只是将其当成普通的流感，后来英国政府提出了备受争议的"群体免疫"计策，再到现在开始执行"Lockdown"的方针、"Stay at Home"成为各大媒体和社交网站每日宣传的重点……

　　一面是每日翻倍的确诊和死亡人数，一面是非硬性方针实施仍有弹性；一面是超市的抢购狂潮，一面是随处散步遛狗的行人。在这里，对疫情的恐慌和当地人淡定沉静的特性戏剧性地交织在一起，对传染风险的重视和外出、社交的习惯一直在互相争斗，尽管前者逐步占了上风。

　　目前，勤洗手和待在家里是上策。我所在的大学根据各方建议迅速做出了反应，将课程调整为线上进行，并为疫情咨询开通了专用联系渠道，多次强调反对歧视、欺凌等，这一点令人印象深刻。疫情虽来得如同英国的雨天一般突然，但相信一切终将雨过天晴，请学校的老师、同学们放心！

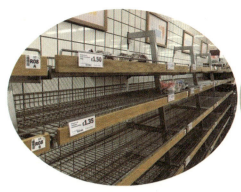

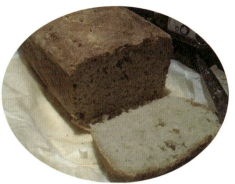

超市一度被扫空的货架　　　　　　　　尝试自己动手做早餐

我在德国波恩大学——哲学系 2017 级博士生李贺

截止到柏林时间 2020 年 4 月 3 日上午九点，德国的确诊数量已经达到

84,640 例，我所在的波恩，人口只有 30 万，确诊病例也有 316 例，我已经宅在家里一个月。有先见之明的我提前囤了一批食物，本地一些超市也开始了上门配送的服务，除了倒垃圾和取快递的时候会戴着口罩出门，其他时候尽量不外出。

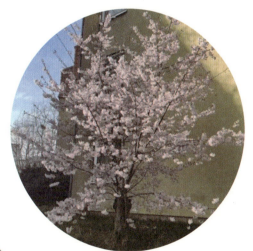

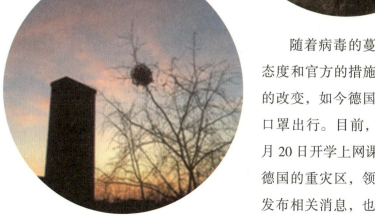

随着病毒的蔓延，德国人的态度和官方的措施也发生了巨大的改变，如今德国已开始提倡戴口罩出行。目前，学校延期到 4 月 20 日开学上网课。北威州作为德国的重灾区，领事馆每天都会发布相关消息，也向留学生分发了口罩，同时也收到了国内华侨华联寄来的口罩，相隔万里，依然感受到来自祖国的关怀。

随信附上，倒垃圾时拍摄的门口樱花，以及窗口的晚霞。待病毒消失，樱花烂漫时，我们再相逢樱花树下。

我在美国加州大学伯克利分校——经济学院经济学专业2017级本科生杜若洲

最近看到朋友圈感叹2020年的第一个季度已经悄然过去，这才发现我现在所在的加州大学伯克利分校自宣布取消本学期全部线下课程以来，已有一个月时间了。面对未来疫情的走势，尽管有些担忧和茫然，但所幸现在的日子还好，自我隔离的生活单调简单，除了5天去一次超市和例行的线上网课，其他事务已基本停滞。身处海外，我也会努力照顾好自己，只希望一切顺利，也祝大家都平安顺遂，健健康康。

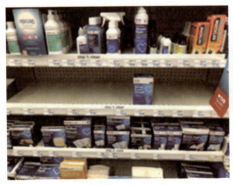 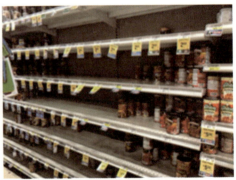

疫情之下，药品供应紧张　　　　加州宣布"禁足"次日的超市

我在日本东京大学——近代史专业2017级博士生孔明

中日两国一衣带水，在历次重大自然灾害和流行疾病面前，两国人民均相互支持、慷慨互助。在留学的这段时间里，疫情当前，我亲身参与了中日携手互助的活动，在照顾好自身的同时，也为共抗疫情付出努力。

此次新冠疫情暴发以来，中国人民的老朋友、日本前首相鸠山由纪夫先生率先发起为武汉募捐医疗物资活动。在二月份，共为武汉及中国各地捐赠口罩达百万余副。随着日本疫情扩大，鸠山先生的老朋友、世界孔子后裔联谊总会会长、孔子第七十七代孙孔德墉先生通过鸠山先生向日本人民捐助口罩五万副，以实际行动践行民间外交，我也参与到了上述对策会议及捐助活动的具体执行当中。相信在我们的共同努力之下，一定能够早日克服疫情。

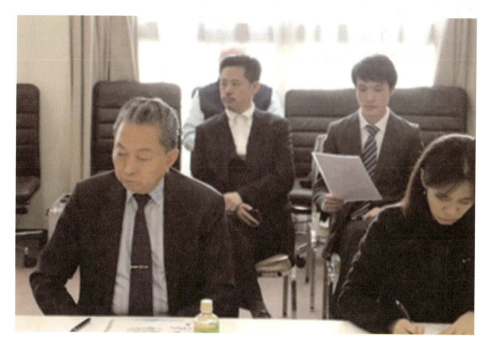

2020年2月6日，日本前首相鸠山由纪夫召开援助武汉紧急对策会议，前左一鸠山由纪夫、右一中国驻日大使馆参赞聂佳、后排右一孔明

我在英国牛津大学——政法学院法学专业 2015 级本科生廖珏纯

国内疫情暴发后不久，英国 NHS 就已经在开始呼吁大家勤洗手了，牛津大学更是早早就建立了一个专门更新新冠疫情的网站。自 3 月 7 日牛津大学有了第一例确诊病例以来，我和身边的许多中国同学

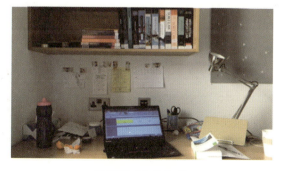

日常面对电脑和书

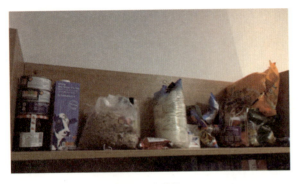

我的"存粮"

已经自觉开始避免社交，除必须出勤的 tutorial 外，都没有去参加 lectures。3 月 13 日是牛津大学第二个学期 Hilary Term 的最后一天，截至当日，牛津是全英确诊人数最多的大学。因此，学校也非常重视，当即取消了后续的所有考试，并要求所有英国本地的本科生于 3 月 14 日离校回家。

在假期刚开始的第一周，英国的政策每天都在变化，我身边也有很多同学陆陆续续回家，我当时也纠结了好久是否应该回国。最后，我考虑到住宿区域已基本搬空（现在整个学院也只剩 50 名国际学生了），距离大型超市也非常近（超市人也少），且回国后远程学习会存在时差、网络以及不方便获取学习资料等问题，我还是选择留在这里按原计划完成学业。

其实对于我本人来讲，除了注意防护、减少外出次数、每天给家里人视频报平安以外，生活并没有太大的变化，因为在此之前也是一天到晚都待在房间里学习。

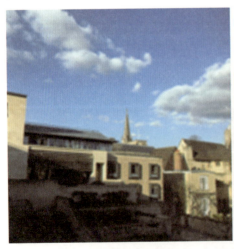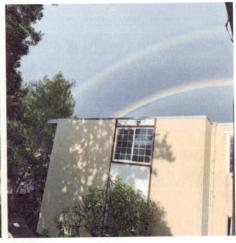

窗外：最近天气还是很好的，看看窗外的蓝天白云心情就会好很多，昔日楼下的咖啡厅会很热闹，但最近真的很少见到人

我在美国加州大学伯克利分校——经济学院 2018 级本科生袁佳宇

距离回国还有 42 天。居家隔离的时间过得很快，刚开始还会下意识调侃今天是隔离第几天了，现在已经记不起这是上网课的第几周了。

从开始的不适应，到现在慢慢觉得隔离的生活也可以很舒适。每天的生活平淡且规律，或许也有惊喜可以期待。

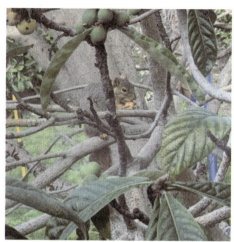 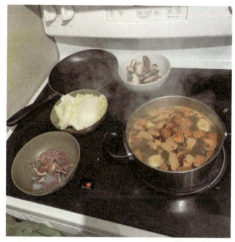

白天学习的时候会有小松鼠来吃枇杷；和室友不想吃米饭了也可以一起煮火锅

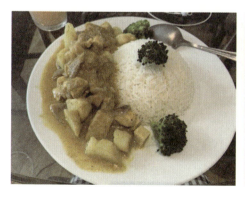 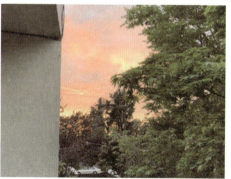

虽然不能出门，但晚上还是可以在阳台上看红黄间色的晚霞

从刚开始很想很想回家，到现在慢慢适应这种久违的慢节奏生活，我想这毕竟会带来人生一段美好的回忆。

我在丹麦哥本哈根大学——哲学系 2018 级博士生李巧明

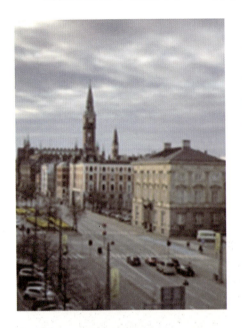

今天的北欧，天气晴好，昼长夜短，哥本哈根春草芳菲、春水初生，当地最好的季节就要到来，没想到是这样的开启方式，躲进小楼成一统，哪管春夏与秋冬。海外国家的疫情应对或许要放到他们的历史、地域中去理解，照此趋势判断，居家自我隔离就是必要的选项了。在疫情中再度理解家庭的意义，理解"家是温馨的港湾"这些平常词汇的真正含义尤为深远，疫情锻炼了我们，成为更加可依赖、更加会生活的人。

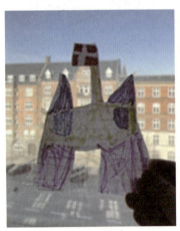

大女儿眼里的丹麦

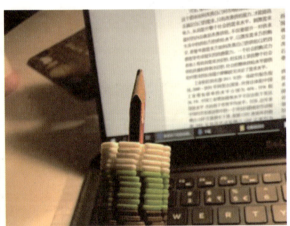

读论文、和孩子们做游戏

我在美国加州大学伯克利分校——经济学院经济学专业 2018 级本科生古沛灵

UCB 取消线下授课已经将近一个月了。这一个月里除了偶尔出门采购生活物资，其余时间都待在公寓进行自我隔离。幸运的是伯克利并没有出现物资紧缺的现象，超市基本上都会及时补货，货架不会空太久。隔离的生活单调而规律，每天除了网课之外也会自学一些其他的课程，参加UCB的线上活动，坚持每日健身，看一些之前一直没时间看的闲书……

疫情相关的信息总是充斥着我的生活，家人、老师、朋友也时常关心问候，有时会感觉到焦虑，也会觉得这单调的隔离生活有些无聊，但我相信这一切终会过去，生活迟早会回归它应有的轨道。这段不寻常的海外交流经历让我学会了照顾自己，学会了缓解自己的焦虑和迷茫，希望老师同学们放心，也祝你们身体健康、一切顺利！

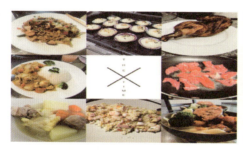
自我隔离的日常就是研究各种美食

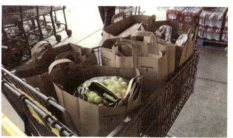
两周左右去超市囤一次日常物资

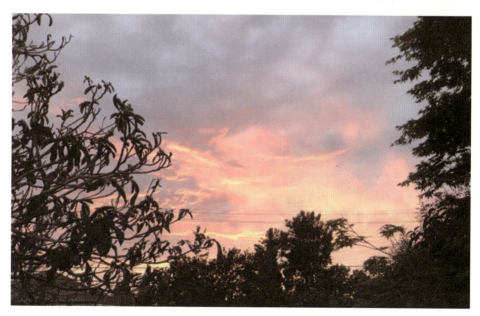
公寓阳台上看到的晚霞，希望大家都能拥有好心情

我在美国德州农工大学——马学院 2017 级博士生刘海义

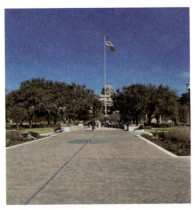

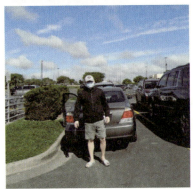

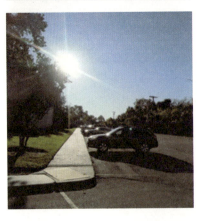

美国东部时间 2020 年 4 月 7 日下午 4 时，美国全境新型冠状病毒肺炎确诊人数达到 374,329 人，死亡病例 12,064 人，我所在的学校德州农工大学目前已有 3 位同学确诊。

自春假结束以来，德州农工大学开始实行网上授课，目前已进行了 3 周。得克萨斯州州长也已下达了持续到 4 月 30 日的"居家令"，禁止一切非必要活动。附近的超市除了卫生纸以外，其他物资供应丰富，价格稳定，目前我已囤了足量物资。

随着疫情在美国的发展，美国民众也逐渐开始重视起来，如大家在超市购物保持 6 英尺（约 1.83 米）的社交距离，部分民众也开始戴口罩出门。我所在的小镇是学校所在地，居民普遍友好，未曾遇到对亚裔的不友好行为。中国驻美国休斯敦领事馆也以各种渠道发布相关信息，提醒领区国人做好防护，遇事拨打领事保护电话。我个人也是装备齐全地做好防护后才出门，目前一切安好。相信一切都会好起来，能看到朝阳，就有希望。

在这里还是要叮嘱同学们　扎紧口罩 做好防护

安心学习　健康同行

千万里　我们牵挂着你

慎终如始　初心不改

　　初心不改方得始终。学校党员干部、集体个人坚守初心、牢记使命，坚持慎始慎终，且行且珍惜。回望不平凡的校园战疫征程，校园逆行者，风雨共征衣，绘出亮丽感人风景线；责任重如山，心语寄真情，道出校园英雄的真诚感悟。

责任重如山

以科研为支撑　服务国家治理
——社科大抗疫科研篇

科研处

在全社会面对疫情的紧要时刻，中国社会科学院大学发挥人文社会科学领域的研究优势，加强对国家治理、社会治理及重大突发事件应对措施等针对性理论和对策性研究，坚持相关主题的科研探索，为战胜疫情提供强有力的理论支撑和动力源泉。社科大校领导以政治高度严抓抗疫部署的同时也多次强调，大学以育人为首要任务，而育人则须以科研为基础支撑，科研为育人提供新知识、新理论和新手段，同时也提供了新的思维模式和新的提升优化途径。

2020 年度春季学期，社科大认真贯彻落实习总书记"加强科学防治、精准施策"的指示，深入学习中国社会科学院《关于深入学习贯彻习近平总书记重要讲话精神 进一步统筹做好全院新冠肺炎疫情防控和科研等重点工作的通知》等文件精神，通过创新有效的科研组织管理、在抗疫工作展开的最初阶段便增设抗击疫情、加强突发公共卫生事件治理等研究方向的课题，并以《中国社会科学院研究生院学报》为阵地开展"重大

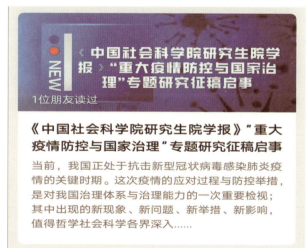

疫情防控与国家治理"主题征文，设立主题专栏，同时加强抗疫相关的理论研究成果宣传并促进成果转化，积极借助新技术举办抗疫对策及疫后治理等相关内容的学术会议和讲座，保障学校正常的科研工作顺利推进，凝聚科研力量，为构建防控疫情的坚实壁垒添砖加瓦，为战胜疫情树立信心。

一、坚持正确的学术科研方向，以课题为引导，积极调动科研力量对国家治理能力现代化和公共卫生突发事件治理等重大问题进行重点攻关

社科大针对国家防控疫情的紧迫需要，展开多学科、多维度的深入思考和学术探索，努力使学校此次防控疫情的奋斗过程，也成为进一步加强对提升国家治理能力、推进国家治理体系现代化这一重大命题研究的重要契机。

学校特别增设"国家治理能力现代化研究"和"公共卫生突发事件治理研究"等专题项目，经评审共有包括"高校重大公共卫生突发事件长效应对机制建设研究"在内的 13 项校级重大专项课题和"平台社会：新媒体时代社会组织助力于国家治理的机制研究——以'新冠病毒疫情'中社会组织实践为例""基于治理能力现代化的数字政府建设研究"等 8 项校级一般专项课题获得立项。

在学校积极推动针对抗疫相关研究的氛围中，媒体学院杜智涛教授的"国家重大突发事件中知识传播对社会共识的作用机制研究"项目，申报国社科"国家应急管理体系建设研究专项"获得立项；管理学院徐明教授以"突发公共事件背景下街道社区动员机制研究"为题，申报北京市社会建设研究基地决策咨询项目获得立项。

二、大学以科研公众号为窗口加强抗疫理论研究成果的宣传，积极发挥文科研究型大学的作用，以理论和对策研究成果服务于国家和社会

校领导指示要加强学校抗疫理论重要研究成果向全社会宣传，积极推动学校科研成果服务于党和国家的抗疫需要。为此，学校在科研公众号设置"抗疫成果篇推介"栏目，组织推出教师发表在主流媒体上的相关文章和论文。据统计，已经推送抗疫研究成果 20 余篇，其中包括校长张政文教授发表在《中国社会科学报》上的《统筹做好疫情防控和教育改革发展工作》和发表在《光明日报》上的《打赢疫情防控和经济社会发展"双线战役"》、副校长林维教授发表在《人民法院报》上的《司法的迅速应对、冷静判断和体系思考》、张树辉副校长发表在党建网上的《要敢于赢下疫情防控和办学强校的双胜利》和发表在《光明日报》上的《高校应对"大考"法纪顶在前 党建做保障》等重要理论文章。

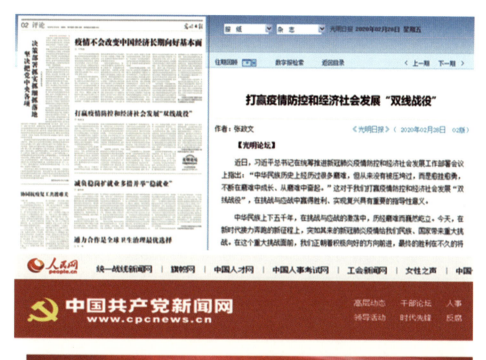

> # 就刑事司法而言，疫情防控期间的法治思维最重要、最核心的原则仍然是罪刑法定的坚持。
>
> —— 林 维

司法的迅速应对、冷静判断和体系思考
林 维

《人民法院报》2020-04-11

科研公众号还重点推送了管理学院院长柴宝勇教授的《疫情防控：制度优势正在转化为治理效能》、副院长薛在兴教授的《病毒无国界，战疫须合作》；媒体学院漆亚林院长带领硕士研究生刘静静完成的《建设性新闻视阈下突发公共卫生事件的话语空间转向》；经济学院吉富星教授的《应大力发展数字经济提升数字治理能力》和《以"数智化"提升城市治理》；政法学院刘晓春博士的《身份信息被泄露？防控疫情背后的大数据治理权衡》、社科大特聘学业导师、中国社科院社会学研究所吕鹏研究员带领政法学院 2018 级本科生肖云峰共同完成的《助力抗击新型冠状病毒肺炎，平台企业哪家强？》等优秀研究成果。

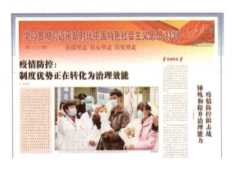

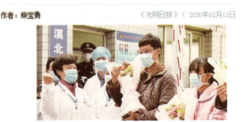

疫情防控：制度优势正在转化为治理效能

作者：柴宝勇　　《光明日报》（ 2020年02月11日

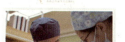

社科院大学科研处UCASSResearch　3月28日

建设性新闻视阈下突发公共卫生事件的话语空间转向
——以2019"新冠肺炎"报道为例
来源：《青年记者》2020年3月下
作者：刘静静，中国社会科学院大学媒体学院新闻学硕士研究生；漆亚林，中国社会科学院大学媒体学院执行院长，教授

中国社会科学院研究生院学报在2020年第三期设"新冠肺炎疫情与风险治理专题研究"专栏，经济学院院长高文书教授的《新冠肺炎疫情对中国就业的影响及其应对》、谢增益研究员的《劳动者因疫情无法正常劳动的工资支付分担机制》和赵敏教授的《新冠肺炎疫情背景下的"传染病防治法"之再完善》等三篇高质量学术成果，从人口经济、企业经营和法治建设等专业角度，为抗疫和社会治理提供宝贵的理论武器。

三、借助新技术举办和参加线上学术会议、讲座，多途径高质量地保证学校的学术交流活动正常有序地进行

抗疫期间，社科大学者积极参加政府部门、研究机构召开的各类抗疫主题的学术会议，为疫情防控及社会治理建言献策，发挥了"外脑"的重要作用，同时也扩大了学校的社会影响。林维教授在参加最高人民检察院组织召开的专家座谈会时，对检察机关在依法战"疫"中的积极作为、担当履职给予积极评价。蔡礼强教授参加国家卫健委心理健康抗疫促进政策专家研讨会时指出，心理健康抗疫政策是本次新冠肺炎抗疫应对政策精准化、精细化、系统化的重要体现，中国抗疫政策的决策、执行与整体政策成效远比具体的心理健康政策发挥着更为重要、更加有效的心理健康保障和促进效果。

2020年3月在春季学期之初，为支持抗疫保障学术交流活动持续进行，学校设立了"社科大·云学术"会议项目。共成功举办包括"疫情下全球与中国油气市场展望与应对"线上交流会、"后疫情时期社会组织发展与社会治理：趋势与展望"研讨会等7个"云学术"会议，内容涉及疫情影响下的中国能源安全、抗疫时期及疫情后社会治理等主题，参加交流的学者、教师近400人次。

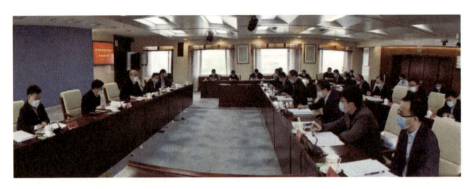

4月15日上午，最高人民检察院党组书记、检察长张军主持召开专家座谈会，请6位专家学者为疫情背景下的检察战"疫"和常态化履职"把脉支招"。

借助"腾讯会议室"等线上科技手段，社科大各学院积极组织由各学科领域知名专家和校内优秀教师担任主讲的高水平学术讲座，使学术科研成果与教学育人深度结合。截至6月初，各学院、各虚拟研究中心组织和举办学术讲座116场，包括"社科大长江学者系列讲座"24场。

其中诸多讲座内容与疫情防控密切相关。管理学院邀请长江学者佟德志教授的"疫情治理秩序的结构功能分析"、邀请王华春教授的"中外疫情与人类社会文明进程"；公管学院邀请徐彤武教授的"新冠疫情：重塑中国与全球的公共卫生安全"；文法学院邀请刘清泉教授的"中医抗疫经验之思考"；经济学院邀请荆林波教授的"全球疫情与世界经济"和王震教授的"新冠疫情冲击下的就业保护与社会保障"等主题的讲座，受到全校师生的热烈欢迎，很多讲座的在线观众达到网络会议室的300人上限人数，甚至很多讲座"一座难求"。

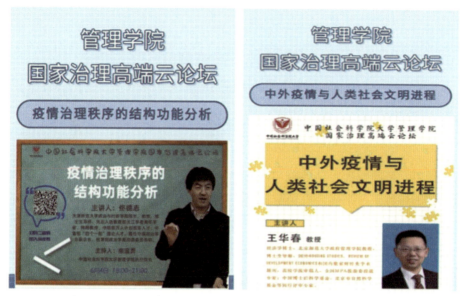

　　抗疫期间社科大确保科研工作有序进行并在组织管理模式上不断创新，既为大学抗疫工作贡献力量，更为进一步提升人才培养和学科建设提供了坚强保障。

精准把控　措施到位

——本科生工作处防控新冠肺炎工作总结

本科生工作处

面对"新冠肺炎"疫情这场没有硝烟的战争，本科生工作处在学校防控指挥部的领导下，把做好疫情防控工作，保障师生的健康安全作为最重要的任务来抓，采取了一系列有力举措，从加强学生思想政治教育、管理、服务和心理解压等方面做了大量细致而有效的工作，本着"高度重视、积极主动、科学有效、全力以赴"的原则，严密排查、联防联控，确保疫情防控不留死角，为学校防控工作取得阶段性成功做出了突出贡献，也为今后工作的顺利开展奠定了坚实的基础。

一、严格执行，精准把控，坚持疫情每日上报制度

自疫情发生以来，本科生工作处在主管校领导王兵副书记的指导下，采用微信、QQ、电话等多种方式全面排摸每一位学生情况，确保信息不受阻隔。1月20日起，我处开始对各学院返乡学生特别是湖北籍学生以及近期去过武汉或在武汉转车做过停留学生的安全状态进行了情况摸排；通过电话联系在武汉的同学，了解现状及需求、表达关心、做好学生的安抚工作，并建立了各学院返乡学生情况定期报告制度；通过各年级班长微信群向学生发布有关新冠病毒的相关知识和如何做好日常防护措施等通知。1月23日起，根据学校防控指挥部指示，各学院已形成了日报告制度，各学院辅导员坚持每天联系学生全覆盖，每天实行学生疫情零报告制度的原则，将每日汇总情况如实报于我处。4月27日起，按照学校防控指挥部要求，进一步做好疫情中风险地区学生的统计报送工作。截至6月19日，在京学生共170人，毕业生102人。其中京籍48人，5人处中风险地区；非京籍54人，处于中风险地区1人，高风险地区1人。非毕业生共68人，京籍56人，其中10人处中风险地区；非

京籍12人，6人处中风险地区。截至6月23日，学校在校本科生有5人，其中西三环学区5人，良乡校区0人。

学生工作处在每日汇总各学院上报的本科生情况的基础上，进一步核实上报数据，建立工作台账，做好相关数据的整理、备案、上报工作。向全体本科生发布了《关于我校本科生启用"京心相助"教育系统专用端口开展信息登记的通知》，在做好学生信息登记工作的同时，要求各学院加强外省流动学生的报备工作。例如，对4名学生未经学校批准提前返京的情况进行调查核实，对个别返京不返校的毕业生做好审核报备工作，以及做好个别来京参加实习、面试毕业生返京不返校的登记报备工作。我处还与国际交流处、人事处等部门一起参与制定防疫期间加强学生出入境管理的有关规定；要求各学院对境外学生进行详细排查并保持密切联系，对近期几名境外因私、因公准备返京学生的申请进行审核报备工作，关注他们的实时动态；提醒准备回国入境的本科生遵守国家防疫要求和做好必要的登记报备工作。

二、精益求精，持久不懈，抓好学生服务常态工作

本科生工作处在做好学生疫情防控工作的同时，也及时根据疫情防控状况做好特殊时期的学生服务工作。一是积极配合相关部门对学生需要盖章、开证明等工作进行有效落实，并根据实际情况进行网上办理。二是要求各学院掌握毕业生实际情况，对拟出国留学、已签就业协议等信息及时汇总。据初步统计，本科毕业生中确定出国留学和拟出国留学的有88人，已签三方协议和其他合同的有22人。三是由本科生工作处牵头，各学院及相关部门积极配合，统计了毕业生中有复试需求需要拿取相关材料的学生名单，并签署委托书，安排相关工作人员协助做好后期邮寄工作。例如，已接到西三环学区需要辅助办理邮寄相关证明材料的同学委托书162份，顺利完成了为因疫情影响仍在家中的16级毕业生收寄相关复试、证明资料等服务工作。四是于4月22日着手准备启动2020年学校大学生征兵相关工作，鼓励毕业生参军入伍。五是积极协助有关学院一起完成部分毕业生必要物品邮寄工作，如毕业生急需的各类资料、档案、材料证明等，并于6月22日正式将本科2020届毕业

生档案移交通知和移交时间发给各院系。六是密切关注毕业生就业情况，与相关部门一起努力，积极推进本科毕业生就业工作。

三、坚定信心，传递温暖，树立战胜疫情信心勇气

自疫情发生以来，本科生工作处黄建云处长多次到西三环学区及良乡校区看望、慰问在校学生，向学生传达校领导的关怀和问候，给在校学生树立了战胜疫情的信心和勇气。本科生工作处要求各辅导员、班主任必须进入班级群中，随时了解学生的具体情况，给予学生正确指导，疏解学生心理压力，听取学生诉求，及时传达学校的工作安排，听取学生及家长的合理化建议意见；定期对本科生逐一开展电话家访和网络家访工作，保持与学生及家长的联系和沟通，加强家校合作，及时了解学生在家的学习、生活、心理状况；各学院向每一位本科生传达北京市教育工委和教委，北京市卫健委、疾控部门对返校工作的疫情防控要求，耐心细致地做好本科生思想政治教育工作，严格遵守未经批准不得返京返校的纪律要求。临近期末考试，要求各学院"一对一、点对点"地跟每个本科生联系一遍，提醒其在家注意安全，非毕业生在家好好学习，迎接期末考试。此外，也对奋斗在战"疫"第一线的家长朋友们表达了问候和敬意，切实做到学校与家庭心连心，画好"同心圆"，打好"防疫战"。

四、及时有效，无一遗漏，确保困难学生资助落实到位

本科生工作处高度重视疫情防控期间学生资助工作，积极开展应对工作，做到应助尽助。一是落实了马院申请的西三环学区两名少数民族留校学生伙食补助情况。二是特别关注因疫情影响造成家庭经济困难的学生，进一步摸清情况，按照教育部相关政策及时给困难学生提供资助。已落实89名因疫情造成家庭经济困难学生的资助问题。三是完成了为在家进行网络上课的同学提供100元的流量补助，保障同学们网络上课的需求。四是积极落实了1月—6月学生物价补贴的发放工作，统计发放了1月—6月勤工助学工资的发放工作。此外，5月举办"为学自强，为疫发声"主题演讲；6月22日对学校18届、

19 届毕业生基层就业学费补偿和贷款代偿资料更新及接收；6 月 23 日，学校奖学金评定工作领导小组召开视频评审会，对我校退役大学生专项奖学金、2019 级新生奖学金进行了评审。

五、加强疏导，人文关怀，筑牢学生心理防疫防线

新冠肺炎疫情已经延续半年多的时间，学生正常学习生活规律、人际交往被打乱，部分学生难免会出现某些心理困扰，比如产生了疫情传播带来的紧张情绪、居家上网课的学习障碍、应届毕业生面临的毕业及就业等各种压力，因此通过及时有效的心理健康服务，提升大学生心理素质和抗挫折能力，顺利地消解心理困扰就显得十分重要。本科生工作处启动了学生心理疏解咨询工作，对于特殊时期学生产生的各种问题和困惑提供有效的心理咨询和指导服务。1 月 27 日起草了《众志成城，共克时艰——给全体社科大学生的一封信》，加强了学生心理方面的保障工作。2 月 1 日心理咨询中心网络心理支持系统正式上线，为学校全体师生提供专业的心理支持服务，通过实施网络远程心理咨询工作，处置学生心理健康问题。在开展心理咨询的过程中，重点关注湖北地区学生思想、心理动态，专门建立湖北籍学生的微信群，与湖北籍学生随时保持密切联系。把握重点群体，建构多维系统的疏导途径。4 月 13 日，启动了春夏之交学生心理网上文化月活动，该活动对部分学生在疫情期间产生的恐慌、焦虑、紧张的心理状况进行了有效的调节，早预防、早发现、早干预，有效防止了学生的心理问题发展成心理疾病。4 月 20 日，正式启动了疫情期间学生心理健康状况普查工作，从专业角度了解到学生目前的心理状况。同时以疫情期间心理普查为契机，专门以教改课题的形式，进行本硕博全覆盖的疫情期间心理咨询研究。毕业生心理健康小贴士，为有效地缓解学生心理紧张程度，为他们乐观、正确地防控"新冠肺炎"奠定了坚实的基础。

六、大力宣传，树立典型，打赢疫情防控保卫战争

疫情防控期间学工战线涌现出来了不少感人事迹，在这场看不见硝烟的战争中，辅导员们主动担当，用实际行动守好疫情防控的"责任田"，他们

是疫情防控岗位上的"螺丝钉",是学生心目中的"定神针",是学校抗疫路上最美的"逆行者"。《尽最大努力守护好每一位学生——人文学院辅导员王越的战"疫"时刻》的文章受到了全校师生的高度赞扬。五一假期,本科生工作处通过校园网通知公告、本科生工作处公众号、各年级班长群向全体本科生发布《中国社会科学院大学本科生"五一"劳动节假期安全温馨提示》,并代表学校向疫情期间奋战在一线的辅导员们表示感谢和慰问,为他们用实际行动践行的不忘初心使命点赞。虽处疫情但喜报频传:学校政法学院 2017 级退伍本科生陈嘉鑫同学,在北京市高校 25 个名额中脱颖而出,获得北京市 2020 年优秀大学生退役士兵荣誉,这是社科大成立以来首次获此殊荣;5 月 22 日"战疫克艰,我为爱发声"演讲比赛决赛圆满结束,11 名选手进入决赛,共 557 人参与 B 站直播,获赞 3000 多,收到良好的反响和师生的广泛好评。

七、把握形势,完善管理,周密制定各项防疫预案

结合新学期学校工作的总体要求,本科生工作处全体同志通过电话办公以及相关网络平台上岗投入到各项工作中,通过企业微信平台定期召开多次部门例会,对相应的工作进行了细致安排。一是完成了 2020 年春季学期学生远程注册工作,2275 名本科生全部完成了网上注册,其中良乡校区 1163 名,西三环学区 1112 名,并在各年级班长群里帮助注册中遇到困难的学生答疑解惑,做好相关的服务保障工作。二是落实安排疫情防控时期开课后的思政工作会议,进一步加强学生思政工作,做好学生防疫工作和网上学习工作,努力做到"两不误,两促进",整个春季学期学生在家状况均比较稳定。三是会同多部门进一步做细做实学生两校区返校工作相关预案,重点围绕西三环学区毕业生拟定返校时间,返校具体流程及防护措施等。例如,5 月 14 日,通过问卷调查的形式对疫情期间本科生现状进行摸排;6 月 2 日,会同有关部门对西三环学区返校各个环节进行现场踩点;6 月 8 日,召开了西三环学工系统及相关部门针对毕业生返校工作准备会,并通过社科大学工官微推送两条本科毕业生返校指南和注意事项,为毕业生返校做全各项细节准备。但由于北京疫情形势突发变化,按照学校防疫工作指挥部的统一要求,于 6 月 18 日

完成了毕业生暂缓返校的工作安排，并迅速通过公众号推送学校停止返校的决定，开始商讨云毕业流程的具体事宜。6月21日，在社科大学工公号发送了2020届本科毕业生毕业工作安排。虽不返校，但仍要求各学院严格落实指挥部的部署，精准统计各学院在京学生的情况，每天与这些学生保持密切联系。此外，积极整理、汇总、解答学生关于推迟返校的退票费、线上毕业手续办理、核酸检测以及行李存放等方面的诸多问题，尽力解决学生的后顾之忧。

时代呼唤担当，在这场疫情防控的阻击战中，迫切需要迎难而上、挺身而出的担当精神。为此，本科生工作处全体同志将以百倍的精力和信心投入到战役中来，继续坚持把广大师生的生命安全和身体健康放在首位，抓紧、抓细、抓实各项工作目标，确保我校疫情防控阻击战取得最终的胜利。

发挥信息化作用 助力打赢疫情防控战

——网络中心疫情防控总结

邓淑娜 张东浩

自疫情防控工作开展以来，网络中心全体教职员工在学校疫情防控指挥部的领导下，本着统筹规划、全面支撑、快速响应、重点保障的原则，与学校各部门齐心协力，充分发挥信息化作用，在助力防控抗疫与远程办公教学的同时，抓住网络和信息化发展契机，提升创新能力，着力提高学校信息化水平。

一、配合疫情防控宣传，建设疫情防控专题网站

为集中展现防控工作信息，加强防控举措宣传力度，2月1日，学校防指办决定启动疫情防控专题网站建设工作。经过紧锣密鼓的沟通协调，网站的板块栏目、风格版式、技术方案快速确定，工作人员加班加点进行部署和调试，于2月3日建设完成并上线发布"中国社会科学院大学疫情防控专题网站"（https：//yqfk.ucass.edu.cn）。

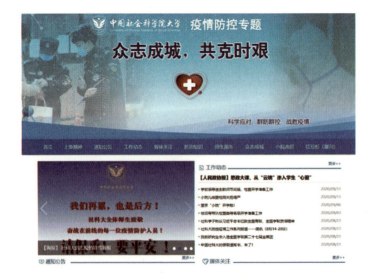

目前，疫情防控专题网站累计发布文章总数为 1464 篇，已成为学校对外展示疫情防控工作进展、对内服务广大师生员工的重要窗口和平台。

二、移动端应用推陈出新，助力办公与教学管理

虽因疫情防控不能到校开展工作，但网络中心并没有停止信息化建设与服务的脚步。为给师生提供良好的线上教学与网络办公环境，网络中心依托移动校园平台，陆续推出"会议投票""问卷调查""万能表单"等全新应用。此外，网络中心考察测试了各类视频会议系统，在全校各部门中推广使用"中国社科大移动校园"企业微信版的会议功能，同步了数据中心的组织机构和人员信息，使各部门能在线上快速组织和召开会议，如学校疫情防控指挥部的每日例会也从线下转移到了线上。截至开学前，学校通过企业微信共召开线上会议约 1580 次，会议总时长约 44600 分钟。

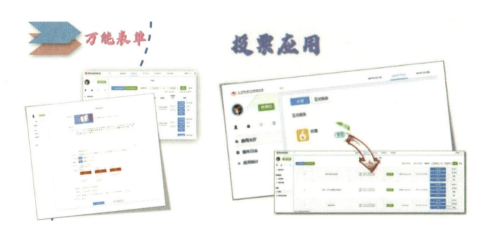

为确保学校 2020 年硕博毕业生答辩工作顺利进行，网络中心协助学位办公室依托移动校园平台完成了制定线上答辩用户操作手册、优化投票应用功能等工作，通过增加复制功能、批量开通各系账户权限、编制在线投票用户手册等，让论文答辩线上操作各环节严谨便捷。

三、构建线上疫情防控体系，满足常态化疫情防控需要

疫情防控无小事，每一个环节都需要全校各部门的通力配合才能够确保万无一失，为了应对疫情防控工作的常态化，确保疫情防控工作顺利开展，网络中心结合学校各部门的工作需求，积极开展线上疫情防控体系的建设，配合学校各部门做好防疫保障工作。

为配合学生管理部门做好学生到校后的每日健康记录、进出校线上审批以及学生校内活动轨迹记录，网络中心广泛调研，积极部署，利用移动校园平台和流程平台，在短时间内推出了全新的"疫情防控通"与"一站式服务大厅"，并在两校区学生出入频繁的公共场所入口处张贴微信二维码，用于学生进入时扫码记录行踪。

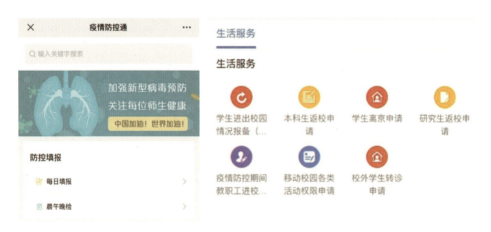

根据保卫处、后勤处的需求，网络中心对学校良乡与望京校区的四个大门的校园一卡通门禁系统进行了改造，增设了人员验证机，并根据相关部门提供的人员数据，制作进校与楼宇管理白名单，确保教职工和学生刷卡出入时身份验证准确无误。

在配合各部门完成相关防疫工作的同时，网络中心在本部门工作中聚焦服务，积极开展线上业务办理；加强设备巡检与维护，及时处理突发事件，疫情期间通过电话与邮件累计处理各类故障和问题咨询千余人次；严格执行网络安全值守，确保校园网络稳定和信息系统安全。

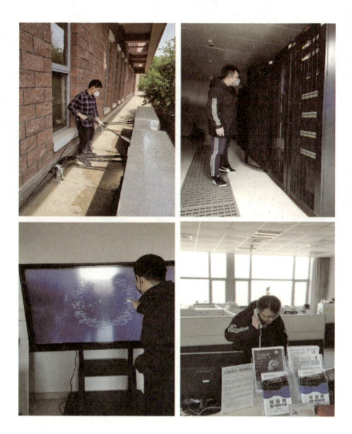

网络中心疫情期间值班与设备巡检

四、开拓创新，寓教于乐，协助举办学校第三届云端运动会

为引导师生员工在疫情期间做好自身健康防护，缓解疫情带来的紧张焦虑情绪，网络中心与体育教研部一起承办了中国社会科学院大学第三届春季（云端）运动会。本次运动会于 4 月 3 日举行开幕式，4 月 24 日举行闭幕式，历时 22 天，共计开展 11 个线上项目，800 余名师生参赛。此次运动会同时在 B 站、抖音、快手、中国体育多台联动播出，累计在线观看超过 50,000 人次，在师生中引起了强烈的反响，并受到了社会各界的广泛关注和媒体报道。

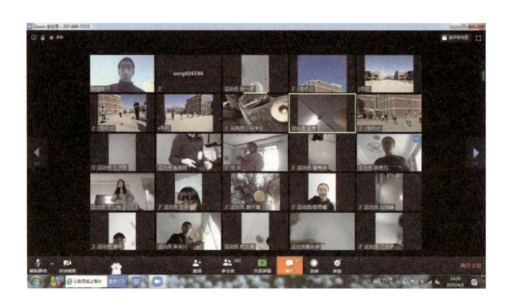

在整个运动会过程中，网络中心前期负责建立线上报名系统、筛选直播平台、进行直播操作演练，并完成运动会 4 个阶段的直播方案与操作流程设计；直播阶段负责现场摄影、ZOOM 系统导播与 B 站直播；赛事结束后，负责剪辑运动会精彩视频集锦等工作。云端运动会筹备时间短，设备条件有限，但网络中心勇于探索创新，得到了体育教研部和广大师生家长的认可和称赞。

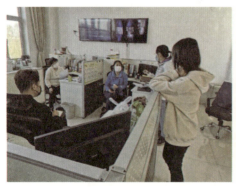

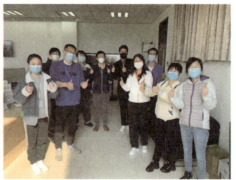

运动会直播准备　　　　　　运动会直播间全体工作人员合影

五、积极探索，周密部署，协助完成 2020 年博士入学线上考试

2020 年 6 月 20 日至 7 月 26 日，社科大博士研究生入学考试在线上顺利举行，网络中心在此期间协助招生与就业处完成了 14 个场次，共计 58 个考场，累计 6000 余人次的线上考试技术支持工作。

考前阶段，网络中心组织人力对多家视频会议系统进行了深入的测试和严格的筛选，最终选择华为

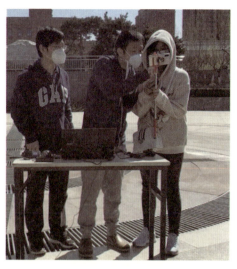

运动会拍摄设备调试

welink 作为此次考试二机位的监控系统。之后网络中心积极与厂家进行联系与对接，申请相应的资源和保障，确定 welink 使用方案，编写《welink 使用手册监考老师版》和《welink 使用手册考生版》，并全程参与组织考前培训与模拟演练工作，对监考老师与考试学生进行了系统使用培训与相关问题解答。

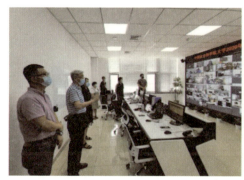
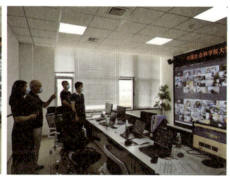

校领导巡视线上考场

考试阶段，网络中心负责考场创建、考生和监考人员信息导入、权限管理分配、实时问题解答、突发情况处理和后台会议管理等工作。考试结束后，网络中心使用专门开设的博士入学考试专用邮箱接收监考记录与监考视频，

并协助招生与就业处完成了数据整理以及全部考试视频的管理工作。

网络中心全体员工都积极参与到巡考与监考的工作当中。通过此次线上监考的锻炼，校内教师的信息化应用水平大幅提升。

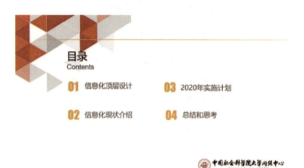

目录
Contents

01 信息化顶层设计
02 信息化现状介绍
03 2020年实施计划
04 总结和思考

中国社会科学院大学网络中心
Network Center, 中国社会科学院大学

六、召开信息化座谈会，积极布局"十四五"信息化规划

疫情期间，网络中心通过企业微信视频会议组织召开了 2020 年信息化工作座谈会，推进 2020 年全校信息化项目实施，筹划学校"十四五"信息化建设规划。林维副校长出席会议并讲话，校属各部门负责人及信息员共计 78 人参加会议。

会上，网络中心负责人邓淑娜老师从学校信息化顶层设计、信息化建设现状、2020 年建设任务以及对信息化工作的思考等四个方面对学校信息化建设总体情况进行了介绍，从基础支撑、业务系统、数据资源、平台应用、用户服务等五个层面深入分析了"十三五"期间我校信息化建设的成果与存在的不足，提出 "十四五"信息化规划要紧跟时代、超前布局。在接下来的工作中，

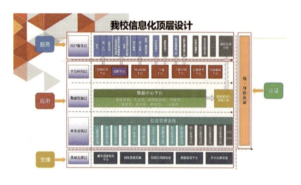

网络中心要通过收集各部门意见，积极开展 "十四五"规划的编写工作，由局部到整体，从轮廓到细节，逐一对学校未来信息化工作进行梳理与整合，加快推进学校智慧校园建设工作。

林维副校长在总结中指出：2020 年是学校深入贯彻落实教育信息化"十三五"规划的收官之年，也是保障"十四五"顺利启航的规划之年。"十三五"期间，学校信息化建设工作从基础设施到应用系统均取得了快速发展，特别

是在疫情防控工作中信息化切实发挥了作用，在下一阶段的工作中要进一步实现信息化与教学、科研、管理的深度融合，利用信息化技术真正实现"智慧教室、智慧校园"。

目前，我国疫情防控工作已取得明显成效，全国各地已陆续开展复工、复产、复学等相关工作，形势一片大好。此次突如其来的疫情是对全国高校的一场突击考试，在这场考试中，学校各部门通力合作、有条不紊，师生团结一心、共克时艰，在全校师生的共同努力下，交出了一张满意的答卷。在接下来的工作中，网络中心也将继续配合学校疫情防控指挥部完成相关工作，确保校园网的安全与稳定，推动信息化应用向前发展，为我校防控抗疫工作继续添砖加瓦，保驾护航，贡献力量。

云端连四海　责任意万重

——社科大国际交流与合作处战"疫"实录

李　提　任耀博

2020 年 2 月 17 日，中国社会科学院大学发出了致在海外学习交流学子的第一封信，在中国国内疫情得到初步有效控制、学校疫情防控工作稳步推进的同时，提醒学校海外社科学子注意安全和合理安排生活学习。3 月 26 日，在全球疫情严峻形势下，学校再次发出致海外师生的一封信，传递了与海外社科人同担风雨、共克时艰的信念和决心。这两封信，连接着五湖四海的社科人，在云端分享疫情下的团结精神。同时，也代表着社科大国际交流与合作处在新冠肺炎疫情暴发以来，以师生安全为工作中心，针对疫情防控所做出的积极不懈的努力。

一、面对新冠肺炎疫情形势，国际交流与合作处在学校防控指挥部的指导下，联动统筹，搭建科学的防疫制度，提升重大公共卫生突发事件治理效能

2020 年 1 月，新冠肺炎疫情在国内爆发。针对疫情蔓延的紧张形势，党中央、国务院、教育部及社科院、北京市等各级单位迅速启动响应机制，为应对疫情做出精准科学的防控安排，社科大第一时间成立疫情防控工作领导小组和指挥部。在以不返校政策为基本要求的防控系列措施中，国际交流与合作处在日常工作开展中面临着跨国远程交流的复杂性、境外疫情风险的不确定性、涉外管控资讯的有效性等问题。为保证科学严谨、正常有序地管理涉外事务，形成科学的外事工作思路，社科大迅速成立涉外工作领导小组；随着新冠肺炎疫情在全球蔓延，成立出入境管理工作组，根据疫情不同阶段的发展变化，及时调整关注重点和涉外工作重心。

为进一步贯彻落实上级部门和校党委、指挥部有关国际学生、港澳台学生、外教、在海外师生的疫情防控要求，学校相继通过了由国际交流与合作处起草、指挥部审议的《疫情防控期间我校国际学生管理方案》《疫情防控期间我校港澳台学生管理方案》《疫情防控期间我校外籍教师管理办法》《关于新冠肺炎疫情防控期间加强我校人员出入境管理的通知》《中国社会科学院大学疫情防控期间人员抵离境审批表》《中国社会科学院大学关于新冠肺炎疫情防控期间全校师生出入境管理指南》《关于近期我校教职工出国（境）管理的通知》等文件和通知，为社科大外事管理工作方式提供基本遵循。根据疫情防控变化情况，积极贯彻落实党中央、国务院关于新型冠状病毒感染的肺炎疫情防控工作指示精神和教育部、北京市教委的相关工作要求，推迟举行2020年内地（祖国大陆）面向香港、澳门、台湾地区研究生招生考试，国际交流与合作处（港澳台办公室）与招生与就业处、网络中心等部门沟通，制定在线招生考试方案，确保2020年度招生考试工作顺利进行。

在联动统筹与制度安排下，国际交流与合作处针对涉外工作，以高度的政治意识、国家意识和责任意识做好协调，以保证面向海外交流项目师生、国际学生、港澳台学生、外籍教师科学高效地开展疫情防控动员宣传和落实具体防疫任务，形成了过硬的重大公共卫生突发事件涉外事务处理能力。

二、主动联系，积极回应，在特殊时期下与海内外社科大师生同舟共济

2020年3月，学校积极响应教育部疫情下"停课不停学"的要求，以线上授课方式完成了2020年春季学期的教学安排。国际交流与合作处积极做好外籍教师的管理工作，及时解决外籍教师在远程开课时所面临的语言不通、设备不恰当、远距离时差等问题，在学校与同学们的共同努力下，上好疫情期间的每一堂课。

为充分掌握疫情防控变化，学校于2020年1月31日正式启动疫情防控情况日报制度。国际交流与合作处严格落实"日报告、零报告"制度，通过海外师生微信群、电话、邮件、微信、短信等方式随时与在海外的师生保持联系。认真核实每一位在海外人员的具体情况，及时更新实时数据，充分掌握在海外师生的状态，包括个人信息、所处海外院校、项目起止时间、拟定回国时间及学业完成情况等。在保持密切沟通的基础上，国际交流与合作处通过微信公众平台，及时将官方疫情防控指南、留学生所在国出入境管理规定和航班信息等最新资讯发送给相关师生，密切关注海外师生的安全。对于居留国外的学生，国际交流与合作处开展了"海外社科学子报平安"活动，收到来自丹麦、美国、英国、德国等国家或地区公派学生从云端传来的平安信息，帮助海外学子调整心态，积极应对疫情变化，圆满完成学习任务。对于计划回国的师生，国际交流与合作处严格做好管理和服务，从路线规划、旅途中转、入境检查、入境后隔离等多个环节进行详细周密的安排和跟进，确保师生顺利回国回家。

三、在国际交流与合作中进一步打通壁垒、凝聚抗疫共识，创新学生国际化培养方式

新冠肺炎疫情在全球持续蔓延，社科大与海外高校的合作与交流却在疫情应对当中实现了进一步的深化与发展。首先，学校与日本明治大学、意大利那不勒斯大学、罗马第一大学、韩国启明大学等海外合作高校在疫情防控期间通过电子信函的方式互致慰问，积极交流，共享疫情下高校治理的宝贵经验，传递守望相助的决心与信念，以实际行动诠释共建人类命运共同体的时代内涵。其次，为了尽量减少疫情给学生国际化培养带来的影响，国际交流与合作处一方面积极协调因疫情防控政策取消派出的2020年海外交流项目，通过细致工作和不断沟通，努力将项目取消给学生造成的损失降到最低。另一方面加强与合作高校的沟通，积极研判，探索出了国际教育合作的新模式，通过线上远程通信来实现海外优质资源的共享。

目前，我校已经与牛津大学、加州大学伯克利分校等国际知名高校达成了线上学生培养学分项目合作。此外，学校于2020年4月与美国密苏里大学签署"新闻学本科2+2学位合作项目"协议。该协议将有利于培养中国社会经济发展所急需的复合型新闻人才、有利于促进国际交流与中国高等教育事业的发展。密苏里大学新闻学院独创了著名的"密苏里方法"，成功地将课堂教育与新闻实践相结合，被誉为世界上最具创意的新闻学院之一。2020年9月，我校与耶鲁大学正式签署暑期班项目协议，进一步丰富了我校海外短期访学项目，为拓宽学生国际视野提供了更多优质资源。突如其来的疫情，让世界各国对人类命运共同体的理念都有了更深刻的认识、更真切的体会，只有通力协作，携手应对，才能在学生国际化培养和提升学校整体科研水平中迈上新的台阶。

新冠疫情发生以来，习近平总书记多次对疫情防控工作作出重要指示，带领全国人民坚决打赢疫情防控的人民战争。在给北京科技大学全体巴基斯坦留学生的回信中，习近平总书记再次表达了对疫情下世界各国青年力量联结的祝愿与期盼，鼓励留学生与中国青年、世界各国青年一道，携手为促进民心相通、推动构建人类命运共同体贡献力量，这也为国际交流与合作处今后的工作指明了努力的方向。在疫情防控期间，社科大国际交流与合作处深刻领会学习习近平总书记指示精神和构建人类命运共同体的深刻内涵，强化责任意识，把涉外事务抓紧、抓实、抓细，科学规划与全面布局国际交流工作，从云端将海外师生的身心安全连接到社科大整体的疫情防控体系当中，探索国际化人才培养的新方向，找到疫情下推进外事工作的出口，把涉外工作的责任感与使命感融入学校公共卫生事件长效管理机制，为建设具有中国特色的世界一流文科大学做出应有的贡献。

措施到位　防护到位　消杀到位
——医疗观察组防控新冠肺炎工作总结

王小斐

中国社会科学院大学认真学习贯彻落实党中央、国务院、教育部、北京市有关防控会议精神和工作部署，杜绝和防止"新冠肺炎"在校园内的传播。自 2020 年 1 月 22 日学校疫情防控指挥部成立至今，校医务室根据指挥部的统一部署，结合社科大三个校区（学区）的实际情况和疫情发展趋势，制定了一系列防控方案，全力做好学校的疫情防控工作。

一、制定了一系列防控制度及实施方案

根据上级文件及精神，指挥部医疗观察组先后制定了一系列防疫防控规章制度、应急预案及防疫措施实施细则。有《中国社会科学院大学医务室防控"新型冠状病毒肺炎"工作预案》《中国社会科学院大学疫情防控隔离区管理规定及实施细则》《中国社会科学院大学医务室防控新型肺炎疫情之工作区域防护规定》《中国社会科学院大学医务室防控新型肺炎之医学隔离观察室的设置》《中国社会科学院大学医务室关于参与隔离工作相关人员的工作规范及卫生防疫指导》《中国社会科学院大学医务室关于在校人员防疫工作的要求》《中国社会科学院大学医务室关于新型冠状病毒肺炎防控期消毒指导》《隔离观察温馨提示》《解除隔离观察通知书》《中国社会科学院大学传染病校内报告流程》《中国社会科学院大学新型冠状病毒感染的肺炎转院流程》《中国社会科学院大学医务室传染性呼吸系统疾病应急处置流程及各岗位职责》《湖北籍返校学生基本情况调查表》《非湖北籍返校学生基本情况调查表》《湖北籍返京职工基本情况调查表》《非湖北籍返京职工基本情况调查表》《在校学生每日观察表》《中国社会科学院大学集中隔离医学

观察点防疫措施》《中国社会科学院大学开学复课后进、出集中医学隔离观测点的标准》《中国社会科学院大学新冠肺炎防控期医学隔离观察知情同意书》《中国社会科学院大学新冠肺炎防控期环境消毒方案》《隔离观察区必备物资》；《校外就诊返校确认单》《返校健康承诺书》《中国社会科学院大学突发公共卫生事件应急处置预案》《中国社会科学院大学医务室新冠肺炎防控期开学前及开学后工作预案及实施细则》《外包、外聘人员复工流程及注意事项》《校内就诊筛查登记表》《校外就诊温馨提示》《返校学生防疫手册》《全员防疫手册》等共 31 项。

二、承担着对各部门的数据上报工作

由于学校分为三个校区（学区），每日的数据收集、统计、整合及拆分工作量都很大，并且数据的上报必须做到准确、准时、准对接；及时掌握疫情防控情况，坚持"日报告""零报告"制度，做好疫情监测、登记、报告、保障等工作。目前数据上报单位包括：北京市教委、北京市教工委、良乡高教园区、社科院、北京市公安局、望京爽秋路街道、海淀区委、良乡燕保家园管委会（我校公租房）及学校校办。

三、防护物资

采取向上申请、本单位自筹等多种方式，大力做好防疫物资的采购、发放及储备工作。按照学校疫情防控期间的防控物资有关要求，结合学校防控物资采购种类、数量、方式等实际，校医务室从 1 月 22 日开始就在防控指挥部的领导下快速响应，积极联系有关部门，畅通物资接收、采购、调配等渠道，尽快解决防控物资紧缺等问题，全力做好疫情防控重点物资保障工作。面对疫情防控采购物资紧缺的实际困难，校医务室完善工作机制，明确疫情防控物资的采购计划，严格登记造册实行台账管理，按照"全力购置物资，保证学生健康"原则，尽最大可能通过一切办法和方式采购相关防控物资，满足防控物资需求，为学校师生的生命健康保驾护航。由于疫情防控要求，医务室人员紧张，药房的杨大夫一个人担负起物资的采购、装卸、统计盘点、

出入库登记、三个校区物资的发放等工作。截至 2020 年 10 月中旬，共计向各部门（含各校区职工、学生及外包人员）发放口罩近 70,000 个、体温计近 10,000 支、测温枪近 340 把、一次性手套近近 80,000 副、大瓶免洗洗手液 9,000 余瓶、随身免洗洗手液 20,000 余支、抗菌洗手液近 10,000 瓶、酒精 2,300L、84 消毒液 5,500 瓶、84 消毒液近 90 大桶、次氯酸钠消毒水近 40 桶、过氧化氢近 4,000 瓶、消毒湿巾（器械用）近 1,500 包、防护服及一次性手术衣 2,500 件、一次性雨衣近 10,000 件。医务室还负责学校受捐物资的接收工作，对捐赠物品进行盘点、入库、登记造册。已接收外单位捐赠物资如下：口罩 17,350 个、消毒液 9 桶（10kg/ 桶）、消毒液 10 桶（5kg/ 桶）、消毒液 854 瓶（500ml/ 瓶）、体温枪 6 支、体温计 20 支、一次性手套 450 副、防护服 95 件、防护屏 100 个、消毒喷雾器 1 个、食品 260 盒、茶叶 110 饼。

四、暖心举措

一是在疫情防控初始，为了方便给留校学生提供服务，由医务室牵头，第一时间建立了留校学生联络群。二是为了做好疫情防控工作，保障师生生命健康安全，校医务室按照学校疫情防控指挥部统一部署，积极联系中药企业，为老干部、物业、保安、食堂、指挥部等所有校园一线员工以及在校同学发放了近 5000 袋煎好的新冠肺炎预防中药。三是医务室为了解决疫情期间老干部拿药的实际困难，与老干部办公室合议，通过上报拿药需求、医生准备好药品、由老干部办公室邮寄到家的形式，保障各位老同志在疫情特殊时期的用药需求。四是考虑到由于疫情防控需要暂不能开诊的情况，医务室为在校学生及一线职工发放了爱心药包，里面包括大家常用的一些药品及常用护眼滴眼液。一些有就医需求的学生及职工，医务室派专人负责诊疗，为了避免交叉感染的风险，医务室的当班医生都是送药上门，或进宿舍诊疗。对一些情绪不稳定的学生，也是通过上门沟通、微信追踪等方式，对学生进行诊疗。五是做好离校学生路途防护措施，给学生配备全套的防护物资，做好离校返家的保障工作。

五、集中隔离观察指导及环境消毒工作

对于需要隔离观察的人员，进行医疗登记，并对其进行防疫防控知识的宣教，告知隔离观察区的注意事项，发放口罩、消毒用品及预防中药，24小时专人负责隔离人员的健康保障和监督。隔离期满后，评估没有异常，即告知其解除隔离，并对其之后回到集体宿舍区的生活及工作进行防疫防控宣教。负责对隔离区进行专业消毒，并做好消毒记录。

六、组织学习，加强培训

从疫情防控开始以来，医务室就组织人员进行新冠肺炎专题的学习，及时更新疾控部门发布的诊疗方案供大家学习，各专职人员均在线上学习了新冠防控相关知识，确保全面掌握新冠肺炎防控相关知识，做到了培训无疏漏、无死角。

对食堂、物业及宿管人员，进行防疫防控培训，对负责消毒的工作人员进行培训、消毒规范的指导和监督。巡查各处的消毒记录及废弃口罩回收工作。检查监督各校区的防疫防控工作。加大对人员密集场所、外包单位复工复产的管控，确保防控工作落实到位。

七、宣教工作

自学校疫情防控专题网站建立以来，医务室每天为网站推送专题科普文章，截至4月5日，已推送文章226篇。医务室还通过海报、宣传页及微信推送等多种方式进行了新冠肺炎防疫宣教。同时，在新冠课程中，增加微信答疑环节，为选课的学生随时进行在线答疑。在留校学生群里，医务工作人员随时解答同学的各种医学问题，进行科普教育。

八、上传下达

医务室承担着疫情防控对外联络的工作，与社科院、市教委体卫艺处、市教委后勤处、市教工委纪检组、良乡高教园区、房山区卫健委、房山区卫健委卫生监督所、燕保大学城管委会、望京爽秋路街道、海淀区委办外联中

心均保持着联络，随时上报相关信息，凡是围绕疫情防控工作的指示文件、部署通知、数据统计要求，都及时做到上传下达，每接到一项工作指令，医务室都在第一时间"点对点"传达到指挥部及各处室，确保无漏报，零死角。同时，积极配合上级单位的各项检查，各项防疫工作均符合上级要求。

九、落实"应检尽检"的要求

根据北京市防疫防控形势及要求，结合大学的实际情况，医务室先后组织各部门人员进行了四次核酸检测，全面落实了北京市及北京市教委"应检尽检"的要求。为了毕业年级学生顺利离校离京，还多次组织小范围核酸检测，保障学生顺利出京。

十、为校内各项活动做好防疫引导及保障

根据前期工作显示，各地疫情都能通过各种渠道影响到学校，疫情传播风险始终存在。为贯彻落实北京市关于做好疫情防控工作的各项要求和总体部署，医务室坚决克服厌战倦怠情绪，扎实做好校园常态化疫情防控工作，切实把好校门关，确保全校师生员工健康和校园安全。按照北京教育系统新冠肺炎疫情防控工作领导小组的工作指示，秋季开学以来，医务室对校内开展的各项线下活动，均采取提前报备、科学预判、防疫评估、专业指导、现场保障的工作流程，全面落实好校园疫情防控工作，切实保护好师生的生命安全和身体健康，扎实推动学校教学工作的正常运转。

医务室将继续根据北京市疫情防控工作领导小组及学校疫情防控指挥部的要求和部署，以高度负责的态度，进一步强化风险意识、主动担当作为，全力做好每项防控工作，确保全体师生及教职工生命安全健康，全面打赢疫情防控阻击战。

日夜坚守　筑牢防线
——来自战"疫"一线保卫处的感言

保卫处防控指挥部

2020年春节前夕，一场来势汹汹的新冠疫情肆虐神州大地，打破了社科大校园假期应有的宁静与祥和。1月22日，接到学校上级紧急通知，保卫处的老师们立即赶赴学校，奔走在抗疫防控的第一线上。这一幕既是他们阖家欢乐中国年氛围的结束，也是他们日夜坚守驻防线战斗的开始，成为他们一生中都难以忘怀的深刻记忆。

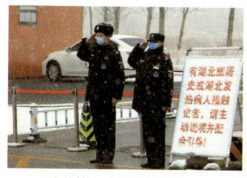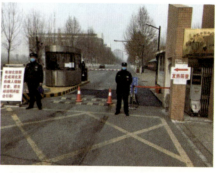

"我的第一感觉就是慌恐，面对未知突发病毒的恐惧和面对湖北返校同学的害怕。"保卫处周桐老师回想起这段经历如是说。"但责任与理智唤醒了我，当时学校保卫处只有我一个人，我千万不能乱了阵脚，要避免让这名学生接触过多的人。"大脑中的情绪只冲突了一刹那，剩下的就是行动。记录信息，上报领导，隔离学生，周桐老师完成得几乎一气呵成，"我可能这辈子都没有做过如此果断的决定。"在疫情暴发前期，由于学校防疫物资匮乏（仅有一次性医用口罩），大家对新型病毒的认识也不足，驻守学校的老师们又都缺乏相关的应对经验，条件如此艰苦，情况如此紧迫，周桐老师仍然咬牙坚持行动，事实证明了他的应对方法是有效和科学的。正是社科大保卫人的这份担当与使命，才保证了"无疫"校园。

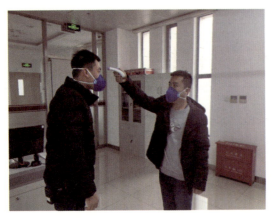

"我是一线保卫工作中唯一的女老师，但我更是一名共产党员！"杨春辉老师才入职保卫处五个月，便直面了抗击疫情这一最大考验，"疫情一日不解，警报一天不除，我们就会一直坚守在防控疫情的保卫一线。"返校以来，连续19天的工作运转让她无暇顾及家庭，不是不想家，不是不想孩子，不是不想享受阖家团圆的美满和幸福，只是哪有什么岁月静好，不过是有人在负重前行。"如果用一个词来概括我的工作的话，那就是'协调'。"回望半年来的坚守，杨春辉老师语气平淡但眼神坚定，"怎么具体落实校园管理督导组的决策部署，怎么处理学生突发状况，怎么安排协调值班人员，怎么调配保卫人员后勤物资等，都是我日常考虑得最多的问题。"这份工作可能不如一线安保人员辛苦，也不如隔离区安保人员危险，却是最基础的最关键的工作——支撑了保卫处其他人员的不懈坚守。如果说保卫工作构筑了校园的安全防线，那么协调工作就筑牢了保卫人员的后勤防线。

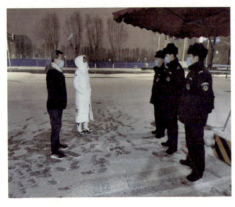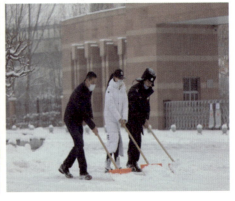

"校园安保工作一定要做到不恐惧、不慌张，确保各项工作有序开展。"保卫处苏志杰老师兼任了校园管理监督组组长，他为保卫处的疫情防控工作定下了基调。"我对学校和同学们承诺过：尽管疫情紧张，我们也可以合理有效地应对学校保卫工作，确保校园不能有一个安全死角！快半年了，社科大校园保持了零感染，到今天我终于可以说，我没有食言！"苏志杰老师用自己的行动证实了当时的郑重承诺不是空头支票。疫情暴发以来，他制订工作计划、协调各个部门、督促任务落实，保证从环节到细节落实到人，落实到岗。一丝丝一毫毫，有条不紊。他深入一线，与保卫处其他老师每天一起在学校吃住，坚守防疫第一线。正是他的身先士卒，对学校抗疫动态的实时了解把握，才会有他当时的"豪言壮志"。他与社科大其他保卫人员共同筑起了一道防疫安全墙，是学校坚不可摧的护盾。

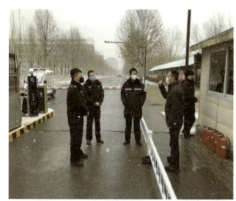
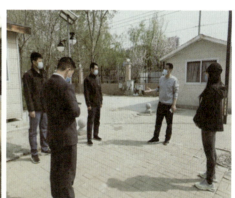

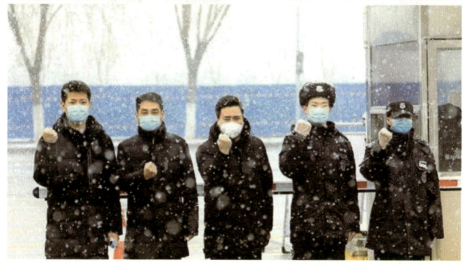

　　疫情就是命令，防控就是责任；坚决服从命令，坚决履行责任！这是所有社科大保卫人的共同信条。他们中有的坚守在校门口，举着测温枪，细心地注视着每一个进出校门的人；他们中有的守候在隔离区，提着热腾的饭菜，悉心地照料着每一名被隔离的同学；他们中有的巡视在校园里，冒着寒风与大雪，耐心地巡查学校每一个角落。在这个平凡的岗位上，他们默默奉献、任劳任怨、辛勤耕耘、艰苦奋斗。

通过半年的努力，疫情防控进入常态化，学校其他工作按部就班展开。保卫人员时刻不忘疫情防控，铆足劲、绷紧弦、拉满弓，始终保持防控就是责任、防疫就是任务，以生命赴使命，秉初心显担当，拿出"敢教日月换新天"的气概，鼓起"不破楼兰终不还"的劲头，攻坚克难，乘势前行。严格把好校门关，实时掌握校园安全管理动态。在疫情防控的同时，保卫人员积极协助相关部门做好保障，为其他部门顺利开展工作保驾护航。

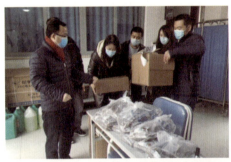
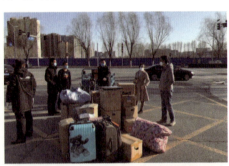
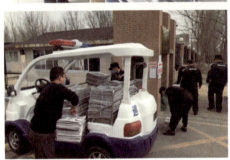
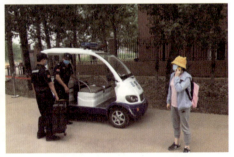

惟其艰难方显勇毅，惟其笃行方显珍贵。从年初至今，社科大保卫人员为了打赢疫情防控阻击战，用行动捍卫了铮铮誓言："疫情不解除，我们不回家！"随着疫情防控常态化，社科大保卫人员将保持底线思维，扎根校园最前线，心系师生健康，牢记职责所在，不退缩、不动摇、担使命，继续筑牢平安校园防线！

"小院"似家

——望京校区战"疫"纪实

杨迎兵

浏览"朋友圈",发现又有人记录了思念"小院"的瞬间,这已经不是第一次、第一个人这样做了。时间从今年一月来到七月, "小院情结"随着时间铺展蔓延……

冬天,虽冷亦暖

随着新冠疫情在国内的爆发,2020年的春节显得有些宁静和压抑,过节的气氛逐渐变淡,而疫情防控变得刻不容缓。根据学校疫情防控的整体安排以及防控工作指挥部的具体要求,1月27日上午10点,社科大张树辉副校长召集望京校区有关部门的同志召开专题工作会,部署望京校区的疫情防控工作并主持成立了疫情防控望京工作组。工作组组长石文东宣布疫情防控工作组即刻展开行动,24小时专人值守,以便处理各种突发或紧急情况。

疫情之下,每个人都需要留意自己的健康状况。对于学校而言,关注留校学生的身心健康更是重中之重。望京疫情防控工作组在完成基本的建章立制的工作后,第一时间摸清在校学生人数以及他们的近况。工作组积极联系校区的四家教学单位,与各中心负责学生工作的老师组建微信群,并逐一邀请每一位在校学生进群,虽然大家来自不同的省份、不同的院系,但面对疫情防控,大家就是"一家人"。工作组嘱咐所有人关注自己的健康情况,提醒大家"多交流,少接触"。记录和查看每位同学早晚体温已成为一种工作"习惯"。每当有同学提出需求,工作组总是迅速联系并协调相关部门予以答复或解决。研工处的老师通过微信群及时向学生发布学校的相关通知,而各个教学中心的老师则会经常向学生推荐各种防控知识和学习资源。

随着望京校区值班室床铺的"搭建"完成，8名值班人员轮番在这里72小时值守。由于工作需要，高东生组长更是从2月中旬开启了长期驻校的生活。望京校区保卫处老师与24位在校保安承担起疫情防控、保护校园的第一道防护"关口"。他们严控进入校园的人员和车辆，"凡有进入，必测体温；车辆物品，逐一消毒"。与此同时，20名物业在岗人员也积极投入到校园日常服务工作中。虽然在校学生人数不多，但各项防控工作不会相应减少，三栋宿舍楼都有学生居住，三位保洁员每天背着沉重的消毒设备在每栋楼的六层间跑上跑下，着实辛苦。84消毒液的气味时常让保洁员"泪目"，而她们红肿的眼睛又何尝不让大家眼底湿润？6位食堂留守的员工寒假期间坚守岗位，他们为在校师生员工提供一日三餐保障。有限的条件下，后厨师傅努力变换饭菜的花样，浓浓的鸡汤让大家品出了他们坚守岗位的默默付出。校医务室每日派人来望京校区值班，疫情时期只要看到她们的忙碌身影，大家心里就更踏实。

这个冬天，"小院"人不多，甚至显得有些冷清，但"她"见证了校领导走进宿舍慰问留校学生、了解他们困难和需求的场景，目睹了日常几位带班领导和每位教职员工为了防控疫情、保障校区平安的付出和担当。有他们在，"小院"的冬天不冷。

春天，花开如常

疫情阻挡不了时间的脚步，新的春天如约而至。在党和政府的正确领导下，全国的疫情防控取得了一个个阶段性的胜利。我们的"小院"也展露出勃勃生机。

为了进一步做好防控工作，巩固前期取得的抗疫成果，望京疫情防控工作组定期召开线上工作讨论会，不断优化工作方案，开拓工作思路，创新工作方法。工作组先后在校区主要出入口处铺起了"消毒踏板"，拉起了"抗击疫情"的条幅，竖起了"防控疫情"的易拉宝，重新布置和充实了校区宣传栏的内容，增加了校区师生了解学校防疫新举措和每日工作新进展的新阵地。这些新的变化和色彩随着春日的气息，一起让"小院"变"靓"。3月5日，在充分保证安全的前提下，经学校指挥部的批准，工作组邀请物业赵荣辉经理和同事为在校师生以及服务人员免费理发，实实在在满足了疫情期间理发的需求，也真正地践行了"雷锋"精神。至此，"小院"有了春色，"小院"的人也更加精神了。

根据上级部门"停课不停学"的要求，学校对新学期的课程做了周密部署，原有教学计划以线上形式如期展开，"小院"留校的学生们也和其他同学一样，开启了网上上课的节奏。除了网上上课，海量的线上讲座也变成了日常，在校的生活不再无聊和难熬，而是变得更丰富、更充实。不经意间，走出寝室，原来"小院"已经满眼花开。

"小院"不仅有春天的花香四溢，有充实的线上讲座和学习，也有意想不到的惊喜甜蜜，以及满满的年轻活力。疫情期间幸福过节，给很多人留下了深深的记忆。在"妇女节"来临之际，食堂的呆巧云经理特意为在校的女同学和女职工准备了节日鲜花和巧克力，并在打饭时一一送到她们手里。让大家同样感到甜蜜的，还有学校给留校学生发送的牛奶和酥梨，大家捧在手上，甜在心里。学习和工作之余锻炼身体、增强抵抗力也是抗击疫情的有力武器。工作组除了积极组织留校学生参加学校组织的"云端"运动会外，还与物业积极筹划，在食堂前小广场右侧设置了"运动加油站"，提供跳绳、羽毛球、毽子等多种体育用品，鼓励大家锻炼，方便大家使用。之后，工作组还适时组织策划在校师生的相关系列对抗赛，比赛不仅让大家增进了相互了解，而且收获了共同抗疫的友谊。

这个春天，人们的生活和工作尽管一定程度上受到了疫情的影响，但在所有人的努力下节奏正变得一如既往，"小院"这里也花开如常。

夏天，满载期望

冬装，春装，夏装……变换的是身上的衣裳，不变的是责任与担当。望京工作组自成立以来，每日会同校医务室、保卫和物业负责人的校区例行检查就从未中断过。学生宿管办公室、食堂、校医务室、物业办公室、小白楼……它们之间的距离半年来工作组成员步步丈量。踩出的是一道道模糊的轨迹，换来的却是真实的"零感染"的成绩，"小院"安然无恙。

凤凰花开，毕业季到来。6月初，随着北京市疫情防控等级的下调，生活中又充满了新的期望。毕业前再回学校看看、与阔别多日的同学和老师再聊聊、庄重地参加毕业典礼、郑重地接过毕业和学位证书就是绝大多数即将毕业学生的期望。为了能实现他们的企盼，学校上上下下积极行动，反反复复地论证方案，仔仔细细地设计流程，认认真真地组织实地演练。根据学校的安排，还特别成立了望京校区疫情防控前线指挥部，张波副校长任指挥长，教务处刘文瑞处长任副指挥长，统筹做好望京校区毕业生返校工作。随着毕业生返校日期的临近，更多的教职员工返校返岗进行各项工作的准备；所有参与毕业生返校工作的教职员工还按学校要求参加了核酸检测，这一切都是为了保证学生和校园的安全。然而，6月中旬，北京疫情防控出现了新的变化，望京校区原有的返校计划不得不中止。面对变化，望京前线指挥部积极加以解释和引导，统一思想，采取果断措施防控疫情。今天的计划调整，为的是保证更多人、更大的希望。只有毕业生平安，他们明日才能奔向新的岗位；只有校园平安，才能保证更多同学新学期重返校园、实现梦想。

虽然没有等来返校的毕业生，但望京校区小白楼却迎来了6名假期不能返家的同学。望京校区前线指挥部在前期准备的基础上，第一时间协调校区医务室、食堂、物业和保卫等部门为学生日常生活提供保障和服务。学生所住区域和楼层有保安轮番值守，有专人做好日常卫生和消杀工作，每日三餐也有专人送至指定取餐点。学校一如既往地认真对待每一个环节，和之前无异样。

这个夏天，望京校区前线指挥部每日的联合例行检查将还会继续，为的是守护留校的学生，守护校园安全，守护师生们的期望。

"小院"似家，有人爱她，有人念她，有人正在守护着她……

全方位做好防疫　确保各项工作顺利开展

——工商学院 2020 年战疫实录

工商学院防控指挥部

自 2020 年初新冠肺炎疫情防控工作开展以来，工商学院全面落实执行教育部、北京市、社科院和社科大防疫工作部署，积极配合各职能部门工作安排，高度重视全院师生员工的生命健康安全和公共安全，将疫情防控工作作为重要政治任务来抓，强化防控责任使命担当，充分发挥部门联防联控机制作用。工商学院下属的工商管理硕士（MBA）教育中心和金融硕士（MF）教育中心严格遵守学校各项细化指导规定，立足本专业工作实际，积极应对疫情带来的新挑战、新变化，疫情防控工作、综合行政管理、招生复试、教学管理、学位工作、就业工作、学生管理、国际交流、培训项目等工作齐头并进、有序开展，顺利完成 2020 年春季学期各项工作任务。工商学院 2020 年上半年战疫实录具体工作情况汇报如下。

一、师生生命健康安全至上，全方位全流程做好防控

（一）严格落实"零报告""日报告"、进校审批等规定制度

工商学院始终将师生员工的生命健康安全放在第一位，及时传达学校发布的各项通知和工作安排，严格落实人事处"零报告""日报告"制度，坚持所有教职工每天在工作群以接龙形式上报个人健康及所在地情况，每天将情况上报至"教职工每日情况报送群"；遵照执行进校审批、用餐报备等各项制度，力求把控学院防控工作流程的每一个环节。1 月份至今，学院战"疫"工作不松弦，为各项工作的顺利开展打下稳固基础。

（二）及时调整部署远程办公，加强事前事中过程管理

疫情防控给工作形式和流程带来了许多变化和挑战。学院全面贯彻落实

教育部、北京市和学校的工作要求，对线下转线上的工作机制做出快速响应。2020年春季学期伊始，全体教职员工和学生立即共同开启远程在线的工作和学习模式，并在招生录取、教学教务、学位工作、学生管理、就业工作、综合行政等多个工作环节进行事前准备和过程管控，通过例会制度、学习调研、工作讨论、师生员工培训等形式有序推进各项工作，最大限度降低了疫情对复试录取、教学授课、毕业答辩、学生就业、酬金发放等工作的不利影响，确保广大师生的学习生活顺利进行。

（三）增强大局意识，聚人心鼓士气

学院全面贯彻落实学校的宣传工作，坚决做到"两个维护"，贯彻落实中央、社科院、北京市对防控工作的要求，将凸显工作的政治性、全员性、必要性和重要性作为我们宣传报道的重要指针，把凝聚人心、鼓舞士气，发掘好人好事、宣传科学防控等作为宣传报道的重要任务。

二、做好综合行政管理工作，保障各项工作顺利开展

综合行政管理工作在落实执行学校疫情防控工作要求的同时，积极沟通协调应对人力资源管理、财务管理、网站管理和信息建设等方面工作的变化，全面为各项工作的顺利开展提供支持与保障。

（一）日常行政工作

完成学校各项规章制度、通知要求的及时传达，根据工作需要汇总相关情况信息并报送校职能部门；完成例会工作简报；完成相关文献资料下载及存储、图书购买；完成2020年春季学期工作应急预案；完成2020年毕业生工作方案整理；完成工会安排相关工作；完成各部门相关物料供给；完成望京办公区搬迁部分安排工作；协助完成线上答辩、监考工作等。

（二）财务管理

根据财务处相关工作要求，完成工商学院2020年度基本支出预算"二上"调整及预算报表上报审批、系统录入等；完成2021年信息化项目预算编报；完成《工商学院2021年政府采购预算申报表》并报送审批；完成酬金录入系统报审及打印纸质版并提交财务处；协助完成学生缴费欠费及奖学金发放相关问题沟通解决；完成学生发票发放相关事宜等。

（三）人力资源管理

完成疫情防控工作要求的员工信息汇总；完成员工学期开学注册；完成上半年工资报表信息报送、发放情况和社保信息沟通相关工作；安排工作人员参加望京校区疫情防控值班排班；完成每日员工考勤等。

（四）网站管理和信息建设

完成1月—6月工作简报组稿制作；向网络中心报送社会责任研究中心网站的建设需求申请；制作社会责任研究中心网站建设相关设计方案并进行首页的设计制作；2月26日至6月30日，更新上传各类文稿及附件155篇至中心网站；登记网站更新上传文稿及其附件到网站信息发布登记表，并分类整理存储至移动硬盘；完成网站、社科院远程、校园信息平台登录相关咨询解答等。

三、招生复试录取全程线上进行，严格把关，持续提升生源质量

根据《教育部办公厅关于做好2020年全国硕士研究生复试工作的通知》（教学厅〔2020〕4号）及北京市招生考试委员会相关文件要求，工商学院在确保安全性、公平性和科学性的基础上，坚持首善标准，坚持"按需招生、全面衡量、择优录取、宁缺毋滥"原则，统筹兼顾、精准施策、严格管理，圆满完成了招生录取工作。

（一）2020年学院招生录取生源情况

2020年工商管理硕士专业共计面试259名考生，拟录取154人，初试成绩最高分为240分，初试成绩平均分为193分。部分拟录取考生毕业于清华大学普通全日制、中国人民大学等"985工程"或"211工程"院校，来自国有企业、国家机关、事业单位、金融行业拟录取考生占比较高，生源质量进一步提升。

金融硕士计划招生70人，实际招生78人，其中包含推免生1人、一志愿考生50人、调剂考生27人。在生源质量上，推免生和调剂生主要为"985工程"或"211工程"高校具备金融或经济教育背景的优秀学生，一志愿考生

的初试分数最高达390分以上,调剂考生多为一志愿报考知名高校的高分考生,总体来说,学生综合素质较高。

(二)招生复试线上工作规范,全流程无任何线下活动

疫情防控期间,工商管理硕士和金融硕士严格执行学校招生复试政策要求,规范复试程序,复试招生咨询、材料收缴、资格审核、面试考核等各环节工作均采用互联网平台、电子邮件、电话等非现场方式进行,复试采取网络远程面试及机考方式进行,未安排任何现场形式招生活动。

(三)招生工作层层把关,遴选优质生源

为帮助考生全面了解社科MBA项目,提升品牌认知度和影响力,MBA教育中心于寒假期间即联合全国知名MBA媒体及合作机构共同开展项目宣讲及面试公益讲座活动。

MBA项目复试题目以综合性、开放性的能力型考题为主,按学科类别和专业领域聘请行业中高层管理者、研究员、副研究员成立5人面试小组,对考生的管理能力、综合素质、发展潜力进行评判,遴选优质生源。

四、线上教学形式灵活多样,注重教学质量跟踪反馈

工商学院严格遵照教育部相关通知要求和《中国社会科学院大学新型冠状病毒肺炎疫情防控期间研究生教学培养工作实施方案》,2020年春季学期教学工作转向线上正常开展,做到"停课不停教,停课不停学",提高教学效率,注重教学质量把控。两个专业学位教育中心在大量调研的基础上,积极沟通专业授课、考试的组织形式,并根据疫情防控具体阶段的变化及时调整教学安排,密切关注授课教师和学生的反馈,确保教学质量和教学效果。

(一)教学一体化系统管理

MBA项目根据本学期教学计划,严格遵守培养方案要求,在一体化系统内共完成2019级36门次课程系统开课和148位MBA学生系统选课工作;完成一体化系统内36门次、1128条成绩录入及报送工作。

(二)线上教学工作整体安排

2月中旬,金融硕士教育中心根据学校安排撰写《金融硕士教育中心疫情

期间教学方案》，向 2019—2020 学年第二学期任课教师发出《停课不停学，我们同携手——社科大工商学院金融硕士教育中心致全体教师的一封信》，向学生发出《携手并进，同心战"疫"——社科大工商学院金融硕士教育中心致全体学生的一封信》，向金融中心全体师生发出做好疫情防控工作的倡议。及时向任课教师及学生传达《中国社会科学院大学新型冠状病毒肺炎疫情防控期间研究生教学培养工作实施方案》文件内容及精神，号召任课教师进行线上授课准备，开展专业书籍和前沿资讯网站推荐工作，为学生留家学习提供充分资源。

为保证"延期开学不停课，上好课"，MBA 教育中心教学管理部第一时间与授课教师进行沟通协调制定线上教学方案。通过线上视频会议向 2019 级全体学生提出本学期教学安排四点新变化：（1）强调疫情防控时期除在网站上传通知，也会建立新的钉钉群用于发布通知，便于同学们及时了解通知要求；（2）根据课程安排，教学管理部建立不同课程微信群，授课老师在群内发布平台授课信息及课件等上课材料；（3）学生需要提前建立好不同授课平台账号并熟悉平台使用方式；（4）设置课程助理，协助授课老师、教学管理部完成日常线上教学工作。另外在课程论文整理方面，按照考试要求下载、核对 2019 级"市场营销""财务会计"等 8 门课程论文 920 人次，并录入系统 1020 条课程成绩。

（三）结合专业课程特色开展线上授课，跟进教学效果检查

1. 金融硕士专业线上教学正式开始

任课教师严格按照本学期的课程安排和教学进度，结合自身课程内容制作在线互动课件并搜集案例数据，依托"腾讯会议"平台，通过课件讲解、案例分析、小组专题、答疑解惑等多种方式开展教学活动。根据课程安排，学生按时进入线上学习平台，班主任通过后台实时检查学生出勤情况。

教学效果跟进和检查方面，金融硕士教育中心主要采取四点措施进行把控：一是任课教师根据自学内容、实践内容、课堂互动设计、具体时间安排、问题反馈等内容撰写并提交线上教学方案，由中心教学负责人根据具体情况对教学安排、教学方式等及时进行调整；二是每个教学班推选 1 ~ 3 名学生

作为教学助理，由中心教务负责人、教学秘书组建教学工作微信群，实时发现和解决教学方案实施过程中出现的问题；三是为保障线上教学平稳进行，金融硕士教育中心每节线上课程都有专人进行全程跟踪、协助，不仅能及时发现、解决授课中出现的系统、操作等问题，还能协助老师进行线上互动；四是金融硕士教育中心主任不定期进入课程监督检查，线下通过电话、微信等渠道与授课教师针对教学内容、质量进行沟通，严格把控线上教学质量关。

经过两个月的线上教学，金融硕士教育中心 2019—2020 学年第二学期教学任务圆满完成。借助现代信息技术手段，课堂形式更加灵活多样，师生配合与互动程度都达到了令人满意的效果。

2. 工商管理硕士项目 2019 级 148 位 MBA 学生共开设了 17 门课程，涉及 27 个班次、18 位授课老师、5 个学习微信群

为了保证学生的学习效果，教学管理部灵活调整授课班次，全日制课程按照专业方向进行不同方式组合形式授课，非全日制除了方向必修课之外，其他课程按照行政班级授课。在教学过程中，授课老师提前发送课件或学习资料，线上教学增加随堂作业、小组讨论等形式加强与学生的教学互动，及时掌握学生在学习过程中的盲点，调整教学内容。

在教学效果检验上，MBA 项目主要通过线上听课的形式，掌握教师备课、案例讨论等教学情况；通过微信学习群互动信息，检查线上教学师生交流是否顺畅、师生对线上教学方式是否适应。

通过三个月的学习与反馈，授课老师与学生已经完全适应线上教学方式，相互配合与互动效果明显，教学质量得到了保证。

五、严谨缜密组织开展学位工作，两个专业学位答辩圆满完成

（一）工商管理硕士教育中心学位工作

1. 线上学位工作部署创新

MBA 教育中心于 3 月完成对各项学位工作流程的梳理，制定新的学位工作流程。在答辩资格审查及论文评阅工作中增加了与导师邮件沟通的环节，既保证了论文审查意见的真实性，又增强了中心与指导老师之间的互动交流。

共完成 196 位学位申请人的答辩资格审查，192 位学位申请人论文匿名评阅，193 位学位申请人评阅前论文查重工作。

2. 线上答辩

在论文答辩阶段，MBA 教育中心认真学习《中国社会科学院大学（研究生院）2020 年研究生学位论文视频答辩工作方案》，对线上答辩进行全方位工作部署，并对答辩评委、答辩秘书、工作人员、学位申请人制定了不同的工作细则。在答辩环节，教学管理部安排 7 天共 182 位学位申请人参与答辩，邀请答辩评委 96 人次，安排答辩秘书 50 人次，制作投票链接 182 条。最终，178 位学位申请人通过工商学院学位评定委员会会议审议。

3. 学位材料报送

为了确保学位材料按时报送至学校存档，在对 178 位学位申请人提交的学位论文、答辩资格审查表、导师评阅书等存档学位材料逐一核对检查后，由教学管理部统一安排打印。对 178 位学位申请人的答辩会议记录、答辩报告书、答辩决议书、匿名评阅书等学位材料进行核对工作，共涉及文件约 830 份。

（二）金融硕士教育中心学位工作

1. 制定学位工作预案

2 月中旬，金融硕士教育中心根据学校要求，制定了《金融硕士教育中心疫情期间学位方案》，并随学校疫情防控安排、学位办疫情期间工作安排等进行及时调整，科学、严密地组织了 2020 年学位论文评阅和答辩等各项工作。

2. 从线上审查到线上答辩

为确保线上答辩顺利进行，保证答辩质量，学校发布了《中国社会科学院大学（研究生院）2020 年研究生学位论文视频答辩工作方案》，对线上答辩工作进行了全面部署安排，从组织方式、线上投票等方面做了说明和指导。金融硕士教育中心根据学校要求制定了《金融硕士教育中心视频答辩工作方案》，并从网络设备调试与应急处理、网络工作注意事项、着装规范等各方面对师生提出具体要求，以保证正式答辩顺利、有序开展。

65 名金融硕士学生共分为 14 个答辩小组，通过"腾讯会议"平台进行了线上答辩。答辩人通过"屏幕共享"对自己的学位论文进行陈述和汇报，答辩委员会专家在仔细审阅学位论文和听取汇报之后，对答辩人提出相关的意见和建议，答辩秘书负责会议记录，中心工作人员对答辩过程进行严格计时并对画面适时截屏存档。答辩委员会根据学生的论文情况和线上问答情况，对学位论文的学术水平和答辩人的答辩情况进行评议，以线上无记名投票的方式确定学位申请人是否通过答辩。答辩过程顺畅高效，金融硕士教育中心65 名学生全部通过答辩。

六、学生管理工作

（一）重视发挥班主任作用，全面严格执行日报制度

在学生防疫工作中，MBA 教育中心实行中心—学生管理部—班主任三级责任体系，按学校相关工作要求全面摸排学生身心健康状况，严格执行每日日报制度。日报报送内容主要有：返京、离京、身体状况异常、外地学生跨地区活动及所在地点报送。对 MBA 海外学生，通过电话、网络等各种途径了解每一位学生的健康状况，及时上报入境集中隔离情况。鉴于入境旅途交叉感染风险加大，对回国后的学生辅导员每天重点跟踪关注学生健康情况。

金融硕士教育中心密切关注学校发布的每一条动态，由班主任负责通知所有学生，完成相应信息调查和统计工作，切实贯彻学校每一项防控决定。按照学校疫情防控要求，各班学生每天在班级群以接龙形式上报个人情况及身体状况，汇总后于每天 14：00 前将所有学生情况上报至"研究生疫情防控情况每日上报工作群"。教职工和学生严格遵守"没有特殊情况不返京返校，特殊情况需返京一定要上报学校审批同意"的要求，所有师生一切正常。

（二）扎实做好学生管理行政工作

学院完成了 2020 年春季心理危机排查相关工作；启动了 2020 年 MBA《学生手册》修订工作；通过线上方式完成了本年度优秀研究生、优秀研究生干部以及优秀毕业生的评选工作；通过线上方式召开了中国社会科学院大学（研究生院）第十次 MBA 研究生代表大会，并投票选举产生了第十届 MBA 分会委员；协助学生物品领取等。

（三）金融硕士教育中心重视学生思想教育工作

班主任作为本班级疫情防控工作负责人，给班级所有学生致电询问假期日程安排、计划返京时间、个人健康等信息，重点关注湖北籍学生、有湖北省出入史的学生、有与湖北人员接触史的学生群体，密切追踪并适时进行思想教育。对于部分疫情期间申请返校、返京的同学，班主任先认真了解学生情况，通过政策讲解、心理疏解等方式劝阻学生返校、返京。有特殊情况确需返京、返校则及时上报研究生工作处。

（四）稳步推进 MBA 学生活动开展

MBA 学生活动丰富多彩，受疫情影响许多重要活动转到线上，主要有：创业大赛、校线上运动会、学生会和校友会组织的活动等。例如，组织学生参加中国社会科学院大学第二届"创青春"学生创业挑战赛；开展了社科大读书节学术书评征集活动；开启了"抗疫在家·云上想念——社科 MBA 摄影作品征集活动"等。在湖北疫情形势严峻时期，社科 MBA 学子以同心抗疫、共渡时艰的责任担当发起捐赠，助力疫情防控攻坚战的胜利，捐赠物资已全部送达抗疫前线。

（五）全力做好毕业生离校相关工作

因 6 月 16 日北京市突发公共卫生事件应急响应级别上调，毕业生停止返校，根据学校防疫指挥部工作指示和《中国社会科学院大学关于调整毕业生返校工作方案的说明》，工商学院为 2020 届毕业生提供远程离校手续办理、党团关系办理、MBA 毕业生视频和纪念品制作、毕业生所需材料寄送及各项证书邮寄、行李托运等服务。

七、合理使用就业工作平台，整合校友资源助力就业

在校就业办统一指导下，金融硕士教育中心为进一步发挥班主任作用助力毕业生就业创业工作，合理充分使用教育部开发建设的"全国高校毕业班辅导员就业工作平台"，班主任及时创建账号，积极将相关的就业信息发送至毕业班，随时解答班级群中各种就业问题。

MBA 教育中心招生与职业发展部积极联络校友与导师提供信息与资源，

并通过微信公众号发布"致校友|工商学院2020年MBA实践与招聘机会征集"发动更多校友力量，为学生提供投资金融类、职能管理类岗位数十个。

2020年，金融硕士教育中心共有65名毕业生，大部分毕业生均有了心仪的就业归属。MBA教育中心共有179名毕业生，就业工作正在有条不紊地进行中。

八、国际交流工作做实做细，为未来拓展合作打好基础

疫情防控期间，学院本着"外事无小事"的原则将师生出国出境信息统计工作做实做细。根据社科大《关于新冠肺炎疫情期间学校海外培养项目管理的通知》，取消2020年春季学期MBA海外培养项目的派出，具体涉及2020年春季学期台湾暨南国际大学交换生项目和2020年日本早稻田大学学分项目，积极做好未派出学生的安抚工作以及合作院校的沟通联络工作。2020年秋季海外培养项目开展均依据工作流程根据疫情发展情况经研判开展。

考虑到外事工作的特殊性、敏感性及中外文化差异，在疫情防控期间积极维护与现有合作院校的良好合作关系，做好疫情防控期间的日常联络和问候，为疫情结束后进一步深化交流与合作做好准备。

九、培训项目线上招生正常进行，灵活机动安排教学学习模式

疫情期间，培训项目服从学校统一安排，完全取消了线下课程教学活动。各培训项目招生工作正常进行，为了确保学员健康安全，2020年上半年采取无接触招生方式，即提交电子报名表（纸质表格日后补充）、线上审核、电话面试、发放电子通知书等。虽疫情导致招生难度加大，但我们对学员的要求不会因此而降低。

武汉疫情暴发后，培训班多位学员驰援一线，爱心同行，向社会展现企业家的责任与担当。有人向武汉的医院捐助医疗物资，有人向当地政府捐赠防疫物品，有人给武汉医务工作者带去了各种食品，还有人为武汉红十字会捐助了现金……他们的行为也是我们班级的精神体现。

应对重大公共卫生突发事件的教育责任

——国际教育学院战疫实录

杨迎兵　宋　翔　王　敏

2020年春季学期国际教育学院按照学校"停课不停学、停课不停教"的目标要求，梳理了"保教学运行、出精品特色、提质量不松懈"的工作思路，做到了防疫不松劲、学院不停工、学习不断线、科研不止步、爱心不隔离、预案不滞后。在对外汉语专硕、中外合作办学、对外援助培训三个方面都持续地给予关注，让教学、科研工作能够有序开展，保证学生培养和科学研究的质量。

一、汉语国际教育专硕

教学工作。汉语国际教育硕士项目本学期共开设11门线上课程，专业负责人和教学秘书多次进入直播课堂和课程微信群听课，实时关注和了解学生的学习状态及其对课程的反馈意见。线上教学第一周结束后学院即与学生沟通意见并做相应调整；在后期的追踪调查中学生表示逐渐适应了线上教学，对各种在线直播平台的使用也逐渐熟练。学期中，学院对教学材料、教师线上教学的准备和实施等情况都进行了检查，并召开了线上教师教学交流座谈会和线上学生代表座谈会，听取师生对教学教务工作的意见建议。在对本学期11门课程的教学评估中，学生整体满意度高，线上教学效果良好。学院还组织了线上"国际汉语教学前沿系列讲座"，参与人数均达到了百余人，取得了圆满成功。

招生工作。为更好完成疫情期间的招生工作，学院在复试前多次组织老师参加招办的培训会和内部培训，确保每位老师都能熟练操作软件，还特设预演环节做好考生的心理疏导工作，减轻考生因疫情带来的压力。经过面试共录取30人，从初试分数到复试表现看，生源质量较2019年有大幅提升。

学生管理。疫情暴发后，在学院的组织下2019级汉硕班委分头对接同学，通过网络交流随时关注学生动态。学院也对留校生、湖北籍学生、黑龙江籍学生、在京学生、家庭经济困难学生给予高度关注和人文关怀。疫情期间2019级汉硕学生通过录制视频、漫画、诗歌、手语等多种方式表达了对祖国的良好祝愿和对学校的诚挚谢意，相关作品被选登在学校疫情防控专题网、学校官微等平台上。多名学生参与文化抗疫活动，展示了他们在民乐、剪纸、书画、厨艺、中国结、太极拳、民族舞等方面的学习成果，学院官微的相关推送多次被学校官微转载，展现了汉硕学子的精神风貌，也提升了这一教学项目的社会影响力。

孔院合作。疫情暴发后学院加强了与波兰格但斯克大学孔院的日常联系，并根据驻波使馆和当地防控工作的要求开展工作。期间格但斯克大学校长耶日·彼得·格维兹达教授与我校张政文校长互致慰问，双方校长又通过信件表达了勠力同心、战胜疫情的坚定信念，见证了两所大学守望相助、风雨同担的深厚友谊。今年正值格但斯克大学孔院建立五周年，在准备庆典的同时，学院也帮助格大孔院完成疫情时期的教学任务，并从技术、平台等方面给予了大力支持。

二、中外合作办学项目

教学教务。本学期金融管理硕士、能源管理硕士共开设8门中教课、10门外教课，分别采用腾讯会议、ZOOM会议进行直播。为确保线上教学的有序进行，项目班主任全程进入中教直播课堂听课，外教课程则配备专职助教，实时关注和了解学生的学习状态及其对课程的反馈意见。在课程的考核中则借鉴硕士研究生面试采用的双机位及录像的模式，确保课程考核公平、公开、公正。

招生管理。2020级项目招生工作通过线上方式顺利开展，面试方式也转为线上，经过不断摸索和总结，线上面试等工作已形成了一套完整的流程机制。本学期金融管理硕士、能源管理硕士项目计划招生90人，截至6月下旬共举办 5 场面试，生源质量并未因考核形式的变化受到影响，已录取 63 人。

国际合作。疫情期间，学院与美国杜兰大学保持密切沟通，双方互相明确合作不受疫情影响，确保外教课程如期举行，保证学生按时毕业。我校与英国斯特灵大学合作举办的博士学位教育项目于 3 月份正式获教育部批准，学院与斯特灵大学多次协调，虽囿于疫情进展稍缓，但即将正式签署合作协议。学校与西班牙卡米亚斯大学项目合作协议的签署工作也在有序推进。

三、对外援助培训项目

线上培训。为推动"一带一路"在南非的实践及谢伏瞻院长访问非洲达成的合作意向，加强中国与非洲国家在合作抗疫背景下治国理政交流，学院在社科院国际合作局、中国非洲研究院指导下积极探索开展线上研修方式，并结合当前中国与其他国家抗疫经验，筹备了面向南非官员和学者的研修项目——2020 年南非治国理政研修班。研修班拟于 2020 年 7 月 13 日开始举办，为期 2 周，旨在帮助南非官员学者全面了解我国治理能力的建设以及由疫情带来的经济发展的挑战与应对措施，扩大中国治理体系现代化构建的国际影响力。项目得到中国驻南非使馆和南非国家行政学院的高度重视和支持，并由南非国家行政学院组织青年骨干官员、政府顾问、智库与研究机构青年学者约 45 人（其中 3 名副部级官员）参加学习。为确保首次使用网络信息技术，实现跨洲际相对稳定可控的授课环境，学院全力以赴地进行前期的师资准备和技术调试。

国际慰问。学院在疫情期间与历年来参加学校对外援助培训的各国官员、学者互致慰问。外国朋友通过电子邮件、社交软件等途径主动慰问 50 余次，回复慰问信超过 100 次，字里行间都透出他们对中国当前疫情的关注，表达了他们对中国人民尽快战胜疫病、恢复发展的祝愿。通过这一次次真挚的问候，我们发现了真正知华、友华的外国朋友，这是一种超越种族和国界的人间情感，我们深切地感受到这一刻他们和我们同在。学院还协助中非研究院邀请 18 位在本国有一定影响力的非洲官员和知名学者以"中非携手联合抗击新冠疫情"为主题，结合本国情况，撰写文章，在中非研究院网站和社交媒体上发表，相关工作更是受到了《人民日报》和《光明日报》等中央党报党刊媒体的关注。

四、日常管理工作

疫情的爆发改变了传统的工作方式、沟通方式和学习方式。2020年春季学期以来我们不得不选择在家办公，学院的例会，与同事、教师、合作伙伴的沟通均改为线上。但保持社交距离并不意味着疏远，改变工作方式并没有降低工作质量。教职工们将一如既往地做到"离岗不离职，离位不离责"，以更高的标准完成学校和学院安排的各项工作任务。

风雨共征衣

"有我们坚守，请大家放心！"

周书瀚

（发布日期：2020-02-09）

"有我们坚守，请大家放心！"——战斗在一线的保卫工作人员群像

"疫情一日不解，警报一天不除，我们就会一直坚守在防控疫情的保卫一线。"电话连线中，学校保卫处杨春辉老师语气坚毅，令人动容。杨老师是坚守在一线保卫工作中唯一的一名女老师，自学校疫情防控工作小组成立以来，她把母亲从东北老家接来照顾家和女儿，自己则投身到一线，与同事们并肩作战，坚持连续几天24小时值守。

疫情来势汹汹，在这场没有硝烟的战役中，学校里守护着我们的还有许许多多像杨老师这样的逆行者，他们用坚守抗击疫情，用热情温暖严冬，只为对全体师生说一声："有我们坚守，请大家放心！"下面让我们用一组数字来记录他们这15天的保卫战。

"1"：第"1"时间，第"1"线

1月23日，来不及享受春节前夕的欣喜和团圆，保卫处全体在京职工在接到疫情工作通知后，克服种种困难，第"1"时间便回到工作岗位，迅速投入抗疫第"1"线。

校园大门是疫情防控工作的第一道关卡，是守护校园平安的第一道防线。在校指挥部统一部署下，保卫处迅速行动起来，封闭了良乡校区北门和东门，只允许南门出入。刘晓宝、周桐、孙红卫3名小伙子与其他保卫人员一起，坚持24小时值守校门，严格审查出入人员。他们冒着风险，消毒、测体温、

做登记，一丝不苟，严守岗位，最大程度将疫情拒之门外。

同时，保卫处对安保人员进行培训，加强他们的个人防护能力，保障口罩供给，并对安保人员驻地和工作区域定期消毒。充分的后勤保障减轻了安保人员的后顾之忧，让他们在岗位上不恐惧、不慌张，确保各项工作有序开展。

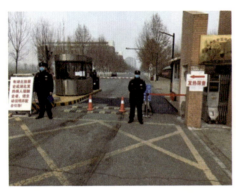
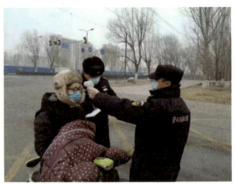

"4"：隔离区的"4"位保安

如果说校园大门是防疫工作的最前线，那医学观察隔离区就是防疫工作的火线，是保卫工作的重中之重，也是最危险的区域，而 4 名保安小哥便坚守在这里。

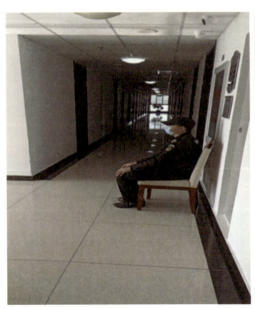
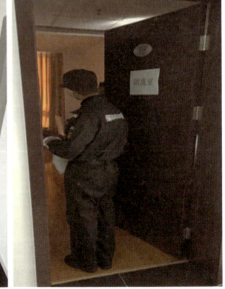

4名保安小哥的日常工作就是保障学生饮食、处理生活垃圾并对隔离区消毒，24小时轮班值守。工作虽然简单，甚至有一些枯燥，但隔离区这一敏感场所还是让人心生畏惧。"最初是有一点紧张和害怕的"，最早坚守在隔离区的保安小哥在电话连线中坦诚地说，"但疫情防控就是我的工作和职责，而且我相信，不管是我还是我们保安队内的任何一个人，都愿意肩负起这个任务和职责。"这一句话朴实简单，没有什么大道理，但正是这份对职责坚守的初心，才让全校师生放心，更有信心打赢这场疫情防控阻击战！

"24"："24"小时全天候值守

不光医学观察隔离区"24"小时值守，目前全校都已实施了"24"小时轮流值守，由日常值班转为疫情防控期间值班状态，即白天由校办公室值班，晚间由保卫处代行值班职责。

2月5日，初春的北京下起鹅毛大雪。深夜，已经连续几天24小时值班的保卫处杨春辉老师，冒着风雪来到学校南门检查工作。"夜间值班更加危险，不能懈怠。下雪天冷，大家要注意保暖，保护好自己"。夜深了，但保卫人员仍然冒着严寒和风雪，按照疫情工作要求，一丝不苟地巡查校园的每一个角落。

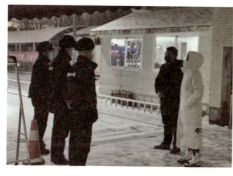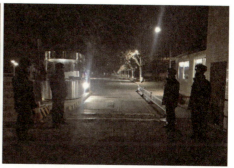

工作时间延长了，来自学校的关心也增多了。学校领导们十分重视奋战在一线的同事和保安，多次强调疫情阻击战是一场持久战，一线人员要协调好工作和休息时间，关注自身健康。同时，校领导还采取给保安加餐等爱心举措，让坚守一线的人员在寒冷的冬夜心生暖意，以更高的热情投入到疫情防控工作中。

就是这群普通但不平凡的人，在防疫一线守护着校园的日日夜夜，路灯照着纷飞的雪花将他们的背影映衬得格外高大。

"360"："360"度无监控死角

为严格落实防疫工作要求，保卫处按照"24"小时全天候、"360"度无死角的标准，从校门到校内，从宿舍到食堂，从教室到图书馆，日常消毒、通风换气一样不能少，只为保障校园各方面的安全。

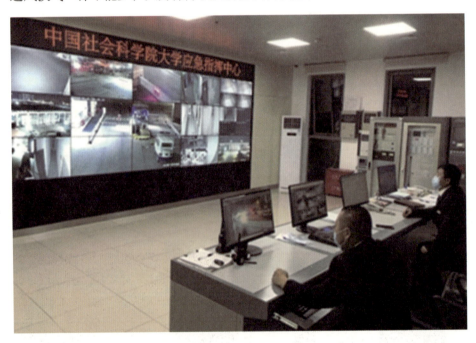

保卫处的苏志杰老师兼任校园管理督导组组长，从1月27日至发稿当日没有休息过一天：制定工作计划、协调各个部门、督促任务落实，保证从环节到细节落实到人、落实到岗。深夜，他身先士卒，坚持对整个校园巡视检查后，再到应急指挥中心要求值班人员加强校区视频监控巡视。"不能有一个死角。"尽管工作辛苦，压力巨大，他却郑重承诺："我们必须科学有效地完成学校保卫工作！"

疫情就是命令，防控就是责任；坚决服从命令，坚决履行责任！

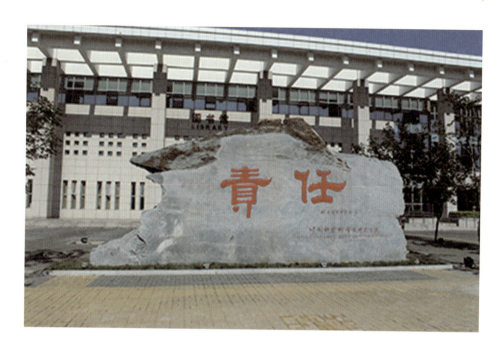

四组数字的背后是一群人的坚守：在第一线坚守，在危险区坚守，全天候坚守，全校园坚守。

"有我们坚守，请大家放心！"这是社科大保卫人的庄严承诺，是担当，是责任，更是打赢疫情防控阻击战的铮铮誓言。请坚信，我们必将胜利！

面对疫情　班主任在行动

——记社科大文法学院班主任的使命与担当

（发布日期：2020-02-11）

2020 年寒假，一场因新型冠状病毒肺炎疫情引起的防疫战，瞬间在全国打响了。面对疫情，社科大文法学院认真贯彻落实学校有关会议精神，对学院师生防控做到情况清、底数明、全覆盖、无死角、纵到底、横到边，并通过网络对班主任工作进行了详细部署，积极配合学校做好学生安全健康防御工作是当前的重中之重任务。

一、及早谋划，做好工作部署

1 月 20 日，文法学院就着手疫情防控工作部署，指出在非常时期班主任要统一组织、统一口径、统一服务，有组织、有纪律地进行学生工作。学院领导在班主任群中对学生工作提出要求：各班主任尤其要主动关心、密切掌握武汉籍学生及留校学生的动态。

在学校正式对防疫工作进行部署后，文法学院更是以实际行动将工作落到实处。学院领导根据学校文件精神迅速制定工作方案，成立领导小组，明确工作职责，形成了专人负责的疫情防控工作机制，确保疫情防控不留空当、不留死角。

＜　学生工作班主任群(6)　　···

1月20日 晚上21:05

1、请各班主任了解一下班内是否有武汉籍并寒假回去的学生？如果有，方便时请电话联系学生，从关心关爱的角度，虚寒问暖地关怀一下学生，侧面也能同时了解他们家里是否有情况？提前做到心有底数。
2、如果有武汉籍的，请群内报告一下！！
3、如果留校学生有高热情况，也请第一时间通知我！！
4、此事与往事不同！请各位班主任千万上心，年前年后人流大迁移，如果再有感染，开学时，我们的工作可能会特别的严重！！

现在大家的工作是：底数清，情况明！

二、尽职尽责，抓好工作落实

1. 以实际行动将学校部署落到实处

各班主任践行学校要求，畅通班级沟通渠道，成立学生情况汇总工作组。班主任的工作主要分为两部分：

一是按照学校要求上传下达，对学生进行疫情防控相关指导，做好学生安抚。

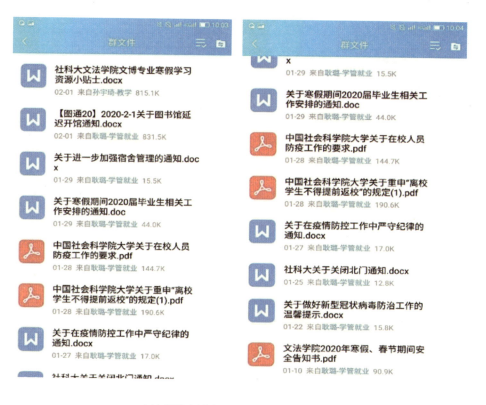

文法学院文博中心 2018 级班级群通知

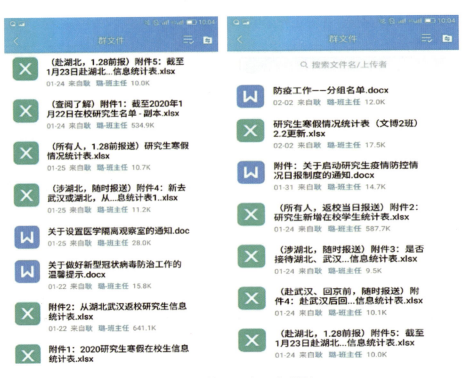

文法学院文博 2019 级 2 班群通知

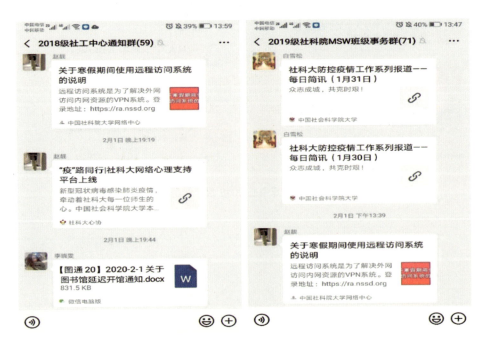

文法学院社工中心 2018 级、2019 级群通知

　　二是对所有学生进行动态监测管理,精准掌握学生情况,每日汇报。班主任事无巨细,为确保通知到每位学生,在专业大群通知、班级群公告通知、小组长通知,并充分发挥班级组织的作用,建立畅通的沟通渠道。各班划分4～5人为单位的小组,班委为组长,每个小组长密切关注本组成员动态,班长、党支部书记分别重点关注北京、武汉学生,每天上报,责任到人。班主任对涉疫地区学生作为重点关注人群进行摸排,了解动向,形成清单。

　　社工硕士教育中心的两名留校学生亦是班主任的重点关注对象。班主任通过线上沟通,积极做好留校学生的疫情防控和心理辅导工作,切实让学生感受到学校的关心和温暖。"学校的防疫措施很到位,食堂能正常供应三餐,我一个人正好可以安静地看看书。在学校过得很安心。"2019级的一位留校学生如是说。

　　截至2月10日,文博硕士教育中心全部128名研究生(其中涉疫情严重地区学生9人,澳门学生2人),社工硕士教育中心全部121名研究生(其中涉疫情严重地区学生5人),均情况良好,身体健康。

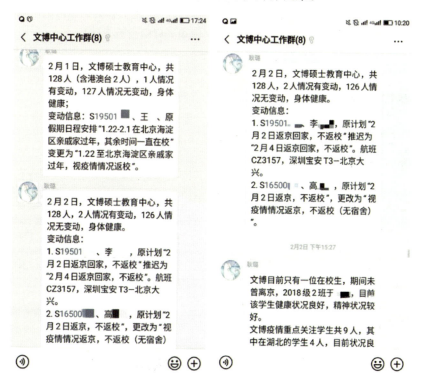

文法学院文博中心每日汇报学生情况

今天 (1封)					
☐ ◻ ✉	⊘ bs2020bs	社工中心今日无特殊情况报送		9分钟前	☆
昨天 (1封)					
☐ ◻ ✉	⊘ bs2020bs	社工中心今日无特殊情况报送		昨天 12:47	☆
上周 (9封)					
☐ ◻ ✉	⊘ bs2020bs	社工中心今日无特殊情况报送		2月1日	☆
☐ ◻ ✉	bs2020bs	社工中心今日无特殊情况报送		1月31日	☆
☐ ◻ ✉	⊘ maurer	Student information		1月31日	☆
☐ ◻ ✉	⊘ bs2020bs	社工中心今日无特殊情况报送		1月30日	☆
☐ ◻ ✉	⊘ bs2020bs	社工中心今日无特殊情况报送		1月29日	☆
☐ ◻ ✉	⊘ bs2020bs	2019级社工3班-研究生舆情况统计表		1月28日	☆
☐ ◻ ✉	bs2020bs	社工中心今日无特殊情况上报		1月28日	☆
☐ ◻ ✉	⊘ bs2020bs	社工中心近日无特殊情况上报		1月28日	☆
☐ ◻ ✉	⊘ bs2020bs	社工-截止1月23日赴湖北省尚未返校学生相关信息统计表		1月27日	☆
更早 (14封)					
▸ ☐ ◻ ✉	⊘ gscasszhb	社工统计表		1月22日	☆

文法学院社工中心每日汇报学生情况

2. 利用新媒体平台为学生推送科普知识小贴士

为使每一位同学都了解防疫知识，文法学院的班主任们充分利用线上平台，通过微信群、学生自创公众号等媒体，向学生们宣传普及疫情防控知识，引导学生严格做好自身防护。

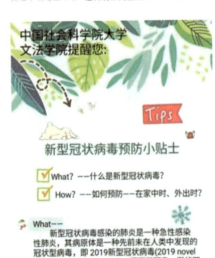

防疫指南 | 新型冠状病毒肺炎防御小贴士

文法学院社工中心 社科院研究生院MSW 3天前

防疫指南 | 面对新冠肺炎疫情，心理健康同样值得被关注！

文法学院社工中心 社科院研究生院MSW 3天前

中国社会科学院大学文法学院提示您：

面对新冠肺炎疫情，心理健康与身体健康同样值得被关注！

　　鼠年春节无疑是特殊的，一场突如其来的新型冠状病毒肺炎疫情打乱了新春的节奏。医务工作者放弃年夜饭奔赴一线坚守岗位，多地市民自发取消家庭聚会和拜年活动，春节档电影全部撤档防止人群聚效应……截止目前（2020年1月29日24时），新型冠状病毒性肺炎全国已确诊7711例，疑似 12167例，治愈 124例，死亡170例。

　　新型冠状病毒肺炎疫情固然可怕，但疫情阴影下的心理问题同样不容忽视。

防疫指南 | 面对新冠肺炎疫情，如何劝说父母佩戴口罩？

文法学院社工中心·社科院研究生院MSW 3天前

寒假特别篇 | 春节宅家战疫指南

文博宣传部 社科文博苑 3天前

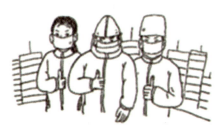

Stay with you!

林俊杰FM89757电台·林俊杰FM89757电台

2020中国社会科学院大学文法学院提醒您：

新型冠状肺炎，共抗疫情

在中国人的心里，新年意味着新的希望，但是一场肺炎却让这个新年变得格外不平凡。对于普通人而言，预防新型肺炎最有效的方式便是佩戴口罩。

"如何劝说父母佩戴口罩"

是当代年轻人2020年遇上的第一道坎，实在是太困难了！

2020年，注定是难忘的一年。新型冠状病毒肺炎给我们所有人带来一场巨大的挑战。目前，新型冠状病毒感染确诊人数已经超过非典，每日更新的疫情地图让我们揪心，一线的工作者让我们敬佩而担忧，我们自己和家人也身处焦虑与恐惧之中。

但是，我们还有很多温暖和感动值得铭记，许多人尽自己所能捐献善款和医疗物资，青年人积极为家人普及疫情信息，一线医护人员直面疫情挽救生命。

文法学院通过自创公众号推送疫情防控小贴士

3. 对学生学业关心指导，对重点学生进行心理疏导

在保证疫情防控安全的基础上，班主任协助学生推进学业、就业指导，包括课程作业、学位论文、专业实践、求职就业等。

文博中心班主任摸底 2018 级学生论文写作进展情况，对个别因受疫情影响有特殊困难的学生进行重点沟通，为学生宽心解忧，对自己解决不了的问题第一时间报院领导协助解决。

辛玉梅

各位领导和同事，今天对18级文物班关于论文写作进行了调查，学生反映问题主要有以下三点：一是普遍反映返校时间推迟可能写不完；二是说计划被打乱，写论文和找工作需要笔试面试的时间重合；三是个别同学写修复报告工地在湖北。现在无法返回湖北就无法写论文。

2月2日 晚上19:18

刘强文博

知道了玉梅。请告诉我第三类情况中同学的姓名和论文名称。

刘强文博

建议同学们及时与导师沟通，把完成的部分及时与导师交流着。

2月2日 晚上19:23

辛玉梅

刘老师，是薄███同学，题目暂定

耿瑶

结合李老师提议，截至目前18级故博班论文情况汇报如下：
整体比较顺利，约三分之二学生完成60%以上，个别受影响，主要有：
一、关于资料搜集问题：1.需要实地进行的调查整理暂时进行不了（3月进行应该来得及）；2.图书馆资料室受限，论文质量有所影响。个别提出要到"一史馆"。
二、关于无法顺利进行论文写作：1.没带电脑，住村子，十分不便。快递也只到镇子，希望尽快能返校。2.居所周围疫情严峻，担忧身体状况，写作不太顺利。
三、重点学生：1.张 █ ██ 已完成五千字，目前顺利。2.延期学生：徐 █ 、高 █ █ 、郭 ██，基本完成；王 ██ 应该能完成；尚 █ 尚未反馈。3.涉疫区重点学生整体状况较好。

2月2日 晚上21:02

文博中心班主任在工作群汇报 2018 级学生论文情况

摸底 2019 级学生与导师沟通情况和假期学习进展情况，对学习吃力和性格较孤僻的学生主动关怀、帮助和心理疏导。目前，全体学生的学业按正常时间节点顺利推进。

社工硕士教育中心及时暂停了 2019 级学生寒假期间的实习实训安排，鼓励学生留在家中读书学习。班主任为学生们整理了各类线上资源，引导学生利用网络平台进行学习。对于同时面临毕业和求职压力的 2018 级学生，班主任一方面积极督促学生完成论文写作，另一方面及时将线上的招聘和相关公告推送给学生，努力帮助学生实现疫情防控和毕业求职两不误。

班主任的细致工作与无私奉献，让学生们倍感温暖。面对赞扬，一位班主任回应道："我们不过是沧海一粟。在防疫期间，学校所有班主任都履职尽责，尽力保证每一位学生的安全。"学校上百名班主任用无私奉献诠释精神与态度，以辛勤工作彰显使命与担当。

　　没有一个冬天不可逾越，没有一个春天不会来临。相信在学校的坚强领导和全体师生共同努力下，一定能打赢这场疫情防控阻击战，拥抱一个生机勃勃的美好春天。

图说战"疫"后勤篇：细节体现温暖

（发布日期：2020-02-11）

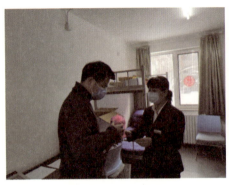
为学生发放爱心小药包

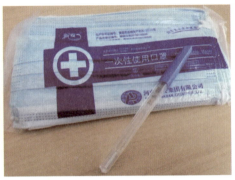
学校免费为在校生发放了口罩和体温计

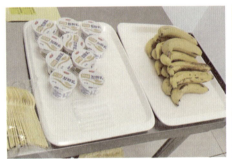
疫情期间食堂免费提供水果酸奶

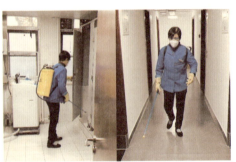
做好日常消毒

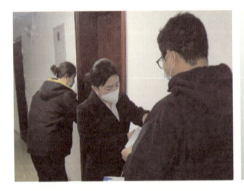
按学校要求对无人居住的宿舍粘贴封条

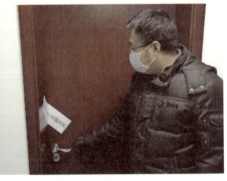
核查所有无人房间已封好

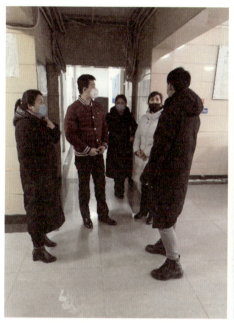

工作组老师与物业负责人了解宿舍情况

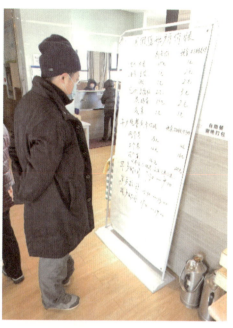

值班老师了解食堂供应时间及菜品情况

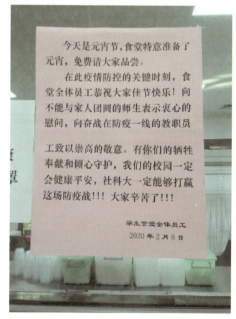

今天是元宵节，食堂特意准备了元宵，免费请大家品尝。

在此疫情防控的关键时刻，食堂全体员工恭祝大家佳节快乐！向不能与家人团圆的师生表示衷心的慰问，向奋战在防疫一线的教职员工致以崇高的敬意。有你们的牺牲奉献和倾心守护，我们的校园一定会健康平安，社科大一定能够打赢这场防疫战！！！大家辛苦了！！！

学生食堂全体员工
2020 年 2 月 8 日

食堂贴出的元宵节日祝福

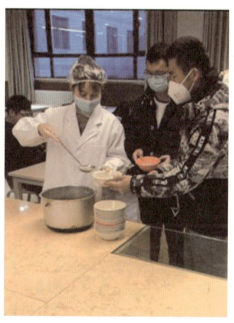

食堂阿姨为学生们盛元宵

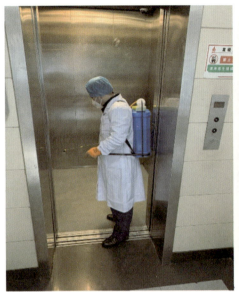 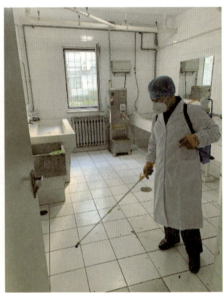

学生宿舍电梯间消毒 水房消毒

不计得失 科学应对 致敬护理战线的逆行者

王亚飞

（发布日期：2020-02-16）

今春，"新冠肺炎"这场逆风，肆虐着城市、村庄，特别是远方的武汉……

我叫王亚飞，是中国社会科学院大学 2019 级 MPA 班的一名学生，现就职于河北省沧州市一家三级甲等综合医院的护理部。护理部的主要职责是负责全院护理人员培训、质控、人力调配等管

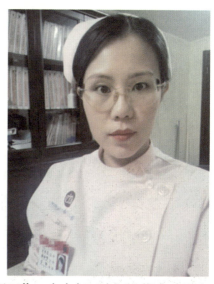

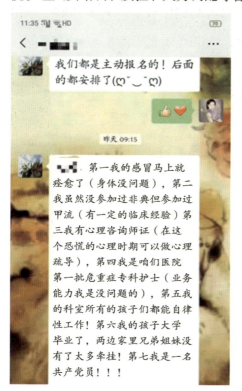

理工作。自大年三十河北省启动重大突发公共卫生事件 I 级响应以来，我已经连续工作了整整两个星期。

作为地级市三甲医院，前一阶段我们的主要工作分为两个方面：一是筹备护理救援梯队，随时响应国家需要；二是加强医院内部护理管理，为本地确诊、疑似病例收治做好准备工作。

我们第一时间动员全院 2100 余名护理人员迅速组建了三批由多个专业多名护理骨干组成的救援梯队，随

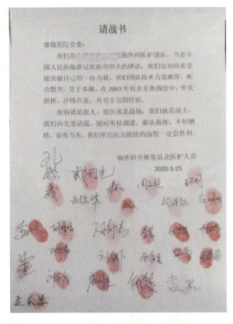

时准备驰援疫情防控前线。大家纷纷递上请战书:"去武汉,我们准备好了!""去前线,我们准备好了!"

为了更好地提高医护人员应对新冠病毒感染的防控能力,避免交叉感染,多次组织专家对 ICU、发热门诊、预检分诊、隔离病房、救援梯队人员及全院护理人员进行理论知识培训,组织 10 名护理技术操作内训师组成的防护技能培训组进行相关防护技能培训。所有救援梯队人员考核合格后方可及时上岗或随时待命。

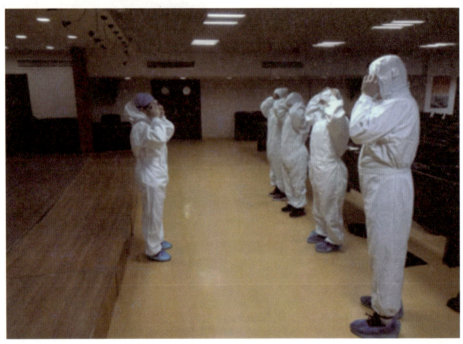

防护技能培训

为有效降低新型冠状病毒在医院内传播的风险，我们对病房陪护人员做了统一管理，配合各职能部门对全院应急物资、消毒及防护用品等作了统一管理与调配，并认真落实了"一岗双责"，每日深入发热门诊等重点科室督察预检分诊制度落实、发热门诊登记接诊、应急物资储备、人员值班情况、各岗位防护措施落实等情况。

随着疫情防控形势日益严峻，我们启动了紧急及特殊情况下人力资源调配预案，先后派送 3 名护理

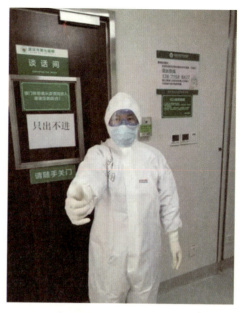

赶赴武汉一线的医护人员

骨干作为河北省首批赴湖北医疗救援队队员，奔赴武汉抗击新型冠状病毒肺炎一线；派送 12 名护理骨干作为市级救援队成员支援传染病医院；派送 40 余名护理骨干支援发热门诊、预检分诊等。

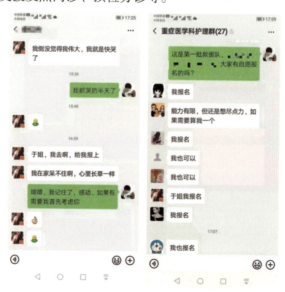

踊跃报名参加抗疫救援队

目送他们一个又一个的背影走上第一线，我感动了，也恨自己不能代他们而去。我想，他们就是这个时代的英雄，我心中的英雄。虽然我也逃避了三岁幼子泪汪汪的眼睛，逃避了他乡父母对团圆的殷切期盼，但是对比他们，我显得那么微不足道，我只能以他们为榜样，无怨无悔地站在自己的工作岗位上，用规范的管理和专业的技能，为人民群众保驾护航！

疫情终将过去，春天必会到来。让我们团结一心、众志成城，发扬南丁格尔精神，共同筑牢防控疫情的铜墙铁壁，坚决打赢这场必须打赢的阻击战！

齐心协力抗疫情，党员中坚亮行动

张心亮

（发布日期：2020-02-21）

"疫情就是命令，防控就是责任"。面对突如其来的疫情，连日来，2019级马骨干三班同学们在学院统一部署和班主任老师直接指导下，严格按照学校要求，采取一系列的措施，确保班级同学自身安全，自觉服从学校和所在地的安排，同时充分发挥自身优势和党员先锋模范作用，积极投入防控前线，为学校和当地防控工作做出了自己的贡献。

一、建立班级防控小组，按时上报统计信息

早在1月24日，班级就按照学校安排成立了由党支部和班委主要成员为主的班级防控小组，针对班级成员分布全国十几个省市的实际情况，小组成员分片包干，建立微信群负责信息统计、通报工作。先后完成《研究生寒假在校生信息统计表》《研究生寒假情况统计表》等信息统计工作，通过微信群和电话逐一统计，确保全班所有同学都安全在家，没有异常情况，不提前返校，有效降低校园防控工作压力。随后，小组成员按照学校要求，实行零报告制度，每天上午12点前上报学生情况信息。

二、利用微信群，及时发布学校通知要求，传递学校关爱

学校高度重视学生安全和学生假期学习生活。班主任李楠老师既是我们班主任，又是马克思主义学院党总支书记，是全院疫情防控工作第一责任人。在全力负责全院各项防控工作的繁重任务中，李老师切实履行班主任职责，常常是第一时间把学校和学院有关通知要求通过微信群传达到每位同学。全班同学通过在群里打卡的形式发声冒泡，回应学校关切。班级防控小组及时

在群里发布校园防控信息和疫情情况，还不定期转载抗病毒防护知识，提醒各位同学注意自身健康，维护家人安全。病毒无情，人间有爱，班级同学天各一方，却又能相互关心，相互支持。有的同学在群里发布各类科研信息、学术论文查询方法以及科研资料，提醒同学们假期不忘学习，完成论文作业。班里其他同学向生活在疫情严重地区的同学通过微信或者电话方式送去了关心和问候。来自河南、江苏的 6 位同学还通过微信群进行了视频通话，相互通报平安，传递友情，交流学习。

三、发挥党员先锋作用，积极投身抗疫前线

班级同学大多数是在职生，很多同学都在政府部门和高校工作。疫情面前，人人有责，多数党员同学都身兼数职，积极投身所在地的疫情防控工作。来自桂林电子科技大学的邓国峰，既是学校党委委员，又是当地政府舆情信息系统专家，充分发挥自身及团队优势，接受多个政府部门委托进行舆情分析和信息报送与决策咨询工作。来自温州大学的屠霁霞，身为学校后勤处长，天天投身疫情防控一线，深入食堂、宿舍，为全校教职工以及留校的 500 多名异国留学生做好各项防控措施和后勤服务工作。来自哈尔滨金融学院的林晓丹老师，认真完成自身学业任务的同时，时刻对周围的亲友们进行防控新型冠状病毒感染肺炎的宣教工作；为迎接单位即将到来的本科评估工作，充分利用假期在家时间将单位教学和科研各项材料按照评估审核要求重新进行整理与完善，在全国人民共同打响的防疫保护战中坚守职责，为祖国加油。

"疫"情当前　组工干部到!

徐子翔

（发布日期：2020-02-21）

　　我叫徐子翔，在新疆昌吉州玛纳斯县委组织部工作，主要负责研究推进全县党组织建设、党员队伍建设、村干部队伍建设和党的组织设置等基层组织建设工作。组织部门作为管党治党的重要部门，始终坚持围绕中心、服务大局的根本方向，这就要求越是急难险重的工作，越是要加强党的建设，确保哪里有攻坚任务，党的堡垒就建到哪里。

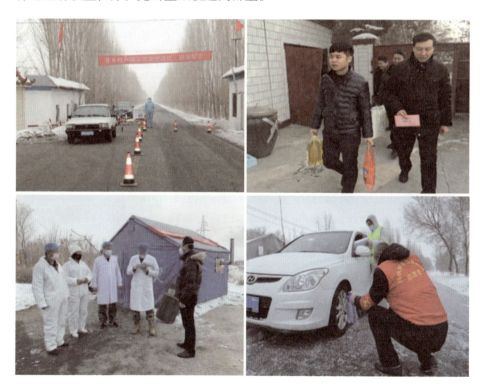

　　"全县机关干部全部下沉到村（社区）参与返乡人员摸排工作"。除夕夜的一个通知，让今年的大年三十与众不同。摸排工作过程中虽遇到了少数居民群众不理解、不配合，但在初一凌晨4点钟，各乡镇、村（社区）还是如期完成了第一次大数据比对工作，为后期的疫情防控奠定了坚实的基础⋯⋯效果初显的今日，越是觉得当晚的扎实摸排工作有必要，越是坚定地认同支持党委的决策部署。

我工作的地方在新疆，是祖国西北，纵然离内地较远，但还是没有躲过病毒的扩散，眼看着个别临近县市已经"沦陷"，我还是对目前的疫情防控措施充满了信心。正如领导讲话说的一样："面对突发重大事件，要下好先手棋、打好主动仗，绝对不能有临时抱佛脚、边走边看的心态，更不能有瞻前顾后、犹豫不决，贻误时机的作为，要采取一切可以采取的措施，调动一切可以调动的资源，动员一切可以动员的力量，全力以赴打赢疫情防控阻击战。"很幸运，在战役打响的那一刻，我们就已经做到了全民动员、全员参与、全面行动。

我工作在县委组织部，组织部门是党的政治机关，组织工作是政治工作，党中央已经明确疫情防控工作是当前最重要的政治任务，在疫情来临之时，我们不仅在落实基本防控措施上冲在前、做表率，更要充分发挥组织、协调、参谋、推动的重要作用，以扎实的组织工作为疫情防控工作提供坚强的组织保障。

党旗在防控疫情第一线高高飘扬。在除夕当天就公开发布了《向全县各级党组织和党员干部的动员令》，教育引导全县各级党员领导干部牢固树立没有"三个无关"思想，增强风险意识、强化底线思维，主动担当作为，全面投身疫情防控工作，站在人民身前、做群众的示范。研究划拨了专项党费用于关心支持疫情防控一线，切实发挥基层党组织政治优势、组织优势和群众工作优势，牢牢筑起疫情防控工作的铜墙铁壁。

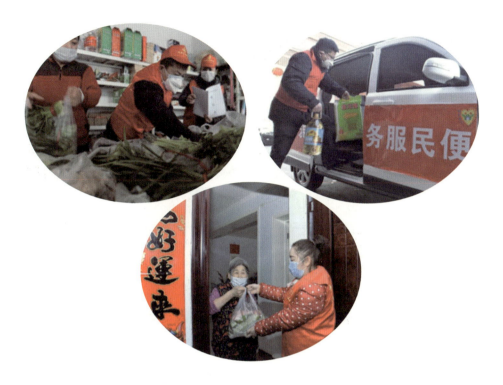

干部在防控疫情第一线锻炼成长。中组部强调要坚持将重大斗争一线作为优秀干部的"练兵场"和"点将台"，树立选人用人鲜明导向，鼓舞和激励广大党员干部在疫情防控第一线冲锋在前、勇挑重担。在陪同上级领导调研时，我们从社区干部中听到"有个娃娃生病，家里没有大人管，走访的干部送到医院后才知道是我们镇党委书记的孩子"，后面核实考察时，该镇党委书记含泪说："疫情防控刚刚开始，还有很多事情没有完全理顺，我不能从一线下来……"调研组领导动情地说道："这不仅仅是优秀基层干部的典型，更是疫情防控胜利的希望。"

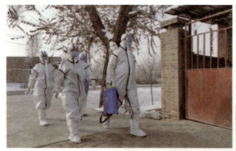
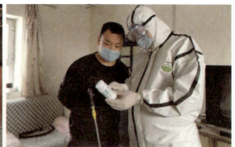
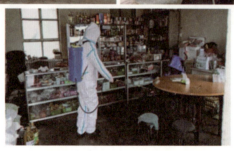

治理体系在防控疫情第一线检验。作为一名公共管理学院的学生，我将在学校学习到的理论联系工作实际。近年来，我们实施了街道"大工委"和社区"大党委"，推进了"红色物业"建设，构建了党建引领基层治理新格局，这次疫情无疑是一次考验。事实证明，各"大工委"成员、各辖区共驻共建单位发挥了极强的职能作用和专业优势，解决了人员不足、物资匮乏、人技脱节等问题，但工作中仍然暴露出部分作用发挥不明显、协调联动不顺畅等短板问题，在疫情防控推进中得到了逐步优化，进一步提升了基层治理能力和治理水平。

目前，疫情正处于确诊病例数量的增长期，形势依旧严峻，但组工干部仍时刻以守土有责、守土尽责、守土负责的担当，坚守在疫情防控的前沿一线，虽然他们没有高超的医术，但有奉献的精神；虽然他们没在手术台前，但在防控疫情前线；虽然他们只是星星之火，但可以聚集熊熊火焰，"疫"情当前，组织部的灯为战"疫"胜利彻夜点亮。

图说战"疫"医务篇：防护、消杀有制度

（发布日期：2020-02-22）

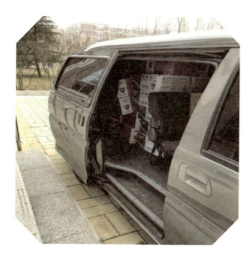

校医务室集中采购防控物资

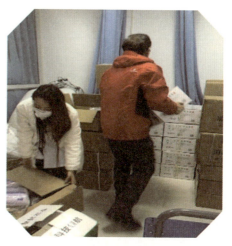

工作人员搬运和检查防控物资

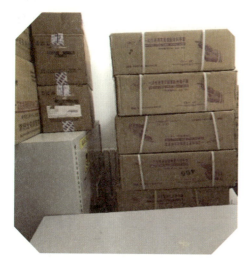

校医院储备间一角

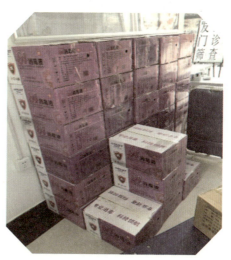

加大对"84消毒液"采购储备

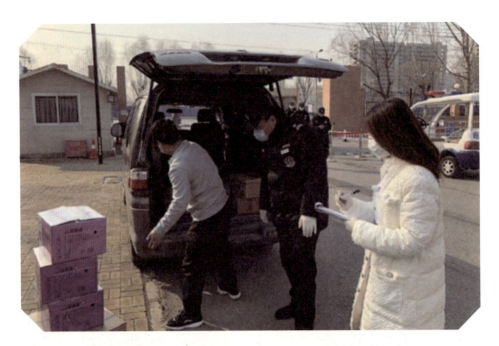

为西三环和望京校区配送消毒液、酒精、一次性橡胶手套等防护物资

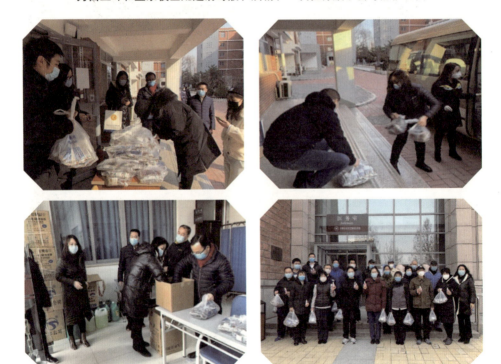

为学生、公寓办老师和物业发放"预防新型冠状病毒肺炎中药包"

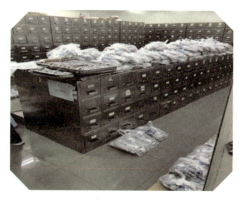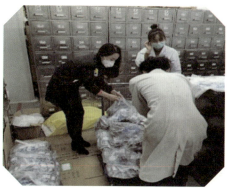

为在校全体人员采购的"预防新型冠状病毒肺炎中药包"

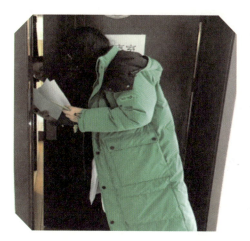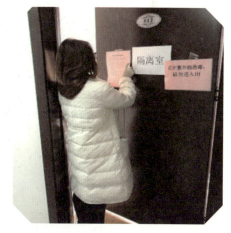

全力做好隔离同学的日常情况统计工作　　对隔离室进行紫外线消毒，保障学生健康安全

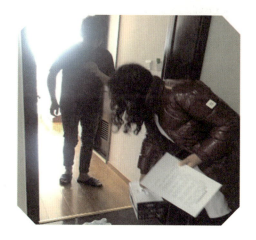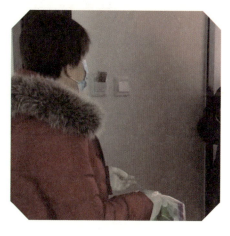

为学生提供生活物资，发放牛奶　　　　　满足隔离同学日常用药需求

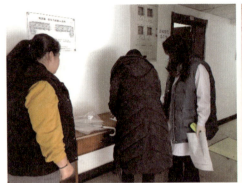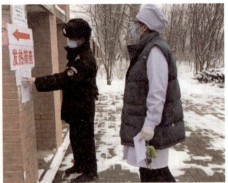

防疫宣传在路上

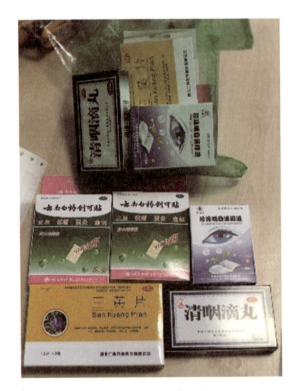

内容丰富的"爱心药包"

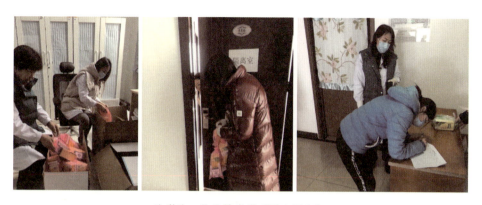

为学生、物业等发放"爱心礼包"

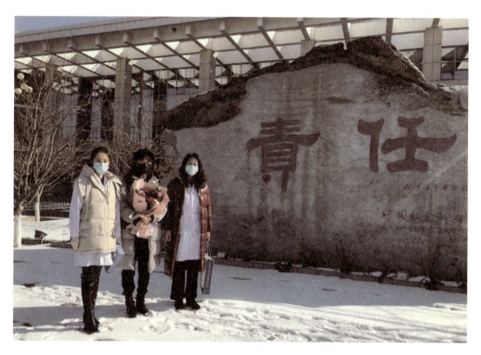

身后"责任"二字彰显医护人员担当

一线民警的值班日记

王 鹏

（发布日期：2020-02-23）

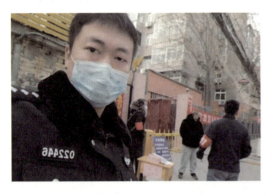

2020 年 2 月 5 日，正 月十二，全员在岗的第 11 天。

年夜饭还没有凉透，战"疫"的号角就吹响了。

除夕值班，初一进门在母亲的"威逼"下，吃了两个家里的饺子。

明天和意外，你永远不知道哪个先来！

至今我都没有再吃到一顿家里的饭。

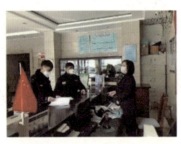
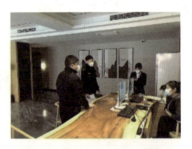
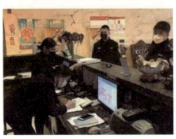
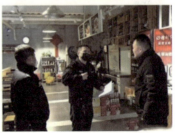

登记排查

有人问我，你是不是在一线？

我不知道什么算是一线，面对疫情，哪里都充满了不确定性。

我的同事们有在定点的发热医院安保，那里肯定是一线；有的在交通卡口 24 小时执勤登记，那里也是一线；有的在车站站岗，疏导来往人流，那里更是一线……

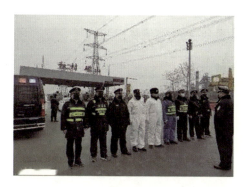
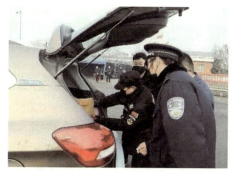
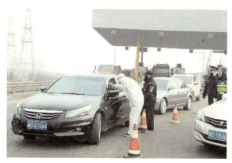
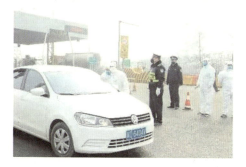

卡口检查

看得见的危险在涌动，看不见的危险也在潜伏。

同事们有的入户排查，登记来本地的湖北籍车辆和人员，那里是不是一线？有的出警处理，解决群众的报警求助，那里是不是一线？有的在惩治犯罪，坚决打击扰乱防疫工作的行为，那里算不算一线？有的网络巡查，视频巡控，实时监控，及时疏散人群聚集，那里又算不算是一线？……

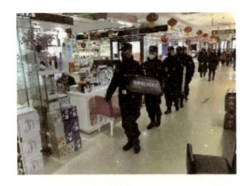
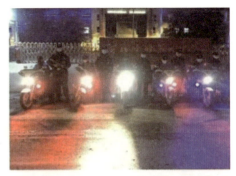
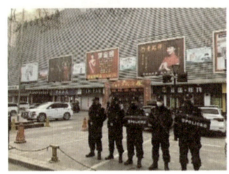
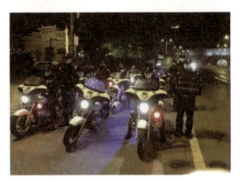

防控巡逻

　　医用物资紧缺，只能把有限的防护用具，限量地配发到这些时刻面对危险的人手里。

　　大敌当前，我没有看到有人退缩和抱怨，更多的是坚毅和勇敢。

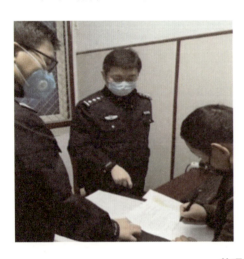
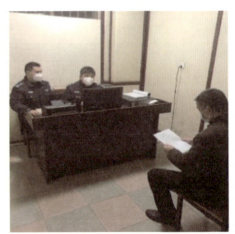

处理案件

当大伙儿一边抱着泡面桶，一边调侃谁的口罩戴得更臭的时候，似乎正应了那句话："除了生死，其他都是小事儿。"

当我看到网络流传的那张一半是医生，一半是警察的图片的时候，内心便会无比感动。

看到很多医警家庭，平日光鲜的小两口，都在厚厚的制服包裹下埋头工作，不能照看孩子，也照顾不到老人。在这个时期，他们付出的，要比其他的家庭更多。

哪有什么岁月静好，只是有人在替你负重前行！

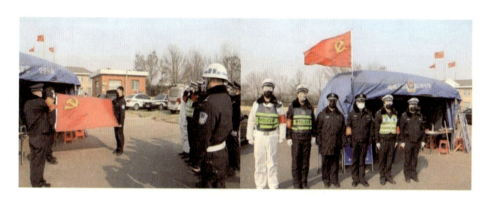

党旗下宣誓

值得欣慰的是，我们的工作，得到了许多的认可和支持。从高速口的小姑娘送给交警棒棒糖，到爱心人士送来的猪肉；从热心网友快递的口罩，到企业慰问赠送的食品和医用物资；从兄弟单位的帮忙消毒到党委政府的关切慰问……

在这场战疫行动中，我看到的是"大爱无疆"，看到的是"我为人人，人人为我"的情怀，看到的是"民族有希望，国家有力量"的无比信心！

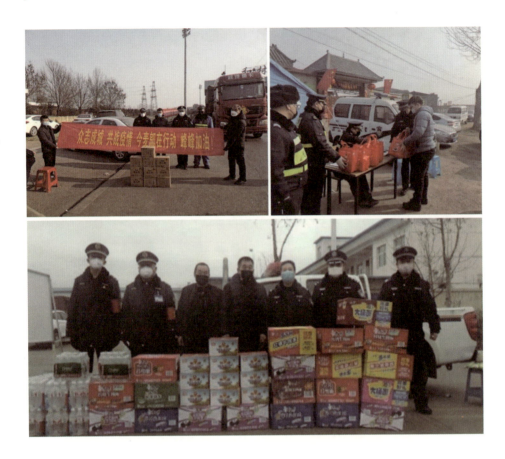

一切终会过去，留下的，是历经磨难后，那颗不变的初心！

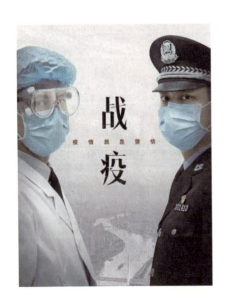

面对疫情，我们向前、向前、向前！

向前，是因为我们胸前戴着党徽！

向前，是因为我们头上顶着警徽！

向前，是因为我们要坚决打赢！

践行宗旨　坚守战"疫"

丁奕凯

（发布日期：2020-02-29）

"您好，请您测量一下体温。""您好，小区现在实行全封闭管理，非本小区住户不得入内。""您好，请您戴好口罩。"自从参与社区一线疫情防控值班以来，我们志愿者服务队已经累计登记600多辆车，劝返15辆车，测量体温2000余人次。

疫情就是命令，防控就是责任。我们单位向全体党员发起倡议，成立志愿者队伍到社区报到，参与社区一线防控劝返点值班，我第一时间报了名。我是在武汉上的大学，对武汉很有感情。当看到媒体报道疫情一线的许多医护工作者非常辛苦，有的医护工作者脸上因长期佩戴护目镜、口罩都勒出了伤痕，有的为了节约防护服一整天才喝一两次水时……我被这一条条前线新闻感动着、激励着。我作为一名党员、一名青年人，即使不能去支援武汉，也应该主动承担一些社会责任。社区的疫情防控非常关键，隔离外来人口有利于防止疫情扩散。

我们志愿者队伍里，有在职的党员，有附近还未返校的大学生，有工厂里的工人，大家24小时轮流在社区门口劝返点值班，做好出入人员登记、外地人员劝返、体温随时检测、宣传防疫相关知识、小区消毒等工作。志愿者队伍里，很多党员累病、冻病之后抽空喝点儿药仍然坚持在岗。凛冽的寒风和飘扬的雪花有时候让双手冻得略显僵硬，写字都费劲，但我们依然选择坚持。

在志愿服务的初期，特别是春节期间，有许多外来走亲访友者，有一部分人不理解，甚至挑衅、谩骂，我们苦口婆心地讲疫情、讲政策、讲大义，直至把外来人劝返。让我特别记忆深刻的是，在疫情防控值班的第一天，有一家人自300千米外来走娘家，在社区门口被我们拦住了。对方一开始情绪非常激动，说自己没有任何症状和接触史，而且已经到了家门口，不进去看看父母不像话。我跟对方说，病毒是有潜伏期的，人群聚集很容易导致扩散，前线医护人员那边不辞辛苦地与病魔抢时间挽救着同胞生命，我们这边不能毫不在意地去聚会，这不仅不是对父母的孝顺，而且是对自己家庭、对社会的极端不负责任。对父母最大的孝顺就是待在家里不添乱，等疫情结束后，家里人都健健康康地再相聚。这一家人终被我们的真情所打动，表示了理解，随后驱车返回。

在这场没有硝烟的战"疫"中，我们志愿者虽不能像医护人员一样奋战在前线，但我们会在基层站好岗、服好务，当好群众的"守门人""引导员"。坚守阵地就是坚守希望，只要我们尽忠职守、同舟鏖战、众志成城，抗疫必能成功！

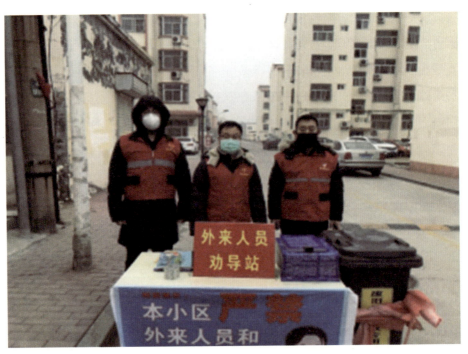

语用系教师发挥专业优势 抗击疫情

语用系

（发布日期：2020-03-04）

疫情期间，社科大语用系的教师们纷纷发挥语言文字的专业优势，声援抗疫前线，传播正能量，为抗疫提供智力支持。

2月15日以来，语用系媒体语言学专业博士研究生导师姚喜双教授策划"战疫：声音的力量"名家诵读活动，我国老中青三代播音员：葛兰、方明、欧阳夏丹等克服重重困难录制作品。语用系播音主持艺术专业研究生们停课不停练，也参与了本次活动，并录制作品。该活动被"学习强国"平台推送。

2月25日，媒体语言学专业博士研究生导师、教育部语言文字应用管理司副司长王晖教授在《光明日报》发表《重视生存普通话在紧急救援中的作用》，文章认为在抗疫的关键时刻，普及生存普通话是紧急救援中跨越语言障碍最有效的途径，当前应该加大生存普通话的推广力度，努力提升语言文字工作治理能力，建立突发公共事件的语言应急机制、服务机制和普通推广长效机制。该文被"学习强国"平台推送。

2月10日，语言学及应用语言学专业博士研究生导师郭龙生研究员从自身专业出发，撰写文章《疫情告诉我们》，并在党支部内部交流学习。

2月24日以来，计算语言学专业硕士研究生导师张挺副研究员充分发挥语言文字在抗疫时的宣传作用，协助开发"同心抗疫国家语言文字推广基地在行动"网络专栏；在中国语言文字网发布关于语言抗疫新闻系列报道。

2月15—25日，媒体语言学专业硕士研究生导师袁伟副教授与上海大学中国手语及聋人研究中心共同策划"我们的抗疫故事"手语微视频征集活动，目前正在通过手语语言学的平台陆续发布。2月27日至3月3日，与上海大学中国手语及聋人研究中心共同策划原创歌曲《他是最平凡》手语版的录制，将推荐在"学习强国"上发布。

他们，是闪耀着雷锋之光的社科学子

郭昱江、漆光鸿

（发布日期：2020-03-05）

针对新冠肺炎疫情防控工作，习近平总书记指出："要广泛发动和依靠群众，同心同德、众志成城，坚决打赢疫情防控的人民战争。"在这场没有硝烟的战争中，社科学子就地行动，主动作为，积极加入各地疫情防控工作，展现了新时代社科学子的精神风貌。

一、社区服务：就地行动，毫不迟疑

疫情暴发之时，正值学校寒假，大部分同学都返回家乡过春节。抗击疫情的号角吹响之后，各地的社科学子不约而同地加入到了社区疫情防控的志愿者队伍中。

2019级硕士1班的学生党员白刚，家在内蒙古自治区通辽市科尔沁区左翼中旗宝龙山镇前烟灯吐嘎查。当他得知村里需要组织村民在村口24小时值守时，他第一时间向村委会报了名。村里人开始还觉得年轻的研究生吃不了这个苦，但白刚用实际行动改变了他们的看法。不管多冷，白刚都每日坚守在村口，做好村民外出登记、测量体温、管控人流等工作。

像白刚这样的社科学子还有很多，我校2017级经济学院的郭昱江、2017级MPA班的张莹和2018级硕士吕泽秋等同学都主动参与到社区的疫情防控队伍中。不管是上门摸排、健康宣传，还是社区人员出入登记和健康监测、往来车辆和小区消毒，都有他们的身影。他们说，将居民群众的利益放在心间，即便在大雪里站岗巡逻，也觉得心里暖洋洋的。

二、社会工作：让专业在最需要的地方发挥作用

社科大 2019 级社会工作硕士孙改革、王迎博和中华女子学院社工学生，组成了一支抗击疫情志愿服务分队。疫情发生初期，出现各种谣言，严重误导人民群众，造成恐慌。他们充分发挥所长，及时整理、发布权威的疫情信息、时事新闻等，并为受疫情影响的人提供心理、保健、学习等方面的信息服务。他们说："作为社会工作专业的学生，应当始终秉持服务社会、助人自助的理念，发挥专业所长，传递温暖力量，一同打好、打赢这场没有硝烟的疫情防控战争。"这就是社科大社工人的心声！

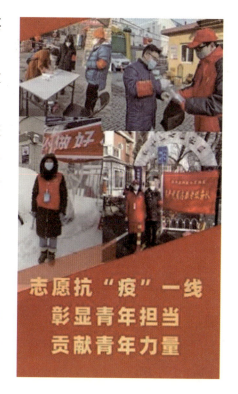

当我校老师在网上发布了"京鄂 iWill 志愿者联合行动项目"社工志愿者招募通知后，我校许多社会工作专业的同学都立刻报名，希望能以自己专业的力量为抗疫工作尽一份力。

三、学业辅导：你为我们冲锋在前，我们让你后顾无忧

在与新冠病毒肺炎疫情的较量中，许许多多医护人员离家前往一线，无法顾及家中的子女。我校人文学院 2018 级的学生陈奕漩的父亲就是这样一位"逆行者"。在得知母校同济附中很多学弟学妹的家长也似父亲一样，奋战在抗疫前线，他开始志愿为同济附中医护人员的子女们辅导功课，减少医护人员的牵挂。他说："你为我们冲锋在前，我们让你后顾无忧。"同时，在他的号召下，我校有上百人响应，在线上为医护人员子女提供学习和心理上的辅导和帮助，在后方为前线的战疫英雄们助力。

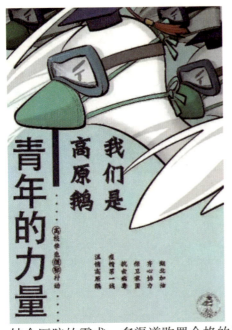

四、链接资源：全力筹集，最快送达

疫情暴发初期，不少医院的医护物资告急。奋战在抗疫最前线的医护人员没有了口罩、护目镜、手套、防护服，就像是战场上的战士没有了铠甲。面对如此情形，社科学子们看在眼里，急在心里。

2016级的顾姣与他的同学，联合来自北京大学、清华大学的朋友们发起了"高原鹅——高校学生援鄂行动"（简称GYE），多方筹集资金，结合医院的需求，多渠道购置合格的口罩、橡胶手套、消毒水等物资，最快送达相应的医院。他们充分利用所学，确保合法合规，信息全流程透明公开。

自2月3日起，中国社会科学院大学（研究生院）研究生会MBA分会、MBA校友会和社科1978咖啡共同向广大社科大（研究生院）MBA师生、校友和社会各界爱心人士发起公益募捐活动，并成立了社科MBA抗击疫情爱心捐赠行动组委会（以下简称"组委会"）。经过十多天的不懈努力，活动共筹集善款362笔，总计121,450元。此外，2019级MBA在校生杨康杰同学额外捐赠物资1,300余件，直接发往抗疫一线。在组委会的统筹协调和安排下，小组各成员通力配合，高效行动，充分发挥资源优势，打通物资采购渠道，并在社会各界的监督下，保证善款得到善用。截至2月27日，社科大（研究生院）MBA师生用爱心捐款购置的医用防护物资已全部顺利送达。其中，为湖北地区捐赠的物资通过湖北阳新商会顺利送达防疫一线。此次爱心活动捐赠的物品包括为北京儿童医院捐赠医用检查手套5,000只、84消毒液50桶、医用外科口罩4,000个；为湖北省阳新县新型冠状病毒感染肺炎防控指挥部捐赠普通医用口罩15,000个、N95口罩240个、手套7,000只、护目镜500副，分别定向捐赠至阳新公安局交警大队、县公安局西塞山分局、商会会员以及阳新县部分村镇、社区；为阳新经济开发区新冠肺炎疫情防控指挥部捐赠普通医用口罩1,500个；为阳新县莲花池社区、五一社区及开发区太脑村各捐赠手套1,000只。本次募集善款共剩余327.02元，剩余善款捐赠给了武汉市慈善总会。

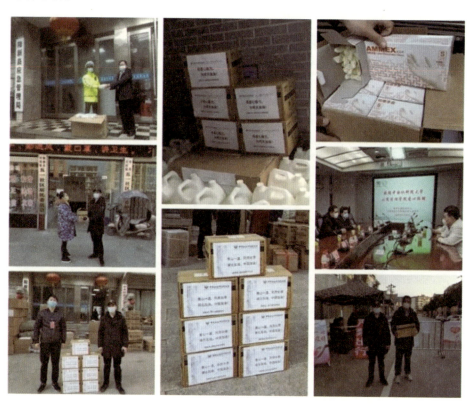

　　我校工业经济系毕业生许圣茂专门向学校致电关心学校情况，其所在的大韩贸易投资振兴公司也第一时间向我国送来了8万只防护口罩。

　　面对疫情，他们不一定有条件冲在第一线，但是每一个社科学子会努力成为这场防控阻击战的坚强后盾，用实际行动助力这场疫情防控攻坚战的胜利。

五、坚守岗位：立足本职不下线　织好抗疫防护网

　　2019级MPA专业硕士研究生王亚飞是河北省沧州市一家三级甲等综合医院护理部一名成员。从大年三十河北省启动重大突发公共卫生事件Ⅰ级响应

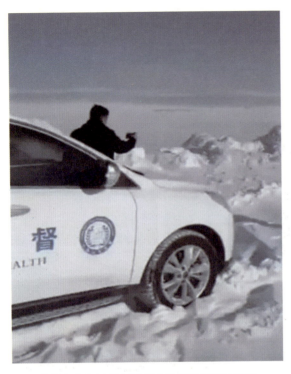

内蒙古寒潮过后仍要奔走进行数据统计工作

以来，她已经连续工作了数个星期，圆满完成了加强医院护理管理和筹备支援湖北一线的护理救援梯队内外两方面的工作。家中幼子和异乡父母都是她内心深处最大的牵挂，但为了共同打赢这一场疫情防控阻击战，她依旧战斗在前线。

2019 级研究生李晨同学在内蒙古自治区赤峰市卫健委工作。自疫情发生以来，他每天奔走在赤峰市的大街小巷和村镇，汇总各个旗县的医疗废物管理工作和基层卫生监督工作的各项数据。为了核对数据，他穿梭于各个医院的发热门诊、个体诊所和药店之间。疫情发生初期，没有救援服、隔离服，没有誓师会、请战书，一身制服、一个口罩，就是他们卫生监督人员的全部装备。

2019 级研究生王鹏同学是河北邯郸市的一位民警。从大年初一到现在，他一直坚守前线，没有在家吃过一顿饭！面对疫情，民警们用行动践行誓言，在最危险的地方值守。他们在定点的发热医院安保，在交通卡口 24 小时执勤登记，在车站站岗，疏导来往人流。关口前移是战胜疫情的关键保证，正是有了这些基层民警的付出才保障了大家的安全！

在河南郑州新郑国际机场工作的研究生孔明同学，配合海关部门，筛查近期去过疫区、可能会感染病毒的旅客，保障着海外华人华侨捐赠物资的正常通关。不是前线，胜似前线。110 多件旅居日本的老乡捐赠的抗疫物资随春秋 8690 次航班抵达郑州，在他的帮助下，从货物下飞机、进分拣区、上传到达口、装件、运送海关报关最后装车发往武汉，整个过程只用了不到 6 个小时。

公共政策与管理学院的徐子翔同学是新疆昌吉州玛纳斯县委组织部的一名公务员，他将在学校学习到的理论联系工作实际，在下沉到村（社区）参与返乡人员摸排的工作中化解了部分村民的不理解、不配合的抵触情绪，日夜操劳，终于在大年初一凌晨4点完成了第一次大数据比对工作。

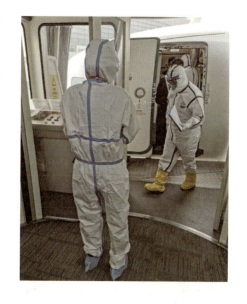

丁奕凯同学在山东省利津县纪委工作，在疫情防控中冲在社区的最前线。自从参与社区一线疫情防控值班工作以来，他的志愿者服务队已经累计登记600多辆车，劝返15辆车，测量体温2,000余人次。面对过年期间走亲访友的居民的不理解甚至是挑衅、谩骂，他们苦口婆心地讲疫情、讲政策、讲大义，直至把外来人员劝返。

2019级马骨干博士生邵闯是东莞市滨海湾新区管委会经济科技局副局长，疫情发生后第一时间主动退掉了回西安老家过年的车票，报名参加了单位的党员先锋队，他和同事们组成十多个班组，全天24小时轮流坚守在高速路口，协助公安交警部门在高速交通卡口开展联合防疫检查。整个防疫期间，他日复一日，每天重复着几百遍举手示意、检查身份、检测体温、判断情况、引导登记等工作流程。

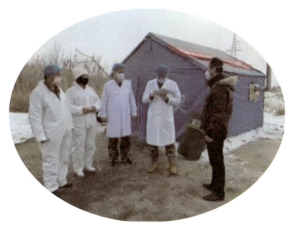

2018级马骨干博士生王献福是河南省委宣传部的一员，疫情发生以来，他一直坚守在岗位，平均每天工作时间15小时以上。正如他所说，"坚定的理想信念，是共产党人安身立命的根本，是经受住任何风险考

验的精神支柱。"

夏家敏同学是2019级MPA的一位研究生，也是安徽省的一位媒体工作者。她与医护人员和一线工作者奔赴疫情现场，及时采写编发，努力做到信息及时公开。她说："岁月漫长，然而值得等待。没有一个冬天不可逾越，也没有一个春天不会来临，让我们共度风雨共成长。"

2018级的硕士研究生朱棋在中央广播电视总台工作，从疫情一开始他们就迅速进入了疫情防控宣传报道的"战斗"状态，确保新闻报道、专题节目

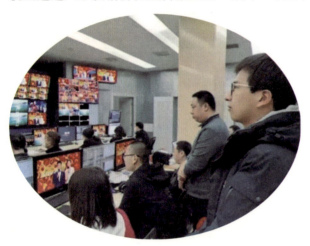

的制播工作万无一失；保证信息的及时权威，为抗击疫情发挥凝心聚力、鼓舞士气的重要作用。

吕晓勋是2015级的硕士研究生，目前在河北省承德市滦平县平坊满族乡于营村挂任第一书记。从1月20日开始，

他就带领村两委干部挨家挨户排查，轮流站岗值守，并通过村务微信群、村内大喇叭、移动音箱等设备，播发权威信息，筑牢乡村战疫的城墙。

2017级MPA集中班的智晓凡是一位乡镇团委书记。大年初二一早，在接到疫情防控的任务后他立刻重返工作岗位，近一个月也没回过家。白天，他和同事们摸排到户，发放宣传单、讲解防疫知识，走街串户劝阻聚集群众，确保宣传全覆盖。晚上，他还要汇总工作数据，确保数据的准确性、及时性、有效性。在疫情防控的紧要关头，忙到半夜两三点甚至通宵已是家常便饭。作为团委书记，他还在全乡31个村很快成立了80余人的青年志愿者服务队伍，为防疫工作充实了青春力量，将团的建设做到了疫情防控的第一线，将社科大的精神带到了一位位青年团员心中。

疫情面前社科学子用自己的方式防疫、抗疫、战疫，用自己的方式参与这场疫情防控的人民战争、总体战、阻击战，展现了社科学子的家国情怀和

使命担当。他们坚信，无数股渺小的力量汇聚在一起，共同筑起防疫高墙，就一定能赢得新冠肺炎疫情的最后胜利。

没有一个冬天不会过去，没有一个春天不将来临。

愿中国，国泰民安；愿中国人民，岁岁康健。

青山一道　风雨长情

——社科 MBA 捐赠物资已全部送达抗疫前线

社科 MBA 抗击疫情爱心捐赠行动组委会等

（发布日期：2020-03-05）

众志成城抗疫情，戮力同心克时艰。自 2 月 3 日起，中国社会科学院大学（研究生院）研究生会 MBA 分会、MBA 校友会和社科 1978 咖啡共同向广大社科大（研究生院）MBA 师生、校友和社会各界爱心人士发起公益募捐活动，并成立了社科 MBA 抗击疫情爱心捐赠行动组委会（以下简称"组委会"）。经过十多天的不懈努力，活动共筹集善款 362 笔，总计 121450 元。此外，2019 级 MBA 在校生杨康杰同学额外捐赠物资 1300 余件，直接发往抗疫一线。在组委会的统筹协调和安排下，小组各成员通力配合，高效行动，充分发挥资源优势，打通物资采购渠道，并在社会各界的监督下，保证善款得到善用。面对疫情，我们不一定有条件冲在第一线，但是每一个社科学子会努力成为这场防控阻击战的坚强后盾，用实际行动助力这场疫情防控攻坚战的胜利。

批次	序号	物资名称	产品标准	明细	金额	备注	信息来源	物流情况	捐赠单位
一批采购（河南新乡）	1	医用外科口罩	一次性医用三层	4000个	6元/个*4000=24000	网银转账（文*轩）	MBA校友	到达北京	国家儿童医学中心（首都医科大学附属北京儿童医院）
二批采购（河北）	2	84消毒水	医用84消毒水20斤	50桶	70元/桶*50=3500	网银转账（连*庆）	社会爱心人士	到达北京	
三批采购（盐城）	3	医用手套	医用橡胶	5000支	0.7元/支*5000支=3500	网银转账（连*亭）	MBA校友	到达北京	
四批采购（余姚市）	1	护目镜	防护橡胶	400个	35元/个*400=14000	网信转账（杨*辉）	社会爱心人士	到达阳新县	湖北省黄石市阳新县
五批采购（上海）	2	医用口罩	医用一次性口罩	2500个	4元/个*2500=10000	网银转账（柳*田）	MBA校友	到达阳新县	
六批采购（上海）		德国贝朗手套	医用橡胶	10000支	0.7元/支*10000支=7000	网银转账（连*亭）	MBA校友	到达阳新县	
七批采购（河北）	4	医用口罩	医用一次性口罩	13000个	4.3元/个*13000个=55900	网银转账（李*民）	社会爱心人士	到达阳新县	
捐款总计121450元，邮费3052元，转账手续费170.98元，现金余327.02元。									
八批采购	1	N95口罩	N95级别	240个	19级校友杨康杰捐赠		MBA校友	到达阳新县	湖北省黄石市阳新县
	2	护目镜	防护橡胶	100个					
	3	医用口罩	医用一次性口罩	1000个					

截止至 2020 年 2 月 26 日 17：00 时

购买物资支出明细

奔赴山水千重，不阻爱心抵达。截至 2 月 27 日，社科大（研究生院）MBA 师生用爱心捐款购置的医用防护物资已全部顺利送达。其中，为湖北地区捐赠的物资通过湖北阳新商会顺利送达防疫一线。此次爱心活动捐赠的物品包括为北京儿童医院捐赠医用检查手套 5,000 只、84 消毒液 50 桶、医用外科口罩 4,000 个；为湖北省阳新县新型冠状病毒感染肺炎防控指挥部捐赠普通医用口罩 15,000 个、N95 口罩 240 个、手套 7,000 只、护目镜 500 副，分别定向捐赠至阳新公安局交警大队、县公安局西塞山分局、商会会员以及阳新县部分村镇、社区；为阳新经济开发区新冠肺炎疫情防控指挥部捐赠普通医用口罩 1,500 个；为阳新县莲花池社区、五一社区及开发区太脑村各捐赠手套 1,000 只。本次募集善款共剩余 327.02 元，剩余善款捐赠给了武汉市慈善总会。

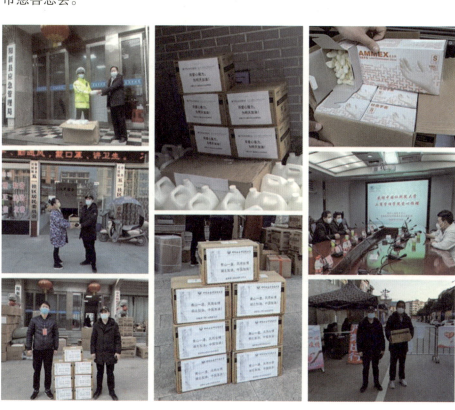

物资顺利捐赠至疫情防控一线

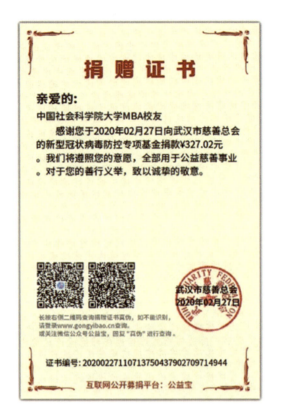

武汉市慈善总会发来的捐赠证书

驰援疫区，弘扬正能量。感谢每一位献出爱心的捐赠者，感谢各位社科大（研究生院）MBA同学、校友以满腔热情参与到疫情防控的战斗中，我们用爱与勇气直面困难，用信心与责任共克时艰。尽管当前疫情防控取得了阶段性胜利，但形势依然严峻，社科大（研究生院）MBA教育中心呼吁，大家万众一心，听从党和国家指挥，减少外出，做好防护，为抗击疫情做出应有的贡献。

让我们再接再厉，让爱心汇聚成暖流，用行动抗疫到底。我们坚信，社会秩序定能早日恢复，人民生活定能宁静祥和，让我们共同期待春天的到来！

一次义举见担当

——班委们的 9 个昼夜

王超

（发布日期：2020-03-07）

2月24日，2018级MPA非全日制周末班班委收到一份武汉市中心医院发来的"抗击新型肺炎防护物资捐赠接受单"。从发起倡议到医用防护物资送抵武汉，此次爱心行动仅用了9天时间。

武汉市中心医院抗击新型肺炎防护物资

捐赠接受单（医院留存）

捐赠人	和科院18级MPA 非全日制周末班	联系方式		
物资编号		物资联系人	余俊武	
物资价值（元）		收货院区	南京路/后湖 汉口医院	
物资内容	类别（打勾）	名称/型号	数量	
	口罩：N95/外科口罩 /医用口罩			
	防护服/手术衣	隔离衣	200件	
	手套/脚套/医用帽	手套	3箱(6000双)	
	消杀用品			
	护目镜/防冲击眼罩/ 防护面具			
	其他			
送货人确认签字		日期		
接收人确认签字	余俊武	日期	2020.2.22	

·············武汉市中心医院（盖章处）·············

武汉市中心医院抗击新型肺炎防护物资捐赠接受单

（捐赠人留存）

今收到 和科院18级MPA 捐赠的物资如下：
　　非全日制周末班　隔离衣 200件
　　　　　　　　　手套 3箱(6000双)
用于新型冠状病毒感染的肺炎疫情防控。

武汉市中心医院（盖章）

2020年2月22日

捐赠接受单

在这张捐赠接受单的背后是 MPA 教育中心师生 9 个昼夜的爱心驰援。作为组织者、实施者，我们经过在线组织动员、协作配合，在社科 MPA 师生的共同努力下，圆满完成了千里之外的"精准助力"，彰显了社科学子的公共管理素养和务实高效的责任担当，诠释了社科 MPA 一直以来所倡导的"培养具有公共精神高效领导者"的授业初心。

缘起微群

2 月 14 日 16:22，很多人正在媒体上关注新冠肺炎疫情的各种新闻；更多人则与家人一起"为国躺赢"；还有不少人正下沉一线为国执勤。一条"我妹妹是武汉中心医院护士，一线极度缺乏防护物资，恳请大家有能力的捐助，有渠道的帮忙呼吁"的求助微信和两张武汉市中心医院一线急需物资的图片，打破了 MPA2018 级非全日制周末班微信群的宁静。

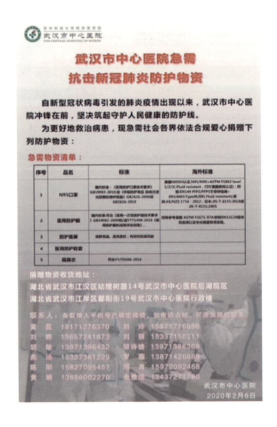

"已转发海外物资信息交流群""我们一起采购防护服捐赠给他们""赞同 +1""相关情况是否属实，能和当地武汉中心医院医护人员核实一下吗？""我有防护服采购渠道，可以帮忙联系"，核实生产商信息、找防护服资源……各种咨询、反馈，一时间在群里炸开了锅。同学们的热烈讨论，似乎一下子把压抑许久的情绪爆发了出来。的确，从 1 月下旬到现在，我们除了观察、思考，"不传谣、不信谣"，"少出门、戴口罩、勤洗手"，还能为武汉、为我们的国家做些什么呢？ 于是，在几位热心的班委心里，开始萌生倡议大家再为武汉做件小事的想法。这个想法随着几位热心同学对募捐渠道、捐赠对接、物资采购、企业生产等信息的求证、核实后，逐渐清晰。班长简短的一句"防护服捐赠的后续相关事宜稍晚我会通知到群里，请大家及时关注"的信息，拉开了募捐助力行动的序幕。

发声倡议

14 日当晚，在"社科 MPA2018 级非全周末班班委群"，全体班委在线召开了班委会，邀请班主任老师参加。作为公共管理专业的学生，班委们把民主、法治、透明、高效的公共管理精神贯穿始终。大家对班级如何有效地开展助力行动进行了充分的讨论，结合自身工作优势、岗位优势，共享可以助力此次行动的各自资源。我们及时联系确定了募捐合作的第三方公益组织——北京市公益服务发展促进会，选定采取以自发募捐善款、定向捐赠防护服的方式开展募捐活动，集体商议撰写了《捐赠防护服倡议书》《致同学们》，各项工作有条不紊。随后，班委们还结合各自职责，研究部署助力行动的具体分工。比如兼职研会的班委动员研会参与，班长、副班长动员社科 MPA2017 级、2019 级班长参与，宣传委员做好宣传动员，生活委员做好财务对接等。

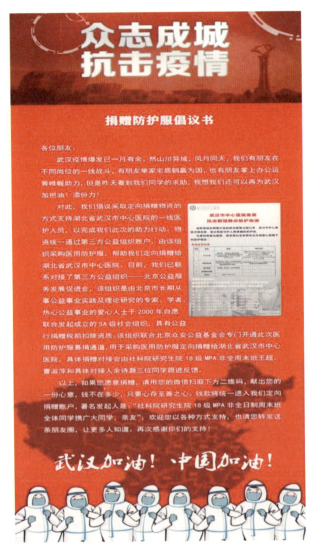

致同学们

同学们，周末好！希望此刻你们能点开群看到班委给大家的留言。发这份倡议书，缘起昨天下午余诗灏同学的求助微信，缘起我们班还有不少湖北籍的同学。经班委集体研究，决定倡议大家以在职 MPA 的身份，做件我们儿时都会做的小事。为湖北、为武汉添份力！一年多前，我们来社科院读研，班委竞选的时候，这届班委就和大家分享过关于"见自己、见天地、见众生"的人生状态。见自己，就是不忘初心，大道至简，先面对真实的自己，然后决定自己如何作为，不因别人的目光而做人；见天地，就是往上攀登，要把自己的小我境界提到天地的大我境界中去。见众生，就是会对世人报之以体谅与悲悯，对世道人伦多一分看破与接纳。也许我们通过这次疫情，让自己在静气之后，会对国家、社会、周遭的人和事有自己更多的思考和感悟。为此，我们班委集体定了几个原则，倡议就是倡议，我们尽力而为、量力而行、人人参与。你可以选择捐款捐物，你也可以选择转发朋友圈支持，我们不会苛责任何一种善良，因为我们是一个致良知、有担当的集体，我们是社科院的 MPA。我们真心希望将来我们毕业后，你还能想起繁华俗世中，多少能让你照见初心的这个班集体。

以上，如果你赞同，请支持；如果你不赞同，那也感谢你的阅读，你也可以私下找我们班长吐槽或者批评，也可以选择默默吃瓜。我们先一起用自己的方式为干事者撑起一片天。

群策群力

2 月 15 日晚 18：00，募捐活动正式启动。募捐活动严格按照以下几个原则进行：一是量力而为、高效驰援。仅在 MPA2017、2018、2019 级班级，个别校友群和班委朋友圈发动，不苛责、不设下限、集腋成裘，尽快把物资送到一线，把爱心送到它该去的地方。募捐活动从 15 日 18：00 到 18 日 18：00 截止，仅限三天。二是无私竭力、公开透明。每日 17：00 通报募捐总额和笔数，明确专人统一答复关于武汉定向捐赠医院情况、第三方公益组织情况和其他未尽事宜。邀请本班非班委同学、媒体同学和兄弟班级的班长成立三人监督小组，全程负责此次助力行动的监督工作。

"【今日通报】截至 16 日 17 时，累计收到捐款 33991.33 元，累计共 144 笔，感谢大家各种善意支持！"

"【今日通报】截至 17 日 17 时，累计收到捐款 43891.33 元，累计共 171 笔，感谢大家关注支持！"

"【今日通报】截至 18 日 17 时，累计收到捐款 45657.33 元，累计共 182 笔，感谢大家支持！请继续后续关注！"

……

每天，都会有相同的消息，通过班委们在相关班级群、学生群里发布，并及时做好有关同学的答疑工作。

善作善成

2月18日18时，募捐活动截止时间已到，当时的捐款是45657.33元，182笔，当有同学得知这个消息后，私下问了班长，咱们还能捐吗？班长说：系统19∶00关闭。于是，最终的捐款停留在"46000元，183笔"。这位同学是谁，也许只有班长才知道，但这就是我们社科MPA2018级非全日制周末班的班级性格，低调、务实。就像有位学者曾说过："高调再高，苟能律己，慎勿律人，高亦无害。低调再低，不逾底线，若能持守，低又何妨。"

2月19日上午，根据班委分工，募捐的账目清册经监督小组审核后，和第三方公益组织的财务交割工作迅速启动，同时已经与生产商、武汉市中心医院保持密切联系的物资采购小组迅速启动物资采购。因防护服价格成本上涨，为了最大效用地发挥捐赠资金作用，经与武汉市中心医院对接确认，最终从五家候选生产商中选择最为合适的一家作为我们的采购对象，采购防护服300件，手套6000副。值得一提的是，对方为我们的助力行动所感动，赠送了2,000副手套给我们，并承担了物资寄送的费用。

2月20日下午，所有定向捐赠武汉市中心医院的医用防护物资从生产商处寄出，班委连夜起草发布了《关于募捐账目公开及后续捐赠事宜的说明》，及时公开捐赠账目明细和采购物资明细，切实保障所有参与的、关注的老师、同学的知情权。

2月22日，我们的物资送达武汉市中心医院，实物接收完毕。

2月24日上午，我们收到了武汉市中心医院官方开具的《武汉市中心医院抗击新型肺炎防护物资捐赠接受单》的电子扫描件。

班委们代表MPA2018级非全周末班全体同学，分别向各参与、关注此次募捐活动的MPA同学群、部分校友群逐一感谢。剩余尾款经班委集体商定后，分两笔分别捐赠给腾讯公益基金和韩红公益基金。

尾记

发稿前，我们看到了蔡礼强院长发给全体 MPA 学子的《行动思考、携手成长》的寄语，由此观照此次助力武汉疫情行动。我们正在努力践行那句"公共管理者必须具有超越'小我'关注'大我'的公共精神。让无力者有力，让困难者有梦，让贫穷者共享小康，让孤独者不再孤独"。

常言道，"勿以善小而不为"，一次义举，我们看到了社科 MPA 学子们的责任担当。同学们，就让我们一起度过这个特殊的学期，一起为国家治理能力提升贡献自己的智慧和力量。这一春，愿大家春风十里，春暖花开，春意荡漾！这一年，愿山河无恙、人间皆安！武汉挺住！中国加油！

持社工初心，助疫情防控

陈慧玲　周婷　任　蕾　师晓宁　王玉媛　李　静
（发布日期：2020-03-11）

　　新年伊始，新型冠状病毒肺炎疫情牵动着全国人民的心。在党中央的坚强领导下，全国人民万众一心，以各种方式积极参加疫情防控。文法学院社会工作专业硕士研究生也积极行动起来，主动参与各类志愿服务，用实际行动践行初心，以社工精神勇担使命。

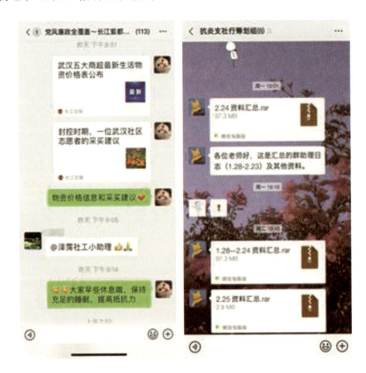

任蕾、陈慧玲同学部分工作截图

　　2019级社工二班硕士生陈慧玲、周婷、师晓宁、任蕾在房莉杰老师的指导下，参与了"京鄂 iwill 志愿者联合行动"项目。该行动致力于支持一线志愿者更加专业、有效地参与新型冠状病毒肺炎的应急服务，工作聚焦于搭建平台和机制、提供支持和保障、资源对接与整合三个方面。项目组根据社区疫情严重程度建立居家隔离微信群，按照每个微信群配备一到两名的社会工作者、医务志愿者、社工小助理、心理志愿者，为群内的居民提供居家隔离防护指导和病情咨询，疏解居民的紧张焦虑情绪。

　　师晓宁和任蕾同学负责在一级社区网格群中协助群内社会工作者开展服务、投放信息与居民互动，在解决居民需求的同时对居民进行观察与回应。周婷和陈慧玲同学则在武汉"抗炎支社行"活动中参与筹划工作，周婷负责社工助理服务日志和其他相关资料的汇总，陈慧玲负责社工助理招募信息的发布和社工名单的整理与更新。除此之外，陈慧玲同学还担任了微信群的社工助理。谈到这一次志愿服务的经历，几位同学表示很荣幸能够尽自己所学，在线上为居民提供专业的服务，也借此机会展现社会工作专业的力量。

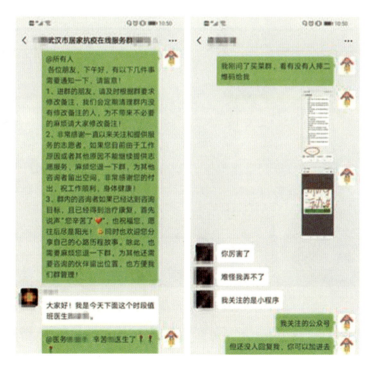

王玉媛同学部分工作截图

2019 级社工三班硕士生王玉媛加入了由武汉市逸飞社会工作服务中心线上发起的"武汉市居家隔离后援团"。该后援团是在武汉抗疫行动中本着自愿、自治原则建立的虚拟互助空间，由社会工作者协调统筹，协同居委会以及相关医疗机构，联系全国范围内的心理专家、医疗专家、社会工作者组成志愿者团队，王玉媛在其中担任了协助管理、信息收集、志愿者培训等工作。

一个月的工作让王玉媛同学感悟颇深："在这次抗疫活动中，我加深了对本专业和人生的理解。身为社会工作专业的学生，很骄傲能够为此次抗疫行动献出自己的一份力量，将秉持的社工理念和学习到的社工知识投入实践，深化理论理解。由于这次疫情暴发突然，很多问题都是新问题，没有典型案例可供参考，这就需要我们一边摸索一边总结。同时，我深深体会到助人的前提是要具备自助的能力，让自己能够保持乐观的心态，才能积极面对每一天的工作。"

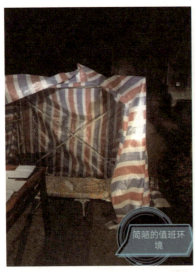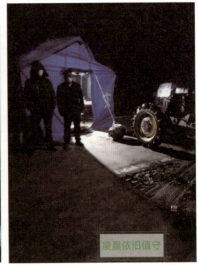

李静同学提供的服务对象工作场景照片

2019 级社工三班硕士生李静参与了由社科大 2012 级学姐发起的天门市抗疫期间的远程支持项目。该项目致力于为天门市乡村带头致富人提供远程的心理援助，帮助缓解其心理压力，并建立信息共享平台，实现资源互通。其中李静同学担任政策收集、简报制作、心理支持等工作。李静认为："乡村带头致富人的工作强度和心理压力是我们无法想象的，我们在他们的激励下更加坚定了用专业所长为他们服务的信心，大到需求调研、资源链接，小到理解接纳他们的焦虑心情，无不体现了社会工作的专业性。此次服务中，我再一次领悟到社会工作'以生命影响生命'的魅力，在实践中更加深了对社会工作的工作技巧和方法的理解。"

在这场疫情中，文法学院社工专业研究生积极响应国家号召，践行社会工作专业精神，虽无法去往一线，但他们的思想时刻在线，用实际行动写下一个个守望相助的故事。

承担社会责任，助力抗击疫情，文法学院社工志愿者在行动！

守护春天，千千万万的你我他在行动

张堃

（发布日期：2020-03-12）

疫情防控，医护人员冲在一线，一句句感人的话语、一个个鲜活的故事让我们泪奔。在这个特殊的春天，我们虽不能亲赴一线，但我们仍可立即行动起来，在自己的工作岗位上贡献出一份力量。在这场战役中，许许多多的你、我、他用肩膀扛起了沉甸甸的责任。我的工作单位商务部，是这次疫情工作协调小组成员之一，1月下旬以来，办公楼的灯昼夜长明，同事们守初心、担使命，连续奋战、顽强拼搏，高质量完成各项工作。

2月4日上午9时40分，一辆黑色轿车驶出长安街2号的大门，1200千米外的湖北武汉——这个新冠肺炎疫情最严重的地区是它此行的目的地。作为商务部赴湖北武汉疫情防控党员突击队的队员，三名商务部同志一路上轮流驾驶、交替休息。尽管舟车劳顿，但他们一直在思考着到武汉后要如何不负使命，打好"武汉保供战"。不同于白衣天使们组成的"生命护卫队"，他们以民生所需为工作宗旨，担稳定市场供应之责，坚守在满足千家万户生活需要的战场上。此次疫情最为严重的湖北武汉是商务部保供工作的绝对焦点。商务部第一时间协调山东、安徽、江西、河南、湖南、重庆、广西、云南等八个省区市商务主管部门，与湖北省商务厅和武汉市商务局建立了九省联保联供协作机制，及时了解湖北武汉等地区的生活必需品供应情况和存在的突出问题，第一时间协调有关地方商务部门予以解决。商务部派出的这支由党员组成的突击队，积极发挥先锋模范作用，让党旗在疫情防控斗争第一线高高飘扬。不到10天，商务部赴湖北武汉疫情防控党员突击队的队员们已用脚步把武汉蔬菜流通供应网络丈量了一遍。在随后的工作中，又不断有新的商务人加入突击队，他们为做好武汉市以及湖北省生活必需品市场供应连续奋战，全力以赴配合部内司局和九省联保联供机制做好湖北省和武汉市蔬菜等生活必需品的市场保供工作。

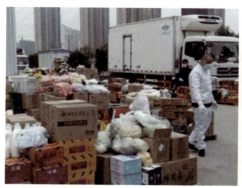 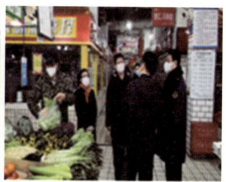

部里信息处的同事们大部分是80后、90后青年，这是一个有着光荣传统又朝气蓬勃的处室，他们认真学习领会习近平总书记重要指示精神和党中央国务院决策部署，在疫情防控斗争中，勇担当、讲奉献、有作为，以实际行动守初心、担使命。面对疫情信息报送工作任务重、节奏快、要求高，工作量是平时三四倍的现状，他们发扬特别能吃苦、能战斗的精神，迎难而上，全力以赴。他们时刻关注并及时向上级单位上报有关工作情况及市场运行情况。一位同事从除夕开始连续工作23天，经常住在办公室。两位同事的家离单位有20多千米，春节假期期间因工作需要，毫不推脱、紧急返岗。自2月初开始，因工作量太大，全体同志每天都在加班加点，为应对疫情做出自己的贡献。

统计监测处及时启动生活必需品市场日报监测，加强重点地区、重点品种监测分析和信息报送，1月下旬以来累计向相关部门报送市场信息近50篇，为市场保供提供了重要的决策参考。深入开展调查摸排，在较短时间内建立涵盖400家生产企业、100家流通企业的重点企业应急保供机制，并逐一摸清大米、面粉、食用油、肉类等重点商品生产能力、市场需求、库存等情况，切实做到心中有数，为完善九省联保联供协作机制、保障重点地区市场供应提供了重要的基础支撑。面对突发疫情，大家团结协作、奋勇争先，展现了敢打敢拼的良好作风。处内同志在春节假期主动担当、冲锋在前，连续在办公室熬了五六个通宵；有的同志除夕夜、大年初一都在办公室度过，没有跟家人吃上一顿团圆饭；一位年轻同志克服家庭困难，主动加班加点，每天与武汉一线企业沟通联系，协调解决问题。大家舍小家为大家，以更加饱满的工作热情，更加昂扬的战斗姿态，完成好市场监测和保供工作任务，为打赢疫情防控人民战争、总体战、阻击战做出应有贡献。

人心齐，泰山移。在 960 万平方千米的土地上，有千千万万这样的你、我、他，大家齐心协力，共同战斗，我们的肩膀上扛起的是责任，是希望，是中国的未来！这样的我们，没有什么不可战胜，乌云终会散去，春天正在到来！

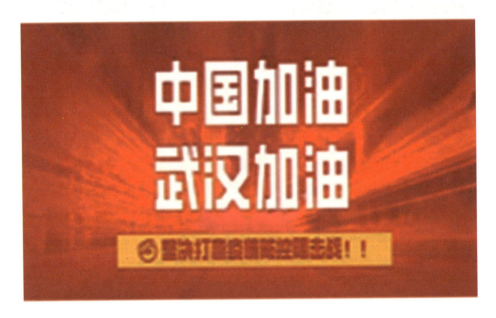

学校一切安好，只因有这么一群"马不停蹄"的人

曾雷宵　苑媛

（发布日期：2020-03-15）

　　自北京市启动重大突发公共卫生事件一级响应开始到现在，已近两个月。当大家期盼疫情早日结束，重返校园的时候，我们的校园里，有这样一群人为这个目标一直默默奋斗着。他们放弃休假、一直坚守岗位，每天行走在学校防疫的最前线；他们24小时、无死角防控，确保了学校疫情"零"发生率。他们就是坚守在多个岗位、维护学校正常运行的物业管理人员。因为他们的日夜守护，疫情之下，我们的校园一切安好。

　　根据校党委和疫情防控指挥部的统筹部署，我校与国基物业公司、首佳物业公司团结协作，自1月21日全面启动良乡和望京两个校区的疫情防控工作，物业公司积极筹划、严密部署、克服人手不足的困难，认真做好物业服务保障，与学校各部门分工协作，共同筑起了保卫师生健康、安全的牢固防线。

　　良乡校区的国基物业公司随即成立了一支应急小分队。护管队长朱启科主动请缨，率领队员迅速封闭了校区北门和东门，严格按要求对进出校区南门的人员审查、登记、测体温，一丝不苟、严格把关。朱启科除了完成本职工作外，他还带领队员们出现在校园里任何需要帮忙的地方。学生宿舍粘贴封条、校园内张贴防疫宣传海报……他的忙碌是物业人的一个缩影，特殊时期，每个人都身兼数职、身负重任。

　　1月23日，学校防疫指挥部通知在校南综合楼临时设立医学观察区，供隔离返校学生使用。招待所领班安玉英接到命令后马上放弃休息，带领工作人员领取物品、布置整理、清扫房间、消毒，仅用半天时间，隔离房间就已经安排就绪。

　　护管队遇到的第一次考验是在大年三十中午。接到学校通知，有一名来

自湖北的返校学生，需要进行隔离管理。正在吃午饭的朱启科，放下碗筷立即赶去南门。当时疫情形势已经非常严峻，面对突如其来的情况，队员们都有些紧张。朱启科先是把学生安顿到备勤室，又亲自陪同学生进入隔离房间。一切安排妥当，他耐心安抚护管队的值班队员，打消大家的顾虑和担心，换来的是团结一致、共克时艰。

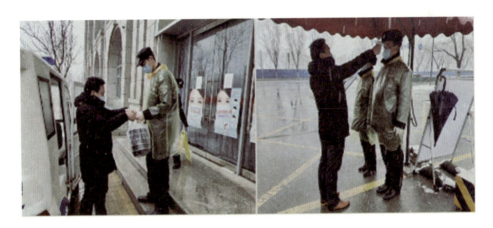

会议领班王爱静最爱说的一句话是："需要帮忙打电话找我。"留校的她承担起会议服务的全部工作，不管几点都随叫随到。疫情期间的会议都是临时召开，而且会议室经常连续使用，清理、消毒等工作完成后，往往早过了饭点。有一次工作结束刚回到宿舍，她就接到电话，需要协助校办为学生寄快件。王爱静二话没说，马上返回行政楼，帮忙填写了 149 份快递凭单，再回到宿舍已经是深夜 10 点。除此之外，她还主动帮助办公室做些文档资料的汇总上报工作，协助保洁、保安人员做一些临时性的应急工作。

环境部保洁主管樊建芬，每天都一丝不苟地为校区的各个角落进行消毒工作。工程主管朱经随在这次疫情战斗中更是身先士卒，隔离房间发生故障，急需维修，但因是隔离区域，维修员工心里恐惧，迟迟不敢上楼，朱经随二话不说拿上工具，多次进出，进行维修。

在疫情严峻的这段日子，物业人冲在了学校疫情防控的最前线。站岗执勤、消毒防护、故障维修、防疫宣传，在高风险、高强度的工作面前，他们朴实无言、默默奉献，承受着巨大的压力与挑战。

　　与此同时，望京校区的防疫工作也在紧锣密鼓地进行着，首佳物业各部门工作人员携手并进，防疫工作有序开展。

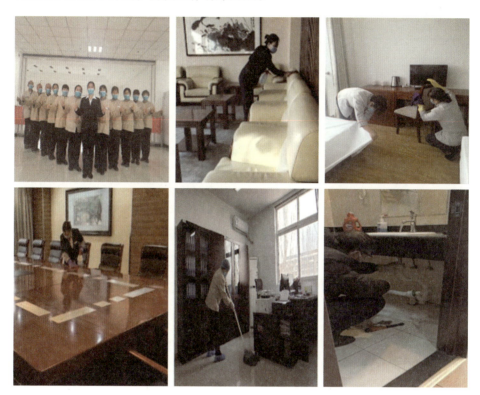

　　在望京校区的首佳物业公司，有一支仅由5名保洁人员组成的前线消毒小分队，平均年龄55岁，负责整个校园的消毒工作。他们每天穿着防护服、戴着护目镜、背着10千克的药桶，穿梭在宿舍楼的各个楼层，仔细消毒，不留死角。这样的消毒工作每天例行两次。每次工作回来后，尽管寒风凛冽，大家的工作服却都被汗水浸透。因为长时间负重，有些人的肩膀也被磨破了皮。而这些在他们眼里，都是小事，不值一提。

　　在疫情初期，因为物资储备不足，并没有配备防护服、护目镜，保洁员的工作服被消毒液氧化变色，有些人的眼睛也出现了不适甚至疼痛，可是即使这样，小分队没有耽误一天消毒工作。"疫情就是命令，防控就是责任"。这句话，大家没有仅仅挂在嘴边，而是记在了心里，融入了日复一日的工作中。

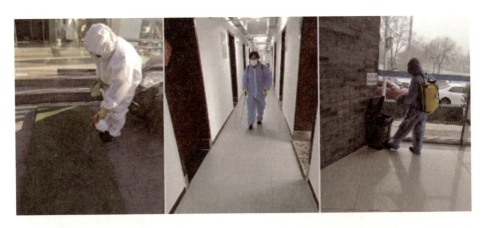

　　望京校区，共有 22 名物业人员，每个不同的岗位都被赋予了一个别致的名字。除了前线消毒小分队，还有宣传小广播、逆行女战士……其中，工程部的李明自成一派，被大家亲切地称为"技术小能手"。疫情期间，工程部只有李明一个人，负责整个校区各个楼宇的安全隐患排查以及设备维修工作。每天，李明都要把校园里的几十个水电设备间巡查一次，加上每周 10 次左右的修理工作，李明每天的微信步数都是 1.5 万起步，多的时候达到 3 万，长期霸占"封面"。"虽是重复的工作，却不敢有半分懈怠，特别是在这个特殊的时期。"20 多岁的小伙子很健谈，但说到他的工作却又十分老成。"每天踏踏实实工作，尽职尽责，守护好我们的校园，就是我们物业人为抗击疫情做的贡献。"而李明心里最惦念的是远在陕西的父亲。父亲瘫痪在床，他已经近两个月没有回家看望。"希望疫情早点结束，学生回校，我回家。"

　　客服部负责学校的防疫宣传等工作。疫情期间，他们打印、塑封和美化宣传材料，粘贴各类海报、图片，编写简报和通知，对所有防疫物资进行详细出入库登记等工作。宿管部为保障楼内安全，每天三次巡视、登记记录留校学生体温 68 次，还要为学生发放体温计、口罩、免洗手消毒液等防疫物资。在疫情高发期间，他们冒着交叉感染的风险，为返校学生近距离进行测量体温。

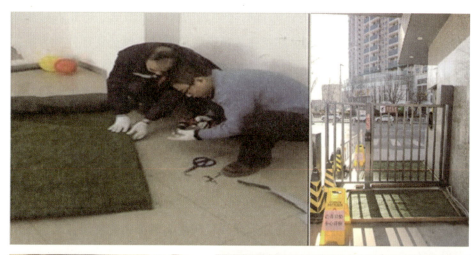

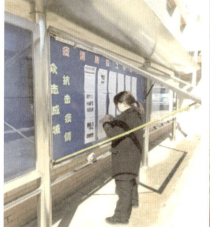

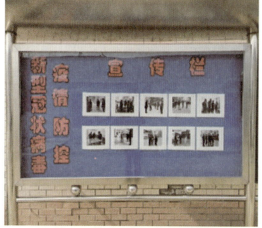

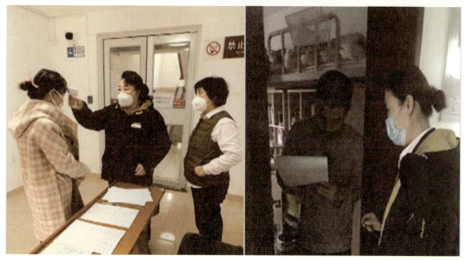

疫情期间，物业人员坚守的背后是他们的可爱与温情。物业人员多次化身"托尼老师"为在校师生和工作人员义务理发；首佳公司还向校方捐赠2000个口罩，他们说："面对战疫我们并肩作战，守望相助，鱼水交融，我们是一家人。"

疫情期间，校领导多次前往一线看望、慰问物业工作人员。今年2月，更致以一封感谢信，对物业人的辛勤工作表达最真挚的谢意。信中说：疫情防线的建设离不开物业公司的大力支持和各位工作人员辛勤付出。面对疫情，他们放弃了宝贵的假期，挺身而出展现了当代物业人的责任与担当；他们全力以赴，恪尽职守、群策群力，体现了当代物业人的能力和风采；他们临危不惧，不讲条件，不计得失，诠释了当代物业人的无私奉献与大爱精神。疫情之下，社科大与物业管理公司一直风雨同舟，同向同行。

春暖花开，感谢有你！校园一切安好，静候师生归来。

中国社会科学院大学

感 谢 信

北京国基伟业物业管理有限公司及社科大项目部全体员工：

你们辛苦了！

疫情防控工作已经持续20余天，在严峻的防控形势之下，贵公司与学校始终携手共进，项目部全体员工与学校教职工始终并肩战斗，疫情防控工作有序、有力、有效，保证了学校疫情的"零"发生率。在高强度、高风险的工作面前，你们经受住了考验！

感谢贵公司领导的大力支持！感谢项目部员工的辛勤工作！你们临危不惧，挺身而出，放弃休假和团聚，全力以赴完成好疫情防控任务，展现了当代物业人的责任与担当；你们恪尽职守、群策群力，站岗执勤，消毒防护，筑起保卫师生健康的牢固防线，体现了当代物业人的能力与风采；你们舍小家顾大家，不讲条件，不计得失，用自己的真诚付出诠释了当代物业人的无私奉献与大爱精神。

当前，疫情仍在一定程度上蔓延扩散，防控疫情的形势依然严峻。希望你们继续发扬习近平总书记提出的"越是艰难越向前"的精神，做好自身防护，继续为全体师生员工的平安健康保驾护航！学校将与贵公司密切合作，加强业务指导，着力为防控工作顺利开展创造条件。希望我们团结奋战，共克时艰，全力打赢这场没有硝烟的抗击战！

中国社会科学院大学

2020年2月12日

校园逆行者

坚守岗位，鼠年春节我在办公室度过

辛建辉

（发布日期：2020-02-06）

疫情当前，学校疫情防控工作持续攻坚克难，周密部署，狠抓落实。艰巨且繁重的工作任务离不开学校各个部门的通力合作，更离不开坚守在工作岗位上的每一位教职工。研究生工作处辛建辉老师春节期间坚守岗位，未能与家人团聚，有担当、有作为。我们微信采访了辛老师，说说他的鼠年春节。

1月22日（腊月二十八），当我接到学校疫情防控工作安排时，我还在100多千米外的延庆家中，由于整体防控形势还没有现在这么严峻，就每天在家和学校之间往返奔波。首先接到的任务就是摸排工作，在学校和同事们协作统计学生信息，与湖北籍的学生取得联系并整理学生名单，建立工作台账、做好备案、上报工作。返家后仍继续未完成的工作，通过线上与老师、同学们联系，基本上每天都工作到深夜。

1月26日（正月初二），我接到紧急通知需要返校工作，立即驱车从延庆赶往学校，当天决定住校，加入学校疫情防控工作的一线，一直至今。疫情防控期间每天的工作涉及两项内容，一项是每日汇总各学院、中心、班级上报的研究生情况及身体状况，做好数据整理。但更重要的是第二项工作，站在学生工作第一线，想同学所想，急同学所急。倾听和了解同学们的诉求，积极协调各部门，及时妥善处理。例如，对于在校情绪不稳定的学生，会积极联系班主任、院系，协同做好学生的心理疏导工作。住校工作后，我经常深夜接到院系、班主任关于疫情防控工作中学生特殊情况的电话，都会及时反馈、积极协调、妥善处理。

面对突如其来的疫情，不只是我，全体奋战在学校防控工作一线的工作人员们，都是临危受命，积极投身工作一线。舍小家、为大家，为了校园、学生的安全稳定，不辞辛苦地忘我工作。

这是我来大学（研究生院）工作的第 11 年，去年 11 月份因工作需要调动到研究生工作处，虽然是一名工作多年的老人，但在学生工作上还是一名年轻人。于是，我在工作中不断总结积累学生工作经验，牢记学生工作"服务同学"的初心和使命，一如既往地将学校防控指挥部部署的各项工作落实、落细、落到位。疫情防控工作开始以来，研究生工作处在负责人王炜老师的统一领导下，迅速成立了研究生工作处疫情防控工作小组。研究生工作处的所有老师无论身在何处，都立即投入到疫情防控工作中去，大家分工协作，各司其职，不畏辛苦，全力做好疫情防控工作。

我非常感谢与我一同奋战的同事们，大家都非常辛苦。就拿我们每天的学生情况数据整理、上报来说，大家面对繁杂的数据，每天不厌其烦，不怕苦、不怕累，认真核对，确保数据准确，几乎每天都工作到后半夜，正因如此，为我校疫情防控工作的研判提供了有力的保障。在疫情防控工作领导小组的统一部署下，全校各部门迅速制定相关工作预案、方案，无论是对在家还是在校的研究生，从学习、毕业、考学、就业、生活等方方面面都做了大量细致的工作，充分体现了学校对同学们的关心、爱护、付出。

最后，我要感谢我的家人。从投入到疫情防控工作的那一刻起，我就和我的爱人做出了约定："疫情防控不结束，我就先不回家，你在家照顾好老人。"这个约定让我工作得毫无顾虑，这个约定让我工作得安安心心。

辛老师想对同学们说：记得 2003 年的"非典"时期，我和你们一样，也是一名学生，面对突如其来的疫情，也会手足无措，是学校的指引让我们从容淡定，是老师的陪伴让我们坚定坚强。此时，我也有几句想对大家说：学校是你们的坚强后盾，老师是你们的护航使者，防护好自己，关心、保护好自己的家人，不要让关爱你们的人担心；学习科研不松懈，在导师指导下，合理安排时间认真学习；学校的防控要求严遵守，全力配合好学校的防控工作。同学们，让我们一起并肩战"疫"，没有一个冬天不能逾越，没有一个春天不会到来。

一位挂职书记的心声

——筑牢农村抗疫防线

吕晓勋

（发布日期：2020-02-09）

　　源自湖北武汉的新型冠状病毒感染肺炎疫情，鼠年春节前夕在多地出现，引发广泛关注。农村地区春节返乡人口多，但医疗卫生条件有限、农民防控意识薄弱，如果不采取有效措施，很容易变成疫情防控死角。

　　疫情就是命令，防控就是责任。自疫情暴发以来，我所挂职的河北滦平县平坊满族乡于营村，一直坚持联防联控、群防群治。从1月20日开始，村两委就通过300多人的村务微信群，每天及时发布权威消息；同时用好村内大喇叭、移动音箱等设备，定时播放县乡有关疫情防护公告。

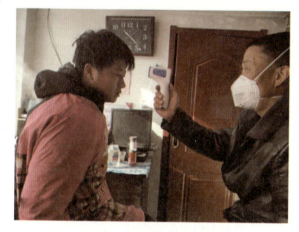

村医陈广明测量返乡人员体温

　　"我们一定把防疫工作干好，为人民的生命负责！"疫情发生以来，于营村村医陈广明坚持在岗，为外来人员测体温，并反复提醒村民做好个人防护。对他而言，防疫是应尽的工作职责，但对广大村民来说，从村医的工作态度，看到的是整个村抗击疫情的决心。乡镇干部下沉到村布置防控方案，村书记带领村两委、驻村干部、党员、村民代表挨户排查，村护林防火员、保洁员、公益岗人员轮流站岗……

　　滦平县农村的春节防疫战，在全国绝对不是个例。从乡村干部，到医护人员，再到人民警察，没有他们的辛苦，就不会有千家万户的安全和幸福。这一条条无声的防线，理应被更多人看到。

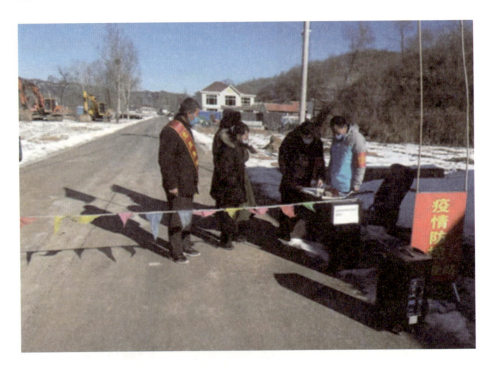

村两委、驻村干部查看疫情防控检查站登记日志

目前，确诊病例还在不断上升；各方面迹象表明，疫情防控还得持续一段时间。之前的应急举措，正逐渐转化为常规性工作。接下来，怎么保证各项防护措施的可持续性，在阻断传播渠道的同时，确保人民生活正常运转，是摆在乡镇干部面前的难题。农村尽管人口有限，但村民的吃喝拉撒、日常用度不是小事。把问题想得严重一些，把措施定得周密一些，工作做起来才有可能更主动。

再强悍的病毒，也有传染高峰期过去的那一天。继续发挥好农村基层组织和村医作用，加强联防联控和群防群控，我们有信心，坚决防止疫情扩散，尽力做到不让病毒进村，为广大村民营造安全、可靠的生活环境。

村口守门人是名研究生

——记社科大 2019 级硕士 1 班党员白刚抗疫服务事迹

白刚

（发布日期：2020-02-14）

2020 年 1 月 23 日武汉封城，各省市先后启动重大公共卫生突发事件一级响应，中国社会科学院大学 2019 级硕士 1 班学生党员白刚所在的内蒙古自治区也于 1 月 25 日启动了一级响应。白刚的家乡在内蒙古通辽市科尔沁区左翼中旗宝龙山镇前烟灯吐嘎查（"嘎查"为蒙古语"村"的意思），是一个宁静而祥和的小村庄。通过电视和网络，白刚了解到疫情情况，于是便开始劝说父母及乡亲们，让他们及时了解新型冠状病毒的危害性和做好防护措施的重要性。

白刚一直关注疫情。作为一名共产党员，他觉得应该积极响应习近平总书记关于"组织各方力量开展防控，采取切实有效措施，坚决遏制疫情蔓延势头"的指示，积极投身家乡疫情防控阻击战的第一线。当得知需要组织村民在村口 24 小时值守时，白刚第一时间向村委会报了名。

白刚坚守岗位，发挥党员的先锋模范作用，做好"守门人"的角色。他不顾严寒，每天站在村口值守，协助村委会严格控制村庄人员出入，如村民因定期去医院治疗或采购生活必需品等情况需要外出时，白刚则给他们进行信息登记和测量体温。白刚对工作认真负责的态度，村民们都看在眼里，不仅积极配合相关工作，还时不时给他和其他值班人员送来热腾腾的饺子。他们说："这冰天雪地的，得给在检查点值守的人买点吃的喝的，要不然谁受得了。"

白刚主动担当，自觉投身抗疫一线，坚守岗位，展现了社科学子的使命担当，彰显了新时代青年的优秀作风。相信在党中央、国务院的坚强领导下，在各方力量共同努力下，我们一定能够取得疫情防控阻击战的最终胜利。

说说社科大张嫒老师

（发布日期：2020-02-16）

战疫情，有奋斗在最前线的医务工作者、防疫工作者、社区工作者，也有这样一群人，他们是我们身边最朴实、最平凡的教育工作者，也是抗疫战线上最美的奋斗者。

张嫒，中国社会科学院大学文学系（所）的系秘书，一位多年从事教学培养、学生教育管理的普通科研管理人员。在这次与新型冠状病毒肺炎疫情抗争的过程中，她勇于担当，主动作为，积极投身疫情防控工作中，谱写了一曲感人的赞歌。在文学系（所）疫情防控领导小组领导和社科大的指导下，系秘书张嫒老师负责全面统筹协调学生的疫情防控应急处置工作。

文学系（所）防控工作力争两个坚持、两个务必：第一，坚持学生每日向导师打卡制度，务必加强导师与学生的沟通；第二，坚持学生每日向系秘书报告制度，学生每天务必联络系秘书报告是否外出以及健康情况。张嫒老师作为系秘书，承担了所有学生安全健康的联络和管理工作。

文学系（所）是社科大研究生较多的教学系之一，硕士、博士研究生超过了110人。在这场疫情防控战斗中，文学系留校的学生最多，被隔离的学生也最多，防控任务最为艰巨。人数多意味着联络任务的繁重，与留校和隔离的每名学生沟通10分钟，十几名学生就得需要花几个小时，而这些联络工作都是张老师一个人承担着。特别是，一些学生还有各种的临时状况，有时晚上甚至半夜给张老师发信息、打电话，张老师都不厌其烦地随时回答，24小时手机开机。因为担心不能及时回答学生的问题，张老师还特意把手机铃声调到最大，微信更是一直处于线上状态，不漏掉一个信息，所有学生的微信都是第一时间秒回，极力确保每一名学生的有问必答、有求必应，当张老师每天收到了所有学生的回复后，那种踏实的心里感觉无与伦比。

　　教师的初心和使命，就是用实际行动保护学生的身心安全，促进他们健康成长。疫情无情，人有情。在这场不同寻常的特殊战"疫"面前，所有学生体会到的是导师、院系老师和班主任老师暖暖的温情和关切之心，看到了所有老师默默无闻的奉献。自 1 月 27 日以来，张媛老师每日与学生联系，留校学生与被隔离学生每天早上醒来都能接到来自张媛老师温柔亲切的问候与叮嘱："情况还好吗？""有什么需要，一定随时联系我们！""你平安，我们就放心！""好好吃饭，好好学习，外出做好防护啊！"张老师一句句的叮嘱，一声声的问候，一次次的关心，体贴入微地呵护着她的学生们。学生说："是老师们的关心，是学校的服务为他们搭建起了一个避风港，没有他们的无私付出，哪有现在的安稳生活。"

　　加强思想引导，关心关爱学生，为学生提供贴心服务是张媛老师的第一要务。1 月 29 日，在接到隔离学生名单后，张媛老师立即与被隔离学生都联系上，在做好心理安抚工作的同时还积极了解学生有无生活方面的需求和困难。如一名同学由于到校后立即被隔离，没有带够纸巾，张老师立即与学校方面联系，学校值班人员则立刻与学校超市进行沟通，通过加超市人员微信的方式解决了学生的后顾之忧。

　　一名文学系的留校生说，正如歌中唱到的那样："我们同欢乐，我们同忍受，我们怀着同样的期待，我们共风雨，我们共追求，我们珍存同一样的爱""生活里哪有什么轻松，只不过有人替我们负重前行！"是的，正因为有这么多如同张媛老师一样立足本职岗位，在普通岗位上默默奉献，无私关爱，才托起了学生们战胜疫情的信念和希望，才有我们坚定能够打赢疫情防控战的决心。

坚守岗位　传递温暖　我们一起努力

肖波

（发布日期：2020-02-16）

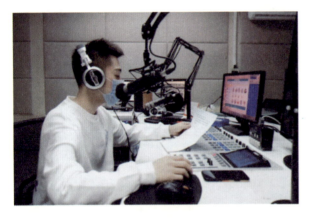

大家好，我是 2019 级集中班的肖波，是一名普通地级市电台的主持人，同时也是我们频率的负责人。我已经参加工作 15 年了，作为一名媒体工作者，我已经习惯了媒体岗位过年过节不能正常休息，遇上特殊事件要坚守岗位的特殊性。新冠肺炎疫情以来，我负责的频率保证了每天 24 小时的正常播出和 18 个小时的直播。

疫情到来的时候，我首先想到的是工作人员的自我保障。如果记者主持人都倒下了，节目就无法继续播出，媒体也无法发挥传播权威信息、引导社会舆论的作用了。

由于电台使用话筒都带有海绵话筒罩，又有交叉感染的可能性，我自费为部门每人购买了话筒罩，做到一人一个，减少交叉感染的可能性。考虑到口罩不好购买，我又找渠道为本部门购买了 100 多个 N95 口罩。随即紧急制订了频率内部疫情期间的工作细则：每个主持人、记者 24 小时手机开机随时听候调遣安排，每天进入直播间都做到：先开窗通风，喷酒精消毒，直播戴专属自己的话筒套，保证直播间的空气流通，安全直播。

宣传工作上，我们安排记者、主持人与疾控中心随时连线，了解最新情况。及时编辑播报新华网、人民日报等专业稿件和市委宣传部的稿件。制作、编排公益宣传广告。

在本市有疑似人员之前，我们频率通过广播呼吁全市人民养成良好的卫生习惯，戴口罩、减少外出等。在确诊病例出现时，我们的节目和网络端每天都发布疫情相关信息，及时传达最新疫情的相关消息。

在这十几天，有两件事让我感动。一是一个我们台平时看上去很文弱的记者，这次主动地走到了前面，在我们指定的传染病医院采访。

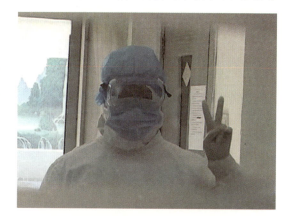

二是我们的一位听众，她是一名护士下夜班后想打车回家。那天大雪，由于天气的原因和疫情，全城基本没什么车，出租车更没有几辆，她在寒风中等了20分钟，本来以为没有希望的时候，来了一辆出租车，把她送回了家，司机师傅没收她的车费，也没有留下名字，只有开走时候的一张照片。她特意给我们写了一封感谢信。

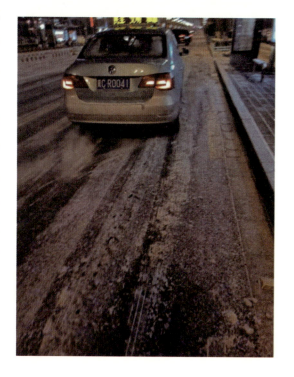

来自听众的留言：

天又黑了……在这个大雪天刚刚下班的我发现路上几乎没有出租车，都做好了步行回家的准备了，就在这时一辆出租车司机师傅主动问我是不是医院上班的，还问明天早上用不用接，并且司机师傅怎么样都不收取费用……感动、感谢！现在疫情这么严重，可是无名英雄还是很多的，是关键时刻人性光辉的闪耀！我代表我们医护人员对这些好心人说一句：谢谢，有了你们这些好心人，我们在工作岗位上才能更踏实更有力量，好人一生平安。最后我想说：坚守在一线工作的所有人你们辛苦了！愿疫情早日退去，共同迎接春暖花开！

我们是普通的媒体工作者，记录生活，提供信息，服务老百姓，传递党的声音，是我们的职责。我们坚守岗位，我们传递温暖，我们一起努力，期待明媚的春天。

"尽最大努力守护好每一位学生"

——人文学院辅导员王越的战"疫"时刻

漆光鸿

（发布日期：2020-02-19）

　　王越是中国社会科学院大学人文学院的一名辅导员。学校启动疫情防控工作后，王越主动承担了全院所有学生的联系、摸排等工作。其间，正值家人生病卧床需人照顾，他不得不两边兼顾，既要当好孝子，又要当好"全职辅导员"。作为一名准"90后"，他得用比学校其他一线人员更大的付出，来换取疫情防控工作在人文学院的有序有力落实。

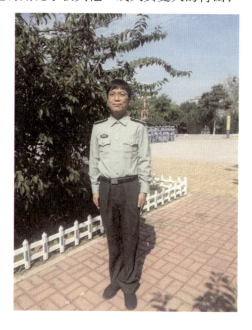

　　2020年1月21日，一个普通的星期二，这是王越正式享受寒假假期的第九天。学生们也都放假回家了，学校内仅有个别学生还在"留守"。本以为可以度过一个超长的可以自行安排的假期的他，却因为一条信息的出现而瞬时紧张了起来。《钟南山：新型冠状病毒很可能来自"野味"，存在人传人现象》——这条来自"长安街知事"的微信推送让他全身不寒而栗。经历过"非典"的人都知道这条信息意味着什么，尽管已在之前向学生发出了做好自我防护的预警，但他知道，这条消息意味着一场疫情防控战役可能就要打响了……

　　果不其然，学校迅速启动了全校范围内的疫情防控工作，更严峻的消息还在不断地传来：感染人数不断攀升，出现死亡病例，各省、自治区和直辖市相继启动重大突发公共卫生事件一级响应机制……作为一名普通辅导员的王越也匆匆奔上了这条防疫之路。

"各位同学，请大家帮忙统计一下班内的目前在湖北、经停湖北或家中亲朋到过湖北的同学信息，确保不落下任何一位同学。有情况，随时跟我联系。"这是王越发给人文学院各班班干部的第一条信息，此时是 1 月 23 日（腊月二十九）。

随着学校疫情防控工作的全面启动，开展全院学生的情况摸排工作刻不容缓。在学院领导、各班班主任和班干部的协助下，利用微信、QQ 和电话等线上渠道，王越在短时间内迅速完成了人文学院全部 335 名本科生和 18 名硕博士研究生的情况排查，确定了湖北籍学生人数和往返经停武汉及其他湖北地区人数等信息，并加班加点地将这些信息实时汇总，为学校和人文学院开展下一步工作做好了数据基础。

"老师，请问我什么时候可以回校？我在北京还有些事情要做"，这是在学校发布未经批准不得返校的通知后学生发给王越的信息。这场疫情不仅打破了王越原本的假期规划，也打断了学生既定的假期安排。"老师，我还有辅导班要上。""越哥，咱们什么时候可以回去啊？我还想早些回去复习考研。"……一条条信息的背后是一双双不安的眼神。我该怎么办？怎样安抚这些孩子的情绪？怎样保障他们的学业安排？这是这位准"90 后"在这个猝不及防的而立之年每天都要思考的问题。"目前根据北京市、教育部和学校的相关规定，所有在外地的同学都不能返校。"这是晓之以理；"此时此刻正是大家展现有责任有担当的当代大学生素质的重要时点，望大家谨遵当地卫生部门的规定和要求，从自身做起，为国为民贡献力量。"这是动之以情。情理并用，尽最大努力安抚好学生的情绪便是王越的当务之急。

除了做好学生的情绪抚慰工作，还有两项艰巨任务摆在这位辅导员面前：怎样争取家长的理解和支持？怎样安排好学生学业？利用之前自己做好的家长联系方式，和家长进行"面对面"的电话沟通便是不二选择。部分手机号码是空号联系不上家长，那就联系学生要；学生也联系不上，那就发动班内同学去联系；人手不够，那就动员班主任的力量……秉持办法总比困难多的劲头儿，在学院领导的大力支持下，这项工作得以顺利开展。"您好，请问是某某学生的家长吗？我是他们的辅导员，我叫王越，首先代表学校和学院向您致以节日的问候"，这句和家长沟通的第一句话瞬间拉近了和家长的距离。"请问您家里状况还好吗？之前听某某说您身体不大好，您多注意身体啊""谢谢王老师的问候，家里情况都挺好的，孩子也按照之前学校发的通知和信息，安静呆在家里没有出门，我们支持学校的决定和安排""好的，谢谢您的大力支持，您有什么疑惑吗？我知道的给您解答，不清楚的我记录下来向上反馈"……就是在这普通的对话中，王越凝聚着家长的防疫共识，为学校的防疫工作一点一滴地筑基。

学生的学业是王越操心的另一个问题。这场疫情不知何时才会结束，学生们会不会耽误课程？考研复习怎么办？一道道难题摆在他的面前。"学校正在按照教育部、社科院和北京市的相关要求，为学生后面的学业安排做出规划"，知道这个消息后王越放下了心中大石，赶忙将这条信息转发给了学生。此外，他还和学院教学秘书密切联系配合，及时发布有关学业的重要信息。同时，王越通过发布线上消息、和家长联动等方式督促学生充分利用好假期，根据自身情况做好学业规划，并有计划有步骤地开展和实施。

除此之外，还有一堆工作等着王越去做：协助制定学院防疫工作方案，每天统计汇报学生信息，做好防疫工作宣传，做好受疫情影响困难学生的资助工作……一桩桩一件件背后渗透的都是汗水和艰辛。为人所不知的是，在这个疫情防控的关键节点，家人因病住院了，作为家庭的重要支柱，照顾家人也是他的责任。出门急，没有带电脑，那就四处去借；没有网络，用手机热点……"困难谁都有，我这儿没有什么特别的，不过是尽自己最大努力守好自己的一亩三分地，守护好我的每一位学生罢了。"这是他的信念，也是他的坚持。

辅导员的工作极为普通，但普通不意味着平凡。正是在许多像王越这样的辅导员的努力下，学校防疫工作才能做到上有抓手，下有支撑，才能将上级政策扎下实根，才能奠定打赢这场防疫战的坚实基础。

校园防疫纪实

——校医务室杨小东医生："为守护社科大师生健康而战"

邢泽宇

（发布日期：2020-02-24）

农历正月的北京寒风凛凛，面对突如其来的新冠肺炎疫情，中国社会科学院大学全校投入到了紧张的疫情阻击战当中，校医务室作为校抗击疫情最前线的单位，也是最早吹响战斗"号角"单位之一。将一件件沉重的医用物资搬进医务室，仔细检查、核实，做好登记……这一连串熟练的操作，正是来自校医务室的杨小东医生。作为一名女性医护人员，疫情当前，主动请缨，彰显了一名医护人员的责任与担当。

"为抗击疫情做点事是我的职责所在"

1月22日，还有两天就是传统农历春节了，对于已经返回老家过年的杨小东来说，她却开始收拾东西准备返校了。"在得知疫情后，我一瞬间想到的是，学校还有留校未回家过年的学生，医务室现存的药品和消毒酒精还剩多少"。为此，杨小东主动请战，立即返京，并在线接受了校医务室负责人王小斐分配的购买防疫物资的任务，超前计划采购了84消毒液、口罩、体温计等有关防疫物资，在后来疫情持续肆虐的日子里，这些防疫物资得到了合理分配、科学使用，细水长流，为全力打赢这场防控疫情阻击战做了充分的准备。医护工作者是这场战"疫"最前沿的"战士"，与奋战在其他一线的岗位的工作人员一样，在被问道为什么会主动请战时，她说，"能为抗击疫情做点事是我的职责"。

"虽然没有处在武汉疫情第一线，但我会努力做好自己的本职工作"

古有花木兰代父从军，今有无数像杨小东一样平凡的女性医护人员，战斗在疫情防控第一线，巾帼不让须眉，用普通人的平凡书写了抗击疫情的壮丽凯歌。"虽然没有处在武汉疫情第一线，但我会努力做好自己的本职工作。"杨小东日常防疫工作职责主要是，根据现阶段药品的物资需求，通过原有渠道及高教园区推荐渠道多方采购，并负责将采购的物资和药品尽心分类和打包，分到三个校区在校师生和工作人员手中。

面对校园防控物资紧缺的情况，为备足接下来战疫所需物资，杨小东多次与各渠道供货方取得联系，要求其优先保障学校防控物资需求。在战"疫"关键时期，尽管市场防护物资紧张，但学校基本做到人人都有口罩、消毒液。

防疫物资是疫情防控的重要保障，一件件防疫物资发到师生和工作人员手中，不仅降低了传染病毒的风险，还能减少在校师生的焦虑和恐惧。但防疫物资发放不是轻松简单的事情，杨小东在发放物资过程中也遇到过许多困难，第一，需要发放的药品数量和种类都较多，包括口罩、消毒液、酒精、手部消毒液、一次性手套、中药等。第二，发放的人数较多。要分别配送给三个校区的的学生、值班老师、保安、公寓办、食堂工作人员等。不同的人群发放的药品数量和品种也各不一样，每一次药品登记造册都是件烦琐的工作，并要及时盘点，及时补货。第三，药品发放的频率也较高。由于当前药品供应紧张，药品供货方并不能保证一次性供应学校需要的所有的药品，几乎每天都有货品进来，为了保证及时将药品送到学校师生以及职工的手中，就需要每天登记造册，及时补货，及时将送到的防护药品派发到位。同时，学校有三个校区，不同校区药品发放的种类、数量有所不同，医务室必须分别统计药品清单，核对药品。

"这些困难都不算什么，最大困难在于人手不够"，杨小东说道。据了解，目前许多校医务人员因疫情无法返回岗位，除了她本人，房山校区医务室还有王小斐医生和王萌医生二人值守，每个人都各司其职，共同守护社科大。最后在谈到是什么力量支撑他们时，杨小东笑道："亲自将防控物资和药品发到每一个学生和工作人员手里，是我们的职责；他们安全，我们心安。"

"为守护社科大师生健康而战"

由于工作性质的原因，医务室的工作人员是全校与潜在风险距离最近的人群之一。一方面，和高危环境接触的时间最多。因为工作需要，杨小东必须多次进出隔离区，为隔离室的学生发放中药制剂，并负责隔离室的消毒工作。另一方面，和各类人群接触最多，在工作中，她和校医务室的同事们需要与自我隔离的师生以及物业、公寓办等随时保持联系，并给他们发放消毒液、一次性手套、酒精、口罩等防护用品。

"为守护社科大师生健康而战"，这是杨小东面对采访时最喜欢说的一句话。压力大，任务重，危险系数高，但无论是刮风还是下雪，医务室所有工作人员每日坚守岗位。据了解，从大年初二到采访结束，杨小东到现在还未回过家。

这场疫情是一次大考，考验的是我们对哲学社会科学的理解，考验的是我们能否做到理论与实践相统一。这场疫情是一次大考，考验的是我们对"笃学、慎思、明辨、尚行"校训的领悟，考验的是压在我们每个人心中的责任与信念。我们坚信，在以习近平同志为核心的党中央坚强领导下，在全体中国人民的努力下，中国社会科学院大学的明天会更美好，我们也一定会打赢这场不能输的战"疫"！

在采访快要结束时，杨小东说道："我想起了一句话'让一滴水融入另一滴水，像一束光簇拥着另一束光'，希望我们社科大也能像水和光一样，团结一致，共渡难关。"是的，没有一个冬天是不可逾越的，没有一个春天不会到来，社科大明天终将越来越美好！

校园防疫纪实

——校医务室王萌医生："你的校园，我来守护"

（发布日期：2020-02-25）

疫情当前，中国社会科学院大学校医务室的医护人员持续坚守，为留校师生提供了基本安全防疫保障。全校师生相关防控数据的上报、相应防护工作的预案，与其他医护人员一起做好留校师生健康状况监测、就医指导和发热处置……农历大年三十，在阖家团圆的日子里，这些都成了社科大校医务室王萌医生的主要任务。

1月24日，农历大年三十，新冠肺炎疫情突如其来，在京过年的王萌医生放弃与家人的团聚，选择坚守岗位，争先冲在校园疫情防控的最前线，一同守护着社科大在校师生、工作人员的健康和生命安全，为全力打赢这场疫情防控阻击战贡献力量。

"还有那么多师生和工作人员，我应该更勇敢"

"当时内心还是有些许的恐惧和忐忑，但想到了学校还有那么多的师生和工作人员，我应该更勇敢。"回想起当初自己为什么会选择"逆行而上"时，王萌医生如是说道。与很多奋战在战"疫"第一线的工作人员一样，面对疫情不断扩散的现实，在责任与使命的召唤下，她勇敢地站了出来。看着学生们露出纯真的笑容，王萌医生内心中的恐惧也慢慢散去。

"这是一场没有硝烟的战'疫'，我会努力做好我的本职工作"

农历大年三十晚上，本该与家人一起共度新春佳节的日子里，王萌就被通知要开始各项统计数据上报的工作，联络校人事处、本科生工作处、研究生工作处、国际交流合作处、各学院等单位，下发需要统计的表格、解答负责填报老师的问题，以及将汇总后的各项信息整理上报到北京市相关部门、社科院办公厅和高教园区。往后，每天定时统计有关的疫情防控数据成为她最重要的工作的一部分。"这些基本信息一定不能错，要做到无漏报、错报，全面、准确"，为切实做好信息数据的统计工作，王萌会对这些信息反复核实。

"这是一场没有硝烟的战'疫'，我会努力做好我的本职工作。"疫情信息内容多，时间要求紧，王萌需要第一时间将工作文件要求传达给各位老师。收到一部分，整理、汇总一部分，及时将学校的信息按照市教委等有关单位的要求上报。除了每日数据统计外，上报动态变化内容也成了王萌日常工作的一部分。这些内容覆盖面广，主要是重点人员（武汉及湖北地区人员）信息，返京、返校人员信息，隔离点人员信息，居家隔离人员信息，在校学生每日体温记录，返京居家隔离教职工体温记录等，"我要对出现异常信息，做到及时、准确的上报"。

面对每日较为繁杂的数据统计工作，王萌说道："和许多攻坚在一线的工作人员一样，作为学校疫情防控一线医务室的医生，就是要有耐心和责任心。我必须了解、掌握这些信息，做到心中有数，具体到每个重点人的信息要做到了如指掌。"

"你的校园，我来守护"

除王萌医生外，还有众多主动请缨的校医护人员，但为避免人员聚集，良乡校医务室主要由王小斐医生、王萌医生和杨小东医生每日值守。值守工作异常辛苦，每天除了正常工作，还会遇到一些突发事件，如：有的隔离同学肚子疼，就需要校医务室值班医生上门看诊。虽然工作辛苦、压力大、责任重，但校医务室三位医生还是非常乐观，"你的校园，我来守护"，面对校园疫情繁杂的工作，王萌医生乐观地说道。

校园疫情防控还在路上，但疫情终将散去，小院大门也终将迎来五湖四海的学子，我们坚信在党中央的坚强领导下，在校党委和学校防控指挥部的统一指挥下，我们一定能打赢这场疫情防控阻击战！

做健康卫士　守一方净土

韩育哲

（发布日期：2020-02-25）

与时间赛跑

中国社科大校医务室负责人、疫情防控指挥部医学观察指导组组长王小斐，自1月22日接到学校疫情防控指挥部防疫任务后，紧急响应、积极应对。她深知，自己的岗位虽然不会直接面对患者，但在学校疫情防控工作中，医务室就是最前线，医务人员就是冲锋的战士。必须与时间赛跑，才能打好这场没有硝烟的疫情防控阻击战。

面对疫情，王小斐分秒必争。当天就传达精神、安排分工、落实制度，连夜起草《中国社科院大学医务室新型冠状病毒感染肺炎的防控预案》《中国社科院大学医务室新型冠状病毒感染肺炎防控期消毒指导》《中国社科院大学医务室防控新型肺炎隔离观察室的设置》等办法，并组织工作团队制定了疫情上报流程、隔离预案、物资保障方案等10余份工作方案。在短时间内建立了一整套完整、规范、科学、可操作的制度和流程，确保了排查、跟踪随访、隔离观察等工作得以科学高效进行。当除夕第一名学生返校时，我校各部门即可按照流程按部就班将其隔离安置，高教园区惊叹我们是打了一场有准备之仗，建议其他高校向我校学习。

打防疫战就是打防疫物资保障战

作为一名训练有素的医生，王小斐意识到，疫情就是命令，防控就是责任。要想打赢这场战役，必须有充足的防疫物资做保障。按照王大夫的部署，校医务室即将返校的医务人员超前计划采购了84消毒液、口罩、体温计等一批防疫物资，合理分配、指导大家科学使用，既有效躲过了日后防疫物资奇缺，

471

又大大减少了大量采买防疫物资带来的风险。随着疫情日益严峻，校医务室通过各种渠道积极筹措，确保我校防疫物资的供应。截至目前，共计向各部门发放口罩30,000余只，体温计200余支，测温枪20余把，一次性手套近15,000万支，手部免洗洗手液650余支，酒精近500L，84及次氯酸钠消毒水近150桶，双氧水近600瓶。

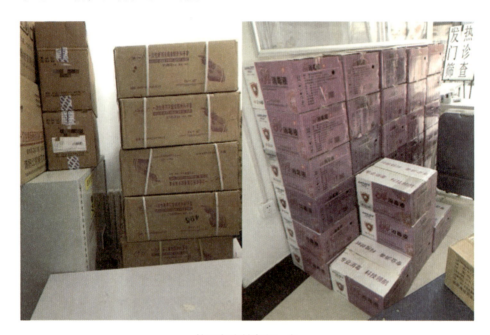

校医务室储备间一角

我是党员我先上

为了让医务室的其他员工能过上一个团圆年，前期工作基本都是王小斐一力承担。清点并整理现有防护物资、建立留校学生微信群、往返奔波于学校三个校区（学区），把防护物资送到学生手中，让学生在学校安心过年；联系各校区（学区）保卫和物业部门，将校门严格管控；第一时间在良乡校区设立隔离观察室，按相关规定规范隔离制度。

疫情防控期间，王小斐带领其他校医务人员一边认真学习诊疗指南、规范操作，为现阶段及开学后抗击疫情做好充分准备，一边宣传普及疫情防治知识和防控要求，提高师生的防控意识，引导师生理性对待疫情；一边承担着隔离区的筹备、管理、消毒，指导和监督各校区（学区）的防控防疫工作，一边参与研讨各类防控预案和防控流程，建立起校医务室与各上级单位、其他部门的联防联控的工作机制；一边要照顾、引导在校生的身心状况，一边要敏锐发现苗头问题，及时向指挥部上报并建言献策。作为一名"老"党员，急难险重，她总是身先士卒，这应该就是医务工作者的初心。

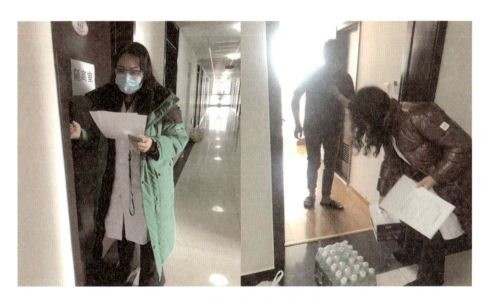

看望良乡校区被医学隔离同学

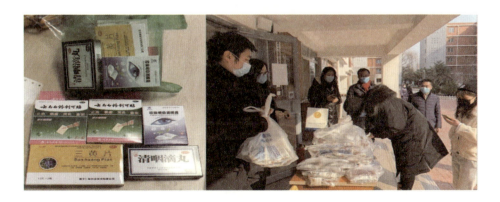

为在校生和一线教职员工发放爱心小药包和预防新冠肺炎中药

疫情防控和日常工作两手抓

为了避免聚集性感染，校医务室目前不开诊，王小斐考虑到方便留校学生日常用药以及学校一线防控人员的防护，在报防疫指挥部批准后，为每位留校学生及一线工作人员发放了装有常用感冒中成药和使用频率较高的下火药、眼药水等的爱心小药包和熬制好的新冠肺炎预防用中药液。

医者仁心。防控疫情固然是现阶段最重中之重的工作和政治任务，但作为医务工作者，心里装的还有一些特殊群体，那就是离退休的，尤其是有慢性病的老同志们，他们本需要经常性来医务室寻医问药的。解决疫情防控期间离退休老干部拿药的困难，牵动着指挥部和校党委的心，也成了王小斐的心病。而后，指挥部决定，由离退休老同志在微信群里提供用药需求和地址，校医务室根据需求把药分装好，离退办再用快递送到家。最大限度杜绝老同志因坐车取药可能产生的风险。这一举措获得了老同志的一致好评，由衷称赞学校的这一举动贴心、暖心！

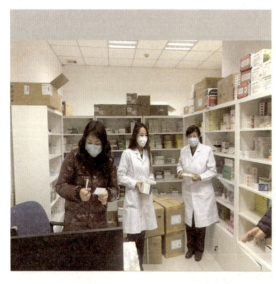

【战疫有感】绽放的五朵金花

发布日期：2020-02-20　点击：216

听，抗疫的战鼓在大地震天响，
看，冠魔正在败向最后的疯狂。
望京方向，飘来一缕清香，
那是研院的五朵金花绽放。

金花是白衣天使王何杨
金花是青年干部曾与高
疫情风险中，不忘初心
她们坚持战斗不离岗
冰天雪地里，牢记使命，
她们为送医送药奔忙。

在人员短缺的情况下，每位在校医生都身兼数职：对每位返校人员进行发热筛查和流行病史询问，并做好详细登记；对有就医需要的留校学生，亲自到宿舍查看，给出诊疗意见，让学生在校园疫情封闭期间留得安心、住得舒心；防护物资入库出库时，她们又成了包装工和搬运工。医务室事务繁杂，但她有条不紊，忙而不乱，展现了医务人员关键时刻站得出、顶得上的专业素养。

白天不懂夜的黑

"哪有什么岁月静好，只不过有人替我们负重前行"。我们眼中的张小裴是一名医生，脱了白大褂，她也为人妻、为人女、为人母。作为医生和妈妈双重角色，一边是学校的学生，一边是自己的孩子，尤其二宝才刚刚 2 岁，对于她来讲，都是义不容辞的责任。但在非常时期，她只能义无反顾地选择舍小家为大家。为了照顾感冒的二宝，她把 73 岁的老母亲接到家中帮助爱人搭把手。自从学校战"疫"打响，她本人至今没有休息过。每天她回去，孩子已经睡了；早上她离开，孩子还没有醒来。"二宝好多天都没有见到过我了"，她惭愧地说，"老母亲也是不放心，时常打个电话过来想听听我的声音，而我不是在忙就是不方便接听，开始她特别揪心，最近老人家也习以为常了"。王小斐愣是把自己和孩子活成了太阳和月亮，白天不懂夜的黑。正是因为有这样的坚守，才有学校这一方净土。

尽绵薄之力抗击疫情

——记信合学府春天小区业主、大学生志愿者郭昱江

杨丽

（发布日期：2020-02-25）

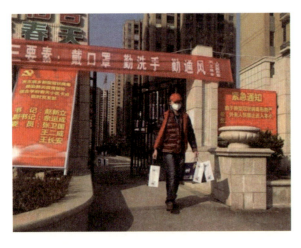

郭昱江是一名"90后"。河南省平舆县人，中国社会科学院的一名大学生。2020 年的寒假，他本打算春节期间在家好好跟家人团聚，之后出去玩几天，假期结束后再返回学校。然而新冠病毒肺炎疫情的突发，仿佛一切被按下了暂停键，计划也不得不改变，何时开学等学校通知。

当他看到了团区委招募令，内心的责任感油然而生，他决定也要为这场疫情阻击战贡献一份力量。他说，2003 年非典时他还很小，并没有什么记忆。这次疫情是他第一次真正经历比较大的事件。他最大的感受就是面对疫情，为保护人民生命健康安全，习总书记亲自部署，党中央紧急号召，执行最严格最科学的疫情防控措施，在很短的时间内全国人民积极响应配合。防疫人人有责，新时代的大学生更应该为国出力、尽微薄之力。于是，他立即报名参加关王庙乡青年突击队，成了一名义务疫情防控的志愿者。

他被分到信合学府春天小区疫情防控服务点，每天对来往车辆、小区周边进行消毒，协助保安维持门口秩序，对出入的人员进行测体温、登记。有的业主买的生活必需品比较多，人少不好拿，他二话不说，直接过去帮忙搬运。

他不怕吃苦，不怕累，把每一件事情做好。

根据安排，他有时到临近的孙吴庄村疫情防控服务点义务防控，和值守的乡村干部一块对出入服务点人员做好监测、登记等工作。"风雨之后总会见彩虹"，他说，他一个人的力量是一滴水，是渺小的，但是全国人民团结起来就能汇聚成抗击疫情的太平洋，国家什么样的大风大浪都经历过，这次他坚信一定能打赢疫情阻击战。

守好一个村，干好每件事，做好基层人

智晓凡

（发布日期：2020–02–26）

2020年新冠肺炎疫情发生以来，除了逆行而上，用生命守护同胞的医护工作者，还有一群扎根在祖国每一寸大地上的基层工作者。身在国家基层的社科公管人，他们坚守岗位，主动靠前，勇于担当，迎难而上，不负时代赋予的责任，展现出了新时代青年公务员的良好精神面貌和勇于担当的工作作风。

我是智晓凡，一位1年党龄入职4年的"90后"基层工作者。2019年11月我成为乡里的团委书记，负责团委、司法所、综治办等工作，还分包了一个行政村的事务工作。工作中，我带着热情、带着感情、带着"为人民服务"的信念，在平凡的岗位上贡献着青春和才智。

疫情就是命令，防控就是责任。大年初二一早，我接到疫情防控的任务后，重返工作岗位，到我负责的村子了解返乡人员情况及村中防控工作。为了能够迅速准确掌握全村人员动向，我们按照老少结合、村干部和志愿者相互配合的原则，2人一组，把全村划分3个片区，开始了洗房扫街式的大排查，在所有人的努力下，1天时间共计摸排101户365人。

为了让全体村民提高防控意识，白天我和同事们摸排到户，发放宣传单、讲解防疫知识，走街串户劝阻聚集群众，确保宣传全覆盖。同时，我们还通过悬挂宣传横幅、公共场所消毒的方式提醒村民。晚上，汇总工作数据，确保数据的准确性、及时性、有效性。在疫情防控的紧要关头，忙到半夜两三点甚至通宵已是家常便饭。

近一个月来我一直没回家，奋战在疫情防控的一线上，关注更多的老百姓的生命健康，是职责所在。"大爷，为了您和他人的安全，请您不要出村，有事告诉我，我们帮您办""大娘，现在是防控疫情关键时期，在家待着就是支持我们的工作""大叔，请您配合我们进行体温测量"……我每天不厌其烦地重复着看似简单的工作，却天天都奔忙到声音沙哑。每每看到村民们积极地配合我们的工作，我心中的幸福感又油然而生。疫情防控中，最令我感动的是我们的青年志愿者。疫情来势凶猛，基层防控力量明显不足，我第一时间发动乡里的青年团员成立了志愿服务队。乡里的青年都很积极，主动报名要求加入到志愿服务中来。经过严格挑选，全乡31个村很快成立了80余人的青年志愿者服务队伍。志愿者们在村做好卡口登记、发放疫情宣传单、统计百姓代购的生活物资，用自己的热情和学识帮助村民科学防范，共抗疫情，用实际行动展现奋斗的青春和担当。守好一个村，干好每件事，做好基层人，这是我给自己的座右铭，即使风雨兼程也无怨无悔！

社科学子助力家乡疫情防控

2019 级 MBA2 班党支部
（发布日期：2020-03-02）

新冠病毒疫情牵动着全国人民的心，抗击疫情也成为每个人义不容辞的社会责任。在这个紧迫而特殊的时期，2019 级 MBA2 班的社科学子主动请缨做志愿者，为家乡人民的健康，冲锋在这场战"疫"的第一线。

新型冠状病毒令人谈虎色变，来自社科大 MBA2 班的入党积极分子汪思贝同学却选择了迎难而上，积极参与到他所在的四川省洪雅县社区防疫工作中。汪思贝同学每日密切关注疫情最新动态，积极宣传和传递正能量，公益理发、社区消毒工作中也都有他的身影。此外，他还和家人一起，积极报名参加了社区"防御疫情志愿者"，每天在防疫站点值守，检查出入证、量体温、询问登记，为小区业主建起一道安全防线。汪思贝同学表示，能够参与疫情防疫工作很光荣，将自己置身于其中，切身感受到国家为民铸就的坚强后盾。志愿者的工作量相比于奋战在一线的医护人员来说微不足道，但自己更加深刻地明白了志愿服务的意义，愿能早日打赢这场战"疫"，早日春回大地。

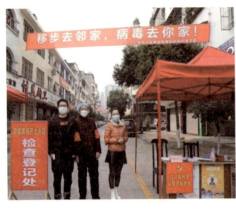

汪思贝同学卡点值守

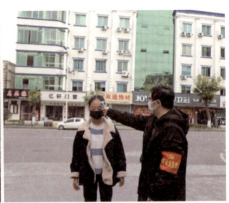

汪思贝同学为居民量体温

付正敏是社科大 MBA2 班党支部的一名党员，她的家乡位于河南省林州市。新型冠状病毒疫情来势汹汹，农村防控有着诸多薄弱环节。付正敏主动找到村干部，第一时间参加了村里防疫志愿者服务工作，防疫期间协助工作人员完成村内 500 多户家庭信息登记，宣传防疫知

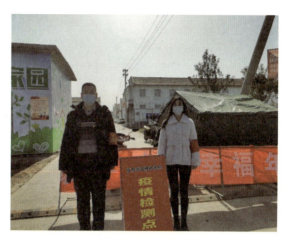

付正敏同学卡点值守

识，劝导邻里乡亲不要随意外出，不要聚众聊天、聚众赌博，日常出行务必戴好口罩，做好安全防护。参与疫情防控工作，是一名党员的职责所在。付正敏表示在防疫期间，自己每天的生活都很充实。阻挡病毒的不仅仅是口罩，还有大家的众志成城，待到繁花盛开，将携手共进更加美好的明天！

志愿抗疫，有你有我。社科学子在保护好自己的同时，守护着自己的家人，保卫着自己的家乡。疫情面前没有旁观者，我校志愿者们挺身而出，以自己的实际行动加入到抗疫行动中去，为疫情防控斗争胜利贡献自己的一份力量。曙光在前，这场战"疫"的胜利很快就要到来，我们期待春意盎然之时，重回小院课堂。

战"疫"这段日子，这位老师真是不容易

王越

（发布日期：2020-03-05）

知者不惑，仁者不忧，勇者不惧。

——《论语·子罕第九》

以"勇者无惧"来描述中国社会科学院大学人文学院教学秘书隗公顺的抗疫行动，可以说是恰如其分。积极配合学校做好返校学生的隔离工作，主动自我居家隔离以避免可能存在的病毒扩散，尽力安排好本硕博3个层次、4个专业、6个年级、12个班级的网络教学准备工作，尽心照顾身为社区工作者的病中爱人并同在医院进行隔离，这一桩桩、一件件无不体现着这名"90后"北京小伙儿的勇气和担当。

2020年1月24日，农历大年三十，学校一名研究生自湖北孝感返校，身为辅助值班人员的隗公顺，在接到保卫处通知后第一时间赶到学校门口岗亭，和工作人员一起接待和安抚学生，和保卫处、医务室等一起将该生安顿在校内党校楼。这是他第一次"直面"疫情，让他无法预料的是，在随后的日子里，无论是家庭还是工作，都与这次疫情紧紧地捆绑在了一起。

在值班结束的第二天，隗公顺回到家中后，主动按照社区关于疫情防控的管理规定向当地居委会报告了自身情况，并遵照社区居委会要求，进行居家自我隔离。随着学校各项疫情防控工作的启动，作为学院的"老手"，在居家隔离中的隗公顺也更加忙碌了起来，各项工作都离不开他的身影。作为教学秘书，做好学院课程开设是重中之重的工作。人文学院体量庞大、专业丰富、课程涵盖范围广泛，共有3个层级（本科生、硕士研究生和博士研究生）、4个专业（汉语言文学、哲学、历史学、文学阐释学）、6个年级（2016—2019级本科生、2019级硕士研究生和博士研究生）、12个班级（10个本科班级、

硕士研究生和博士研究生各 1 个班级）的教学工作需要妥善安排，这些重担随着学校关于开设网络课程的决定而更加复杂起来。统计和遴选教学师资、协助组建教师团队、联系相关部门开设权限、选定课程教材、帮助寻找教学资源、统计网络课程开设具体形式、建立和维护 80 个课程线上教学群、教授课程线上直播技巧、为学院师生答疑解惑等，这些工作处处渗透着他的心血。每天晚上加班加点地赶工、无休无止的操劳都没有使他退缩，即使面临再大的困难也没有向学院抱怨过一句。正是在他和学院老师们的共同努力下，人文学院顺利做好了网络课程的各项准备工作。

除了课程安排，学院行政工作也不能抛下。在教职员工方面，每天做好学院教职员工的统计汇报，了解老师们每天的身体状态，提醒老师们在校园平台上及时上报自身情况，及时传达学校各项通知。在招生方面，按照学校和学院要求及时做好硕士研究生复试、调剂的相关准备以及博士研究生入学考试的各项安排。同时协助制定学院相关教学文件，如研究生教育教学研究方案等。无论是教学工作还是行政工作，隗公顺都尽自己最大的努力保质保量地按时完成，没有出现任何拖延。

在工作最为吃紧的时刻，他的爱人却因工作劳累出现了发烧咳嗽的症状。鉴于之前被隔离的情况，社区建议到医院排查就诊，隗公顺于当晚 11 点便陪同家人前往医院发热门诊就诊。最后检查结果虽为普通肺炎，但为避免传染孩子便在医院隔离间住院输液，其 1 岁的孩子也只能托付给爷爷奶奶照看。身为丈夫、父亲，一边是自己病中的爱人，一边是自己嗷嗷待哺的孩子，他只能两头兼顾，竭力照看。纵使如此，他也没有屈服。每天除照看家人外，学院工作他一直没有放下，想方设法克服各种困难，坚持按照既定进度推进各项工作开展。经过一段时间的治疗，家人得以返家，但他却丝毫没有放松的时间，发布学生线上注册通知、督促开展学院网络教学评估、及时解决网络授课中出现的各种问题……各项工作中都有着他的身影。

大浪淘沙方显男儿本色，不畏惧、不屈服、不放弃的勇气和毅力在隗公顺身上凸显得淋漓尽致。正是在许多像隗公顺一样的工作人员的艰辛努力下，才有了当前学校网络教学的顺利开展，才保证了学校各项工作落到实处。

退休党员郭素珍的社区防疫志愿者风采

（发布日期：2020-03-14）

近期，我校组织了老同志线上集中学习习总书记的"2·23"重要讲话精神。学习后，郭素珍深有感触，她说："学习习总书记重要讲话让我深受教育，并且很感动。我会坚决按照党中央的要求做好自己的事情，向勇敢的'逆行者'致敬。"3月1日，她主动请缨，向所在社区报名，正式成为一名社区防疫志

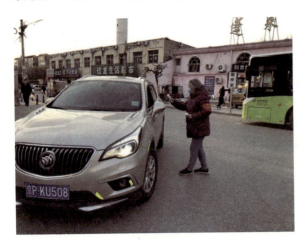

愿者，开始守护辖区居民的安全。

郭素珍在社区统一安排下每天两个小时值守在小区出入口健康服务点，对出入人员进行体温检测和信息登记，同时宣传防疫知识，配合社区工作人员守护好疫情基础防线。

她说："学校党委、离退休党支部、离退办和校医务室对我们老同志非常关心，送医送药送关怀，实实在在为老同志排忧解难。我也要向在学校坚守岗位的同人们学习，作为一名党员，做一些力所能及的事情。我会在做好个人防护的前提下，值守好每天的两小时，为确保小区居民安全贡献自己的一份力量。"

面对突如其来的新冠肺炎疫情，我校退休党员郭素珍用实际行动践行初心使命，体现责任担当，积极投身社区联防联控群防群治的志愿服务中，展现了我校退休职工的最美风采。

我在"二线"参加战"疫"工作

魏磊

（发布日期：2020-03-14）

　　在新冠肺炎疫情肆虐的中华大地上，无数医护人员、人民警察、社区工作者以及各行各业的人们，和时间赛跑，战斗坚守在抗疫一线，付出艰辛努力和巨大牺牲。这其中，就有不少是中国社会科学院大学（研究生院）的学子！这几天，浏览学校微信公众号，我看到很多同学的事迹，非常感动。我也将我在"第二战场"工作的故事记录下来，与大家一起分享我的思考与感动。

　　从春节到现在，我主要参与云南省政法系统的战"疫"宣传舆论工作，一是分析研判，二是宣传引导，三是组织协调。

　　——分析研判。对我省一些重大事件，进行网上舆论观点分析，提出风险隐患和工作建议。2月份，我撰写了8份工作专报，从收集素材、思考分析到修改打磨上报，每次都在研究素材基础上，结合工作实际和个人经验，尝试提出可供组织决策起作用的"干货"。一个月下来，累计写了约2万多字专报，基本每一份专报，都得到省级领导批示。除撰写本省本系统的专报，我也完成中央有关单位临时专报任务，参与到中央单位指导的工作小组，对一些在全国有影响的突发事件，和小组人员一起快速分析，共同研判，提出建议。有时候，任务在周末和晚上突然降临，我都会不假思索地投入工作，放弃难得的家庭团聚时光和休假时间。不敢标榜说"觉悟"，但疫情期间，就我了解到的，我们这个系统已有2位和我年龄相仿的兄弟，在抗击疫情过程中献出了生命。我在网上也看到消息，疫情期间除不幸死亡的患者外，目前全国牺牲的工作人员近200人，其中70%是共产党员。在前线工作的人，是用生命工作；而我在后方，只是占用一点儿个人时间，做一点儿对抗疫工作可能会有意义的事，这样的选择，我觉得不应该艰难。

——宣传引导。在"疫情一线"作战是惨烈的，我们看到了不少令人感动、鼓舞人心的事迹，许多"正能量"的传递来源于新闻媒体和网上自媒体。最近，我累计汇总上报约1200篇来自各地、各单位的宣传稿，我想把我们省、我们这个系统平凡工作者的先进事迹，传达给中央单位和中央媒体，让更多人了解本省有无数在市、县、乡、社区、村子里的基层工作者，正在为抗击疫情做出努力。今天上午，我同事参与组织新媒体平台的一次直播，真实呈现了此时此刻我们系统最基层工作者的工作状态。他们在海拔4000多米的雪山上，默默坚守岗位，踏实做好本职工作，为国助力。这样的事有很多，有些通过中央媒体报道，扩大了影响，在网上获得了上千万次的点击，营造了很好的舆论氛围，也让许多人在这个特殊时期，看见了平凡的人们身上闪烁的灿烂的光。这些光，给了我力量，我相信也会传递给别人。多看一分光，就多增一分希望。我觉得做这些传递"正能量"的事，就是对抗疫工作的贡献。

——组织协调。战疫期间，我根据单位的工作思路，搭建了200多人参与的工作平台，我们互称"战友"。这些"战友"覆盖全省16个州市和6个垂直系统，我尝试组织大家完成了6次工作任务，同时做好团队的日常管理，对人员分组，探索更好的人员、资源配置模式。我们要达到的目标只有一个：形成团队战斗力，为这次战疫工作和今后其他工作的推进提供核心力量支撑。通过整个队伍的团结努力，最近半个月，在中央有关单位多次内部通报中，我们省和我所在的政法系统排名，总体走在了全国前列，有几次单项工作还排到了全国第一名。

以上，就是近段时间，我在战疫"二线战场"所做的部分工作。因为始终在后方，相比"一线"的同学，我或许不用面对更大的感染危险，也很少遇到现场可能有的压力和心酸。但我也在想，在这次抗疫的"人民战争"中，并非只有一线才是战场。事实上，更多人可能都在"二线"参战，他们所做的是指挥协调、科研攻关、物资生产、运输保障、宣传舆论等各自岗位上的平凡的事情，但给予前方主战场的是最有利的支持。

谨以此文，回复老师，回应学校，回应更多此刻仍在一线、二线参与"战疫"的辛苦的人们。期待疫情早点过去，愿我们每一位学子，每一个中国人，团结一心，共克时艰，坚决打赢疫情防控阻击战！

我是税务人　为抗击疫情贡献税务力量

胡原野

（发布日期：2020-03-17）

　　我是胡原野，社科大2019级MPA研究生，目前在江苏省连云港市税务局工作，主要对接纳税服务、征收管理、法制、风险防控等条线的工作。守住为民服务的初心，担起为国聚财的使命。连云港市税务局在这场没有硝烟的战"疫"中当先锋、做表率，用实际行动践行忠诚、责任和担当。

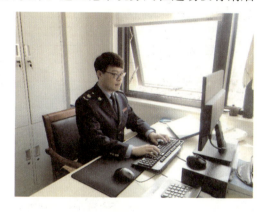

　　2月3日为节后上班第一天，我有幸成为新冠肺炎疫情防控期间值班税干中的一员。根据单位通知安排，我们提前一小时到岗，开始了疫情防控期间办税服务厅开门办税的准备工作。由于中央空调不能开启运转，我麻利地穿上防寒服，佩戴好税徽、党徽，前往办公室领取了消毒液、酒精喷雾、口罩、洗手液等防护用品。此时，办税厅东门一阵喧哗声传来，我闻声望去，原来大家都在主动请缨到登记测温值班岗、自助区辅导岗等岗位工作，为疫情防控期间的办税工作带一个好头。我也抓紧进入工作状态，制作并打印好了外来人员登记表和值班表送至值班岗，并开始逐户统计纳税人前来办税的业务类型，分析没有网上办理的原因。

　　2月17日，我来到了纳税服务区东门的值班岗位。除每天例行的办税厅消毒之外，值班岗也配备了酒精喷雾、消毒液喷雾与酒精棉球，尽最大可能保证清洁卫生。随着申报期的临近，这周的办税人员较上周明显增多。纳税服务区共计两层大厅，目前一楼大厅作为自助办税区及等候区使用。由于二楼大厅的通风不太好，为了减少人群聚集，我们单位决定采取传递办件的方式，即纳税人在门口值班岗做好登记、说明业务办理情况、准备好所需资料，通过体温检测后即可进入一楼大厅等候，由被亲切称为"传递员"的同事将资料送至二楼大厅办理，办理完结后再反馈给纳税人。一天下来，我和另一位同事有条不紊地对每一位纳税人进行了说明和引导，办税登记表也逐渐被填满，17日当天共计100余人前来办税。

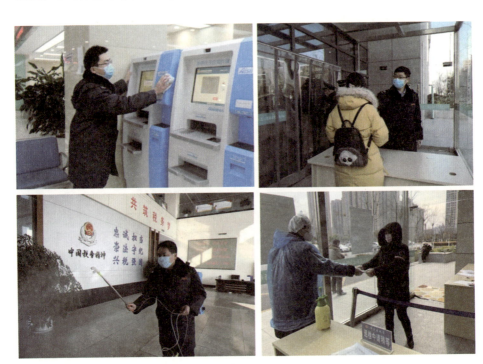

　　"办公大楼已消毒，进出请佩戴口罩，请自觉接受测量体温……"这几句话是我值班期间听到最多的；集中订餐、统一取餐、分散就餐、勤洗手、多通风，这是我值班期间看到最多的。从办件不断的纳税服务大厅到接线声此起彼伏的12366纳税服务中心，从热心在微信群解答车购税问题的"95后"税干到忙碌有序的"新手妈妈"接线员，所有的一切都是为了做好新冠肺炎疫情的防控工作，为了防疫期间业务办理不停、服务质量不降。

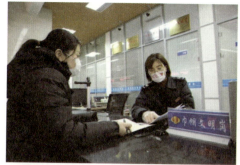 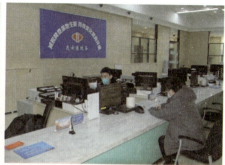

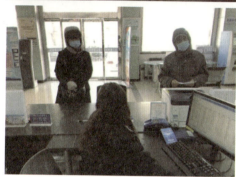 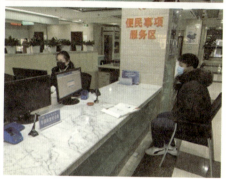

　　节后上班已近三周，我们持续加强对办税场所的消毒防控，充分利用微信、电话、短信等渠道，对外公布预约办税电话，积极引导纳税人采取"非接触式"办税渠道办理业务。对确需现场办理业务的纳税人、缴费人提供分时分批错峰办税服务。

　　疫情就是命令，防控就是责任。接下来，我们要继续做好防护物资生产企业税收优惠政策落实工作，为一线医护人员提供可靠的后勤保障。我们要及时掌握企业复工复产情况和办税需求，结合实际情况开展点对点服务，拓展"非接触式"办税缴费服务，保障相关企业能正常办理涉税事宜。

　　税务工作是党和政府凝聚财力的经济保证。只有税务工作不断线，国家才能将经济发展的成果转化为支持抗疫的物质基础，才能最大限度减少经济损失、恢复生产生活秩序。当前疫情已取得阶段性成果，我们税务人要继续强责任、勇担当，为坚决打赢疫情防控阻击战贡献税务力量。

驻扎武汉 50 天，一位媒体人的坚守

高亦

（发布日期：2020-03-23）

编者按：

万家灯火阑珊处，拾备行装赴战场。这场对抗新冠肺炎的战役中，有一群人，他们也冒着生命危险为我们带来战"疫"一线的实时播报。我校 2018 级骨干博士闫乃之大年初一奔赴武汉，深入金银潭医院、汉口医院等地做新闻报道，至今已坚守 50 多天。今天我们带来学子行动系列采访的第六篇报道，专访 2018 级骨干博士闫乃之同学。

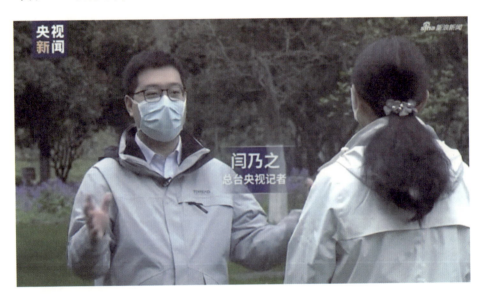

向武汉进发

闫乃之是我校 2018 级新闻学专业在读博士，也是一名任职于中央电视台新闻中心的记者，他从春节至今已驻守武汉 50 多天。

时间拨回到年前。

1月24日，大年三十晚上，闫乃之还在单位忙碌春晚相关的节目，回到家里已经很晚。一天前，即1月23日，武汉宣布了"封城"，疫情的严峻形势超出判断。

大年初一一大早，单位发来紧急通知，告知他当天就要赶到武汉，并布置了一系列紧急任务。来不及多想，闫乃之简单收拾好行李，就匆匆赶到单位和两位同事会合，直接坐上了一班前往武汉的火车。

当晚8点钟，三人抵汉，随即投入到疫情新闻的制作中。

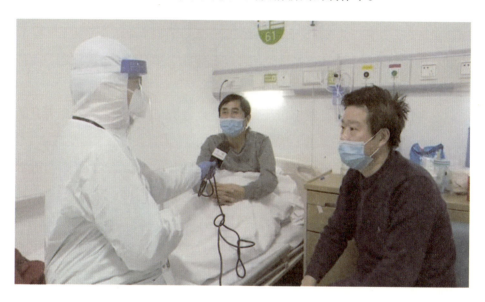

此前，新闻中心已从北京派遣一名记者到武汉前线，闫乃之三人算是春节后抵汉的第一支"成建制"的队伍。疫情初期，武汉的物资还比较紧张，防护设备资源捉襟见肘。后来制片组进驻，有专门人员负责后勤，现场人员得以全身心地投入到新闻节目制作中。

作为春节后新闻中心从北京派到湖北的第一支队伍，所承担的责任和使命同样艰巨。闫乃之和前方的同事们一起开展工作，有的负责现场新闻的特写节目，有的负责一些常规的动态新闻事件，各自有不同的分工。在这种严峻的环境下，容不得有所拖沓，一切都要往前赶，每个人加班加点连轴转。

"每天都是早上七八点钟出来，一直到晚上十一二点钟，甚至到凌晨才能休息，这就是大家每天的工作状态。"

有时为了做一期内容量比较大的节目，既要保证新闻报道的时效性，又要确保节目的质量，将一线的疫情真实高效地呈现在观众面前，必须反复地对内容加以打磨、修改，增删不计其次。

在金银潭医院

驻守金银潭医院期间，闫乃之对金银潭医院院长张定宇进行了跟踪报道。

在媒体报道之前，张院长患有"渐冻症"这件事，除了他的组织和爱人，医院里没有人知道，甚至医院宣传科的同志，也一直以为张院长是关节不好。直到有媒体报道，大家才得知张院长行动不便其实并不是关节的问题，而是身患渐冻症。

这种疾病的可怕之处在于它是一种绝症，没有药物能够治疗，患者只能眼睁睁地看着自己的生命一点点地凋零。得知这个消息，闫乃之深受震撼。

"疫情当前，医护工作者都已经把个人的利益生死置之度外了，与患者和同事们同进退，这是一个非常可歌可泣的集体精神。"

报道组当即决定要花时间跟踪报道张定宇院长的事迹。

闫乃之说，张院长工作非常繁忙，似乎除了吃饭和开会，就没有坐下来休息的时间，一直在各个地方走动协调，哪怕是在路上想问他几句话，也总被电话打断。一整天下来，张院长一直在忙碌，晚上九点还在办公室跟同事研究第二天的工作和后面的安排。

经过整整两天的跟进，闫乃之才找到机会和张定宇院长静下来做交谈，张院长也得以回答外界比较关切的一些问题。一经报道，"与时间赛跑的渐冻症院长"广为人知。以张院长为代表的医护工作者的事迹，感动着更多人坚守在疫情防控一线，而闫乃之为了完成这组报道，在这两天一夜的时间里只睡了3个小时。

在金银潭医院，闫乃之用亲眼所见、亲耳闻听，报道疫情一线医务工作者们的故事。他们在厚厚包裹的防护服下，可能也同样忍受着难言的痛楚，或许是疾病的侵扰、感染的风险，或许是幼子的啼哭、思乡的迫切，或许是数十个小时坚守岗位后如潮水般涌来的疲倦，但每每走到病床前，在自己能克服的状态之下，他们心里始终装着病患。

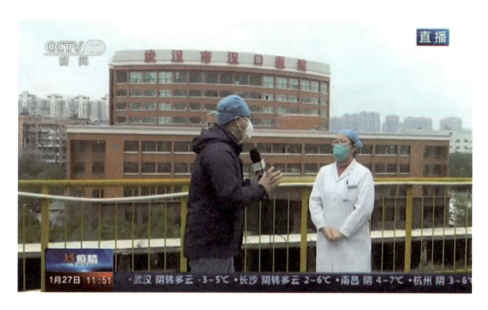

"对医务工作者来说，如果一定要在他们自己和更多人之间画一个符号的话，他们选择的是一个小于号，而不是一个大于号。"

疫情不退，我们不退

身在前线，总免不了各种各样的困难。闫乃之向我们提及，前方所见之处就可能是新闻，然而目前最困难的就是想做的非常多，但是时间和精力非常有限。

电视新闻是一个重资产的媒体。闫乃之和同事需要拿着设备拍摄下画面，回来以后还需要编辑，再把它制作成一条节目传回去，整个流程有很多工序。

工作在疫区，采访报道的同时，不可避免需要近距离接触医护人员和患者。但当时面临医疗物资紧缺的困境，闫乃之和同事们在保证安全的前提下，"尽量减少穿防护服，因为我们穿一件防护服，就会占用医院的一件防护服，所以能不占用就不占用"。

目前疫情渐趋好转，防控仍处在最吃劲的阶段。闫乃之和同事已经在武汉驻守 50 多天。

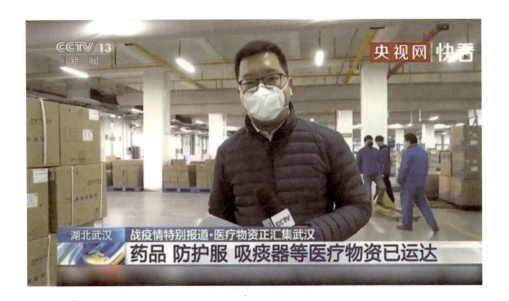

"出发时其实没有想到会在武汉停留的时间这么长，行李准备得还是有些不充分。"

当被问到何时能够返京时，闫乃之说："我们现在常说的一句话就是，当我们能从武汉回去之时，就是全国解除疫情之日，不过好在目前大家状态都不错。"

战"疫"心路

在与闫乃之的访谈中，我们了解到他原本的春节安排也是留京值班，顺便计划利用这个春节加强学业学习，比如读书和撰写论文。现在因为疫情，参与抗"疫"一线的新闻报道，于他而言，同样是一场身心的修炼。

过往很多重大突发灾难事件的新闻报道工作中，闫乃之经常是冲在一线的首批记者。除武汉金银潭医院外，闫乃之还前往汉口医院、肺科医院等其他一线进行新闻报道。时至今日，他仍然驻扎武汉。

他告诉我们，亲历过这些灾难现场，最深的感受就是生命难能可贵，因为每次灾难都伴随着生命的逝去。在这些事件当中，会目睹白发人送黑发人，会看到孩子失去父母、伴侣痛失挚爱、军警泪别战友……当面对这样的场景时，会让人懂得珍惜，警醒自己。

　　"其实作为一个普通人，我们可以做到的，就是过好当下的每一天，珍惜现在的生活，处理好手上的工作。你现在要去享受阳光，享受空气和生活的意义，这或许就是生命的意义。"

聚是一团火，散作满天星

——我的援外故事

李鸣

（发布日期：2020-04-08）

中非合作于我而言不是远方的星辰大海，而是朝朝暮暮的爱与守候。

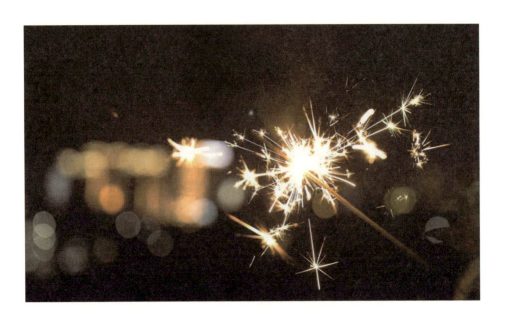

（一）起：African Solutions to African Problems

从 2019 年 9 月起，我们在非洲人民最常用的社交软件里创建了一系列的班级群。作为实体空间的延伸，班级群的建立不仅使得我们和非洲兄弟姐妹之间的感情快速升温，同时也促成大家以国别为单位，相互监督，并形成良性竞争。每一天群主都会提醒大家第二天集合的时间、用餐的地点。当然，如果有个别迟到的，群主也会在群里通告批评。

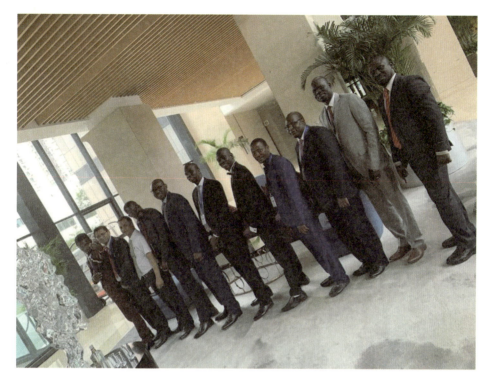

非洲老男孩

研修班落幕后，他们各回各国，最初热热闹闹的班级群渐渐成了联结情谊的纽带，承载了属于援外团队和非洲兄弟姐妹的独家记忆。

（二）承：Hakuna Matata

"Hakuna Matata"，这是一句经典的非洲谚语，意为"别担心，没事的"。2020年1月末，新冠肺炎疫情在武汉爆发，旋即蔓延至全国。我们在班级群中收到了非洲各国朋友们的祝福。

"在新冠疫情暴发的艰难时刻，我希望你们和妈妈一切都好"。这是肯尼亚行政学院 Mokaya 主任发来的信息。我还记得 Mokaya 先生常常坐在教室的角落里，他喜欢安静地思考。然而，一贯内向寡言的他在最后的公开讲话中依次感谢了我们每一个人的努力和付出，他不仅记得我们每一个人的名字，而且用词那么精准，语言那么深情，把我们感动得热泪盈眶。

Sabuni Aggrey Tisa 在信息中这样说："相信中国政府一定有能力处理好

这一次的危机，我们与你们同在。"Sabuni 先生不仅是南苏丹的总统经济顾问，更为特别的是，他在童年时期亲身经历过周恩来总理访问非洲，由是在往后的岁月中对中国政府和中国人民积淀出了深厚的感情。他常说，遇到了我们之后，在中国就有了"儿子和女儿"。我们也常开玩笑说："我们之间的父女(子)情谊连接着南北半球最为旷阔的两片大陆，是新时代中非关系的桥梁。"

"西方某些媒体对中国的疫情非但不示同情，不伸援手，反而歪曲事实，甚至毁谤，对此我深感痛心！"南非大学塔博姆贝基非洲领导学院执行院长 Edith Phaswana 教授愤愤不平地在群里为中国打抱不平，并呼吁群内的学员们继续坚定不移地支持中国政府与中国人民抗击疫情。Edith 不仅是南非最具影响力的百大女性之一，更是一位女中豪杰。她曾经问我："秀水街到外专酒店有多远？"我看了一眼地图，答道"七千米吧，挺远的。"没想到她说："七千米算什么！我们非洲人爱走路，我小时候早上两点就起床，爬过一座大山去上学。"虽是个不经意的玩笑，但从她的话语里我能感受到，历尽艰辛磨难最终通过知识改变命运在非洲有多么不容易。她爽朗的笑声中，丝毫没有对生活的抱怨，反而充满了乐观和希望。

此外，在班群里还有很多大同学@我们，"follow me！跟我来加纳吧！""我们永远支持伟大的中国人民！""我们永远记得中国医生在我们抗击埃博拉时为我们提供的帮助，我们与你们同在！""我们是全天候的朋友！""利比里亚与你们同在！""Show your face！"非洲学员们喜欢用特别的语调给喜欢的人取一个特别的昵称，而"Show your face""Group photo"和"Follow me"都是我的非洲昵称，因为只要外出考察，但凡我喊出这三句"咒语"，他们就都会整齐划一地站好，开始拍照，且没有一人掉队。

此刻的我，希望自己拥有一双翅膀，翱翔在非洲温暖的马塞马拉大草原上，朝着整个非洲大陆喊一声"Show your masks...Follow us！"

（三）转：No one is an island

2020 年 3 月 15 日晚，南非总统西里尔·拉马福萨宣布南非进入国家灾难紧急状态。截至当日，南非已经确诊 61 例新冠肺炎感染者。此外，非洲 20

多个国家相继出现新冠疫情。

在中国新冠肺炎疫情得到初步控制的时刻，病毒在非洲的爆发紧紧地牵动着我们的心，因为我们无法忘记在危难时刻非洲人民给予我们的声援和支持。而我们也投桃报李，危难时刻，王晓明老师和李梅老师代表学校向非洲学员发去了慰问信，不仅介绍了中国政府和中国人民在对抗与防范新冠疫情期间的成功做法，同时也带去了我们社科大团队的慰问与关心。

通过班级群、邮件和其他社交软件，我们努力像从前一样把成功经验以简单、高效的方式传递给他们。与此同时，我们积极地了解疫情在非洲发展的最新动态。在他们需要的时候，我们绝不会袖手旁观，这是中非友谊的题中应有之义。

（四）合：Unity is Power

南非前总统曼德拉曾经说："When people are determined, they can overcome anything." 中国也有一句古老的谚语"人心齐，泰山移"。当我把马云阿里巴巴基金会援助物资到达博莱机场的照片转发到班级群时，群里顿时沸腾起来了。"南苏丹已收到援助物资！""马拉维已收到！感谢中华人民共和国！""物资已经抵达埃塞俄比亚，赞比亚马上就会收到！""南非收到了中国的物资，还有中国给我们的宝贵经验！It is a mark of solidarity.""中国捐赠的物资已经顺利分配到了非洲各国！"

每一天，群里都会传来非洲各个国家关于新冠疫情防控的最新情况，大家都会在群里相互鼓励："Good morning Africa and China, remember that tough times don't last—tough people do. We are all in this together!"

曾经记得，在研修班期间，尼日利亚和埃塞俄比亚的朋友常常会较劲儿，因为他们都希望自己的国家能成为下一个中国，尼日利亚人更是提出了"今天的中国就是明天的尼日利亚"这样的口号。有时，他们甚至争得耳红面赤，不可开交，大有撕破脸的阵势。但在危机面前，大家又像石榴籽一样紧紧地抱在了一起，成了抗击疫情的中坚之力。聚是一团火，散作满天星。我们都是夜空中闪闪发光的星，而我们聚在一起定可以照亮整个夜空！

习近平主席曾经说过，"国之交在于民相亲，民相亲在于心相通。"愿我们的爱与关心能够给予非洲兄弟姐妹们无限勇气！愿我们共同战胜新冠病毒！愿和平和安宁永远泽被非洲大地！

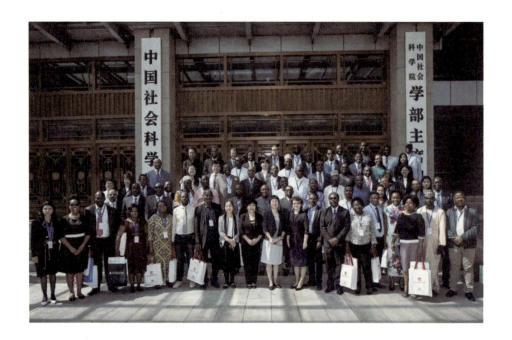

友谊地久天长

——我的援外故事

王基光

（发布日期：2020-04-08）

去年 8 月份，我报名参加了社科大国际教育学院援外项目的实习，开启了为期近一个月的超越国家、语言和文化的交流之旅。"Those were such happy times and not so long ago, how I wondered where they'd gone." 写下这些文字的时候，昔日与外国友人共度的那些时光和片段仿佛"昨日重现"，一一浮现出来。

实习伊始，我的第一份任务是机场接机，而要接的第一位外国学者是来自乌拉圭的 Matt。犹记得接机时，内心充满着激动与紧张：我能否成功接到他？能否与他顺利交流？这些小纠结都随着他温柔的一声"Hi"而消逝。在日后的时间里，Matt 成了和我交流最多的外国友人，他向我分享了旅行见闻，和我讲述了生活趣事，他和女朋友奇妙的相遇也着实喂了我一大把"狗粮"。或许是冥冥中的缘分，他是我第一个接到的人，也是我最后一个送走的人。送机那天，在机场入口，我真实地体验到了影片和电视剧中的情景——Matt 紧紧抱着我，对我说："Thank you, thank you, you are amazing!"

实习期间，最难忘的当属参观北京市的一家养老院。当日似乎是属于音乐的一天：在一层，同行的师姐便一展才华，即兴演奏了一曲，令现场的外国朋友如痴如醉，十分享受。在参观二层的时候，正逢护理人员为老人们播放音乐，与一层柔和舒缓的钢琴曲不同，二层的音乐是欢快悦动的。《最炫民族风》《纤夫的爱》等，一首首富有节奏感的音乐接连响起。应着背景音乐，非洲的朋友们三五一伙，翩翩起舞，将在场的人都带动了起来。虽然他们来自不同的国家，有着不同的文化，说着不同的语言，而且他们也不懂中文，但音乐无国界。他们都从中文音乐中汲取到了快乐，并通过动作将喜悦与他人分享，于是就有了多民族人民共舞的感人场面，成就了我心底念念不忘的永恒瞬间。

在云南考察期间，一次别开生面的生日庆祝活动也让我记忆犹新。当时在一次晚餐时，偶然得知当天正值一位女学员的生日，于是我们就用小甜点以及圣女果做成了简易的"蛋糕"，打算给"寿星"一个小小的惊喜。其他国家的学者也纷纷用各自国家的庆祝方式给她送祝福：来自印度尼西亚的学者送上了本国的祝福词，约旦的学者用当地的宗教仪式庆祝……最后，每个国家的人也都用本国的语言唱起了生日歌，令"寿星"激动不已。

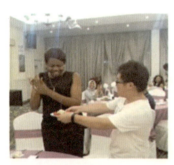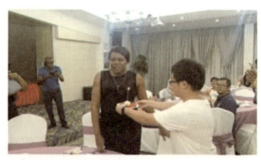
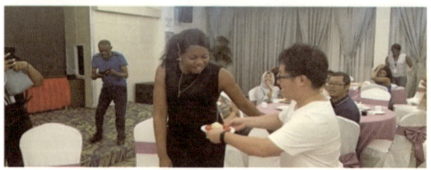

结业仪式后，学者们纷纷开始合影留念，他们也用自己的方式与我们道别：巴拿马的姐姐送给我们三个志愿者每人一个具有巴拿马特色的小钱包；毛里求斯的学者送给我们三个蛋糕，感谢我们对她的照顾；乌干达的学者送给我一个乌干达版图样式的小饰品，上面写有"Greetings From Uganda"。当天正逢马来西亚的独立日，我们也录制了祝福的视频。

当最终离别时刻到来时，我们的心情都有些复杂。开心的是他们终于可以回国见到自己的家人了，难过的是大家即将分离。当巴拿马姐姐得知我无法送她到机场时，她难过地拥抱了我，并用西方的"贴面礼"向我道别。在去机场的路上，一张张灿烂的笑脸涌进脑海中：经常和我打闹、相互"嘲笑"的约旦和巴基斯坦的学者，乐观风趣的刚国（金）学者安东尼，温柔绅士的加纳学者保罗……

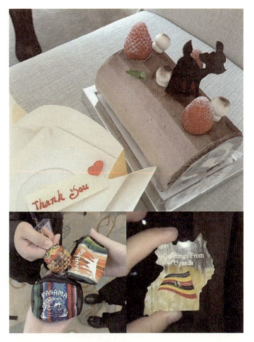

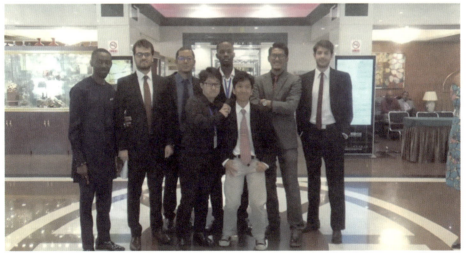

时隔半年，在中国遭受新冠肺炎疫情的磨难时，一位来自埃塞俄比亚的朋友向我们发来了慰问信。在信中，他说："得知无情的病毒正在伤害善良的中国人，我感到无比悲痛。你们的热情和友善无时不在我心间。"虽然我们相处时间不长，且远隔大海重洋，但我感受到了这份浓浓的情谊。现在包括埃塞俄比亚在内的非洲国家也正遭受病毒的威胁，我衷心希望他们能够坚强抗"疫",早日战胜疫情,渡过难关。

尽管我们在一起生活学习的时间比较短暂,也许日后很难再相见,但是我们已在彼此的心中播下友谊的种子。我相信,这颗友谊的种子将超越时空的阻隔,慢慢地生根、发芽、长大,直至地久天长。

Greetings

Dear All,

I think this mail finds you well! I am so saddened by what is happening today in great China. We had a very good time with you during August training. The invasive and devastating coronavirus is hurting the humble and kind people of China. Every day I am praying for you. Your hospitality and kindness always comes to my mind and disturbs me when this catastrophic happens to you. I wish to almighty God to control and eliminate the virus from China and save its people.

Abebaw Eshete

Population and Development Directorate
National Planning Commission

宅家抗疫生活｜主食篇：暖心入胃，美好时光

李晓芳　等

（发布日期：2020-04-22）

不管吃了多少酒食菜肴

主食，永远是餐桌上最后的主角

饿着的时候

一碗热气腾腾的面或米饭

是最真实的念想

一日三餐的故事

不起眼却深入人心

一人食的温馨

二人食的浪漫

多人食的欢笑

温暖了社科学子的抗疫时光

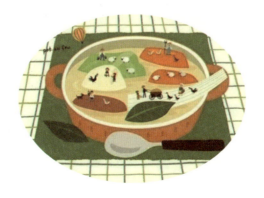

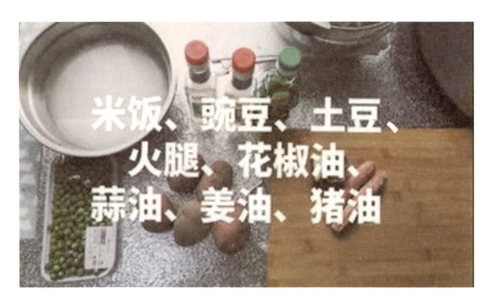

铜锅土豆饭（19 税务硕士徐可）

制作方法：准备米饭、豌豆、土豆、火腿、花椒油、蒜油、姜油、猪油、盐和电饭煲。先把土豆去皮切块放入电饭煲，倒入米饭，加水至稍漫过米饭表面。电饭煲加热 25 分钟后加入猪油、花椒油、蒜油、姜油，在表面均匀铺上切片的火腿。再次加热 15 分钟后即可。

制作心得：制作方法简单，懒人做饭节省菜品的利器！

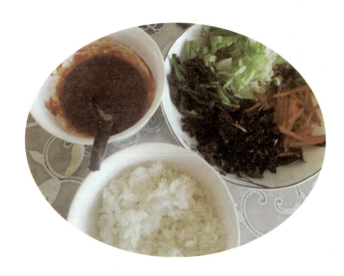

石锅拌饭（18 法学尚振娜）

制作方法：一份米饭，煮熟蔬菜随意（更推荐：胡萝卜、银耳、菠菜、火腿、木耳、洋葱），灵魂酱料：二勺韩式辣椒酱、一勺雪碧、香油适量，然后用简单粗暴的方式将它们搅拌在一起！

制作心得：很享受自己的备菜过程，像完成一件伟大的作品。

味道评价：不腻不单调，但是连吃几顿就算了，毕竟中国美食博大精深。

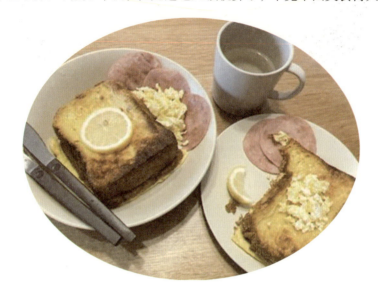

柠檬法式吐司（17 法硕 1 班于利航）

制作方法：购买整块吐司，关公刀厚切，鸡蛋、牛奶、柠檬汁、薄荷叶浸泡厚切吐司一夜，早上拿出薄荷叶，烤箱 200℃烤 20 分钟，煎美式火腿和鸡蛋，加柠檬水装饰。

制作心得：家用 200 元烤箱会打开新世界大门。

味道评价：外酥里嫩，低脂低糖，还有柠檬薄荷的清香。

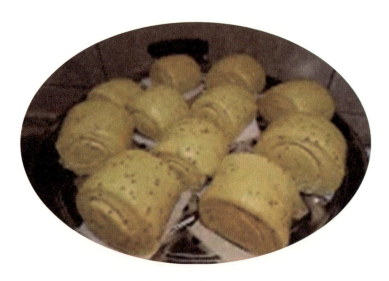

南瓜奇亚籽全麦馒头（19 级马原博士郭一君）

制作方法：4/3 个贝贝南瓜放蒸锅里蒸熟后去皮捣碎，放入揉面盆中。（南瓜的量根据自己喜好增减，尽量不超过面粉重量的三分之一；最好选用含水量少的南瓜，这样做出来更好吃）。奇亚籽加入热牛奶，浸泡半小时，加入干酵母，搅拌均匀。（加干酵母的时候牛奶温度适合在 30℃左右，如果牛奶凉了，可以用微波炉重新加热一下。）所有食材放进揉面盆，揉至无干粉、面团不粘手、面盆上不粘面的状态。揉好的面团盖上湿布，放在 30℃左右的环境中发酵 1 小时左右。具体发酵时间需要根据环境温度确定，发酵到两倍大、有气孔的状态就是发酵好了。案板上撒足够的干面粉，把发酵好的面放在上面充分揉匀、排气，揉成光滑的面团。面团切成两到三团，用擀面杖擀薄，擀成长方形。从下往上卷起，尽量卷得紧一些。案板上撒足够的干面粉，防粘。卷好之后切成大小均匀的剂子。蒸锅垫油纸，保持一定距离均匀地码上馒头（保持一定距离，因为蒸的过程中体积会膨胀很多）。开大火蒸 30 分钟。时间到后关火，不揭盖子再焖 5 分钟，然后就可以出锅啦！

制作心得：这款纯粗粮馒头富含维生素 B，因为主料是全麦面粉，所以特别有嚼劲，还透着淡淡的牛奶香，是营养与颜值兼得的一款馒头。

味道评价：虽然都是粗粮，但是馒头特别松软，越嚼越甜，越嚼越香，老人和小朋友都很喜欢吃。

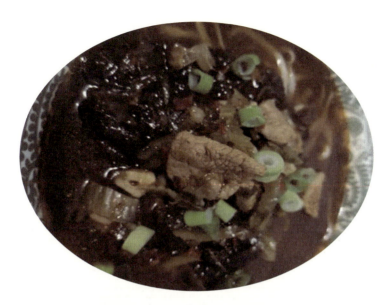

酸菜面、阳春面、荞麦面（18 法硕杨朔）

制作心得：作为一名西北人，几乎每天都离不开面食，泡面包装上的图片真的不是在吹牛，是自己在家就能做出来的美味哦！

味道评价：酸酸辣辣又清爽的牛肉面，有滋有味的阳春面和清口的荞麦面搭配肉和菜，不仅营养均衡，味道也好极啦！

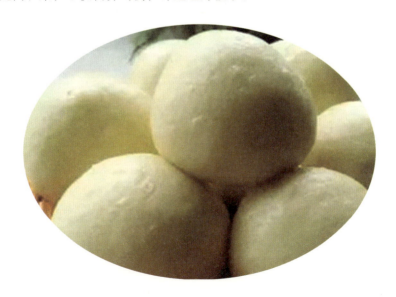

面食大展（19MBA 郎云峰）

制作方法：和面，揉面，醒面，做馅（馄饨，包子），醒发，成形，做熟……

制作心得：我曾经以为我永远都学不会面食，直到一场疫情改变了我。之前家里一直保留着面包机，因为我认为和面是一件漫长且学不会的事，所以保留面包机和面。居家隔离的日子冗长且无趣，看着别人每天发美食照片，手也痒痒。直到有一天，娃说妈妈我想吃荠菜馄饨……当妈的怎甘示弱，即使不会也要试一把！上抖音，找教程，买原材料，买工具（绞肉机），一切准备就绪，一切小心翼翼，生怕漏了关键步骤。还好，本人悟性比较高，所有尝试的种类都"遭到"好评。

背后故事：人间有味是清欢。每一个平凡的日子都值得认真对待。

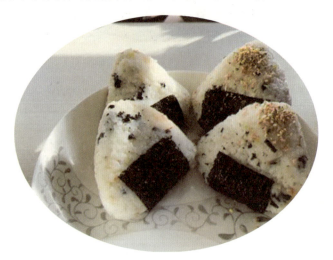

饭团（18 博士 3 班于欣）

制作方法：准备海苔、肉碎、米饭、味岛香松（海虾味）、香油等材料；米饭及少量香油加香松拌均匀，变成米饼，加入肉碎捏成三角形，辅以海苔包好即完成。

制作心得：宅家写论文的间隙做点爱吃的食物调剂生活。

背后故事：爸爸不懂该如何吃，用勺子按碎了吃的，毁所有！

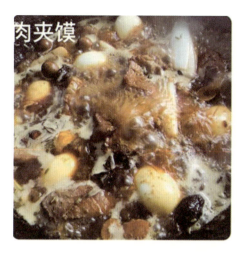
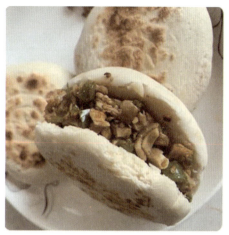

肉夹馍、糕类、油酥饼（19 税务谢冰）

制作心得：看着食物在自己手里产生化学反应以及等待美食出锅的过程很是幸福。

背后故事：记得小学街口有家卖肉夹馍的店，几乎每天放学都会吵着买一个，还有蛋糕店隔老远都能闻到香味，都是小时候的记忆呀！

千年农耕文明

中国人的精神土壤

米面之中是生活哲学

也少不了煎炒烹煮的菜系文化

相聚"云端"盼归期

——记社科 MPA2019 级集中二班线上主题班会

王哲

（发布日期：2020-04-30）

姹紫嫣红 春风拂面

假如没有这次疫情，我们现在会在哪里？

我们会坐在温暖明亮的教室里，和老师们纵论时事。

我们会在"中环一号大讲堂"的会场里，听先生指点江山。

我们会并肩走在小院的小路上，看海棠花星星点点。

……

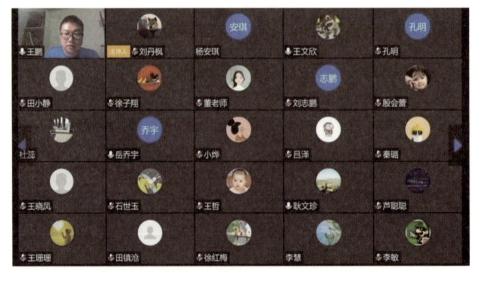

这一切却因突如其来的疫情而停留在去年初秋美好的回忆中。然而，没有过不去的冬天，当前疫情已不再肆虐神州大地，在"外防输入、内防反弹"的口号声中，举国上下都全力投入到疫后的复工复产复学中来。于是在班主任老师的号召下，小二班"身在五湖四海，心在集中二班"主题班会于 4 月 29 日 19 点 30 分如期上线，同时也有幸邀请到中心负责教学的董竞老师拨冗参加。

"一个都不能少"，是老师对这次班会提出的明确要求。所以班会的第一项内容是由班长王鹏对全班同学点名。"我在河北""我在北京""我在贵州"……随着屏幕和声音的开启，33 名同学依次问候，一个个熟悉的声音和面容从线上云端飘来，大家仿佛又回到了熙熙攘攘的教室，暖流随着电波向四面八方传递。随后班主任康芸烨老师在家中向大家送出了节日祝福，总结了疫情期间全班的学习和活动开展情况，言语中充满了深情与恳切，让同学们深受鼓舞。在此前亲身参与一线"抗疫"的李敏作为全班唯一一个湖北籍同学，用亲身经历的分享让同学们了解了湖北基层干部在疫情中如何用实际行动凝聚起万众一心的巨大力量，也用自己默默的努力和付出感动着全班同学。上学期因休学未能认识大家的王珊珊、张丹两位同学也分别介绍了自己的工作情况，让大家受益匪浅，同学们都表示希望下学期开学后可以加深认识。班会还特别设置了游戏互动环节——成语接龙和诗词飞令，同学们一时间妙语连珠，颇有推盏月下、吟诗作对的才情和豪迈，虽然五湖四海万里相隔，却依旧"疫"起笑对春风。之后，班长王鹏代表班委向全班做了简要的汇报和分享。自成立以来，小二班班委始终秉持"做有温度的班集体"的理念，为保障同学们更好的学习生活提供优质高效的服务，以后将会一如既往加倍努力，同时也向身处大江南北的同学们发出了号召，希望同学们克服困难和危机，珍惜在社科大的学习时光，努力学有所成。在班会即将结束的时候，董老师向全班同学提出了谆谆教诲，嘱咐同学们要好好学习、做好规划，及时与导师联系，关爱之情溢于言表。

北京刚刚宣布下调应急响应级别，"五一"小长假也即将到来。此次小二班线上重聚恰逢美好即将来临，相信今年疫后的秋日，大家小院再相会已经为期不远！

心语寄真情

关于疫情防控期间的学习生活的一些感想

刘润哲

（发布日期：2020-02-03）

庚子新年伊始，这场突如其来的新型冠状病毒肺炎疫情牵动着每个国人的心。尽管我们没有奋战在疫情防控一线，但我们无时无刻不在心系疫情中心武汉和奋战在前线的医务工作者，密切地关注着疫情动态，与一线工作者并肩作战。作为一名即将毕业的硕士研究生，我认为我们可以利用这段时间做好以下几件事：

首先，配合学校工作，保持良好心态。根据国家相关部门的部署，学校在第一时间实施了一系列疫情防控措施，最大限度阻断疫情传播渠道，以保障全校师生的身心健康。无论是留校还是居家，我们都要积极配合学校做好疫情防控工作，这是我们义不容辞的责任。同时，我们要保持良好的心态，可通过适当的娱乐活动调解情绪、舒缓压力。

其次，学会明辨是非，理性面对疫情。目前，疫情形势虽然仍较为严峻，但我们要有必胜的信心。网络社交媒体上信息繁杂，我们要学会判断和筛选这些信息，不信谣、不传谣，密切关注国家权威部门发布的真实信息和疫情防控举措；要主动向家人和朋友宣传防控知识，主动承担起一名研究生的社会责任。

最后，做到不负韶华，充分利用假期。要做到作息规律，合理安排假期时间，全面提高自身素质。即使居家不外出，也要积极开展学习工作。可通过线上的方式多与导师进行沟通，充分利用互联网学习资源，多阅读书籍和相关文献，做好学术科研工作，把这段时间当作一个厚积薄发的积淀过程。

　　牛顿当年正是利用躲避瘟疫的时间潜心学习，为他一生中的三大发现奠定了坚实的基础。或许不是每个人都能像牛顿那样，但我相信，伟大出自平凡，作为一名社科学子，面对这场疫情，我们决不能袖手旁观，要潜心学习，不断充实自我。在这段静心静思的生活中澄清目标，坚定方向，告别精神的匮乏，汲取奋进的力量。

　　这段时间以来，看到学校领导和老师们为了守护全校师生的健康，舍弃了本该属于他们休息和团聚的时间，我们学生也都看在眼里、暖在心里。最后，相信在全国上下的共同努力下，一定能够尽快打赢这场战役！

社科大是我们坚强的大后方

韩育哲

（发布日期：2020–02–13）

2月12日上午，我校文学系2016级博士生张娜娜、人口与劳动经济系2018级博士生何怡萱、媒体学院2016级本科生苗田田三名同学解除了医学隔离观察。校领导王新清、张树辉、张波看望祝贺，并送上鲜花和慰问品，叮嘱其继续遵守学校的规定，做好自我防护。

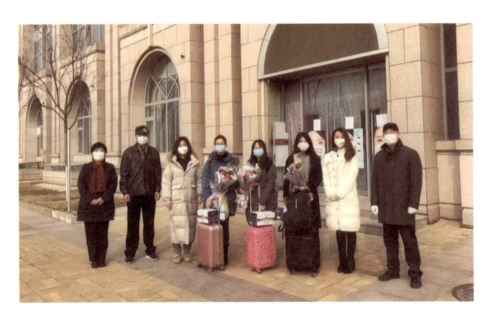

校领导王新清、张树辉、张波看望祝贺，并送上鲜花和慰问品

何怡萱和张娜娜是河南信阳人，信阳是河南的"南大门"，毗邻湖北，防疫形势严峻。"父母坚守在防疫第一线，担心因为工作原因，给我带来风险，总是尽量减少回家休息的次数，"何怡萱说，"为了能让父母后顾无忧地安心工作，在学校封闭校园前，我特别向学校提出了返校申请，获得了学校批准"。

张娜娜则是因导师工作调动至广州华南师范大学，她在那里进行博士论文的写作，"因身体不适，必须长期服用一些药，家乡回不去，药物也已吃完，不得不向班主任申请由广州返校"。

苗田田是辽宁阜新人，因为进入了公务员考试的面试，所以报了一个线下培训班。然而培训机构在接到北京市政府的要求后，于1月28日突然决定解散。"由于事发突然，我没买到回家的车票，无处可去的我只能打车回学校，"她说，"刚刚抵达西三环学区，漆亚林院长、杜智涛副院长、张初霞副书记、毕琳老师、班主任贺鸣明老师就通过电话向我询问情况，安慰我，并告知我，为了减轻西三环学区的压力，更是为了使我得到科学妥帖的照顾，要去良乡校区，接受学校统一安排。随即，我便在学校老师的帮助和安排下来到了良乡校区。学校很快为我安排好了住宿，而我则开始了难忘的隔离生活。"

三位同学因为不同的原因分别回到学校，她们感受到的却是相同的温暖和感动。在校南门，保卫处的老师对她们进行了身份核实、测量了体温，并对随身行李进行了仔细消毒后，把她们带到了南综合楼进行相关信息登记，从此开始了为期两周的隔离观察。老师离开前反复对她们讲："隔离期间不要有心理负担，有什么需求尽管向学校反映。"

隔离室是大床房，有卫浴、空调、电视和无线网络，一应俱全。每天7∶30会有老师轻轻地敲门将食物放在门口，一般有奶黄包、蒸饺、牛奶、鸡蛋和青菜等，十分丰盛。11∶30和17∶30，老师会准时将午餐和晚餐送到房间，两餐都是四个菜荤素搭配，外加苹果或香蕉等水果。安保人员例行每日为房间消毒，校医每日来询问体温情况，学校细致周到的安排，让日子过得规律惬意，可以专心地看书、写论文，并通过学校的专题网站和官微了解学校的疫情防控工作，学习专业的医学防护知识，跟同学们微信分享自己的切身感受。

隔离期间，王兵书记代表学校过来慰问，带来一箱矿泉水、一箱牛奶和许多水果，说了许多宽慰的话，班主任还帮助联系了学校超市，及时解决了日常所需的洗发水、肥皂、抽纸等一些日用品。

"刚开始，父母还很担心我，我拍了视频和照片给他们，他们十分满意，也很感激所有社科大疫情防控人员的悉心关照",张娜娜同学说。何怡萱同学每天都会和父母通电话,她说:"因为学校提供了很好的隔离环境,家里人并不担心我的生活,反而是我比较担心一线工作的父母。""虽然只有我一个人是西三环学区的学生,但学校还是派车并由老师专门送我回来,"苗田田感慨地说,"医务室的王大夫和西三环的老师们为我拎行李,送我回到宿舍,并耐心嘱咐我做好防护。学校老师真是除了家人以外最亲的人了。"

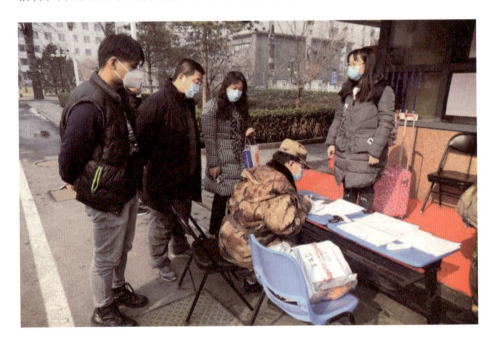

送苗田田回西三环学区办理入校手续

三位同学表示,解除隔离后仍会继续按照学校的要求做好自我防疫保护工作,并愿意现身说法,请大家不要掉以轻心的同时也不必紧张焦虑,越是这种时候越要保持冷静,不信谣,不传谣,做好自己的防护,以力所能及的方式为战胜疫情贡献自己的力量。

为学校防疫工作点赞

朱旭旭

（发布日期：2020-02-14）

在我还在犹豫要不要回家过年的时候，疫情防控的形势已经十分严峻了，但我并没有感到害怕。社科大第一时间成立了疫情防控领导小组和工作指挥部，学校物业很快建了"留校学生群"，校医院王小斐医生为大家送来免费的口罩和体温计，学校保卫处开始给每一位进校门人员测体温、登记行程……学校出台的一系列防控举措又让人觉得无比安心，让我们在学校可以安心读书、写论文，比回家更加充实。我决定退票，留在学校过年。

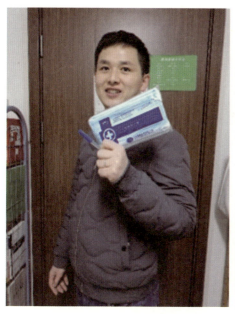

第一时间拿到免费发放的口罩和体温计

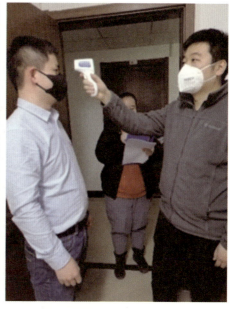

公寓办老师不定期检测大家体温

　　紧接着学校疫情防控工作相关通知通过学院各个微信联络群发布出来，公寓楼里也张贴了重要通知和提示。学院第一时间开始统计大家的相关信息，班主任王立恒老师和马克思主义学院党总支书记李楠老师还专门给我打电话询问在学校的情况。李楠书记还叮嘱我们在学校不要惊慌，不要随便外出，有什么困难和想法及时与学院沟通。同时，学院也委派了李小伟老师、胡筱琳老师分别建立联系群，及时与我们沟通在校期间的防控防疫信息和学习情况，随时通知学校、学院的各项事宜并反馈上报我们留校生的情况。

　　为了保证大家的学习生活条件，学校食堂在加强消毒工作的基础上，还为我们准备了免费的营养鸡汤、水果、酸奶等，以加强营养、增强抵抗力。同时，公寓办的老师们也加强学生宿舍管理，每天到宿舍给我们量体温，确保防疫工作零遗漏。

　　张政文、王新清等校领导和众多值班老师每天战斗在一线，与同学们在一起，给大家真切的关怀、慰问和鼓励。就在前两日，王兵副校长还到公寓楼看望大家，关切地询问我们的寝室疫情防控情况和学习生活情况。学校对疫情防控的周详安排，以及领导和老师们的关怀照顾，让我能够在充满关爱的氛围中安心学习。这使我无比庆幸自己选择留在学校。

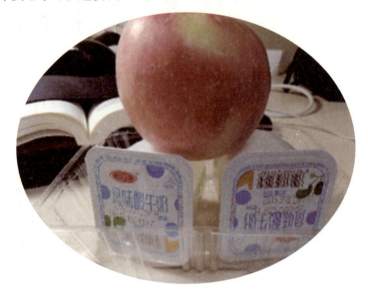

每天都有免费的酸奶和新鲜的水果

　　作为春节留校的一名学生，我确实感觉到学校防疫工作中的管理工作有力度、有温度，把防疫工作做得非常走心、入心、暖心，由衷地为学校的各项防疫工作点赞，向春节期间在工作岗位上默默地为我们留校学生服务的各位老师道一声："辛苦了，谢谢您们！"

感谢你，我的老友

高颖

（发布日期：2020–03–20）

编者按：在中国人民众志成城抗击疫情期间，援外研修班各国学员纷纷表达对我们的牵挂以及对中国的支持。他们是朋友，是家人，危难时刻与我们休戚与共，风雨同舟。在中国的研修经历既是他们思想成长的经历，也是对中国友情升华的经历，更是一次终生难忘的经历。这一切，都离不开每一位援外工作者的辛勤付出，离不开热情、友善、专业的援外团队。这个团队既有全职工作人员，更有一支由本硕博学生组成的朝气蓬勃的实习生队伍。今天，我们来听在读博士生高颖的讲述，她与巴勒斯坦老友的故事。

在时下正经历的这场抗击疫情攻坚战中，医务人员、各行业工作者还有远在异国他乡搜集口罩、防护服等医疗物资的同胞们都在为这场战役默默付出着。疫情刚爆发的那段日子里，眼看着疫情地图上的颜色由浅变深，派往疫区的医务人员越来越多，小区也加强了管控，我心中倍感压抑。每天醒来的第一件事就是浏览新闻了解疫情的最新进展，新年愿望也变成了希望疫情快快过去，一切回归正轨。

一日，当我在浏览一则则疫情新闻时，一条微信消息弹出。这条消息来自希沙姆先生，他是一名巴勒斯坦人。在微信中，他像往常一样亲切地问候我，向我了解国内的情况。得知国内发生疫情之后，他安慰并鼓励我"强大的中国很快就会打赢这场'战役'"。此后，每隔几天希沙姆先生就会跟我联系，了解我们抗击疫情的最新进展，关心兄弟姐妹的健康并祝愿一切顺利。每当看到巴方媒体关于中国抗击疫情的好消息，他还会跟我分享并再次鼓励我，语气中皆是对中国的赞赏和肯定。

他对我们的关心和问候，我无法用简单的语言一一表述出来，所以将聊天记录附上，里面的每句话都那么温暖人心。

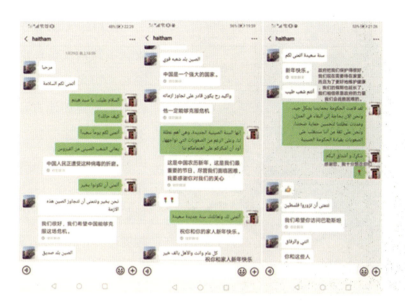

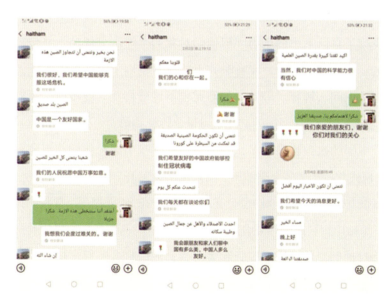

　　我与希沙姆先生相识于两年前的一次援外项目中。2018 年 9 月，在西亚非洲研究系读硕士的我有幸在学校承办的"2018 年中国—西亚地区共建'一带一路'治理能力研修班"援外项目中实习。彼时，希沙姆先生正是我负责对接的巴勒斯坦政府官员。除了他之外，同行的还有纳依尔、阿麦尔、法迪、纳苏尔和伊玛德先生。

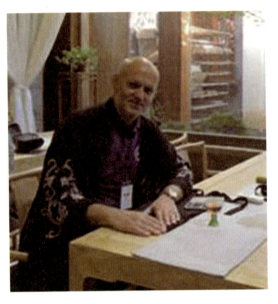

希沙姆先生

在相处的 20 余天里，我收获了跨国友情，也获得了成长。初来北京时，他们有许多不适应的地方，比如水土不服、旅途劳顿、不知如何获取酒店的相应服务等。作为一名实习生，我尽量满足他们的需求，让他们能在中国度过美好的时光，更想让他们通过我的言行举止了解中国人民的友好与热情，以便给他们留下个好印象。所以，一开始我给了自己不小的压力，但他们对我的工作十分体谅，并包容着我的些许不足。由于口音问题，我有时并不能很清楚地了解他们的诉求，但他们会很耐心地询问、解释、等待，不催促也不过分打扰。慢慢地，我们逐渐熟络起来，交流的话题从两国的文化、习俗、传统到语言、文字、美食。其间，他们夸赞中国的次数越来越多，他们也经常感叹中国与他们的想象有多么不同，多么现代化，北京多么美丽，中国人民多么友好。他们都是第一次来中国，每一位都很友善且热心，他们也会在我们困难的时候搭把手，帮我们提行李、搬东西。每每出行，遇到想要合影的中国人，他们都会亲切地搭肩合影留念，中国人会对他们说的"你好"竖起大拇指，他们也会竖起大拇指并加上一句刚刚学会的"我爱中国"。

在培训期间，除了专家讲座外，研修班还安排学员赴四川省成都市和绵阳市进行实地考察，了解中国地方经济发展和社会治理情况。在绵阳考察期间，接待方绵阳市政府安排我们前往北川考察汶川大地震遗址和灾后重建情况。那是一次永远难忘的经历。

那天，伴随着蒙蒙细雨，我们的车停在了北川老县城遗址的入口。刚下车，讲解员就指着对面说："那就是曾经的北川中学。"我顺着手指的方向望去，那里是碎瓦砾堆积成的一片平地，一条河从前面流过，谁能想象那里曾是书声琅琅的地方？地震发生的时候，我还跟那个学校里的学生们一般年岁，如今十多年过去了，那个学校里的很多学生却已经与我们天人永隔。2008年，稚气未脱的我从各类新闻媒体报道中感受到地震的威力。而那次真正走在那片土地上，看着倒塌的楼房、路边几步一个的祭奠处和纪念碑旁的黄白菊花，万分伤痛涌上心头，我的视线一直都是模糊的。身旁的巴勒斯坦朋友们也眉头紧锁，法迪站在我旁边，对我说："我知道，你这时候的心情一定很悲痛，虽然我不是中国人，但我跟你一样，十分难过，我不敢想象当时的中国人经历了什么。"说完，他拍了拍我的肩膀，示意我打起精神来。纳苏尔一直在拍照，我问为什么，他说："我要把这些照片带给家里的孩子们看，给他们讲这里的故事，告诉他们中国人民有多么勇敢。"远处的纳依尔站在派出所遗址前，一直注视着公告栏中失踪人员的照片，默不作声。我们在细雨中走过老县城坍塌的派出所、居民楼和超市，共同在纪念碑前默哀，寄托我们对逝者的哀思。在纪念馆里，讲解员向我们更详细地讲述了曾经每一个瓦片下发生的故事，外国友人们哭了，我能看到他们喉头的哽咽，我身边的老师们也不断抹着眼泪。参观结束，我们都无法从悲伤情绪中走出来，当我们再次回头看北川老县城，它已经渐渐模糊在视线里了。返程路上，巴勒斯坦朋友们跟我们交流，他们说那场地震给了他们太大冲击以至于他们内心久久不能平静，同时他们感叹在地震中强大的中国政府付出的努力和英雄的中国人民展现出的团结、互助、牺牲和奉献精神，他们为逝去的生命感到惋惜。在那短短的一天里，我深深地感受到巴勒斯坦朋友们的心与我们紧密相连，他们都那么善良，那么友好。

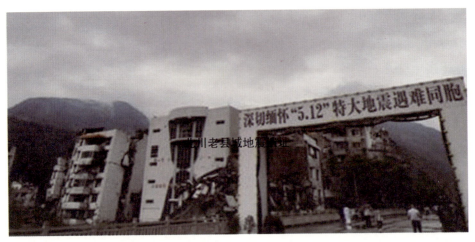

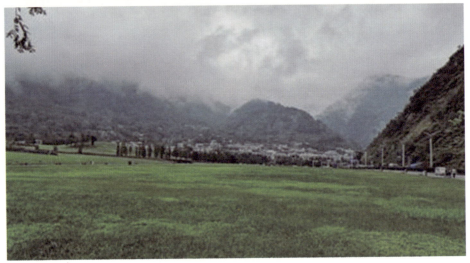

细雨中的北川老县城

在北川老县城的参观经历让我真切地感受到巴勒斯坦友人与我们亲如一家，我们之间不再有国籍之分，就像家人一样相互关心，互相帮助。如今，在新冠肺炎疫情中，巴勒斯坦老友送来的问候让我们再次感受到了家人的温暖，就像冬日的暖阳。疫情虽冷，但人心不冷。省对市支援湖北，千军奔赴疫情一线；国与国守望相助，援助物资分批运抵。抗疫前线有温暖，后方有感动，我们正亲身体会着什么是"患难见真情"。问候简短，但情意绵长。亲爱的朋友，是你的关心和鼓舞使我们满怀信心，奋勇向前。

感谢你，我的巴勒斯坦老友。感谢你，一直关注并支持着中国的外国友人。病毒无情，人间有爱。让我们一同携手战胜疫情，共沐"春"风！

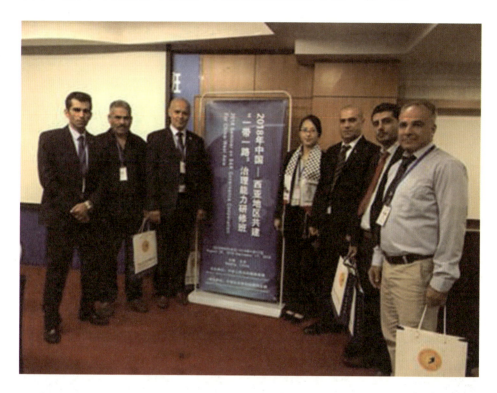

与巴勒斯坦学员合影

青年谈说 I 我在"云"动会

颜钰杰 宋天真

（发布日期：2020-04-26）

4月3日，一场盛大的运动会在云端召开，托球跑、赶猪跑、仰卧起坐、手机颠乒乓球、平板支撑、跳绳等各项运动纷纷上线，与会者在自家客厅、卧室、阳台、田间地头等人员分散安全区通过 Zoom、快手、B 站等平台直播参会。这样有新意的运动会，你来看了吗？

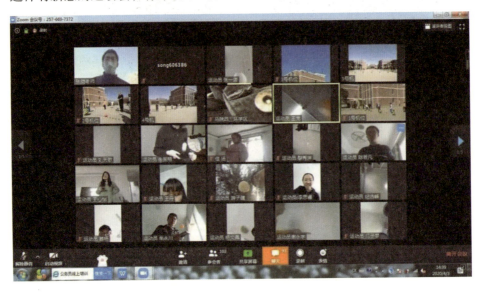

@ 乐愚

我参加了男子一分钟跳绳项目，成绩不是很理想，但是感觉很快乐。运动对我们有益，运动会带动了我们去运动。

观看的时候觉得很有趣，尤其入场式运动员入场打招呼的时候，感觉非常有意思。观赛效果不错，再加上 B 站强大的弹幕功能，给运动会的直播增加了很多乐趣。

总的来说，我觉得这次运动会举办得非常棒。赛场井然有序，线上线下高质量互动。运动会也给我们紧张的学习生活带来乐趣。支持学校继续举办类似的活动。也希望疫情早日过去，早日复学，早日回到亲切的小院。

@ 蓝天白云操场

云端运动会在昨日顺利结束，回望，我发现云端运动会已然成了每个周五下午的快乐源泉。各位运动健将跃然屏幕，展现自己的强大体魄。从风趣幽默的主持，到积极参与的老师同学，云端运动会在老师同学们的共同努力下顺利举办，让这个特殊的春天又多了一分暖意和精彩。

看到老师做俯卧撑的时候痛哭流涕，自愧不如，我暗暗下决心一定要好好锻炼身体，希望有一天也能带上我的八块腹肌参加如此精彩的运动会。

不说了，下学期准备直通轮滑班。

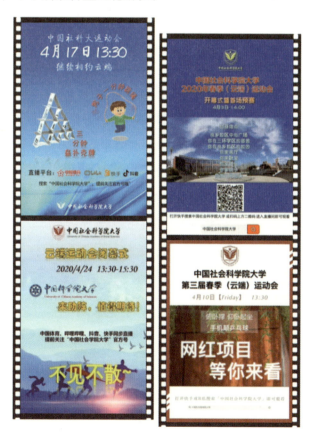

图片来自中国社会科学院大学官方微信

@BALG

我观看了一部分，主要看了颠乒乓球的比赛，觉得很有趣味性。线上观赛很新奇，足不出户就能看到天南海北的老师同学进行运动比赛，省时省力，像看网络直播一样有趣。就是好像画质有点不太行（狗头保命）。这次云端运动会真是别出心裁，学校开脑洞，把技术和体育结合起来，打破时空限制，也是一种创新。

@ 举个栗子

我观看了开幕式后的教师运动会和颠乒乓球大赛。对颠球比赛的规则印象深刻，到底是哪个小机灵鬼想出了用手机颠球啊！当时满屏幕都是砰砰砰的声音太洗脑了！毕竟学校第一次举办云端运动会，有点儿缺乏经验。画质喜（感）人，收音也不大好，开幕式也比较简单。但是瑕不掩瑜，老师同学们的精彩表现让我觉得整个运动会办得非常成功。

@ 王小球他爸

我没有参加但是观看了。虽然不能在场，也没有了那种传统运动会人头攒动的热烈场面，但是有老师的解说，运动会非常有趣（有梗），所以还是挺好玩的。另外，在项目设置上面也真的是相当符合"趣味"这样的主题了。

云上运动会在非常时期体现出了人文关怀，如张树辉副校长颁奖时说，所有的选手都应该站在最高领奖台上，但是因为要保持距离就没办法了。

这样的活动一方面有利于提高我们学校的知名度，另一方面给了同学们一个关于学校的可以讨论的共同话题，在疫情期间多少弥补了不能回校的遗憾。

一个绣工精细，一个才情横溢

李新磊

（发布日期：2020-04-27）

师：疫情宅家期间，有志于成为一名优秀汉教人的你们解锁新才艺了吗?

彭：我自学了刺绣，学刺绣的感觉真是妙极了。

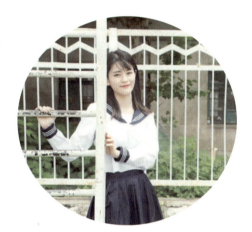

彭园园

杨：我学会了陶笛、秧歌儿，还捡起了两年前学过的古典舞。

师：我知道你们都在为传播中华文化、讲好中国故事努力提升自身才艺。你们准备好一展身手了吗?

合：来吧！我们准备好啦！

彭：以前陪妈妈看电视时，无意中看到了《指尖上的传承》这一纪录片。自那时起，我便深深地迷上了苏绣。

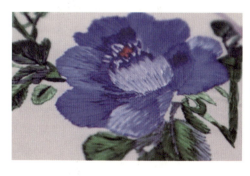

苏绣（一）

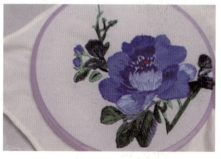

苏绣（二）

苏绣是四大名绣之一，以精巧素雅著称于世。刺绣匠人们以针代笔，以线代色，将心血留在每一件丝帛上。每每看到这些作品，总会有一种情不知所起，一往而深的感觉，由此引领着我走进刺绣的世界探究一二。

初学时，跟着视频，总是掌握不到要领，拆了又绣，绣了又拆。看了很多初学者的经验帖后，我决定从模仿开始，从最简单的基础针法学起，遇到不会的就反复看视频。沉下心来，反复练习，竟也慢慢地有了些感觉。一张白绢，一团彩线，最终合二为一。第一幅完整的作品呈现在面前的感觉真是妙极了。

杨：选择要学习的才艺时，陶笛优美的音色和小巧别致的造型吸引了我。它状似潜艇，有哨口，通常用陶土烧制而成。它音色优美，小的声音清脆嘹亮，大的声音低沉婉转。

听，是陶笛。娓娓道来，有小桥流水般的美好；清脆婉转，有春风拂面般的舒适；淡然优雅，有蓝天白云般的默契。

在河北，秧歌儿是一种极具群众性的民间舞蹈。在妈妈的指导下，我学会了秧歌儿的基本步法及节奏变换。我喜欢这种热烈鲜艳的颜色和节奏，我想一名合格的汉教人更应该具备这种热情与活力。而古典民族舞，则舞翩跹，情缱绻，意缠绵。我喜欢它所反映的优雅的中华神韵，我喜欢它所代表的绰

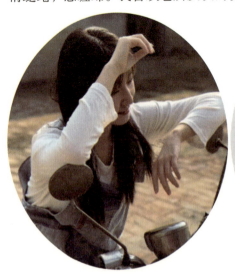

杨鸿静

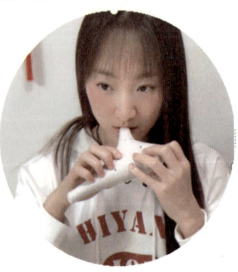

杨鸿静吹陶笛

约的民族风姿。

　　看，热情似火、质朴无华的秧歌儿，那神韵柔美、细腻婉约的古典舞，恰有一番水的轻柔与火的热烈交融之盛景。

致问候在春光里涤荡，当怀念在暖阳中寻常

高寒

（发布日期：2020-04-11）

国内疫情期间，收到来自多国朋友的问候，心中充怀感动与回忆，本应年后即返校完成论文终稿的我，因疫情原因仍滞留家乡，借此机会拙述往事，一是对仍然记得我的众多外国友人表达感谢，二是祝愿大家共同安度此次危机，三是对美好又深刻的援外项目实习工作于我之总结。

过客挚友来去时，端始照会心念之

2015年10月首次参加援外项目实习工作，至今难忘第一次去机场迎接来宾的忐忑心情。此前没有参与过外事活动的我，在T2航站楼的到达铁栏杆旁举着姓名牌子，像个即将奔赴战场的孩子，不停纠结于见到来宾第一句话应该说些什么。后来知晓，这是一个新旅程奇妙的开端。

Ibrahim先生来自尼日尔，惭愧的是当时的我除国家名字外几乎对友邦概不了解，故而在去机场的路上我一直在查询相关信息，得知尼日尔的官方语言是法语。虽然知道英语是国际通用交流语言，我仍担忧我们的沟通是否能够有效。见面后发现自己多虑了，或是因为英语本就不是双方各自的习惯语言，对于日常用语都可以用相对简单的词汇交接，沟通交流非常顺畅。自尼访京的飞行时间超过16小时，中转时间要5个多小时，我感叹于两国人员研究交流之诚意。来自尼日尔的先生对我的帮助是我其时对于陌生工作的重要强心剂。

Ibrahim年过五十，是尼方的高级官员，作为接待方的工作人员，本该负责尽量满足对方的需求与疑问，但有趣的是在包括未来十天他的整个在华期间，多数时间都是我在向他讨教问题，我对非洲大陆的好奇不断，文化政策、

风土人情、宗教信仰、能源基建，甚至到生活习惯、两性关系等，Ibrahim 友好而耐心，对我的各种问题悉心解释，见多识广的外宾会在我表示惊异与不理解时以多地区现象作为比较因素向我描述，我常怀感激。在短暂的十天里，利用少有的空闲时间，我介绍了我在京工作的朋友给他认识，一起吃饭逛街，讨论家长里短，也有争论于不同文化下的诸多价值观异同，结下了短暂而深厚的跨国友谊。他离京前我犹豫良久，表达了不知能否再有机会见面的遗憾，他跟我讲了一句很长的话，大概是"人本过客来无处，休说故里在何方"的意思吧。

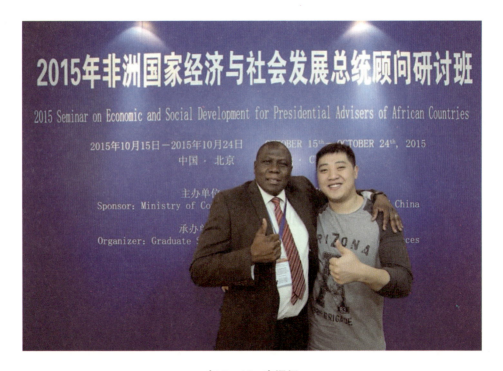

与 Ibrahim 在课间

天涯相远言无尽，咫尺欢谈两心知

2016 年 4 月，通过援外项目工作，我结识了来自阿富汗的四位同龄朋友。在返回接待酒店的路上，其中一位叫 Ali 的朋友问及我的所学专业，Ali 得知我其时刚获哲学硕士学位后，他很兴奋地聊起了柏拉图的"理念"问题，我颇感惊讶，我们本就年龄相仿，很快就成了好朋友。

有趣的相处过程开始于他们抵京的第一晚。傍晚时他们给我的房间打电话，想请我帮忙随他们一起去购买 SIM 卡，我去他们房间造访时，正遇其中两位在做穆斯林礼拜，应是每天五次中的"昏礼"，在日落之时身着洁净白衣，口念宣礼词进行。我向另外两位询问我是否需要在房外等他们，因为我并不清楚是否有不合适的禁忌，也不知礼拜的具体时长，不过他们表示我无须有所顾虑。去商场的途中，我本以为他们会就刚刚我看到礼拜过程，跟我讲述穆斯林信仰的相关文化和宗教优势，但他们并没有谈及这方面话题，一直在咨询他们作为异乡人在中国需要注意的礼节，我们的饮食习惯与研修班日程问题。

可能因为这次很简单的交流，在其后的日子里，我们相谈甚多。恰逢其中一位生日在研修班日程内，援外工作组专门为他准备了庆祝仪式与蛋糕，这件事他后来多次邮件联系我们都提及并感激，身在他乡时这种细微之处的关怀似乎更胜于程式化的帮助，溢于言表的欢愉虽然跨越民族与国界，可以真切体会到。

在去厦门考察的途中，我与其中一位朋友相邻而坐，印象深刻的是当天早上，看到了关于阿富汗首都喀布尔塔利班爆炸袭击的新闻推送。我很迟疑要不要关心问候一下，类似事件对于深处和平环境成长的我有些遥远，很难感同身受。于是我先聊了有关社会稳定方面的话题，他似乎知道我想表达什么，然后向我诉说了他们生活中有关恐怖活动的基本防范措施与情况。那次谈话对这位朋友可能很平常，但我却记忆犹新，他在表述时眼底里时而出现的悲伤，话语中担忧有损形象的犹豫，我是可以感受到的。

临别之时，Ali 谬赞我的工作负责，可惜相逢时间短暂，作为同龄人我们还有很多关于生活的畅想、理论的见解没有更多机会及时沟通，所以交换了联系方式，时至今日我们始终在微信和邮件中相互问候，也会讨论一些哲学问题，很庆幸能有这几位同龄友人。

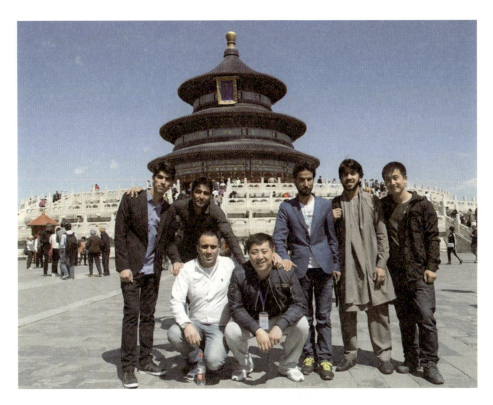

与四位阿富汗朋友，巴勒斯坦朋友（前排左），摄影师井泉（后排右一）于天坛公园

古都新茶斑驳影，月走星奔故人情

此后我参与了多个援外项目的实习工作，比起 2015 年年底的紧张与担心，更多了一些经验与从容。

来自利比里亚的 Henrique，比我小一岁，在利比里亚政府部门工作。在 2016 年 5 月的"非洲国家经济与社会发展总统顾问研讨班"，我们相识。Henrique 是个自信而努力的朋友，在京期间我们聊了很多话题，在对学业和生活的追求方面，很多次聊天他都激励了我。2016 年他回国后，咨询我关于中国高校研究生的情况，包括一些针对留学生的新政策，我们一直在微信上保持联系，2017 年他成功申请到了中国人民大学的留学硕士名额，再次来到北京攻读硕士研究生。

于是 Henrique 成了我在援外项目工作中认识的朋友里，直到今天见面最多的一位，有共同时间我们就会在京小聚，他的学习能力和适应能力都很强，我们也会互相介绍各自新的朋友。去年夏天他的硕士学业顺利结业，我去人大校园为他送行，没有离别的伤感与唏嘘，只有对于这段跨国友情的美好回忆和憧憬，我答应他一定会去利比里亚探望他，希望这个愿望早日实现。

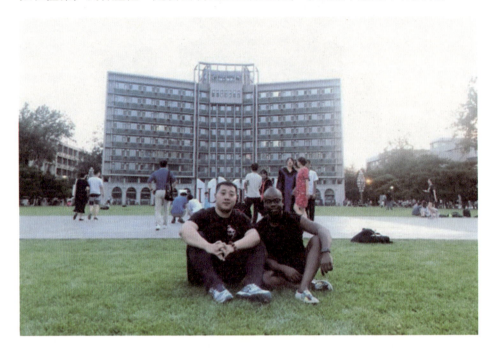

与 Henrique 在人大校园告别

听琴何须对君坐，山人野阁逍遥风

2017 年的"塞拉利昂智库学者研修班"是双边项目。陪 Thomas 一起去看牙医的经历我记忆犹新。结业前一周他的牙髓发炎，疼痛难忍，我从工作组的医药箱里给了他 6 片阵痛药，叮嘱他最多剂量是每日两片，结果第二天去房间探望发现他把 6 片药都吃了依旧痛得说不出话。去附近医院问诊后，医生说他的治疗需要分多次进行，等 15 天之后再来复诊，Thomas 表示 7 天后他就要回国了，他担心塞拉利昂国内的诊疗难以和现在的初步措施相匹配，结果我们在 6 天后他临回国前到医院，与医生再三沟通后提前进行了简单手术，好在通过后续的联络，得知他的牙痛至今再没发作过。我与塞班的许多朋友至今仍保持着长久的友谊。Ncolas 与我时常联络，随着这次疫情的阶段变化，他都会问候我是否安康；Jalloh 在京时，我们聚餐，他对中国历史的了解程度令我诧异，包括有关改革开放的历史进程及其国际原因，比我深刻许多，可惜他再次来北京参加项目时我没有在京；我的同龄人 Sai，他的父亲已近 120 岁高龄，当时我的惊异之情相信大家亦可理解。

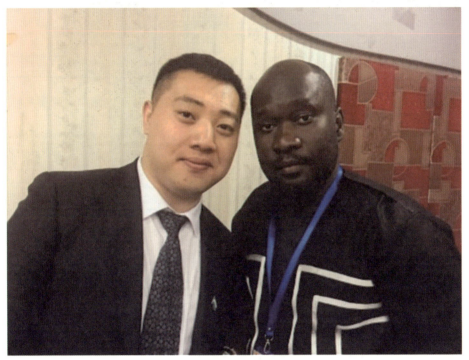

与 Nicholas 在结业典礼

欲览高山侧平原，鸟瞰平原距山巅

来自老挝的 Kai，是在 2017 年 7 月"发展中国家社会保障及社会福利官员研修班"认识的朋友，接机当天因天气原因航班延误了近 5 小时，在机场接到他们已时近破晓，虽然双方都拖着疲惫之躯，Kai 却不断向我表示抱歉，抵达宾馆后让我尽快休息。后来在相处过程中，她给我讲了许多老挝的风俗文化，我本以为与其他合作国家相比，中老两国相距不远应该诸多生活习惯相同，但其实仔细观察就会发现，就连我们工作团队这些来自各省市的实习生们，也都有生活习惯上的大不同，不同地区文化差异的相互交流，也是援外工作最令我向往的原因之一。

我与 Kai 也一直保持着联络，经常会互致问候。2018 年，Kai 再次来北京参加项目，匆忙之间我们见面吃了一次饭，虽然短暂但很愉快。

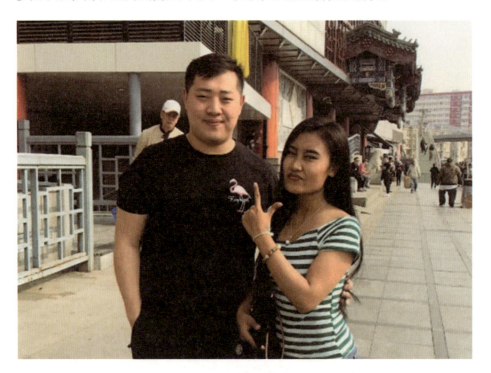

与 Kai 在京短暂见面请路人拍摄

在此之后，我步入了下一阶段的学业，便再没机会参加援外项目实习了，但每次看到蒸蒸日上的项目进展的相关消息，却也如同自己仍在其中一般，心怀荣耀。可能对我来讲，早就将这份实习工作当成了自己的第一份事业，那个 "Flamingo" 的名字再次被大家呼出时，依然会满心欢喜，激动不已。

社科税务学子居家战"疫"之快乐充实的每一天

王哲

（发布日期：2020-05-12）

编者按：自疫情暴发以来，社科大税务硕士教育中心全体师生，严格按照国家规定和学校要求，居家战"疫"，做好自我管理。2019级税务班全体同学认真做好线上学习的同时，也利用课余时间丰富自己的居家生活。让我们一起来看一看他们的云端学习和居家战"疫"风采吧。

你若安好 便是晴天

每天早晨6点，班主任宋涵老师的问卷星打卡准时开启，她除了关心同学们的身体情况，也会跟同学们聊聊家常，说说心里话。

本周课程安排：5月11日上午《避税与反避税》；5月12日上午《税务案例专题研究》；5月12日下午《税务筹划》；5月13日上午《税收实务专题讲座》；5月14日下午《税收争议》；5月15日上午《国际税收》；5月15日下午《税务研究与写作》。

早餐时光

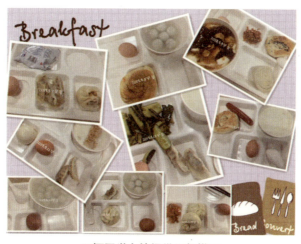

王颖同学友情提供早餐搭配

师生相约又红又专的讲座课

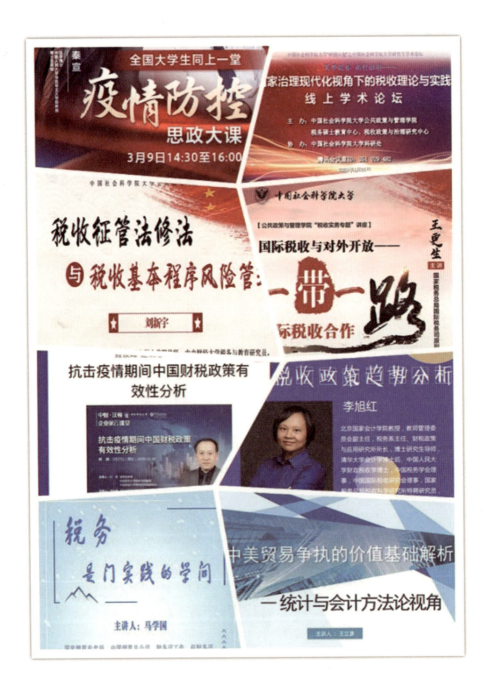

午餐时光

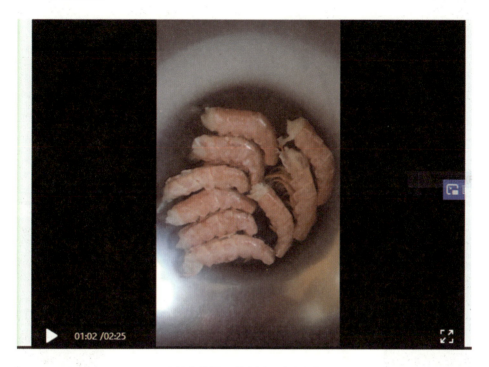

班长李俊霖同学直播"烧大虾"

师生相约精彩绝伦的专业课

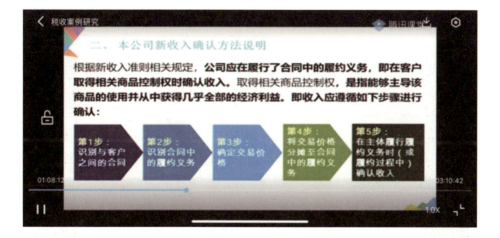

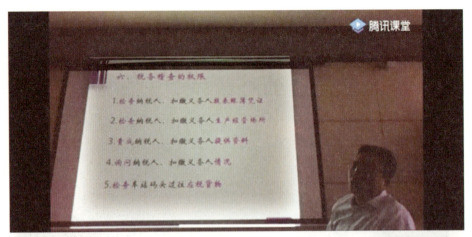

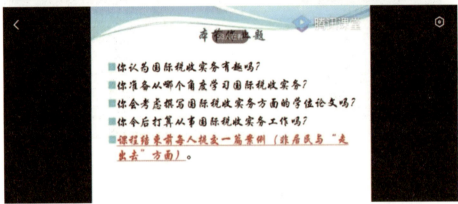

晚餐时光

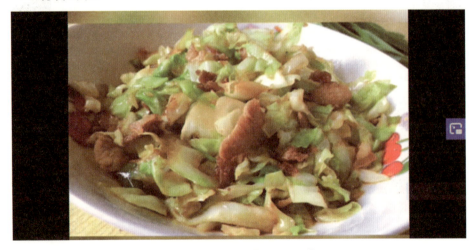

邢军震同学分享"最美四月天"

后　记

回看与新冠肺炎疫情斗争的日日夜夜，确实如同一场人民战争，而这期间，高校阻击疫情的斗争，又是一个个特殊的战场。大学在战疫过程中，完成了战疫任务，提升了治校能力，历练了管理队伍，体现了人文关怀，发挥了社会责任，凝练了校园文化，也把这场特殊的战役，上成了一堂生动贴心、参与度广、抬头率高的思政大课！为了记录社科大人在战疫过程中的骄人战绩、感人时刻、动人故事，校指挥部有了编写这部《高校责任的勇毅书写——中国社会科学院大学疫情防控特辑》的想法。

知易行难！编写组的同志们要在庞大的文件、简报、报道、照片、海报、文学作品等中，选取最具代表性的内容，重新分门别类、编辑整理、精要简化……开工容易收工难，编撰工作一经启动，参与工作的同志们几乎傻了眼，内容实在是太多了！大家没有被困难吓倒，战斗在一线的战疫英雄和师生员工的壮举激励着他们。当然，这些同志也是学校战疫工作和其他重要岗位的一线战士。他们耗费了大量的心血，绝大部分工作都是在工余完成。经过9个月的不懈努力，合计编纂了1200页，1100千字，众志成城、文以载道、成风化人三部特辑终于呈现在师生面前。它们真的堪称是学校疫情防控指挥部权威档案、校园战疫逆行者风采录、全体参战人员纪念册！

社科院领导王京清、高培勇，大学校长张政文，欣然为本书作序，表达了社科院和大学对这部特辑编撰工作的关心与支持。编委会和编写组在这里真心感谢各级领导的关心，多个部门的支持，感谢光明日报出版社的鼎力支持。

鉴于编者水平有限，加之入选作者众、类别广、篇目多，难免出现编辑不妥乃至不当之处，在此表示歉意，敬请作者和读者见谅。希望本书能够成为思政学者和实际工作者案头的一本可以随时翻看的工具书、参考书，能够为大家更高质量的思考和探索提供有益借鉴；也希望本书是一把钥匙，帮大家打开回忆那段难忘的日子的闸门，这是一个真挚的敬礼，致敬所有为了人类的生命健康而奋斗的勇士。

张树辉

2021 年 5 月

社科思政文库

高校责任的勇毅书写

——中国社会科学院大学疫情防控特辑Ⅱ

文以载道

张树辉 ◎ 主编

光明日报出版社

疫情防控指挥部权威档案
校园战疫逆行者风采录
全体参战人员纪念册
教育部思创中心思政文库
学校重大科研专项成果

　　本书的部分篇章和内容是教育部高校思想政治工作创新发展中心（中国社会科学院大学）2019年重点项目"中国社会科学院思想育人、学术育人、文化育人研究"（19SCZD01）、2020年重点项目"疫情防控中高校宣传思想与舆情引导研究"（SCYJ002）以及中国社会科学院大学校级重大专项"公共卫生突发事件治理研究"方向立项课题"高校重大公共卫生突发事件长效应对机制建设研究"（2020-KYLX02-01）的研究呈现和阶段性成果。受教育部高校思想政治工作创新发展中心（中国社会科学院大学）资助。

目　录

CONTENTS

战疫实录 ·· 001

媒体关注 ·· 215

不断落实落细防控新型冠状病毒肺炎工作 ···················· 216

扎实做好新型冠状病毒肺炎疫情防控工作 ···················· 217

我们在学校　我们在工作 ···································· 218

尽职履责　严控疫情　做好校园保卫工作 ···················· 220

情系武汉　共克时艰 ·· 224

一堂特殊的"感恩课" ·· 227

中国人的故事 I 防疫战场，普通人点亮"平凡之光" ·········· 230

最美"逆行者"：奋战在社区防疫一线 ························ 238

疫情防控，望京校区在行动 ·································· 240

多渠道协同办公　想学生之所想 ······························ 243

叮咚！宅家防疫，你收到几条来自社科学子的新信息 ·········· 246

发挥离退休干部"压舱石"作用　打赢疫情防控阻击战 ·········· 250

做好学生工作　携手打赢防疫攻坚战 ·························· 251

凝师生情　举全校力　坚决打赢疫情防控阻击战 ·············· 254

三棵树下的坚守 ·· 257

高校接力致敬，表达首都师生决胜"战疫"最强音 ············ 260

爸爸妈妈放心吧，我等你们凯旋 ······························ 261

15 天后，我走出学校的医学隔离观察室：一位湖北女生的返校隔离日志 264

首都高校在行动 I 编写"段子"、创作动画，致敬战"疫"一线 ······· 268

首都高校在行动｜中国社科院大学传递战"疫"正能量 ········· 271

高校打赢防疫战靠制度也要有温度 ···························· 275

抗击疫情，首都高校辅导员在行动 ………………………………… 276

"手拉手，共战'疫'"，大学生志愿者服务医护人员家庭 ………… 283

北京高校新闻与文化传播研究会汇集首都高校战"疫"好做法 … 286

认真协调，妥善安排，确保赴牛津访学学生回家 ………………… 290

社科大图书馆疫情期间汇总推送免费数字资源 …………………… 292

青山一道同云雨　与子偕行共征衣　中国社会科学院大学关怀慰问疫情

　　防控一线员工 ……………………………………………………… 293

沉下心、扑下身，誓夺双胜利 ……………………………………… 295

再部署，再誓师　中国社会科学院大学号召全校师生誓夺战

　　"疫"全面胜利 …………………………………………………… 299

做健康卫士　守一方净土 …………………………………………… 303

有担当！这些高校学子志愿奉献，不做战"疫"局外人！ ……… 306

党的领导是打赢疫情防控阻击战的根本保证 …………………… 312

全国各高校出实招助力湖北籍师生战胜疫情 …………………… 315

致敬！北京高校里"逆行"的白衣天使 ……………………………… 318

高校师生"战疫"中唱响时代好声音 ……………………………… 325

他们默默守护三千八百万大学生 …………………………………… 330

抗击疫情　高校在行动 ……………………………………………… 333

离退休党员踊跃捐款，助力疫情防控 …………………………… 336

用青春热血践行志愿初心 …………………………………………… 337

中国社会科学院大学疫情防控"五心"举措温暖校园 ………… 343

远程辅导！社科大学生给武汉医务人员子女当"家教" ……… 347

奥利给！"云"实验、线上读书会　高校开启硬核"云"学习 … 349

远隔重洋　挂念"家的港湾" ……………………………………… 355

"中国为各国共抗疫情作出了重要贡献" ……………………… 357

同心同力同上阵　打赢防疫攻坚战 ……………………………… 359

首都大学生战"疫"显担当 ………………………………………… 362

团旗下汇聚青春力量 ···· 366

动足脑筋　给足政策 ···· 374

一名社科大学生的哲学故事：自律，一个青春命题 ···· 376

社科大里的社工人 ···· 378

第一个由校领导兼任组长的工作组 ···· 380

高校学生援鄂行动：做国家需要的"应急行动队" ···· 383

社科大"暮遇晨光"敬老活动　陪伴老人度过疫情时期 ···· 384

年轻的你，好样的！ ···· 386

敬老院也能上"网课" ···· 393

2020 年南非治国理政研修班举行结业式"期待借鉴更多中国发展经验" 394

校媒报道 ···· 397

致全体同学的一封信 ···· 399

对话校医务室，疫情防控我们并肩作战 ···· 399

大年三十儿从湖北回来，我第一个走进学校隔离室 ···· 400

牛津大学访学归来　感谢学校在我有家难回时"收留"了我 ···· 400

今天，我们不说自己，只致敬前线 ···· 401

各类别研究生这么多，防控工作怎么落地？听研工处处长告诉你 ···· 401

隔绝疫情，心有怡情 ···· 401

高校接力致敬，表达首都师生决胜战疫最强音 ···· 402

强身健体　团结一致　抗击"新型冠状病毒肺炎" ···· 402

疫情当前　使命在肩　扎实做好疫情防控后勤保障工作 ···· 403

战疫有感｜疫情下的对外汉语人 ···· 403

我校首位学生解除健康隔离观察 ···· 404

学子战疫｜父母奋战疫情一线，社科大是我温暖的家 ···· 404

光明微教育报道我校湖北女生的返校隔离日志 ···· 405

社科大学子争做前线战疫人员子女家教志愿者 ···· 405

认真协调，妥善安排，确保赴牛津访学学生回家 ···· 406

线上指导动起来　宅家健身抗疫情 …………………………………… 406

同舟共济　一路有我 ………………………………………………… 407

学习强国再次关注我校防控工作丨社科大传递战"疫"正能量 ………… 407

战"疫"丨放假不停工，媒体学院在行动 …………………………… 408

给管理学院全体在读学生的一封信 ………………………………… 408

光明日报点赞我校防控工作强制度、有温度 ……………………… 408

我校为一线员工和留校同学配发预防中药 ………………………… 409

抗击疫情，首都高校辅导员在行动 ………………………………… 410

与你同行，和你同在 ……………………………………………… 410

这个春天，我们始终在一起 ……………………………………… 411

春将至，花会开 …………………………………………………… 411

抗"疫"视频丨守望湖北，共克时艰 ……………………………… 411

我校召开防控疫情教学工作组会议 ………………………………… 412

各校都给湖北学生发补贴，看看"硬核"的社科大怎么做 ………… 412

战疫有我，强校有我，请总书记放心 ……………………………… 413

疫情来了，社科大"微马"有了新注解 …………………………… 413

社科大防控特色硬核举措，第一天就用上了 …………………… 414

我校去信慰问的英山县，存量确诊病例昨日清零了 …………… 414

心系疫情　奉献爱心 ……………………………………………… 415

他们，是闪耀着雷锋之光的社科学子 …………………………… 416

习近平总书记向奋战在疫情防控第一线和各条战线的广大妇女同胞

　　表示诚挚的慰问 …………………………………………… 416

《春天已来，相聚不远》 ………………………………………… 417

国际教育学院汉语国际教育专业"教""学"正当时 …………… 417

远隔重洋　挂念"家的港湾" …………………………………… 417

同心同力同上阵　打赢防疫攻坚战 ……………………………… 418

学子战疫 | 持社工初心，助疫情防控 ·························· 418

今天，让我们把镜头对准这些熟悉的陌生人，说声谢谢你 ·········· 419

无论你身处何方，请收下学校这份真诚的感谢 ·················· 419

童鞋，俺也是第一次"现学线卖"，请（bu）多（xi）关（wu）照（pen） 420

这 50 天，他们是这么过的 ································ 420

武汉 32 张感恩海报刷屏，原来社科大也有自己的系列 ·········· 421

一张长图，看校园疫情防控怎么做 ·························· 421

我校团学骨干热议习近平总书记给北京大学援鄂医疗队全体"90 后"

　　党员的回信 ···································· 421

老师帮助创业学生购买滞销庙会商品，后续来了 ·············· 422

获得肯定自有道理：战疫 60 天　最硬核的举措触动最温软的内心 ····· 422

中国社会科学院大学致在海外师生的一封信 ·················· 423

英国这个"网红"中国留学生，2018 年从社科大毕业 ·········· 423

漫漫长冬，感谢有你 ·································· 424

围观 | 学校发东西了！ ································ 424

盼花开"疫"散，愿与"世"同欢 ························ 425

一起听听这个"00 后"的故事 ·························· 425

蔡礼强教授参加国家卫健委心理健康抗疫促进政策专家研讨会 ······ 426

两个母校，给我一样的精神品质 ·························· 426

今天，一个需要永记的清明 ···························· 427

友谊地久天长 ······································ 427

海外学子报平安 | 我在海外，目前平安，请放心！ ············ 428

"讲好中国抗疫故事"（一）：戎装战役，试看天下谁能敌 ········· 428

"讲好中国抗疫故事"（二）：火神山上的英雄们 ·············· 429

"讲好中国抗疫故事"（三）：疫情中的白衣战士 ·············· 429

"讲好中国抗疫故事"（四）：战"疫"志愿，青春有我 ················ 429

12 高校同学联合宣讲战疫故事　我校再次派本科生出征 ········ 430

虚席以待｜一天连发三海报，原来是想表这个情 ··············· 430

"讲好中国抗疫故事"（五）：谢谢你，英雄的武汉人民 ········· 431

"讲好中国抗疫故事"（六）：守望相助，共同战"疫" ········· 431

中国社会科学院大学隔离区"休舱"大吉 ······················ 431

"讲好中国抗疫故事"（七）：他们，在一线 ··················· 432

"讲好中国抗疫故事"（八）：我与学校心连心 ················· 432

"讲好中国抗疫故事"（九）："五心"映初心，社科大的暖心举措 ··· 432

云说，你热爱锻炼的样子，很美 ······························· 433

"讲好中国抗疫故事"（十）：让党旗在战"疫"一线高高飘扬 ······· 433

超 1000！ ··· 433

两个"小老师"接到武汉一线医护工作者的感谢信 ··············· 434

养老中心"蹭上"网课 ··· 434

社科青年抗疫图鉴 ··· 435

首都高校在行动｜年轻的你，好样的！ ······················· 435

社科税务学子居家战"疫"云端艺术节 ······················· 435

我校开展毕业生返校实战演练 ································· 436

今日官宣 ··· 436

回家了！社科大本科毕业生返校指南 ························· 437

欢迎你！社科大研究生毕业生返校指南 ······················· 437

今天，我替你回了趟学校！我校良乡校区再次开展毕业生返校全要素
　　模拟演练 ··· 437

遗憾，但坚决！中国社会科学院大学宣布停止毕业生返校 ··············· 438

辛瓜地拒做新发地！不管返校与否，不管地上云端，更严更暖更担当 ··· 438

终于回宿舍取到行李啦！ ······································· 439

毕业"寄" | 你有一吨快递包裹正在运送中，请准备签收 …………… 440

带上你的行囊，留下你的思念 ……………………………………… 440

图集 | 西三环学区的应届毕业生，你的行李已经出发 …………… 441

校领导带队检查指导各项开学准备工作 ………………………… 441

校友向母校捐赠防疫消杀物资 …………………………………… 442

小院儿核酸检测关把得严 ………………………………………… 442

战疫实录

　　从 2020 年 1 月 24 日（庚子除夕）到 2020 年 9 月 3 日（新学年第一个正式工作日），从第一次防控专项会议到疫情防控常态化管理，从良乡到西三环、到望京——社科大的 223 个日日夜夜，中国社会科学院大学防控新冠肺炎工作简报第 1 期～第 152 期，这是我们共同坚守、共同胜利的战斗日记，这是满含着我们奋斗精神的真实写照，必须铭记。

2020 年 1 月 24 日　星期五

【重要会议与决定】

学校召开疫情专项会议。会议决定：成立新型冠状病毒肺炎疫情防控工作领导小组，张政文同志担任组长。启动学校公共卫生类突发事件应急预案。加强假期值班工作，指导疫情防控工作，做好留校学生、武汉籍学生以及过往武汉学生情况的统计排查工作。

【条例、规章制定与实施】

学校通过"社科学子"微信公众号、各年级班长微信群、班主任，向全体研究生推送有关新型冠状病毒的相关知识。

每个学院、班级成立新型冠状病毒肺炎疫情防控小组。根据上级指示，要求各学院形成日报告制度，要求各学院了解返乡学生特别是湖北籍学生的安全状态，建立返乡学生情况定期报告制度。

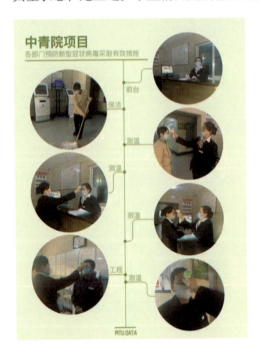

学校及时协调安排隔离点和隔离床位，良乡校区 20 个，望京校区 15 个。安排好车辆调配，全力保障医务室用车。

医务室第一时间通过研究生工作处等部门，取得在校留京人员名单，为在校生、安保人员、宿管人员发放医用外科口罩、体温枪、备用体温计等；对相关人员进行防控培训；组织在校生建立微信群，方便第一时间沟通及指导个人防控措施。

良乡、望京学生食堂做到：电话联系所有供货商，强调食材来源必须正规合格、检疫检验手续必须齐全等 6 项工作。

望京办、三环办、保卫处联合一体化办公，分别在三个校区按照要求实行管控，确保外校人员不再入校。

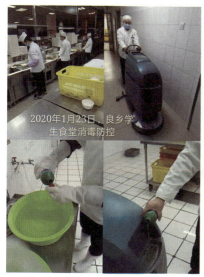
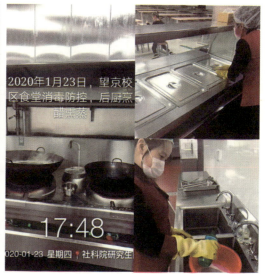

学校金融系湖北孝感籍学生王瑾瑜返校，成为第一位走进学校隔离室的学生。

2020 年 1 月 27 日　星期一

【重要会议与决定】

学校召开疫情专项会议，制订了《中国社会科学院大学新型冠状病毒肺炎疫情防控工作方案》。疫情防控工作领导小组下设指挥部，张政文、王新清任指挥长，王兵、张树辉任副指挥长；同时设有办公室、排查管控监督组、医学观察指导组、校园管理监督组、舆情监测引导组、物资设备保障组、学业就业指导组、研究生工作组、本科生工作组、望京校区组、西三环学区组、执纪监察组等。各院系即日起成立工作组，党政主要领导任组长。

【上级精神学习与贯彻】

北京市教育系统视频会议要求严格落实"四个责任"，做好核查管理、医学隔离、物质储备、值班值守、思想政治等工作。学校领导张政文、王新清、王兵参加了会议。会后，张政文校长主持召开了学校防控新型冠状病毒肺炎工作领导小组会议，校领导王新清、王兵、张树辉和有关小组负责人参加会议，研究部署学校新型冠状病毒肺炎疫情防控工作。

【领导视察、检查工作】

市委教育工委副书记狄涛一行到学校检查指导防疫防控工作落实情况，重点就学校各类人员动态数据、防疫具体工作方案制订、延期开学工作方案制订、隔离观察点设置和物资保障等情况进行了检查。学校领导张政文、王兵、张树辉以及有关部门负责同志陪同并介绍了学校防疫工作落实情况。

王兵副校长看望了在党校楼被医学隔离观察的5位同学，转达了校党委对同学们的关心和问候。

张树辉副校长在望京校区主持召开了望京校区疫情防控工作组成立会暨望京校区疫情防控工作组第一次专题工作会。会议宣布了工作组人员构成，并对望京校区的疫情防控工作进行了统一部署。

房山区副区长高武军和良乡高教园区管委会常务副主任陆鹏到良乡校区视察防疫工作情况，对坚守岗位的同志们进行慰问。

【条例、规章制定与实施】

学校发布了《关于设置医学隔离观察室的通知》《关于推迟2020年春季学期开学时间的通知》等通知。

学校在良乡校区和望京校区分别设置了医学隔离观察室，及时对需要隔离的同学进行隔离观察。

保卫处对良乡校区北门、东门进行封闭管理。

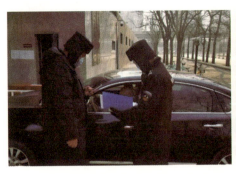
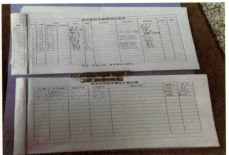

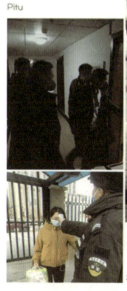
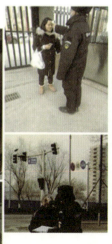
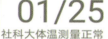
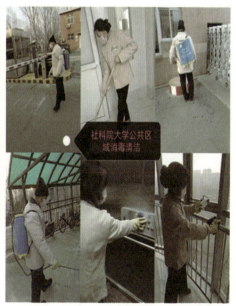

【疫情防控与宣传报道】

舆情监测引导组通过多种形式普及疫情防治知识和防控要求，协助做好相关舆论引导、监测等工作。在大学官网、官微，以及团委、学生会的官方微信上分别推送了关于《致全体同学的一封信》、延期开学等通知。

2020 年 1 月 28 日　星期二

【重要会议与决定】

校领导王新清、张树辉、张波召开指挥部值班人员会议。会议决定：起草关于学生返校的补充规定；建立工作台账、严格审批制度；起草在校学生的管理规定。

学校完善了指挥部各小组人员以及组长、副组长联系方式，完善了信息报送和公开制度、应急值守制度、联系各院系各部门制度等工作制度。

【领导视察、检查工作】

北京市委教工委书记王宁、房山区委书记陈清一行，到学校检查指导防疫工作落实情况。校领导王新清、张树辉同志陪同并介绍了学校防疫工作落实情况。

【条例、规章制定与实施】

学校疫情防控工作领导小组发布了《关于各研究生系做好疫情防控工作的通知》，要求各系成立系防控新型冠状病毒肺炎工作领导小组，在本系的疫情防控工作中负主体责任，导师对自己所带学生负直接责任。

学校将《中国社会科学院大学关于在校人员防疫工作的要求》《中国社会科学院大学关于重申"离校学生不得提前返校"的规定》告知全体教职工及学生。

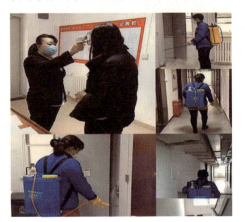

2020.01.28 望京物业消毒　　　　2020.01.28 望京食堂消毒

2020 年 1 月 29 日　星期三

【重要会议与决定】

校领导张政文、王兵、林维召开指挥部值班人员会议。会议决定：进一步建立健全重大事件的处理机制和责任制，明确师生、学院、指挥部、党委之间的责任；加强完善隔离区的管理、服务、保障工作制度；研究毕业生就业有关问题；给离退休老同志发放防护费；起草加强教职员工管理的通知；进一步加强宿舍管理、学校大门门禁管理方案。

【领导视察、检查工作】

按照北京市教工委《关于要求在京高校党政主要负责同志全天在岗工作的通知》要求，校党委常务副书记、校长张政文和党委副书记、副校长王新清全天在岗工作。

王兵副校长带领相关部门人员对公寓学生进行慰问。

【条例、规章制定与实施】

学校下发《关于进一步加强宿舍管理的通知》。

学校就加强防控新型冠状病毒肺炎医学隔离观察室设置及服务保障工作制定工作制度。

学校向外籍教师发布《致外籍教师的一封信》，关注外籍教师健康。

科研处及时转发了同学们广泛关注的雅思、托福考试延期的信息。

2020 年 1 月 30 日　星期四

【重要会议与决定】

校领导张政文、王新清、张树辉、张波召集指挥部值班人员会议。会议决定：严格落实在校人员清单，清单外人员一律不得进校；国际交流与合作处和有关人员严格落实假期海外交流项目无法实施的师生安排；回京人员严格按照北京市的有关要求在家隔离，名单需上报人事处；研究落实防控人员相关补助。

【上级精神学习与贯彻】

王兵副校长和研究生工作处处长王炜参加了教育系统疫情防控工作领导小组视频会议调度会。

张树辉副校长和医务室负责人王小斐参加了教育系统疫情防控工作领导小组视频会议培训会。

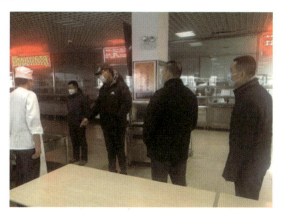

【领导视察、检查工作】

王兵副校长和苏志杰、王学文受指挥部委托代表党委看望被隔离观察的学生。

张树辉副校长带领相关部门人员对良乡、望京校区重点区域进行了检查并看望了在校学生。

【条例、规章制定与实施】

就业办下发了《关于寒假期间 2020 届毕业生相关工作安排的通知》，公布就业办在疫情防控期间毕业生材料审核、盖章、发放等工作开展的具体办法及近期集中办公的时间。

学校进一步明确学生特殊情况出入校园的审批程序，重大事项要得到指挥部的批准。

学校决定在新型冠状病毒肺炎防控期间实行校园网流量免费，所有留校学生在此期间可免费上网。

科研处微信公众号发布了《关于调整 2020 年度国社科项目申报时间的通知》。

【疫情防控与宣传报道】

在社科大官网发布了《我们在一起——致全体学生及家长的一封信》。

向全体离退休干部发布了《致社科大（研究生院）老干部的一封信》，提醒老同志们注意个人防护，关注健康。

2020 年 1 月 31 日　星期五

【重要会议与决定】

校领导张政文、王新清、王兵、林维召集指挥部值班人员会议。会议决定：调整学校总值班室值班方式，疫情防控期间白天由校办公室、晚间由保卫处代行值班职责；加强返京人员疫情防控措施，由指挥部根据北京市疫情相关规定决定是否准予师生返京返校；做好参加国考、京考、选调生资格复审及毕业生复审材料的审核服务工作；人事处做好参与疫情防控工作的各类人员的补助方案；执纪监察组、医学指导组联合加强对各项制度、方案的落实情况检查指导；加强防控新型冠状病毒肺炎工作的报道工作，力争在校园官网、官微上及时有效地进行正面报道。

【领导视察、检查工作】

张树辉副校长检查望京工作组防控工作，强调学生和教职工返校报批流程；指出物业等单位要平衡亟须用人和严防疫情的矛盾，提倡现有人员灵活转岗。

良乡高教园区管委会常务副主任路鹏同志到良乡校区检查疫情防控工作。

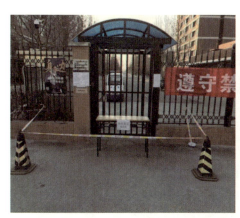 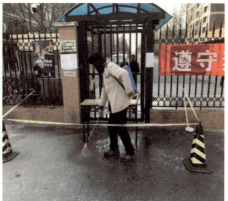

在良乡校区北门加设学生外购商品监督转接点

【条例、规章制定与实施】

就业办发布更新通知，因时间紧急，通知京考毕业生更新材料寄送方式；公布其他材料发放、盖章的说明。

学校下发《关于启动研究生疫情防控情况日报制度的通知》，要求各学院、中心、班级在疫情防控工作中严守纪律，每天如实上报相关信息。

学校下发《疫情防控期间就餐管理规定》，师生员工一律将盒饭带回宿舍或办公室就餐。

【疫情防控与宣传报道】

舆情监测引导组成立 5 个宣传报道小组，加强宣传引导工作，各小组积极安排、组织落实宣传稿采写工作。

2020 年 2 月 1 日　星期六

【重要会议与决定】

校领导张政文、王兵、张树辉召开指挥部值班人员会议。会议决定：为确保退休人员身体健康，人事处、后勤处商讨制定预约药品、分时段分批次取药的方法；责成研究生工作处、本科生工作处制定《2020 年度上半年学生进行学习和网络教学预案及加强导师学业指导工作的通知》；后勤处统一做好留学生及港澳台学生的住宿管理工作。

【条例、规章制定与实施】

经指挥部决定，专门成立宣传报道组，由张树辉同志兼任组长，韩育哲、漆光鸿同志为副组长，即日起迅速展开宣传报道工作。

学校心理咨询中心网络心理支持系统上线，在疫情期间为学校全体师生提供专业的心理支持服务。

学校保卫人员协助公寓办封闭了公寓内暂时无人居住的宿舍，并张贴了封条。

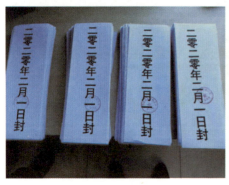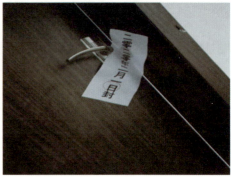

【疫情防控与宣传报道】

按照学校防控指挥部统一部署，分别在学校官网、官微发布、推送了 6 篇社科大《防控新型冠状病毒肺炎工作每日简讯》和《对话校医务室，疫情防控我们并肩作战》采访稿，正面报道学校应对新型冠状病毒肺炎疫情的工作实际情况，取得了良好的社会效果。

2020 年 2 月 2 日　星期日

【重要会议与决定】

校领导王新清、张树辉、张波召开指挥部值班人员会议。会议决定：责成研究生工作处、本科生工作处加强对学校防控新型冠状病毒肺炎疫情工作出台的各项制度措施的宣传教育力度，各院（系）、中心要教育广大师生在疫情防控期间做到制度责任清楚、措施办法明白；继续加强各校区大门、中控室、隔离观察区等区域的值守力度，确保重点区域的管控和执勤人员的身体健康；责成教务处牵头做好学生学业指导工作；责成招生与就业处牵头做好毕业生就业相关工作。

【领导视察、检查工作】

张树辉副校长到西三环学区检查疫情防控工作。

【条例、规章制定与实施】

学校发布了《关于在疫情防控期间加强学生学业指导工作的通知》《关于调整我校本科毕业生毕业实习安排的通知》《关于在疫情防控期间发挥导师作用，共同做好学生工作的通知》。

学校起草了《中国社会科学院大学防控新型冠状病毒肺炎疫情期间本科生教育教学工作实施方案（草案）》，并发至各学院征求意见。

招生与就业处会同其他部门现场办公，将毕业生国考和京考所需要的相关资料分发至相应部门。各部门审核盖章完毕后，就业办汇总全部材料，向学生发送电子邮件 149 封。

医务室根据学校要求完善了《隔离区管理规定》，与纪律检查组共同完善了各防控小组的检查监督规定。

【疫情防控与宣传报道】

学校官网、官微发布、推送了《防控新型冠状病毒肺炎工作每日简讯（2020年 2 月 1 日）》《"疫"路同行——社科大网络心理支持平台上线》《暖心点滴——我校海外校友为中国加油》。

舆情组与宣传报道组推进大学疫情防控专题网站建设。

宣传报道组在张树辉副指挥长的具体指导下成立，各组、各学院积极响应，抽调人手共同收集每日宣传素材和图片。同时，创建了宣传素材报送群。

《科技日报》刊发了《中国社会科学院大学扎实做好新型冠状病毒肺炎疫情防控工作》。中国社会科学网刊载了《中国社会科学院大学不断落实落细防控新型冠状病毒肺炎工作》。

2020 年 2 月 3 日　星期一

【重要会议与决定】

校领导张政文、王兵、林维召开指挥部值班人员会议。会议决定：校办公室要进一步加强上传下达、信息报送工作，杜绝出现漏报、错报、瞒报事件；本科生工作处尽快做好学生心理情况家访调研工作；网络中心要切实做好网络畅通保障工作；保卫处、网络中心、后勤处、财务处等部门沟通协调，尽快确定学校门禁设计方案；研究生工作处会同教务处等部门尽快出台学生在家学习、研究、进行论文写作的方案，号召学生关注、研究疫情防控，写出有质量的研究文章；宣传报道组工作进一步加强学校官网疫情防控专题内容建设。

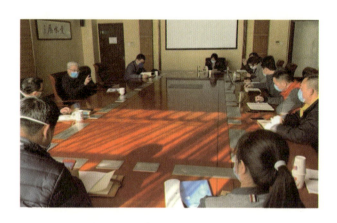

【领导视察、检查工作】

校领导张政文、王兵、林维到学校重点防控区域督促检查防控工作，对坚持值班和参与学校防控工作的人员表示慰问。

【条例、规章制定与实施】

研究生工作处工作人员每日汇总各学院、中心、班级上报的研究生情况，建立工作台账，做好相关数据的整理、备案工作。

各本科学院辅导员坚持每日疫情上报制度，如实上报每日相关信息。

国际交流与合作处做好海外访学教师和学生的回国安排。

后勤处与保卫处联合对绿化队、超市、锅炉房、物业、食堂等学校外包服务公司和公寓办、临建楼进行了检查，查看了疫情防控各项工作落实情况。

【疫情防控与宣传报道】

宣传报道组面向全校师生征集疫情防控的感受、心得，以及反映防疫工作先进人物、先进事迹的各类文艺作品；积极联络中青网、《中国教育报》《北京青年报》等主流媒体，报道学校疫情防控工作中的先进个人、典型经验和应对举措。

中国社会科学网采用编发学校疫情防控工作新闻稿6篇；其中，《一堂生动的"感恩课"》刊载在中国社科院官网首页"要闻"栏目。

学校疫情防控专题网站系统搭建完成，设有"上级精神""通知公告""工作动态""媒体关注""防治知识""师生服务""图说战疫""小院高招""副刊"9个一级栏目。

学校官网"媒体关注"栏目转发中国社会科学网发布的5篇文章：《尽职履责 严控疫情 做好校园保卫工作》《一堂特殊的"感恩课"》《我们在学校 我们在工作——访中国社会科学院大学留校勤工助学学生》《中国社会科学院大学扎实做好新型冠状病毒肺炎疫情防控工作》《中国社会科学院大学不断落实落细防控新型冠状病毒肺炎工作》。

2020年2月4日 星期二

【领导视察、检查工作】

校领导王新清代表学校到西三环学区检查指导疫情防控工作，走访了学生宿舍，代表学校慰问留校的每一位学生；向中央团校副校长陆玉林以及参与防控工作的团校一线人员表示感谢。

张树辉副校长和有关部门负责人在望京校区检查疫情防控工作。检查工作结束后，他们参加了北京市教委教工委联合召开的视频会议。

【条例、规章制定与实施】

排查管控监督组、执纪监察组联合对望京校区疫情防控工作开展情况进行了督导检查，重点检查了校门管控、宿舍管理、医务室等重点区域。

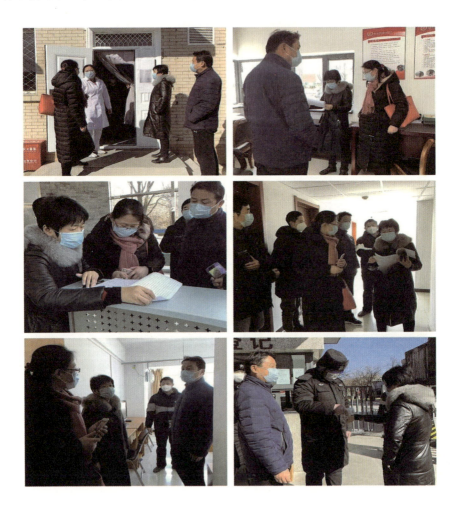

医务室负责人到望京校区督导疫情防控工作，和望京校区负责人沟通了防护物资的储备、使用等问题。

招生与就业处通过微信公众号转发《教育部致全国大学生的一封信》，鼓励学生们抗击疫情，共克时艰！

学校要求各班班主任、辅导员继续与留在家里的学生及其家长，特别是疫情比较严重地区的学生及家长保持密切联系，带去学校的慰问和关心。

【疫情防控与宣传报道】

学校疫情防控专题网站正式上线，汇集了学校疫情防控各方面的信息，上线当日共发布稿件 70 篇。

学校官微推送 4 篇文章：《中国社会科学院大学不断落实落细防控新型冠状病毒肺炎工作》《大年三十儿从湖北回来，我第一个走进学校隔离室》《社科大防控疫情工作系列报道——每日简讯（2 月 2 日）》《向社科大师生、校友征稿》。

中国社科网刊载编发多篇学校疫情防控工作新闻稿；中国社科院官网首页要闻栏目，连续刊载学校疫情防控工作 8 篇新闻稿；中青网等媒体关注学校教师，助力因疫情而陷入经营困境的创业学生。

2020 年 2 月 5 日　星期三

【重要会议与决定】

校领导张政文、王兵、林维、张波召开指挥部值班人员会议。会议决定：进一步明确校内人员有发热情况，要立即上报医疗组，学校师生不论在哪里，有疑似情况要立即上报指挥部；进一步加强校内人员管理，未经指挥部允许，一律不许出校门，必须出校门的，回校一律进行隔离观察；进一步加强望京继续教育学院楼的管理；宣传报道工作要加大在重要媒体上的宣传力度；教务处和本科生工作处要安排落实好疫情防控期间学生在家学习的方案；因公出访，按社科院有关通知要求办理，教师、学生回国，按国家和学校防控要求严格管理。

【上级精神学习与贯彻】

医务室负责人参加良乡高教园区视频会议，会议要求各高校严控人员流动，管理好隔离观察区的各项工作。

【领导视察、检查工作】

王兵副校长及相关部门负责人陪同房山区卫生健康委员会有关负责人检查指导学校疫情防控工作。

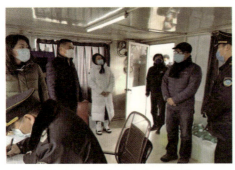 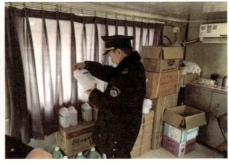

【条例、规章制定与实施】

经学校指挥部同意，招生与就业处会同相关部门拟定《关于寒假期间办理毕业生就业材料的通知》；下发了学校硕士、博士研究生招生考试工作安排及相关时间调整的通知。

学校指挥部发布通知：在学校各个校区集体宿舍住宿的工作人员，在学校通知前不得提前返校；重申所有教职工不经批准，不准到校。

【疫情防控与宣传报道】

以张政文校长检查督导学校各防控点工作为蓝本的《凝师生情，举全校力，坚决打赢防疫战》特稿，报道了学校领导和各部门对疫情防控工作的高度重视和有效举措。

《北京青年报》运行的"教育圆桌"公众号，以《武汉封城后，我们迎来第一个从湖北"逃离"的学生》为题，重点报道了我校的学生隔离工作，该项工作被社会媒体称为"教科书式"的案例。

防疫专题线上内容持续更新完善，在官方网站、专题网站共发布文章10篇。

在学校官微推送6篇文章：《凝师生情，举全校力，坚决打赢防疫战》《叮咚！宅家防疫，你收到几条来自社科学子的新信息》《牛津大学访学归来 感谢学校在我有家难回时"收留"了我》《社科大防控疫情工作系列报道——每日简讯（2月3日）》《一封老支部书记的致信》《"跟我学 治未病"系列网课——不可乱吃的热药》。

2020 年 2 月 6 日　星期四

【上级精神学习与贯彻】

张树辉副校长和相关部门负责人参加北京市教工委视频会议。会议再次就高校做好医学防疫工作进行培训。

【领导视察、检查工作】

北京市教委纪检组同志电话询查学校疫情防控工作情况、领导在岗情况及方案制订情况，对学校工作表示满意。

北京教育系统疫情防控工作领导小组派驻学校的联络员进校开展工作。

【条例、规章制定与实施】

教务处牵头制订了《中国社会科学大学防控新型冠状病毒肺炎疫情期间本科生教育教学工作实施方案》《中国社会科学大学新型冠状病毒肺炎疫情防控期间研究生教学培养工作实施方案》。

研究生工作处、本科生工作处每日汇总各学院、中心、班级上报的学生情况及身体状况，建立工作台账，做好相关数据的整理、备案、上报工作。

执纪监察组对马克思主义学院、人文学院、经济学院、政法学院、管理学院、媒体学院、国际关系学院、工商学院的疫情防控工作开展情况进行了督导检查。

【疫情防控与宣传报道】

校专题网新发文章 12 篇，共计发布 99 篇；官微推送文章 6 篇。

2020 年 2 月 7 日　星期五

【重要会议与决定】

校领导张政文、王兵、林维召集指挥部值班人员会议，北京教育系统疫情防控工作领导小组驻校联络员李建国同志列席会议。会议决定：进一步加强数据上报工作，明确谁上报谁负责，落实倒查追责机制；办好老干部用药的取送服务工作；研究生工作处协调相关部门做好从日本回国返校同学的防控工作；后勤处加快落实研究生宿舍门禁管理系统的安装、调适等工作；加强对公寓的管理，定好人、管好门，确保宿舍管理到位；执纪监察组协同组织人事部门加强舆情方面的督导工作，强调学校在职人员加强自我管理，杜绝出现舆情问题；本科生工作处做好本科生出国读研人员相关数据的统计报表；校办公室协调教务处、招生与就业处、研究生工作处等部门做好开学准备工作，制订相关工作的应急预案、方案。

【领导视察、检查工作】

房山区区长郭延红同志到学校检查新型冠状病毒肺炎疫情防控工作，张政文校长就学校疫情防控工作做了详细介绍。

【条例、规章制定与实施】

研究生工作处组织研究生会开展"守望湖北、共克时艰——学校慰问在鄂社科学子"活动。

国际交流与合作处通过学校网站、微信公众号发布了《中国社会科学院大学关于调整近期国际学生，香港、澳门、台湾地区学生招生考试工作安排的通知》。

根据学校疫情防控指挥部的要求，后勤处出台了《疫情防控期间望京继续教育学院（小白楼）管理规定》。

一位研究生从日本回国返校，体温正常，被安排到隔离区进行为期14天的医学隔离观察。

医疗组要求，一线安保人员、隔离楼（党校楼）服务人员统一穿雨衣、戴护目镜。

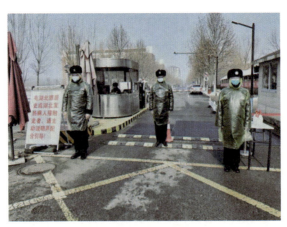

【疫情防控与宣传报道】

调整专题网部分二级栏目内容设置，进一步优化内容推送格局。校专题网新发文章 21 篇，共计发布 120 篇。

公众号推送了题为"今天，我们不说自己，只致敬前线"的战"疫"海报，并利用北京市高校新闻与文化传播研究会的平台 @ 了北京各兄弟高校，获得了众多高校积极的接力响应。

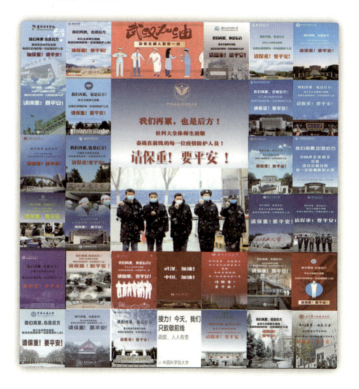

2020 年 2 月 8 日　星期六

【重要会议与决定】

学校召开党委常委会，传达了北京市教育系统视频会议精神，总结了前一阶段学校的防控工作。认为前一阶段学校的防控工作起步早、体系全、纪律严、成效好。下一步，学校的防控形势更加复杂、严峻，各方一定要在学校党委和防控领导小组的领导下，全力做好疫情防控工作。同时，按照上级有关部署，扎实开展学生学业、就业、复试、考试、心理辅导等各项工作。

党委常委会还就巡视整改的几项工作作出了决定。

【上级精神学习与贯彻】

校领导张政文和王新清参加北京市教育系统视频会议。会议通报了北京市教育系统新冠肺炎防控工作最新情况，并对下一步的工作提出了新的要求。

【领导视察、检查工作】

校领导张政文到望京校区检查指导疫情防控工作，再次强调要严格落实校门出入管理，禁止名单以外人员进入学校，保证在校师生员工安全。

校领导王新清、张树辉、张波看望了第一个进入学校医学观察隔离区，经过 14 天的健康隔离观察，解除了医学隔离观察的王瑾瑜同学。她成为首都高校第一位正式解除隔离观察的学生。

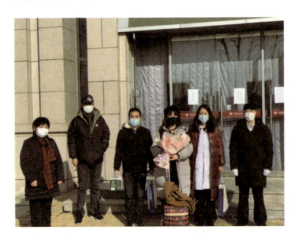

校领导王新清、张树辉和张波给物业食堂员工送了元宵，给保安送了暖手宝，送去了全校师生元宵佳节的问候。

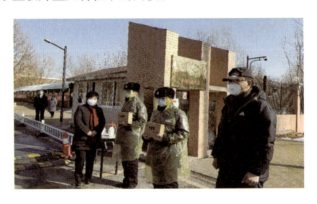

校领导张树辉看望西三环学区的保卫、后勤人员，为他们送去了汤圆。

【条例、规章制定与实施】

按照学校指挥部工作部署，后勤处和保卫处共同将学生公寓1号楼～4号楼的侧门全部贴上了封条，做封闭管理。

执纪监察组对国际教育学院、公共政策与管理学院、文法学院、继续教育学院开展疫情防控工作的情况进行了督导检查。

房山区疾控中心、区教委、区卫健委、良乡高教园区等单位的负责人来校检查指导疫情防控工作，了解隔离学生情况。

【疫情防控与宣传报道】

校专题网新发文章18篇，共计发布138篇；官微新推送文章4篇。

我校的报道《高校接力致敬，表达首都师生决胜"战疫"最强音》获得学习强国、中国青年网、北京青年网、北京头条、中国社会科学网等媒体刊载，更多高校加入我校发起的"今天，我们不说自己，只致敬前线"的接力活动。

2020年2月9日　星期日

【重要会议与决定】

校领导张政文、王兵、林维召开指挥部值班人员会议。会议决定：认真落实北京市教委疫情防控会议精神，了解和掌握教育部、北京市、社科院和学校关于疫情防控工作的近期、中期、长期计划，结合各自工作做好本小组、本部门2020年的工作安排；学生工作部门加强对我校湖北地区学生的关心帮助，及时解决学习、生活等问题，对于家庭困难的同学通过勤工助学等途径予以帮扶等；医务室要做好隔离人员的安抚关怀工作，制定解除医学隔离观察人员的工作流程，确保各个环节不失位；责成招生与就业处做好2020届毕业生的数据统计工作。

【领导视察、检查工作】

张树辉副校长对西三环学区组的疫情防控工作进行检查指导，要求西三环学区组落实落细学校各项疫情防控措施，扎实做好疫情防控工作。

【条例、规章制定与实施】

学校强调要坚决落实教育部"五个一律"的要求：未经学校批准学生一律不准返校，校外无关人员一律不准进校门，师生进入校门一律核验身份和检测体温，对发烧咳嗽者一律实行医学隔离观察，不服从管理者一律严肃处理。

学校再次致电身处湖北的三位教职工，了解其个人和家庭成员的身体情况，叮嘱他们注意加强防护。

本科生工作处加强湖北地区学生联系，重点关注学生的思想、心理动态，与湖北籍学生建立微信群，以随时保持密切联系。

校医务室工作人员看望了尚在隔离的学生，回访了有感冒症状老师的情况，回访了曾经去过武汉的两位同学。

【疫情防控与宣传报道】

校专题网新发文章13篇，共计发布151篇；官微推送文章4篇。

社会媒体关注我校本科生志愿者线上辅导同济附中九年级学生学业一事。该学生即将参加中考，而其父母都在新冠肺炎患者救治一线，本次志愿者活动有利于帮助其完成学业冲刺。

宣传报道组组织、采访、报道了学校首位解除健康隔离观察的学生，安排采写学校一线辅导员和班主任的防疫工作。

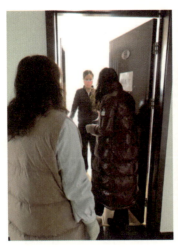
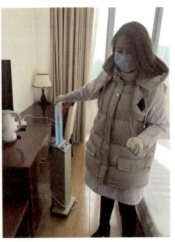

2020 年 2 月 10 日　星期一

【重要会议与决定】

校领导王新清、张树辉、张波召开指挥部值班人员会议。会议决定：请指挥部安排各小组汇报近期工作完成情况，按照各自分工做好中期、远期工作计划；努力做到中期停课不停学，做好中期计划与远期计划的转换部署；要求物业公司及其他外包合作单位在确保做好服务的前提下，尽可能压缩、固定在校人员数量，并做好进校人员的教育和保障工作；继续加强校园安保工作，进一步细化校园车辆管理规则。

会上，张树辉同志对文法学院解聘授课教师相关舆情工作做了通报，要求舆情组继续加强网上有关言论的监控，及时应对。组建舆情研判团队对舆情后续发展进行专业研判工作，及时有效地为指挥部提供舆情建议。

【条例、规章制定与实施】

研究生工作处发布通知，要求各学院、中心、班主任根据学校指挥部《关于落实根据北京市教委疫情防控会议精神的通知》，切实做好疫情防控期间研究生思想政治教育、疫情防控情况日报等工作。

校医务室工作人员到望京校区看望在宿舍自我隔离的学生，送达了《隔离观察解除通知书》，告知学生解除隔离后还要严格遵守学校的防控防疫规定。

根据学校指挥部减少人员流动、降低传染风险要求，保卫处协同后勤处与物业公司负责人共同商讨后勤服务人员数量及疫情防控封闭管理措施。

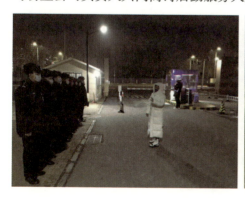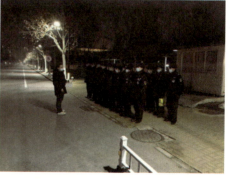

执纪监察组对公共外语教研部、计算机教研部、体育教研部、图书馆、

网络中心开展疫情防控工作的情况进行督导检查。

体育教研部向全校同学发出《强身健体　团结一致　抗击新型冠状病毒肺炎》的倡议书。

【疫情防控与宣传报道】

校专题网新发文章6篇，共计发布157篇；官微推送文章5篇。

光明日报社旗下新媒体以《15天后，我走出学校的医学隔离观察室：一位湖北女生的返校隔离日志》为题报道了我校的疫情防控工作。

2020 年 2 月 11 日　星期二

【重要会议与决定】

校领导张政文、王兵、林维召开学校疫情防控指挥部会议。校领导张政文传达了谢伏瞻院长、王京清副院长、高培勇副院长关于坚持方向、把握大局、注重方式方法、加强管理、处理好舆情的重要批示精神。

会议决定：责成校办公室在做好舆情监控的同时，继续做好全校疫情防控统筹协调事宜，保障信息上传下达顺畅；责成执纪监察组重点做好隔离区、医务室卫生防疫工作的督查督办，检查学校落实北京市卫计委关于疫情防控的要求的情况；责成保卫处会同相关部门尽快落实校门门禁数字化管理系统建设实施方案。

会议要求：继续推进大院制改革方案的编制，在解除疫情前报社科院审批；继续推进选聘社科院58岁以上专家来社科大工作的相关事宜，把今年拟退休专家纳入选聘范围；继续推进并落实好迎接教育部第五轮学科评估的工作方案。

【条例、规章制定与实施】

招生与就业处会同校党委组织部、校办公室、教务处、研究生工作处、本科生工作处、保卫处等部门继续通过线上方式，为26名毕业生办理就业材料。

按照学校指挥部工作部署，后勤处加强伙食管理，对食材保鲜、加工制作等方面提出明确要求。

校医务室给要解除隔离观察的同学送达了通知书，确定了居住在西三环学区解除隔离学生的回校方案。

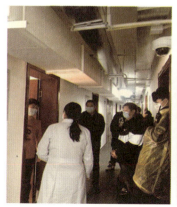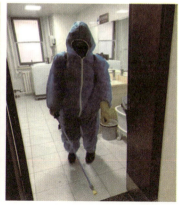

保卫处值班人员加强校区夜间安全巡逻，督导检查各执勤岗位履行职责情况。

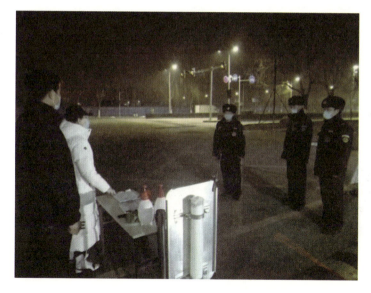

【疫情防控与宣传报道】

校专题网新发文章21篇，共计发布178篇；官微推送文章5篇。

《光明日报》在2月11日第6版刊发了管理学院执行院长柴宝勇撰写的《疫情防控：制度优势正在转化为治理效能》一文。

宣传报道组积极与光明日报社、现代教育报社、中国社会科学网等媒体联络，协调沟通相关新闻宣传工作。光明日报官方微信公众号以《15天后，我走出学校的医学隔离观察室：一位湖北女生的返校隔离日志》为题报道了我校疫情防控工作。《高校接力致敬，表达首都师生决胜"战疫"最强音》一文获得学习强国、中国青年网、北京青年网、北京头条、中国社会科学网等媒体刊载。

学校有 190 余位本科生报名参加了华中科技大学同济医学院附属中学学业辅导志愿者招募工作。

2020 年 2 月 12 日　星期三

【领导视察、检查工作】

校领导王新清、张树辉、张波及相关部门负责人前往良乡校区隔离观察区看望慰问今天解除隔离的三位学生。

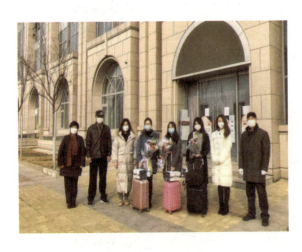

张树辉副校长及相关部门负责人到学校东门、南门实地查看、规划门禁改造方案。

张树辉副校长到西三环学区指导疫情防控工作，要求西三环学区组详细落实学校各项疫情防控措施，并就安全稳定工作与中央团校相关负责人进行了沟通。

【条例、规章制定与实施】

人事处、研究生工作处、本科生工作处等部门坚持疫情防控情况日报制度，汇总各部门、学院、中心、班级上报情况，建立工作台账，做好相关数据的整理、备案、上报工作；密切关注留校及隔离学生情况。

后勤处继续做好食堂管理、防疫消毒工作；督促良乡和望京校区物业严格做好公共区域的消毒及卫生工作。公寓办坚持每日对宿舍进行巡视，查看封条完好情况。车队做好车辆保障工作。

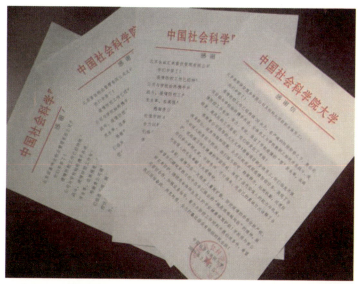

后勤处给为学校提供物业、餐饮、安保的外包服务单位发出了感谢信

校医务室对良乡校区三位解除隔离同学居住的隔离室进行消毒；安排学生返回西三环学区的宿舍区。

保卫处值班人员要求全体一线工作人员对校园实施全封闭式管理，加强校门管控和安全巡逻，做好疫情防控期间的火灾防控工作。

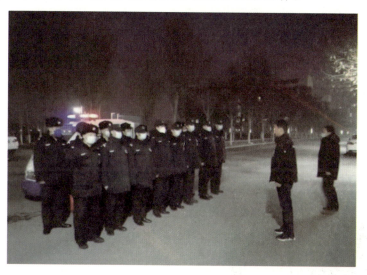

执纪监察组对学报编辑部、基建办公室、学位办公室开展疫情防控工作情况进行督导检查。

【疫情防控与宣传报道】

校专题网新发文章 7 篇，共计发布 185 篇；官微推送文章 4 篇。

《中国教育报》、腾讯网、中青在线以《15 天后，我走出学校的医学隔离观察室：一位湖北女生的返校隔离日志》为题报道了我校疫情防控工作。

2020 年 2 月 13 日　星期四

【重要会议与决定】

校领导张政文、王兵、林维召开疫情防控指挥部会议。会议决定：尽快完成贯彻落实社科院领导重要批示的工作方案；加快推进"大院制"改革方案的制订工作；加快推进迎接教育部第五轮学科评估方案的制订工作，执纪监察组要加强督导；研究生工作处、本科生工作处等部门要详细制订开学后学生的思政、学习、管理、心理辅导等方面的方案、预案；保卫处要制订开学后全口径的校园安全工作方案；后勤处要按分餐、错时等办法详细制订开学后食堂就餐方案；保卫处、研究生工作处、本科生工作处、后勤处等部门要拿出开学后详细的宿舍管理方案和措施；做好硕士研究生复试、博士研究生考试各项预案；教务处要尽快出台开学后各项教学工作方案。

【条例、规章制定与实施】

医务室重新完善了《防控期间消毒指导》并转发给各校区相关负责人。

保卫处、后勤处和纪委协同工作，联系厂家实地测量，制订了良乡校区东门和南门的门禁施工方案。保卫处对各执勤点位时时查、处处查，重点检查了学校应急指挥中心等处。

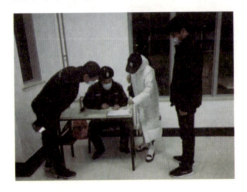

研究生工作处对身在湖北的百余名同学，尤其是身处武汉的 14 名同学给予了特别的关注和关怀。奖助学金办公室工作人员专门给其中的 10 名贫困生致电了解了情况。

【疫情防控与宣传报道】

校专题网新发文章 20 篇，共计发布 205 篇；官微推送文章 4 篇。

现代教育报社在学习强国以《中国社科院大学传递战"疫"正能量》一文全面报道我校疫情防控工作。同时在其他综合报道中报道了我校首位走出隔离观察室的女生的情况，高度肯定了学校疫情防控工作。

学校参加过往届援外培训项目的各国官员学者得知中国的疫情后，纷纷来函或通过社交软件，向学校致以慰问。

2020 年 2 月 14 日　星期五

【重要会议与决定】

校领导王新清、张树辉、张波召开疫情防控指挥部会议。会议决定：研究生工作处、本科生工作处、各学院要继续加强对居家学生的耐心细致的思想工作，认真细致做好疫区经济困难学生的统计工作，为今后对经济困难学生给予补助做好准备；后勤、保卫部门要认真细致做好延期开学的各种预案和准备；多方筹措口罩等疫情防控物资；加强舆情和宣传报道工作，舆情工作时刻不能松懈；新闻宣传要关注宣传师生在家备课、学习的情况；因工作需要，刘文瑞参加良乡校区单日值班，高东生参加望京校区值班。

【领导视察、检查工作】

张树辉副校长与来校检查疫情防控工作的拱辰派出所民警沟通交流学校疫情防控情况。

【条例、规章制定与实施】

教务处为 41 名应届毕业生（主要是近期参加北京公务员复试、调剂的同学）打印成绩单，盖章、拍照后通过邮箱发送给学生本人。

西三环学区组配合做好国考、京考、选调生资格复审材料的审核服务工作。

后勤处启动《雪天紧急预案》，确保疫情期间校区运行正常。

校医务室在望京校区为老干部分发药品，给望京校区和西三环学区配送消毒用品。

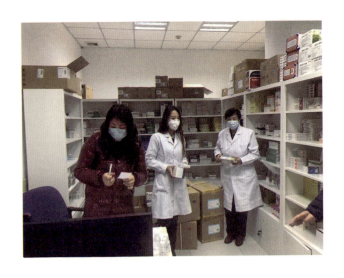

【疫情防控与宣传报道】

校专题网新发文章 17 篇，共计发布 222 篇；官微推送文章 2 篇。专题网上线以来，及时报道学校疫情防控工作最新动态、发布最新通知要求，获得了各界广泛认可。

2020 年 2 月 15 日　星期六

【重要会议与决定】

校领导张政文、王兵、林维召开疫情防控指挥部会议。会议决定：重申教育部、北京市关于延期开学的规定，要求学生不得违反教育部、北京市的规定提前返校；挖掘学校疫情防控阻击战中的典型、突出事例，向社科院工会推荐；加快完成学校"大院制"改革方案的草拟初稿；制订贯彻落实社科院领导重要批示精神的工作方案，发指挥部审定；按教育部要求，尽快落实家庭困难学生的补助事宜，一档补助 3000 元，二档补助 2000 元，2020 年 2 月 21 日之前落实到位；加强对海外游学的教师、学生的防控教育和管理；对近期归国的教师和学生按照防控要求进行妥善安置；对 7 名参加 2020 年春季学期美国加州伯克利分校学分项目的本科生，要按规定尽快发放学生的奖学金。尽快启动学校思政系列职称评审工作。

校党委及疫情防控指挥部紧急召开会议，研究决定：由老同志上报用药需求，医务室分药后，离退休办公室将药品快递至老同志家中，最大程度降低或杜绝老同志坐车取药可能产生的风险。

【条例、规章制定与实施】

校医务室明确了医务室发热门诊的设立，将隔离观察区按上级最新要求做了更细致的功能分区，修改完善相关规章制度。

后勤处继续做好食堂管理、防疫消毒工作；督促良乡和望京校区物业严格做好公共区域的消毒及卫生工作。公寓办坚持每日对宿舍进行巡视，查看封条完好情况。车队做好车辆保障工作。

【疫情防控与宣传报道】

校专题网新发文章9篇，共计发布231篇；官微推送文章3篇。

宣传报道组按照指挥部统一部署，收集整理学校疫情防控期间的先进事迹材料，上报社科院工会。

湖北省英山县电视台全文播报我校写给英山县的慰问信，中共英山县委、英山县政府感谢我校对其疫情防控工作给予鼓励。

2020 年 2 月 16 日　星期日

【上级精神学习与贯彻】

张树辉副校长和有关人员参加了北京教育系统防控新冠肺炎视频会议。

【领导视察、检查工作】

校领导王新清、张树辉、张波带领值班人员到学校隔离医学观察区、医务室、学生食堂、超市、学生宿舍等疫情防控重点区域督促检查疫情防控工作。

张树辉副校长到望京校区检查疫情防控工作，并对下一步的防控工作进行部署。

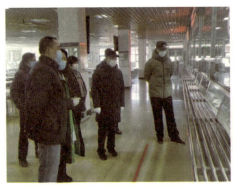
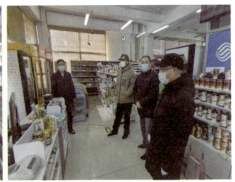

【条例、规章制定与实施】

学校下发《关于再次重申我校学生不得提前返校的通知》，通知指出：未经学校批准私自动身返京返校或瞒报有关信息者，将一律依照校纪校规严肃处理。

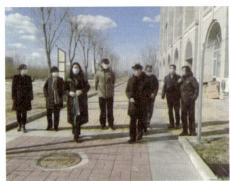
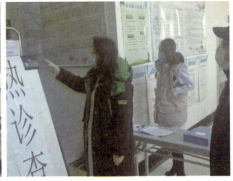

西三环学区组继续配合中央团校做好疫情防控工作，检查了学生宿舍和食堂。

望京工作组召开会议，重点强调望京校园与继续教育学院（小白楼）人员进出管理要求。

执纪监察组与医疗组联合对校园南门、食堂、宿舍、隔离区、医务室等重点防疫区域进行检查督导。

【疫情防控与宣传报道】

校专题网新发文章13篇，共计发布244篇；官微推送文章5篇。

媒体学院通过多名老师联系到了光明网、《科技日报》、央视新闻中心、中国青年网、中视实业公司等多家媒体单位，为毕业生提供了近 30 个在线实习岗位，学生在家就能线上办公，如期开展毕业实习。学校防疫指挥部宣传报道组和媒体学院的官方微信公众号也向毕业生张开了双臂，吸收了多位同学进行专业实习。

2020 年 2 月 17 日　星期一

【重要会议与决定】

校领导张政文、王兵、林维召开疫情防控指挥部会议。会议决定：要高度重视涉及学校建设发展的重大制度建设和工作任务，全面系统地从制度层面到工作落实层面推进四项工作（延期开学事项、"大院制"的改革事项、落实社科院领导重要批示精神的工作方案、《本科教学评估方案》事项）；同意医务室为在校生、参与疫情防控工作人员及密切接触者购买预防新冠病毒的汤剂中药；宣传报道组要进一步加大宣传报道力度，及时报道学校防控工作的重点、热点、亮点；即日起宣传报道组负责人参与校防控指挥部单日值班；同意后勤处和保卫处《关于修建门禁的工作方案》，要求两部门加快推进门禁系统建设；同意政法学院 2016 级达瓦扎西同学及家长提出的返藏申请。

【领导视察、检查工作】

校领导张政文、王兵一行到良乡校区医务室、食堂、超市、公寓、垃圾站等几个防控风险点进行现场办公。在医务室，经现场调研，选定原保卫处中控室作为发热门诊；学生宿舍区两个侧门封闭，只留中间两个门，宿管定岗定位。

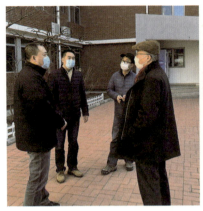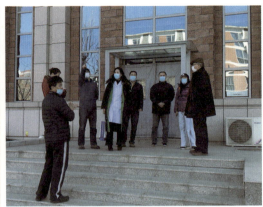

【条例、规章制定与实施】

人事处、研究生工作处、本科生工作处将《关于再次重申我校学生不得提前返校的通知》告知每一位学生，再次重申学生不得提前返校。

学校发出《中国社会科学院大学致海外学子的一封信》，勉励海外学子做好自身防护，努力学习，平安返校。完成 7 名本科生参加 2020 年春季学期美国加州伯克利分校学分项目的奖学金发放工作。

科研处发布《校级重大专项公共卫生突发事件治理研究方向申报通知》，决定在"研究阐释十九届四中全会精神校级重大专项"下设置"公共卫生突发事件治理研究方向"，鼓励教师围绕政府政策与管理、法律及执法、信息与舆论、社会服务等相关问题，开展基础性、前瞻性的联合研究。

【疫情防控与宣传报道】

校专题网新发文章 13 篇，共计发布 257 篇；官微推送文章 2 篇。

宣传报道组继续积极联系中青网、学习强国等新闻媒体，宣传学校疫情防控工作的有力举措和典型事迹；联系对外合作与交流处，挖掘学校疫情期间援外、对外交流等项目相关工作中的亮点。

2020 年 2 月 18 日　星期二

【重要会议与决定】

校领导王新清、张树辉、张波召开疫情防控指挥部会议。会议决定：疫情防控指挥部要明确开学后办公、教学秩序相关制度，做好 2020 年度延期开学人员学校坐班与网上办公工作安排；各单位、各部门建立部门网上办公会议系统，落实好工作日考勤制度；值班按照一室一人的原则落实，确保做到家庭—学校两点一线活动轨迹；学籍管理部门要加强对学籍注册的指导和管理，以院系为单位统一进行网上远程注册；责成各学院配合研究生工作处、本科生工作处做好疫情期间人员管理工作，重申疫情防控期间不得返京返校的各项规定，出现一例严肃处理一例；责成人事处、教务处、国际交流与合作处制定聘用外籍教师相关规定，如有聘用的，经领导审定批准后上报常委会讨论；学生工作部门要严格落实关于返京不返校人员的统计监察工作，确保数据准确，人员状况清楚。

【上级精神学习与贯彻】

校领导王新清、张树辉、张波召开疫情防控指挥部会议，学习传达了 2 月 14 日教育部疫情防控工作领导小组会议要求。会议强调，"防住疫情是关键、盯住目标是重点、守住阵地是责任、稳住局势是底线"，扎扎实实将"两严防两确保"落到实处。会上，张树辉同志传达了北京市委教工委 2 月 16 日视频会议的相关要求，特别是关于进一步严格控制师生返京返校的要求，再次梳理了高校防控风险点。

【领导视察、检查工作】

校领导王新清、张树辉及相关部门负责人到学校南门实地察看，规划学校南门改造事宜；到学生食堂查看伙食保障情况。

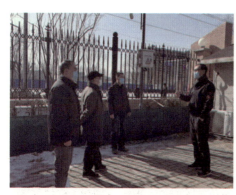
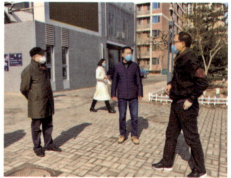

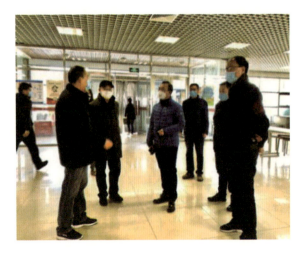

北京市纪委驻市教工委纪检监察组史鹏程副处长来我校检查指导疫情防控工作，重点检查了发热门诊、隔离区、学生食堂和学生宿舍，了解学校疫情防控工作落实情况。市教工委派驻联络员李建国参加检查，校领导王新清、张树辉及相关部门负责人陪同。

【条例、规章制定与实施】

研究生工作处发布通知，请各学院、各专业学位教育中心、各班主任将《关于再次重申我校学生不得提前返校的通知》传达到每一位学生，密切关注学生的身体状况、行程变化等情况。

本科生工作处完成了89名因疫情造成家庭经济困难学生的资助金发放工作。

西三环学区组与中央团校校领导及保卫部门负责人会商防控事宜；看望慰问留校学生，为同学们发放防护口罩。

望京校区组在学生公寓楼和食堂门前增加消毒毯；在学校入口处张贴最新《未经批准不得返京返校的通知》。

一位研究生结束医学隔离观察，返回西三环学区。

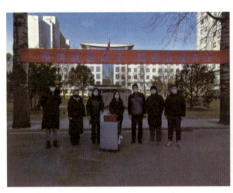
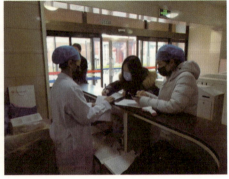

【疫情防控与宣传报道】

校专题网新发文章 15 篇，共计发布 272 篇；官微推送文章 4 篇。

中宣部党建网刊发了张树辉副校长撰写的《要敢于赢下疫情防控和办学强校的双胜利》一文。

《光明日报》报道我校学生自述，讲述学校前一阶段疫情防控工作的做法和成效。这是继北京青年网、光明微教育公众号、光明日报公众号相继报道，中国社会科学网、中国青年报新媒体、中国教育报新媒体、人民网、学习强国、环球网、现代教育报新媒体、腾讯新闻、搜狐新闻转发后，中央媒体再次给予我校的关注。《光明日报》为此配发短评《高校打赢防疫战靠制度也要有温度》，文章称："不仅需要学校防控机制的迅速建立和有效运行，也需要各类工作人员的通力配合，更需要学校切实做到'把同学和老师放在心上'。……高校如何做到'靠制度也有温度'，从这篇日志中体现出的一些做法，无疑具有借鉴意义。"

2020 年 2 月 19 日　星期三

【重要会议与决定】

校领导张政文、王兵、林维召开疫情防控指挥部会议。会议决定：打好疫情防控战役与学校改革发展的两场仗，要做到两不误，两手硬。全面实行开学不返校期间的教育教学管理模式，学校各项工作由指挥部统一制定、部署和指挥，各部门加强工作落实；要求 2 月 27 日全体教职员工进行网上报到，实行上岗不坐班、在岗不返校的工作方式；责成学工部门、各学院加强学生远程注册管理事项；教务处认真研究开学后教育教学工作任务的落实方案，完善由网络教学到课堂教学的平稳转换；王兵、张树辉同志带领校办公室、纪委办公室、后勤处、望京校区各专业中心，制订望京校区小白楼的使用管理方案；宣传报道组要高度重视和关注全面展开的教育教学工作中的亮点，任命媒体学院的杜智涛为宣传组副组长；由王兵同志负责，协调本科生工作处、研究生工作处做好学生的思想政治教育和心理辅导等工作；在指挥部体系下成立教学工作组，刘文瑞任组长，张志国任副组长，各学院负责人任成员，每周要召开一到两次小组工作会议，王新清、林维同志负责指导协调。

【领导视察、检查工作】

林维副校长为留校职工分发预防药品。

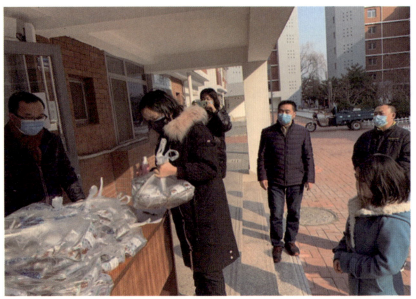

房山区公安分局领导来学校检查指导疫情防控工作，张树辉副校长及相关部门值班人员陪同并与其进行了工作交流。

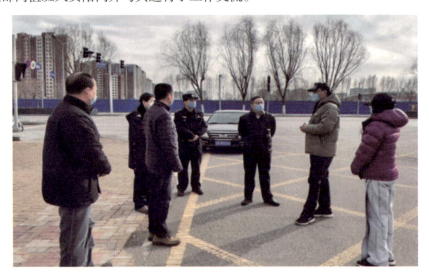

【条例、规章制定与实施】

社科院机关党委划拨 1 万元党费至我校，用于支持新型冠状病毒肺炎疫情防控工作。

教务处制定《2020年春季学期延期开学期间本科生学业指南》和《本科生课程教学方案汇总表》，引导学生做好延迟开学阶段课程学习的各项准备。

教务处下发《关于做好本科课程教学班微信群组建工作的通知》，要求各学院在2月25日前完成本科课程教学班微信群的组建工作，为任课教师开展线上指导学生学习活动搭建沟通平台、创造条件。

研究生工作处启动研究生"新冠肺炎疫情"专项临时资助工作，为受疫情影响的研究生以及家庭经济困难的研究生送去关爱和温暖。重点关注在湖北地区的家庭经济困难学生和建档立卡贫困家庭学生、城乡低保学生、特困救助供养学生、孤儿学生、残疾学生，共向165名家庭经济困难研究生发放资助。

保卫处根据学校指挥部"为一线安保人员分发病毒预防药品"要求，将预防药品统一分发到每名安保人员手中。

【疫情防控与宣传报道】

校专题网新发文章6篇，共计发布278篇；官微推送文章4篇。

2020年2月20日　星期四

【重要会议与决定】

校领导王新清、张树辉、张波召开指挥部工作会议。会议要求：要认清当前疫情防控仍然面临的严峻形势，不能有任何侥幸心理和懈怠思想；要继续发扬斗争精神，把各项防控措施落实、落细；要坚定信心，坚决打赢疫情防控的人民战争、总体战、阻击战；要结合疫情防控，积极调整教学方式、不断提高治理能力，创新开展思政教育工作、创新开展教育教学工作。

【上级精神学习与贯彻】

校领导张政文、王新清参加北京市教工委召开的北京教育系统视频会议。北京市教工委常务副书记郑吉春对2020年北京教育工作要点做了说明，北京市委常委、教工委书记王宁在会上讲话，会议由北京市副市长张家明主持。

【领导视察、检查工作】

张政文校长到望京校区检查指导疫情防控工作，对多项疫情防控措施给予肯定，并对下一步疫情防控工作提出了要求。

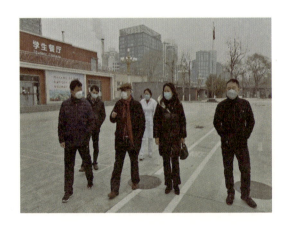

　　校领导王新清、张树辉、张波看望慰问良乡校区的物业、安保服务单位和人员，发放慰问品。

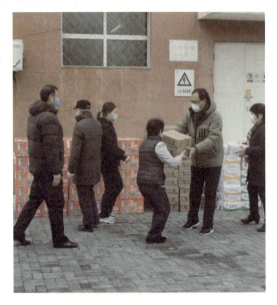

　　张树辉副校长代表学校对疫情防控期间坚守岗位的望京校区保卫和物业人员表示感谢和慰问，发放慰问品；晚间到良乡校区南门为一线安保工作人员送去鼓励，要求大家再接再厉、同舟共济、共克难关。

　　中央团校党委常委、纪委书记黄鹤邀请西三环学区组负责人共商防控事宜及出入证事宜，中央团校保卫部门负责人和社区负责人参加会议。

【条例、规章制定与实施】

为避免校内交叉感染，医务室医生采取"移动诊所"模式，送医送药上门，为大家服务，为在校值班、进行安保后勤保障的人员以及留校学生发放了预防中药。

后勤处采购米、面、油、方便面、香肠等食材和食品，对良乡、望京两个校区的物业、安保服务单位和人员进行慰问。

西三环学区组与中央团校校办负责人对接疫情防控事宜，继续配合中央团校做好疫情防控工作。

【疫情防控与宣传报道】

校专题网新发文章 12 篇，共计发布 290 篇；官微推送文章 5 篇。

现代教育报官微以《千方百计连起"平安热线"》为题报道了学校人文学院辅导员王越的抗疫时刻。

2020 年 2 月 21 日　星期五

【重要会议与决定】

校领导张政文、王兵、林维召开指挥部会议。会议决定：抓紧完善"大院制"改革方案，发给党委常委和工作组同志审阅后进一步完善；由人事处落实社科院领导有关批示精神的具体实施方案，择时召开学院书记、院长座谈会，征求意见，完成初稿；由本科生工作处落实教育部《关于研究型高等学校本科教学工作合格评估实施办法》征求意见稿，26 日拿出初稿；由王兵、张树辉同志负责，尽快制订望京校区小白楼的短期和长期使用管理方案；人事处和学工部门分别拟定教职员工和学生开学注册的通知，今天要将通知发出；教务处与医务室配合，开设公共卫生与防疫的课程，教务处要按照正式课程，将方案设计好；宣传报道组要将防疫和教育教学工作两项工作齐抓共进，要加强采、访、写、编一条龙工作，副组长杜智涛要带领学生参加新闻采访等工作；校办公室和网络中心配合，加紧落实学校网上视频会议系统的设立，并尽快和北京市教委对接，推进北京市教育系统加密视频的设立；人事处将教育部开展"长江学者奖励计划"的通知下发到各院系，鼓励大家积极申报；学位办公室要认真做好毕业生的资格审查工作，毕业答辩时间另行通知；执纪监察组要做好对各院系和有关部门落实学生注册、在家线上学习、教师教学辅导等工作的检查督导。

校领导张政文、王新清、王兵、林维召开教学工作组会议。王新清同志首先传达了北京市教工委书记王宁在北京教育系统视频会议上的讲话精神。张政文校长从五个方面对学校教育教学工作提出了要求。一是抓好防控不能松懈，不能有一丝一毫的大意和疏忽；二是做好重大工作预案；三是做好思想政治工作；四是有序安排开学后的工作，准备应对可能发生的极端情况；五是做到"两手抓，两不误"，既要打赢防控战役，也要考虑学校发展。

【条例、规章制定与实施】

研究生工作处发布《中国社会科学院大学（研究生院）关于2020年春季学期实行线上注册报到的通知》。

本科生工作处结合开学工作准备，加强与在家学生及家长的联系。

招生与就业处在招生网发布《关于2020年硕士研究生入学考试初试成绩查询和复查工作的通知》，向各院系下发考生成绩。

后勤处根据指挥部部署和疫情防控工作需要，制订了后勤保障人员分批逐次入校工作的预案。

网络中心在学校疫情防控工作组和部门负责人两个微信群中发布了三个文档，分别介绍了使用"中国社科大移动校园"（企业微信版）召开线上会议的方法、企业微信安装流程以及通用软件"腾讯会议"的操作方法。

学校启动"新冠肺炎疫情"专项临时资助工作，为受疫情影响的学生送去关爱和温暖。此次共资助学生254人，资助金额共计590,000元。

【疫情防控与宣传报道】

校专题网新发文章16篇，共计发布306篇；官微推送文章4篇。

波兰格但斯克大学校长耶日·彼得·格维兹达瓦教授发来慰问函，声援社科大抗击疫情。

2020 年 2 月 22 日　星期六

【领导视察、检查工作】

校领导王新清和教务处审查了八个专业硕士专业和人文学院、政法学院报送的推迟开学期间研究生教育教学方案。

张树辉副校长到西三环学区指导疫情防控工作，要求西三环学区组做好学校布置的各项疫情防控工作，协助中央团校做好有关工作。

【条例、规章制定与实施】

本科生工作处通过各学院、各年级班长微信群向全体本科生发出《中国社会科学院大学关于 2020 年春季学期实行本科生网上远程注册的通知》。

教务处下发《关于公布研究生课程班级微信群二维码和做好线上教学平台准备工作的通知》。

学校特别增设"公共卫生突发事件治理研究方向"项目，支持教职工围绕政府政策与管理、法律及执法、信息与舆论、社会服务等相关问题，开展基础性、前瞻性的联合研究。

【疫情防控与宣传报道】

校专题网新发文章 13 篇，总计发布 319 篇；官微推送文章 6 篇。

人民网、学习强国转载现代教育报所发的《中国社科院大学传递战"疫"正能量》一文。文章从 4 个方面，全面报道了学校疫情防控工作。

社科网集中刊载学校防控重点报道。有《中国社科院大学传递战"疫"正能量》《15 天后，我走出学校的医学隔离观察室：一位湖北女生的返校隔离日志》《首都高校在行动｜抗击疫情，首都高校辅导员在行动！》《首都高校在行动｜编写"段子"、创作动画，致敬战"疫"一线》《高校接力致敬，表达首都师生决胜战"疫"最强音》《高校打赢防疫战靠制度也要有温度》等。

2020 年 2 月 23 日　星期日

【重要会议与决定】

校领导张政文、王兵、林维召开指挥部会议。会议决定：调整指挥部工作方式，即指挥部分在家上班和到校值班两个梯队，在校值班人员分为三支队伍，分别由校领导带队，落实学校防控和教育教学各项工作；从明日起，除保密等必须召开的现场会议外，一律召开网络视频会议，校办公室负责，网络中心提供技术保障；教务处要加强对学校网上教学的规范性指导，特别要重视教学中的意识形态问题和教学内容、教学话语的规范性，同时要加强对网上教学的舆情监控；宣传报道组要加强与中国青年报的合作，加大对本科生、研究生网上学习以及老师网上授课的报道，加强对支援湖北等地的报道；因工作需要必须进校的人员，要由人事处审核，王兵、张树辉两位副指挥长批准后方可进校；严禁学生返京返校，学工部门要加强本科生的学习、心理辅导和思想政治教育工作。

【条例、规章制定与实施】

教务处下发《2020春季学期延迟开学阶段研究生课程学习指南》和《2020春季学期研究生公共课、学部课课程信息、授课方式和二维码汇总表》，要求各教学单位传达给本单位所有任课教师和研究生。

教务处给各教学单位转发了马克思主义研究系在延期开学阶段推出的《微课堂教学计划》和《如何撰写优秀的马克思主义理论学位论文问答》两个教学方案以供参考。

校医务室牵头起草了《中国社科院大学突发公共卫生事件应急处置预案（初稿）》。

西三环学区组统计学校教职工凭证进出西三环学区的第二批名单。

【疫情防控与宣传报道】

校专题网新发文章22篇，共计发布341篇；官微推送文章5篇。

中宣部党建网2月18日刊发了张树辉副校长撰写的《要敢于赢下疫情防控和办学强校的双胜利》一文后，人民网·理论、新华网·教育频道、中国高校之窗·教育动态、中国社会科学网·党史党建等媒体先后转载。

澎湃新闻在《北京高校新闻与文化传播研究会汇集首都高校战疫好做法》一文中报道了我校防疫工作的好做法。

光明新闻在《"手拉手，共战疫"，大学生志愿者服务医护人员家庭》一文中报道了我校沈彤同学的志愿服务。

西班牙卡米亚斯大学向我校发来慰问信，对我校全体师生表示最诚挚的慰问和祝福。

2020 年 2 月 24 日　星期一

【重要会议与决定】

学校召开指挥部视频工作会议。会议由王新清同志主持，校领导王兵、林维、张树辉、张波参加会议。张政文校长在会上传达了 2 月 23 日中央召开的统筹推进新冠肺炎疫情防控和经济社会发展工作部署会议上习近平总书记的重要讲话精神。

会议决定：学校全面启动延期开学返校期间网络视频会议机制，相关会议以视频形式召开，会议商定内容通过指挥部网络平台落实；本周召开本科学院教学工作会议，重点部署课程教学方案、学生学业指南和教学评估方案的贯彻落实等工作；科研部门要密切关注高等学校 SCI 论文指标使用、评价导向等相关问题，根据学校情况，厘清思路，拿出有关制度的改革方案；招生与就业处要认真做好全口径毕业生签约、考硕、读博和出国的学生人数统计，提出建设性意见上报指挥部；积极稳妥地做好 2020 年博士生考试、硕士生复试和研究生扩招方案落实等工作；疫情防控期间，良乡校区、望京校区和西三环学区实行统一的值班、办公制度，未经指挥部批准，任何人不得擅自出入三个校区（学区）。学校扩建研究生宿舍项目设计方案和投资概算获得国家发改委批复，批准建设面积 36,995 平方米，总投资 2 亿余元。

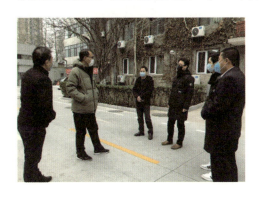

【上级精神学习与贯彻】

张树辉副校长参加北京市教工委视频会议并到望京校区检查指导疫情防控工作。

【条例、规章制定与实施】

学校要求将习近平总书记"2·23"重要讲话精神贯彻到每一个岗位每一份工作中去，作为我校今后一段时期内做好疫情防控和学校建设、教育教学工作的基本准则和工作指南。

学校特别增设重大专项项目"公共卫生突发事件治理研究方向"。

宣传报道组组织学习习近平总书记"2·23"重要讲话精神，收集整理包括校领导、学院负责人、基层党组织负责人、管理人员、思政课教师、一线辅导员、本硕博学生在内的多篇学习心得，报送北京市委教工委。

校医务室根据高教园区对返工复工的工作要求，进一步完善学校疫情防控细节，做到防疫防控无死角。

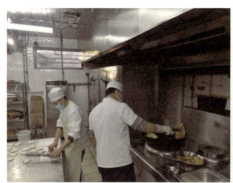
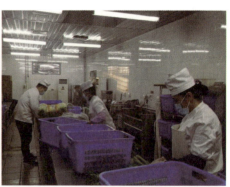
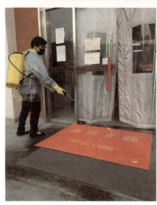
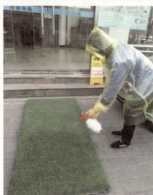
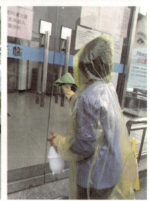

西三环学区组负责人应邀与中央团校党委常委、纪委书记黄鹤再商议疫情防控及出入证办理事宜。

【疫情防控与宣传报道】

校专题网新发文章 17 篇，总计发布 358 篇；官微推送文章 5 篇。

宣传报道组组织采访马克思主义研究系刘晓欣老师，宣传报道马克思主义研究系在防疫期间开展教学工作、制订应对预案的好经验、好做法。

2020 年 2 月 25 日　星期二

【重要会议与决定】

学校召开党委理论学习中心组学习贯彻习近平总书记"2·23"重要讲话精神扩大会议视频会。校党委常委和指挥部各组组长参加了会议。校领导张政文、王新清、王兵、林维、张树辉、张波及党委常委、组织部部长王彩霞参加会议并做发言。

会议决定：全校师生要采用多种方式、多种途径认真学习贯彻落实习近平总书记"2·23"重要讲话精神；由校领导王新清、林维、张树辉牵头，尽快完成学校新的智慧校园建设方案；由校领导王兵牵头，本科生工作处、教务处统筹策划，组织召开学院院长、书记参加的落实本科生家访工作视频会议；严格按照张树辉同志传达的 2 月 24 日北京市教工委视频会议有关要求，做好学校疫情防控和教育教学工作。

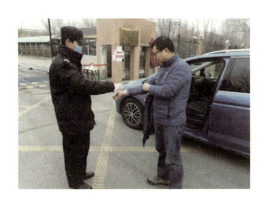

【条例、规章制定与实施】

西三环学区组统计学校教职工凭证进出校园的第三批名单，发放第一批、第二批出入证。

望京校区组根据学校指挥部的最新要求，在保证所有在校工作人员早晚测量体温的基础上，增加一次中午体温监测。

后勤处严格落实学校指挥部要求，对经学校指挥部批准允许出入南门的人员、车辆进行测温登记，对出入办公区域的人员进行测温登记。

【疫情防控与宣传报道】

校专题网新发文章 18 篇，共计发布 376 篇；官微推送文章 5 篇。

《光明日报》第一版刊登了张政文校长题为《沉下心、扑下身，誓夺双胜利——知识界学习贯彻习近平总书记"2·23"重要讲话精神》的文章。

《光明日报》刊发张树辉副校长文章《高校应对大考：法纪顶在前　党建做保障》。

学校"形势与政策"慕课被超过 1 万学生选择，宣传报道组已安排人员对接，组织宣传报道。

2020 年 2 月 26 日　星期三

【重要会议与决定】

学校召开指挥部视频工作会议。会议决定：责成教务处、本科生工作处整理出教育部《关于研究型高等学校本科教学工作合格评估实施办法》征求意见稿；各部门（学院）做好 2 月 27 日教职工开学报到工作；本科生工作处、研究生工作处指导各院系做好 2 月 28 日学生开学报到注册工作；线上教学工作就绪，校领导要深入各自联系的院系进行网络听课督导；为顺利进行远程网上教学，学校为每位同学发放 100 元的网络流量费；招生与就业处要特别关注学校湖北籍毕业生的就业指导工作，及时提供就业信息；执纪监察组要把自指挥部成立后开展督导检查工作的情况进行全面总结，上报社科院直属机关纪委，抄报中央纪委国家监委驻社科院纪检组监察组。

张政文校长主持召开学院设置暨研究生培养与管理体制机制改革方案第一次视频会议，学校党委常委和工作委员会委员参加。与会人员分别对改革方案讨论稿发表意见，重点就改革任务目标、学院设置和学院领导体制、研究生培养与管理体制机制的调整与改革等方面进行研讨。

【条例、规章制定与实施】

共有 145 位本科毕业生需要从学校领取考研复试相关资料，本科生工作处已协调相关学院做好后期邮寄工作。

国际关系学院教学工作组按照学校统一部署，组织落实教学方案及教学管理监督等工作。

校医务室继续落实市教工委、市教委、高教园区的防疫部署；制订老干部疫情防控期间第二次拿药的工作计划；盘点防护物资，做好防护物资的调配工作。

西三环学区组检查了办公楼等区域的人员流动情况；检查了学生宿舍和食堂的消毒情况；配合做好国考、京考、选调生资格复审材料的审核服务工作。

【疫情防控与宣传报道】

校专题网新发文章18篇，共计发布394篇；官微推送文章5篇。

《现代教育报》在《有担当！这些高校学子志愿奉献，不做战"疫"局外人！》一文中，报道了学校在校内选拔优秀志愿者为同济附中的学生进行线上"一对一"辅导、争做战"疫"人员子女"家教"的暖心事迹。

中国社会科学网以《再部署，再誓师——中国社会科学院大学号召全校师生誓夺战"疫"全面胜利》《做健康卫士 守一方净土》为题报道学校的防疫情况。

2020 年 2 月 27 日　星期四

【重要会议与决定】

学校召开指挥部会议。会议决定：成立毕业生学位工作组，组长由林维同志兼任，张秀台、张初霞任副组长，研究生工作处、本科生工作处、教务处、招生与就业处等部门参与，毕业生学位工作组直接向王新清同志报告相关工作；指挥部根据疫情发展和上级有关要求重新确定论文提交、资格审查、论文查重、论文答辩等一系列工作；立即向学生下发论文答辩和学位授予等工作另行安排的通知；在疫情防控方面，学校对外教、留学生、港澳台学生与学校其他师生统一要求，一体管理，请张波同志负责落实。

校领导王新清、王兵、林维组织召开了本科教学暨网络家访工作视频会议。王新清同志对各单位提出了四点工作要求：一是教学工作不能漏掉一门课程、一名学生；二是尽可能保障教学效果；三是多关心学生和教师；四是常规工作不能忘。

【领导视察、检查工作】

张树辉副校长对发热门诊的设置情况进行检查指导，要求加快发热门诊设置的各项工作，按学校指挥部要求投入使用。

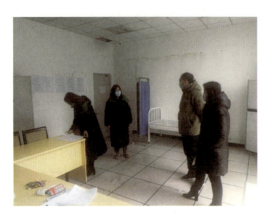

【条例、规章制定与实施】

经校长办公会同意，学校设立了研究阐释十九届四中全会精神校级科研项目重大专项。经过个人申请、学院或部门推荐、科学研究工作委员会审议等环节，共有12个项目获准立项。

按照中共中央组织部的通知精神和社科院党组的部署，学校开展党员自愿捐款工作。

学校各单位（部门）教职员工按要求采取网络或电话形式履行开学报到手续，全体在岗教职工714人报到。

研究生工作处发布通知，请各学院、中心、班主任做好返京学生的劝阻工作（湖北等疫情严重地区学生一律不得返京），同时做好确需返京学生的报备报批工作。

校医务室完善发热门诊的设置，制定了《发热门诊设置标准》《发热门诊医生职责》《发热门诊护士职责》《发热门诊工作制度》《发热门诊就诊登记表》《发热门诊消毒制度》《发热门诊消毒工作记录》等规章制度。

【疫情防控与宣传报道】

校专题网新发文章7篇，共计发布401篇；官微推送文章5篇。

《首都高校在行动｜这些高校学子志愿奉献，不做战"疫"局外人！》一文在现代教育报官微和学习强国中推出。

人民论坛网刊登学校2018级硕士研究生栗东升的文章《党的领导是打赢

疫情防控阻击战的根本保证》，光明网等中央媒体转载登出。

2020 年 2 月 28 日　星期五

【重要会议与决定】

学校召开指挥部工作视频会议。会议决定：加强学校后勤保障服务人员、安保人员的管理，坚决做到不出校、不聚集，督促外包公司加强对员工的管理；教务处、本科生工作处、各学院要按照远程教学和网络家访的工作要求，及时收集整理学生、家长反馈意见，以便学校及时处理相关问题；要求毕业生学位工作组在发布《关于延缓 2020 年度研究生学位论文答辩资格审查工作的初步通知》的基础上，尽快明确各阶段时间节点，制定毕业生论文答辩工作各个阶段的具体任务，通知传达至相关部门和学生；招生就业组要及时关注国家出台的关于毕业生就业的新政策和新举措，切实做好我校毕业生就业指导工作；按照规定时间向教育部报送学校《本科生教学评估方案》征求意见稿的意见和建议。

【条例、规章制定与实施】

研究生工作处和本科生工作处开展 2019—2020 学年春季学期线上报到注册工作。研究生工作处向全体研究生发布《研究生延期返校期间安全温馨提示》。

学校在籍国际学生、港澳台研究生进行线上注册报到。要求以上几类学生继续与国际交流与合作处保持密切联系，按照学校要求，完成线上教学、毕业答辩等事项。

国际交流与合作处发布了《关于推迟 2020 年国际学生和香港、澳门、台湾地区研究生招生考试的通知》，面向校内各个招生院系、命题单位就推迟举行 2020 年国际学生、港澳台研究生考试情况和今年具体招考工作安排予以说明。

学校启动"新文科建设支持计划"，并发布了项目申报通知。

后勤处再次对校内服务人员进行认真排查，对进校前的活动轨迹、接触人群进行调查了解；进一步修订完善返京员工隔离方案，确保所有员工无患病风险后才能上岗。

【疫情防控与宣传报道】

校专题网新发文章 19 篇，共计发布 420 篇；官微推送文章 6 篇。

宣传报道组与舆情监测组联合召开视频会议，总结前一阶段宣传工作，研究下一阶段宣传重点。

《光明日报》第 2 版"光明论坛"栏目刊发张政文校长的评论文章《打赢疫情防控和经济社会发展"双线战役"》。

《中国教育报》在《全国各高校出实招助力湖北籍师生战胜疫情》一文中报道了我校帮助 254 名湖北地区家庭经济困难学生以及受疫情影响较大的学生渡过难关的实招。

学校发布的《不用点开，就一句话，每个同学补贴 100 元》一文，得到了同学们的大量点赞留言。

2020 年 2 月 29 日　星期六

【重要会议与决定】

学校召开指挥部工作视频会议。张政文同志传达了中国社科院副院长、大学党委书记王京清同志对学校疫情防控工作的指示。王兵同志传达了 2 月 28 日房山区关于社区（村）疫情防控工作调度会的有关情况，重申在校工作学习的人员未经批准不可出校，外地学生未经批准不可返京返校，违者严肃处理。

会议决定：学工部门、教务处、人事处要高度关注学生和教师的注册工作，通过注册彻底摸清学生和教师的情况；同意后勤、保卫、宿舍、食堂、医疗第二梯队配备人员在严格落实疫情防控要求后进入学校；招生与就业处要做好毕业生就业工作，特别是要通过有效途径为疫区、家庭困难、边远地区学生提供就业信息保障；要积极稳妥地做好研究生调剂、博士生考试和研究生复试信息发布工作；党委组织部（人事处）代表学校党委、工会慰问关怀疫情严重地区的同志，切实解决他们教学科研和生活中出现的困难。

【条例、规章制定与实施】

招生与就业处与各院系、专业学位中心及班主任老师通力配合，了解本科、研究生具体就业情况，统计毕业生已签署三方协议人数、拟出国留学人数。

校医务室调配防护物资，为给学生发放第五批防护物资做准备。

保卫处负责人到学校南门查看执勤情况，叮嘱快递的取放流程要严格按照学校指挥部要求落实。

【疫情防控与宣传报道】

校专题网新发文章 21 篇，共计发布 441 篇；官微推送文章 5 篇。

宣传报道组策划推出任课教师、研究生导师给同学的寄语。

南苏丹朱巴大学社会与经济学院教授、南苏丹战略与政策研究中心负责人梅拉·比耶尔（Melha Rout Biel）教授致函中国社会科学院等有关单位，就抗击新冠肺炎疫情向中国人民表达诚挚慰问和衷心祝福。

2020 年 3 月 1 日　星期日

【重要会议与决定】

学校召开指挥部工作视频会议。会议决定：本科生工作处、研究生工作处要关注至今还没注册学生的情况，做到无一遗漏；外事部门要关注北京市关于外籍人员返京的政策性规定，要高度重视、妥善、全面、谨慎解决外教返京事宜；网络中心要加强与社科院网络主管部门的联系与沟通，及时提交解决学校网络出口问题的请示，为疫情防控期间的教学提供网络支持；学位办公室要对疫情防控期间的毕业论文资格审查、线上线下答辩等问题做出全盘考虑，尽早制订网上论文资格审查、网上论文答辩预案；成立学校研究生宿舍楼基建项目工作组，并制订建设工作方案；纪委办公室牵头制定宿舍楼建设项目相关的工作纪律规定。

【领导视察、检查工作】

张树辉副校长组织召开了望京校区小白楼规划使用工作视频会议，会议研究制定了小白楼使用初步方案和后续保障措施。

张树辉副校长组织召开了学生宿舍使用调整工作视频会议，结合新学期和今后的招生工作计划，研究讨论了全校宿舍调整使用计划方案。

【条例、规章制定与实施】

教务处下发《2020 年春季学期延迟开学阶段本科课程教学督导与评估工

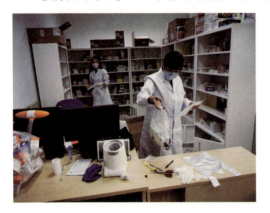

作实施方案》和《延期开学期间本科生课程教学检查记录表》，要求各教学单位做好开学第一周的教学工作，启动延期开学期间教学工作检查记录工作。

校医务室为各校（学）区在校生配发防护用品，印发宣传海报，布置望京校区发热门诊；根据老干部用药需求，到望京校区按需为 44 位老干部配药。

【疫情防控与宣传报道】

校专题网新发文章 13 篇，共计发布 454 篇；官微推送文章 5 篇。

校官微推出部分院系、教研部教师的开学寄语《师命如山》。

《现代教育报》官微推出《致敬！北京高校里"逆行"的白衣天使》，介绍学校医务室工作人员的战疫事迹。

2020 年 3 月 2 日　星期一

【重要会议与决定】

学校召开指挥部工作视频会议。会议决定：校办公室要及时做好文件收发和公文办理工作，确保学校落实上级政策、部署和要求及时高效；教务处及各教学单位要建立并落实网上教学情况报告制度，要做好同等学力申请学位课程考试相关工作；毕业生学位工作组要加快制订网上论文资格审查、网上论文答辩工作预案；网上论文答辩工作预案要重点保障今年正常毕业、有就业需求的非定向学生，所有论文答辩工作要按相应规定分类、分批次进行；招生与就业处要按计划安排做好今年硕士研究生初试成绩复查工作；财务处、研究生工作处、本科生工作处要尽快落实学生流量费补贴发放工作；国际交流与合作处要依法依规做好学校外籍教师返京返校管理工作。

【条例、规章制定与实施】

全校研究生共计 4,706 人（其中休学 5 人，保留学籍 1 人），共计 4,687 名研究生完成了线上注册报到。本科生共 2,275 名，已全部完成在线注册报到。

学校本科网上教学工作今天正式开始，共开设本科课程 76 门、教学班 99 个，涉及 11 个部门，所有课程教学情况良好。

依据《中国社会科学院大学科研项目管理办法（试行）》的规定，学校特别增设校级专项"国家治理体系和治理能力现代化研究"，鼓励和支持全体教师对国家治理这一重大命题进行思考和研究。

良乡校区发热门诊和望京校区发热门诊按期开诊。

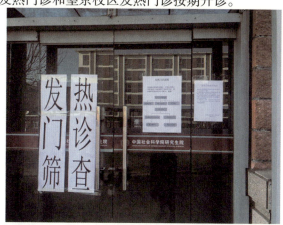

为保障毕业生就业工作，后勤处采购了帐篷，搭建于良乡校区南门外，供用人单位审查学校毕业生档案和其他相关工作使用。

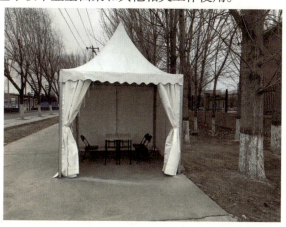

【疫情防控与宣传报道】

校专题网新发文章 7 篇，共计发布 461 篇；官微推送文章 3 篇。

《光明日报》首发张树辉副校长文章《高校应对大考：法纪顶在前　党建做保障》后，人民网等多家媒体转载该文章。

《北京青年报》以《高校师生战"疫"中唱响时代好声音》介绍我校学生志愿为华中科技大学同济医学院附属中学九年级女生辅导功课的事件。光明网、人民网、首都文明网、搜狐、百度百家号、中新网、中国网、中国文明网、石大新闻网等新闻网站分别转载该文章。

《光明日报》第 9 版以《他们默默守护三千八百万大学生》为题的报道中，专门提到了我校人文学院辅导员王越积极当好学生心理疏导员的事迹。

2020 年 3 月 3 日　星期二

【重要会议与决定】

学校召开指挥部工作视频会议。会议决定：认真落实《北京新型冠状病毒肺炎疫情防控工作领导小组办公室进一步严格疫情防控有关要求的通告》，将通告中的"十二条规定"传达到每一名师生、员工；教务处要安排专人收集网络教学情况，建立工作台账，巩固提高教改效果；宣传报道组要重点围绕教学开展工作，宣传报道网络教学过程中的突出、典型事例；国际交流与合作处要加强与有疫情国家合作大学的联系，及时转达社科大全体师生真诚的关心和慰问，并做好学校外籍教师管理工作；图书馆、网络中心要与社科院图书馆积极沟通，推进社科院图书馆与学校网络建设和图书资源共建共享事宜；校领导要进入所联系的院系网络课堂中听课，既当先生，督导教学工作，也要当学生，掌握学生学习的真实情况，推进学校网络授课的顺利进行；人事处要及时制订思政系列职称评审工作方案；尽快落实疫情防控期间一线工作人员的补助。

【领导视察、检查工作】

张政文校长进入马克思主义学院孙帅老师的《毛泽东思想和中国特色社会主义理论体系概论》网络课堂随机听课，检查线上教学运行情况。

校领导张树辉赴西三环学区检查指导疫情防控工作，就学生就业政审场地及其相关工作进行安排。

良乡高教园区负责人来学校检查后勤服务人员疫情防控工作，查看了物业员工宿舍、学生食堂等场所。

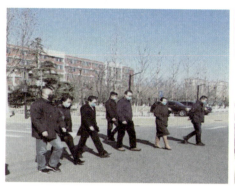
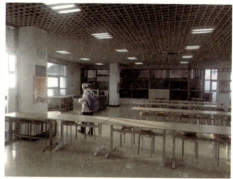

【条例、规章制定与实施】

今天本科生共开课62门，涉及77个教学班、10个教学部门，63位任课教师开始授课。

保卫处以电子版形式邮寄学生户籍，保证户籍办理事宜特殊时期不中断。

本科生工作处牵头，各学院及相关部门积极配合，顺利完成了为西三环学区毕业生收寄就业、考研复试等材料的工作。

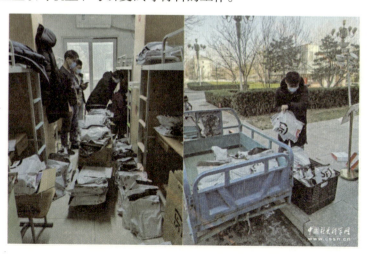

后勤处根据学校指挥部部署，将《关于进一步严格疫情防控有关要求的通告》传达到每一位教职工和每个外包服务公司，要求大家对照"十二条规定"严格排查。

望京校区组召开疫情防控再动员会议。

【疫情防控与宣传报道】

校专题网新发文章 21 篇，共计发布 482 篇；官微推送文章 4 篇。

2020 年 3 月 4 日　星期三

【重要会议与决定】

学校召开指挥部工作视频会。会议传达了北京市疫情防控外事工作视频会议精神，传达了北京教育系统疫情防控的 16 号和 17 号通报。

会议决定：要把北京市通知精神和两份通报内容传达给每位师生、员工，严格按照有关规定做好学校的疫情防控工作；外事部门既要严格按照有关规定做好疫情防控工作，又要为留学生、港澳台学生、外籍教师的生活、网络学习等提供周到服务；学校要将疫情防控工作和教育教学等日常工作结合起来，与疫情防控工作有关的事宜通过指挥部会议研究决定，与教育教学等常规性工作有关的事宜，分别通过校长办公会、党委常委会等研究决定；王兵、张树辉同志负责组建望京校区小白楼使用分配工作小组，校办公室、后勤处、党委组织部（人事处）、教务处、研究生工作处、纪委办公室等部门负责人参加；王兵、林维同志负责组建由党委组织部（人事处）、教务处、财务处、学位办公室、招生与就业处、纪委办公室等部门负责人组成的工作小组，落实谢伏瞻院长的重要指示。

【条例、规章制定与实施】

今天本科生共开课 73 门，涉及 82 个教学班、9 个教学单位，70 位任课教师开始授课。

招生与就业处向合作单位发送"中国社会科学院大学专场网络招聘会"的邀请函，邀请各单位参会，推介学校 2020 届毕业生。

国际交流与合作处对身处生源国本国的国际学生、身在境外或外省的国际学生、港澳台学生，以及在校的国际学生、港澳台学生分类做出规定。出台了《中国社会科学院大学疫情防控期间外籍教师管理办法（草案）》。

执纪监察组按照指挥部要求向社科院直属机关纪委报送了《关于疫情防控期间社科大纪委履职情况的报告》。

学校成立巡视整改工作领导小组，各项巡视整改任务正在扎实推进。

【疫情防控与宣传报道】

校专题网新发文章8篇，共计发布490篇；官微推送文章6篇。

宣传报道组策划并完成了疫情防控期间学校对学生的暖心举措综合报道；策划并完成了社科学子以不同方式参与疫情防控工作的综合报道；推出离退休老同志自愿支持疫情防控工作的报道。

学校与韩国启明大学在科学研究与人才培养等方面一直保持着密切的合作与联系，张政文校长代表学校师生向启明大学表达了诚挚的慰问和对启明大学全体师生平安健康的美好祝愿。

2020年3月5日　星期四

【重要会议与决定】

学校召开思想政治教育工作视频座谈会，校领导张政文、王兵、张树辉和各学院书记、有关职能部门负责人、班主任辅导员代表参加了座谈。大家围绕疫情防控工作、教育教学工作、思想政治教育工作等进行了认真研讨。张政文校长进行了总结讲话。

学校召开指挥部工作视频会。会议决定：各教学单位和相关部门要从环节、内容、形式等方面加强网络教学管理，要加强对教学内容的审查，杜绝教学事故的出现；教务处要及时总结推广本科生网上教学的成功经验和突出做法；要加强对研究生网上教学的督导检查，确保远程教育期间研究生教育教学质量；毕业生学位工作组要根据一事一策的原则，按有关工作程序和时间节点，做到一事一通知；要做好毕业论文答辩的各种预案；校党委常委、各学院院长和书记及相关部门负责人要走进本科生和研究生的网上课堂，多听课、多学习，及时总结经验、解决问题。

【条例、规章制定与实施】

校领导、教学督导专家、教务处及马克思主义学院相关人员与同学们一起上思政网课,检查线上教学运行情况。

本科生开课 79 门,涉及 98 个教学班、10 个教学单位,73 位任课教师开始授课。

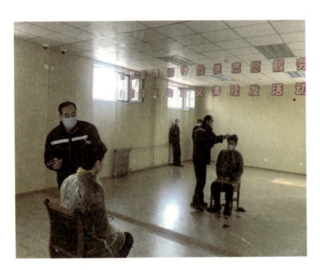

研究生开课 16 门,其中学术学位课程 8 门,专业学位课程 8 门。其中 7 门课程使用微信群语音指导,8 门课使用软件直播,1 门课使用平台录播,均已顺利完成教学任务。

经学校指挥部批准,在保证安全的情况下,望京校区组邀请在校物业人员为在校学生和职工免费理发,践行雷锋精神。

【疫情防控与宣传报道】

校专题网新发文章 16 篇,共计发布 506 篇;官微推送文章 5 篇。

宣传报道组采访了部分一线教师线上教学的准备、实施过程及心得体会,陆续推出教师教学相关宣传报道。

澎湃新闻转发中国社会科学网的文章《抗击疫情　高校在行动》一文,介绍了社科大防疫的经验做法。

一篇《不用点开,就一句话,每个同学补贴 100 元》的特殊推送刷爆社科大师生的朋友圈,收得了两万的阅读量。

中国社会科学网刊发了《用青春热血践行志愿初心》,报道了社科学子争当志愿者战"疫"的事迹。

2020 年 3 月 6 日　星期五

【重要会议与决定】

学校召开全校中层干部视频会议，校领导张政文、王新清、王兵、林维、张树辉、张波和全体中层干部参加。张政文校长提出了 2020 年学校的疫情防控、网上教育教学、党建和思政、"大院制"改革、学科评估和专业评估、学校硬件建设等 9 项重点工作。

学校召开指挥部工作视频会议。会议传达了中央应对新型冠状病毒感染肺炎疫情工作领导小组《关于全面落实疫情防控一线城乡社区工作者关心关爱措施的通知》等 4 个文件。会议决定：责成校办公室、医务室做好学校疫情防控工作开展以来的数据收集、整理、核对和上报工作，务求数据翔实准确，不出误差；教务处要密切关注网上教学状况，注重课堂效果，做好教学保障；学位办公室、教务处、学工部门要认真研究科研论文评价体系的建立以及各项制度的完善；周末及法定节日期间，指挥部值班人员继续坚持到岗值班，确保学校安全稳定，无重要、紧急情况周末和法定节日不再召开指挥部会议。

【条例、规章制定与实施】

本科生开课 26 门课程，涉及 29 个教学班、9 个教学单位，29 位任课教师授课。

研究生开设 14 门课程，涉及 18 个教学班，其中 4 门课程使用微信群语音指导，8 门课程使用软件直播，2 门课程使用平台录播，都已顺利完成教学任务。

学校相继通过了由国际处起草、指挥部审议的《疫情防控期间我校国际学生管理方案》《疫情防控期间我校港澳台学生管理方案》《疫情防控期间我校外籍教师管理办法》等文件。

校医务室按照北京市教委对高校的最新要求，开展本校疫情防控工作情况的统计上报；配合教务处完成新冠肺炎预防课程的网络教学。

房山高教园区为良乡校区南门搭建帐棚，增设体温感应设备，方便对进出校门人员进行体温筛查。

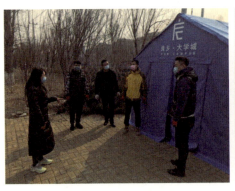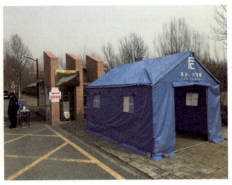

【疫情防控与宣传报道】

校专题网新发文章 10 篇，共计发布 516 篇；官微推送文章 4 篇。

《中国社会科学报（社科院专刊）》报道学校疫情防控工作。

学校卓越见习营的同学们在 34 天时间内，完成报道 18 篇。这些报道相继刊登在新华社客户端、学习强国公众号、光明网、国际在线、科技日报官网、中国经济网、中国军网、中国青年报客户端、中国青年网、中国青年报微博公号等中央媒体，同时被新浪网、搜狐网、腾讯网、百度网、凤凰网、和讯网、文汇网、界面新闻、上观新闻、千龙网、浙江在线等国内知名媒体和官方微博，以及中国社会科学网、中国社科院大学官网、中国社科院大学微信公众号等社科院、学校官方媒体刊发，全网点击量在 3,150 万以上。

2020 年 3 月 8 日　星期日

【重要会议与决定】

校领导王兵、张树辉组织召开了望京校区小白楼规划使用工作视频会议。在《望京小白楼管理使用方案（草案）》的基础上，论证了望京校区小白楼各楼层的使用安排和望京校区使用管理方案。

【条例、规章制定与实施】

7 日、8 日是周末，学校领导和疫情防控工作指挥部值班人员在校区值班，防控工作一切正常，校园平安。

研究生工作处发布了《关于延期返校期间研究生相关管理服务工作安排的通知》。

后勤处安排望京校区准备了巧克力、鲜花，良乡校区食堂准备了酸奶、水果，赠送给封闭管理中的女学生和女职工，向她们表达节日的祝福。

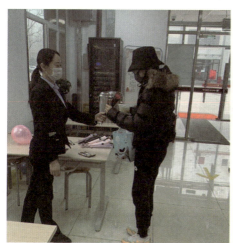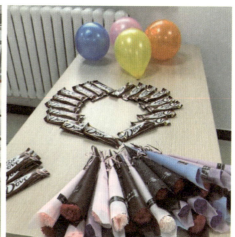

【疫情防控与宣传报道】

校专题网新发文章 27 篇，共计发布 543 篇；官微推送文章 7 篇。

北京日报客户端以"远程辅导！社科大学生给武汉医务人员子女当'家教'"为题报道了学校 50 多名学子当远程"家教"的感人故事。

2020 年 3 月 9 日　星期一

【重要会议与决定】

学校召开 2020 年第 2 次校长办公会（视频会议），校领导张政文、王新清、王兵、林维、张树辉、张波参加，相关部门负责人列席。会议做出如下决议：完善关于小白楼和望京校区使用管理方案事宜；完善关于申请设立故宫学研究中心事宜；决定成立扩建研究生宿舍项目建设指挥部，指挥部总指挥由主管副校长张树辉同志担任，副总指挥由基建处处长韩铭福同志担任；通过中国社会科学院大学中外联合培养本科生双学位项目管理办法（试行）；通过 2020 年中国社会科学院大学高教（思政）系列专业技术职务评审工作实施方案；

完善关于疫情防控期间工作人员补助发放事宜。

学校召开指挥部工作视频会议。会议决定：责成教学组通知有关部门、各院系认真总结开学以来的教育教学工作情况，安排下阶段的教学工作以及正式返校开学上课后的教学工作；责成教务处做好校领导以及职能部门、院系负责人进课堂听课情况的统计；学位办公室负责，研究生工作处协助，于今天将学位答辩计划传达到每一位毕业生；全体教职员工要尽快熟悉利用网络办公系统开展工作，坚持网上办公制度。

【条例、规章制定与实施】

校医务室向指挥部汇报了疫情防控期间开诊及报销的暂行规定。

【疫情防控与宣传报道】

校专题网新发文章 11 篇，共计发布 554 篇；官微推送文章 3 篇。

《现代教育报》在《首都各高校开启硬核"云"学习》一文中报道了社科大媒体学院为本科生开展由专业教师指导线上读书会的相关情况，学习强国平台转发。

社科大科研公众号"成果推介抗疫篇"专栏推送学校互联网法治研究中心执行主任刘晓春的学术性文章《身份信息被泄露？防控疫情背后的大数据治理权衡》（首发于《财经》杂志公众号，2020 年 2 月 23 日）。

2020 年 3 月 10 日　星期二

【重要会议与决定】

学校召开党委常委会视频会议。会议审议通过以下主要事项：成立中国社会科学院大学巡视整改工作领导小组，张政文、王新清同志总体负责学校各项整改任务，常务副组长王兵同志负责学校各项整改任务的具体协调部署；研究制定了《中国社会科学院大学扩建研究生宿舍项目工程建设纪律规定》；将在国际教育学院、继续教育学院、公共外语教研部、体育教研部、计算机教研部等教学单位设立党总支或直属党支部；审议了社科院各研究所党委推荐的"长江学者"奖励岗位人选，同意将经济研究所姚宇、社会学研究李炜和王俊秀、世界经济与政治研究所徐奇渊作为推荐人选上报社科院。

学校召开指挥部工作视频会议。会议决定：校领导和教务处等有关部门再次详细审议学校开学工作方案，要精细考虑防疫及教育教学各方面工作，做好随时启动工作方案的准备；教务处等部门要高度关注本科生论文答辩等工作。毕业生学位工作组要高度关注论文资格审查通知下发后各方所反映的四个方面的情况，尽早拿出后续工作方案；外事部门要高度重视当下的外教和外国留学生、港澳台学生的管理；严格、妥善处理法国外教返京事宜，将其安排在良乡校区医学观察区隔离15天。

【疫情防控与宣传报道】

校专题网新发文章14篇，共计发布568篇；官微推送文章5篇。

《人民日报》以《远隔重洋 挂念"家的港湾"》为题报道了学校海外学员远洋慰问的事情。

光明网以《同心同力同上阵 打赢防疫攻坚战》一文报道了学校国际教育学院迅速构筑起一条严密的疫情抵御防线的事迹，体现了学校国际教育学院10年援外培训工作的成效和为打造"人类命运共同体"做出的贡献。

《黄山日报》刊发了战"疫"公益歌曲《心愿》，歌词作者系我校2018级税务专业硕士学生吴心如同学。

学校退休干部许振中以《学讲话，增信心，奋力夺取防疫和经济社会发展新胜利》为题给学校防疫专网投稿。

2020 年 3 月 11 日　星期三

【重要会议与决定】

学校召开指挥部工作视频会议。会议决定：王新清、王兵同志牵头，责成各部门落实落细毕业生学位论文资格审核与答辩、学生返校、本科生招生宣传、本学期期末考试等专项工作方案；张树辉同志负责，责成医疗组、物资组、执纪监察组和财务处协同配合，进一步加强、加快学校开学后防控保障物资的储备工作；王兵同志牵头，党委组织部（人事处）、国际交流与合作处、研究生工作处、本科生工作处、后勤处、保卫处按北京市教委要求确定"京心相助"

系统的管理员并上报校办公室；指挥部成立学校基建工作领导小组，张树辉同志任组长，韩铭福同志任副组长，明确基建组对基建工作负领导责任，基建处负主体责任；责成人事处组织填写《领导干部个人有关事项报告表》。

【领导视察、检查工作】

张树辉副校长到望京校区检查指导疫情防控工作。

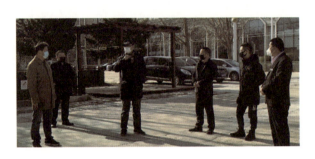

【条例、规章制定与实施】

校医务室根据指挥部的部署和要求，联系开学后一个月内的防护物资储备。

良乡高教园区为学校南门安装了人脸识别热成像测温系统。

西三环学区毕业生就业政审帐篷落实到位。

【疫情防控与宣传报道】

校专题网新发文章 6 篇，共计发布 574 篇；官微推送文章 5 篇。

中国社会科学院网转发光明网《同心同力同上阵　打赢防疫攻坚战》一文，介绍了学校国际教育学院 10 年援外培训工作的成效和为打造"人类命运共同体"做出的贡献。

2020 年 3 月 12 日　星期四

【重要会议与决定】

学校召开指挥部工作视频会议。会议决定：指挥部成立人员入境管理工作组，王兵同志担任组长，张波同志为副组长，人事处、国际交流与合作处、教务处、研究生工作处、本科生工作处、国际关系学院、国际教育学院、后勤处、医务室、保卫处负责人为小组成员；教务处要协调相关部门，尽快就本科生论文答辩工作制订工作方案并及时下发通知；毕业生学位工作组要认真落实论文答辩两次检测工作，要制定论文检测答辩的后续工作时间表，确保参与论文答辩的师生底数清楚、流程明白；对于疫情防控期间的教工和学生预备党员转正工作，要本着保证质量和严格把关的原则，既做好各项审查工作，又不能让学生的就业受到影响。

【条例、规章制定与实施】

招生与就业处将"中国社会科学院大学 2020 届毕业生网络双选会"具体参会单位、招聘岗位、招聘要求请各院系、专业中心、班主任老师协助通过微信群转发至学生，动员毕业生参会。

后勤处要求保障人员在延长供热期间要继续坚守岗位，确保达到延长供热、助力疫情防控的预期效果。

学校安装的人脸识别热成像测温系统正式投入使用。

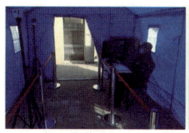 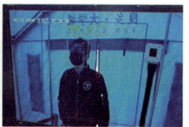

【疫情防控与宣传报道】

校专题网新发文章 14 篇，共计发布 588 篇；官微推送文章 5 篇。

学习强国平台转发战"疫"公益歌曲《心愿》，歌曲策划杨惺锴和歌词作者吴心如是我校 2018 级税务专业硕士研究生。

2020 年 3 月 13 日　星期五

【重要会议与决定】

学校召开指挥部工作视频会议。会议首先传达了大学党委书记王京清同志关于学校一名学生正在山东省淄博市进行集中隔离观察有关情况的重要批示。

会议决定：王兵同志负责，收集整理学校近期出入境学生的各类情况，报告给良乡高教园区管委会和北京市教委；张树辉同志兼任指挥部人员出入境管理工作组副组长，并就学校入境师生的隔离相关事项和良乡高教园区管委会进行沟通；张波同志要根据有关规定，起草学校师生出入境审批的有关规定；师生出入境审批单必须由王兵、张树辉、张波三人共同签字；张波、李提同志负责，依据学校外教、留学生、港澳台学生所用语言，把北京市近期出入境的有关规定译成英、法、德、日、韩等多种版本，发给学校所有的外教、留学生、港澳台学生；国际交流与合作处、国际关系学院要高度关注法国外教情况，防范该外教擅自回国；毕业生学位工作组要严格按指挥部有关程序处理毕业生论文答辩各项工作；基建工作组要将学校扩建研究生宿舍项目规划一个工作进程时间表，向指挥部会议汇报；执纪督察组对指挥部布置的防控任务，按照时间节点，进行督办、催办。

【领导视察、检查工作】

校领导王兵同志到望京校区检查指导疫情防控工作，慰问疫情防控一线工作人员。

张树辉副校长带领基建处、后勤处、保卫处等部门负责人，现场研究讨论扩建研究生宿舍项目施工区域范围、隔断分区、封闭方式等具体问题。

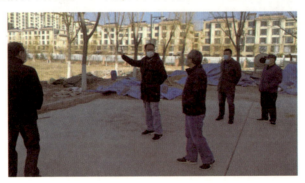

张树辉副校长组织后勤处相关人员召开会议，对改善基本办学条件专项项目进行分析研究。

【条例、规章制定与实施】

研究生工作处和班主任与学校一名正在山东省淄博市进行集中隔离观察的学生及家长取得了联系，表达了社科院及大学领导的关心，了解了学生的身体状况及心理状况。

后勤处按照指挥部工作安排，加强对学生用餐和住宿的管理，强调学生一律回宿舍用餐。

【疫情防控与宣传报道】

校专题网新发文章12篇，共计发布600篇；官微推送文章3篇。

《现代教育报》刊发了《首都大学生 战"疫"显担当》一文，其中报道了社科大学生陈奕漩暖心"家教"解医务人员后顾之忧的故事。

2020 年 3 月 15 日　星期日

【重要会议与决定】

校领导张政文同志召开指挥部值班人员会议。会议决定：各部门要认真思考应对毕业生返校的工作预案，确保校园内各种资源的调配合理有序；要做好在职研究生的数据收集和管理工作，确保每名同学的行程及时有效地提交到学工管理部门；校医务室要认真对医疗防护用品登记造册，按需发放；对于医疗防护用品尚存的缺口，各个部门要多方筹措，确保学校疫情防控工作物资足额到位；教务处要加强对各学院本科生论文答辩工作的指导，确保本科生答辩工作按时间节点完成。

【条例、规章制定与实施】

14日、15日是周末，学校领导和疫情防控工作指挥部值班人员在校区值班，防控工作一切正常，校园平安。

按照教育部、国家移民局、北京市以及社科院疫情防控工作部署，指挥部制定并发布了《关于新冠肺炎疫情防控期间加强我校人员出入境管理的通知》。

研究生工作处、本科生工作处分别发布了《关于我校研究生启用"京心相助"教育系统专用端口开展信息登记的通知》《关于我校本科生启用"京心相助"教育系统专用端口开展信息登记的通知》。

各学院再次对境外学生进行详细排查并保持密切联系；对个别返京不返校的学生做好登记报备工作。

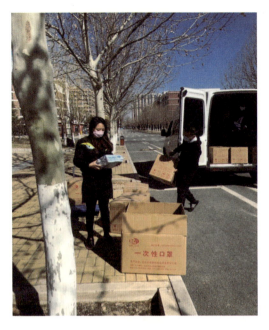

科研处在学校信息平台、科研处网站、科研处微信公众号陆续发布了《关于申报国家社科基金国家应急管理体系建设研究专项的通知》。

校医务室根据指挥部的部署和要求，完成了第一批十万只口罩的储备工作。

保卫处协助相关部门在学校南门设置材料接收箱，以便疫情期间文件传递业务正常办理。

【疫情防控与宣传报道】

校专题网新发文章 17 篇，共计发布 617 篇；官微推送文章 6 篇。

2020 年 3 月 16 日　星期一

【重要会议与决定】

学校召开指挥部工作视频会议。会议重点传达了北京市关于疫情防控期间人员出入境管理的最新规定。会议要求：学校出入境工作组要认真学习新规定，掌握出入境管理的具体细节和流程，遇到特殊情况及时向北京市有关部门请示报告；由张树辉副校长牵头，后勤处、研究生工作处、本科生工作处、保卫处、网络中心负责人参加，研究进一步加强学校学生宿舍管理的有关事项；会议同意财务处提出的防疫期间第二阶段财务报销方案。

校领导王新清、林维、张波召开教育教学工作视频会议，本科生学院、研究生学院、公共课教研部等教学单位负责人以及教务处相关人员参加会议。王新清副校长要求各单位在继续做好远程教学、保证教学质量的同时，及时总结工作经验，认真做好常规工作，为下一步开学返校后各方面工作做好准备。

【条例、规章制定与实施】

研究生工作处请各院系关注目前在境外的研究生，严格按照学校相关要求执行回国报批程序。

本科生工作处要求各学院对个别返京不返校的学生做好登记报备工作，对 4 名学生未经学校批准提前返京的情况进行调查核实。

科研处启动 2020 年校级科研项目预算编制工作。

教务处发布《2020 届本科毕业论文工作指南》，对 2020 届本科毕业论文的撰写、答辩等工作要求进行了说明。

校医务室为望京校区配发口罩、喷雾器。

【疫情防控与宣传报道】

校专题网新发文章 15 篇，共计发布 632 篇；官微推送文章 2 篇。

人民网、光明网、千龙网、搜狐网、云南网、百度百家号转载了《首都大学生 战"疫"显担当》一文。

《中国青年报》、中青在线发布《团旗下汇聚青春力量》一文，其中报道了学校陈奕漩同学的事情。

2019 级硕士五班粟春豪同学给学校防疫专题网投稿《小院抗疫之我见》，他在文中写道："在宿舍写论文的我，突然'等'来了学校领导的慰问，校方的重视和领导的关爱如一缕灿烂的阳光，让我感到无比的温暖和感动……"

2020 年 3 月 17 日　星期二

【重要会议与决定】

学校召开指挥部工作视频会议。会议决定：坚持重大事项报告制度；出入境管理工作组要将《关于新冠肺炎疫情期间学校海外培养项目管理的通知》及时传达给境外师生；学校再次重申严格履行四方责任；实事求是地对待和处理不同情况下学生返京要求，既严控学生返京返校，又要符合北京市教委政策要求；学工部门要为受疫情影响，生活确实有困难的学生提供勤工助学机会。

【上级精神学习与贯彻】

张政文校长参加了北京市教工委"防范境外疫情输入专题会"。会后紧急召开学校涉外领导小组工作会议，传达会议精神，责成相关部门于今晚前将相关要求传达给学校师生。

【领导视察、检查工作】

张政文校长到望京校区检查指导工作，就疫情防控中的后勤工作提出4点要求。

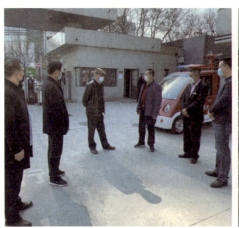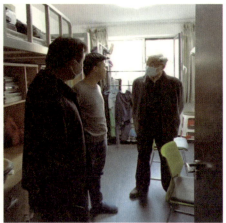

张树辉副校长带领后勤处负责人到望京校区对 2020 年修缮项目进行实地考察，强调要按照计划和程序做好各项准备工作。

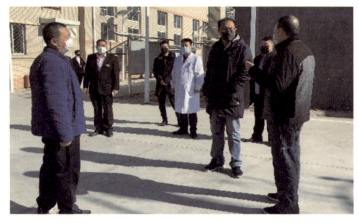

张树辉副校长到西三环学区指导疫情防控工作，就学校教师入境回国工

作做出指导和安排。

房山区卫健委、良乡高教园区领导来我校检查防疫工作，查看了公共区域消毒记录以及废弃口罩处理、发热门诊设置等情况。

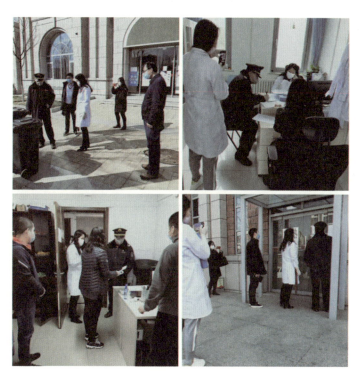

【条例、规章制定与实施】

社科院爱卫会为学校捐赠 6,000 只口罩，用于加强学校一线值班教职工的安全防护。

招生与就业处按照教育部及各省区市招生考试院工作要求，按进度推进本科及研究生各项招生工作。

西三环学区组与中央团校对接学校教师入境回国事宜；配合教务处做好学生成绩单打印以及学业相关工作。

【疫情防控与宣传报道】

校专题网新发文章 8 篇，共计发布 640 篇；官微推送文章 5 篇。

澎湃号转发中国青年报《战"疫"中的共青团员们》，其中报道了学校陈奕漩同学的战"疫"事迹。

2020 年 3 月 18 日　星期三

【重要会议与决定】

学校召开指挥部工作视频会议。张政文校长在会上传达了北京市教工委"防范境外疫情输入专题会"的会议精神。会议要求：学校在境外的各类人员都要严格遵守法律法规，严禁六种行为，严禁虚报谎报，认真执行疫情期间入境管理规定；凡是入境人员提出回国申请，要请示教育部、北京市，要得到指挥部确定的三位领导同时签字才能成行；出入境管理工作组要认真研究制订符合各国疫情防控措施的我校人员对接方案，对学校所有在境外的人员一律实行点对点的管理，一人一策。

会议决定：研究生工作处继续加强与前期在山东入境集中隔离观察的同学解除隔离后的联系，从学习、生活和身体健康各个方面给予学生关心爱护和指导帮助；教工组、学工组要掌握学校所有入境人员返回过程中的第一手信息；加强宣传学校国际教育学院与英国斯特灵大学合作举办的创新与领导力博士学位教育项目（教育部批准）；纪委办公室牵头，校办公室、后勤处参加，对学校办公用房进行自查自纠，按标准、按要求完成中央巡视整改任务。

【条例、规章制定与实施】

招生与就业处组织毕业生参加"中国社会科学院大学网络双选会"，参会用人单位 164 家，提供岗位 861 个。

市教委根据学校学生人数与教职工人数，调配给学校 38,000 个口罩。

西三环学区组代表学校给每位留校学生配发防护物资。

北京市房山区卫计委对学校疫情防控工作进行检查指导，认为学校疫情防控工作做得真、做得细、做得实。

【疫情防控与宣传报道】

校专题网新发文章 11 篇，共计发布 651 篇；官微推送文章 4 篇。

新冠肺炎疫情暴发以来，学校陆续收到多个海外合作院校的慰问信，信中对我们的战"疫"精神表示钦佩，对我们的战"疫"措施表示认可。

2020 年 3 月 19 日　星期四

【重要会议与决定】

学校召开 2020 年第 3 次校长办公会（视频会议），校领导张政文、王新清、王兵、林维、张树辉、张波参加，相关部门负责人列席。会议做出以下决议：严格按照中央、社科院、北京市、教育部和学校关于疫情防控的规定和要求进行防控工作；对扩建研究生宿舍项目工程建设指挥部机构设置和负责人事宜进行了研究；就签署《设计费确认函（扩建宿舍项目）》并支付初设阶段设计费事宜进行了研究；通过了 2020 年中国社会科学院大学高教（思政）系列专业技术职务评审工作实施方案；审议通过了中国社会科学院大学特聘教授初选名单（社科院 38 名专家）；通过 2020 年度创新工程相关岗位准入原则。

学校召开指挥部工作视频会议。会议决定：要严格按照中央、社科院、北京市、教育部有关境外学生、外教、留学生、港澳台学生的规定和要求进行防控工作；教务处、学位办公室、本科生工作处、研究生工作处、招生与就业处等部门，要做好对毕业生的沟通、保障、服务工作，扎实做好毕业生的论文答辩、就业等各项工作；校办公室牵头，教务处、学位办公室协助，以学校名义给各院系拟一封公开信，要保障疫情防控和教育教学工作的正常进行；责成教务处尽快联系民族系，安排好教学负责人。

【条例、规章制定与实施】

人事处、研究生工作处、本科生工作处密切关注境外师生的情况，做好境外师生返京相关工作。

校医务室收到北京市《关于进一步严格境外进京人员管控的通知》，第一时间报告指挥部，请相关部门告知近期回国人员。

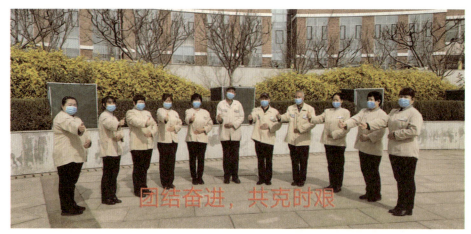

家近在咫尺，保洁员们却坚持坚守在学校，共克时艰

【疫情防控与宣传报道】

校专题网新发文章 13 篇，共计发布 664 篇；官微推送文章 5 篇。

《中国社会科学院报》和中国社会科学网刊发张政文校长和王维国副教授的文章《统筹做好疫情防控和教育改革发展工作》。

2020 年 3 月 20 日　星期五

【重要会议与决定】

学校召开指挥部工作视频会议。王兵同志传达了良乡高教园区管委会下发的《关于做好高校各项安全防控工作的通知》和北京市教工委召开的"北京市高校党委书记抓基层党建述职评议会"精神。张政文校长强调：要切实抓好学校师生出入境管理工作；要严格按照社科院和学校有关规定，抓好外包人员进校工作的防护工作；严格按照有关要求和规定，做好防火、防风、防春季各种流行病、防意外事故等各项校园安全工作。

【条例、规章制定与实施】

研究生工作处发布通知，要求研究生辅导员做好留校研究生的思想教育工作，提醒留校研究生积极做好防火、防风、防流行病等工作。

科研处启动 2019 年教师科研成果奖励工作。

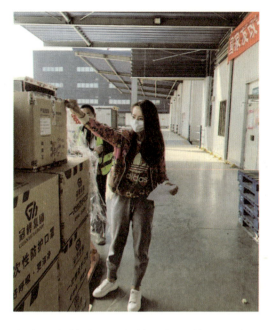

招生与就业处推出"招生智能问答系统"实时解答疑问，还可通过招生网咨询栏目、微信公众号、邮箱、电话等多种方式进行招生咨询。

"中国社会科学院大学2020届毕业生网络双选会"成功举办，三天之内双选会首页的点击量达到20,218次，访客达6,160人次。

后勤处制订了新一批后勤服务保障储备人员入校隔离观察方案。

校医务室工作人员到通州区领取了市教委调配的第一批开学用口罩。

【疫情防控与宣传报道】

校专题网新发文章2篇，共计发布666篇；官微推送文章5篇。

《人民政协报》刊发了张政文校长在全国政协教科卫体委员会组织召开的"重大疫情下高校毕业生就业创业问题"专题座谈会上的发言，发言题目是《动足脑筋 给足政策》。

2020年3月22日 星期日

【重要会议与决定】

学校召开指挥部值班人员会议。会议决定：宣传部门要着手做好学习习近平总书记"3·18"讲话精神一周年相关报道组稿工作，加强毕业生就业和毕业工作的报道；后勤处要做好春季饮食卫生工作和春季流行病的预防治疗准备工作；研究生工作处要加强与入境人员的沟通，及时准确掌握检测结果；教务处要密切关注、总结教学进展情况；进一步加强理论研究和实践，将疫情防控期间的思想政治工作研究做实做深，使科研成果具有可推广、可操作性。

【领导视察、检查工作】

校领导王新清、张树辉同志对良乡校区疫情防控工作进行检查，对后勤保障复工人员隔离观察、基建项目等工作提出要求。

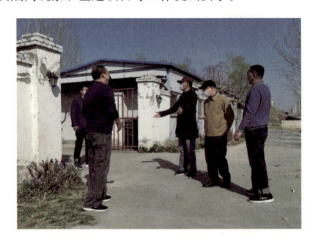

【条例、规章制定与实施】

21日、22日是周末，学校领导和疫情防控工作指挥部值班人员在校区值班，防控工作一切正常，校园平安。

结合良乡高教园区管委会"疫情防控期间严格落实消防安全工作"通知要求，保卫处开展消防安全排查，消除安全隐患。

良乡高教园区管委会、卫生健康管理监督所工作人员来校检查疫情防控工作落实情况。

【疫情防控与宣传报道】

校专题网新发文章23篇，共计发布689篇；官微推送文章9篇。

社科大科研公众号"成果推介抗疫篇"专栏推送张政文校长、王维国副教授的学术性文章《统筹做好疫情防控和教育改革发展工作》（首发于《中国社会科学报》，2020年3月19日）。

2020年3月23日　星期一

【重要会议与决定】

学校召开指挥部工作视频会议。王兵同志传达了北京教育系统疫情防控工作领导小组下发的京教防组通〔2020〕19 号、20 号文件精神。张政文校长强调：保卫处、校办公室要尽快按北京市要求办理校园出入证；要进一步加强战"疫"期间各项管理；各项制度要到位，各项工作要落实；进一步加强信息收集整理工作，确保所上报信息无疏漏。

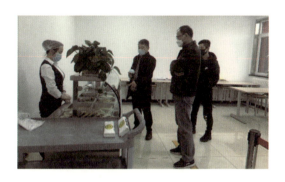

【领导视察、检查工作】

张树辉副校长到望京校区检查疫情防控工作，重点查看和了解了学生食堂的有关情况。

【条例、规章制定与实施】

学校密切关注境外师生的情况，请国际教育学院、医疗保障组为我校波兰格但斯克大学孔子学院教工邮寄防疫口罩。

2018—2019 年新苗计划第二批结项评审顺利完成。评审委员会召开线

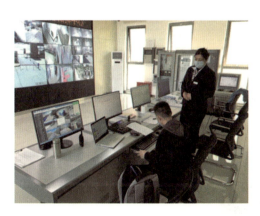

上会议，审议同意 12 个学术团体、5 个读书会和 45 个课题研究项目通过结项鉴定。

医务室按防疫要求做好在校生日常门诊就医工作。

保卫处协调安防维保人员来校对安防设备进行检查维护，排除隐患故障，保证疫情期间安防设备运行正常。

西三环学区组和望京校区组继续做好疫情防控工作。

【疫情防控与宣传报道】

校专题网新发文章 2 篇，共计发布 691 篇；官微推送文章 1 篇。

澎湃新闻、腾讯新闻转载张政文校长、王维国副教授的文章《统筹做好

疫情防控和教育改革发展工作》。

澎湃网刊发文章《中国社会科学院 | 从抗疫捐赠看民企"行善心理"》，我校刘金龙为作者之一。

2020 年 3 月 24 日　星期二

【重要会议与决定】

学校召开指挥部工作视频会议。会议决定：学工部门要加强对武汉地区学生的关心帮助力度，制定相关政策，尽快落实到位；学工部门、团委和各学院要加强对学生课外活动的指导，丰富学生课余生活，促进学生身心健康全面发展；国际交流与合作处要继续加强对国际学生、港澳台学生和外籍教师的管理和服务，讲清楚疫情防控相关规定，提出入境和返京的合理化建议。共 3 项措施。

【条例、规章制定与实施】

根据指挥部的整体部署，学校 2020 年度研究生学位论文答辩资格审查工作首次在线上进行。

医务室按照上级要求做好复工人员返校隔离工作，为隔离人员发放预防新冠肺炎的中药和口罩。

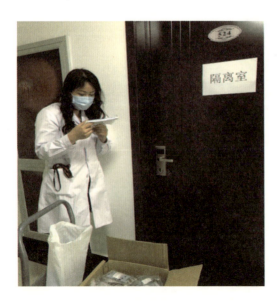

办公室、保卫处会同西三环学区组设计制作校园出入证，并严格按照校园管理规定和进校人员名单发放第一批校园出入证。

【疫情防控与宣传报道】

校专题网新发文章 14 篇，共计发布 705 篇；官微推送文章 5 篇。

张政文校长代表学校致信波兰格但斯克大学，表达了诚挚的问候，并祝愿所有人安康。

社科大科研公众号"成果推介抗疫篇"专栏推送了政法学院本科生学业导师吕鹏、政法学院 2018 级本科生肖云峰、社科院社会发展战略研究院刘学的学术性文章《助力抗击新型冠状病毒肺炎，平台企业哪家强？》（首发于《第一财经》，2020 年 1 月 24 日）。

2020 年 3 月 25 日　星期三

【重要会议与决定】

学校召开指挥部工作视频会议。会议决定：遇到敏感、复杂的问题及个案，要及时向有关部门、地方政府请示、报告，集中精力做好疫情防控和教育教学工作；保卫处、校办公室今天要确保把出入证落实到位；随着复工复产，校内人员增多，要加强对校内隔离人员和后勤保障、物业、施工单位人员的管理；要坚决克服厌战情绪，进一步加强警觉性，把抗疫工作做好，确保网上教育教学工作平稳、有序。

【上级精神学习与贯彻】

中央教育工作领导小组对学校在疫情防控工作中把解决思想问题和解决实际问题相结合的做法予以肯定。

在指挥部工作视频会议上，校领导王兵同志和张树辉同志分别传达了良乡高教园区和北京市教工委召开的视频工作会议精神。

【领导视察、检查工作】

校领导王新清到西三环学区检查指导疫情防控工作，并就疫情防控工作与中央团校保卫工作负责人进行沟通。

张树辉副校长组织后勤处和工程设计人员召开协调会，对望京校区平房教室装修改造方案进行研究讨论。

张树辉副校长看望一线执勤的值班和安保人员，对疫情防控工作提出了要求，强调要严格把控出入证的发放、使用和管理。

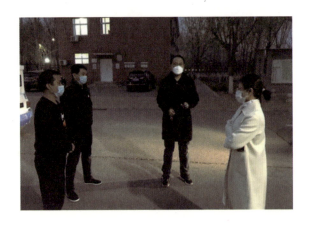

【条例、规章制定与实施】

指挥部要求，学校继续严格执行《关于再次重申我校学生不得提前返校的通知》，向学生重申不得提前返校的相关规定和纪律要求。具体返京返校时间以学校正式通知为准。

【疫情防控与宣传报道】

校专题网新发文章 3 篇，共计发布 708 篇；官微推送文章 5 篇。

《人民政协报》刊发张政文校长、王维国副教授的文章《思政大课，从云端渗入学生心里》，人民网、百度网、中国共产党新闻网等分别转载。

百度网转载张政文校长在全国政协教科卫体委员会组织召开的"重大疫情下高校毕业生就业创业问题"专题座谈会上的发言《动足脑筋 给足政策》。

2016 级经济学院本科生刘任耕给学校写来感谢信："因疫情，团队筹备的文创新品失去销路，是老师们纷纷解囊相助……感恩、感激、感谢在种种困难时出手帮助我们的老师们。"

2020 年 3 月 26 日　星期四

【重要会议与决定】

学校召开指挥部工作视频会议。张政文校长传达了社科院副院长、党组副书记、社科大党委书记王京清同志关于做好学校留学生、外籍教师及因私因公在境外滞留师生的疫情防控工作的 3 点要求。

会议决定：王兵同志和张波同志负责，责成人事处、国际交流与合作处、研究生工作处、本科生工作处按照北京市和良乡高教园区的要求，做好学校师生入境、返京相关工作；保卫处、校办公室要做好校园出入证签批、发放和管理工作，要依据指挥部进出校园名单，实行"双证入校，认证不认人"；王兵同志负责，各本科学院院长或党总支书记、研究生工作负责人分别看望留校本科生、研究生，了解留校学生学习生活情况；团委要做好学校第二期青马班开课的有关工作，并做好校领导上思政课的安排；要继续推进学生在线释压活动策划和组织；张树辉同志负责，基建组要做好关于近期基建工作的阶段性总结汇报工作。

【条例、规章制定与实施】

针对湖北返京人员政策的变动，学校第一时间联系在湖北地区的三位教职工，三位教职工均表示近期暂不返京，听从北京市和学校的统一安排。

针对学校滞留湖北地区在职研究生申请返京的问题，研究生工作处经北京市教委、校指挥部审议，其工作单位及在京居住社区同意后，学校原则上同意其返京。

研究生工作处严格执行入境研究生申请审批制度，针对在回国途中的研究生，研究生辅导员实时跟踪掌握其行程变化，并及时上报。

校科研工作委员会召开2020年第3次会议，按照"成熟一个（一批），讨论、审批一个（一批）"的原则，会议经过审议同意"新文科建设支持计划——学术沙龙项目"立项。

科研处特别设立"社科大云学术"会议项目，鼓励开展线上学术交流活动。

医务室为三个校区（学区）的留校学生发放了防护口罩。

【疫情防控与宣传报道】

校专题网新发文章6篇，共计发布714篇；官微推送文章4篇。

2019届本科毕业的谭天娇、姬思宇、孙楠三位女生是孔子学院总部派出的汉语教师志愿者。她们正在不同的国家用自己的一言一行讲述着中国故事，播撒着中国文化的种子。目前，三位志愿者身体状况良好，防疫物资充足。

2020 年 3 月 27 日　星期五

【重要会议与决定】

学校召开指挥部工作视频会议。会议决定：即日起，每天对学校在境外人员情况进行收集整理并在简报中报道；出入境管理组要认真传达落实国家有关境外人员入境的相关要求；贯彻落实王京清副院长的指示，加强对境外师生进行点对点的服务与关怀；王新清同志负责，王兵、张树辉同志协助，组织专班团队设计、运行好劳动教育课工作，认真落实《中共中央　国务院关于全面加强新时代大中小学劳动教育的意见》的精神；王新清同志负责，王兵、林维同志协助，组织专班团队，研究学校参加北京市学位委员会新增博士硕士学位授权审核准备工作；由张树辉同志负责，牵头组织专班团队，做好举办网上体育运动周暨第三届学校春季运动会的计划方案；校办公室、学工部门做好在校人员慰问关怀工作，确保学校的温暖送到每一位在校学生和疫情防控工作一线人员身边。

【条例、规章制定与实施】

学校向社科院财计局（基建办）报送了扩建研究生宿舍项目进度计划、资金安排计划、招标流程和工程管理季报的工作报告。

学校发出了《中国社会科学院大学致在海外师生的一封信》，鼓励和支持海外师生做好自身防护，合理安排工作、学习和生活。

外交部、国家移民管理局发布了自 3 月 28 日 0 时起暂时停止持有效中国签证、居留许可的外国人入境的公告，学校及时将相关政策要求传达给相关师生。

2018—2019 年新苗计划第三批结项评审顺利完成。校新苗计划评审委员会召开线上会议，审议同意 2 个学术团体项目、5 个读书会项目和 10 个课题研究项目通过结项鉴定。

学校新文科建设支持计划资助项目"'人工智能'工作坊"正式启动。

【疫情防控与宣传报道】

校专题网新发文章 12 篇，共计发布 726 篇；官微推送文章 4 篇。

官微推送了法律硕士生唐丹蕾的文章《远方不远》。

官微头条《艺术团的经典还没唱响，画外音第一句就醉了》中，艺术团同学倾情合唱了《春暖花开》。

澎湃网刊发《全球战疫·连线|英国卫生部感谢中国留学生，因他画了这些图》，报道了我校本科毕业生吴芃的相关事迹。

2020 年 3 月 29 日　星期日

【重要会议与决定】

校领导王兵、张树辉同志在良乡校区召开碰头会，对望京物业申请 7 名员工返校上岗、给予外包服务人员生活补贴、对外包公司进行管理、采购可重复使用餐盒、采购在校生慰问品等工作进行了研究。

校领导王兵、张树辉同志召开工程建设纪律监督会，对工程建设"三分开"、工作过程中纪律要求和应把握的工作原则等进行了明确。

【领导视察、检查工作】

良乡高教园区管委会工作人员来学校南门检查，主要询问了疫情防控期间校门管理情况和当前隔离人员情况。

【条例、规章制定与实施】

28 日、29 日是周末，学校领导和疫情防控工作指挥部值班人员在校区值班，防控工作一切正常，校园平安。

28 日、29 日，学校共有 4 名师生分别从伦敦、悉尼、旧金山、德国弗莱堡返程入境，在上海入境 2 人、天津入境 2 人。4 名师生按照当地疫情防控政策和要求，就地进行为期 14 天的集中健康观察。

根据张树辉副校长的部署，后勤处负责人组织召开外包服务人员相关工作视频会。

保卫处严格落实学校指挥部工作要求，一线安保、值勤人员对图书馆、教学楼等封闭公共场所进行定期巡查，排除安全隐患。

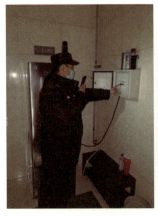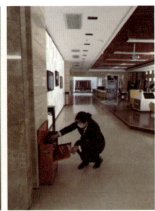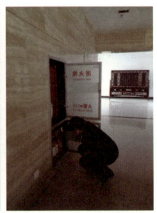

【疫情防控与宣传报道】

校专题网新发文章 11 篇，共计发布 737 篇；官微推送文章 10 篇。

搜狐网转载《南方都市报》文章：《中国留英学生火了！网友喊话"应该当首相"》，文中报道了中国在英留学生吴芃因每天坚持在网上发布英国疫情走势图而获得英国当地媒体、英国下议院、医疗科研部门的关注，此事登上了微博热搜，新华网也对此事进行了报道。

社科大科研公众号"成果推介抗疫篇"专栏推送了管理学院薛在兴教授的学术性文章《病毒无国界，战疫须合作》（首发于"麦斯特智库"公众号），推送了媒体学院新闻学硕士研究生刘静静、媒体学院漆亚林教授合作的学术论文《建设性新闻视域下突发公共卫生事件的话语空间转向——以 2019"新冠肺炎"报道为例》（首发于《青年记者》，2020 年 3 月）。

2020 年 3 月 30 日　星期一

【重要会议与决定】

学校召开指挥部工作视频会议。会议强调：按照中央的部署、社科院和教育部的要求，学校各条战线要把握住战"疫"要求，把"内防反弹，外防输入"原则方针贯彻到底；进一步加强网上教学和网上指导研究生工作，注意总结经验，补齐短板，及时召开第三次教学工作视频会议；今后每期的简报中都要对就业工作、出入境管理工作、湖北等地入京工作和网上教学工作做专题汇报；简报中要设立科研工作专题，报道学校疫情防控期间科研工作的丰富成果，特别是结合疫情防控工作的科研工作成果。

【领导视察、检查工作】

校领导王兵代表校党委到宿舍区看望慰问留校学生，了解他们的学习、生活情况及需求，鼓励他们安心学习、科学防控，并为留校学生发放了慰问品。

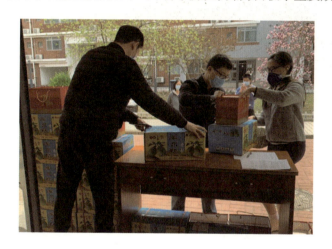

【条例、规章制定与实施】

根据外交部、国家移民管理局暂时停止持有效中国签证、居留许可证的外国人入境的通知，国际关系学院法语外教调整了从印度尼西亚至北京的计划，改为返回法国。

研究生工作处、本科生工作处、国际交流与合作处分别安排专人与在国外的师生进行联系，及时了解师生健康情况及回国安排。目前，学校在国外的中国师生共 67 人（含退休职工）、外籍教师 3 人、国际学生 11 人。

国际交流与合作处整理发布了中国驻美国、英国使领馆近期关于领事保护提醒的通知，并及时转发给在美国加州大学伯克利分校、英国牛津大学、英国埃克塞特大学学习的学生，提醒其关注并遵守相关要求。

招生与就业处受理并协助 9 名毕业生办理就业材料盖章、邮寄、报到证领取等事宜。

校纪委专门成立了纪律监督专组，并制定了《中国社会科学院大学扩建研究生宿舍项目工程建设纪律规定》。

医务室按照指挥部要求整理老干部用药需求，备好备足药品，全力保障疫情期间老干部用药。

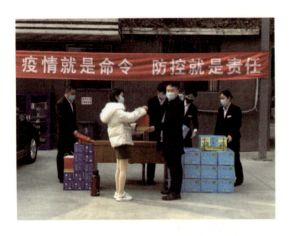

保卫处严格落实学校指挥部"双证入校，认证不认人"要求，对出入校园的人员、车辆严格查证、测温、登记。

良乡高教园区施工人员在学校保卫处的协调下，为行政楼、学生食堂安装人脸识别热成像测温系统，便于出入人员快速、高效地完成体温筛查。

西三环学区组和望京校区组根据学校党委和防控指挥部的安排，为留校学生发放牛奶和水果，表达学校对留校学生的关爱。

【疫情防控与宣传报道】

校专题网新发文章 3 篇，共计发布 740 篇；官微推送文章 3 篇。

3 月初，在校领导的指导下，国际教育学院向非洲国家学员发去《致非洲朋友的一封信》。近日，学员纷纷回信热议中国疫情防控取得的显著成果，并称赞中国的疫情防控成效。

2020 年 3 月 31 日　星期二

【重要会议与决定】

学校召开 2020 年第 4 次校长办公会（视频会议），校领导张政文、王新清、王兵、林维、张树辉、张波参加，相关部门负责人列席。会议作出 4 项决议：学校教育部高校思想政治工作创新发展中心拟设立"疫情防控与高校思政工作"研究专项，组成专家组，林维同志任组长，负责评审、立项，面向全校教职工开展招标研究；同意科研处提交的"关于柴宝勇申请承担中共中央宣传部政策研究室委托项目的请示"；同意国际交流与合作处提交的"关于学生参加中外联合双学位项目期间缴纳本校学费的情况报告"；推荐了百千万人才工程国家级候选人提名人选。

学校召开指挥部工作视频会议。会议决定：继续加强对出入境及返京人员的跟踪服务和管理；建立2020年本科招生宣传专题网站，由王兵同志牵头，招生与就业处、宣传统战部、教务处、人事处、学位办公室等部门参与，组成专班；加大开展云讲座力度，开辟网上课外辅导等第二课堂，丰富学生学习内容；总结学校疫情防控期间的纪检监察工作。

校领导王新清、林维、张波同志召开第二次教育教学视频会议，各学院、公共课教学部、教务处等部门负责人参加会议。王新清同志要求，各单位要抓好本学期的常规工作和重点工作，教务处要汇总上报各单位提出的问题和建议。林维同志要求，各学院要在教学方式、课程建设和学院文化方面做好创新和推优工作。张波同志要求授课教师关注学生线上课堂参与度，保证每名学生不掉队。

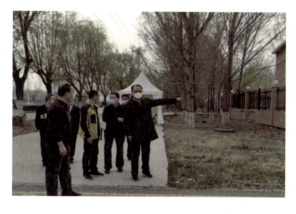

【领导视察、检查工作】

张树辉副校长带领基建处、后勤处、保卫处等部门人员对基建项目，南门人行通道改造，教学楼、行政楼铝扣板维修，学生宿舍外墙维修等项目进行实地考察，对基建工作、修缮准备工作进行指导。

【条例、规章制定与实施】

学校已按照要求成立巡视整改工作领导小组，由张政文、王新清同志担任组长，其他班子成员担任副组长。全面自查整改工作，已制订工作方案下发至各部门、学院。

国际关系学院法语外教已平安抵达法国图尔，国际交流与合作处、国际关系学院转达了学校对法语外教的关心和慰问。

研究生工作处、本科生工作处、国际交流与合作处继续安排专人与在国

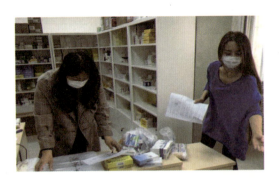

外的学生进行联系，重点关注 11 位已回国集中隔离的学生。

科研处完成 41 项 2020 年校级科研项目预算审核工作，保证科研项目经费在 4 月正常支出报销。

招生与就业处通过院系、毕业班班主任群发布事业单位招聘汇总，推荐全国总工会等中央部委直属事业单位的招聘信息，招聘岗位共计 335 个。

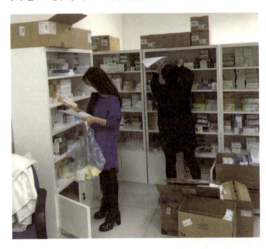

国际交流与合作处在微信公众号上推送了《科学防疫、增强信心、共渡难关、平安留学——张文宏医生答海外学子问》一文，并及时转发给学校在海外学习的学生。

根据校防疫指挥部统一部署，向全体留校学生发放水果和牛奶以示慰问。离退办和医务室共同为学校 50 位离退休干部配发所需药品。

学校扩建研究生宿舍项目"水影响条件申请报告"已审核通过。

【疫情防控与宣传报道】

校专题网新发文章 8 篇，共计发布 748 篇；官微推送文章 6 篇。

麦斯特智库公众号刊发学校管理学院副院长薛在兴教授文章《病毒无国界，战疫须合作》。

在全国高校宣讲团联合开展的抗疫志愿系列宣讲活动中，我校马克思主义学院青年讲师团成员赵习尧在"责任担当：全民战'疫'中的青年行动"中，以《战"疫"志愿，青春有我》为题进行了主题宣讲。

2020 年 4 月 1 日　星期三

【重要会议与决定】

学校召开指挥部工作视频会议。王兵同志传达了北京教育系统新冠肺炎疫情防控工作领导小组下发的《北京教育系统疫情防控数据报送管理办法》，要求学校按要求做好数据报送工作。会议研究决定，由张树辉同志负责，校办公室尽快制定学校自疫情防控以来第一季度工作总结指南，各工作组、各学院按指南进行阶段性工作总结。

【领导视察、检查工作】

东方毅集团来我校慰问一线执勤人员，送来了防疫物资和食品。校领导王兵及相关部门负责人到学校东门接见来校慰问人员。

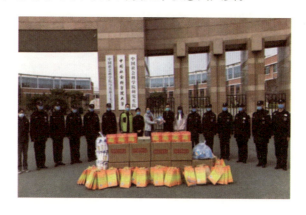

【条例、规章制定与实施】

国际交流与合作处根据学校指挥部要求，对在国内的外籍教师进行了零接触的关心和慰问。1 名回国博士生、1 名回国教职工解除隔离，身体健康。目前尚有 10 名学生、3 位教职工在接受医学隔离观察，健康状况良好。

国际交流与合作处在微信公众号上推送了《海外社科人，请查收这份心理防疫指南》，并及时转发给在海外学习的学生。

指挥部批准了亚太系韩国学生离校申请，要求国际交流与合作处、班主任继续关注该生情况。

抗疫期间，学校推出"校级重大专项之研究阐释十九届四中全会精神课题""校级重大专项之公共卫生突发事件治理研究方向""增设专项之国家治理能力和国家治理体系现代化研究"科研项目，计划立项42项。目前，经过严格审议共有两批13项获准立项。

学校新苗计划评审委员会召开线上会议，对2018—2019年度新苗计划第二批、第三批的14个学术团体、10个读书会和55个课题研究项目完成结项评审，准予结项。

医务室前往通州区领取了市教委分配的第二批开学后防疫用口罩72,000个。

后勤处组织人员，协助工会、体育教研部筹划准备学校第三届春季运动会，对比赛场地、物资器材、水电保障等工作进行安排部署。

【疫情防控与宣传报道】

校专题网新发文章13篇，共计发布761篇；官微推送文章5篇。

《学术志》刊发"2019年全国高校南大核心（CSSCI）论文发表数量排行榜"，社科大排名第51位。

学校将校科研公众号已经推出的包括张政文校长发表在《光明日报》、人民网上的重要理论文章等在内的10余篇重量级成果和文章，以及社科院学者文章37篇（其中三报一刊26篇）、大学5篇（三报一刊3篇）防控疫情的文章汇总后报送北京市教委。

宣传报道组与学校2018届本科毕业生、英国正能量网红吴芃进行了连线采访。

官微推送了《一组科研数据干货，剑指战"疫"》一文。

2020年4月2日　星期四

【重要会议与决定】

学校召开指挥部工作视频会议。会议决定：教务处、各学院、团委等部门结合学校劳动教育课程，认真做好劳动课设计和安排，确定好劳动内容、考核评价和安全保护等工作；学位工作组要全程参与各研究生系的论文答辩工作，认真研究线上答辩的方式、环节、流程；招生与就业处要做好本科生招生宣传工作，尤其是要关注北京、湖北地区的高考安排，及时启动招生事宜；继续做好就业工作的信息汇总，积极推送就业信息；外事组要积极推送学校和教育部留学人员服务中心的相关咨询救助信息和资源给境外师生；严格按照相关规定做好港澳台学生的工作，确保疫情防控工作不留死角。

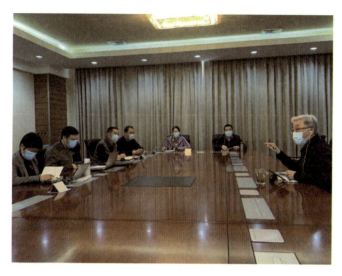

【条例、规章制定与实施】

国际交流与合作处对国际学生和港澳台学生在进行线上学习、在线提交答辩申请、申请学籍延期时遇到的各种问题予以解决或解答。

五位滞留湖北地区的在职研究生，在经各级审核通过后，均已安全抵京。一位由区政府统一安排集中隔离，四位在自己家中隔离，均身体健康。

校园信息平台一体化系统上的学位论文答辩资格审查模块运行 10 天以来，共有 714 名学位申请人在一体化系统上填报了申请，其中 422 人确认提交了申请。

【疫情防控与宣传报道】

校专题网新发文章 4 篇，共计发布 765 篇；官微推送文章 7 篇。

新华网刊发《中国社会科学院大学招办副主任冯杰梅：高考备考阶段，家长可做好这 6 件事》，人民号转载。

学校抗疫专题网站、科研处网站刊发新闻《春华不辜负，秋实诚可期，社科大全体师生抗疫不辍科研》。

2020 年 4 月 3 日　星期五

【重要会议与决定】

学校召开指挥部工作视频会议。会议决定：责成教务处尽快拿出本科生劳动课程的课堂教学计划，列入 2020 级本科生培养方案；由张树辉同志负责，责成保卫处按有关要求和规范专人负责做好酒精、84 消毒液等易燃易爆品的存储及管理工作，医疗工作组积极配合；各部门、单位要尽快完善开学的工作预案，并做好把预案转化为工作方案的准备。

张树辉副校长组织召开后勤工作碰头会，对今年预算经费调整、望京电话项目施工、良乡校区人行通道改造、服务保障人员储备、办公室及宿舍调整、小白楼搬迁等工作进行研究部署。

【条例、规章制定与实施】

学校举办春季（云端）运动会。党委副书记、副校长王新清致开幕词，宣布学校 2020 年春季（云端）运动会开幕。主持人张韶光老师一声号令，国旗在庄严肃穆的国歌声中冉冉升起，全体肃立，全场师生精神抖擞。本次运动会将开展 7 个线上项目，历时 22 天，将于 4 月 24 日闭幕。在快手和 B 站直播"云端运动会"时弹幕较多，主要是表达对校园的想念和为运动会加油鼓劲。

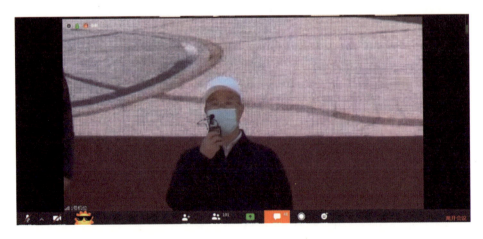

国际交流与合作处按照北京市"外防输入、内防扩散"的防疫要求，不断重申和强调防疫期间"做好个人防护、不离家、不返校"的要求；特发起"千

里同心，海外社科学子报平安"活动，在云端收集海外学子健康平安的消息。

招生与就业处在毕业生群转发"教育部办公厅国务院国资委办公厅关于举办战略性新兴产业面向 2020 届高校毕业生网络招聘会的通知"，动员毕业生参会应聘。

基建组根据校领导指示，起草了《关于扩建研究生宿舍工作汇报》并向社科院领导进行了汇报。

后勤处、医务室协助组织学校春季（云端）运动会，做好场地布置、物资器材、水电以及运动器械消毒等保障工作，确保运动会现场防疫防控无死角。

【疫情防控与宣传报道】

校专题网新发文章 14 篇，共计发布 779 篇；官微推送文章 4 篇。

中国社会科学网刊发王兵副书记、王维国副教授文章《加强党对高校的全面领导　全力办好新时代思政课》。

中国社会科学网刊发文章《中国社会科学院大学全体师生抗疫不辍科研》。

学校 2019 级马克思主义理论专业易玥曈同学，以《自律，一个青春命题》为题目，讲述了她在高考备考期间的心路历程，经招生与就业处推荐，文章在《北京考试报》上刊登。

2020 年 4 月 6 日　星期一

【重要会议与决定】

5 日，校长张政文主持召开教育部高校思想政治工作创新发展中心建设视频会议，校领导王兵、张树辉等人参加。会议决定：科研人员抓紧推进各项科研工作，确保 2020 年 12 月 31 日前出版《学部委员育人口述史》等五本书；争取在《中国社会科学院研究生院学报》设立思政专栏，专门刊发思政类文章；出版思政方向以书代刊，专门刊发思政类理论和实践文章；设置编委会，王京清副院长任主任；设立中国社会科学院大学思政文库，对由思创中心资助的出版物进行统一管理，并给予相应资金支持；设置编委会，请王京清副院长担任总主编；制定思创中心科研成果后期资助办法，资助同时不影响科研成果享受其他奖励；出台思创中心特邀研究员制度，按照专兼职结合的原则特邀一部分专家学者成为中心特邀研究员；在人员、方向、课题、成果、政策、资金方面深度整合思创中心与思政高等研究院，形成中国社会科学院大学思政平台，落户马克思主义学院。

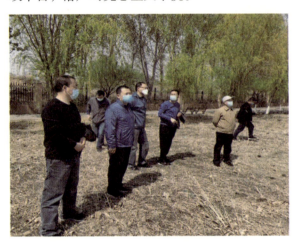

【领导视察、检查工作】

校领导王新清、张树辉同志对良乡校区南门人行通道改造、门禁系统安装、绿化养护等工作进行实地考察；对新学期劳动技能课场地设置、学生进出方式等问题进行研究讨论、规划设计。

良乡高教园区管委会工作人员来校查看人行道改造及门禁安装工程准备情况，后勤处、保卫处共同接洽协调、介绍情况。

【条例、规章制定与实施】

4日—6日是清明小长假，学校领导和疫情防控工作指挥部值班人员在校区值班，防控工作一切正常，校园平安。

4日，学校良乡校区、望京校区降半旗志哀，深切悼念抗击新冠肺炎疫情斗争牺牲烈士和逝世同胞。

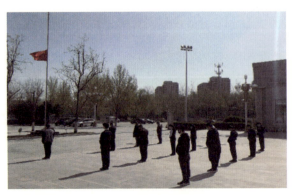

国际交流与合作处微信公众号推送了《愿花飨逝者、春暖斯人》《今有重要提醒！中国驻欧洲、美洲、亚洲、非洲、大洋洲各国使领馆最新领事保护汇总》《钟南山、李兰娟院士为海外留学人员防疫支招》，均及时转发给了学校海外师生。

招生办参加由北京市教委、北京教育考试院等举办的《教育面对面——2020年北京高招咨询》直播节目，并在节目结束后参与"北京新高考答疑课堂"直播录制，为北京考生介绍社科大特色并解答相关疑问。

后勤处落实疫情防控和各项保障工作。医务室盘点防护物资库存，清点易燃物品；继续做好校内各类人员的医疗保障工作。

【疫情防控与宣传报道】

校专题网新发文章25篇，共计发布804篇；官微共推送文章14篇。

4日，宣传报道组制作并发布了中国社会科学院大学深切悼念抗击新冠肺炎疫情斗争牺牲烈士和逝世同胞海报。

国际交流与合作处微信公众号推送了《我在海外，目前平安，请放心——海外社科学子报平安》，报道了在丹麦哥本哈根大学、英国埃克塞特大学、德国波恩大学、日本东京大学、美国加州大学伯克利分校进行学习交流的社科学子情况。

5日，中国青年报客户端刊发文章《社科大里的社工人》，对学校2018届社会工作专业本科毕业生吴芃进行了报道。

5日，北京头条客户端刊发了《社科大第三届春季运动会在"云端"开幕》。我校第三届春季（云端）运动会在良乡校区中心广场开幕，通过中国体育在线、ZOOM、快手、哔哩哔哩等平台同步直播。

《北京考试报》刊发学校2019级马克思主义理论专业易玥曈同学的文章——《一名社科大学生的哲学故事：自律，一个青春命题》。

2020年4月7日　星期二

【重要会议与决定】

学校召开指挥部工作视频会议。会议传达了北京教育系统新冠肺炎疫情防控工作领导小组《关于印发北京高校、中小学校和幼儿园做好2020年春季开学及开学后过渡期　新冠肺炎疫情防控工作建议的通知》（京教防组发〔2020〕13号）精神（以下简称"13号文件"）。会议决定：由王兵和张树辉同志牵头，成立专班，落实"13号文件"工作要求；由王兵、张树辉同志负责，医疗组、后勤处、保卫处、研究生工作处、本科生工作处等部门对学校防疫工作进行自查自纠，迎接北京市检查；经王兵、张树辉同志审批后，第二梯队人员可以入校参与指挥部工作；由王兵、张树辉同志负责，向校长办公会汇报学校思政平台工作，并协调好有关工作的落实；提前做好学校拟延期毕业学生的教学和管理方案；根据"13号文件"精神，由张树辉同志牵头，保卫处、后勤处、网络中心尽快完成校园大门和宿舍楼门禁系统工程；教务处在严格遵守疫情防控要求的前提下，在正式开学前完成教学楼设备系统安装调试工作；教务处、医疗工作组做好师生员工上"开学第一课"的有关准备。

【条例、规章制定与实施】

离退休办公室组织学校离退休干部在线观看社科院离退休干部工作局人口老龄化国情教育大讲堂：战"疫"特别节目《后新冠时代中国控烟与肺癌防治》。

国际交流与合作处通过微信公众号整理推送了《重要提醒！明日实施！从26国乘机回国，旅客需提前14天填报健康信息》，并第一时间传达给我校海外师生。

一周内，学校就业信息网更新招聘信息30条，"社科大就业"公众号更新招聘信息25条，毕业生就业信息群转发招聘信息37条。受理、办理和协助办理37名毕业生就业材料盖章、邮寄、毕业派遣的申请，接待毕业生就业咨询22人次，帮助毕业生邮寄就业材料3人次。

招生与就业处在学校毕业生群推荐教育部战略新兴产业网络招聘会、工信部全国春季硕博线上巡回招聘会和国资委国聘行动网络招聘会的最新招聘动态。

校学生科研评审委员会召开视频会议，对2020年度"研究生科研创新支持计划"申报项目进行立项评审。同意102个科学研究项目和11个学术论坛项目正式立项。

【疫情防控与宣传报道】

校专题网新发文章 6 篇，共计发布 810 篇。

学校首创"云端运动会"，师生通过居家运动的方式，缓解焦虑、压抑情绪，锻炼身体，通过中国体育 zhibo.tv、ZOOM、快手、B 站同步直播，师生纷纷点赞。

北京广播电台"教育面对面 RBC"微信公众号发布文章《中国社会科学院大学：师资队伍强大　注重科研能力培养》，对学校 4 月 6 日的直播节目进行了宣传。北京城市广播《教育面对面》播出《【独家重磅】中国社会科学院大学：师资队伍强大　注重科研能力培养》节目。

2020 年 4 月 8 日　星期三

【重要会议与决定】

学校召开指挥部工作视频会议。会议决定：后勤处要做好开学后师生就餐各项预案，将学生餐厅、教工餐厅、党校楼餐厅统筹考虑，合理筹划食堂就餐人员分区错时安排；招生与就业处要认真做好本科生招生录取的宣讲工作；加紧与教育部相关部门沟通联系，尽快解决增加研究生推免比例事宜；学位办公室要在前期调研筹划的基础上，通过对各院系答辩秘书业务技术培训等方式，进一步做好研究生学位论文网上答辩工作；教务处要及时下发中期教学检查通知，督促教师合理安排网上教学工作进度。

【条例、规章制定与实施】

国际交流与合作处通过微信公众号推送了《我在海外，目前平安，请放心——海外社科学子报平安（第二期）》，继续报道了在英国牛津大学、美国加州大学伯克利分校、丹麦哥本哈根大学、美国德州农工大学进行学习交流的学生情况。

后勤处对照"13 号文件"要求进行自查，查找问题和不足，细化完善相关工作方案，为开学工作做准备。

医务室发布疫情期间学生、在职职工及老干部公费医疗的报销通知；受指挥部委托，为学校一线工作人员发放慰问品。

为落实指挥部当天会议精神，保卫处负责人召集全体在岗人员开会，对下一步工作提出具体要求。

【疫情防控与宣传报道】

校专题网新发文章 20 篇，共计发布 830 篇；官微推送文章 4 篇。

中国社会科学院网刊发《疫情防控倒逼学校宣传工作"系统升级"——中国社会科学院大学大力做好疫情防控宣传工作》。

2020 年 4 月 9 日　星期四

【重要会议与决定】

学校召开指挥部工作视频会议。会议决定：严格按照北京市统一部署和北京市教委"13 号文件"要求，继续做好学校疫情防控工作和网上教育教学各项工作。落实落细 2020 年春季开学前的准备工作以及开学后过渡期防控工作的各种方案、预案。根据开学后的防疫安排和教育教学工作，尽快确定办公用房调整方案，再次确认良乡校区教室、宿舍调整改造方案和望京校区小白楼使用方案。即日起指挥部二线值班人员列入进校名单，根据工作需要进校值班。

【领导视察、检查工作】

校领导王兵、张树辉组织召开了望京校区和小白楼规划使用工作视频会议，介绍了小白楼使用方案。会议指出，望京校区各单位、部门要严格落实指挥部要求，根据有关规定和实际情况再次核对办公用房使用安排。

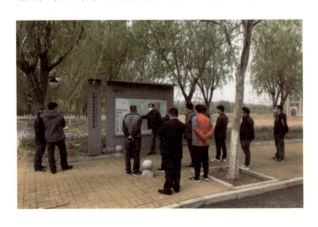

张树辉副校长在良乡校区检查工作，对南门人行通道改造、基建项目水电保障、劳动技能课场地设置等工作进行研究讨论、现场指导，对有关具体工作进行安排。

【条例、规章制定与实施】

近两日学校河北选调生报名踊跃，招生与就业处和校党委组织部、研究生工作处、各院系联合办公，为 65 位报名同学办理报名表审核、打印、盖章、扫描手续。

招生与就业处通过手机短信给学校湖北毕业生、困难毕业生推送"社科大线上就业课程平台"面试、简历等就业指导视频课程，帮助他们提升求职能力。

招生与就业处通过院系、毕业班班主任群发布事业单位招聘汇总，转发市场监管总局直属事业单位等事业单位的招聘信息，招聘岗位超过 500 个。

在望京校园统筹使用协调会上，纪检监察组专门提醒拟搬迁至望京校区的各部门、学院在办公室分配使用中要严格遵守办公用房使用有关规定。

【疫情防控与宣传报道】

校专题网新发文章 14 篇，共计发布 844 篇；官微推送文章 4 篇。

中国社会工作微信公众号发布学校政法学院陈涛教授文章《【学习"2·23"讲话精神】加强社会工作学科研究，更好服务于社会需要》。

正义网报道由学校互联网法治研究中心和检察日报社联合举办"互联网平台和数据竞争的新问题与新治理"学术研讨会。

近日，多位北京高校宣传部部长点赞社科大宣传工作借疫情防控成功实现系统升级，成为首都高校宣传标杆。

2020 年 4 月 10 日　星期五

【重要会议与决定】

学校召开指挥部工作视频会议。会议决定：各工作组要对照北京市教委"13 号文件"细化开学前各项准备工作，特别是涉及基建和硬件建设的工作要提前做好准备；责成教务处、后勤处和保卫处制定教学楼施工安全保障方案，严格执行进校施工人员身份核验、施工现场消毒措施；施工人员进校后点对点施工，不得随意进出其他场所，确保施工质量和校园安全；教学工作组要做好本学期教学期中检查的相关工作。

【条例、规章制定与实施】

国际交流与合作处等在后勤处的大力支持下，为外籍教师采购了电磁炉等物品，采取零接触方式送达外教公寓，确保学校外教生活工作正常进行。

国际交流与合作处积极联系财务处，努力确保美国加州大学伯克利分校、美国明尼苏达大学、日本政策研究大学院大学、明治大学、英国伦敦玛丽女王大学等海外交流项目的奖学金发放工作顺利进行。

2020年大学生志愿服务西部计划志愿者报名工作正式启动，校团委当天发布通知，助推毕业生就业，引导广大青年到祖国最需要的地方奉献青春、建功立业，为实现中华民族伟大复兴的中国梦作出新的贡献。

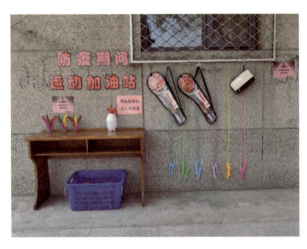

2020年大学生西部计划报名通道开启，同学积极响应，当天进入咨询群的同学就超百人。

望京校区组于食堂前小广场右侧设置了"运动加油站"，提供跳绳、羽毛球、毽子等多种体育用品，方便大家健身。

【疫情防控与宣传报道】

校专题网新发文章7篇，共计发布851篇；官微推送文章4篇。

中国社会科学院大学国旗护卫队和学生艺术团联合推出《龙的传人》社科大版MV，以《当艺术团遇到国旗班》为题在团委推出，引导广大学子增强国旗意识和国家观念。

第三届春季运动会云端直播继续进行，中国体育在线、哔哩哔哩、快手同步直播，仅哔哩哔哩直播平台，最多在线人数就达到了5,239人，广大学子不仅积极参与运动会，还积极踊跃参与直播互动。

社科大科研公众号"成果推介抗疫篇"专栏推送林维教授的学术文章《司

法的迅速应对、冷静判断和体系思考》（首发于人民法院报公众号，2020年4月9日）。

搜狐号刊发《与时间赛跑，压力熄不灭的是他们的新闻热情》，报道了由社科大和浙江传媒学院联合主办，中国人民大学协办，以"回望改革开放40年浙江轨迹，寻访中国特色社会主义伟大实践的浙江样本"为主题，为期一周的新闻见习营活动。

社科大第三届（云端）春季运动会引起大批校内外人员线上"围观"，为满足部分未看到直播同学的需要，宣传报道组制作比赛部分项目合辑，在官微推出。

2020 年 4 月 12 日　星期日

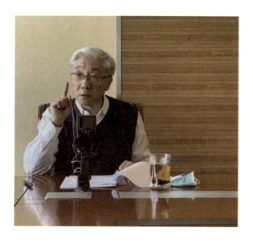

【重要会议与决定】

张政文校长在良乡校区通过视频方式为学校第二期大学生骨干培训班学员和团学骨干作题为"为什么我们要做一名马克思主义的信仰者和践行者"的专题授课，用三个真实的故事就何为信仰、如何成为一个有信仰的人进行了启发式阐述。讲座主题虽为理论问题，却深入浅出、旁征博引，同学们均表示受益匪浅。

【领导视察、检查工作】

校领导王新清、张树辉同志经良乡校区南门工作人员查证、测温、登记后，步行进校查看南门施工情况。

张树辉副校长检查望京校区疫情防控工作，对一线人员表示慰问。

张树辉副校长到良乡校区气膜体育馆、学生宿舍、学生食堂、图书馆等地现场查看，对宿舍门禁系统进行调查了解，对校园风险点排查、防疫工作落实、安全工作等方面提出要求、作出部署。

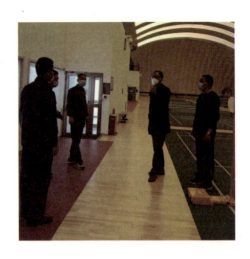

张树辉副校长召开相关部门负责人视频会议，专题研究 9 月份新学年的教室、宿舍、办公调整方案。

【条例、规章制定与实施】

11 日、12 日是周末，学校领导和疫情防控工作指挥部值班人员在校区值班，防控工作一切正常，校园平安。

本科生工作处深入学习"13 号文件"精神，结合学校实际，做细做实各项工作预案。

根据社科院科研局通知的要求，开始受理 2020 年度国家知识产权局课题研究项目的申请材料。

865 位研究生在一体化系统中填写了答辩资格审查申请，5 个系和 3 个学院向学位办公室报送了第一批拟答辩研究生名单。

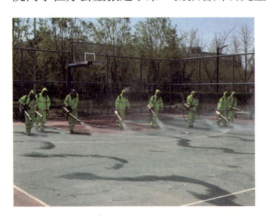

学位工作组旁听了媒体学院的两组"2020 年研究生学位论文视频预答辩"，将以此次预答辩中的细节和相关经验进一步完善"2020 年学位论文视频答辩"工作预案。

保卫处邀请房山蓝天救援队为学校进行全面消毒消杀工作，

从绿化队、施工队、临建房、车队，到学生宿舍区、教学楼、体育场，从室外环境到室内环境，确保校园不留死角，全面消毒。

【疫情防控与宣传报道】

校专题网新发文章 18 篇，共计发布 869 篇；官微推送文章 7 篇。

社科大科研公众号"理论研究成果篇"专栏推送王伟光教授在《红旗文稿》2020 年第 7 期上发表的学术论文《马克思主义大众化的时代价值与现实意义》。

正义网转发学校互联网法治研究中心执行主任刘晓春撰写的文章《互联网平台"封杀"行为正当性之辨》。

宣传报道组在抖音、快手官方号推出校园春色、运动会剪辑和蓝天救援队为学校消毒的小视频，收到较好反响。

学校第二期大学生骨干培训班第二阶段集中学习继续开课。校团委邀请了中国历史研究院副院长钟君研究员、中央团校党委组织部副部长万伟伟分别就"马克思主义幸福观"和"大学生常见公文写作"两个主题为大学生骨干班授课。

高校抗疫志愿联合宣讲在线上成功举办，社科大马克思主义学院青年讲师团讲师、2019 级思想政治教育专业本科生刘炳辰，围绕"抗击疫情，军队先行"的主题进行了宣讲。

2020 年 4 月 13 日　星期一

【重要会议与决定】

学校召开指挥部工作视频会议。会议决定：张树辉同志负责，后勤组配合医疗组尽快做好发热门诊区的隔离封闭工作；张树辉同志负责，保卫处、后勤处和执纪监察组进一步加强对进出校园工勤人员的防疫管理、服务和监督检查；王兵同志负责，学工部门和心理辅导中心做好本科生和研究生的心理辅导工作方案，对在校生根据实际情况给予相应的心理辅导；王兵、张树辉同志负责，学工部门、宣传报道组、团委做好学校因疫情造成家庭经济困难学生的资助工作，鼓励和支持家庭经济困难学生参与勤工助学；招生就业组要统筹安排学校 2020 届毕业生就业、2020 年本科招生、硕士生复试及博士生入学考试相关工作，做好工作计划和预案；宣传报道组要加强对学校 2016 级本科生（高原鹅发起人）顾姣、2020 年大学生志愿服务西部计划和学校云端运动会的报道。

指挥部召开了落实北京市教委《北京高校做好 2020 年春季开学及开学后过渡期 新冠肺炎疫情防控工作建议》（"13 号文件"）专题会议。会议决定：成立学校 2020 年春季开学及开学后过渡期新冠肺炎疫情防控工作专班，张政文、王新清同志为总负责人，王兵、林维、张树辉、张波同志为执行负责人，学校相关部门为具体责任单位，按照"13 号文件"要求，统筹做好春季开学准备和过渡期工作；4 月 20 日之前做好返校工作方案；校办公室负责组织应急演练，做好开学前后疫情防控演练的预案；教学工作组要重点考虑本科生尤其是三年级本科生课程安排，做好体育课授课方案和在职研究生网络授课方案；由张树辉同志牵头，本科生工作组、西三环学区组与中央团校沟通做好西三环学区毕业生户口、档案存放工作。

【领导视察、检查工作】

张树辉副校长在西三环学区与中央团校负责同志交流研究基建工作，并召开基建专组负责人会议，研究院基建办对学校扩建研究生宿舍项目的招标工作提出建议。

【条例、规章制定与实施】

学校举办"2020 年北京地区毕业生春季网络招聘月活动——'职为你来'中国社会科学院大学网络招聘会"。此次双选会参会用人单位数量达 193 家，共计招聘岗位 3,817 个，招聘单位数量创学校招聘会历史新高。

就业办与校党委组织部、研究生工作处、各院系联合办公，为 97 名报名河北选调生的同学办理报名表审核、打印、盖章、扫描手续，将办理好的电子版登记表发送至毕业生。

就业办本周接待并解答毕业生就业咨询电话、微信、邮件共计 54 人次，为毕业生快递三方协议等就业材料共计 10 人次；就业信息网更新招聘信息 21 条，"社科大就业"公众号更新招聘信息 19 条，毕业生就业信息群转发招聘信息 25 条。

国际交流与合作处推送了《须知！在华外国人疫情期间要遵守这些法律》（中英文版）。

按照国家留学基金管理委员会关于组织申报 2020 年国家建设高水平大学公派研究生项目、国际区域问题研究及外语高层次人才培养等项目的工作要求，国际交流与合作处同步受理项目申请。

校团委启动 2020 年"优秀共青团员""优秀共青团干部"和"先进团支部"评选工作。

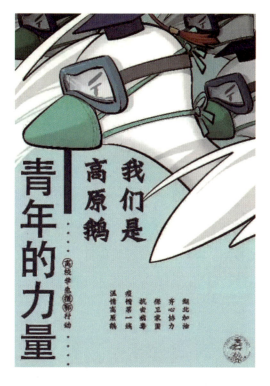

教务处施工人员正式进校，保卫处值班人员与教务处值班人员对接，按照"谁牵头、谁管理、谁负责"的原则，对施工人员提出了相应的疫情防控要求。

【疫情防控与宣传报道】

校专题网新发文章 15 篇，共计发布 884 篇；官微推送文章 2 篇。

《光明日报》刊发《高校学生援鄂行动：做国家需要的"应急行动队"》，报道学校学生自发组织了"高原鹅——高校学生援鄂行动"（简称 GYE）。

2020 年 4 月 14 日　星期二

【重要会议与决定】

学校召开指挥部工作视频会议。会议决定：基建处要认真落实社科院领导关于学校重大基建项目的工作意见，加快推进校园基本建设；学工部门要高度关注疫情重点监控地区的学生情况；要进一步完善心理健康筛查工作方案，尽快推出和实施；教务处和各学院要结合教学工作计划，对教学工作进行调研，认真做好教学工作总结。疫情防控期间，学校个人和集体接受媒体采访等要经宣传部批准；落实"13号文件"专班人员要抓紧时间做好方案的制定和完善工作。

【上级精神学习与贯彻】

王兵副校长、招生办人员参加教育部召开的2020年全国研究生复试工作视频会议。会后，教育部下发《教育部办公厅关于做好2020年全国硕士研究生复试工作的通知》。

【条例、规章制定与实施】

国际交流与合作处给海外师生推送了《教育部平安留学整合资源为海外留学人员提供防疫健康咨询服务》。

受疫情影响，日本政策研究大学院大学秋季学期学分项目、美国圣母大学暑期项目取消。

校团委发布了《关于开展2019—2020学年中国社会科学院大学"两优一先"评选工作的通知》。

后勤处与望京街道城建部门负责人会面，协调校内停车场建设有关问题；约谈无名苑负责人，送交《腾退通知书》，告知其学校有关决定；对望京电话安装工程、学生宿舍使用调整、小白楼使用及家具等问题进行研究讨论、安排部署。

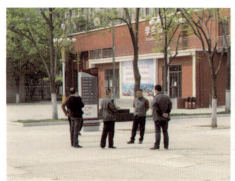
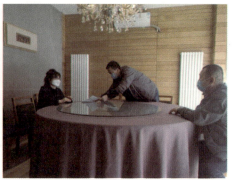

高教园区为学校南门、行政楼、学生食堂安装的人脸识别热成像测温系统全部投入使用，能够快捷、有效地对进出人员完成体温筛查。

【疫情防控与宣传报道】

校专题网新发文章 8 篇，共计发布 892 篇；官微推送文章 5 篇。

2020 年 4 月 15 日　星期三

【重要会议与决定】

学校召开指挥部工作视频会议。会议决定：随着学校常规工作逐步恢复，校园人流量会不断增大，排查管控监督组、医疗观察指导组要根据北京市、学校有关防控要求，对进校审批单和承诺书进行修改，提交指挥部同意后正式执行；再次重申严格加强对全校学生和教职员工的管理；再次明确各部门、各单位及全体工作人员防疫中的主体责任和法律责任，按照"谁主办、谁主管、谁负责"的原则，做好学校疫情防控和教育教学等各项工作；按照教育部要求，王新清、王兵同志负责，招生与就业处协调各教学院系，尽早制定学校硕士研究生招生复试方案；尽快拟定硕士研究生录取工作具体方案和原则，报招生工作领导小组研究。

【领导视察、检查工作】

张树辉副校长在良乡校区检查指导工作，对发热门诊改造、学生宿舍外墙维修、校园基础设施维护等进行现场指导；对良乡和望京校区宿舍、教室调整、家具采购、望京平房教室和停车场建设等问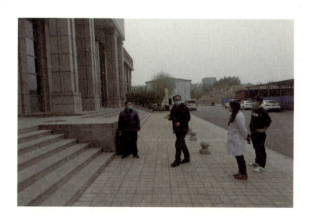题进行研究讨论；对校园内施工管理、安全防护等问题进行安排布置。

【条例、规章制定与实施】

学校全体教职工在网上观看了《居安思危 大国长安——2020 年 4.15 全民国家安全教育日主题展览》。

研究生工作处发布通知，请各研究生辅导员密切关注目前在黑龙江地区的研究生，切实做好其思想教育工作，遵守疫情防控纪律要求。

招生与就业处为学校湖北籍毕业生短信推送四所交通大学联合共同主办的"湖北籍毕业生及抗疫人员子女专场空中双选会"（参会单位 330 家），动员毕业生参会。

医务室根据北京市现阶段疫情防控形势，修改调整《返校健康承诺书》。

保卫处负责人召集全体在岗人员开会，要求值班人员严格落实学校指挥部防控要求，要进一步加强对进出校园人员的防疫管控。

【疫情防控与宣传报道】

校专题网新发文章 2 篇，总计发布 894 篇；官微推文章 3 篇。

马克思主义学院以青年讲师团为抓手，积极组织"讲好中国抗疫故事"系列"云端"宣讲，聚焦党员干部、医务工作者、人民解放军、武汉人民等群体，展现他们风雨无阻向前进的抗疫实录，并结合自身防疫志愿服务事迹，讲好中国抗疫故事、社科人抗疫故事，在这场没有硝烟的战争中，发出了属于社科大学子的青年之声。

最高人民检察院微信公众号刊发《"这些建议我们会后就立项！" 最高检"外脑"为检察战"疫"和常态化履职支招》，林维副校长发挥专家"外脑"作用服务检察工作。

2020 年 4 月 16 日　星期四

【重要会议与决定】

学校召开指挥部工作视频会议。会议决定：由张树辉同志负责，责成宣传统战部、科研处和教务处尽快制定加强网上讲座审批报备的通知；心理辅导中心、学工部门、人事处和各学院要依法依规、科学规范地做好心理咨询辅导工作方案，并尽快开展心理咨询和辅导工作；由王新清同志负责，林维同志协助，学位工作组召集相关部门召开研究生学位论文答辩资格审查专题工作会，落实落细论文答辩资格审查各项工作；离退休办公室及有关部门要认真研究落实离退休干部提出的关于加强学校离退休干部和学生国家安全教育的建议。

【条例、规章制定与实施】

各院系群、班主任群及学生群推送西部计划报名通道开启通知及招募流程，介绍西部计划实施内容、2020年的招募时间安排，动员和鼓励毕业生面向基层就业、面向西部就业。

科研处发布《关于申报高等学校中长期（2021—2035年）和"十四五"科技发展规划战略研究课题的通知》，并就疫情期间纸质材料接收工作做好预案。

执纪监察组将学校疫情防控工作启动以来指挥部提出的工作要求清单发至指挥部各工作组，请各工作组继续贯彻落实好有关要求，并将适时对各组的贯彻落实情况进行督导检查。

按指挥部要求，根据目前北京市和学校的防疫实际情况，排查管控组协同医疗组修订了进校审批表和健康承诺书的内容。

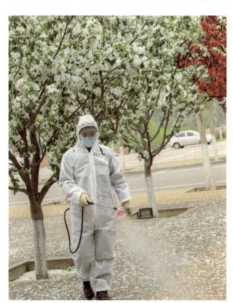

良乡校区物业消毒人员对公共区域进行消毒

招生办参与教育头条主办的"2020年北京大型在线招生访谈——中国社会科学院大学专场"活动，为北京的家长和考生介绍学校概况、招生录取规则等情况，并在线答疑。

西三环学区组配合本科生工作处和相关学院为11名毕业生到宿舍取资料，协助往届毕业生办理户口有关事项。

【疫情防控与宣传报道】

校专题网新发文章3篇，共计发布897篇；官微推送文章3篇。

2020 年 4 月 17 日　星期五

【重要会议与决定】

学校召开指挥部工作视频会议。会议传达了《北京市教育系统疫情防控工作督查情况通报》（京教防组通〔2020〕22 号）。会议决定：高质量、高标准做好网上教育教学工作；高度重视学位论文答辩、学位授予和学生毕业工作；扎实做好 2020 年硕士研究生复试、录取工作，做好 2020 年本科招生准备工作；高度重视、持续不断抓好毕业生就业工作；继续抓好思想政治工作和思政课教学工作；进一步做好巡视整改工作，对照巡视整改内容，逐条落实到位；抓好抓实今年的基建工作，特别是落实好扩建研究生宿舍项目的各项工作；按照意识形态工作的要求，落实好网上教学、会议、讲座审批备案制度，高度关注最近一段时间以来师生意识形态状况，确保学校安全稳定。

【条例、规章制定与实施】

国际交流与合作处逐一联系应毕业国际学生和港澳台学生，确认论文答辩、毕业或延期情况，对受疫情影响计划延期毕业的同学，为其办理学籍延期手续。对于计划毕业的同学，再次提醒其按时、按要求提交论文答辩申请并对线上已报申请及时予以审核。

招生与就业处在毕业生群转发校友单位南开大学旅游与服务学院师资博士后、西南大学经济管理学院、中国海油、统战部直属事业单位的招聘信息；发布 2020 年军队文职人员招聘信息汇总，推荐军队文职招聘单位 90 个，广泛动员毕业生应聘求职。

执纪监察组、医疗组和校园管理监督组对学校目前正在施工的教学楼改造和南门门禁安装两项工程的施工人员管理情况进行了督导检查。

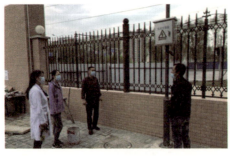
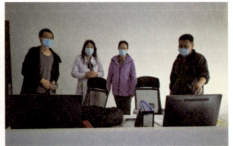

【疫情防控与宣传报道】

校专题网新发文章 10 篇，共计发布 907 篇；官微推送文章 4 篇。

《中国社会科学文摘》2020 年第 2 期转载了我校张江教授的论文《论阐释的有限与无限——从 π 到正态分布的说明》和林维教授的论文《中国死刑七十年：性质、政策及追问》。

学校第三届春季"云端"运动会"男子 1 分钟跳绳"和"3 分钟垒牌"项目在中国体育在线、快手、哔哩哔哩同步直播。

2020 年 4 月 19 日　星期日

【重要会议与决定】

林维副校长主持召开"答辩资格审查及后续工作处室协调会"。学位办公室、教务处、财务处、研究生工作处、国际交流与合作处和网络中心的负责人及相关老师、学位工作组的相关同志等 16 人参会，通报了答辩资格审查工作开展的有关情况。王新清副校长作了总结讲话，强调指出，要做好抓质量、抓服务、抓保障、抓管理四个方面的工作。

校领导王新清、王兵、林维、张树辉召集招生工作领导小组会，对研究生复试方案和本科生招生计划进行了讨论，责成招生办公室对方案进一步修改完善。

张树辉副校长召集后勤处相关人员召开碰头会，对劳动技能课场地设置问题进行了研究讨论；听取了校园绿化养护、校内服务场所运营、气膜体育馆等部门的工作汇报，对相关工作进行了安排部署。

【条例、规章制定与实施】

18 日、19 日是周末，学校领导和疫情防控工作指挥部值班人员在校区值班，防控工作一切正常，校园平安。

执纪监察组负责人列席学校招生工作领导小组会议，监督《中国社会科学院大学 2020 年硕士研究生网上远程复试实施办法（草拟稿）》《中国社会科学院大学 2020 年硕士招生复试录取工作办法（草拟稿）》及《2020 年本科招生计划》的研究、讨论和制定工作。

国际交流与合作处推送了《教育部平安留学提醒海外留学人员谨防电信网络诈骗》一文，并及时传达给学校海外师生。

校团委组织第二期青马班全体学员观看"携起手来，同心抗疫"宣讲直播。

招生与就业处完成 2020 年北京市模拟录取演练工作，按照教育部及各省区市招生考试院的工作要求，按进度推进本科及研究生各项招生工作。

【疫情防控与宣传报道】

校专题网新发文章 4 篇，共计发布 911 篇；官微推送文章 9 篇。

学校高度重视海外师生的健康状况，并加强日常联系。校领导第一时间对国际教育学院为波兰格但斯克大学孔子学院寄送口罩的请示作出批示，并责成学校医务室和国际教育学院做好相关工作。

2020 年 4 月 20 日　星期一

【重要会议与决定】

学校召开 2020 年第 5 次校长办公会（视频会议），校领导张政文、王新清、王兵、林维、张树辉、张波参加，相关部门负责人列席。会议审议并推荐了国务院政府特殊津贴候选人差额人选名单，将按照程序提交专家委员会评选后，提交党委审议；差额提名了中国社会科学院大学新一届职称评审委员会院内委员候选人名单。

学校召开指挥部工作视频会议。会议决定：按规定按要求稳步推进扩建研究生宿舍项目建设；责成校办公室、医疗组按照有关要求推广使用"北京健康宝"；保卫处利用"北京健康宝"加强校园出入管理；再次重申学校所有在京人员离京必须履行请假手续，不请假离京将严肃处理；落实中央关于保就业的工作要求，努力推进学校毕业生就业工作；学工部门要认真做好疫情防控期间的心理健康状况普查工作；责成人事处、纪委办公室、教务处、学位办公室和财务处组成专班，对有关中央八项规定的"八十条"的内容认真进行梳理，把普遍性的规定编入学校制度中去，确保今后相关工作能够做到有法可依。

【领导视察、检查工作】

张波副校长听取国际交流与合作处汇报的英文网站建设情况后，作出指示：英文网站是学校对外交流展示的重要窗口，要提高政治站位，精益求精，力求完美。

【条例、规章制定与实施】

15日，张树辉副校长带领基建处负责人向社科院财计局（基建办）主管领导汇报扩建研究生宿舍项目的招标工作。17日，在北京市招标办完成了扩建研究生宿舍项目监理招标。20日，在北京市招标办网站上公示中标结果。

学校启动2019年学生科研成果奖励工作，本次成果奖励范围为2019年1月1日至2019年12月31日。

国际交流与合作处公众号推送《"世界云课堂"让教学零距离》，努力实现"延期不延教、停课不停学"；推送《最新！各大航5月国际航班计划出炉》，并及时传达给学校海外师生。

招生与就业处发布《中国社会科学院大学2020年硕士研究生复试工作公告》，对研究生复试分数线、复试大致安排、调剂、加分政策及考生提交材料、各院系联系方式等内容进行公布。

【疫情防控与宣传报道】

校专题网新发文章7篇，共计发布918篇；官微推送文章4篇。

社科大科研公众号理论研究成果篇专栏推送王兵副校长、王维国副教授的学术文章《加强党对高校的全面领导 全力办好新时代思政课》（首发于中国社会科学网，2020年4月3日）。

2020年4月21日 星期二

【重要会议与决定】

校召开指挥部工作视频会议。会议决定：由王兵、张树辉同志负责，各小组按照北京市最新政策要求，迅速将学校防疫工作布置到位、落实到位；由办公室牵头，做好学校疫情防控中期总结工作；由教务处牵头，做好学校网上教学中期检查工作；由科研处牵头，对学校防控期间的科研成果进行全口径的统计；由教务处、科研处牵头，对学校防控期间的学术报告、讲座进行全口径的统计；尽快落实研究生推免比例事宜；统筹做好研究生调剂、复试、录取等工作；高度重视和做好毕业生论文答辩和就业工作；按照步骤，加快推进扩建研究生宿舍项目建设。

【领导视察、检查工作】

校领导王新清、张树辉与校办公室、后勤处、保卫处有关人员现场调研学校用房调整工作情况，对教室增容改造、学院办公、学术交流等用房调整提出合理化建议，要求一定要把现有办公用品按需调配使用，严格执行中央八项规定的要求。

【条例、规章制定与实施】

学校隔离观察区对最后一名隔离人员解除隔离观察，隔离楼进入"休舱"状态。

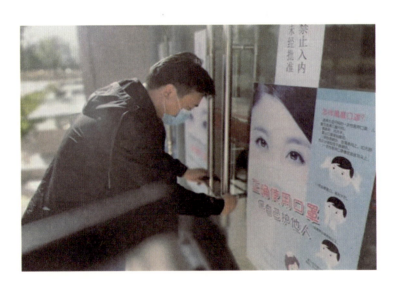

研究生工作处根据京教防组发〔2020〕13号《关于印发北京高校、北京市中小学校和幼儿园做好2020年春季开学及开学后过渡期 新冠肺炎疫情防控工作建议的通知》要求，结合学校实际，制定了《研究生工作处开学返校工作方案》。

研究生工作处启动2020届研究生毕业生求职创业补贴资助工作，给予湖北地区研究生毕业生和其他地区家庭经济困难研究生毕业生求职创业专项资助。

医务室按照指挥部要求和部署，发布《中国社科院大学疫情防控领导小组医疗观察组关于推广使用"北京健康宝"的通知》。

【疫情防控与宣传报道】

校专题网新发文章 13 篇，共计发布 931 篇；官微推送文章 4 篇。

国际教育学院推出"疫情下的汉教人"主题活动，将陆续展示汉硕学子在民乐、剪纸、书画、厨艺、中国结、太极拳、民族舞等方面的学习成果，同时展示汉硕学子蓬勃向上的精神风貌。

2020 年 4 月 22 日　星期三

【重要会议与决定】

学校召开指挥部工作视频会议。会议要求图书馆围绕"世界图书日"组织策划好系列读书活动，宣传报道组持续跟进报道。学校疫情防控及教育教学工作稳步正常推进。

张政文校长在会上表示：今早惊悉中国社会科学院学部委员、研究生院原院长、教授方克立同志去世，深感悲痛！责成人事处等部门全力协助家属处理方克立同志后事。

【条例、规章制定与实施】

学校高度重视海外交流项目奖学金发放工作，2019 年秋季学期各海外培养项目第二批奖学金审核发放工作均已完成。

国际交流与合作处发出《中国社会科学院大学关于参加海外学习交流项目结项前有关事项提醒》，并及时传达有关学生，强调项目管理要求及回国入境相关政策规定。

研究生工作处密切关注获批返京的滞留湖北研究生的返京行程、隔离情况及身体状况。2 名从湖北返京的研究生处在隔离期中，均身体健康。

学校为残疾群体毕业生开通社科大线上就业课程平台账号，向他们推送社科大线上就业课程平台、中国残疾人就业创业网络服务平台中的就业指导课程、讲座，帮助他们提升求职能力。

执纪监察组继续会同组织部（人事处）、后勤处做好望京校区办公室分配使用情况审核工作，继续加紧梳理《违反中央八项规定80条》有关内容。

公共外语教研部积极与外籍教师沟通，协助外教建立班级微信群、核对班级名单等。外籍教师根据线上教学授课特点，及时调整教学计划，克服时差、语言障碍、技术障碍等困难，实现了"延期不延教、停课不停学"。

【疫情防控与宣传报道】

校专题网新发文章5篇，共计发布936篇；官微推送文章6篇。

《中国青年报》、中国青年网、《中国青年作家报》、社科大媒体学院建设性新闻工作坊、广东财经大学人文与传播学院在中国青年网联合出品《中国人的故事|郭艳婷 陈晓聪：再见面，定会深深相拥》。

2020年4月23日 星期四

【重要会议与决定】

学校召开指挥部工作视频会议。会议决定：校办公室根据疫情防控有关要求尽快起草劳动节放假通知；王新清同志负责，王兵、林维同志协助，招生与就业处、教务处、学位办公室、学工部门组成专班，落实好新增硕士招生名额分配方案，并做好师资配置工作；招生与就业处要加强与教育部相关部门的沟通联系，尽快解决研究生推免比例事宜；林维同志负责，在指挥部成立科研工作组，组长参加指挥部会议，加强学校科研工作和学术交流，提高学术影响力；进一步推进光明日报与媒体学院合作事宜，做好实践基地建设；媒体学院要积极招募低年级同学参加"光明微教育"公众号的内容制作和运营维护。

【领导视察、检查工作】

张政文校长等有关同志代表学校赴方克立先生家致哀，并向其夫人黄老师及家人转达社科院谢伏瞻院长、王京清副院长等院领导和社会各界的慰问。

张树辉副校长到西三环学区、望京校区检查指导疫情防控工作。

【条例、规章制定与实施】

执纪监察组完成了对《违反中央八项规定80条》的梳理，共整理出76条可供学校参考执行的条款，并发送至校办公室、党委组织部（人事处）、教务处、科研处、国际处、财务处、后勤处、工会等有关处室部门，请其在今后工作中严格贯彻落实。

良乡校区南门人行通道改造与南门外围墙局部维修工程已经竣工。

【疫情防控与宣传报道】

校专题网新发文章 8 篇，共计发布 944 篇；官微推送文章 6 篇。

昆仑策网刊发文章《【沉痛哀悼】方克立：大陆新儒学的马克思主义分析》。

为了落实校党委"停课不停教、不停学"的要求，推进特殊时期学校师生的马克思主义理论学习宣传研究，"中国社会科学院大学马克思主义学术名家大讲堂"第七讲暨马克思主义理论特色课堂线上如期开讲，校党委常务副书记、校长张政文教授作了题为"黑格尔：世界历史与审美现代性困境"的主题报告。

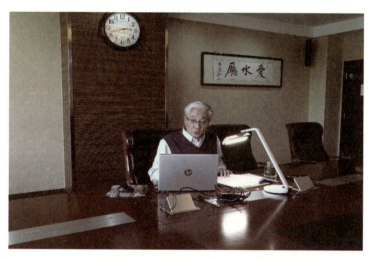

在第 25 个世界读书日，学校开展了丰富多彩的主题活动。"宅家学习，'读'当一面——21 天阅读打卡"活动得到了同学们的积极响应和踊跃参与。

2020 年 4 月 24 日　星期五

【重要会议与决定】

受中国社会科学院大学党委书记王京清委托，党委常务副书记、校长张政文主持召开了党委理论学习中心组会议。会议上，与会人员深入学习了习近平总书记关于统筹推进疫情防控和经济社会发展的系列重要讲话精神；学习了社科院党组关于贯彻落实习近平总书记重要讲话精神的决策部署；学习了北京市关于做好 2020 年春季开学及开学后过渡期新冠肺炎疫情防控工作建议；学习了中央领导同志对中国社科院的重要批示精神；学习了中国社科院党组《关于贯彻落实中央领导同志重要批示精神工作方案》。

学校召开 2020 年第 6 次校长办公会（视频会议），校领导张政文、王新清、王兵、林维、张树辉、张波参加，相关部门负责人列席。会议研究审议了中国社会科学院大学教材建设与管理办法（试行）、中国社会科学院大学本科生劳动教育实施方案、2020 年本科招生计划、外籍专业人员聘用及管理办法等 28 个议题。

受党委书记王京清委托，党委常务副书记、校长张政文主持召开党委常委会视频会议。会议审议了向社科院提交的 2020 年享受政府特殊津贴推荐人选、扩建研究生宿舍项目自筹资金等事项，通报了教育管理体制机制改革工作调整方案进展、巡视整改工作情况等事项。

【条例、规章制定与实施】

收到社科院科研局紧急通知，学校正式启动"2020 年度国家社科基金项目申报材料"报送工作。

国际交流与合作处推送了《更新！5 月国内外航司国际航班计划》《美国移民局允许持非移民类型签证人员申请延长在美停留期限或变更身份》，并及时转发学校有关师生。

招生与就业处在毕业生群转发广东理工职业学院专职辅导员招聘信息。制作并向院系、班主任发布部分事业单位招聘汇总，推荐事业单位招聘岗位 1,909 个；发布春招岗位汇总，推荐招聘单位 18 个。

保卫处工作人员以邮件和在良乡校区南门值班室现场办公的方式，为学生办理户口相关事宜。

西三环学区组协调中央团校为往届生和应届生办理户口相关事宜。

【疫情防控与宣传报道】

校专题网新发文章 1 篇，共计发布 945 篇；官微推送文章 7 篇。

社科大科研公众号推送纪念文章《我失"私淑"师长——悼念方克立先生》，作者吴十洲（吴卫国）系中国社会科学院研究生院教授、中国社会科学院研究生院文物与博物馆专业硕士教育中心原主任。

中国社会科学院大学第三届春季（云端）运动会正式落下帷幕。这场具有"首创性"的云端运动会持续了 22 天，进行了 4 场线上直播，总共举行了11 个项目，超过 800 位师生参赛，在线参与、观看超过 5 万人次。

2020 年 4 月 26 日　星期日

【重要会议与决定】

学校召开指挥部工作视频会议。会议决定：校办公室、人事处、学工部门、医务室再次下发通知，强调北京市和学校疫情防控相关要求、注意事项。教务处协调学工部门和各学院，召开网上教学工作学生代表座谈会，以进一步做好学校疫情期间教育教学工作；指挥部增设科研工作组；宣传报道组从"德智体美劳"五育并举的角度，将网上运动会和劳动节征文等系列活动进行深入报道；王兵、张树辉同志组成专班，加快贯彻落实社科院党组关于落实中央领导同志重要批示精神工作方案，要再部署、再落实；王兵同志负责，研究生工作处、本科生工作处、心理辅导中心负责人组成专班，认真研究学生心理问题以及对策建议，认真撰写学生心理筛查和辅导工作报告，报社科院领导；王兵同志负责，招生与就业处牵头，认真组织硕士研究生复试录取工作，认真研究本科生招生宣传和博士生招生考试等工作；人事处要继续做好方克立同志的后事安排。

【条例、规章制定与实施】

26 日是工作日，正常上班。25 日是星期六，学校领导和疫情防控工作指挥部值班人员在校区值班，防控工作一切正常，校园平安。

国际交流与合作处发布了 2020 年秋季学期海外交流学分项目列表；按时序发布了《2020 年秋季学期英国埃克塞特大学学分项目通知》《2020 年秋季学期美国明尼苏达大学学分项目通知》《2020 年秋季学期美国圣母大学学分项目

补报名通知》。根据海外疫情情况，学分项目再作出相应延缓或取消的调整。

学校"马克思主义理论骨干人才计划"中的一名在职博士研究生，随中央广播电视总台赴武汉前方采访、报道，完成抗击新冠肺炎疫情报道任务后，按照中央指导组要求，于25日返回北京，在怀柔区全国宣传干部学院集中隔离。26日，校领导致电该同学，代表校党委致以慰问。

招生与就业处近两周在就业信息网发布就业信息51条，公众号发布就业信息34条，微信群推送就业信息39条，制作招聘信息汇总5篇，微信群推送招聘信息、招聘会汇总8篇。

后勤处严格落实指挥部会议精神，将劳动节假期安排传达到每一名教职员工，强调出京必须经过指挥部审批，假期要严格遵守疫情防控相关规定。

【疫情防控与宣传报道】

校专题网新发文章27篇，共计发布972篇；官微推送文章8篇。

为表达学校师生对方克立老院长逝世的哀思，更好地理解、继承他的学术思想，宣传报道组选编了《二十世纪中国哲学研究的回顾和展望》《"马魂、中体、西用"：中国文化发展的现实道路》和《张岱年与二十世纪中国哲学》3篇方克立教授生前撰写的学术文章，将陆续在官微推出。

2020 年 4 月 27 日　星期一

【重要会议与决定】

学校召开指挥部工作视频会议。会议决定：王兵、张树辉同志负责，人事处、财务处、纪委办公室对复工以后的相关政策和措施进行研究，依法依规制定来校人员工作方案以及相关保障办法；招生与就业处要充分做好报考我校博士研究生人员的摸底工作，尤其是摸清报考考生的地域分布情况，为下一步组织博士研究生入学考试做好准备；指挥部第二梯队人员转入一线工作，加入校值班队伍，轮流到校工作。

林维副校长主持召开研究生学位论文视频答辩工作方案讨论会，就其中的原则性问题进行了界定，对各环节的方法方式做了分析，并研判了可能出现的一些情况。

【条例、规章制定与实施】

国际交流与合作处向学校海外师生发出《针对当前疫情状况给在海外师生的安全提醒》。

招生与就业处在公众号、就业网发布《致 2020 届毕业生的一封信》，表达了学校对同学们就业方面的鼓励和建议，并通过各院系、班主任转发至毕业生，以激励同学们抓住就业时机，理性就业。

后勤处按照指挥部要求，对良乡校区外包服务人员情况进行了统计上报；对食堂紫外线消毒灯的安装进行了规划设计；准备召开今年第三次政府采购小组会议。

【疫情防控与宣传报道】

校专题网新发文章 19 篇，共计发布 991 篇；官微推送文章 3 篇。

光明网转发《经济日报》刊发的学校经济学院吉富星教授文章《以"数智化"提升城市治理》。

光明日报客户端以《中国社会科学院大学举办"云端运动会" 800 余名师生线上竞技》为题报道了我校运动会。

2020 年 4 月 28 日　星期二

【重要会议与决定】

校召开指挥部工作视频会议。会议决定：国际交流与合作处、媒体学院要积极推进学校与美国密苏里大学"2+2 本科双学士学位"合作项目具体实施方案；招生与就业处要安排好值班人员，做好考生关于硕士研究生复试的线上咨询工作；科研处要将学校本科生、研究生的科研项目、科研成果、获奖情况等汇总材料报校办公室、教务处和招生与就业处；人事处通知各部门（学院）做好因工作需返京进校人员统计工作；学校重申在京教职工确需五一假期出京的，须提出申请报指挥部审批，本着"不必须，不离京，特殊情况，严格审批"的原则，控制到津冀之外其他地区的审批。

张波副校长召开中国社会科学院大学英文网站审校工作会议，进一步部署和推进英文网站建设工作，国际交流与合作处及审校小组成员参加会议。

【条例、规章制定与实施】

研究生工作组向全体研究生发布《中国社会科学院大学研究生劳动节假期安全温馨提示》。

学校与美国密苏里大学正式签署"2+2 本科双学士学位"合作项目战略协议。

学校向全体研究生转发《中国社科院大学疫情防控领导小组医疗观察组关于返京就诊事宜的温馨提示》。

招生与就业处推送湖南省社会科学院等全国 12 省市的事业单位招聘信息、公告 12 条，招聘岗位 3,548 个。

科研处在疫情期间完成了阐释十九届四中全会精神校级科研项目重大专项、公共卫生突发事件治理研究方向、新文科建设支持计划——学术沙龙项目立项工作，完成了 2020 年"新苗计划""研创计划"立项工作。

执纪监察组会同组织部（人事处）、后勤处对望京校区国际教育学院、MBA 教育中心、MPA 教育中心等几个部门的办公室分配使用情况进行了审核，提出了办公室分配使用中存在的问题。

【疫情防控与宣传报道】

校专题网新发文章 14 篇，共计发布 1,005 篇；官微推送文章 2 篇。

社科大科研公众号"成果推介抗疫篇"专栏推送了吉富星教授的学术文章《以"数智化"提升城市治理》（首发于《经济日报·理论版》，2020 年 4 月 27 日）。

宣传报道组整理了近 10 天以来权威媒体上学校老师建言献策的部分报道，以《近日，我校多位老师在权威媒体建言发声》为题，在官微推出。

2020 年 4 月 29 日　星期三

【重要会议与决定】

学校召开指挥部工作视频会议。会议决定：国际交流与合作处加快英文版官网的制作；后勤处、医务室加快发热门诊的改造；全校党员干部要加强纪律意识，严格遵守中央八项规定精神，确保廉洁过节；王兵、张树辉同志负责，办公室牵头，各组负责，细化开学后工作方案，列出牵头负责部门、时间表、路线图。

林维副校长召集科研处、图书馆、马克思主义学院、媒体学院等部门负责人召开音频会议，就启动 2020 年度学风建设资助计划项目申报工作进行了动员和部署。

【条例、规章制定与实施】

本科生工作处通过校园网通知公告、微信公众号、各年级班长群向全体本科生发布了《中国社会科学院大学本科生"五一"劳动节假期安全温馨提示》。

研究生工作处、国际交流与合作处等部门重点关注近期拟回国入境人员安排，及时整理发布使领馆信息及《防疫健康码国际版程序更新的通知》，协助境外师生提前做好相关准备。

科研处针对国家防疫措施变化，先后发布了《关于调整 2020 年度国社科项目申报时间的通知》《关于 2020 年度国社科项目申报的紧急通知》。

执纪监察组在指挥部会议上全文传达了直属机关纪委下发的《关于转发中央和国家机关纪检监察工委〈关于 5 起违反中央八项规定精神问题的通报〉

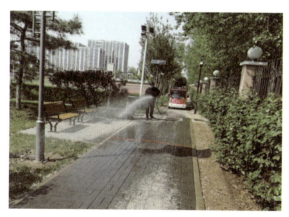

的通知》。张政文同志强调，学校党员领导干部一定要以案为戒，严格遵守中央八项规定精神，确保廉洁过节。

保卫处对校园南门、东门、环校路、气膜体育馆及花园周边杨柳絮进行了湿化处理，以消除校园火灾隐患。

学校 2020 年西部计划招聘通知发出以来，已有 28 名学生（其中 26 名应届毕业生）报名到新疆、西藏、内蒙古、海南等地开展志愿服务计划，其中 14 人的意向服务首选地为新疆生产建设兵团。

【疫情防控与宣传报道】

校专题网新发文章 2 篇，共计发布 1,007 篇；官微推送文章 3 篇。

社科大科研公众号"成果推介抗疫篇"专栏推送经济学院吉富星教授的学术文章《将开发性PPP作为融合"新旧基建"的重要手段》（首发于《中国经济时报》，2020年4月2日）。

《北京青年报》刊发《社科大"暮遇晨光"敬老活动陪伴老人度过疫情时期》，北京头条客户端转发。

2020年4月30日　星期四

【重要会议与决定】

学校召开指挥部工作视频会议。会议决定：学校根据北京市教委的要求，由王兵、张树辉同志组成专班，研究调整学校疫情防控有关措施。招生与就业处要对硕士研究生网上复试进行测试、演练；要和北京市教育考试院保持密切联系，做好博士研究生入学考试各项准备工作；各工作组、部门在做好疫情防控工作的前提下，要梳理下一步重点工作，确保完成今年的教育教学工作任务；各工作组要根据北京市疫情防控形势、北京市教委要求和学校实际，修改、调整、细化学校开学工作方案。

【条例、规章制定与实施】

招生与就业处本周受理和协助办理了44名毕业生就业材料盖章、邮寄以及毕业派遣的申请；接待毕业生就业咨询37人次；帮助毕业生邮寄就业材料11人次；更新就业信息25条；微信公众号发布就业信息15条；微信群推送就业信息49条，制作招聘信息汇总3篇，微信群推送招聘信息汇总4篇。

招生与就业处通过招生网发布《中国社会科学院大学2020硕士招生复试录取工作办法》《中国社会科学院大学2020硕士招生网络远程复试考生须知》。

学位办公室将《2020年研究生学位论文视频答辩工作方案》发布至各研究生培养单位。

执纪监察组向全校党员干部发出了"五一"小长假廉洁过节纪律提醒。

学校召开2020年第三次政府采购小组会议，对"网站群二期"采购、"3D全景校园二期"采购、良乡校区南门、东门、北门一卡通门禁系统建设、学生公寓6号楼西侧外墙修缮工程、非线编实验室基础装修等项目进行了研究。

【疫情防控与宣传报道】

校专题网新发文章 18 篇，共计发布 1,025 篇；官微推送文章 5 篇。

社科大科研公众号"成果推介抗疫篇"专栏推送学校品牌领导力研究中心主任刘慧的学术文章《疫情冲击下的新型消费和升级消费》（首发于《社科大品牌领导力研究中心》公众号）。

宣传报道组请来专业摄影团队，为坚守学校各个岗位的劳动者拍照，留下劳动者的劳动瞬间和最美笑容。分别以《最熟悉的陌生人，请接受我深深的敬意》和《你们的笑脸，是校园里最美的风景》为题，于 4 月 30 日和 5 月 1 日在官微推出。

2020 年 5 月 5 日　星期二

【重要会议与决定】

2 日上午，学校召开 2020 年第 7 次校长办公会（视频会议），校领导张政文、王新清、王兵、林维、张树辉、张波参加，相关部门负责人列席。会议研究事宜如下：通过了调整后的《中国社会科学院大学 2020 年"二上"预算报告》，讨论了规划设计院提出的《编制中国社会科学院大学 2025 年建设规划意见草案》，研究了学校院系调整暨推进科教融合改革工作方案讨论稿。

5 日，张政文校长召集医疗组、后勤保障组、排查管控组、校园管理监督组、学生管理工作组、教务组、宣传报道组、执纪监督组等小组召开调研会，听取有关同志关于制定开学返校工作方案的意见与建议。

【条例、规章制定与实施】

5 月 1 日—5 日是国际劳动节，学校领导和疫情防控工作指挥部值班人员在校区值班，防控工作一切正常，校园平安。

学校高度重视海外学分项目开展，对暑期学期项目和秋季学期项目进行积极研判，根据海外院校联络情况，与学校相关学院沟通研判，重新梳理海外项目派出安排；将积极探索海外院校暑期项目线上课程模式。

执纪监察组列席 2 日校长办公会议，参与疫情防控指挥部 2 日、5 日的良乡校区值班。

后勤处根据政府采购小组会议决定，按照指挥部审批程序，组织安排良乡校区医务室及门厅装修项目、学生公寓维修项目施工建设。

1日，良乡高教园区工作人员来我校检查，主要查看学校南门人员、车辆出入登记情况，询问学校目前安全施工、生产情况。

4日，房山区公安分局有关负责人来学校走访检查，主要询问"五四"期间学校基本情况。

【疫情防控与宣传报道】

校专题网新发文章40篇，共计发布1,065篇；官微推送文章10篇。

中国社会科学网刊发了《心中有阳光 脚下有力量——学回信精神 谱青春华章》。

现代教育报刊载了《年轻的你，好样的！》，其中以"当好医务人员子女'小老师'，战'疫'担当舍我其谁"为题，报道了学校2019级马克思主义学院本科生李雨霏和2019级经济学院本科生张佳莹线上辅导武汉一线医务人员子女并获得其家长感谢的事迹。

学习强国平台转发了《现代教育报》刊发的文章《年轻的你，好样的！》。

校团委官方微信公众号围绕五四青年节进行了系列推送："社科大青年学习、热议习近平总书记对青年寄语，感悟五四精神"的推送；"青年抗疫图鉴"，用图片形式记录社科学子在各条战线对抗击疫情做出的贡献；发布了《表彰2019—2020年我校优秀团员、团干部、先进团支部的决定》。

2020年5月6日　星期三

【重要会议与决定】

学校召开指挥部工作视频会议。会议决定：王兵、张树辉同志负责，医疗组牵头，按照北京市有关要求，密切关注全校师生员工健康情况，实行零报告制度；王新清、王兵、张树辉同志负责研究开学后第一批进校工作的人员安排，首先安排在职在编人员进校工作；研究生工作处、本科生工作处要做好毕业生返校预案，确保毕业生返校各项工作平稳有序推进；医疗组要做好学生返校核酸检测工作方案；科研处在开展院长荐书等科研学术活动时要重视意识形态方面的审核；王兵、张树辉同志负责，办公室制定开学及开学后过渡期工作方案指南，各工作组根据指南制定开学及开学后过渡期工作方案。

【领导视察、检查工作】

纪委书记王兵同志在学校招生复试工作培训会上向各院系强调要遵守各项招生纪律，做到守土有责、守土担责、守土尽责，切实守住"底线"、不碰"红线"。

【条例、规章制定与实施】

国际交流与合作处整理推送了《钟南山院士与海外留学生视频连线讲授防疫抗疫知识》，并及时转发给学校在海外学习的学生。

本科生工作处根据北京教育系统新冠肺炎疫情防控领导小组第 13 号文件精神，重点围绕西三环学区毕业生拟返校时间、流程及防护措施等，进一步做细做实学生返校工作预案。

科研处启动 2020 年上半年大学文库出版资助申报和 2020 年第一季度社科院创新工程出版资助申报工作。

经学校防控指挥部批准，校医务室和离退办共同为社科大 65 位离退休干部配发 5 月份所需药品，并为不能到现场取药的 33 位老同志将药品快递到家。

【疫情防控与宣传报道】

校专题网新发文章 3 篇，共计发布 1,068 篇；官微推送文章 3 篇。

科研处总结疫情期间学校教师科研项目申报工作，推出专题报道《坚持科研"抗疫"，社科大教师"宅"家一样申项目、做课题》。

光明日报客户端刊发《敬老院也能上"网课"——中国社会科学院大学创新线上敬老志愿服务》。

为纪念五四运动 101 周年，中国社会科学院大学 2019 级硕士 9 班召开了以"无奋斗 不青春"为主题的线上班会。

2020 年 5 月 7 日　星期四

【重要会议与决定】

学校召开指挥部工作视频会议。会议决定：招生与就业处要按硕士研究生复试工作方案落实好复试工作；继续关注和准备博士生入学考试相关工作；

学工部门、各学院及相关单位要做好"以线上为主"办理毕业手续工作方案；国际交流与合作处要按计划推进学校英文网站建设工作；基建处继续推进学校扩建研究生宿舍项目相关工作；图书馆要严控外包公司进校人员，做好阅览室、库房功能调整等工作，为正式开学做好准备。

【领导视察、检查工作】

"中国社科院大学企业社会责任课程"暨"分享责任公开课"线上启动仪式在京举行，国务院国资委党委委员、秘书长彭华岗出席本次会议，并与中国社会责任百人论坛秘书长钟宏武共同为课程揭牌，学校林维副校长等领导嘉宾出席本次会议并作精彩分享。

【条例、规章制定与实施】

国际交流与合作处高度重视学校海外项目期满回国学生交流报告整理工作，高度重视学校外国留学生奖学金管理工作。

招生与就业处制作教师招聘信息汇总发送至院系、班主任群，推荐各地高校招聘信息 11 条、中小学教育系统招聘信息 7 条，岗位数量 1,157 个。

后勤处继续落实疫情防控和各项保障工作；组织施工人员进行非线编实验室基础装修施工前现场勘察；安排人员对望京校区草坪进行维护养护；组织召开学生公寓管理模式研讨会。食堂紫外线消毒灯安装工程开始施工。

【疫情防控与宣传报道】

校专题网新发文章 5 篇，总计发布 1,073 篇；官微推送文章 4 篇。

科研处公众号"学院院长荐书"专栏推出了管理学院柴宝勇教授推荐的《中国历代政治得失》。

2020 年 5 月 8 日　星期五

【重要会议与决定】

学校召开指挥部工作视频会议。会议决定：由学校党委负总责，纪检牵头，各单位主要负责人为直接责任人，把中央巡视整改任务作为重大政治任务落实落细，保质保量按时完成；各部门、学院要全力以赴做好本年度预算的执行工作，王新清同志负总责，财务处牵头、纪检审计加强监督；由党委宣传统战部牵头，组织好党委理论学习中心组、党支部书记、党员骨干、入党积极分子和学生党员的学习培训工作；按照德才兼备的原则，充实和配备好校院（系）两级干部队伍；严肃线上教学、学术会议、论文、专著出版以及自媒体上的意识形态纪律，此项工作由党委负总责，各条战线严把关，把严关；按照中央和社科院党组的要求，要着力落实好中央领导批示精神和巡视整改任务；要推进院系设置调整，推进深度科教融合；要加强教材建设，为社科院三大体系建设提供强有力的支撑。

北京市召开了疫情防控工作第 103 场新闻发布会，北京市教委等相关负责人发布了疫情防控相关内容并回答了涉及高校开学的相关提问。北京市教委认为，按照国家卫健委办公厅、教育部办公厅印发的《大专院校新冠肺炎疫情防控技术方案》相关要求，指导各高校全面落实常态化疫情防控举措，将组织专家逐校进行评估检查，合格之后学校方可组织学生分期分批返校。

【领导视察、检查工作】

张树辉副校长组织相关人员在良乡校区检查指导工作，对综合楼、学生宿舍楼、医务室等地进行实地查看，对劳动技能课场地设置、办公室教室调整、发热门诊建设、宿舍楼外墙维修等项目进行研究和部署。

由学校互联网法治研究中心主办的"社科大未成年人网络保护论坛第四期"以视频会议形式举行。林维副校长参加会议并以"构建网络社交领域未成年人保护的制度体系"为题进行了主题报告。

【条例、规章制定与实施】

学校再次重申严控人员进出校门，严把防控第一关口；后勤、保卫等部门要根据学校防疫和教育教学工作实际有序开展各项工作，保持学校安全稳定；再次重申主要由在京、在职、在编职工到校承担工作任务。

本科生工作处积极推进大学生征兵工作和退役大学生士兵专项奖学金评定工作。

学校本次共有 6 名学生分别申报留学基金委的国家建设高水平大学公派研究生项目、国际区域问题研究及外语高层次人才培养等奖学金项目，经审核，申报项目学生均符合申报要求。

经与外方导师、校内导师和所在系沟通，经指挥部审批，学校同意参加留基委项目的 1 名博士生的延期回国申请。

【疫情防控与宣传报道】

校专题网发布文章 10 篇，共计发布 1,083 篇；官微推送文章 6 篇。

正义网刊发林维副校长文章《构建体系化的网络社交领域未成年人保护制度》，和讯网转载。

科研处公众号"学院院长荐书"专栏推出人文学院张跣教授推荐的《1844年经济学哲学手稿》。"理论研究成果篇"专栏推送张政文教授的学术论文《阐释逻辑的诠与阐法则——基于思想史与科学史的思考》（首发于《探索与争鸣杂志》，2020 年 4 月）。

2020 年 5 月 9 日　星期六

【重要会议与决定】

校领导张政文、王新清、王兵、张树辉同志前往望京校区开会，并检查了望京校区的疫情防控和校区建设情况。

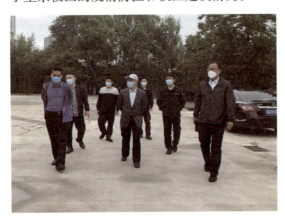

校领导林维、张波同志召集指挥部工作视频会议。会议决定：根据北京市和良乡高教园区疫情防控政策要求，医疗组和学工部门研究在校生外出就诊事宜，制定具体实施办法；学位工作组就毕业生论文答辩需要使用教室的情况与教务处、保卫处进行商议，提出具体建议提交指挥部审议；王兵、林维、张树辉同志牵头，成立学校毕业生返校工作专班；相关工作组、部门要充分研讨，细化学校毕业生返校工作方案，办公室统一整理后报送指挥部审议。

【领导视察、检查工作】

校领导王新清同志到西三环学区指导疫情防控工作。

【条例、规章制定与实施】

学校与美国密苏里大学签署"新闻学本科 2+2 学位合作项目"协议。该协议由密苏里大学校长 Mun Y. Choi 教授与社科大副校长张波教授代表双方学校签订。

招生与就业处以邮件或现场办公形式，办理就业材料审核、盖章、派遣事项的申请 54 人次，接待毕业生就业电话、微信、短信咨询 54 人次，帮助毕业生邮寄就业材料 10 份。就业信息网更新发布就业信息 20 条，公众号发布就业信息 24 条，微信群推送就业信息 17 条；制作教师招聘信息汇总 1 篇，推送招聘信息 11 条。

国际交流与合作处推送《关于就继续协助在美处境困难留学人员搭乘临时航班回国进行摸底调查的通知》。

学校高度重视推进学生海外培养工作，经与牛津大学密切联络沟通，学校发布了《2020 年牛津大学暑期课程项目通知》。

【疫情防控与宣传报道】

校专题网新发文章 4 篇，共计发布 1,087 篇；官微推送文章 5 篇。

《探索与争鸣杂志》2020 年 4 月期刊发张政文校长学术文章《阐释逻辑的诠与阐法则——基于思想史与科学史的思考》。

2020 年 5 月 10 日　星期日

【条例、规章制定与实施】

10 日是星期日，学校领导和疫情防控工作指挥部值班人员在校区值班，防控工作一切正常，校园平安。

学校高度重视英文网站建设工作，审校小组已完成英文网站第二轮审校工作。

校园管理监督组、望京校区组和西三环学区组继续做好疫情防控工作。

【疫情防控与宣传报道】

校专题网发文章 2 篇，共计发布 1089 篇；官微推送文章 3 篇。

《光明日报》刊发学校国际关系学院院长李永全教授文章《疫情下的红场阅兵依旧万众瞩目》，中国社会科学网转发。

科研处公众号"学院院长荐书"专栏推出了公共政策与管理学院蔡礼强教授推荐的《毛泽东选集》。

2020 年 5 月 11 日　星期一

【重要会议与决定】

学校召开指挥部工作视频会议。会议传达了社科院疫情防控工作组第 22 次碰头会有关精神。会议决定：保卫处要认真落实进校人员的"健康宝"检查，严把疫情防控的校园入口关；医疗组、西三环学区组要积极与中央团校沟通，制定西三环学区学生复学返校医疗保障工作方案；国际交流与合作处要加强与有关部门沟通协调，落实好留学生、港澳台学生论文答辩与毕业工作方案；学工部门要将心理辅导工作抓紧、抓实、抓细，确保学生安全和学校稳定；完成学生心理状况调研报告，上报社科院。

学校科研工作委员会召开专题研讨会，讨论学校新文科建设。林维副校长参加会议并做总结发言。

【条例、规章制定与实施】

张政文校长应人文学院邀请，作了题为"审美现代性中的马克思主义美学"的学术报告。讲座由人文学院执行院长张跣教授主持。

招生与就业处组织就业战线工作人员、毕业生观看教育部"24365 校园招聘"服务"互联网＋"第五场就业公益直播课"精准求职，职在必得"。在毕业生群、院系和班主任群转发运城市 2020 年市直事业单位、国寿安保基金管理有限公司面向学校招聘毕业生的信息。

后勤处对学生食堂、学生宿舍、施工场地等进行实地查看，对疫情防控工作落实情况进行排查分析，对下一步防控任务进行安排部署，完善各项保障工作方案，为学生返校复学做准备；利用中午开餐时间在食堂门口发放垃圾分类宣传单，做好垃圾分类宣传工作。

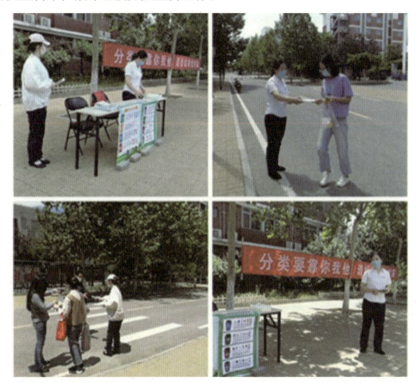

　　为方便进出校园人员健康信息核对，保卫处制作了"健康宝情况"出示提示牌。

　　【疫情防控与宣传报道】

　　校专题网新发文章 7 篇，共计发布 1,096 篇；官微推送文章 2 篇。

　　科研处公众号推送专题报道《本科生主讲、专家辅导点评，社科大创新学生科研能力培养模式——记社科大新苗学术沙龙第一期》。

2020 年 5 月 12 日　星期二

　　【重要会议与决定】

　　学校召开指挥部工作视频会议。会议要求：按照党中央关于抓紧抓实抓细常态化疫情防控工作的决策部署，完善细化学校疫情防控和教育教学工作方案，做好复学返校各项工作准备；在疫情防控前提下，周密布置，周到服务，做好毕业生论文答辩、硕士研究生招生复试、毕业生就业等工作。

【上级精神学习与贯彻】

校领导张政文、王新清参加北京市教工委、教委召开的北京高校疫情防控有关工作部署会。

【领导视察、检查工作】

社科院秘书长、党组成员、院疫情防控工作组组长赵奇与财务基建计划局局长曲永义一行来到社科大调研指导疫情防控工作，并慰问了奋战在抗疫一线的工作人员。他指出，随着常态化疫情防控工作的开展，学校要充分做好学生返校复学工作方案和工作预案，要早部署、早拟定、早报送。校领导林维、张树辉以及疫情防控指挥部相关工作组负责人陪同。

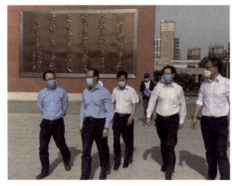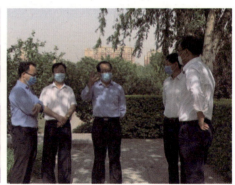

王兵副校长到望京校区查看硕士研究生网上复试工作，和招生与就业处副处长王志毅、校纪委副书记孙红同志一起跟组织领导法学系复试工作的法学所党委书记陈国平、副所长柳华文等同志就硕士生复试、博士生考试等工作进行了交流。

【条例、规章制定与实施】

人文学院在持续推进网络教学常态化的同时，积极创新，精心组织，开设了系列活动"人文之光云端学术讲坛"。

国际交流与合作处推送了《教育部平安留学行前培训系列教材〈留学美国安全手册〉和〈留学百训〉正式与大家见面啦》《教育部向广大留学人员推出在线学习平台》两篇文章，供学校海外师生学习。

招生与就业处通过招生微信公众号推送"专业速递国家级一流本科专业建设点",对政治学与行政学、法学、思想政治教育、英语四个本科专业分别进行视频及文字宣传,由各专业教师权威解读专业特色。

【疫情防控与宣传报道】

校专题网新发文章 4 篇,共计发布 1,100 篇;官微推送文章 3 篇。

科研处公众号"抗疫成果篇"专栏推送人文学院王维国副教授的文章《守正创新办好特殊时期的在线思政课》(首发于《群众》(思想理论版),2020 年 5 月 8 日),"学院院长荐书"专栏推出了马克思主义学院李楠副教授推荐的《邓小平时代》。

2020 年 5 月 13 日　星期三

【重要会议与决定】

学校召开指挥部工作视频会议。校领导王新清同志传达了北京市有关疫情防控工作的会议精神,校领导张树辉同志传达了社科院秘书长赵奇一行到学校调研考察的情况。

会议要求:舆情监测组要做好舆情监测引导工作;学校疫情防控政策不变,未经学校批准不返京返校;各工作组要根据北京市教委文件要求,尽快完善开学工作方案;学工部门、人事部门和医疗组要做好师生员工开学前健康状况的调查和出行轨迹的摸排,为正式开学做好准备;做好学校疫情防控物资储备;做好毕业生论文答辩、本科生招生咨询、硕士研究生招生复试、毕业生就业、博士生入学考试准备工作;教务处要做好非毕业班学生的线上教学和考试工作;合理调整培养方案,合理安排学生实习实践调研等培养环节。

学校科研工作委员会召开了 2020 年第 4 次会议,校领导林维、张波同志等 14 位委员参加。会议议题如下:2019 年度教师科研成果奖励、校级专项"治理体系与治理能力现代化研究"立项评审、校级科研项目结项评审和"新文科建设支持计划"立项评审。

【条例、规章制定与实施】

根据北京市新闻发布会公布的各级各类学校陆续开学的时间安排和要求，国际交流与合作处向学校国际学生和港澳台学生分别发出通知，提醒学生在学校正式发布通知前，继续严格遵守"不离家、不回京、不返校"要求。

招生与就业处向各院系、中心及班主任发布北京高校毕业生就业指导中心"关于举办生涯课程系列公益课的通知"，推荐市就业指导中心举办的职业生涯、简历面试、职场沟通、工作效率等 12 期线上就业指导课程。

【疫情防控与宣传报道】

校专题网发布文章 3 篇，共计发布 1,103 篇；官微推送文章 4 篇。

2020 年 5 月 14 日　星期四

【重要会议与决定】

学校召开指挥部工作视频会议。会议决定：学位工作组继续加强对各研究生系毕业论文答辩工作的指导和服务；对于申请进入良乡校区招待所住宿的人员，严格按照北京市疫情防控相关要求进行审批和管理；成立学校毕业生返校工作领导小组，张政文同志任组长，王新清、王兵同志任副组长，林维、张树辉、张波同志任领导小组成员；领导小组下设办公室，疫情防控指挥部各工作组负责人参加；开学返校工作领导小组与疫情防控指挥部一体化运行；王兵、张树辉同志负责，校办公室牵头协调各工作组，迅速制定毕业生返校工作方案报领导小组审议。

【领导视察、检查工作】

13 日、14 日，校领导王新清、张树辉分别与中央团校有关领导商谈西三环学区学生毕业离校等事宜。

【条例、规章制定与实施】

研究生工作处发布通知，向全体研究生重申学校返京返校的相关规定和纪律要求。

经校科研工作委员会 2020 年第 4 次会议审议通过，2019 教师科研成果奖励名单正式公示；完成 2019 年学生科研成果奖励初审，并将初审后符合奖励条件的成果予以公示。

国际交流与合作处推送《"平安留学伴你行——抗疫同心 守望相助"云端开讲》，并及时转发给学校在海外的学生。

本科生工作处会同中央团校以及各学院和相关部门，一起商讨学生返校工作方案，重点围绕西三环学区毕业生返校时间、返校具体流程及防护措施等进行讨论。

【疫情防控与宣传报道】

校专题网新发文章 9 篇，共计发布 1,112 篇；官微推送文章 4 篇。

科研处公众号"学院院长荐书"推出了国际关系学院李永全教授推荐的《阎明复回忆录》和《在历史巨人身边——师哲回忆录》。

学校马克思主义学院 2018 级思想政治教育专业顾小兵同学因疫情滞留西三环学区。期间，他严格遵守学校疫情防控要求，认真做好个人防护，安心学习，充分发挥自身特长，利用业余时间积极协助中央团校保卫部门开展了为期近两个月的"联合抗疫，提升保卫处执勤上岗人员整体军事素质"行动。

2020 年 5 月 15 日　星期五

【重要会议与决定】

学校召开指挥部工作视频会议。会议决定：各工作组根据讲话精神和北京市疫情防控相关要求尽快制定毕业生返校工作方案；根据良乡高教园区相关要求做好防火防汛工作；宣传统战部负责，各工作组、部门积极配合，做好疫情防控和垃圾分类的宣传工作。

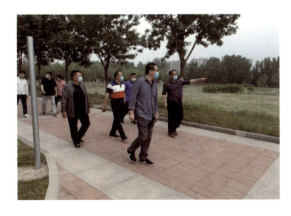

【领导视察、检查工作】

张树辉副校长在良乡校区检查工作，对南综合楼食堂、二食堂、医务室、南综合楼西侧等地进行实地查看，对垃圾分类、劳动技能课场地设置、职工食堂和风味餐厅调整、地下空间使用及家具存放等问题进行研究讨论、安排部署。

【条例、规章制定与实施】

国际交流与合作处为安全有序地推进国际和港澳台毕业年级学生返校及返校后的相关工作，采用"一人一案"办法，分类逐一制定返校方案。

招生与就业处本周现场、邮件办理就业材料审核、盖章、派遣的申请84人次，接待毕业生就业电话、微信、短信咨询105人次，帮助毕业生邮寄就业材料11份。就业信息网更新发布就业信息28条；公众号更新发布就业信息18条；微信群推送就业信息16条；共计发布、推荐就业信息62条。

科研处开始受理2020年度自然资源部不动产登记中心外协项目申报材料，并就疫情期间材料接收工作做好预案。

良乡高教园区管委会联合区城管执法队到学校检查垃圾分类工作。

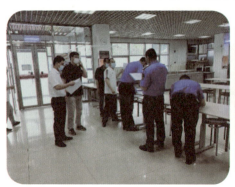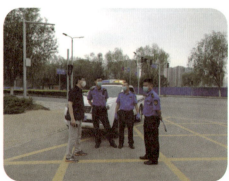

房山区公安分局工作人员来学校检查，主要了解下一步毕业生返校的防控措施。

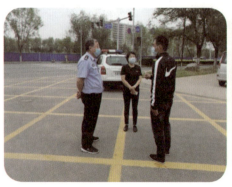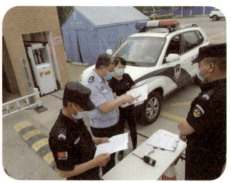

【疫情防控与宣传报道】

校专题网新发文章 8 篇，共计发布 1,120 篇；官微推送文章 4 篇。

科研处公众号"抗疫成果篇"专栏推送张树辉、漆光鸿的论文《高校应对突发公共卫生事件机制建设思考》（首发于《北京教育·高教》，2020 年第 5 期），"学院院长荐书"专栏推送了媒体学院漆亚林教授推荐的《新闻：幻象的政治》和国际教育学院王晓明教授推荐的《开口就能说重点》。

2020 年 5 月 17 日　星期日

【条例、规章制定与实施】

16 日、17 日是周末，学校领导和疫情防控工作指挥部值班人员在校区值班，防控工作一切正常，校园平安。

根据中国外交部部署，驻美使领馆协助在美处境困难的部分留学人员处理回国包机以及学生自行购票问题，学校项目期满回国学生共 7 名。

学校高度重视滞留湖北地区研究生的情况，密切关注获批返京的滞留湖北地区研究生的返京行程、隔离情况及身体状况。

招生与就业处制作事业单位招聘汇总两篇，并在院系、班主任群及学生群进行推荐，其中推荐中央及北京地区事业单位招聘信息 7 条，各地人才引进、人才招聘计划信息 26 条，共计推荐岗位 5,167 个。

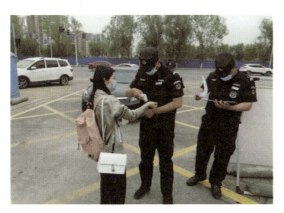

本科生工作处按照学校指挥部的要求，会同中央团校以及各学院和相关部门，一起论证了学生返校相关工作方案，针对西三环学区毕业生形成初步返校方案。

望京校区组按照学校要求，加强了对进校参加研究生复试工作的人员的健康核查，确保每一位进校工作人员手续齐全，体温和健康宝状况正常。

【疫情防控与宣传报道】

校专题网新发文章 8 篇，共计发布 1,128 篇；官微推送文章 6 篇。

科研处公众号"学院院长荐书"专栏推送了人文学院李俊教授推荐的《杜甫评传》。

搜狐号刊发《三年了！》，庆祝中国社会科学院大学成立 3 周年。

2020 年 5 月 18 日　星期一

【重要会议与决定】

学校召开指挥部工作视频会议。会议要求：林维同志牵头，学工部门负责，合理安排学生个人毕业留念照拍摄事宜；后勤处、各校区（学区）要做好毕业生行李托运工作；教务处、学位办公室督促相关部门，在毕业生返校前务必结束教育教学、论文答辩等相关工作；毕业生返校主要办理毕业离校手续、托运行李等事宜；研究生工作处、本科生工作处要安排目前在校非毕业学生在毕业生返校前全部离校返家；各工作组、相关部门制定时间表、流程图，明确毕业生返校后需要办理的事项，明确时间节点及各岗位人员；张树辉同志负总责、医疗组制定医疗卫生防控工作标准、任务和要求并监督执行；2020 年毕业典礼、学位授予仪式采用网上方式进行，突出庄严、简洁的特点，各安排少量本、硕、博毕业生代表在现场领取毕业证书和学位证书；张树辉同志负责，医务室牵头，校办公室、学工部门协助，制定毕业生返校前、中、后全口径安全防护手册；王兵、张树辉同志负责，成立专班，加强与中央团校沟通协调，解决西三环学区毕业生返校事宜。

【上级精神学习与贯彻】

校领导王兵、张树辉以及校办公室、教务处、研究生工作处、本科生工作处、后勤处、医务室有关同志参加北京教育系统疫情防控工作领导小组高校工作组视频会议。

【条例、规章制定与实施】

国际交流与合作处发布《关于预申报 2021 年京港澳高校交流项目的通知》，积极落实北京市教委相关工作部署。

招生与就业处制作高校科研单位招聘汇总，在院系、班主任群及学生群进行发布，推荐科研机构招聘信息 4 条，各地高校招聘信息 18 条，共计推荐岗位 761 个。

1 名因公出国访学本科生正在郑州接受隔离，目前身体健康，一切正常。1 名因私出国的在职硕士研究生，将在沈阳集中隔离，辅导员持续跟踪了解情况。1 名从湖北地区返京的研究生处在隔离期中，身体健康。

望京校区工作组在符合防控要求和安全的基础上，牵头组织望京校区师生员工开展了友谊赛，共设羽毛球、踢毽子和跳绳三个项目，共 52 人次参与。

北京市安全局工作人员来学校检查指导工作。

【疫情防控与宣传报道】

校专题网新发文章 7 篇，共计发布 1,135 篇；官微推送文章 2 篇。

科研处公众号"学院院长荐书"专栏推送了经济学院高文书教授推荐的《世界经济千年史》。"理论研究成果篇"专栏推送了马克思主义学院教师孙帅的学术论文《海外视域下的毛泽东传记评述》（首发于《马克思主义研究》，2020 年第 3 期）。

中国社会科学院网刊发了《中国社会科学院大学战疫简报编发已达百期》。

2020 年 5 月 19 日　星期二

【重要会议与决定】

学校召开党委常委会视频会议。会议决定：王兵、张树辉同志负责，校办公室牵头，根据党委常委会意见，修改完善学校 2020 年春季学期毕业生返校疫情防控工作方案；疫情防控指挥部要成立检查专班，王兵、张树辉同志负责，朱孔京同志协助，执纪监察组牵头，相关工作组参加，开展毕业生返校疫情防控工作自查。

学校召开 2020 年第 8 次校长办公会（视频会议），校领导张政文、王新清、王兵、林维、张树辉、张波参加，相关人员列席。会议研究审议了毕业生京内乘车返校补助发放原则和科研处关于赵一红、柴宝勇、刘晓春申请承担横向课题的相关事宜。

学校召开指挥部工作视频会议。会议要求：各工作组和有关部门要根据北京市教委有关文件及会议精神，进一步完善学校 2020 年春季学期毕业生返校疫情防控工作方案；要尽快明确毕业生返校相关工作时间节点，及时上报指挥部；宣传报道组、舆情监测组、医疗组要做好毕业生返校宣传材料的编印和校园疫情防控氛围的营造和宣传工作，统筹策划毕业生返校宣传工作方案；张树辉同志召集保卫处、网络中心、宣传报道组及有关部门召开学校安全保卫工作视频会议，做好两会期间学校安全保卫工作。

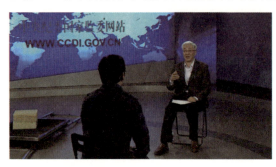

【上级精神学习与贯彻】

张政文校长在中央纪委国家监委新闻传播中心接受采访，主要围绕履行特约监察员职能以及两会提案话题与记者展开讨论。

【领导视察、检查工作】

张树辉副校长组织后勤处召开文科综合实验室外部氛围设计研讨会。

【条例、规章制定与实施】

招生与就业处制作了针对拟出国（境）毕业生调查问卷，详细调查了解了学校拟出国（境）毕业生的现状和要求，以便有针对性地开展帮扶。

招生与就业处发布《中国社会科学院大学 2020 年硕士研究生招生调剂工作办法》。

招生与就业处通过招生微信公众号推送"专业速递国家级一流本科专业建设点"，分别对汉语言文学、社会学、新闻学三个本科招生专业进行了视频及文字宣传，由各专业教师权威解读专业特色。

【疫情防控与宣传报道】

校专题网新发文章 7 篇，共计发布 1,142 篇；官微推送文章 4 篇。

科研处公众号"学院院长荐书"推送了媒体学院杜智涛教授推荐的《助推：如何做出有关健康、财富与幸福的最佳决策》。

2020 年 5 月 20 日　星期三

【重要会议与决定】

学校召开指挥部工作视频会议。会议要求：本科生工作处、研究生工作处加强与各院系、相关部门的沟通协调，做好毕业生返校工作；招生与就业处做好硕士研究生招生调剂工作；国际交流与合作处研究制定学校下半年国际交流工作方案；校办公室通知各学院、部门提交防疫物资采购需求，上报指挥部研究；医务室提供在岗在校教职员工核酸检测方案，上报指挥部审议；指挥部成立两会期间维稳工作专班，做好两会期间校园安全保卫和舆情相关工作。

张树辉副校长召开了保卫处、宣传统战部和网络中心相关人员会议，部署两会期间校园安全保卫和舆情相关工作。会议决定：成立工作小组，由保卫处、宣传统战部和网络中心相关人员组成；实行零报告制度，指挥部各工作组于每天上午 11 点前向保卫处报告；各部门、学院做好两会期间维稳和舆情工作。

【条例、规章制定与实施】

数量经济与技术经济研究系、法学系、历史系等多个教学院系相继通过网络远程面试的方式开展了复试工作，各项工作平稳进行。

招生与就业处正式启动《中国社会科学院大学 2020 年硕士研究生招生调剂工作办法》，调剂工作于 6 月 12 日前全部完成。

科研处、后勤处和财务处召开视频工作会议，就科研项目经费购买科学仪器进行研讨。

后勤处会同财务处、科研处召开了科研仪器设备采购管理办法研讨会。

【疫情防控与宣传报道】

校专题网新发文章 1 篇，共计发布 1,143 篇；官微推送文章 4 篇。

科研处公众号"学院院长荐书"专栏推送了工商学院张菀洺教授推荐的《石油！石油！》《石油的终结》。

2020 年 5 月 21 日　星期四

【重要会议与决定】

学校召开指挥部工作视频会议。会议要求：校办公室将学校 2020 年春季学期毕业生返校工作方案及时上报北京市教委和社科院，同时通报中央团校；各工作组提前落实好毕业生返校方案中必要的防控物资、设施、宣传等前期准备工作；提前安排好毕业生办理离校手续相关工作；王兵、张树辉同志牵头，按照时间节点，各工作组根据北京市教委有关要求和学校毕业生返校整体工作方案做好毕业生返校自查评估工作；教务处做好期中教学检查总结和学生暑假期间实习实践活动预案；张树辉同志牵头，成立西三环学区毕业生返校工作专班，做好西三环学区毕业生返校相关工作。

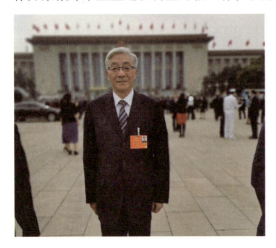

【上级精神学习与贯彻】

中国社会科学院大学党委常务副书记、校长张政文参加全国政协十三届三次会议。

【领导视察、检查工作】

张树辉副校长到西三环学区检查指导工作，与中央团校负责人沟通西三环学区毕业生返校等工作。

【条例、规章制定与实施】

招生与就业处和各院系、班主任密切配合，已完成平台的 27 名辅导员信息添加和确认工作，其中研究生辅导员 20 名、本科生辅导员 7 名。

招生与就业处向相关院系发布中建一局集团建设发展有限公司面向学校招聘 2020 届西藏籍毕业生的通知，做好西藏籍毕业生就业推荐工作。

国际交流与合作处发布了《学生海外培养项目调查问卷通知》，针对学校学生对于本年度海外培养项目的需求和认知做出摸底调查。

后勤处按照毕业生返校工作方案做好相关工作准备。

【疫情防控与宣传报道】

校专题网发布文章 10 篇，共计发布 1,153 篇；官微推送文章 3 篇。

《中国社会科学报》、中国社会科学网刊发张树辉副校长、高迎爽博士文章《高校成为疫情舆情治理有效"第三方"》。

科研处公众号"学院院长荐书"专栏推送了文法学院赵一红教授推荐的《大众哲学》。

2020 年 5 月 22 日　星期五

【重要会议与决定】

学校召开指挥部工作视频会议。张树辉副校长通报了与中央团校沟通西三环学区毕业生返校工作的有关情况，转述了团中央第一书记对中央团校做好社科大在西三环完成最后办学任务配合服务工作的要求。会议决定：校办公室牵头，根据学校 2020 年春季学期毕业生返校工作方案，梳理出毕业生返校工作的时间表和路线图；招生与就业处继续按照硕士研究生招生复试工作要求和学校硕士研究生招生调剂办法，指导各招生单位做好学校硕士生招生复试、调剂工作；学位工作组高度重视第一批次研究生学位论文视频答辩工作，及时总结经验，为第二批次答辩工作的顺利开展打好基础；教务处尽快确定本科生学位评定委员会的召开时间，并通知有关单位做好准备工作；国际交流与合作处做好学生海外培养项目问卷调查相关工作；党委组织部、学工部门做好毕业生党组织关系转接准备工作；宣传报道组、舆情监测组做好毕业生返校氛围营造、"中国人的故事"总体策划报道等工作。

【条例、规章制定与实施】

经研究，学校本学期第一次研究生学位评定委员会会议拟定于 6 月 16 日召开，第二次会议拟定于 7 月 7 日召开。

执纪监察组特别提醒人文学院、经济学院、政法学院、媒体学院、MBA 教育中心、MPA 教育中心一定要按有关规定和程序做好今年硕士研究生的招生调剂工作。

良乡高教园区工作人员来学校检查，主要了解"两会"期间学校安全管理措施。

【疫情防控与宣传报道】

校专题网新发文章 13 篇，共计发布 1,166 篇；官微推送文章 3 篇。

《光明日报》、光明网刊发《初心和使命是走好新时代长征路的不竭动力——在习近平新时代中国特色社会主义思想指引下知识界代表委员之声》，其中报道了我校张政文校长主题为"守好为党育人、为国育才的教育初心"的发言。

人民网刊发《10 位全国政协委员热议政府工作报告：每次掌声都是亮点》，其中报道了校长张政文委员关于推进高校大学生就业的建议。

2020 年 5 月 24 日　星期日

【重要会议与决定】

校领导王新清、王兵、林维、张树辉、张波召开招生工作领导小组会议，对博士招生考试工作方案进行了讨论，审议了本科生分省分专业计划、本科招生章程。

【领导视察、检查工作】

校领导王新清、张树辉带领指挥部值班人员在良乡校区检查指导疫情防控工作。

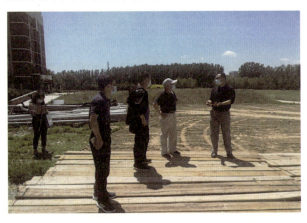

【条例、规章制定与实施】

23 日、24 日是周末，学校领导和疫情防控工作指挥部值班人员在校区值班，防控工作一切正常，校园平安。

后勤处继续组织搬运南、北综合楼家具，为用房调整做准备；组织文科综合实验室用电增容施工；继续按照毕业生返校工作方案做好相关工作准备；组织相关人员对垃圾分类工作进行督导落实。

【疫情防控与宣传报道】

校专题网新发文章 15 篇，共计发布 1,181 篇；官微推送文章 7 篇。

《中国教育报》刊发《抗疫常态化如何做到高质量就业——代表委员关注疫情影响下的高校毕业生就业系列报道之三》，其中报道了张政文校长关于疫情影响下关注高校毕业生心理状态的建议。

《中国教育报》头版和学习强国刊载了《新时代如何充分发挥劳动育人功能——代表委员热议加强大中小学劳动教育》，其中报道了张政文校长接受的采访，他关于通过劳动教育防范化解重大风险、完善育人体系的论述受到了媒体的广泛关注。

2020 年 5 月 25 日　星期一

【重要会议与决定】

学校召开指挥部工作视频会议。会议决定：各工作组及有关部门须于 5 月 27 日中午之前提交关于毕业生返校工作的自评报告；后勤处、医疗组要做好测温、消毒设备等防控物资储备与安装；各部门、学院继续正常推进毕业生返校、学位论文答辩、招生与就业、课程期末考核等各项期末重点工作；学校本科生学位评定委员会拟定于 6 月 12 日召开，请有关部门做好准备工作，确保本科毕业生顺利正常毕业；宣传报道组、学工部门及有关单位要做好毕业生返校氛围营造、毕业季系列活动开展等有关工作。

【条例、规章制定与实施】

学校 4 名参加美国加州大学伯克利分校学分项目的学生自美国旧金山离境回国，并于当日抵达山东青岛进行集中隔离观察。

招生与就业处为毕业生转发财政部在京部属单位 2020 年接收应届高校毕业生的公告；制作事业单位招聘汇总并在学生群发布，推荐就业信息 17 条。

招生与就业处上周现场、邮件办理或协助办理就业材料审核、盖章、派遣的申请 70 人次，接待毕业生就业电话、微信、短信咨询 127 人次，帮助毕业生邮寄就业材料 29 份。就业信息网发布就业信息 25 条；公众号发布就业信息 30 条；微信群推送就业信息 69 条；制作并推送事业单位就业信息汇总 2 篇、高校科研单位招聘汇总 1 篇，推荐岗位 5,928 个。

经国际交流与合作处与牛津大学方面协商，社科大牛津大学暑期项目的校内报名时间延长至 6 月 1 日 16：00。

【疫情防控与宣传报道】

校专题网新发文章 1 篇，共计发布 1,182 篇；官微推送文章 2 篇。

科研处公众号"学院院长荐书"专栏推送了马克思主义学院王维国副教授推荐的《新大众哲学（简明本）》。

2020 年 5 月 26 日　星期二

【重要会议与决定】

校召开指挥部工作视频会议。会议要求：周五在良乡校区进行毕业生返校演练，主要针对进入校园、宿舍、食堂用餐等环节进行演练；六月初的第二次演练，主要针对毕业生参加毕业典礼、领取学位证书及毕业证书、办理离校相关手续等场景进行演练；后勤处提供北综合楼四层、五层、六层和地下室的改造方案及预算，报学校审议；学位办公室负责提醒相关教师第二批论文答辩事宜并通知其答辩时间节点。

校领导王新清组织招生与就业处负责同志召开视频会，专题研究 2020 年博士生考试方案。

【条例、规章制定与实施】

至今，学校共有 8 名回国学生接受隔离观察，其中 6 名是因公出国的本科生，2 名是因私出境的研究生，均一切正常。

招生与就业处向毕业生转发了广州大学、中国人民大学国家发展与战略研究院招聘博士后的信息。

后勤处组织召开工作协调会，对毕业生返校保障工作方案进行传达，明确相关工作。

西三环学区组与中央团校对接学校2020年春季学期毕业生返校保障工作。

【疫情防控与宣传报道】

校专题网新发文章9篇，共计发布1,191篇；官微推送文章3篇。

"后疫情时期社会组织发展与社会治理：趋势与展望"高端研讨会以线上会议形式召开。本次会议由中国社会科学院大学管理学院承办，中国社会科学院大学副校长林维教授、社会科学文献出版社社长谢寿光研究员出席开题会并致辞。

2020 年 5 月 27 日　星期三

【重要会议与决定】

学校召开指挥部工作视频会议。会议要求：国际交流与合作处安排好国际学生招生工作，提前与后勤部门就国际学生住宿等事宜进行协商；教务处安排好毕业生体育、计算机等科目的补考工作；按照北京市相关要求，外包单位进校工作人员须全部进行核酸检测；医务室与财务处沟通协调，制定返校毕业生核酸检测费用报销方案，提交校长办公会审定；学工部门与财务处协商，制定返校毕业生乘坐出租车到校费用报销方案，报校长办公会审定；除直接参与毕业生返校工作的部门外，其他部门、学院的工作人员在毕业生返校期间可参与志愿服务等工作；毕业生返校期间，原则上除宿舍、食堂等必须进入的室内场所外，其他室内场所暂不开放；学工等部门要制定好返校

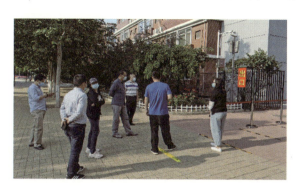

毕业生室外办理各项手续的工作方案；本周五教职工核酸检测在良乡校区南门外进行，没有得到指挥部批准的教职工不能进入学校。

【领导视察、检查工作】

张树辉副校长在良乡校

区检查工作，对学生食堂、公寓办、超市、职工餐厅等场所的防疫应急演练进行准备，对北综合楼研讨室设置等进行实地查看，对相关工作进行安排部署。

【条例、规章制定与实施】

北京市教工委派驻联络员检查学校 2020 年春季学期毕业生返校将启用的封闭楼宇及内部设施设备运行情况。

招生与就业处在毕业生群发布校友单位广州市科学技术发展研究中心的博士招聘信息，动员学校毕业生应聘；制作并发布事业单位招聘汇总，在毕业生群转发招聘信息 10 条，推荐招聘岗位 184 个。

后勤处对应急演练场地进行布置，对应急演练相关工作进行安排部署。

保卫处按照毕业生返校工作方案对良乡校区东门、南门入校通道进行布置。

【疫情防控与宣传报道】

校专题网新发文章 9 篇，共计发布 1,200 篇；官微推送文章 2 篇。

科研处公众号"学院院长荐书"专栏推送了文法学院刘强副教授推荐的《中国文化概论》。

全国政协十三届三次会议胜利闭幕，人民网刊发《奋进新时代开创新局面——全国政协十三届三次会议闭幕式侧记》。全国政协委员、国家监察委员会特约监察员，中国社会科学院大学党委常务副书记、校长张政文教授在受访时表示："这是一次团结的大会，奋进的大会，胜利的大会，令我深受鼓舞，深有体会：一是这次会议广泛凝聚了坚持'四个意识''四个自信'和'两个维护'的政治共识；二是广泛凝聚了全面建成小康社会的共识；三是广泛凝聚了'六稳''六保'的工作共识。"

2020 年 5 月 28 日　星期四

【重要会议与决定】

学校召开指挥部工作视频会议。会议决定：张斌副校长自 6 月 1 日起加入指挥部值班，参加指挥部视频会议；医疗组、校办公室、人事处、保卫处、后勤组及有关部门和人员要严格按要求做好明日核酸检测及毕业生返校应急演练的相关工作；校办公室、学工部门和心理辅导中心按要求及时向社科院上报学校学生心理测评报告；国际交流与合作处高度关注学校学生参加出国留学语言类考试相关情况；宣传报道组要对明天的毕业生返校应急演练进行集中报道，近期要重点报道学校师生关注两会的情况。

【领导视察、检查工作】

张政文校长在出席全国政协十三届三次会议之后参加了指挥部视频会。他对当前工作提出了两点要求：一是各工作组（单位）一定要按照有关规定、

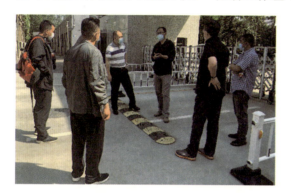

要求和方案开展工作，按照一人一策、一事一策的原则，认真研究问题、解决问题；二是严格按照组织原则，落实好重大事项请示汇报制度。

张树辉副校长到望京校区检查工作，对望京校区设施设备修缮、小白楼改造设计、垃圾站改造、疫情防控相关工作进行研究部署。

【条例、规章制定与实施】

招生与就业处在毕业生群转发福建省南平市 2020 年紧缺急需人才引进的系列公告；推荐"2020 军队文职笔试两会新考点"直播讲座信息；在学校网站、公众号发布并推介中共青岛市委党校 2020 年公开招聘教师公告。

后勤处对望京校区疫情防控工作进行检查，对校区修缮、房屋使用、家具安装、小白楼改造设计、垃圾站改造、防疫演练场地布置等相关工作进行安排布置；对良乡校区应急演练场地进行调整改进，对预演工作进行安排部署；按照毕业生返校工作方案做好相关工作准备。

西三环学区组与中央团校对接学校毕业生返校保障有关工作和撤离西三环学区有关工作。

【疫情防控与宣传报道】

校专题网新发文章 11 篇，共计发布 1,211 篇；官微推送文章 4 篇。

科研处公众号"理论研究成果篇"专栏推送中国社会科学院副院长、党组副书记兼中国社会科学院大学党委书记王京清的学术论文《为发展 21 世纪

马克思主义作出新贡献》（首发于《马克思主义研究》，2019 年第 10 期）。

中央纪委国家监委网站刊发《专访特约监察员丨培育高水平专业纪检监察干部》，国家监察委员会特约监察员张政文校长接受记者采访时表示："身为一名特约监察员和大学校长，我将继续发挥高校自身优势，大力宣传党纪法规政策和全面从严治党工作成效。同时，加强廉政学科建设，培育更多高水平专业纪检监察干部。"

《经济日报》"两会特刊"刊发《兜牢底线，持之以恒推动民生改善》。校长张政文教授在受访时表示：扶贫必扶智，治贫先治愚。建议："要尽可能解决教育特别是高等教育发展不平衡不充分的问题，让高校教育资源惠及所有家庭和孩子，把更多的农村孩子培养出来，让他们有更光明的未来，切实发挥教育在防止返贫、稳定脱贫方面的根本性、可持续性作用。"

2020 年 5 月 29 日　星期五

【重要会议与决定】

学校科研工作委员会召开 2020 年第 5 次会议，校领导王新清、林维、张波同志等 15 位委员参加会议。会议研究了 2019 年教师科研成果奖励、2019 年离退休人员科研成果奖励、2019 年学生科研成果奖励、校级科研项目结项、2020 年创新出版资助、2020 年上半年大学文库出版资助等事宜。

【领导视察、检查工作】

学校良乡校区开展毕业生返校工作演练，党委副书记、纪委书记、副校长王兵任总指挥，副校长张树辉任副总指挥，副校长林维、张波、张斌监督检查，疫情防控指挥部各工作组组长以及各院系负责人观摩，北京市教委驻校联络员李建国全程指导。

本次演练主要是对毕业生返校过程中的毕业生进校、住宿及宿舍管理、校内就医及发热处理、食堂就餐及餐厅管理四个管理难度系数大、风险比较高的环节进行演习。

为了实现与毕业生返校时间节点的无缝对接，本次演练与北京市教委检查、自查评估、核酸检测统一规划、统一安排部署。

演练结束后，王新清同志总结强调：对于毕业生返校工作，一是要严格措施，二是要周到服务，三是要便捷流程，四是要提前告知。

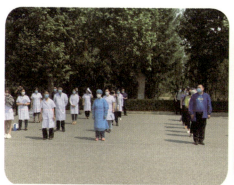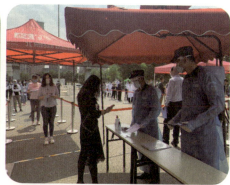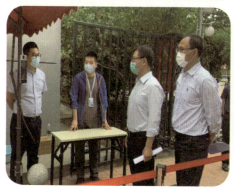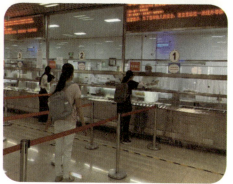

【条例、规章制定与实施】

为扶持学校非实体研究机构发展，扩大学术影响力，科研处启动非实体研究机构学术传播平台资助项目申报工作。

后勤处组织学生食堂、学生宿舍参加学校疫情防控应急演练，安排望京学生食堂和宿舍管理人员观摩学习。

【疫情防控与宣传报道】

校专题网新发文章 8 篇，共计发布 1,219 篇；官微推送文章 3 篇。

2020 年 5 月 31 日　星期日

【条例、规章制定与实施】

30 日、31 日是周末，学校领导和疫情防控工作指挥部值班人员在校区值班，防控工作一切正常，校园平安。

科研处发布《2019 年教师科研成果奖励补充公示》。

国际交流与合作处推送《中国驻美国使领馆有关安全形势与疫情的领事保护提醒》，并及时转发学校有关师生。

招生与就业处本周现场、邮件办理就业材料申请、审核、盖章、派遣共 66 人次，接待毕业生就业电话、微信、短信咨询 90 人次，帮助毕业生邮寄就业材料 32 份；就业信息网发布就业信息 25 条；公众号发布就业信息 18 条；微信群推送就业信息 53 条；制作并推送事业单位就业信息汇总 3 篇。

【疫情防控与宣传报道】

校专题网新发文章 4 篇，共计发布 1,223 篇；官微推送文章 4 篇。

2020 年 6 月 1 日　星期一

【重要会议与决定】

学校召开 2020 年第 9 次校长办公会（视频会议），校领导张政文、王新清、王兵、林维、张树辉、张波、张斌参加，相关部门负责人列席。会议研究审议了中国社会科学院大学 2020 年博士研究生招生考试方案、中国社会科学院大学推荐优秀应届本科毕业生免试攻读研究生工作实施办法（试行）等 12 个议题。

学校召开指挥部工作视频会议。会议要求：王兵同志负责，学工部门、组织部（人事处）、纪委办公室负责人参与，组织召开学校稳定工作会议，做好安全稳定工作；国际交流与合作处做好外文网站上线后的相关宣传工作；王新清同志负责，王兵、林维同志协助，人事处、教务处、科研处、财务处统筹研究长江学者讲座工作方案，报校长办公会审定；张树辉同志负责，成立专班，做好毕业生返校宣传及校园氛围营造工作；网络中心维护、保障好毕业生返校期间各项网络运行工作；张树辉同志与中央团校密切联系，做好西三环学区毕业生返校工作。

【条例、规章制定与实施】

良乡拱辰派出所民警来学校检查工作，主要是了解毕业生返校安全管理措施。

保卫处协调良乡高教园区管委会工作人员，对良乡校区南门测温系统进行移位并对帐篷进行更换。

【疫情防控与宣传报道】

校专题网新发文章 2 篇，共计发布 1,225 篇；官微推送文章 1 篇。

科研处"学院院长荐书"专栏推送了马克思主义学院秦国伟副教授推荐的《天朝的崩溃：鸦片战争再研究》。

2020 年 6 月 2 日　星期二

【重要会议与决定】

学校继续召开 2020 年第 9 次校长办公会（视频会议），校领导张政文、王新清、王兵、林维、张树辉、张波、张斌参加，相关部门负责人列席。王兵、张树辉同志传达了北京市教工委视频会议精神。会议研究审议了中国社会科学院大学 2020 年春季学期毕业生返校工作方案、小白楼和望京校区使用安排等议题。

关于学校 2020 年春季学期毕业生返校工作相关事宜，会议决定：根据北京市教委的反馈意见和社科院领导的批示精神，对毕业生返校工作方案进行完善并上报北京市教委和社科院领导；王兵、张树辉同志负责起草《中国社会科学院大学关于 2020 年春季学期毕业生返校的通知》，6 月 5 日发布；成立学校 2020 年春季学期毕业生返校工作三个前线指挥部：良乡校区前线指挥部（指挥长：王兵，副指挥长：王炜）、西三环学区前线指挥部（指挥长：张树辉，副指挥长：黄建云）和望京校区前线指挥部（指挥长：张波，副指挥长：刘文瑞）；校办公室牵头制定学校 2020 年春季学期毕业生返校工作流程图、工作重点图和工作要求表；纪委办公室制定学校 2020 年春季学期毕业生返校工作责任和纪律要求；人事处牵头制定教职工返校工作方案。

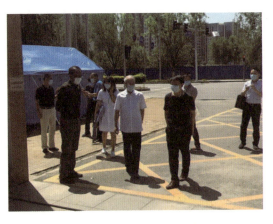

【领导视察、检查工作】

北京市教委有关负责人来学校检查指导毕业生返校工作，校领导王新清、张树辉陪同并汇报了学校相关工作情况。

【条例、规章制定与实施】

学校要求各工作组、部门、学院要严格按照社科院、教育部和北京市相关要求，认真做好学校 2020 年春季学期毕业生返校工作，确保毕业生返校平稳有序，切实保障师生员工生命安全和身体健康。

招生与就业处向院系转发西藏驻京办开展的西藏籍高校毕业生一对一到高新技术企业就业培养服务工作的通知，通过院系动员我校相关毕业生参加。

1 名因公出国本科生入境回国，在广州接受集中隔离观察。目前，学校共有 7 名回国学生接受隔离观察，其中 6 名因公出国本科生，1 名因私出境研究生，均身体健康。

房山公安分局文保大队工作人员来我校检查工作。

【疫情防控与宣传报道】

校专题网新发文章 4 篇，共计发布 1,229 篇；官微推送文章 2 篇。

2020 年 6 月 3 日　星期三

【重要会议与决定】

学校继续召开 2020 年第 9 次校长办公会（视频会议），校领导张政文、王新清、王兵、林维、张树辉、张波、张斌参加，相关部门负责人列席。会议审议了中国社会科学院大学文库建设方案、确定工程造价咨询服务公司有关原则、2020 年度教职工体检、空调维护保养清洗等议题。

学校召开指挥部工作视频会议。会议决定：后勤处处长、学位办公室主任以及与毕业生返校工作有关的学院负责人（1 人），自明天起参加指挥部会议；王兵同志牵头，学工部、人事处及有关学院按毕业生返校工作需求拟定教职工进校名单；医疗组和有关部门沟通协调，做好学校食堂、图书馆、教室、气膜体育馆等公共场所的消毒设备购买与安装工作方案；招生与就业处按要求将2020年博士研究生招生考试方案上报学校，做好考试系统测试等相关准备工作；各学院（部门）要将毕业生返校期间拟开展的活动上报指挥部，以便指挥部统筹安排。

【条例、规章制定与实施】

由良乡高教园区、房山区卫建委、区疾控中心、区卫生监督所、拱辰食药所、城管执法队组成的检查组到学校检查开学复课准备工作。

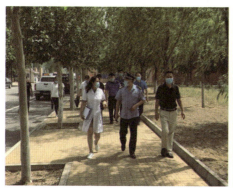 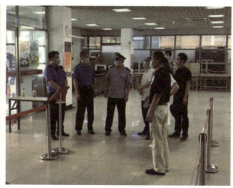

国际交流与合作处发布《关于规范管理线上外事活动的通知》，向各院系和相关部门传达相关注意事项。

国际交流与合作处公众号推送《无需等待！托福ITP® 中国版开考》，及时通告有关托福考试的信息。

联系单位邀请学校毕业生参加广西高层次人才招聘云聘会，共提供招聘岗位5,225个，其中博士毕业生岗位2,000个，硕士毕业生岗位1,984个，本科毕业生岗位1,241个。招生与就业处通过微信群、就业信息网、公众号动员学校毕业生参会。

后勤处对非线编实验室建设项目施工、综合楼家具搬运情况、学院研讨室设置情况进行了检查；发布了2021年改善基本办学条件项目申报通知。

良乡高教园区工作人员和学校保卫处、网络中心相关人员洽谈，为学校安装网络和视频补点的相关事宜。

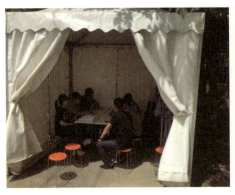 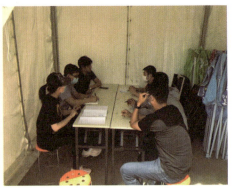

【疫情防控与宣传报道】

校专题网新发文章 4 篇，共计发布 1,233 篇；官微推送文章 3 篇。

2020 年 6 月 4 日　星期四

【重要会议与决定】

学校召开指挥部工作视频会议。会议要求：高度重视政治稳定，认真做好学校政治稳定工作；高度重视今年毕业生就业工作，成立毕业生就业工作领导小组，将毕业生就业工作作为重大政治性工作落实落细；同意赠送每一位毕业生一件学位服作为特殊时期的毕业留念；教务处负责做好线上教学、学术讲座意识形态管控工作；做好非毕业生线上考试以及试卷档案留存工作；国际交流与合作处要高度关注英美两国情况，确保学校在外人员安全；良乡校区前线指挥部、西三环学区前线指挥部和望京校区前线指挥部要尽快拿出工作方案，相关学院、部门负责人要尽快就位履职。

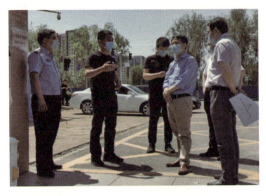

【领导视察、检查工作】

房山区政府副区长和良乡高教园区负责人来学校检查指导工作，林维副校长及相关部门负责人陪同检查并汇报了学校相关工作情况。

【条例、规章制定与实施】

学校成立毕业生就业工作领导小组。组长：张政文，副组长：王新清、王兵（常务），成员由党委常委、招生与就业处、研究生工作处、本科生工作处、人事处、校办公室、团委、教务处、科研处负责人和各学院书记组成。领导小组办公室设在招生与就业处，闫雷任领导小组办公室主任。

为更好地做好毕业生返校工作，即日起，要求各学院负责人参加指挥部视频会议。

国际交流与合作处推送了《提醒！民航局调整国际客运航班》，并及时传达给学校海外师生。

招生与就业处在"社科大就业"公众号上发布"2020届良乡、望京校区毕业生就业手续办理注意事项""2020届毕业生就业派遣手续办理规定（西三环学区）"，并通过各院系、专业中心、班主任转发至毕业生。

后勤处安排部署第四次政府采购小组会议。

【疫情防控与宣传报道】

校专题网新发文章10篇，共计发布1,243篇；官微推送文章2篇。

2020年6月5日　星期五

【重要会议与决定】

学校召开指挥部工作视频会议。会议要求：各部门、学院负责人要统筹协调、合理分工，落实好当前疫情防控、毕业生返校、毕业生就业等主要工作；高度重视财务预算，做好本年度预算执行工作；马克思主义学院做好学科建设、教育教学改革及学术工作；高度重视教育科研、学术建设工作。

6月6日0时起，北京重大突发公共卫生事件二级应急响应下调为三级，并相应调整相关防控策略。

【领导视察、检查工作】

张树辉副校长召集宣传报道组、舆情组、医疗卫生组和研工、学工组，召开关于毕业生返校宣传舆情工作会议。会议拟定宣传总基调：既然难免留下遗憾，那就带走更多温暖。会议就五部分内容做了部署和任务分解。

张树辉副校长在良乡校区检查工作，对门禁和测温系统进行检查测试，对相关工作进行研究部署。

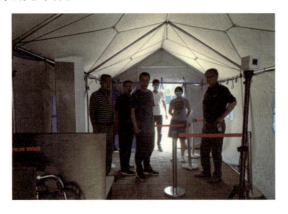

【条例、规章制定与实施】

学校官方微信公众号按照指挥部要求，及时发布了关于北京市突发公共卫生事件应急响应级别调整至三级，及其在防控策略和相关措施上的变化。同时说明了学校正在根据北京市防控要求变化，及时细化调整毕业生返校方案。

为确保春季学期毕业生返校工作顺利进行，保障全体返校师生健康安全，学校在良乡校区、西三环学区和望京校区分别组织教职工进行本学期第二批次核酸检测。

学校目前共有 5 名因公出国本科生接受集中隔离观察，均身体健康。

【疫情防控与宣传报道】

校专题网新发文章 3 篇，共计发布 1,246 篇；官微推送文章 2 篇。

科研处公众号"学院院长荐书"专栏推送了国际关系学院吴波龙教授推荐的《名人传》。

2020 年 6 月 7 日　星期日

【重要会议与决定】

校领导张政文、张斌召集有关组长召开专题工作会，商议了指挥部工作会议制度、简报的编报、工作人员上班制度、返校方案的演练、前线指挥部人员的组成等事项，提请指挥部会议研究。

【条例、规章制定与实施】

6日、7日是周末，学校领导和疫情防控工作指挥部值班人员在校区值班，防控工作一切正常，校园平安。

研究生工作处通过"社科学子"微信公众号，向毕业研究生发布返校流程及相关注意事项；要求各研究生辅导员做好毕业研究生返校相关工作。

国际交流与合作处组织项目评审组成员采用线上评审的方式，完成2020年牛津大学暑期项目校内评审工作。

招生与就业处本周现场、邮件办理就业材料申请、审核、盖章、派遣事项共56人次，接待毕业生就业电话、微信、短信咨询122人次，帮助毕业生邮寄发放就业材料27份。就业信息网发布就业信息20条；公众号发布就业信息22条；微信群推送就业信息40条；制作并推送事业单位就业信息汇总3篇。

招生与就业处通过招生微信公众号推送第三期"专业速递 省级一流本科专业建设点"，分别对历史学、财务管理两个本科招生专业进行了视频及文字宣传。

【疫情防控与宣传报道】

校专题网新发文章7篇，共计发布1,253篇；官微推送文章7篇。

2020年6月8日　星期一

【重要会议与决定】

学校召开指挥部工作视频会议。会议传达了《关于印发〈中央和国家机关党员工作时间之外政治言行若干规定（试行）的通知〉》《中央纪委国家监委关于做好失实检举控告澄清工作的意见》。会议要求：纪委办公室牵头，根据以上两个文件的要求制定学校落实方案；调整学校疫情防控指挥部工作方式：执行疫情防控常态化下正常上班制度；将进校上班的工作人员名单报送至校办公室；各学院主要负责人和负责学生工作的主要责任人进入相应前线指挥部参与工作；各前线指挥部指挥长带班，做好法定节假日值班工作；

各学院要在学工部门的协助下，上报各批次返校学生的人数；发布中国社会科学院大学2020年春季学期毕业生返校工作方案，做好毕业生返校各项工作。

【领导视察、检查工作】

根据学校指挥部要求，学校南门正式启用门禁管理系统。校领导王新清、张树辉现场查看门禁系统使用情况。

张树辉副校长主持召开2020年第四次政府采购小组会议，组织学习了《政府采购信息发布管理办法》《中央国家机关政府采购中心电子竞价管理办法》等文件。按照内控程序，对图书馆资源与服务可视化平台等项目进行内控采购、价格磋商和备案介绍。

【条例、规章制定与实施】

国际交流与合作处根据学校返校时间和相关要求，向国际学生发布了《返校指南》，提醒学生按要求有序返校。

西三环学区前线指挥部召开了西三环学区毕业生返校工作准备会。通过学工官微推送了两条本科毕业生返校指南和注意事项。

按照学校指挥部要求，执纪监察组分别安排纪委副书记孙红参加良乡校区毕业生返校前线指挥部工作，安排纪委委员王立恒参加望京校区毕业生返校前线指挥部工作，安排纪委委员张超参加西三环学区毕业生返校前线指挥部工作。

执纪监察组会同招生部门，妥善处理好硕士研究生复试、调剂中考生反映的一些问题。

学校4名因公出国本科生均在青岛解除集中隔离，隔离期间三次核酸检测均为阴性，目前均身体健康。

【疫情防控与宣传报道】

校专题网新发文章3篇，共计发布1,256篇；官微推送文章1篇。

学校经济学院院长高文书、党总支书记钟德寿、招生办冯杰梅参与中国教育电视台《招办主任@你2020高招咨询大直播》活动，对学校整体情况、招生情况、经济学院特色等进行了全方位介绍。视频在中国教育电视台CETV4、CETV3、中国教育网络电视台等媒体平台播出。

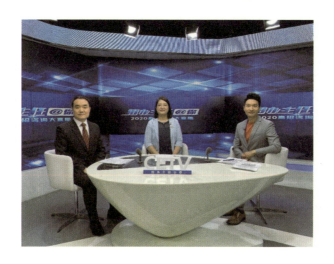

2020 年 6 月 13 日　星期六

【重要会议与决定】

学校召开2020年第10次校长办公会。校领导张政文、王新清、王兵、林维、张树辉、张斌出席会议。会议研究审议了制定创新工程绩效考核方案、制定在编教师教学工作量考核方案、发放 2019 年在编教师超课时费、发放 2019 年教师科研成果奖励、发放 2019 年学生科研成果奖励、继续教育学院大楼监控系统改造等事宜。

学校召开指挥部工作视频会议。会议强调：全校上下要统一思想、听从指挥，进入一级战备状态。会议要求：按照北京市、社科院要求，做好学校师生员工相关情况排查统计工作；校园继续实行封闭管理，所有进校教职工核酸检测结果必须呈阴性，按照程序批准后方可进校；学生工作部门及相关学院负责，安排目前在校非毕业生于 6 月 20 日前离校；所有进校毕业生必须持有核酸检测阴性报告，进校后实行封闭管理，直至离校；博士生答辩、博士生入学考试、学位委员会会议等各项工作要正常推进；恢复每天的指挥部工作视频会议召开及简报上报工作。

【上级精神学习与贯彻】

9 日、13 日张树辉副校长参加北京教育系统疫情防控视频会议。12 日，张树辉副校长参加良乡高教园区疫情防控视频会议。

【领导视察、检查工作】

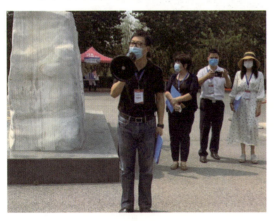

学校开展良乡校区毕业生返校全要素模拟演练。根据预案，本次演练设置了东门学生入校、南门学生入校、宿舍区管理等 7 个场景，由良乡校区前线指挥部指挥长王兵同志主持，张波副校长和各相关部门工作人员参与演练。前线指挥部专门为本次演练设置了督查员，全程对整个演练进行观察、记录。

校领导王兵、张树辉与后勤处就望京小白楼工作进行研究，定于近日召开小白楼工作协调会，就相关工作进行安排部署。

西三环学区前线指挥部指挥长张树辉副校长与中央团校对接毕业生返校有关工作；召集相关部门研究部署毕业生返校工作；指导西三环学区做好疫情防控等各项工作。

【条例、规章制定与实施】

研究生工作处组织辅导员召开毕业生返校工作培训会；发布相关返校通知，启动信息统计工作；制作毕业生返校当天相关标识牌；组织召开毕业生离校工作协调会。

国际交流与合作处与符合返校条件的两名境内留学生联系并确认返校事宜。

医务室所有人员均已返岗工作，各校区门诊已恢复，并采取预约限流措施，控制进入诊室的人员数量，严格做好消杀工作。

招生与就业处发布《中国社会科学院大学关于 2020 年博士研究生招生考试初试的通知》，对学校 2020 年采取"统一考试"方式的博士研究生入学考试初试工作作出相应安排。

招生与就业处对"2020 年博士研究生招生考试初试"远程监考人员进行预培训；微信公众号推送"直播回看 | 中国教育电视台《招办主任 @ 你 2020 高招咨询大直播》社科大直播间来了！"

根据全国哲学社会科学工作办公室《2020 年度国家社科基金高校思想政治理论课研究专项申报公告》，学校申报工作启动。

中国科协办公厅等部门《关于联合开展 2020 年"共和国的脊梁——科学大师名校宣传工程"》学风建设资助计划项目立项结果正式公布，我校组织申报的 4 个项目全部获准立项。

后勤处会同财务处、科研处拟制了《中国社会科学院大学科研仪器设备采购管理办法（讨论稿）》；完成了办公设备批量集采和科研课题设备采购的工作；完成了《国有资产管理办法（初稿）》。

后勤处根据张树辉副校长安排，对良乡学生食堂、职工食堂和望京学生食堂的供货渠道进行严格筛查，立即紧急暂停所有与新发地有关联的供货，连夜联系新的供货商户，并将前期采购的与新发地有关的食材全部弃用。

【疫情防控与宣传报道】

校专题网新发文章 9 篇，共计发布 1,265 篇；官微推送文章 8 篇。

科研处公众号"学院院长荐书"推送了公共政策与管理学院蔡礼强教授推荐的 4 本学术专著：《从历史看组织》《卓有成效的管理者》《稀缺——我们是如何陷入贫穷与忙碌的》《黄克诚自述》。

中国社会科学网刊发文章《中国社会科学院大学四项申报全部获准立项》，报道了学校组织申报中国科学技术协会办公厅等部门"关于联合开展 2020 年'共和国的脊梁——科学大师名校宣传工程'"学风建设资助计划项目，4 项申报全部获准立项。

由学校互联网法治研究中心主办的"著作权法修改热点问题"学术沙龙以线上形式召开，并在哔哩哔哩和抖音平台上进行同步直播，峰值在线观看人数近 1,700 人。中国社科院大学副校长林维教授致开幕词。

2020 年 6 月 14 日　星期六

【重要会议与决定】

学校召开指挥部工作视频会议。会议要求：学校食堂全面弃用前期采购的与新发地有关的食材并做好存储设备的消毒工作，相关接触者即刻进行核酸检测并进行居家隔离；医务室负责，确定摸排范围，摸排范围内的师生员工按规定进行核酸检测，居家隔离；学工部门需密切关注毕业生返校动态，督促即将返校毕业生尽快在当地进行核酸检测；制定《中国社会科学院大学关于在校非毕业年级学生离校的通知》，即日下发；财务处、学工部门负责，妥善安排不返校毕业生宿舍清退事宜。

【领导视察、检查工作】

西三环学区前线指挥部指挥长张树辉副校长到西三环学区指导疫情防控工作，组织各学院快速对在京学生进行排查。

【条例、规章制定与实施】

研究生工作处根据指挥部要求，做好在校非毕业年级研究生的离校工作。

3 名研究生今日申请离校返家，望京校区已暂无留校学生。

后勤处与医疗组共同协调，安排良乡、望京校区学生和教职工，尤其是食堂员工进行核酸检测。根据指挥部安排，认真进行全体教职工相关信息的统计，发现一名员工所居住小区同单元有一人确诊新冠，指挥部迅速做出反应，采取了相应的措施。

【疫情防控与宣传报道】

校专题网发布文章 4 篇，共计发布 1,269 篇；官微推送文章 4 篇。

2020 年 6 月 15 日　星期日

【重要会议与决定】

学校召开指挥部工作视频会议。会议要求：王兵、张树辉同志负责，人事处、学工部门、医疗组共同研究，制定三个预备方案：全口径毕业生不返校方案，中高风险地区毕业生不返校方案，北京市毕业生不返校方案；安排毕业生行李邮递事宜；中高风险地区教职工原则上不入校，全体进校教职工本周三在良乡校区做第二次核酸检测，未检测或检测结果异常者一律不得入校；医疗组牵头、后勤处负责，做好学校食堂食材独立封存、检验工作和人员安全保障工作；招生与就业处负责，做好博士研究生招生考试工作。

【领导视察、检查工作】

校领导王新清、王兵出席招生与就业处组织召开的"2020年博士研究生招生考试初试监考动员会"远程会议，并提出相应要求。

西三环学区前线指挥部指挥长张树辉副校长参加西三环学区毕业生返校演练；召开西三环学区前线指挥部会议，研究部署西三环学区毕业生返校工作。

【条例、规章制定与实施】

据科研部门统计，5月以来，仅学术讲座（网络）一项，社科大就开展了112场高水平的讲座，平均一天3场，被学生戏称为社科大的"一日三餐"。同学们除了上网课，就是积极地奔走于各个讲座会场，每天日程满满。

望京校区学生食堂、良乡校区的学生食堂、职工食堂及物业食堂员工参与核酸检测。

医疗组与北京市疾控、北京市市场监督管理局沟通，确定学校两校区食堂冷冻食材的处理问题。

招生与就业处与各院系联合，开展针对本科生考研情况的数据、就业材料收集工作，以便精准掌握本科生升学情况，为毕业生就业数据录入和派遣方案上报做好准备。

【疫情防控与宣传报道】

校专题网新发文章1篇，共计发布1,270篇；官微推送文章3篇。

2020年6月16日　星期二

【重要会议与决定】

学校召开指挥部工作视频会议。会议决定：医疗组、后勤处要及时联系食品检疫部门对学校封存的食品、超市尽快进行检疫，严格按照要求做好校园消杀工作；明确学校毕业生不返校的决定，线上办理毕业手续；由王兵同志负责，研究生工作处负责人协助，制定研究生云毕业和行李邮寄工作方案；由张树辉同志负责，本科生工作处负责人协助，制定本科生云毕业和行李邮寄工作方案；财务处按照要求为毕业生报销因不能返校所产生的如核酸检测、退票费等费用；执纪监察组继续发挥监督检查职能，及时发现漏洞和短板，提醒有关部门及时改正，为学校各项工作保驾护航。

【领导视察、检查工作】

王兵副校长出席招生与就业处组织召开的"2020年就业工作推进会"视频会议，并提出相关要求。

张树辉副校长主持召开学校在校人员全口径第二次核酸检测工作协调会，对相关组织、保障等工作进行安排部署、提出要求。

张树辉、张斌副校长组织召开2021年改善基本办学条件项目立项工作协调推进会，就《中国社会科学院大学改善基本办学条件专项资金管理办法（讨论稿）》向参会各部门征求意见，讨论了2021年改善基本办学条件立项意向的必要性、可行性、科学性。

【条例、规章制定与实施】

三个校区（学区）按照前线指挥部的要求逐一联系毕业生，传达学校关于调整毕业生返校计划的通知；继续做好非毕业年级留校研究生的离校工作。

后勤处按照高教园区的紧急通知，连夜落实相关工作：按照下发的《消杀指引》要求对食堂进行全面消杀；对冷冻海鲜食品进行封存，等待区卫健委安排专人进行核酸检测；所有食堂人员登记造册，已经全部做核酸检测。

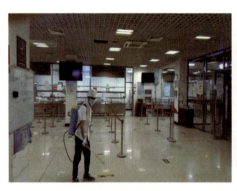 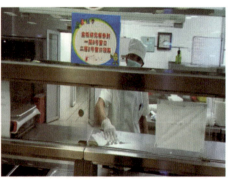

【疫情防控与宣传报道】

校专题网新发文章1篇，共计发布1,271篇；官微推送文章2篇。

2020 年 6 月 17 日　星期三

【重要会议与决定】

学校召开指挥部工作视频会议。会议决定：学校进入一级战备状态，按照"二级响应，一级管控"的工作原则，严格加强师生、员工管理和校园管理，严格执行毕业生不返校的"云毕业"方案；学校管理指挥系统分为一线作战和二线作战两个部分，一线作战按照学校疫情防控初期的指挥部工作方案实施，恢复指挥部会议制度和值班制度；校园实行封闭管理；停发通勤班车；食堂按照疫情防控初期工作方案执行；严格按照北京市要求的标准、程序、效果对校园进行消杀，加快对学校食品、环境等采样工作；积极动员各方力量做好学校毕业生就业工作；学位办公室、教务处、招生与就业处及有关部门做好毕业生数据上报、派遣证领取等工作，为毕业生"云毕业"做好准备。

【领导视察、检查工作】

张树辉副校长组织后勤处召开碰头会，就控制人员物资风险、优化资源食堂合并保障等相关问题进行了研究部署。

【条例、规章制定与实施】

学校进入一级战备状态，按照"二级响应，一级管控"的工作原则，封闭南大门，启用西南门，对照指挥部下发的出入人员名单，严格把控排查。

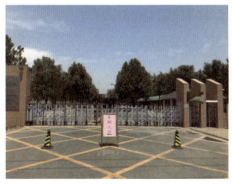 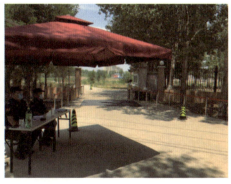

良乡校区启动在京研究生中高风险地区排查统计工作；西三环学区精准统计在京学生的情况；望京校区组织值班人员、保安和物业服务人员赴良乡校区参加第二次核酸检验。

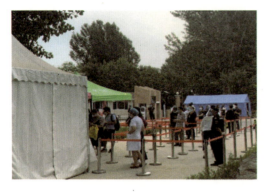

科研处公众号推出疫情期间学术活动特别报道《仰观宇宙之大，俯察品类之盛，社科大线上学术讲座精彩纷呈》。

招生与就业处组织各考场监考人员，对 20 日、21 日的博士研究生招生线上考试进行全要素演练。

本科生工作处开展毕业生一次性求职创业补贴材料审核及系统填报工作。

后勤处召开工作会议，对指挥部会议精神进行传达，对精减人员、严格管理、加强食堂和学校环境消毒杀菌等工作进行了安排布置。

国际交流与合作处高度重视国家留学基金委校内推荐工作。截至 17 日，学校共有 20 名博士生申报了 2020 年国家留学基金委建设高水平大学公派研究生项目。

2020 年 6 月 18 日　星期四

【重要会议与决定】

学校召开指挥部工作视频会议。会议决定：做好毕业生"云毕业""云寄送"相关工作；王兵、张树辉同志负责，成立专班，财务处、纪委办公室、学工部门、后勤处、医疗组参与，统筹研究"云寄送"相关事宜；锁定进校人员名单，校园实行封闭管理；各单位（部门）要高度关注、准确掌握第二梯队值班人员核酸检测情况；学生食堂关闭，学生统一到教职工食堂就餐，食堂以盒饭形式保障三餐；外包服务人员防疫标准须达到学校标准，否则不得入校。

【领导视察、检查工作】

张树辉副校长召集相关部门开会，商讨部署学校 2020 届"云毕业典礼"事宜。

【条例、规章制定与实施】

研究生工作处发布关于毕业生停止返校、启动毕业手续"云办理"、个人行李"云寄递"的通知；积极协调相关物流公司，加紧制定毕业生个人行李"云寄递"工作方案。

招生与就业处通过招生微信公众号推送"专业速递"，分别对广播电视学、国际经济与贸易、国际事务与国际关系、哲学四个本科招生专业进行了视频及文字宣传。

为推进学校"新文科建设"，依据《中国社会科学院大学文库建设方案》，在"中国社会科学院大学文库·学术研究系列"中，正式设立"新文科建设出版后期资助项目"，以鼓励和支持学校"新文科建设"相关研究成果的出版。

保卫处根据学校指挥部要求，研究制定疫情期间留校学生管理工作方案。

【疫情防控与宣传报道】

校专题网新发文章 3 篇，共计发布 1,274 篇；官微推送文章 5 篇。

学校官微发布了题为《遗憾，但坚决！中国社会科学院大学宣布停止毕业生返校》的文章，引发关注，点击量达 1.6 万。

2020 年 6 月 19 日　星期五

【重要会议与决定】

学校召开 2020 年第 11 次校长办公会（视频会议），校领导张政文、王新清、王兵、林维、张树辉、张波、张斌参加，相关部门负责人列席。会议研究审议了学校 2020 届本科毕业生和部分研究生毕业生被授予学位并准予毕业、疫情防控期间校园分区管理、组织 9 月份全国大学英语四六级考试、启动望京校区室外运动场改造项目采购程序等事宜。

根据《中华人民共和国学位条例》《中华人民共和国学位条例暂行实施办法》以及《中国社会科学院大学学位授予工作细则》，经中国社会科学院大学学位评定委员会审定，授予陈明学等 1,097 名同学学士学位；授予杜旷等 259 名同学学历教育硕士学位，授予朱海燕等 47 名同学同等学力硕士学位，授予韩书军等 492 名同学硕士专业学位；授予甘海霞等 177 名同学学历教育博士学位，授予李宁等 3 名同学同等学力博士学位。

根据中国社会科学院大学学籍管理规定，经中国社会科学院大学校长办公会议研究决定，准予陈明学等 1,097 名本科生、王美华等 742 名硕士生、吕梦宇等 176 名博士生毕业。

学校召开指挥部工作视频会议。会议决定：张树辉同志负责，医疗组、后勤处牵头，财务处协助，结合疫情防控要求制定方案，提前做好防疫物资、食品的储备工作；进一步做好毕业生线上毕业、离校工作；招生与就业处认真做好毕业生就业工作，做好博士研究生招生考试工作；教务处、各学院负责，做好非毕业生期末线上考试工作；国际交流与合作处负责，与后勤处、学工部门共同研究，做好校内国际毕业生宿舍腾退工作。

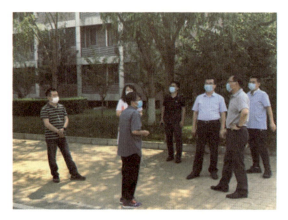

【领导视察、检查工作】

校领导王新清同志到西三环学区检查指导工作；听取本科生工作组、西三环学区工作组、政法学院有关疫情防控、学生毕业等工作汇报。

北京市教委检查组来学校检查指导工作，张树辉副校长及相关部门人员陪同。

张树辉副校长实地查看学生活动区域封闭情况，了解学生日常生活保障情况，提出相关工作要求。

【条例、规章制定与实施】

研究生工作处积极协调相关部门，做好毕业生毕业手续"云办理"、个人行李"云寄递"相关工作；启动留校研究生离校工作。

为进一步发挥一流研究型文科大学的影响力，学校根据《"中国社会科学院大学文库"建设方案》，在"中国社会科学院大学文库·学术研究系列"中，特别设立"优秀博士学位论文出版资助计划"项目，本次申报面向 2018—2020 年学校优秀博士学位论文获得者。

学校决定今日起关闭学生食堂，学生用餐统一由教职工餐厅以预约盒饭的形式保障。为使学生饮食质量有保证，学校决定按早餐 4 元、午晚餐 6 元或 10 元的标准给予学生用餐补助。

后勤处按照指挥部决定和张树辉副校长的安排，邀请研究生工作处负责人以视频会议的形式，共同研究学生用餐保障相关事宜，制定了保障工作方案。

学校及时调整 2020 年国际学生和港澳台学生毕业工作，多部门协调，拟定毕业工作方案。

招生与就业处继续做好"北京高校联合网络招聘会"的岗位推送工作，在毕业生群推送参会企业岗位汇总 2 期，推荐重点参会单位招聘信息 35 个；制作并发布"事业单位汇总" 2 篇，汇总推荐各地事业单位招聘信息、公告 19 个；应校友邀请，推荐"西安科技大学马克思主义学院"招聘信息，动员学校毕业生应聘。

【疫情防控与宣传报道】

校专题网新发文章 4 篇，共计发布 1,278 篇。

"中国社会科学院大学马克思主义学术名家大讲堂"顺利完成本学期的 10 期云端讲座，圆满收官。

2020 年 6 月 21 日　星期日

【领导视察、检查工作】

20 日、21 日，学校 2020 年博士招生考试初试工作顺利开展。26 个院系的 2000 余名考生参加了考试。校领导张政文、王新清、王兵、张波到学校考务指挥中心，详细询问网上远程考试工作流程、技术支持、防疫保障等关键

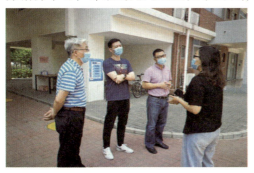

环节，通过指挥平台在线巡视部分考场实况。学校 180 余名教职工参与了线上监考和保障工作。

校领导张政文、王兵及相关部门负责人到学生宿舍区查看了解校园施行分区管理期间的学生

情况，并听取相关工作汇报。

【条例、规章制定与实施】

20 日、21 日是周末，学校领导和疫情防控工作指挥部值班人员在校区值班，防控工作一切正常，校园平安。

研究生工作处启动 2020 年研究生毕业生的《毕业研究生登记表》《研究生登记表》填报工作。

本科生工作处通过"社科大学工"微信公众号发送 2020 届本科毕业生毕业工作安排。

自校园施行分区管理以来，安保人员一直帮助学生收取、发放快递，帮助毕业离校学生搬运、邮寄行李。

【疫情防控与宣传报道】

校专题网新发文章 12 篇，共计发布 1,290 篇；官微推送文章 6 篇。

科研处公众号推出疫情期间科研特别报道《科研让抗疫更有力：社科大发挥文科研究型高校优势，以理论攻关和科研实践积极助力抗击疫情》。

2020 年 6 月 22 日　星期一

【重要会议与决定】

学校召开指挥部工作视频会议。会议决定：王兵、张树辉同志牵头，校办公室、研究生工作处、后勤处、相关部门（学院）共同研究，按照北京市相关要求，调整优化毕业生行李"云寄送"方案；医疗组负责，联系良乡高教园区，反馈房山区卫健委公共卫生科针对学校食堂封存食材检测事宜的相关意见；图书馆要做好收取毕业生还书邮递包裹的疫情防控工作；网络中心负责做好 2020 年博士研究生招生线上考试相关工作经验总结。

【领导视察、检查工作】

林维副校长参加了学校举办的"计算与人文社科融合创新研讨会暨计算社会科学研究中心成立会"。

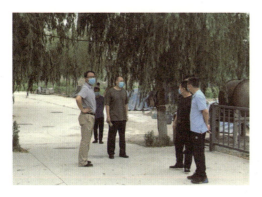

张树辉副校长与后勤处召开碰头会，就教职工和学生用餐保障等事宜进行了研究。

张树辉副校长在良乡校区检查工作，对宿舍楼外墙修缮、校园环境治理、垃圾分类等工作进行现场查看，对相关工作进行安排部署。

【条例、规章制定与实施】

招生与就业处上周在就业信息网发布就业信息 19 条；公众号发布就业信息 21 条；微信群推送就业信息 125 条；制作并推送事业单位就业信息汇总 2 篇、网络双选会汇总 1 篇、"北京高校联合网络招聘会"岗位汇总 4 篇。

研究生工作处启动 2020 年研究生毕业生线上离校手续办理工作，发布了《中国社会科学院大学 2020 届毕业研究生离校安排》。

【疫情防控与宣传报道】

校专题网新发文章 1 篇，共计发布 1,291 篇；官微推送文章 4 篇。

2020 年 6 月 23 日　星期二

【重要会议与决定】

学校召开指挥部工作视频会议。会议要求：后勤组、医疗组按要求继续做好食堂消杀、食材采购和食堂工作人员的防控管理等工作；国际交流与合作处按照教育部统一部署做好学校 2020 年港澳台地区研究生招生考试工作；招生与就业处继续做好学校博士生招生线上考试、本科生招生宣传工作，推进毕业生就业工作；学工部门及相关单位继续做好留校学生离校服务工作，妥善做好毕业生行李寄送工作。

【条例、规章制定与实施】

根据《教育部办公厅关于做好 2020 年面向香港、澳门、台湾地区招收研究生工作的通知》，国际交流与合作处和招生与就业处、网络中心等部门沟通，制定本次招生考试方案。

招生与就业处组织各院系老师、班主任参加教育部组织召开的"高校毕业生就业统计工作视频会议"。

学校奖学金评定工作领导小组召开视频评审会，对学校退役大学生专项奖学金、2019级新生奖学金进行了评审。

西三环学区工作组按照主管校领导指示和指导，启动西三环学区撤离工作。

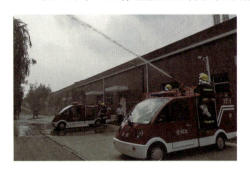

保卫处通过电子邮件和快递邮寄方式继续为学生办理户籍相关事宜。安保人员继续帮助留校学生收取、发放快递，搬运、邮寄行李。

保卫处组织物业人员、安保人员进行消防培训、消防演习。

【疫情防控与宣传报道】

校专题网新发文章6篇，共计发布1,297篇；官微推送文章3篇。

科研处公众号推出疫情期间科研专门报道《"新苗计划"鼓励学生自办学术刊物，带动学生科研能力培养模式创新》《"人工智能"工作坊系列讲座，为大学"新文科"建设展开探索》。

科研处公众号"学院院长荐书"专栏推送了国际教育学院王晓明教授推荐的《画出你的世界——思维导图实战手册》《跨文化交际》《时间简史》《遇见你之前》。

2020年6月24日　星期三

【重要会议与决定】

学校召开指挥部工作视频会议。会议决定：校办公室负责，制定端午节放假通知，今天下发传达到全体师生员工；学工部门、宣传报道组共同研究，基于疫情防控总基调，精简优化"云毕业典礼"方案；学工部门负责，做好毕业生档案管理等毕业生相关工作；人事处牵头，各单位（部门）配合，做好领导干部个人有关事项报告专项整治工作；招生与就业处负责，与教育部保持密切联系，推进研究生推免比例相关工作；做好博士研究生招生线上考试工作。

【条例、规章制定与实施】

学校按照教育部、北京市有关文件要求制定了"2020年面向香港、澳门、台湾地区招收研究生考试工作方案"，并按照教育部要求对外发布和实施。

科研处转发了全国哲学社会科学规划办公室发布的《关于做好国家社会科学基金项目成果出版物登记报送工作的通知》，通知到每个项目负责人。

研究生工作处启动2020届研究生毕业生档案相关材料归档工作。

国际交流与合作处对通过答辩的毕业生分类进行信息登记并指导帮助毕业生履行毕业程序、办理离校手续。

根据指挥部工作安排和校领导指示，后勤处对封闭在校的外包服务人员进行了端午节慰问。

【疫情防控与宣传报道】

校专题网新发文章1篇，共计发布1,298篇；官微推送文章3篇。

搜狐网发布学校高招访谈专稿《中国社会科学院大学：15个专业（大类）招生400人，经济学院将有适量文科计划》，发布一小时后点击量达30.5万次。

2020年6月27日　星期六

【上级精神学习与贯彻】

张树辉副校长参加北京市教委视频会议，按北京市和教育系统要求，做好未完成核酸检测教职工的统计工作。

【领导视察、检查工作】

26日、27日学校2020年博士招生考试初试继续举行，19个院系共有2,054名考生完成了考试。共设置70个云考场，150余名教师参与了云监考工作。校领导张政文、王兵、张波和有关部门负责同志到总监控室检查了线上考试情况，看望了监考工作人员。

校领导张政文、王兵、张斌召集有关部门负责人召开专题会，就教职工核酸检测、在校学生离校、校园安全及消杀等工作进行了商议。

【条例、规章制定与实施】

25 日—27 日是端午节假期，学校领导和疫情防控工作指挥部值班人员在校区值班，防控工作一切正常，校园平安。

科研处转发《退役军人事务部 2020 年理论课题研究磋商公告》《国家互联网信息办公室 2020 年课题公开招标公告》，并安排专人负责政策解释和申报材料接收工作。

招生办微信公众号发布《权威发布 | 中国社会科学院大学 2020 年本科招生章程》《直播预告 | 社科大学子备考冲刺经验分享》。

【疫情防控与宣传报道】

校专题网新发文章 10 篇，共计发布 1,308 篇；官微推送文章 7 篇。

2020 年 6 月 28 日　星期日

【重要会议与决定】

学校召开指挥部工作视频会议。会议决定：按照北京市教委要求，稳妥推进毕业生行李"云寄送"工作；后勤处负责，做好毕业生退宿后的宿舍管理工作；按照北京市相关要求、标准、程序，做好校内全面消杀工作；医务室负责，联系北京市教委驻校联络员，协助解决学生核酸检测报告出具事宜；招生与就业处负责，做好博士研究生招生复试英语线上考试工作；教务处负责，做好学生网上期末考试工作。

【领导视察、检查工作】

张树辉副校长与后勤处召开协调会，对劳动技能课场地设置工作进行研究，对规划设计方案、经费使用等工作进行具体指导；对其他项目的推进和执行作出安排部署。

【条例、规章制定与实施】

后勤处组织召开 2020 年改善基本办学条件新增项目预算评审会。基建处、后勤处分别对 14 个基础设施改造新增项目、房屋修缮新增项目立项基本情况做了介绍。

保卫处协助校医务室布置核酸检测场地，并维护检测现场秩序。

【疫情防控与宣传报道】

校专题网新发文章 1 篇，共计发布 1,309 篇。

学校官网英文网站正式上线运行。官网英文网站的建设和启用将为海外高校、学者、学生了解社科大提供便利渠道，为社科大国际交流与合作提质增效，为努力传播好人文社科领域的中国声音，讲好中国故事，为人类命运共同体建设作出积极贡献。

2020 年 6 月 29 日　星期一

【重要会议与决定】

学校召开指挥部工作视频会议。会议决定：舆情监测组要继续关注学校师生舆论，学工部门及各学院要做好思想政治工作，避免出现不当言论；按计划启动西三环学区办公室搬迁工作；良乡校区要严格按白名单审核进校人员；研究生工作处、后勤处和望京校区工作组要做好良乡校区留校学生搬到望京校区进行集中封闭管理的有关工作。

【上级精神学习与贯彻】

王兵副校长和本科生工作处负责人参加常态化疫情防控下兵员征集暨大学生征兵工作电视电话会议，下一步学校将按照北京市的要求推进今年入伍学生的体检相关工作。

【条例、规章制定与实施】

学校依托官网、微信公众号等网络媒体做好纪念建党 99 周年的宣传工作，迎接党的生日；要加强思想政治工作，教育学生爱党、爱国、爱校。

招生与就业处上周于就业信息网发布就业信息 16 条；公众号发布就业信息 19 条；微信群推送就业信息 24 条；制作并推送事业单位就业信息汇总 1 篇。

科研处转发司法部发布的《关于发布〈2020 年度国家法治与法学理论研究项目课题指引〉及受理课题申报的公告》，并安排专人负责政策解释和申报材料接收工作。

后勤处继续落实指挥部工作安排，做好不离校学生搬迁到望京小白楼的车辆、住宿及饮食等后勤保障准备工作。

【疫情防控与宣传报道】

校专题网新发文章 13 篇，共计发布 1,322 篇；官微推送文章 2 篇。

2020 年 6 月 30 日　星期二

【重要会议与决定】

学校召开 2020 年第 12 次校长办公会（视频会议），校领导张政文、王新清、王兵、林维、张树辉、张波、张斌参加，相关部门负责人列席。会议审议了学校 2020 年硕士招生情况汇报及部分学术硕士名额调整情况报告、调整经济学教学部专业基础课程设置、2020 年图书馆财政经费项目建设、中国社会科学院大学疫情防控期间住宿费收（退）费工作方案、中国社会科学院大学课程班经费管理办法等事宜。

学校召开指挥部工作视频会议。会议决定：张树辉同志负责，协调相关部门、学院，做好西三环学区教职工办公室腾退及西三环学区毕业生相关工作；校办公室牵头，各部门、学院协助，做好"云毕业典礼"工作；医疗组负责，做好食堂、医务室、图书馆、会议室等重点部位的环境采样工作；学工部门负责，认真做好毕业生档案管理、毕业证书邮寄等工作；开展好纪念建党 99 周年相关活动，并做好宣传报道工作。

【领导视察、检查工作】

张树辉副校长带领学校"云毕业典礼"有关工作人员与 PR-photo 视频公司团队召开了线上会议，研究了"云毕业典礼"中的网络对接、直播系统、前期拍摄剪辑等相关工作。

【条例、规章制定与实施】

在研究生工作处的积极协调和相关部门的大力支持下，6 位暑期无法如期离校的研究生入住望京校区小白楼。

科研处启动学校 2020 年上半年非实体研究机构学术传播资助项目申报工作。

国际交流与合作处发布 2020 年秋季学期美国加州大学伯克利分校线上学分课程项目的通知，确保学校学生在当前形势下继续共享海外优质教育资源。

【疫情防控与宣传报道】

校专题网新发文章 15 篇，共计发布 1,337 篇。

2020 年 7 月 1 日　星期三

【重要会议与决定】

学校召开指挥部工作视频会议。会议重申工作纪律，各工作组负责人须按时参加指挥部工作视频会议，若有特殊情况无法参会，须严格执行请假及审批程序。会议强调，各工作组、部门、学院要全力做好疫情防控、教育教学等各项工作。

社科院院长、党组书记谢伏瞻主讲，副院长、党组副书记王京清主持，学校 60 余位党员在线参加了"强化政治机关意识、走好第一方阵"党课活动。

【领导视察、检查工作】

校领导王新清、张树辉到西三环学区，就校区交接、毕业生离校等工作进行检查指导。

张树辉副校长带领学校"云毕业典礼"有关工作人员与 PR-photo 视频公司团队在良乡校区召开现场会议，进一步研究了"云毕业典礼"的流程、现场信号传输、直播技术保障、直播平台、前期录制、场地布置等相关工作。

张树辉副校长主持召开良乡校区办公用房调整工作协调会议，并组织相关人员到北综合楼各学院研讨室现场观摩。

【条例、规章制定与实施】

市教委派卫生防疫人员对望京校区医务室、食堂和办公区域进行采样和检查。

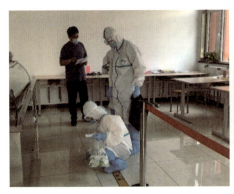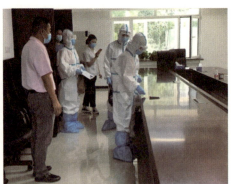

国际交流与合作处发布 2020 年澳大利亚麦考瑞大学博士生奖学金项目通知；发布有关雅思和托福考试恢复的通知。

保卫处继续加强校门管理，严格执行白名单人员出入管控。

【疫情防控与宣传报道】

校专题网新发文章 1 篇，共计发布 1,338 篇；官微推送文章 4 篇。

2020 年 7 月 2 日　星期四

【重要会议与决定】

学校召开指挥部工作视频会议，会议听取了各工作组的工作汇报。校内一切正常，各项工作平稳推进。指挥部要求各部门（单位）在做好疫情防控的同时，做好防汛防洪工作。

【领导视察、检查工作】

张波副校长参加国际交流与合作处、网络中心召开的考试工作协调会议，按照招生领导小组审批的招考方案推进考试工作。

【条例、规章制定与实施】

学校招生办冯杰梅与国际关系学院副院长王蕙，共同参与新浪"2020 年高考大讲堂"访谈栏目，对学校整体概况、招生政策，以及国际关系学院培养特色等方面进行了介绍。

望京校区前线指挥部协调校区医务室、食堂、物业和保卫为学生日常生活提供保障和服务。

【疫情防控与宣传报道】

校专题网新发文章 10 篇，共计发布 1,348 篇；官微推送文章 3 篇。

人民网刊发学校管理学院执行院长柴宝勇作为人民网特约评论员撰写的文章《奋斗九十九载，中国共产党依旧正青春——写在党的 99 岁生日之际（下）》。

2020 年 7 月 3 日　星期五

【重要会议与决定】

学校召开指挥部工作视频会议。会议决定：医疗组要做好校内疫情防控指导、检验工作；校办公室做好统筹协调工作；财务处做好资金保障工作；纪委办公室做好执纪监督工作；学工部门负责，全面落实毕业生行李"云寄送"工作方案，做好毕业生学位授予、档案管理、毕业证书寄送工作；人事处负责，管理、服务好全体教职员工，严格请销假、进离校审批制度；张树辉同志负责，各部门、学院协助，落实落细"云毕业典礼"相关工作；学位办公室负责，安排好最后一批线上学位委员会会议召开及平台技术保障工作；教务处、人事处、科研处负责，做好科研项目申报工作；宣传报道组负责，做好"云毕业典礼"宣传工作，以及本科生招生、毕业生就业等工作的宣传报道。

【领导视察、检查工作】

张树辉副校长组织相关部门负责人以及有关工作人员召开"云毕业典礼"视频工作会，研究部署"云毕业"典礼相关工作；组织相关师生召开"云毕业典礼"视频制作工作会。

【条例、规章制定与实施】

招生与就业处发布《中国社会科学院大学 2020 年硕士研究生招生拟录取名单公示》《关于 2020 年博士招生部分加试考试的通知》。

招生与就业处继续做好 2020 届研究生就业材料收取、材料审核、数据录入和毕业生派遣工作。

【疫情防控与宣传报道】

校专题网新发文章 7 篇，总计发布 1,355 篇；官微推送文章 2 篇。

科研处公众号"学术讲座纵览"栏目，推送《中国社会科学院大学管理学院国家治理高端云论坛圆满收官》。

中国社会科学院官网刊发《中国社会科学院大学马克思主义学术名家大讲堂圆满收官》。

2020 年 7 月 5 日　星期日

【条例、规章制定与实施】

4 日、5 日是周末，学校领导和疫情防控工作指挥部值班人员在校区值班，防控工作一切正常，校园平安。

医疗组组织学校未做核酸检测的在京教职工完成了核酸检测，结果均为阴性；为离校学生配发防护用品，为离京学生做二次核酸检测；联系市、区市场监督管理局，完成两校区新发地来源食材的检测工作。

招生与就业处组织相关考生参加学校 2020 年博士研究生招生考试部分加试笔试考试，考试通过远程监考方式开展。

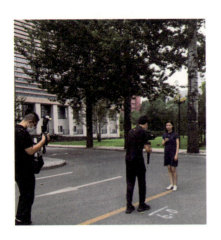

招生与就业处通过招生微信公众号发布《重磅！社科大 2020 年分省分专业本科招生计划》，以及《高考倒计时 3 天 | 高考加油小视频 & H5 招生简介》。

招生办冯杰梅参加北京城市广播《教育面对面》第二轮《2020 本科高校直播咨询》节目，对社科大进行概况介绍，同时为考生、家长答疑。

宣传统战部、宣传报道组协调专业摄

影团队，圆满完成三个校区（学区）的"云毕业典礼"取景拍摄工作。

【疫情防控与宣传报道】

校专题网新发文章 2 篇，共计发布 1,357 篇；官微推送文章 5 篇。

教育面对面 RBC 微信公众号发布文章《【独家重磅】中国社会科学院大学：优势专业计划投放北京》，对学校 7 月 5 日的电台节目宣传进行了文字推介。

2020 年 7 月 6 日　星期一

【重要会议与决定】

学校召开指挥部工作视频会议。会议决定：同意"云毕业典礼"工作方案，张树辉同志负责，协调相关部门、学院，落实好毕业典礼各项工作；张树辉同志牵头，后勤处负责，做好暑假期间校内疫情防控和工程施工工作；按照"不聚集、不交叉"的原则，确保校内其他工作人员疫情防控安全；学工部门负责，即日下发通知，提醒学生暑假期间注意交通安全、防汛防洪，防止意外事故发生，确保人身安全；招生与就业处负责，制定方案，做好本科生招生工作。

【领导视察、检查工作】

王兵副校长到望京校区检查疫情防控工作，重点了解了居住在小白楼的学生的生活和学习情况，以及望京校区现有在校人员工作整体情况。

张波副校长组织召开外国专家工作会议，重点了解外国专家聘用和课时量情况。国际交流与合作处继续做好长短期外国专家管理工作。

学校与美国圣母大学举行线上讨论会。学校林维副校长、圣母大学副校长兼副教务长 Michael Pippenger 博士就两校未来在科研和学生培养等方面的合作内容、合作方式等进行商谈。

【条例、规章制定与实施】

本科生工作处已完成国际关系学院、人文学院、马克思主义学院、经济学院本科毕业生档案移交；完成应届本科毕业生已派遣学生 213 份档案的邮寄工作。

后勤处协助财务部门对住宿费退款人员名单进行统计核对；组织人员继

续对离校学生宿舍进行清洁消毒、封闭管理；参加高教园区组织的公租房工作会议。

保卫处安排安保人员对毕业展板进行加固，预防大风天气带来的破坏影响。

【疫情防控与宣传报道】

校专题网新发文章 7 篇，共计发布 1,364 篇；官微推送文章 1 篇。

人民论坛刊发学校管理学院柴宝勇执行院长的文章《从"无接触"到"零距离"，国家治理大有可为》。

"2020 年魅力高校中国行——中国社会学院大学专题页面"在新华网上线。

科研处公众号"理论研究成果"专栏推送管理学院薛在兴教授的学术论文《从适度普惠到精准保障——关于中国儿童福利和保护改革方向的思考》（首发于《贵州社会科学》，2020 年第 5 期）。

2020 年 7 月 7 日　星期二

【重要会议与决定】

学校召开指挥部工作视频会议。会议决定：王新清同志牵头，林维、张斌同志协助，教务处主导，科研处、学位办公室负责，做好学校教材建设计划上报工作；认真筹划钱中文老先生为学校图书馆捐书的受赠工作，成立工作小组，专门研究受赠事宜；校办公室负责，统筹考虑学校暑期工作安排。

【领导视察、检查工作】

受张政文校长委托，张树辉副校长代表学校党委电话慰问了生病住院的退休干部李知全老师，询问了李老师的病情和治疗情况，并表达了学校领导对他的关心。

【条例、规章制定与实施】

国际交流与合作处组织完成秋季学期美国加州大学伯克利分校线上学生项目评审工作。

研究生工作处发布《中国社会科学院大学（研究生院）研究生暑假安全注意事项》。

医务室、离退办为 62 名老同志配发了 7 月份和 8 月份所需药品。

后勤处组织召开 2021 年改善基本办学条件项目绩效设定研究会议，网络中心、财务处、图书馆、基建处等部门参加。

【疫情防控与宣传报道】

校专题网新发文章 6 篇，共计发布 1,370 篇；官微推送文章 3 篇。

2020 年 7 月 8 日　星期三

【重要会议与决定】

学校召开 2020 年第 13 次校长办公会（视频会议），校领导张政文、王新清、王兵、林维、张树辉、张波、张斌参加，相关部门负责人列席。会议审议了学校 2020 届第二批博士学位和硕士学位授予工作、2020 届优秀博士学位论文评选结果、准予 2020 届第二批次博士生和硕士生毕业、准予 2020 届第二批次本科生毕业、准予 2020 届国际及港澳台博士生和硕士生毕业、汉语国际教育专业硕士研究生新生奖学金评审办法、学校暑假放假和假期工作安排、学校 2020—2021 学年教学日历安排等议题。

学校召开指挥部工作视频会议。会议强调：有关部门认真做好报请社科院院务会议审议材料的准备工作；校办公室、宣传报道组、学工部门等有关部门细化工作流程，落实好"云毕业"典礼的各项准备工作；各工作组（部门）要高度重视学生毕业、期末考试工作，以确保毕业生顺利毕业，在校生顺利完成本学期学习任务；加强学校师生暑假期间的思想政治工作、安全教育和防疫教育工作。

【条例、规章制定与实施】

招生与就业处在学校毕业生群重点推荐"2020 年度辽宁省考试录用公务员公告"、河南省"关于 2020 年选调优秀大学毕业生到基层工作的通知"；汇总全国 8 个省的事业单位招考公告 15 条（招聘人数共 3,322 人）。

本科生工作处发布《中国社会科学院大学本科生暑期安全温馨提示》。

国际交流与合作处发布了《关于推荐教师参加国家留学基金委青年骨干

教师出国研修项目的通知》。

国际交流与合作处按照招考方案推进 2020 年面向港澳台地区招收研究生的入学考试工作，组织实施了考前全要素演练，对考试须知、考场纪律、答题要求等提出明确要求，对监考设备进行了测试，实战演练了监考流程。

【疫情防控与宣传报道】

校专题网新发文章 2 篇，共计发布 1,372 篇；官微推送文章 3 篇。

2020 年 7 月 9 日　星期四

【重要会议与决定】

学校召开指挥部工作视频会议。会议强调，有关工作组要做好面向港澳台地区的招生考试、在校生期末考试、"云毕业典礼"、毕业生派遣手续办理和行李邮寄等工作。

【领导视察、检查工作】

张树辉副校长和"云毕业典礼"有关工作人员，严格按照疫情防控相关要求，在良乡校区组织开展了多次"云毕业典礼"全要素演练。校领导王兵、张波同志以及教师代表、毕业生代表、在校生代表、现场主持人、直播团队全体人员等参加了演练。

【条例、规章制定与实施】

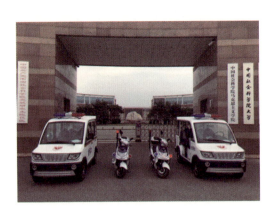

本科生工作处通过社科大学工微信公众号发布本科生毕业工作安排，介绍云寄送工作情况。

招生与就业处在毕业生就业信息群转发"国家开放大学面向 2020 届毕业生公开招聘公告"和"南网数研院 2021 届校园招聘公告（高端博士岗位）"，动员学校毕业生应聘。

学校为更好地保障校园安全管理和安全巡逻，为保卫处执勤人员更换了新装备。

【疫情防控与宣传报道】

校专题网发布文章 6 篇，共计发布 1,378 篇；官微推送文章 4 篇。

科研处公众号"学院院长荐书"专栏推送了工商学院张菀洺教授推荐的《黑天鹅：如何应对不可预知的未来》《找工作》。

2020 年 7 月 10 日　星期五

【重要会议与决定】

中国社会科学院大学（研究生院）举行 2020 年"云毕业典礼"。

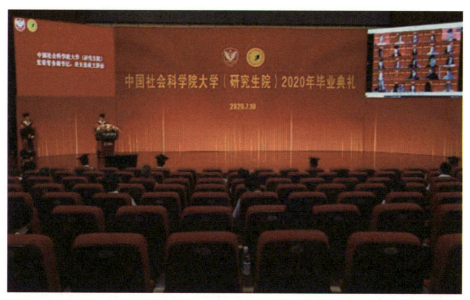

典礼现场

中国社会科学院副院长、党组副书记，中国社会科学院大学党委书记王京清发来题诗祝福。现场出席的有中国社会科学院副院长、党组成员高培勇，中国社会科学院大学党委常务副书记、校长张政文，中国社会科学院大学党委副书记、纪委书记、副校长、研究生院副院长王兵，中国社会科学院大学副校长、研究生院副院长林维、张树辉、张波、张斌，以及中国社会科学院

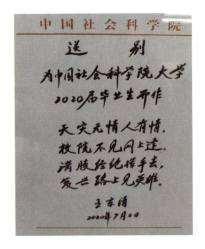

大学相关部门和学院负责人、教师代表、毕业生代表、在校生代表。典礼由中国社会科学院大学党委副书记、副校长、研究生院院长王新清主持。

中国社会科学院大学（研究生院）本、硕、博毕业生共有 2,500 余人，大部分毕业生通过人民视频、央视频、哔哩哔哩等直播平台，以及腾讯会议分会场，在云端参加了毕业典礼。

王京清非常关心牵挂 2020 届的毕业生同学，他亲自题诗表达了对同学们的问候和祝福。

高培勇副院长代表中国社会科学院和谢伏瞻院长专程前来参加毕业典礼，并表达了对毕业生的祝福和嘱托。

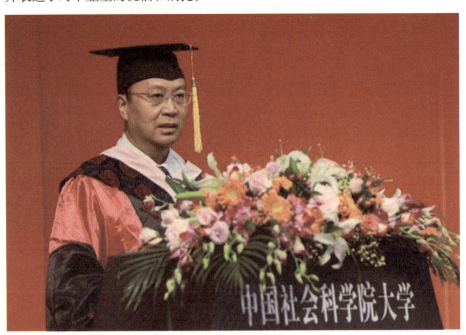

中国社会科学院副院长、党组成员高培勇出席典礼并讲话

张政文校长在讲话中叮嘱同学们要保持理性，面对变局；希望同学们相信未来，奋斗出彩。他表示，母校的大门随时为毕业生们敞开。

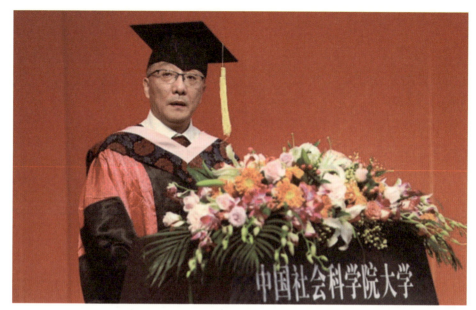

中国社会科学院大学党委常务副书记、校长张政文出席典礼并讲话

王新清同志宣读了《中国社会科学院大学学位评定委员会关于授予博士学位和硕士学位的决定》。

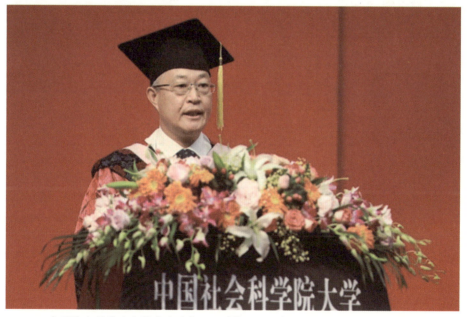

中国社会科学院大学党委副书记、副校长、研究生院院长王新清主持典礼

　　王兵同志宣读了《中国社会科学院大学（研究生院）关于准予 2020 届博士生和硕士生毕业的决定》。

　　林维同志宣读了《中国社会科学院大学学位评定委员会关于授予学士学位的决议》。

　　张树辉同志宣读了《中国社会科学院大学关于准予 2020 届本科生毕业的决定》。

　　张斌同志宣读了《中国社会科学院大学关于表彰中国社会科学院大学优秀本科毕业生和北京市普通高等学校优秀本科毕业生的决定》。

　　高培勇、张政文为博士毕业生代表颁发证书，授予学位；王新清、王兵、林维为硕士毕业生代表颁发证书，授予学位；张树辉、张波、张斌为本科毕业生代表颁发证书，授予学位。

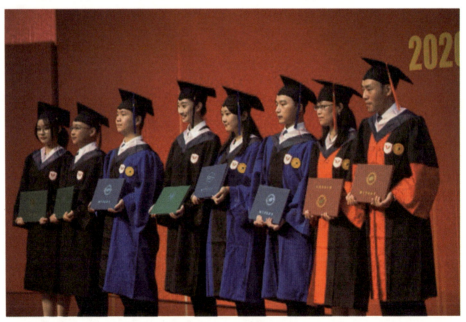

毕业生代表合影留念

　　全场毕业生共同唱响中国社会科学院大学（研究生院）校歌《人文之光》，在昂扬的歌声中，中国社会科学院大学（研究生院）"云毕业典礼"圆满结束。

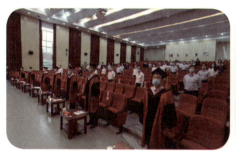

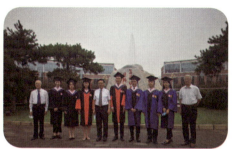

同唱响中国社会科学院大学
（研究生院）校歌《人文之光》

高培勇、张政文、王新清同志
与毕业生代表合影留念

张政文校长非常关心中国残疾人艺术团学员毕业生，在典礼前看望了毕业生代表魏菁阳同学。

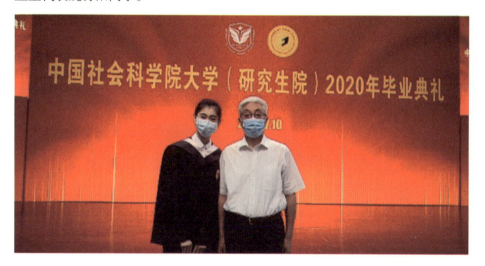

【疫情防控与宣传报道】

截至典礼结束时，各直播平台在线参与、观看人数分别是：人民视频客户端 2.7 万人次，人民视频微博 5.1 万人次，人民网百度号 4.7 万人次，央视频 0.95 万人次，哔哩哔哩最高同时在线 2.9 万人。

《光明日报》刊发文章《到祖国最需要的地方绽放青春之花》。文中提到，习总书记给高校毕业生回信的消息传来，中国社会科学院大学正在为毕业生筹备云端的毕业典礼。该校副校长张树辉告诉记者，疫情下最美逆行、医患们的泪水笑脸乃至口罩勒痕都会成为难忘的记忆，知识分子的使命升华、时代青年的勇力担当，也都是难得的"参考书"。"这些最生动的教材理应用在立德树人的全流程，内化为毕业生的历史记忆和责任担当，为他们真堪大用、勇担重任，书写坚实注解。"

2020 年 7 月 12 日　星期日

【领导视察、检查工作】

学校 2020 年港澳台学生入学考试初试顺利完成，校领导王新清、王兵、张波和有关部门负责同志到总监控室检查了线上考试情况。

【条例、规章制定与实施】

11 日、12 日是周末，学校领导和疫情防控工作指挥部值班人员在校区值班，防控工作一切正常，校园平安。

【疫情防控与宣传报道】

校专题网新发文章 5 篇，共计发布 1,383 篇；官微推送文章 8 篇。

科研处公众号"抗疫成果篇"推送了管理学院徐明教授的学术论文《疫情防控中基层应急社会动员的逻辑、机制与优化策略》（首发于《河海大学学报（哲学社会科学版），2020 年第 3 期》。

最高人民检察院公布了 2020 年度检察理论研究课题立项结果，学校林维教授申报的《非法利用信息网络罪和帮助信息网络犯罪活动罪研究》获准立项。

2020 年 7 月 13 日　星期一

【重要会议与决定】

学校召开全校中层干部视频会议，校领导张政文、王新清、王兵、林维、张树辉、张斌和全体中层干部参加。王新清同志主持会议并要求：一要做好为毕业生行李寄送工作；二要充分利用假期时间做好下学期的教学准备工作；三要认真做好院系改革相关工作。张政文同志指出：做好疫情防控工作；做好假期各项工作；抓紧科研工作；严格执行假期请销假制度；要遵守各项纪律和规定，特别是中央八项规定。

学校召开指挥部工作视频会议。会议决定：成立专班，王兵同志为第一负责人、张树辉同志为第二负责人，统一制定、部署、落实毕业生行李取寄及教职工办公室搬迁工作方案；教务处负责，密切关注北京市人文社会科学协同创新中心申报工作，相关部门、学院要落实好各项工作。

【领导视察、检查工作】

校领导王兵、张树辉和本科生工作处、相关学院负责人一同为西三环学区留校毕业生送行。

张树辉副校长组织召开后勤工作协调会，对良乡、望京校区学生宿舍统

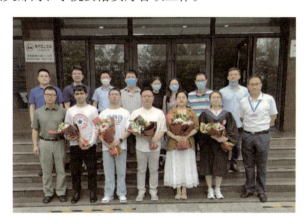

筹调整、学生宿舍粉刷、小白楼装修改造、家具利旧及家具采购、望京通信电话安装、教职工食堂建设、学生劳动教育基地场地建设、假期人员值班安排及任务开展等工作进行分析研究、讨论协调，对相关工作进行筹划安排。

【条例、规章制定与实施】

招生与就业处在毕业生就业信息群推荐校友单位招聘信息："北京经开区管委会公开招聘公告""共青团北京市委所属事业单位招聘公告"，动员学校毕业生应聘。

招生与就业处上周于就业信息网发布就业信息 10 条；公众号发布就业信息 18 条；微信群推送就业信息 24 条；推送事业单位就业信息汇总 1 篇。办理就业材料申请、审核、盖章 72 次，接待毕业生关于就业的电话、微信、短信咨询 210 人次，帮助毕业生邮寄就业材料 106 份。

【疫情防控与宣传报道】

校专题网新发文章 4 篇，共计发布 1,387 篇；官微推送文章 3 篇。

2020 年 7 月 14 日　星期二

【重要会议与决定】

学校召开指挥部工作视频会议。张政文校长在会上传达了谢伏瞻院长、王京清副院长关于学校本科生招生和毕业生就业工作的重要指示精神，布置了有关工作：一是召开校长办公会，落实谢伏瞻院长、王京清副院长的重要指示；二是招生与就业处负责人向校长办公会汇报学校 2020 年本科生招生宣传、录取及后续有关工作方案，同时汇报学校毕业生就业工作情况及后续工作方案；三是王兵、张树辉同志负责，研究生工作处负责人向校长办公会汇报毕业生行李取寄专班成立及有关工作落实情况；四是团委与研究生工作处、本科生工作处沟通，向校长办公会汇报学校毕业生参加"大学生志愿服务西部计划"的有关事项。

会议决定：王兵、张树辉同志负责，做好学校毕业答辩相关问题咨询群的管理工作；有关部门要认真研究规划学科建设、教育教学、科研等工作，争取利用暑期邀请校外有关单位和专家组织召开线上会议；暑假期间，指挥部每周出一期工作简报。

【条例、规章制定与实施】

国际交流与合作处继续做好外国专家引智工作，做好长期外籍教师和短期外国专家的聘用及管理工作。

研究生工作处发布《关于启动 2020 届毕业研究生行李取寄工作的通知》，启动良乡校区、望京校区 2020 届研究生毕业生行李取寄工作。

保卫处组织相关人员传达落实学校指挥部下发的《关于启动 2020 届毕业研究生行李取寄工作的通知》，布置毕业生返校取寄行李的相关工作。

后勤处在调研的基础上，结合学校实际编写了《中国社会科学院大学采购管理办法（讨论稿）》，并在部门和学院层面征求意见。

【疫情防控与宣传报道】

校专题网发布文章 7 篇，共计发布 1,394 篇。

2020 年 7 月 23 日　星期四

【重要会议与决定】

16 日，受校党委书记王京清委托，校党委常务副书记、校长张政文主持召开党委常委会会议。会议传达了社科院领导关于学校本科生招生和毕业生就业的指示精神。会议决定：组成本科生招生专班，王兵同志任组长，张树辉、张斌同志任副组长，相关职能部门负责人、各学院院长（执行院长）参加，定期向党委报告；组成毕业生就业专班，王兵同志任组长，林维、张斌同志任副组长，相关职能部门负责人、各学院（中心）书记参加，定期向党委报告。

20 日，受校党委书记王京清委托，校党委常务副书记、校长张政文主持召开党委常委会会议。会议传达了北京市专项工作推进会会议精神，布置了相关工作。在党委领导下，学校组成专班，王兵同志任组长，张树辉、张斌同志任副组长，相关职能部门负责人、各学院党总支书记、各教学系主任参加。在专班之下，每个院系成立工作组，层层落实主体责任，严格按照上级有关文件要求，严格纪律，强化保密意识，保质保量地完成此项工作。会议审议通过了西三环学区毕业生行李取寄工作方案，审议通过了博士研究生入学考试初试分数线等事项。

23 日，学校召开指挥部工作视频会议。会议决定：全校上下必须严格落实社科院传达的意识形态相关要求，提高政治觉悟，严守政治纪律；疫情和舆情相关工作，必须坚持日报和紧急事项随时上报工作制度；本科生工作处负责，认真做好西三环学区毕业生行李取寄工作；高度重视、认真落实好专项工作。

【领导视察、检查工作】

18 日，部分毕业生顺利返校取寄行李，校领导张政文、王兵同志看望慰问了工作人员和同学们。

20 日，张树辉副校长在西三

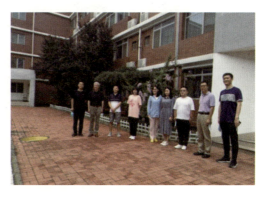

环学区办公，专项部署西三环学区毕业生行李取寄工作。

21日—22日，校领导王新清、王兵、张斌同志到学生宿舍区慰问了为毕业生打包行李的教职员工和其他保障人员。

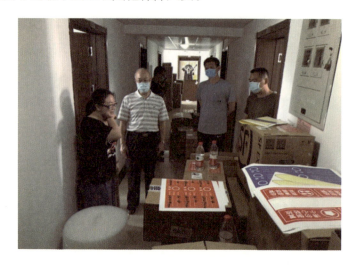

毕业生行李取寄工作期间，张树辉副校长到望京校区视察工作开展情况，并慰问教职员工；张波副校长全程指挥并协调望京校区行李取寄工作，工作结束后及时召集相关人员进行工作总结。

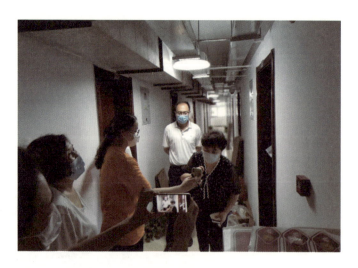

23日，王兵、张树辉、王彩霞同志组织召开西三环学区毕业生行李取寄工作动员协调会，布置落实毕业生行李取寄工作。

23 日，张树辉副校长组织召开 2020 年第五次政府采购小组会。对文科综合实验室外部氛围概念设计采购项目进行报告，按照内控程序，对望京校区室外运动场改造、小白楼装修改造、小白楼监控系统改造、良乡校区腾退研究生宿舍粉刷维修、图书馆（望京校区）图书管理、技术管理外包等 9 个项目进行采购。

23 日，张树辉副校长在良乡校区检查工作，对学生宿舍外墙修缮工作、基建项目临水临电工程进行检查指导，对工程质量、进度及施工安全等工作提出意见和要求。

【条例、规章制定与实施】

学校本着"学生自愿、分批分类、取寄结合"的原则，做好毕业生行李的取寄工作。18 日—19 日，良乡、望京两校区共计 163 位毕业研究生临时进校取寄行李，另有 58 位毕业研究生委托符合此次进校条件的研究生代为进行行李取寄。21 日—22 日，良乡、望京两校区共计 363 位教职工返校，为 688 位毕业研究生整理打包行李，进行行李邮寄。通过顺丰速运共为毕业研究生邮寄行李 682 单，7,500 余件。

后勤处积极做好毕业生行李取寄工作。按照有关部门提出的需求，迅速准备保障物资，共采购纸箱 6,100 个，胶带 720 卷，封箱器、裁刀 470 件，记号笔 800 支；将 500 多把钥匙分成 80 组装入信封，发放打包物资、钥匙；检查所有同学的床位，回收插线板、遥控器，配合图书馆和物业进宿舍收回图书和光猫，回收每个楼道剩余的打包物资。

21 日—22 日，保卫处所属人员全力保障毕业生行李取寄工作。按照学校统一工作分工，保卫处为 167 名学生暂存物品 728 箱（件）。

15 日，按照北京市教委通知，国际交流与合作处完成学校申请 2021 年北京市外国留学生奖学金及 2020 年外国留学生奖学金任务书申报工作。

18 日，国际交流与合作处组织召开 2020 年牛津大学线上暑期课程项目启动培训会议，共有 21 名学生参加会议。20 日，2020 年牛津大学暑期线上项目正式开班。

本周就业信息网发布就业信息 10 条；公众号发布就业信息 18 条；微信

群推送就业信息 24 条，共计发布、推荐就业信息 52 条。办理就业材料申请、审核、盖章 45 次，接待毕业生就业电话、微信、短信咨询 265 人次，帮助毕业生邮寄就业材料 134 份。

22 日，计算与人文社科融合创新高端论坛暨"计算社会科学研究中心"成立大会在线上召开，社科院科研局局长马援、社科大副校长林维致辞。

23 日，学校与中国残联、中央团校合作，为 18 位获得法学学士学位的听障特教班毕业生举行毕业典礼，中国残联副主席吕世明出席并讲话。

国际交流与合作处完成了新外教的聘任工作，指导其办理住宿登记及申办在京居留许可，同时对其进行疫情防控及学校管理的宣传教育。

【疫情防控与宣传报道】

校专题网新发文章 7 篇，共计发布 1,401 篇；官微推送文章 12 篇。

《中国青年报》、中国青年网、《中国青年作家报》、社科大媒体学院建设性新闻工作坊联合出品的文章《中国人的故事｜暖镜头：抗洪前线的温柔瞬间》。

光明网发布《高招服务光明大直播 7 月 21 日 10：00 走进中国社会科学院大学》。

"中国共产党为什么能？——中国共产党领导力研讨会"在线举行，来自国内相关研究领域的专家学者及期刊编辑共百余人参加会议。

2020 年 7 月 30 日　星期四

【重要会议与决定】

30 日，学校召开指挥部工作视频会议。会议传达了北京市教育系统新冠肺炎疫情防控工作领导小组下发的《关于做好北京高校暑期疫情防控工作的通知》（京教防高发〔2020〕17 号），要求各工作组（部门）按文件要求和学校部署做好学校暑期值班值守、完善校园封闭式管理等相关工作。会议强调，8 月份学校教职工外出会比较多，请外出教职工按要求报批。

30 日，中国社会科学院大学退役军人思想政治与权益维护研究中心签约和揭牌仪式在退役军人事务部举行。中国社会科学院党组副书记、副院长、中国社会科学院大学党委书记王京清，退役军人事务部党组书记、部长孙绍骋见证签约仪式并为研究中心揭牌。中国社会科学院大学校长张政文和思想政治与权益维护司司长许富昌代表双方签订协议，林维副校长主持校外专家聘任仪式，中国社会科学院副院长高培勇出席座谈会并讲话。

23日，学校科学研究工作委员会召开2020年度第6次会议，王新清、林维等委员参加会议。议题包括：评审校级科研项目结项、讨论学校学术期刊负面清单、评审离退休老干部科研活动、讨论校级科研项目管理调整方案。

【领导视察、检查工作】

25日—26日，校领导王新清、林维、张树辉同志到西三环学区检查指导毕业生返校取寄行李工作。

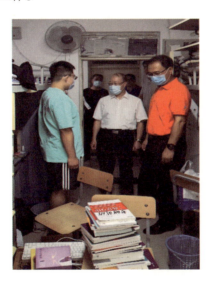

29日—30日，校领导王新清、王兵、张树辉同志到西三环学区检查指导毕业生行李取寄工作，并为毕业生打包、邮寄行李。

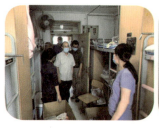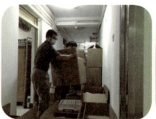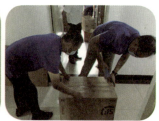

30 日，张树辉副校长主持召开西三环学区办公室搬家工作会议，部署西三环学区办公室搬家工作，相关部门、学院负责人参加。

【条例、规章制定与实施】

25 日—27 日，西三环学区启动毕业生行李自取、邮寄及暂存工作。毕业生及受托人共 1000 余人次进校自取、邮寄及暂存行李。29 日—30 日，全校共有近 300 名教职工参与毕业生行李取寄工作。目前共有 155 名毕业生将行李暂存学校，518 人次委托学校邮寄行李。

科研处完成 2020 年度国家法治与法学理论研究项目课题申报工作，共提交申报材料 5 份。

23 日，招生办公众号发布三条微信推送，即《云游校园：2020 年高校招生服务光明大直播——走进中国社会科学院大学》；发布学校招生办携国际关系学院副院长王蕙参与的《新浪访谈：社科大高招专访》；发布《视频锦集：师兄师姐'话'学院》，7 个学院本科同学对本学院特色向考生进行了推介。

本周就业信息网发布就业信息 10 条；公众号发布就业信息 9 条；微信群推送就业信息 14 条，共计发布、推荐就业信息 33 条。办理就业材料申请、审核、盖章 43 次，接待毕业生就业电话、微信、短信咨询 213 人次，帮助毕业生邮寄就业材料 48 份。

根据校长办公会决定，望京校区小白楼部分楼层将用于安排学生住宿，所涉及的多个教学部门本周陆续完成搬迁工作。税务教育中心和金融教育中心也已完成从良乡校区到望京校区的搬迁工作。

保卫处协助研究生工作处为暂存行李的学生取行李；协助图书馆收取毕业学生借阅的图书馆书籍。

【疫情防控与宣传报道】

校专题网新发文章 14 篇，共计发布 1,415 篇；官微推送文章 14 篇。

中国社会科学网刊发《深入开展共产党领导力研究》。

新浪网发布视频《海阳姑娘一早赶赴高招会，高考 642 分想上中国社会科学院大学》。

中国社会科学报刊发《深化新时代媒介管理学研究》，文中对媒体学院漆亚林教授进行了采访。

2020 年 8 月 6 日　星期四

【重要会议与决定】

3 日，学校召开党委常委会议。会议传达和学习了习近平总书记对研究生教育工作的重要批示精神；传达和学习了社科院领导对学校院系改革和就业工作的批示精神。会议研究了学校院系改革对接工作的重点内容，通过了学院对接工作的建议、岗位教师和特聘教授的聘任和管理办法，明确了下一步对接工作的时间节点。

6 日，学校召开指挥部工作视频会议。会议决定：加强安全意识，做好安全管理有关工作；暑假期间各部门、学院要按时、保质保量完成学校安排布置的各项工作；各学院负责人要按照校党委要求，与各研究所做好对接，拟定学院组建方案；王兵同志牵头，协调学工部门、后勤处、保卫处、医疗组，于八月下旬统筹制定下学期学生返校工作方案；各部门要实事求是，严格按照"八项规定"要求，做好预算编制工作。

【领导视察、检查工作】

7 月 31 日，张树辉副校长组织召开后勤工作视频碰头会，对望京小白楼用房腾退搬迁、人员安置、装修改造和无名苑等问题进行了研究讨论，对望京校区办公电话移机和安装、良乡校区办公用房调整、各工程项目的招标采购、施工建设等工作进行了安排部署，提出具体要求。

8 月 3 日，王新清副校长到西三环学区检查、指导、参与教职工办公室搬家工作。张树辉副校长多次与中央团校负责人沟通交接工作，指导西三环学区教职工办公室搬家工作。

8月3日下午，张树辉副校长到望京校区查看小白楼装修改造及室外运动场改造施工现场，了解工期进度，交代注意事项；指导后勤处就望京校区报告厅二层新建卫生间工程做了现场设计规划。

8月5日，张树辉副校长及相关部门负责人对校园施工现场进行安全检查。

【条例、规章制定与实施】

7月31日，1名2020年英国埃克塞特大学春季学期项目本科生学习期满回国，在上海接受集中隔离观察。8月3日，1名参加留基委项目博士生学习期满回国，从加拿大入境北京，在北京接受集中隔离观察。同日，1名国际学生从天津返回北京办理签证延期手续，此后居住在北京朝阳区寓所。8月5日，1名公派出国教师在长春解除集中隔离，核酸检测结果为阴性。

7月31日，学校启动2020年度国家社会科学基金重大项目申报工作。

8月2日，招生办公众号发布信息《手绘社科大丨最美小院，点滴青春》。招生办及学校各省市招生宣传组继续做好考生网络、电话等咨询工作。

按照教育部文件要求和学校港澳台研究生招生计划，2020年港澳台研究生初试笔试、试卷评阅、复试面试等相关招考工作均已完成。

本周就业信息网发布就业信息27条；公众号发布就业信息9条；微信群推送就业信息15条；办理就业材料申请、审核、盖章48次，接待毕业生就业电话、微信、短信咨询150人次，帮助毕业生邮寄就业材料63份。

8月6日，已完成西三环学区教务处、招生与就业处、体育教研部、计算机教研部、人文学院、管理学院、媒体学院、国际关系学院、政法学院、经济学院等首批10个部门的教职工物资向良乡搬迁的工作。

本科生工作处认真做好大学生征兵工作。8月6日组织11名本科生（7名应届毕业生，4名在校生）在良乡体检中心完成了2020年秋季征兵入伍体检工作，目前所有学生在良乡校区集中统一管理。

本科生工作处认真做好本科生档案核查工作。全面覆盖已毕业的2014级、2015级、2016级共3281名学生，以及在校的2017级、2018级、2019级共

1179 名学生，共计 4460 名学生。在全面普查阶段，按院系分类，不仅核对学生身份信息，还要核对学生照片信息，做到了信息核查的全面性。从现有学生信息核查以及学院访谈反馈结果来看，目前学校本科生尚未发现冒名顶替的情况。

【疫情防控与宣传报道】

校专题网新发文章 17 篇，共计发布 1,432 篇；官微推送文章 10 篇。

7 月 31 日，网易刊发《退役军人事务部依托高校设立的首个智库揭牌》，报道了退役军人事务部思想政治和权益维护司 7 月 30 日与中国社会科学院大学签署协议，在中国社会科学院大学设立退役军人思想政治和权益维护研究中心的相关内容。这是退役军人事务部依托高校设立的首个智库。

8 月 6 日，《光明日报》以《社科大媒体学院开展线上教学周 把优质融媒体课程师资"引进来"》一文对我校本次教学周进行了报道。

2020 年 8 月 13 日　星期四

【重要会议与决定】

10 日，学校召开 2020 年第 14 次校长办公会（视频会议），校领导张政文、王兵、林维、张树辉、张波、张斌参加，相关部门负责人列席。会议审议了购置建设研究生教务培养系统、发放 2019 年度港澳台研究生奖学金、2020 年 7 月预算调整方案、2021 年"一上"预算报告、采购网络安全设备、良乡校区第二机房改造项目、望京校区小白楼网络改造、学生劳动教育基地工程建设、2020 年博士招生工作有关事宜等议题。

13 日，学校召开指挥部工作视频会议。会议决定：人事处负责，汇总各学院对接情况，形成统一报告；王兵同志负责，学工部门、教务处等有关部门协助，拟定开学返校及新生入校工作方案；王兵同志负责，总结招生工作情况，包括硕士、博士研究生录取情况及本科生招生进展情况；王兵同志负责，招生与就业处协助，总结就业工作情况；张树辉同志负责，总结学校暑假期间疫情防控工作情况，制定下学期疫情防控工作方案；王兵、张树辉同志负责，宣传报道组、学工部门配合,认真研究,高度重视学生思想政治、意识形态工作。

13日,校领导王兵同志主持召开开学有关工作视频会议,张树辉同志传达了8月10日北京市教委有关会议精神。会议听取了人事处、教务处、研究生工作处、本科生工作处、后勤处、保卫处等部门负责人关于开学有关工作的汇报,研究部署开学有关工作。

【条例、规章制定与实施】

2020年北京市社会科学基金项目申报工作正式启动。今年共有三大类项目可以申请:北京市习近平新时代中国特色社会主义思想研究中心项目、北京市社会科学基金决策咨询项目和北京市社会科学基金规划项目。

7日,国际交流与合作处发布《关于推荐学生申报国家留学基金委国际组织合作项目的通知》,根据国家留学基金委相关工作安排,学校正式启动2020年第二批国际组织合作项目的遴选工作。

社科大媒体学院——美国密苏里大学新闻学院"微电影/微纪录片"教学周圆满落幕。通过线上教学、线下练习的方式,共有来自社科大媒体学院及其他高校的近60名师生参与了活动。

12日,社科大未成年人网络保护论坛第5期"《未成年人保护法》二审稿网络保护专章立法意见"学术研讨会(互联网产业专场)在线上平台举行,林维副校长致开幕词。

12日,招生办公众号发布信息"录取进度 | 本科普通批次录取时间安排及录取查询方式",对学校在各地的录取安排及录取查询方式等进行公告。

本科生工作处认真做好大学生征兵入伍工作。11名参军入伍学生,已有3名通过体检,另有4名同学个别指标待复检,正在对7名同学进行政审。

【疫情防控与宣传报道】

校专题网新发文章7篇,共计发布1,439篇;官微推送文章5篇。

13日,《中国青年报》、中国青年网、《中国青年作家报》、中国社会科学院大学媒体学院、浙江传媒学院新闻与传播学院联合出品文章《中国人的故事 | 致陈陆:你是洪水中逆行的最美"火焰蓝"》。

2020 年 8 月 20 日　星期四

【重要会议与决定】

18 日上午，学校召开 2020 年第 15 次校长办公会（视频会议）。会议研究决定了学校 2020 年秋季开学时间，安排部署了开学方案的制定工作，会议还研究决定了职称评审、与广州市合作等事项。

20 日上午，学校召开指挥部工作视频会议。会议决定：各部门要根据北京市、教育部疫情防控相关要求，参考兄弟高校做法，修改完善开学工作方案；尽早确定新生开学时间，以便学生办理核酸检测、车票订购等返校相关手续；按照良乡高教园区要求，尽快提交开学方案、应急预案及人脸识别数据。

【领导视察、检查工作】

17 日，张树辉副校长在望京校区主持召开与中央团校对接工作事项会议，张斌副校长和相关部门负责人参加会议。下午，张树辉副校长在望京校区检查指导工作，对体育场改造、平房教室装修改造、小白楼改造、小白楼室外梯安装、望京校区绿化等施工现场进行查看，对小白楼房间腾退、学生宿舍使用等工作进行安排部署。

20 日，校领导王兵、张树辉同志组织召开会议，对开学前准备、开学后管理及保障等相关工作进行研究部署。

【条例、规章制定与实施】

17 日，国际交流与合作处完成 2020 年第二批国际合作项目校内报名审核工作。

19 日，完成 2020 年牛津大学暑期线上项目奖学金、卓越人才海外培养奖学金专项——2020 年春季学期美国加州大学伯克利分校学分项目奖学金发放工作。

18 日，招生办公众号发布文章《录取进程 | 第一批本科录取通知书已发出，请注意查收！》。

19 日，学校 2020 年本科录取工作已完成 11 个省的国家专项计划录取，完成北京、广东、内蒙古、河南、黑龙江、天津、云南等 7 个省区市的一批次（本科批）录取工作。20 日，校领导王兵、张树辉同志组织召开会议，对开学前准备、开学后管理、保障等相关工作进行研究部署。

本周就业信息网发布就业信息 14 条；公众号发布就业信息 9 条；微信群推送就业信息 16 条，共计发布、推荐就业信息 39 条。办理就业材料申请、审核、盖章 83 次，接待毕业生电话、微信、短信咨询 150 人次，帮助毕业生邮寄就业材料 39 份。

研究生工作处根据教育部、北京市和社科院相关要求，制定 2020 年秋季学期研究生返校报到工作方案。

国际交流与合作处依据出入境政策和上级有关文件精神，拟定中国社会科学院大学港澳台、国际学生返校工作方案。

【疫情防控与宣传报道】

校专题网新发文章 10 篇，共计发布 1,449 篇；官微推送文章 7 篇。

14 日，经济参考网刊发学校经济学院副教授何辉的文章《强化彩票公益形象的"可见性"建议设立全国彩票公益日》。

19 日，《光明日报》、光明网、央广网和百度百家号刊发文章《向前，以青春的勇气》，其中报道了我校硕士毕业生张润泽的创业情况。

19 日，《中国青年报》、中国青年网发布《中华全国学生联合会第二十七届主席团名单》，名单中有中国社会科学院大学研究生会。

2020 年 8 月 27 日　星期四

【重要会议与决定】

27 日上午，受校党委书记王京清委托，校党委常务副书记、校长张政文主持召开了党委常委会会议。会议主要研究 4 项内容：一是传达学习谢伏瞻院长在暑期工作会议上的讲话。学校成立专班，张政文任组长，王新清、王兵任副组长，党委常委、教务处、组织部（人事处）、学位办公室、科研处、后勤处、基建处、国际交流与合作处、财务处、研究生工作处、本科生工作处等部门负责人参加，起草制定学校十四五发展规划；二是传达社科院领导对院系改革对接工作的批示精神，王新清、王兵负责，成立专班，加快推进全员绩效工资改革工作；三是传达社科院 8 月 17 日院务碰头会精神；四是研究 2017 级本科生学习和职业规划有关事宜。

27 日下午，学校召开指挥部工作视频会议。会议决定：望京校区管委会负责，做好望京校区迎新相关工作；责成后勤处负责，纪委办公室、校办公室督导，制定杜绝饮食浪费倡议书；各部门要做好学生返校期间值班安排工作。

【领导视察、检查工作】

25 日下午，张树辉副校长在良乡校区组织召开后勤工作碰头会，对学生宿舍调整、工程项目的推进、开学前后勤保障准备、联系校外酒店作为隔离观察点、用餐保障等工作进行研究，对相关工作进行部署。

26 日下午，张树辉副校长到望京校区检查指导工作。

【条例、规章制定与实施】

25 日，随着最后一批本科录取通知书的发出，我校 2020 年本科录取工作顺利完成。

国际学生招生领导小组审议通过了 2020 年国际学生拟录取名单。

研究生工作处根据学校 2020 年秋季学期研究生返校报到工作安排，认真做好研究生返校报到准备工作。

本科生工作处认真做好在校生返校工作预案以及新生迎新准备工作。

本周办理就业材料申请、审核、盖章 39 次，接待毕业生电话、微信、短信咨询 160 人次，帮助毕业生邮寄就业材料 40 份。

21 日，科研处开始受理 2020 年第 3 季度创新工程出版资助申报。

【疫情防控与宣传报道】

8 月 21 日—27 日，校专题网新发文章 13 篇，共计发布 1462 篇；官微推送文章 2 篇。

8 月 26 日，人民网、搜狐网、百度百家号刊发《第四届人民云社会评价科技大会举行 探索全媒体时代下舆情人才培养》，我校媒体学院执行院长漆亚林作了题为"夯实全媒体时代舆情人才培养的'底座'"的发言。

2020 年 9 月 3 日　星期四

【重要会议与决定】

8月31日、9月4日，学校分别召开专题会议和党委常委会议，"以学生为本"，按照"六保""六稳"的要求，尽最大努力，研究决定了一系列本科生职业发展规划工作，让学生放心，让家长、社会满意，确保学校安全稳定。

9月1日上午，校领导张政文、王兵和有关部门负责人到教育部学生司与王辉司长、李强副司长商谈提高学校研究生推免比例等工作。

8月30日，校科学研究工作委员会2020年第7次会议召开，校领导王新清、林维、张波同志参加。会议议题包括：审议科学研究工作委员会会议评审投票规则、审议推荐申报2020年北京市社会科学基金项目。

9月1日，校党委副书记、副校长王兵同志主持召开2020级本科新生入学安排碰头会，各学院学工负责人、辅导员以及相关职能部门负责人参加。

【领导视察、检查工作】

8月28日上午，张树辉副校长在望京校区主持召开望京校区2020年秋季学期开学准备工作会议，相关部门和望京校区各教学单位负责人参加。会议听取了各相关部门和教学单位的工作汇报，研究部署了开学各项准备工作。

8月31日，校党委常务副书记、校长张政文，党委副书记、纪委书记、副校长王兵带领学校办公室、研究生工作处、保卫处、后勤处负责人及相关工作人员检查了学生返校进展以及新生入学的准备工作情况，并对工作进行了现场部署。

校党委副书记、副校长王新清等校领导检查了新学期开学各项准备工作，在望京校区召开现场工作会，指导卫生消杀、临时观察区、操场和绿地建设等工作。

9月1日—2日，张树辉副校长带领学校办公室、保卫处、后勤处、团委负责人及相关工作人员深入学校管理和服务一线，进行现场检查和指导。

9月2日，张树辉副校长以及相关部门、学院负责人在图书馆前看望、慰问学校2020年新征入伍的大学生。

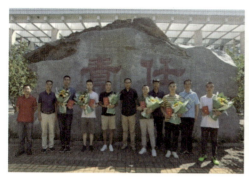 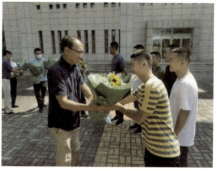

【条例、规章制定与实施】

9月3日，按照学校指挥部的统一部署，研究生工作处组织金融专业和税务专业的117名硕士研究生从良乡校区搬迁至望京校区。

研究生工作处启动2020年秋季学期研究生返校报到工作，8月31日和9月1日共返校报到研究生195人；积极做好2020级研究生迎新工作；继续做好2020届毕业研究生政审查档及档案转递工作。

本科生工作处筹备迎新工作，制定2020级新生入学教育日程安排，准备新生报到的心理健康科普材料，核对场地、预约系统，准备新学期心理咨询工作。

【疫情防控与宣传报道】

8月28日—9月3日，校专题网新发文章23篇，共计发布1,485篇；官微推送文章6篇。

9月1日，澎湃网刊发《中国社会科学院大学组建12个本硕博一体化的科教融合学院》。

9月2日，学术派刊发《重磅！这所顶尖大学透露院系调整方案：建立12个科教融合学院》。

媒体关注

　　我们把社会媒体以及校外重要宣传平台对社科大抗击新冠疫情的报道收录于此。报道汇集自新华社、《人民日报》《光明日报》、中央电视台、《北京日报》《中国青年报》《北京青年报》《长江日报》《中国教育报》《现代教育报》《中国社会科学报》（网）、人民网、新华网、光明网、中国新闻网、中华网、环球网、中国科技网、中国青年网、澎湃新闻、新浪网、学习强国等。有力度有温度的校园防控，让社会媒体更全面更深刻地认识了年轻的社科大。

不断落实落细防控新型冠状病毒肺炎工作

王春燕

（首发：中国社会科学网，2020 年 2 月 2 日）

2020 年 2 月 2 日，农历大年初九，北京春雪悄然而至。中国社会科学院大学不断落实落细防控新型冠状病毒肺炎工作，确保校园安全稳定，坚决打赢这场防疫战。

据介绍，目前，中国社会科学院大学校园实行封闭管理，只留南门出入行人和机动车。查验身份、检测体温、消毒车辆，一样不少。大雪中执勤的保安，已连续值守校门近 8 天。师生们利用图像处理软件为校园里的雕塑"戴"上了口罩，劝诫大家出门一定要戴口罩。

扎实做好新型冠状病毒肺炎疫情防控工作

王小龙

（首发：中国科技网，2020 年 2 月 2 日）

2 月 2 日，农历大年初九，北京春雪悄然而至。中国社会科学院大学新型冠状病毒肺炎疫情防控工作不断落实落细，确保校园安全稳定，坚决打赢师生防疫战。

校园封闭管理，只留南门出入行人和机动车，查验身份，检测体温，消毒车辆。大雪中执勤的保安，已经连续值守校门近 8 天。

校园里的雕塑也被可爱的师生用图像处理软件"戴"上了口罩，同学们笑称，鲁迅先生是在"横眉冷对不戴口罩者"，屈原感慨："路漫漫其修远，上下同心胜疫情！"

我们在学校　我们在工作

——访中国社会科学院大学留校勤工助学学生

王春燕

（首发：中国社会科学网2月2日；转发：中国社会科学院网站2月3日）

新型冠状病毒肺炎疫情防控工作开展以来，中国社会科学院大学采取了一系列积极有效的措施，管控校园安全，确保寒假留校的学生能够正常学习和生活，防止疫情发生和蔓延。在防控指挥部、防控工作组以及各部门、各学院为防控疫情努力奋战的同时，还有一群人也在以自己的方式默默地付出与努力着，那就是寒假仍坚守岗位的勤工助学同学。近日，我们以微信连线的方式，采访了寒假期间在网络中心勤工助学的两名同学——2018级硕士三班的宋昊璘和任富龙。

记者： 参与网络中心的假期值班，主要工作有哪些？

宋昊璘： 网络中心的日常值班工作，主要是检查各信息系统和设备的运行情况，监测网络运行拓扑图，检查机房环境监控，协助带班老师处理各种突发问题，接听用户咨询电话，解决用户问题，遇到解决不了的问题及时联系带班老师。

记者： 这场突如其来的疫情使你们的值班任务结束后，无法回到家中与家人一同过年，能谈一下心里的感受吗？

宋昊璘： 疫情是突发事件，我们每一个人都无法预料到会发展到什么程度，既然国家和学校都已经展开了相关的防控工作，要求我们减少外出，不要离京，那么我们一定会听从安排。我也已经跟家里人通了电话，告诉了他们我目前在学校一切都好，学校和老师也都对我们十分关心，家人表示理解，并嘱咐我一定要听从学校的安排，只要一家人健健康康的，什么时候回家都是过年。

任富龙： 我也已经和家里人通了电话，也在微信上视频通话了，家里人对于学校的防控措施表示十分认同。目前留在学校是对我们在校生最好的安排，既避免了我们在回家路上被传染，也避免了我们回家后给家人带来风险。与此同时，我跟宋昊璘都认为我们在学校继续值班，既可以为老师们分担一些工作，又可以帮助在校外的同学们解决问题，这是一份非常有意义的工作，很高兴能为学校的疫情防控作出自己的贡献。

记者：在疫情防控期间，关于网络同学们最关切的内容是什么？你们帮助老师做了哪些事情？

任富龙：最近，学校发布了关于推迟 2020 年春季学期开学时间的通知，网络中心也在第一时间通过公众号发布了《关于寒假期间使用远程访问系统的说明》。有一些同学咨询在家访问内网资源的技术问题和用户名、密码问题，对此，我们都进行了解答。

宋昊璘：疫情期间，网络中心的老师通过远程系统处理工作，我们在办公室协助老师，这样，老师在家也能处理网络故障、一卡通数据以及系统升级等问题。

记者：学校开展疫情防控工作以来，你们的学习和生活有哪些变化？

任富龙：为了更好地保障在校同学的安全，学校逐步关闭了人流量较多的北门、东门，同时对南门校园采取严格的进出管控措施。但学校食堂正常开放，保障了在校同学用餐，而且提供免费鸡汤给同学们增加营养。学校每天还对食堂、宿舍、教学楼等场所进行多次消毒，保障校园安全。从疫情防控开始到现在，我们的生活条件得到了很好的保障，虽然教室和图书馆关闭了，但是在校园内我们可以通过网络查看文献、获取资料，在宿舍学习也十分便利。

宋昊璘：学校开展疫情防控工作以来，加强了对人员进出校门的管理，学校医务室发放了口罩、体温计，宿管老师还会去宿舍查体温，关心同学们的身体健康。近期学校暂时关闭教室，对进出教学楼采取登记管理。学校的这些防控措施做得非常及时和到位，目前是特殊时期，我们都非常理解和支持学校的相关举措。

据悉，1 月 30 日，中国社会科学院大学网络中心发布了《关于新型冠状病毒肺炎防控期间实行校园网流量免费策略的通知》。目前，良乡校区、望京校区和西三环学区留校的同学，均可享受免费上网服务。网络中心的老师还表示，为进一步做好疫情防控，保证留校同学和在家同学使用校园网和校内资源的需求，网络中心会与其他部门精诚合作，做好相关工作，保证网络运行的畅通和平稳，为疫情期间同学们学习用网和生活用网提供良好的网络环境。

尽职履责　严控疫情　做好校园保卫工作

曹新凤 张东浩

（首发：中国社会科学网2月2日；转发：中国社会科学院网站2月3日）

面对这场突如其来的疫情，一场没有硝烟的战役打响了。疫情当前，中国社会科学院大学快速成立了新型冠状病毒肺炎疫情防控工作领导小组及指挥部，设立多个工作小组投入疫情防控战斗。校园管理监督组由保卫处牵头，按照疫情防控要求对学校人员和场所实行严格管理。保卫处全体职工克服种种困难，第一时间回到工作岗位，开启疫情防控战斗模式，其中校园大门和医学观察隔离区的保卫工作风险最大，但他们依然坚守在第一线，全力以赴按照学校要求打好这次疫情防控战役！

为详细了解疫情防控期间的校园保卫工作情况，我们电话连线了保卫处负责人苏志杰老师和工作人员杨春辉老师。

记者： 学校疫情防控工作小组成立后，保卫处做了哪些疫情防控工作？

苏志杰： 自1月23日开始，良乡校区保卫处、望京校区办公室、西三环学区办联合一体化办公。为阻止疫情，三个校区严格把控校门管理。良乡校区北门和东门已封闭，只开放南门；并在南门增设了防控提示标语，对符合出入校园条件的人员进行体温测量，对车辆做全方位消毒、登记。西三环学区办会同团校物业统计留校学生情况，做到一天一报，有事随时报；严格宿舍进出管理，宿舍楼启用测温枪。望京校区对外来人口进行排查，做到底数明、测体温、数字清。

同时，加强安保人员个人防护能力，督促其养成良好卫生习惯，并佩戴口罩上岗，做好驻地和工作区域的卫生和消毒，做到不恐惧、不慌张，确保各项工作有序开展。

记者： 保卫处负责校园管理监督组工作，请问主要职责是什么？

苏志杰： 校园管理监督组的主要职责有以下四点：一是负责校园封闭管理，严守校园大门，非本校人员不得进入校园，在值班名单内的教职工出示有效证件经过检查后方可进入校内，在校生如有特殊情况需逐级汇报同意后方可离校，且需在校门口进行实时体温检测。二是加大校园环境卫生整治力度，全方位改善学校环境卫生条件，全力做好教室、食堂、宿舍、图书馆、厕所、运动场馆等重点区域和场所的预防性消毒工作，做到日常通风换气，保持室内空气流通，最大限度地减少病菌滋生扩散。三是每日汇总《校园管理监督组简报》。四是领导小组交办的其他事项。按照学校统一部署，由保卫处负责人任校园管理督导组组长，全面负责组内工作。

记者：目前保卫人员值守工作是怎么安排的？一线保卫工作责任重大，是否需要增加人员？

苏志杰：一是，学校全面实施24小时轮流值班制度，医学观察隔离区安排了4名值守人员。良乡校区南门实施两班倒制，每班有3名保安。学校为加强疫情防控，提高工作效率，自2月1日起，调整了学校总值班室的值班方式，由日常值班转为疫情防控期间值班状态，白天由校办公室值班，晚间由保卫处代行值班职责。虽然增加了晚间值班责任，但是保卫人员没有抱怨，而是以更加饱满的状态投入到了工作中。二是，加强校园巡控，做好防范与应急准备。我们加大了对校园的日常安保巡逻，做到监控无死角。任务增多，但大家身兼数职，仍可有效应对学校保卫工作。

记者：为应对疫情您毫不动摇地坚守在一线，请您分享一些现场状况。

杨春辉：目前，校内保卫人员工作认真负责、精神状态良好，一切举措都严格按照学校疫情防控工作要求落实。我们除了做好每日督察工作，查看执勤情况，汇总校园管理监督组每日简报，还要积极配合其他部门做好各类突发情况的现场处置和应急响应工作，做好校内因疫情防控、排查人员等出现的突发情况，将问题处置在萌芽状态。目前，疫情防控下，校园保卫工作处于有序开展之中，疫情一日不解，警报一天不除，我们就会一直坚守在疫情防控的保卫一线。

分享一下我们日常工作。为进一步加强留校学生宿舍管理，2月1日，保卫处、后勤处对没有留校学生的宿舍一律张贴封条；同日，保卫处与其他部门一道，为京考、国考的毕业生，做好户籍材料的审核、印制、盖章、拍照、录入等工作。

在疫情防控工作中，医学观察隔离区的保卫工作可谓重中之重，而且是最危险的。4 名保安人员克服困难坚守在隔离区。一听观察隔离区很多人心理上难免会有些惶恐，避而远之。那么，坚守在观察隔离区的保安会不会紧张？每天具体工作有哪些？怎么做好自我防护呢？带着相关问题，我们电话采访到了其中 1 名保安，他是最早坚守在观察隔离区五层的。

记者：请问，您是什么时候来到学校工作的？对于被安排在观察隔离区工作的想法是什么？

保安：我是河北省衡水市故城县小街子村人，是 2019 年 11 月到学校工作的，我觉得，被安排在观察隔离区工作，配合学校和部门完成疫情防控工作就是我的职责。虽然负责观察隔离区工作看上去可能会有些危险，但这个工作总要有人做，而且我相信，不管是我还是我们保安队内的任何一个人，都愿意肩负起这个任务和职责。

记者：今年过年为什么没有回家，有什么想对家里人说的？

保安：这是我自己要求留下来的，我刚来学校工作不久，想趁着假期熟悉一下工作，没想到遇到了疫情。我已经跟家人说过年不回去了，也都打电话跟家里人拜过年了。我的家乡离北京不远，等疫情结束了，轮休的时候再回家。希望家里人能响应国家号召，尽量不出门，保重身体。

记者：每天具体的工作都有哪些，要工作几个小时？

保安：我和另一名同事在五楼负责观察隔离区，主要负责五楼与一楼物品的接收和安排需要隔离的人员入住，同时严禁隔离人员私自下楼。一楼还有两名同事负责我们隔离区域与外界的中转任务，传递生活保障品和医疗物资，并严禁未经批准的人员进入。我们每天的日常工作就是给学生送饭，每天晚上 6 点处理垃圾，同时用 84 消毒液对楼道口和两个电梯口进行消毒。目前，我们 24 小时值守，每人每天至少 12 个小时保持清醒在岗。

记者：从开始负责这项工作到现在，心态上有什么变化？自己是如何做好防护的？

保安：最初是有一点紧张和害怕的，因为也不清楚这个疫情是怎么回事，网上还有说治不好的。后来学校医务室的老师们对我们进行了科普，解答了我们的疑惑。返校观察隔离的同学们心态也都特别好，给他们送饭的时候都热情地跟我打招呼，并反过来鼓励我。慢慢地，我也就不紧张了。最开始观察隔离区五层就我一个人值班，后来领导担心我一个人工作压力太大，又调派了一名同事和我一起分担。学校的防护措施做得很好，给我们分发了口罩、手套和消毒液。学校和部门领导、同事都时常来关心、看望我们。有学校做后盾，我什么都不怕，请领导放心，我们一定按要求完成任务。

记者：在观察隔离工作中同学们是否配合工作呢？有没有不配合的情况？

保安：学生们都很配合我们的工作，状态都很好，对我们也都很礼貌。每天送饭和收垃圾的时候都主动跟我们打招呼，还对我们说："辛苦了，谢谢。"疫情当前，认真完成观察隔离区的保卫工作，我觉得挺有价值的。

采访后记：在采访中，我们感受最深的四个字是：敬畏职责。为做好疫情防控工作，每个人在自己的工作岗位上都肩负着一份责任，每一个岗位的任务都不容有失。站在学校疫情防控的最前线，保卫处肩负着守卫学校一方安全的责任，学校每一位保卫人员在此时都表现出了突出的专业素质和奉献精神。尽职履责，勇于担当，不忘初心，牢记使命！感谢所有战斗在一线的保卫人员，向你们致敬！同时，希望中国社会科学院大学全校教职工与同学配合安保工作，携手共克时艰。

情系武汉　共克时艰
——访湖北籍社科学子

张东浩

（首发：中国社会科学网2月2日）

因突如其来的一场肺炎疫情，2020年的春节显得有些宁静和压抑。每天醒来，看着不停上升的感染人数和疑似人数，人们的心中除了担忧，更多的是对疫情尽快散去的期望。正值寒假，社科学子们大多已回到了自己的家中。为防止病毒进一步蔓延，教育行政部门颁布了大、中、小学延期开学的通知，相关省市也出台了限制人员流动的规定。中国社会科学院大学的学生特别是湖北籍的学生此刻在家中生活情况怎么样？近日，带着学校对同学们的关心和问候，我们电话联系了身处湖北家中的部分中国社会科学院大学学生。以下是对2017级博士4班的肖宇同学和2018级硕士7班的黄雪涛同学的采访。

中国社会科学网：同学，你好！目前你的生活状况和心情如何？当地的疫情防控和生活秩序怎样？

肖宇：谢谢老师的关心和问候。我家在武汉，在疫情刚刚爆发的时候，大家都比较慌乱，对于生活物资和医疗物资的需求都很大。目前我身处家中，生活方面除了口罩、消毒液等物品消耗大，较为紧缺，其他方面都比较平稳。武汉的秩序也在逐渐恢复，我的心情也由之前的担忧、紧张逐渐平复下来。我们现在能做的就是听从政府的安排，待在家中，不外出，配合疫情防控的相关工作。

黄雪涛：我家在湖北恩施，地处湖北西南部，距武汉约600公里。在中央对新型冠状病毒肺炎疫情防控工作进行全面部署后，恩施州相关单位积极响应。特别是在腊月二十九以后，通过网络、电视、电话、宣传车等一系列措施进行疫情宣传工作，社区工作人员挨家挨户敲门询问、登记情况。超市、药店等人群聚集处也设立了专门的工作人员检查口罩和体温。一系列高效措施迅速开展，使得恩施州的疫情得到了有效控制。目前恩施的生活秩序井然，我的心情十分平稳，与父母在家中也时刻关注相关新闻报道，相信祖国一定会渡过难关。

中国社会科学网：你对目前疫情的发展情况有什么看法和想法？

肖宇：我相信疫情防控的情况会越来越好，目前全国各地的防控与物资调动都十分严密和迅速，武汉这边的生活秩序也逐步恢复了，在大家的共同努力下，我们一定能够战胜疫情！

黄雪涛：目前武汉作为疫情的核心区域，得到了严密的管控，也吸引了全国的目光。希望大家也能重视其他省份的疫情情况，杜绝出现第二个疫情爆点。全国各个省份，要加强管控力度，特别是社区和农村，要早发现、早隔离。全国人民齐心协力，打赢这场防疫战！

中国社会科学网：在疫情期间，你对学校的应急处理和相关举措有什么看法？

肖宇：对于此次疫情防控，我认为，我们学校的反应是相当迅速和及时的。我向班主任汇报身处武汉后，班主任非常关心我的情况，在电话中对我的健康和安全都做了十分细致的嘱咐，让我保持平稳心态，并且利用这段时间安心进行毕业论文写作。同时，我也通过班级群、学校公众号、官网等渠道，陆续收到了很多关于寒假期间疫情防控的信息和措施。学校将我们学生的安全放在第一位，让我感觉十分温暖。

黄雪涛：疫情发生后，学校及时采取一系列措施，包括前期对在校生和途经武汉学生的统计，以及随后对学生相关信息进行统计跟踪、为在校生发放口罩、延长假期等。此外，学校还通过行政班级、导师等途径对相关注意事项进行宣传，有效地安抚了学生，让我们身处家中也能感受到学校与老师们给予的温暖。

中国社会科学网：你对其他身处家中和留在学校的师生有什么建议？

肖宇：我想对老师和同学们说，一定要高度重视此次疫情，不要麻痹和放松警惕，尽量减少外出，增强自身抵抗力。还有就是一定要相信党、相信国家、政府和学校，积极配合疫情防控，齐心协力，战胜疫情！

黄雪涛： 疫情暴发以来，我一直密切关注疫情走向，同时也不断地和其他来自湖北的同学进行交流，询问相关情况。作为一个普通人，除了为奋斗在前线的医护人员和其他工作人员加油打气以外，最重要的还是保护好自己。不去人多的地方，出门戴口罩，回家勤洗手，有任何情况及时向相关人员汇报。此外，不造谣不传谣，也是我们需要做的。万众一心，共渡难关！

采访后记：

通过对两位身处湖北的同学的采访，我们能够感受到他们言语之中的乐观和坚定。身处疫情中心的他们展现出的是高度自律和责任感，体现了社科学子的精神风貌和使命担当。我们相信，通过大家的共同努力，战胜疫情、迎来胜利指日可待。

一堂特殊的"感恩课"

高莹 曾雷霄 闫曦丹

（首发：中国社会科学网 2 月 2 日；转发：《中国社会科学报》3 月 20 日）

2020 年初始，一场来势汹汹的新冠肺炎疫情袭击中华大地。疫情不仅严重危害人民群众生命安全和身体健康，也带来了巨大的经济损失。中国社会科学院大学大四学生刘任耕的创业计划在这次疫情中遭受重创，损失惨重。一筹莫展之际，中国社会科学院大学的多位老师伸出援手，力求为创业学生解燃眉之急，也为学生上了一场特殊的"感恩课"。

创业计划遭遇疫情

为响应国家"大众创业，万众创新"的号召，刘任耕和同伴们组建了创业团队，尝试进军文化创意产业。他们原本打算抓住 2020 年鼠年春节这个商业契机，在地坛庙会、龙潭湖庙会上销售文创产品。地坛庙会和龙潭湖庙会是北京久负盛名的两大庙会，人流量预计近百万人次。2019 年底，刘任耕和同伴们多方奔走，终于争取到了以商户身份参加这两场庙会的资格，这对一个在校学生的创业团队来说是不可多得的机会。为了这两场庙会，他们自主研发了鼠年小夜灯等文创产品，花费两个月来回奔波于广东、浙江等地，总共生产出了 3000 套产品，并租下了地坛公园附近的一个仓库用于货物存放，总投入近 12 万元。

谁也没有料到，就在刘任耕和同伴们为创业计划辛勤筹备的时候，新冠肺炎疫情突然爆发。短短数天，全国多地出现感染病例。随着确诊人数持续增多，为做好疫情防控工作，1 月 23 日下午，北京市文化和旅游局宣布取消全市包括庙会在内的大型活动。

得知这个消息的时候，刘任耕和同伴们正在租来的仓库里抽检货物。庙会取消，近百箱货物没有了销售渠道，这个局面让所有人的心情在闷热的仓库中瞬间降至冰点。没有质疑、没有抱怨、没有愤怒，甚至没有人说一句话。

大家理解，在疫情发展的关键阶段，取消庙会、减少人员集聚，是科学、正确的决定。然而，创业团队两个月来的辛苦奔波以及大量的资金投入，在此刻也全都化为乌有。

带着一丝希望，刘任耕和同伴们立即赶往地坛公园管理处确认消息。然而在疫情暴发之时，线下销售渠道几乎被封闭，起步不久的创业团队又没有建立起成熟的线上销售渠道，亏损在所难免。

社科大老师伸出援手

就在刘任耕束手无策的时候，他接到中国社会科学院大学张树辉老师打来的电话。原来，张树辉老师一直关注着大家的创业情况。在寒假放假前，他得知刘任耕同学决意不回家过年、留京创业时，就约其长谈，为他们的创业团队加油打气、出谋划策。北京庙会取消的消息传开后，张树辉老师立即打电话询问。他在电话中说："我知道你们现在挺困难的，就想着帮一帮你们。"

随后，张树辉老师在教师微信群里介绍了刘任耕团队的创业规划和文创产品，通过照片、小视频等方式向老师们展示小夜灯的创意。很多老师知情后自发在微信群里发起了购买接龙，解囊相助，陆续买下了100多个产品，为刘任耕和同伴们挽回了部分经济损失。其中，不少老师并不是刘任耕的任课老师，甚至与他素未谋面。购买了3个鼠年小夜灯的王凯山老师说："虽然这位学生我没有教过，也不认识，但当前这个特殊时期，我们不帮自己的学生，还有谁能帮他们？"

除了直接购买产品，老师们还想尽各种方法，为学生排忧解难。杜智涛老师在得知刘任耕及其团队的遭遇后，不仅购买了鼠年小夜灯，还担当了产品"代言人"，在亲朋好友中做起了产品宣传。此外，杜老师还为刘任耕团队当起了"军师"。他向相关行业的朋友咨询求助，对产品定位和设计提出改进建议，为产品销售出谋划策。

疫情背后的温情

在教师微信群里，"我买一个""我买两个"的发言络绎不绝。这样的爱心接龙一直在继续。刘任耕团队研创的鼠年小夜灯就像一支支微弱的火炬，在老师们手中依次传递。

老师们的举动让刘任耕热泪盈眶。他说："我能做的和我要做的，就是做出更多好的产品，给社会带来价值，回馈各位老师的奉献和培养。我今年大四了，老师们给我上了这辈子都不会忘记的一堂课，这堂课的名字叫'感恩'。"他写下了长长的感谢词，委托张树辉老师转达给帮助他的老师们。

漆亚林老师认为，面对重大疫情，我们首先要遵守相关防控制度和规定，原来的创业计划受挫可以理解。但同学们创业不易，作为老师，一是要尽量保护他们的创业热情、激发他们战胜困难的决心，二是要让他们减少直接损失，避免出现因经济困难而产生次生问题。他说："我们以微薄之力支持大学生的创业行为，其实也是希望通过这种'爱的接力'，让温暖传播开来、传承下去。"

王凯山老师表示，在复杂严峻的疫情形势面前，中国社会科学院大学教师自发购买学生创业产品的爱心行为虽是小事，却是全国人民共同参与抗击疫情的一个缩影。涓涓细流汇集而成的无疆大爱，必定能为我们战胜疫情点燃信心、凝聚力量。

中国人的故事 I 防疫战场，普通人点亮"平凡之光"

李慧慧

（首发：中国青年网 2 月 3 日）

在阻击新型冠状病毒肺炎疫情的斗争中，医护人员、科研人员、军人……他们在防疫"战场"上燃烧自己、义无反顾。还有这样一群人，他们很平凡，却有一分热、发一分光。让我们重温那萤火一般星星点点的善，上下同欲，共克时艰。你怎样，中国就怎样！

大爱之光：

"欠你的婚礼可以补，

建设者的本分咱不能丢。"

这一天，

原本是他人生中最重要的日子，

因为他将和爱人一起步入婚姻的殿堂。

可他却从荆州老家"逆行"，

前往火神山医院的施工现场。

"放心去吧，我支持你。"

"欠你的婚礼，

等医院建好了补给你！"

婚礼延期，值吗？

"我是建设者，

参与这个工程是我的责任。

我善于跑马拉松，

跑完了多次全马，

我将用跑马拉松的毅力打赢这场战役！"

他叫袁绪强，

中建三局智能技术有限公司项目经理。

责任之光：

"抱歉说得有点重，但我真急啊！

我要对村民负责到底！"

为何这暴躁怒吼的河南话

却被网友称为

"好优美的河南话"？

许多村民不听疫情防控劝告

依然外出，

他急得用大喇叭不停喊话，

一天喊了四五次，

嗓子都快喊哑了，

喊话视频意外上了热点榜。

他说："说得有点重，

有点不好听，

但我是真急啊！

说轻了戳不到大家的痛处，

不当回事哪儿行？

我要对村民负责到底！"

他叫李德平，

河南辉县大占城村的村支书。

善意之光：

"不能让冲在最前面的人心寒，

连个饭都吃不上。"

看完疫情新闻，

想到年前储备了很多货，

她和丈夫做出了一个决定：

24 小时为医护人员送餐。

"不能让冲在最前面的人心寒，

连个饭都吃不上。"

她叫邱贝，

武汉一家小餐馆的老板。

平凡之光：

"当初捐献就没有考虑那么多。"

他曾在口罩厂打工，

厂子经营不善倒闭，

给了他价值两万元的

口罩抵扣工资。

疫情来势汹汹，

口罩等医用物资紧缺，

他将 15000 只口罩全部捐出。

村里曾提议出钱购买这些口罩，

但他坚决不同意。

他说，要尽绵薄之力，

尽一份中国人民的义务，

不要一分钱。

"虽然口罩是抵工资得来的，

但我不能拿去卖，去发'国难财'。

只有捐出去帮助更多的人，

才能发挥更大作用。"

他叫郝进，

澧县城头山镇黄河村的一个"90 后"。

师长之光：

"心疼那个创业的学生。"

他们是传道授业的师长，

面对疫情，

最牵挂的还是学生。

受疫情影响，

北京的春节庙会全部停办，

他担心刚刚创业的学生

准备在庙会卖的

文创产品会砸在手里。

起步不久的团队

没有成熟的线上销售渠道，

亏损在所难免，

就组织老师们接龙购买。

"保护学生的创业热情，

激发他们战胜困难的决心，

同时尽力帮他们避免因经济损失

而造成的次生问题。"

他们是中国社会科学院大学的

老师们，

是为疫情防控做贡献的

教育工作者。

志愿之光：

"我在，听你说！"

疫情带来的，

除了身体上的病痛，

还有心理的恐惧和折磨。

接到濒临绝望的求助电话，

她想，何不用心理学专业知识

提供心理咨询？

于是，陪伴、安抚、鼓励……

帮更多求助者找到

调试情绪、解决问题的办法。

"如果你或其他

受到疫情困扰的人有需要，

我们的志愿者每天都可以提供

倾听服务和公益微课。"

她叫文霞，

她是"爱的循环"同理心团队的一名倾听志愿者。

母亲之光：

"我们经历过非典，

更懂得守望相助的力量。"

"说实话真没想到

这么快能筹这么多钱，

太感动了！"

这个宝妈群最近非常热闹，

她们都是妈妈，

可她们心里装着的

不只是自己的孩子。

火速募捐，联系防护用品货源，

确保可靠……

价值 7 万元的一批批

防护服和手套送抵医院。

"育儿经验交流群"秒变"募捐群"，

网友：这样的"宝妈""土豪"，

来一打！

"我们经历过非典，

更懂得守望相助的力量，

我们始终和武汉在一起！"

她是发起募捐的 Honey 妈妈，

她们是"土豪居委会妈妈群"的妈妈们。

逆行之光：

"我自己打车来的，

一个人都不认识。"

火神山医院施工现场，

他迎着冷风捧着盒饭，

一边吃一边看护定位旗。

"我自己打车来的，

在这里没有熟人！"

他放弃春节，

自愿"逆行"来到

火神山医院工地支援，

憨厚一笑，一句"应该的！"

让不少网友泪目。

他是一位河南师傅，

是火神山医院的普通建设者。

感恩之光：

"非要写名字的话，

就写知恩者吧！"

与老伴靠捡废品为生的他，

手捧一万元抗疫捐款送到了社区。

"国家有困难，我就出一份力!

我对得起我自己的心。"

他是一名老党员，

不愿意留下名字，他说:

"要写名字就写：一名知恩者。"

网友担心他的生活，

众筹1万元还给这位"知恩者"，

他又打算将这1万元捐出，

考虑老人家庭不宽裕，

社区没接受，

他辗转又到银行将钱汇入吴兴区红十字会。

互助之光:

"一定把这些防疫物资带回国!"

从泰国曼谷到江苏南通，

有2895公里的距离，

3个本是来旅游的家庭，

带回了146箱防疫物资!

怎么做到的?

这是中泰商会紧急筹集的防疫物资，

如果通过正常的报关运送，

最快也要十天，

商会找到旅游团的领队，

游客随返程飞机

带物资回国最快!

可每个人带的行李有限，

这些来旅游的家庭

就丢掉自己的行囊。

大人孩子齐上阵，

终于完成全部搬运和安检。

"无论如何，

都要将最紧需的物资带回国。"

他们是国家电网南通供电公司、

如东供电公司的员工，

他们是朱力、黄文涛、陈海华。

守望之光：

"没关系，会好的"

1月28日，

一架航班主动修改了航线，

从日本大阪直飞武汉。

他们的任务是护送飞机上的武汉乘客回家。

所有执勤人都知道，

飞了这一趟就要隔离14天。

"没关系，

今年春节过得有些坎坷，

但是会好的。"

飞机上有94位武汉籍乘客

和19箱口罩与防护服。

为生命争分夺秒，

凡人亦是英雄！

多难兴邦，中国人从不缺少苦难，却也从不会畏惧苦难。致敬每一位平凡而伟大的中国人！

明媚的阳光终会照亮这片土地，一切都会过去！武汉加油！中国加油！

最美"逆行者"：奋战在社区防疫一线

高莹

（首发：中国社会科学网 2 月 3 日）

中国社会科学院大学 MPA 周末班学员张默斐，是北京市东城区和平里街道办事处的一名工作人员。2020 年春节以来，他一直奋战在防疫战斗一线。近日，他接受中国社会科学网采访，带我们近距离了解疫情下的社区情况。

中国社会科学网：您是如何加入这次疫情防控工作的？

张默斐：疫情防控阻击战正式打响前，我原本请好了年假，订好了机票，幻想着大年三十在社区值完班后的美好假期。除夕夜的前一天，单位召开疫情防控工作部署会，街道机关干部全员停休。于是，作为街道干部的我取消了假期，退订了机票，和同事们一起，成了这次新型冠状病毒感染肺炎疫情中的"逆行者"。

中国社会科学网：这些天来，您和您同事的工作内容是怎样的？

张默斐：小半个月来，我每天"全副武装"，行走在空荡荡的北京街巷。当朋友们都说"宅"在家中无事可做的时候，我们却在马不停蹄地排查情况、汇总数据、撰写材料。微信朋友圈里的运动步数总是居高不下，只因基层一线防疫工作的脚步不能停止。多日来，我的领导、同事为了防控工作，都住在了单位。我们辖区有一对干部夫妻，双方都在防控一线，无法回家照顾孩子，他们给孩子写了一封信，信中说道："爸爸妈妈在做更重要的事，你要学会照顾自己，不给爸爸妈妈添乱。"

目前，我所在的和平里街道机关干部和辖区内的 20 名社区工作者全员在岗，坚守在北京东城最北端的防疫战线。面对即将开始的返京人潮，所有干部和社区工作者都各司其职，奋战在防疫一线。

这段时间，《人民日报》、人民网、《北京青年报》、北京广播电台、北京电视台和北京东城报等多家媒体对我们地区的疫情防控工作做了 10 余次报道,获得了很好的反响。1 月 27 日,北京市委书记蔡奇来到和平里街道兴化社区居委会,了解社区排查、宣传工作以及疫情防控措施落实情况,要求社区居委会加强与社区卫生服务中心的联动,平时多给居民打打电话,问情况、问需求,更要做好上门服务。同时,针对春节返京大人流,按照预案做好工作。

中国社会科学网:在这次疫情防控工作中,您有什么样的感受?

张默斐:作为一名中国社会科学院大学 MPA 学员、一名基层宣传工作者,我通过自己的"双眼双脚"去感受疫情防控期间的感人事迹。2003 年非典疫情发生的时候,我还不懂得什么是"负重前行",以为一切都是理所应当。如今,当自己和广大基层干部一起奋斗在防疫一线时,我终于理解了"责任"二字的深刻内涵。众志成城,相信在所有人的努力下,病魔终将被战胜,疫情也很快就会结束!

疫情防控，望京校区在行动

孙美娟

（首发：中国社会科学网2月3日）

根据学校疫情防控的整体安排以及防控工作指挥部的具体要求，1月27日，中国社会科学院大学副校长张树辉召集中国社会科学院大学望京校区有关部门的同志召开专题工作会，部署望京校区的疫情防控工作并主持成立了疫情防控望京工作组。工作组组长石文东宣布工作组即刻展开行动，望京校区将安排专人24小时值守，处理突发或紧急情况。

望京小组成员在组长的感染和带领下，弘扬军人品格，雷厉风行，当日便在行政楼208室和210室设立"疫情防控指挥办公室""疫情防控值班室"。小组起草并制定了《疫情防控组工作规章》，整理下发了《望京防控组工作会会议纪要》，完成了创建望京防控组工作日志、确定望京防控组人员值班表等一系列工作。

疫情防控，关爱人人

疫情之下，每个人都需要关注自己的健康状况，在学校，关注学生的身心健康尤为重要。防控组在完成基本工作后的第一件事，就是摸清实际在校人员的数量以及他们的近况。受石文东组长的委托，国际教育学院的杨迎兵积极联系望京校区的四家教学单位，与各中心负责学生工作的老师组建微信群，并逐一邀请每一位在校学生进群。虽然大家来自不同的省份、不同的系院，但在这一刻，面对疫情防控我们就是"一家人"。建群后的第一个群通知便是嘱咐大家关注自己的健康情况，提醒大家"多交流，少接触"。有同学提出目前是两人同住，想要暂时单住的要求。防控组迅速联系物业并进行协调，当晚在校的14位同学均享受到了"单人间"待遇。之后，每位同学早晚体温也被一一记录。对于这项工作，每位在校生都表现出了足够的理解和配合，偶尔有人忘记报体温，宿管阿姨的"热情"提醒也会让这项工作每天按时完成。

研工处的陈军老师入群后，及时向大家发布了学校的相关通知，法硕中心的席月民老师也会经常向大家推荐有用的学习资源。

疫情防控，人人有责

望京校区保卫处彭国华、闫静怡与 24 位在校保安担负起了防控疫情、保护校园的第一道"关口"的任务。他们严控进入校园的人员和车辆，"凡有进入，必测体温；车辆物品，消毒放行"。赵艺涵与其余 19 名物业在岗人员也积极投入校园日常服务工作中。在校学生不多，但是正常的工作却不会等比例地减少，三栋宿舍楼都有学生居住，所以消毒工作实实在在地增加了不少。三位保洁员每天背着沉重的消毒设备在每栋楼的六层间跑上跑下，着实辛苦。84 消毒液的气味时常让保洁员们流泪，而她们红肿的眼睛又何尝不让大家眼底湿润。用餐时间，一走进餐厅就能听到食堂工作人员陈芳芳的热情询问："同学和老师，想吃点什么？" 6 位食堂留守的员工这个假期也不能回家了，他们要为在校师生员工提供一日三餐保障。在有限的条件下，后厨师傅努力变换饭菜的花样，浓浓的鸡汤更让大家品出了他们坚守岗位、默默付出带来的温暖。校医务室每日派人来望京校区值班，疫情时期没人想"见"她们，但是她们在，大家心里就更踏实，因为那是一种守护。随着值班室床铺的"搭建"，9 名值班人员将先后在这里值守 72 小时。因为需要，他们要在办公室里度过节日，有人还要在这里度过生日。因为有着特殊的意义，相信在这里每一天的值守经历日后都会被记起。望京工作组成立第 4 天，学校委派教务处刘文瑞加入。他积极了解小组工作情况，建言献策，望京工作组双组长的配置也让望京校区的防控工作更加高效。

疫情防控，面面俱到

"望京小院"不大，但是疫情防控同样需要面面俱到。学校大门张贴通知，提醒访客不经报批，不得擅入。校园里的温馨提示，告知同学们不经允许，原则上不能外出，在合理安排学习和作息时间的同时也要适当锻炼。在公共场合戴口罩，废弃的口罩也要处理好，所以物业设立了多个"废弃口罩"回收处，避免出现污染。继续教育学院楼（小白楼）居住的人员相对复杂，工作组一一核查，确保人员信息清楚、联系到位。工作组指派专人每日按学校要求上报信息，并配合望京街道和社区完成疫情防控信息的采集和上报。工作组防控工作既要规范有序，但同时也需要灵活应变。根据值班人员的实践经验，值班的任务要点及流程不断完善，为了避免疏漏，工作组在流程以外又制作了每日工作清单，确保了任务交接的完整性，也提高了执行的效度……

疫情还在蔓延，望京校区的防控工作也在执行和推进。65名教工和14名在校生正在"小院"守望，同心协力，决胜战"疫"。

多渠道协同办公　想学生之所想

张东浩

（首发：中国社会科学网 2 月 4 日；转发：中国社会科学院网站 2 月 4 日）

2020 年伊始，新型冠状病毒肺炎的防控就成为牵动每一位国人心弦的头等大事。与此同时，春节过后的公务员考试复审，也成了很多毕业生关心的话题。在疫情防控的当下，在国家呼吁减少外出、各高校延期开学的情况下，北京市公务员局紧急发布通知，将 2020 年北京市各级机关考试（以下简称"京考"）录用公务员的方式改为线上资格复审，相信看到这一则通知的考生们，心里也长吁了一口气。

日前，我们通过微信连线的方式，采访了中国社会科学院大学 2018 级社会工作 1 班的林楠同学和 2 班的裴昕祎同学，他们都参加了 2020 年的"京考"。

中国社会科学网：对于此次"京考"改为线上复审的方式，你感想如何？

林楠：我觉得这是为了考生的安全着想，改得很及时。现在疫情很严重，如果采取线下复审的方式，很容易造成人员聚集，增加感染概率，而且外地考生还需来北京，路途中风险也很大。

裴昕祎：这一举措解决了我当下最担心的问题，在公告发布之前，我几乎每天都在搜寻相关的信息，处于一种比较焦虑的状态，直到正式公告发布后，我才放下心来。所以，这次资格复审也是考虑到疫情防控日渐严峻的大形势，及时根据情况作出的合理调整，既给考生提供了便利，也是疫情防控的好做法。

中国社会科学网：复审必须提供的相关资料需要学校盖章，那么，你在家又是如何进行操作的呢？

裴昕祎：我将自己的情况与招生与就业办的老师进行了反映，就业办的老师很快就根据考生的需求制定出了相应的解决措施。即让我们以邮件的方式将所需的资格复审材料发到指定邮箱，老师们会根据收到的邮件，进行资料的收集、盖章，将扫描件以邮件的方式发送给考生。

林楠：我把需要提交的材料按学校的要求填写好证明，发到了就业办邮箱，由就业办统一办理。之后就业办把扫描件发给我，我再提交给报考单位。

中国社会科学网：你对学校关于公务员考试的相关应急处理举措有什么看法？

林楠：学校的应急举措很及时，反应很快。学校让大家统一把需要办理的材料发到邮箱，最初准备采用邮寄的方式返给我们，但像我报考的单位虽然改为线上复审，但没有推迟复审时间，我担心时间上来不及，就向老师反映了这个情况（可能其他同学也有类似的情况），学校就立即改为发送扫描件的方式，这样既方便又快捷。真的很感谢学校就业办和各个部门的老师们，在疫情这么严重的时候能够急同学之所急。

裴昕祎：学校的应急处理举措既及时又到位，在听到众多同学反映的问题之后，学校很快就给出了相应的解决措施，是一种对学生负责的表现。同时，我在学校发的相关通知里也看到了，2月1日学校专门进行了现场办公，为良乡校区在校生进行相关资料的审核与盖章。很感谢学校各种及时的举措，让我们能够顺利提交资格复审材料，保证考试顺利进行。

中国社会科学网：有什么想对身处家中和留在学校的社科大师生们说的？

林楠：希望老师和同学们保重身体，尽量不要出门，感谢奋战在一线的老师和工作人员，您辛苦了，我们在一起！

裴昕祎：现在我们处于一个艰难的时期，无论你身在哪里，我们的心愿是一致的——众志成城，共克时艰。相信在党和政府的领导下，在医护人员、科研人员的努力下，以及你我的配合下，我们一定会打赢这场疫情防控战役。武汉加油！湖北加油！中国加油！

采访后记：

通过对两位同学的采访，我们可以得知，在疫情防控期间，学校为毕业生参加各级公务员、选调生招录提供的支持工作非常高效和及时，这些举措也得到了广大学生的认可和赞扬。在2月1日的良乡校区集中办公现场，校办公室、组织部、纪委办公室、教务处、招生与就业处、研究生工作处、本科生工作处、保卫处等8部门、16位同志协同配合，及时完成了149名进入

"国考""京考"资格复审阶段的同学的相关材料复核、打印、盖章、拍照、录入和寄发工作，充分体现了学校各部门关键时刻"拉得出、用得上、干得好"的优良作风和品质。

叮咚！宅家防疫，你收到几条来自社科学子的新信息

郭昱江

（首发：中国社会科学网2月4日）

自新型冠状病毒感染肺炎疫情暴发以来，中国社会科学院大学快速反应，积极响应党和国家号召，秉持"疫情就是命令，防控就是责任"的理念，第一时间通过校园网、微信群、官方公众号等各种途径向广大师生传达国家最新指示，帮助师生树立防控观念、建立防控意识、认识防控形势。广大师生也积极响应，坚持"不提前返校，减少外出"的宗旨，努力做到不给国家疫情防控拖后腿。在疫情防控期间，我们也通过线上联系到了社科大在全国各地的部分本科同学，让我们一起来看一看社科学子在疫情期间的生活状态以及对于武汉和祖国的祝福吧！

讲述人：陈奕漾

专业：历史学

坐标：湖北武汉

我是武汉人，在这座城市生活了18年。十几天前她突然生病了，被"隔离"了起来。我作为其中的一员，陪她留了下来，跟她一起同病魔奋战。在她被"隔离"前，我就戴上了口罩，当她被"隔离"后，我就再也没有出过家门了。我爱这座城市，想让她快点好起来。

隔离病毒并不能隔离爱和温暖。正月初三，整个武汉上空都飘荡着"武汉加油"的呐喊。不仅是武汉人自己团结起来彼此打气，在这非常时期，我也感受到了整个中国对武汉的爱和支持。疫情刚发生时，我的班主任、辅导员、导师还有很多同学都给我发来了消息，问我和家里的情况。那一刻我好感动，感受到了社科大对我的关心和爱护。

我的父亲是武汉同济医院的一名医生，是奋战在抗疫一线的医护工作者。

我每天都很担心他，但这个时候他必须迎难而上，逆流向前，跟疫情作抗争。他既是挽救生命的医者，也是我的父亲，是疫情阴影笼罩下再平凡不过的血肉之躯。看着他每天加班到深夜，我心里十分难受。

我现在最大的愿望，就是疫情能尽快结束，每一名医生都能平安归来，我的父亲能够好好休息。我也盼望着疫情结束后，与各位老师、同学于小院重逢！

讲述人：陈奕漩的父亲
坐标：湖北武汉

我是武汉同济医院的一名医护工作者，这十几天最深刻的感受就是"忙"。目前，疫情还没有完全得到控制，患病人数仍在上升，可能等到雷神山医院和火神山医院正式收治病人后会好一些。除了"忙"之外，医护人员也还面临一些难题，毕竟现在疫情势头还没有得到有效遏制，防护物资也没有完全供应上。但我们不会因此退缩，只会以科学的精神逆流而上。随着全国各地的医务人员和医疗物资驰援武汉，我相信只要我们万众一心，同舟共济，就可以最快的速度战胜病魔。

同事们加油！武汉加油！

讲述人：朱美霖
专业：思想政治教育
坐标：山东烟台

家乡城市的疫情虽然不是很严重，但我还是自觉在家隔离，正好有时间可以练练字、看看书。从新闻中听到远驻湖北的记者说，他感受到的"危机"，不仅意味着疫情持续、局势紧张，更意味着危险中孕育着生机、危难中孕育着希望。把一个"福"字送给所有人，福佑武汉，福佑湖北，福佑中华。祝愿所有社科大的老师和同学们，所有的朋友们都平安、健康。

讲述人：耿小雨

专业：财务管理

坐标：河南周口

疫情防控进入关键时期，武汉防疫前线的一举一动都牵动着我们的心。我们能做到的就是时刻关注疫情，做好自身和家人防护，不给社会添乱。学校的防疫工作及时而有效，辅导员每天微信查岗，既不断提醒我们做好防护，又给予我们安抚和鼓励。同学之间的时时挂念、互相加油打气更是让我感受到了学校大家庭的温暖。希望大家都能健康平安，我们开学见！

疫情不可怕，防护靠大家。万众一心，我们一定能战胜疫情！最后，敬国士无双，愿举国平安！

讲述人：訾旷怡

专业：政治学与行政学

坐标：云南昭通

疫情挡不住迎着春天勃发的绿芽，迷雾遮不住乘风破浪的航船。新年带来新气象，开春又是一年好景，愿社科学子共克时艰，背负理想稳步前行！

讲述人：张永成

专业：财务管理

坐标：内蒙古赤峰

本来准备正月十六就回到学校开始考研的复习，没想到这个冬天要比以往长得多。每天醒来习惯性地查看媒体公布的疫情实时动态。学校群里的消息、问候，在这个冬季显得格外温暖。等春天到了，我想我们会在小院里拔着彼此头上的"蘑菇"，调皮地说："你摸摸我长的肉，都是想你想的！"

讲述人：张鑫宇

专业：经济学

坐标：天津

在这个疫情牵动着所有人心的寒假里，每天的生活虽然单调但充实。响应号召，为了防疫做好自我保护，做好身体锻炼。我每天早晨起床后举举哑铃，白天读书、刷微博，再联系同学们向学校汇报身体状况。

实际上，这个假期里我们有了更多和家人在一起的时间，与父母聊上大学以来学校里的趣事，跟父母一起做好家中的卫生防疫工作，多出来的假期时间多陪陪亲人，给这个蒙上了阴霾的假期增添一丝暖意。

这些天也少不了对疫情的关注，捐款祝福之余，我也投入到了学校的防疫工作中，最近在公众号上看到学校的工作日报告也让我更有了信心！在武汉的同学们加油！武汉加油，中国加油，共克时艰！

讲述人：欧阳鑫

专业：经济学

坐标：江西九江

修业躬耕勤为乐，晨昏兄弟伴高堂。感谢学校和国家给了我们安心在家的幸福。祝早日战胜病毒！武汉加油！小院加油！国家加油！

讲述人：王辉

专业：经济学

坐标：河南驻马店

祝大家新年快乐，希望在这个不平凡的春节里我们都能有不一样的体悟，也感谢还坚持在岗位上的教职工们，你们辛苦了！希望疫情早日消退，祈祷华夏安康！

发挥离退休干部"压舱石"作用　打赢疫情防控阻击战

高莹

（首发：中国社会科学院网站 2 月 4 日）

当前，针对新型冠状病毒肺炎疫情的人民战争已经打响，各方面防控工作正有力开展。疫情防控工作中，中国社会科学院大学离退休干部群体也根据自身情况，主动作为，为战胜疫情作出了力所能及的贡献。

中国社会科学院大学离退休党支部书记王清海在接受采访时表示，在疫情防控工作中，广大离退休老同志们要继续发挥"压舱石"和"定海神针"的作用。首先要坚定信心，增强"四个意识"，坚定"四个自信"，做到"两个维护"，坚信在党中央的统一领导下，一定能打赢这场防疫战；其次要做到不信谣、不传谣，不断传播正能量，凝聚起众志成城抗疫情的强大力量；再次要做到科学防疫，做好个人和家庭的疫情防护，尽量不出门、少出门，在家做力所能及的运动，为打赢这场疫情防控阻击战贡献自己的力量。

王清海说，他的儿子是一名公安干警，女儿是一名医生，目前都奋战在疫情防控工作一线。他叮嘱儿女要做好个人防护，在工作上尽职尽责，为战胜疫情作出贡献。他还让子女放心，表示自己和爱人会做好防护，努力做子女们的坚强后盾。

做好学生工作　携手打赢防疫攻坚战

——访中国社会科学院大学研究生工作处王炜老师

李泽琪

（首发：中国社会科学网 2 月 5 日）

1 月 22 日，中国社会科学院大学专门针对本次严峻的疫情形势，成立了疫情防控领导小组和工作机构，研究部署疫情防控工作。我们采访了研究生工作处的王炜老师，由他为我们介绍一下在这场疫情防控之战中，研究生工作处都做了哪些工作。

中国社会科学网：针对本次疫情，请问研究生工作处在校园防控工作中承担着哪些职责？

王炜：在社科大疫情防控工作领导小组的领导下，研究生工作处成立了研究生疫情防控工作小组，在疫情防控期间，主要职责可以归纳为"一服务一联合"。"一服务"主要指我们持续贯彻服务理念，对全校研究生开展教育、管理和服务工作；"一联合"主要指通过建立联动工作机制，即研究生工作处与院系、导师、班主任、学生骨干协同配合，分类做好在校研究生以及未返校研究生的思想政治教育工作、心理健康教育与咨询工作。

中国社会科学网：目前，我们已经开展了哪些防控工作，这些工作进展情况怎么样，之后在哪些方面需进一步加强呢？

王炜：目前研究生工作处开展的主要防控工作有：

第一，对学生们的情况摸清底数。各班主任以慰问的形式，通过电话和微信与本班学生进行一对一、点对点的沟通，了解学生的生活、健康和心理状况，建立班级台账，同时启动了研究生班级日报制度，持续精准了解研究生的实时动态。

第二，加强研究生的教育引导和管理。在疫情防控期间，研究生工作处通过班主任向全校研究生发布学校疫情防控的相关通知，让学生们及时了解关于疫情防控的要求和纪律。通过院系、导师、班主任教育学生在疫情防控期间遵守学校的各项纪律和要求，积极调整心态，正确对待疫情。

第三，做好疫情防控期间研究生的服务工作。针对求职、京考、国考、选调生等需提供证明材料的研究生，研究生工作处会同相关部门采用线上办理的方式，确保学生的需求不受疫情的影响。

第四，做好研究生群体的心理工作。针对疫情的影响，在关注研究生群体心理健康的同时，重点关注湖北特别是武汉地区的研究生、在校研究生尤其是医学观察隔离的研究生以及毕业生，我们通过线上咨询与电话沟通相结合的方式，由导师、班主任、心理咨询老师协同做好研究生的心理咨询与辅导工作。

第五，引导学生加强自我防护意识。通过"社科学子"微信公众号向全体研究生推送关于防护新型冠状病毒肺炎疫情的相关知识和温馨提示等内容，让广大研究生科学认识疫情，提高自我防护意识和能力。

随着疫情防控时间的拉长，下一步，学校将针对毕业就业、硕博考试复试、教育教学等研究生关注的工作制定预案和方案；重点关注并做好压力较大研究生的心理疏导和咨询工作。

中国社会科学网：留校同学目前的情况怎样？学校对留校的同学有没有特殊的关照？

王炜：目前我校共有在校研究生 96 人，其中良乡校区 80 人、望京校区 14 人、西三环学区 2 人。良乡校区有 8 名研究生在接受医学观察隔离。研究生工作处将留校学生信息一对一发给了相关院系、导师和班主任，通过院系领导、导师以及班主任给予关心和慰问。各校区、学区留校研究生心态平稳，状态良好，普遍积极配合学校工作，做好自我观察、自我防控，减少流动，在宿舍安排学习生活。

学校为在校生每人配发体温表、口罩等防护用品；免费为接受医学观察隔离的在校生配送三餐以及营养品；为避免人群聚集，取消了在食堂用餐的方式，更改为提供盒饭回宿舍用餐；考虑到所有在校研究生疫情防控期间的身体健康，除了精心搭配三餐以外，每天免费提供水果或酸奶等，让学生们均衡营养，合理膳食；学校超市还每天定点为有需求的学生配货送货。学校一系列的暖心举措，让在校生深深感受到了学校的呵护与关怀。

中国社会科学网：根据现已收集的各班级或各系每日定期报告，学生们目前的总体情况大致如何？

王炜：自疫情暴发以来，我校研究生展现出了较高的政治素养和较强的大局意识，积极配合学校的各项疫情防控工作。目前，从反馈情况看，研究生总体状态平稳良好。

中国社会科学网：请您谈谈这段时间的工作感受。

王炜：疫情突然到来，学校党委第一时间做出反应，成立疫情防控指挥部，所有校领导坚守岗位、靠前指挥。严密的工作部署，密集的工作任务，让各个部门、一线的同志都迅速投入到疫情防控工作中去。在严峻的疫情面前，所有人没有任何怨言，有的同志一直坚守在防控第一线，春节都没能和家人见上一面。所有这一切的努力和付出都是为了学生们的平安和校园的安全，每位同志都在各自的岗位上尽心尽责地工作，这既感动着我，也激励着我。

中国社会科学网：在这段特殊时期，您对同学们有什么特别的叮嘱吗？

王炜：一般对特别挂心的人才会唠叨，既然你们是学校最挂心的人，我就再替学校唠叨几句。

首先，我们要坚守本心，不乱阵脚。疫情的爆发，打乱了我们的计划，搅扰了我们的生活，扰乱了我们的心绪，虽然这不是我们想看到的，但请各位同学一定要记住，无论何时学校都是你们最坚强的后盾，所以有任何情况、任何困难都一定要及时反映给班主任、导师、院系、学校。

其次，调整好心态，不为"疫"所役。同学们一定要积极面对突发的疫情，调整好适合自己的生活方式，加强自我防护，保持身心健康。在家的同学多陪陪自己的家人，在校的同学别忘了每天和家里互问平安。

再次，抓住时光，充实自己。学校虽然延期开学了，但是同学们一定要合理安排学习时间，在导师的指导下坚持学习，坚持科研。

最后，请同学们遵守国家、教育部、地方政府、社科院、学校的各项疫情防控纪律和要求，让我们全力配合国家打赢这场无硝烟的战"疫"。

凝师生情　举全校力　坚决打赢疫情防控阻击战

社科大防控工作指挥部办公室宣传组

（首发：中国社会科学网2月5日；转发：中国社会科学院网站2月5日、中国教育网2月17日）

疫情就是命令，防控就是责任。中国社会科学院大学（研究生院）坚定不移地贯彻习总书记的指示精神，认真落实教育部、社科院和北京市各项决策部署，学校党委高度重视，把做好疫情防控工作、保障师生员工的健康安全作为当前最重要的任务来抓。连日来，社科大采取了一系列有力举措，本着"高度重视、积极主动、科学有效、全力以赴"的原则，严密排查、联防联控，确保疫情防控不留死角，防疫工作扎实有序。

全面巡查抓落实　一线慰问送温暖

2月3日，党委常务副书记、校长张政文与学校领导王兵、林维以及指挥部各工作组值班同志一起，再次对良乡校区进行巡视，检查、指导疫情防控工作，并对坚守岗位的防控工作人员及良乡高教园区派驻社科大的同志表示慰问。

校领导一行先后查看了学校南门、隔离医学观察区、学生食堂、学生宿舍、学校垃圾处理站等关键区域。张政文要求尽快落实门禁等各项措施，严格管控、定时巡逻；强调要严格按照有关要求规范进行隔离医学观察区的管理，加强对隔离的9名学生在生活、学习、心理等各方面的引导、关怀和照料。他叮嘱一线的安保和医务人员在做好防疫工作的同时，也要做好自身防护，在保证工作正常运转的前提下合理安排调休，保持良好的身体和精神状态。他还责成后勤部门加强营养餐配给，为一线的安保和医务人员额外增加蛋、奶等物资保障。

在学生食堂，校领导与学生亲切交流，对食堂增加免费鸡汤、为学生配餐盒以方便学生回宿舍就餐等做法表示赞许，并要求食堂一定要严格落实各项防控措施，保障在校师生就餐安全。在学生宿舍，校领导检查了学生宿舍管理各项防控措施的落实情况，要求加大学生宿舍防控力度，加强消毒、保洁工作，严格落实各项防控要求，确保80名在校生的安全。

争分夺秒齐动员　构筑防控安全线

自北京市启动突发公共卫生事件一级响应机制以来，社科大迅速行动，对全校师生员工展开深入摸排和动态跟踪，实现人员全覆盖；建立了联络员机制，落实日报告、零报告制度，畅通了信息渠道，及时准确发布师生员工和社会关注的重要信息。

1月22日，学校成立了疫情防控领导小组，并在此基础上进一步充实工作力量。张政文校长任组长，王新清、王兵、林维、张树辉、张波五位校领导任副组长；而后及时成立防控工作指挥部，张政文、王新清任指挥长，王兵、张树辉任副指挥长；指挥部下设办公室、排查管控监督组、医学观察指导组等13个专项工作组、各学院也成立由主要领导牵头的工作组。

防控指挥部精心谋划部署、科学分工指导，各工作组强化责任担当、细化工作举措，全校师生统一思想行动、校区学区联动联防，构建了全面抗击疫情的工作体系。

1月26日以来，社科大实行每日会商制度，校领导全天坚守岗位、靠前指挥，听取各组关于防疫工作的最新情况及工作中面临的困难，结合社科大具体情况分析研判，落实落细各项制度，压紧压实各方责任，狠抓防疫工作中的薄弱环节，进一步研究制定防控预案，并就有关具体问题进行周密部署。

2月3日，社科大疫情防控专题网站正式上线，集中发布社科大防疫工作情况、普及防疫知识以及媒体关注等信息，便于全校师生、家长、校友了解学校的疫情防控工作动态和相关规定精神。

截至目前，学校建立健全了心理辅导机制和重大事件的处理机制，制定了《中国社会科学院大学防控新型冠状病毒肺炎工作方案》等5个工作方案，发布了《关于设置医学隔离观察室的通知》《中国社会科学院大学关于在校人员防疫工作的要求》等21个通知公告，明确了全体师生员工关心关切的问题。

构建防疫共同体　画好家校同心圆

学校发出了《致全体家长》《致全体学生》等 4 封信，并通过电话、微信等方式，为同学和家长介绍了学校的防控要求，对他们表示亲切的慰问，给他们送去及时的温暖和关怀，并认真听取学生及其家长的意见建议。实现联系全覆盖，保持经常性联系，形成了学校关心家长、家长慰问学校的良好氛围。

眼下，学校正商讨有关学生学业以及毕业生实习、就业问题，要求全体导师在疫情防控期间通过多种渠道加强学生学业指导工作，尽可能减少疫情对学业的负面影响。日前，校办公室、组织部、教务处、招生与就业处等 8 个部门及其他相关学院同志协同配合，及时完成了 149 名进入国考、京考资格复审阶段的学生的相关材料复核、打印、盖章、拍照、录入和寄发工作。总的原则就是要以学生为中心，最大限度地让学生便捷、安全，让同学感受到疫情无情人有情。

下一步，学校将继续以学生为中心，围绕做好延期开学前后的教育教学、学生管理、后勤服务等相关工作出台工作方案，稳妥推进各项措施落实落地。同时，根据疫情防控进展，不断细化优化延期开学后各项防控工作预案。

社科大有信心在已经取得阶段性成效的基础上，更加坚定信心、和衷共济、合理布局、科学防控，坚决打赢疫情防控阻击战！

三棵树下的坚守

——西三环学区防疫战记

展宾宾

（首发：中国社会科学网2月7日；转发：中国社会科学院网站2月7日）

三棵树，往日里熙熙攘攘的学子"打卡"圣地，因为一场突如其来的"疫情"，在这个冬日显得格外冷清萧瑟，但仍有人在三棵树下坚守，等待着这场"战疫"的最终胜利。

根据中国社会科学院大学防控新型冠状病毒肺炎工作方案，在学校防控工作指挥部的具体指导下，西三环学区迅速组建了疫情防控小组，并在工作组组长张率老师的组织带领下第一时间开展工作，防疫战正式打响。

高度重视，筑牢防疫第一线

我们根据工作组成员的实际情况，分别编入前线工作组及线上支援组，未返京和尚在居家观察期的成员通过线上沟通参与防控工作，明确各自的职责和分工，多头并进。

前线工作组与时间赛跑。西三环学区的在校生主要包括2020届的本科生毕业生及部分研究生毕业生，因为升学考试及找工作等原因，一部分同学选择寒假留校或提前返校，因而前线小组成员迅速对抵达学校的返校生进行身体状况检测，按照规定上报、联系学工部门和相关院系，遵照指挥部指令及医学组的指导，在相关院系和班主任的支持下，视情况对返校生进行劝返或采取医学隔离观察措施，并详细记录上报返校同学的行动轨迹，为他们发放口罩及酒精等防护用品，对被隔离观察的同学进行体温检测和心理疏导。与此同时，学校领导第一时间对接中央团校负责领导，会商防控工作并达成一致意见，由西三环学区工作组协同团校保卫部门及物业部门做好封闭式管理工作，共同筑牢防疫第一线。

线上支援组做到即时的反应和时刻的关注。按照学校统一部署，小组成员做了大量繁重但卓有成效的思想引导工作，劝诫同学们居家观察，为国家、首都、教育系统和学校的疫情防护工作作出了应有的贡献。小组内的两工处和各院系学工负责人通过各班级的班主任、辅导员，用电话和微信等方式迅速与每一名同学取得了一对一的联系，了解学生的当下情况，转达了学校的关怀和问候，听取了学生和家长的建议和与意见，尤其对家在湖北、身在湖北及近期曾途经湖北的同学予以动态关注和及时安抚，定期传达国家及学校的相关政策规定，让同学们安心在家，共克时艰。

协同配合，阻断病毒传播链

此次的新型冠状病毒肺炎传染性强，潜伏期较长，因此控制人员流动是遏制疫情蔓延的关键环节，西三环学区与中央团校共处一地，在两校领导达成共抗疫情的一致意见后，西三环学区工作组与团校校办立即建立了对接机制，信息共享，协同采取了以下措施：

首先，于1月28日封闭了北家属区门及南宾馆门，仅开放学校正门，严格执行进出管理、身体检测及身份筛查制度。

其次，28日封闭了教学楼，并开始对公共区域进行定时消毒，配合街道和社区统计双方教职员工在家属区内的居住情况以及近期的行动轨迹，将学子三号楼二层和三层的20个房间设置为医学观察隔离区域，用于对疫源地返回或经过疫源地的师生进行隔离观察。

再次，两校亦通过线上渠道向同学们发布非特殊情况不提前返校的提示以及自我防护的相关注意事项。

风雨坚守，众志成城渡难关

筑牢防线，阻断传播路径后，工作组的重心转至服务好留校的师生以及安抚好在家隔离抗疫的每一位同学和家长上来。

组内成员因留观和身处外地因素，仅有五位老师奋战在第一线，从执行校指挥部的具体指令，到因地制宜地与中央团校协同作战，再到安排好留校师生的学习生活，哪里都有他们忙碌的身影；在这特殊的时期，几位老师身兼多职，从安保检查员，到信息统计员，再到义务送餐员，随处可见他们匆匆的脚步。

特别是负责安保工作的 62 岁的王勇老师，除了西三环学区小组的工作外，还要协助团校一线开展相关工作，默默奉献，不辞劳苦。

线上支援的各院系学工负责人同样在电波和网络的另一端坚守着，他们时刻关注每一位同学的健康动态，协助调节同学及家长的心理忧虑，及时传达学校的通知和工作进度，屏幕上每一次的"平安"推送都映照着他们放心的笑容。

疫情终将过去，校园一如往昔，三棵树仍在那里，我们会在这儿一直坚守，等待平安归来的你！

高校接力致敬，表达首都师生决胜"战疫"最强音

孙美娟

（首发：中国社会科学网 2 月 7 日；转发：澎湃政务 2 月 8 日）

疫情发展牵动着每一位高校工作者的心，已经有太多高校同仁为了做好校内防控工作，为了做好校内外学生的防疫指导、学业辅导和心理疏导工作，彻底放弃了休假，暂时停掉了备课和科研，全身心地扑到艰苦卓绝的战役中去，又有多少老师和志愿者们，已经身心疲惫。

即便如此，我们没有看到一个老师退却，没有听到一句怨言，因为大家深知，疫情就是命令，防控就是责任，我们再难，也没有直面生死；我们再累，也是在后方。是一个个战斗在一线的医护人员的事迹感染着大家，一批批冲上前线的壮士们的勇气和豪情鼓舞着大家，一场场感人送别和含泪壮行感动了老师和同学们。

中国社会科学院大学负责宣传报道校疫情防控工作的师生，在 2 月 5 日制作了第三张官方"战疫"海报，与互联网上热传的感人视频一起，进行了公众号推送，并利用北京市高校新闻与文化传播研究会的平台 @ 了北京各兄弟高校，倡议大家接力发帖，"今天我们不说自己，只致敬前线！"

"我们再累，也是后方！做好自我防护，减少流动出行，不给国家添麻烦，就是我们对打赢这场防疫战的基础贡献！如果你也为这段视频泪目，就请与我一起，致敬奋战在最前线的疫情防护人员，叮嘱他们保重，祝福他们平安！"催人奋进的话语、感人至深的视频、鲜明坚定的学校态度，触动了忙于学校防控工作的新闻战线同仁的心灵最软处。深夜，倡议发出，当晚就有兄弟高校接力，有 20 多所高校表示要参与接力。截至发稿，已有 19 所高校接力发出公众号推送，各校都制作了本校的主题海报，加入了本校师生对一线工作人员的祝福和致敬。京外高校也加入到了接力的队伍中来。

一个接力，代表了首都高校师生对防疫工作前线壮士的慰问和祝福，表达了首都高校与全国人民站在一起，誓言早日取得疫情防控全面胜利的愿望和决心，相信也会激励更多师生投入这场没有硝烟的战役，以实际行动，从我做起，不获全胜，决不收兵！

爸爸妈妈放心吧，我等你们凯旋

刘睿彻

（首发：《长江日报》2月8日）

父母是医护人员，在抗疫一线奋战无法回家。在华中科技大学同济医学院附属中学，这样的孩子有 146 名。8 日，长江日报 - 长江网记者获悉，在学校的引导下，他们做视频、赛英文诗、画画、听志愿者哥哥姐姐的课，疫情面前体现出了少年担当。

乔哲夫画的妈妈

"妈妈，你是最美的天使"

初一男生做视频献给前线妈妈

"妈妈，你不怕吗？""怕，但责无旁贷！"从大年初四开始，同济附中七年级的乔哲夫就没有见到过妈妈，这是妈妈临走前，和他最后的对话。

他的妈妈是同济医院中法新城院区骨科护士长田薇。其实大年三十，妈妈年夜饭都没吃就去了医院，他就知道今年的春节有些不寻常。"我从来没有离开妈妈那么久，我为这件事哭了"，乔哲夫在学校布置的"每日一思"里写道。

临走前，妈妈考虑到工作方便，在家里让外婆剪去了自己的一头长发。这些天，乔哲夫止不住对妈妈的思念。他手绘了一张图，图中的妈妈，短发，戴着蓝色的手术帽，脸庞罩在口罩里，眼睛闪亮有神。

乔哲夫说，"妈妈在一线奋战，我必须为妈妈以及像妈妈一样的白衣天使们加油！""希望新型冠状病毒肺炎患者们早日康复，也希望我的妈妈尽快凯旋！"

爸爸乔霁说，孩子感受到妈妈肩上的责任，好像一下子长大了。在爸爸的帮助下，乔哲夫为妈妈制作了一段视频——《妈妈，你是最美的天使》，致敬所有像妈妈一样的白衣战士，配上自己的画，选了他觉得很好听的一首歌——《你笑起来真好看》。

"我想您妈妈，下次一定陪您好好过个年。"在视频的最后，一段字幕显现。

田薇看到视频时，哽咽得说不出话。"我心里是放心的。孩子很懂事。"她后来说。

"你们是我们的英雄"

班级创作英文短诗致敬医生

"在这个特殊的春节，在这个特别的冬天，我格外地怀念同学们，怀念学校。我们好似被囚禁的动物，望着窗外被按了暂停键的世界，特别地惊恐、无助、绝望。但我们一次一次地被感动，渐渐地被点燃希望，重拾信心！待到春暖花开时我们一定要紧紧相拥！"

黄博煊创作英文诗

同济附中八（5）班的班主任兼英语老师胡萌老师，含着眼泪在班级群里写下了这样一段话。胡萌和同济附中其他教师一样，努力让孩子们从不安的情绪中解脱出来，因势利导开展教学活动。

胡萌在班级内开展了以"With hope,with me!"为主题的英文短诗创作比赛。孩子们的热情被点燃了，把对父母的思念、对白衣战士的敬意通过自己的笔尖尽情倾诉。

八（5）班的黄博煊，爸爸是协和医院的医生，正在一线抗疫，博煊有一对上幼儿园的双胞胎妹妹。就这样，他不仅管好自己，还帮着家人照顾好两个妹妹。

博煊写了一首英文诗《Salute to the doctors（致敬医生）》，"他们是我们的英雄，冒着风险进入危险地带，武汉万岁，所有人将知道你的故事。"

为白衣战士减压

大学生为医护人员子女网上辅导。

2月8日，中国社会科学院人文学院的大二学生陈奕漩，在网上为同济附中一名九年级女生辅导功课。他打算招募50位大学生志愿者为医护人员的子女在网上辅导功课。

陈奕漩说，爸爸是同济医院的医生，正奋战在抗击新冠肺炎的一线，想到爸爸忙碌的身影，同为医务人员的孩子，他理解，学弟学妹们可能会因为父母不在身边，学习、生活、情绪受到影响。他觉得可以利用所学之长，辅导有需要的学弟学妹们学习，于是联系了母校的老师，同济附中的老师们积极支持他的想法。

陈奕漩第一个联系的是同于同济附中毕业、现在武汉大学计算机学院读大二的廖宇扬。廖宇扬的妈妈也在同济医院一线奋战，两人一拍即合，随后共陆续联系了 10 位志愿者。现在已启动一对一辅导。

"我们的努力也才刚刚开始，希望越做越好"，陈奕漩说。

15天后，我走出学校的医学隔离观察室：一位湖北女生的返校隔离日志

唐芊尔

（首发：《中国教育报》2月10日；转发：光明微教育2月10日、《光明日报》2月11日、新浪网2月18日、中国社会科学网2月22日）

庚子鼠年的元宵节，对中国社科院大学研究生王瑾瑜来说，是一个值得铭记的日子。这一天，她终于解除了为期半个月的医学隔离观察。

这十五天，她经历了什么？体悟了什么？这段经历对她的人生又会有什么改变？这一切，都被她写进了下面的日志里。

时间： 2020年2月8日（元宵节）

口述： 中国社科院大学 王瑾瑜

遥想十五天前，我是走进学校隔离室的第一人。

我叫王瑾瑜，湖北孝感人，金融系研究生一年级在读。

故事要从十五天前说起。一月中旬我已经听说武汉疫情的一些只言片语，当时我的家乡孝感并没有出现疫情，我一直在犹豫今年要不要回家，想了想暑假也没有回家，最终我决定回家团圆。

我是21号到家的，23号上午武汉封城，同学打电话给我，邀我一同返回北京。23号孝感没有封城，我家正好在火车站旁边，返程很顺利。

24号早晨，也就是大年三十当天，我抵达学校南门。当时学校也没有封校，但是校门值守已经严格了很多。

我第一时间联系到辅导员老师，随后老师让我拨通了负责防疫工作张树辉副校长的电话，他和蔼地询问我的现状和家里状况，嘱咐我不要慌乱，并马上安排医务室王小斐大夫联系我，不到一个小时就协调好了我的住宿问题。

没想到这时良乡高教园区的常务副主任路鹏也赶来看我。事后我才知道，园区启动严格校园管理比市里早，我是园区第一个返校需要隔离观察的，所

以也惊动了园区领导跑来指导学校安排工作。

这个除夕和以前不太一样，窗外微寒，但我的手机有些热，吃着学校送来的除夕大餐，我的心很暖，我知道——爱不会被隔离。

25号大年初一，早晨7点半，我被老师的敲门声叫醒，是老师送来一盘热气腾腾的饺子。

之后，王兵副书记代表学校把牛奶、水果送到了我的面前，张树辉副校长也多次打电话或发信息问候我。

一位戴眼镜的老师帮我拿来书架上所有跟课题相关的书籍，还给我拿来两本英语书，勉励我："你和我姑娘差不多大，好好学英语。"

我在网上选购了一些生活用品，都是保卫处的周老师充当了我的临时快递员。

住进了隔离区宿舍，我开始关注学校网站和官微，发现学校20号开始发布疫情相关信息，还有专业的医学防护指导。

紧接着防疫专题网站开通，每天都播报学校防控工作的简讯，报道各部门、各学院、各小组的工作，还有同学们发来的讲述自己自我防护、自主学习、助人自主的故事。

我知道张政文、王新清等学校领导每天都在学校值班，指挥疫情防控工作，还看到老师们接力购买创业同学因为北京庙会停办而无法卖出的夜灯年货......

26号，我吃着老师送来的午餐，体验着新宿舍的24小时热水，值班老师还特意送来了矿泉水。

在保卫处老师每天两次登记体温的间隙，我闻到了走廊里飘进来的消毒水味道，开始锻炼身体。

班级群里转发着学校推迟开学的通知，我通过网络跟同学们一起交流论文写作进度等问题，与湖北的同学互相聊聊家里的情况，特别感动的是新疆的同学受父母之托问候我，陪我聊天。

27号，当我读着《众志成城、共克时艰——致全体同学的一封信》时，校领导王兵副书记来看望了我和另外四位留观同学。

校医又送过来一袋爱心小药包，是每个在校生都有的，嘱咐我开窗通风，我开始了一天的规律生活。

上午，我在导师的安排下做了一些和课程有关的 PPT；下午，完成了导师《中央银行学》这本书的编写任务，看一些跟课题相关的研究报告，跟实践导师做汇报。另外，抽空做了一些拉伸运动，晚上与同学相约"一起看电影"。

接下来的几天都是这样严格、标准的管理和规律的生活，我发现我的黑眼圈都没有了。

学校为每位学生发放一包口罩。身在湖北的同学逐一接到了学校的电话慰问，湖北籍同学微信群也一直很活跃。

校红十字会发起了捐款，有在校同学发起"高原鹅（高援鄂）"捐赠行动计划，有海内外 200 多所高校大学生参与服务，筹集医疗物资，广大校友也积极筹措物资。

我们班级同学也积极动员，通过捐款、撰写文章、制作视频等形式传播防疫正能量。

学校开通了免费流量和校外网络访问，老师们在准备线上课程的时候，还不忘在线指导我的学业论文。

这段时间我并不害怕，因为学校老师不仅关心我的身体健康，还对我进行了心理安抚。

我通过学校防疫专题网站和官微了解了学校防疫工作和医学常识，知道了学校领导和部门负责人都在学校指挥防控工作。学校有人 24 小时值班，后勤车队随时消毒并做好保障，必须到校的老师都是从几十公里外自驾来校的；医疗队正在协调物资，学校食堂的鸡蛋汤换成了鸡汤，加了免费的水果和酸奶；学校建立了网络心理支持与互助平台，从英国、日本访学归来的同学因为回不到疫区的家里，也得到了妥善安置。

时间来到了元宵节，团圆的节日，一个阳光明媚的上午，时钟指向 10 点 25 分，经过 15 天的健康隔离观察，我拿到了社科大医务室开具的解除隔离观察的通知书，重获"自由"。

在隔离区楼下，我接过王小斐大夫递来的鲜花，真想跟每天关心我情况的这个好姐姐来一个大大的熊抱，可我知道那绝对不行。值班校领导王新清、张树辉、张波和工作人员祝贺我顺利解除隔离观察，鼓励我继续遵守学校的规定，做好自我防护。我父母也打来电话，表达了对学校的感谢。

我在医务室大夫的陪同下，踏着一路的春雪，在"责任石"前留了影，解除宿舍封条，返回阔别已久的宿舍。

在我接受隔离的时候，老师和同学们都在行动，学校防疫网站已经发布100多篇消息；我们学校发起的"今天，我们不说自己，只致敬前线"接力的活动，已经有20多所高校参与，学习强国也给予了关注。我们班级内部已经募集了将近两千元捐给疫区，这些都让我感到振奋，我们在和这所年轻的大学一起打响战"疫"。

特别感谢学校，感谢组织，感谢老师，感谢后勤的工作人员！学校为我做的事很贴心，我希望我能为学校做一些事，学校以后如果需要疫情防控志愿者我会随时去帮忙。

我相信我们的国家和民族，希望我们国家能早日战胜疫情、渡过难关。我在社科大，为湖北加油！为中国加油！

愿春暖花开时我们再相见，皆是桃花面。

首都高校在行动 I 编写"段子"、创作动画,致敬战"疫"一线

张莹 赵艳国

(首发:《现代教育报》2月12日;转发:中国社会科学网2月22日)

北京建筑大学:一位"段子手"辅导员的温情嘱托

东风吹战鼓擂,

咱和疫情谁怕谁,

勤洗手,戴口罩,

防护知识要知道。

全口径,准报告,

党员团干不能少,

疫情准保被打跑。

......

一首首朗朗上口的小"段子"出自北京建筑大学文法学院辅导员张鹏之手。每天在清晨督促学生信息上报的工作中,张鹏都会推出抢人眼球的"小段子",向学生传达学校的疫情防控要求,宣传各种疫情防控知识。

中国传媒大学:创作公益歌曲动画短片

日前,中国传媒大学动画与数字艺术学院王漪老师、王雷老师担任总导演,王雷老师担任制片人及总编剧,段雯锴老师担任制作总监,创作了预防新冠肺炎的公益歌曲动画短片:《泡沫战士保护我》《为什么要戴口罩》。短片中的角色来自他们创作的系列儿童动画《毛毛镇》。此前《毛毛镇》已播出2季共52集,是国家新闻出版广电总局推荐的优秀国产动画片,也在美国芝加哥国际儿童电影节、保加利亚瓦尔纳国际动画节等多个国际顶级电影节中入围和获奖。

中国社会科学院大学： 湖北女生返校隔离后自愿请战

十五天前，我是走进学校隔离室的第一人。我叫王瑾瑜，湖北孝感人，金融系研究生一年级在读。庚子鼠年的元宵节，对我而言，是一个值得铭记的日子。这一天，我结束了为期半个月的医学隔离观察。

隔离期间，老师和同学们都在行动，学校防疫网站已经发布了 100 多篇消息；学校发起的"今天，我们不说自己，只致敬前线"接力的活动，已经有 20 多所高校参与，学习强国也给予了关注；我们班级内部已经募集了将近两千元善款捐给疫区，这些都让我感到振奋，我们在和这所年轻的大学一起打响战"疫"。

特别感谢学校，感谢组织，感谢老师，感谢后勤的工作人员！学校为我做的事很贴心，我希望我能为学校做一些事，学校如果需要疫情防控志愿者我会随时请战。

我相信我们的国家和民族，希望我们国家能早日战胜疫情、渡过难关。我在社科大，为湖北加油！为中国加油！

愿春暖花开时我们再相见，皆是桃花面。

——王瑾瑜（湖北孝感人，金融系研究生一年级在读）

首都经贸大学： 学生走上街头为病患无偿献血

新型冠状病毒感染肺炎疫情防控期间，街头行人寥寥，献血量呈断崖式下降，医疗血液保障面临重大挑战。为努力确保特殊时期首都、武汉用血供应，北京团市委大学部、市学联秘书处发起"无偿献血报名征集活动"。首经贸共青团系统积极响应，充分发挥共青团生力军和突击队作用，组织在京在校团员、青年自愿报名，从 2 月 3 日上午发出无偿献血倡议书到 2 月 10 日截稿时，该校已有姚渤、冯楚恒等 27 名同学完成无偿献血。

北京化工大学： 以手写心，助力武汉

面对疫情，让我们紧密团结在

以习近平同志为核心的党中央周围

坚定信心，同舟共济

中华同根

势要打赢这场防控阻击战！

我们是北化人

我们承诺：

勇担使命，不忘初心

牢守"战"线，北化同筑！

笔力之雄健

是北化人相信抗疫必胜的信念

众志成城齐扼疫

同心勠力共擒魔！

北京电影学院： 抗击疫情，画纸做旗

面对新型冠状病毒肺炎疫情，全国人民团结一心，共克时艰。党中央紧紧依靠人民群众，坚决打赢疫情防控阻击战，各地医护人员勇敢逆行冲往一线，广大人民群众不计代价积极援助。在这场没有硝烟的战"疫"中，没有局外人！

在这个特殊时期，北京电影学院动画学院阿达实验班的同学们"宅"家出力，发挥专业优势，"以笔为枪，抗击疫情，画纸做旗，鼓舞人心"，积极开展关于防控阻击此次疫情的海报创作，助力打赢疫情防控阻击战。同学们用一幅幅饱含深情的作品，向奋战在一线的战士致敬，为疫区同胞加油打气，展现了大家战胜病毒的强大信念！

首都高校在行动｜中国社科院大学传递战"疫"正能量

娄雪

（首发：《现代教育报》2月13日；转发：人民网2月13日、新浪网2月21日）

疫情就是命令，防控就是责任。自北京市启动突发公共卫生事件一级响应机制以来，中国社会科学院大学迅速行动，采取了一系列有力举措，本着"高度重视、积极主动、科学有效、全力以赴"的原则，严密排查、联防联控，确保疫情防控不留死角，防疫工作扎实有序。

争分夺秒齐动员，构筑防控安全线

社科大对全校师生员工展开深入摸排和动态跟踪，实现人员全覆盖；建立了联络员机制，落实日报告、零报告制度，畅通了信息渠道，及时准确地发布师生员工和社会关注的重要信息。

1月22日，学校成立了疫情防控领导小组，并在此基础上进一步充实了工作力量。张政文校长任组长，其他校领导任副组长；而后及时成立防控工作指挥部，下设办公室、排查管控监督组、医学观察指导组等13个专项工作组、各学院也成立了由主要领导牵头的工作组。防控指挥部精心谋划部署、科学分工指导，各工作组强化责任担当、细化工作举措，全校师生统一思想行动、校区学区联动联防，构建了全面抗击疫情的工作体系。

自1月26日以来，学校实行每日会商制度，校领导全天坚守岗位、靠前指挥，听取各组关于防疫工作的最新情况及工作中面临的困难，结合具体情况分析研判，落实落细各项制度，压紧压实各方责任，狠抓防疫工作中的薄弱环节，进一步研究制定防控预案，并就有关具体问题进行周密部署。

截至目前，学校建立健全了心理辅导机制和重大事件的处理机制，制定了《中国社会科学院大学防控新型冠状病毒肺炎工作方案》等5个工作方案，发布了《关于设置医学隔离观察室的通知》《中国社会科学院大学关于在校人员防疫工作的要求》等23个通知公告,明确了全体师生员工关心关切的问题。

围绕育人尽全力,构建防疫共同体

社科大发出了致全体家长、学生、教师、老同志的4封信,并通过电话、微信等方式,为同学和家长介绍学校的防控要求,送去及时的温暖和关怀,并认真听取其意见建议。实现了联系全覆盖和保持经常性联系,形成了学校关心家长、家长慰问学校的良好氛围。本科生工作处心理咨询中心搭建了"中国社会科学院大学网络心理支持和互助平台",在疫情期间为社科大全体师生提供专业的心理支持服务。

针对学生学业以及毕业生实习、就业问题,全体导师在疫情防控期间通过多种渠道加强学生学业指导工作,尽可能减少疫情对学业的负面影响。日前,校办公室、组织部、教务处、招生与就业处等8个部门及其他相关学院同志协同配合,及时完成了149名进入国考、京考资格复审阶段的学生的相关材料复核、打印、盖章、拍照、录入和寄发工作。总的原则就是要以学生为中心,最大限度地让学生便捷、安全,让同学感受到疫情无情人有情。

目前,学校已围绕做好延期开学前后的教育教学、学生管理、毕业就业、服务保障等工作进行了专门研究,部分方案已经成型。特别是针对延期开学后的教学工作,教学管理部门和各教学单位分别制定了详细的实施方案,确保按照正常开学时间在线上开课,师生共同协力,保证正常教学秩序。其他相关工作方案将按照节奏稳步推出,各部门将稳妥推进各项措施落实落地。同时,根据疫情防控进展,不断细化优化延期开学后的各项防控工作预案。

宣传立体发声,凝聚防控正能量

在做足疫情防控保障工作的同时,社科大也重视疫情防控的宣传,积极传播正能量。定期发布学校疫情防控信息和知识,及时发布学校疫情防控工作的最新动态,统一思想和行动,坚定师生信心,引导社会舆论。

同时,学校还上线了疫情防控专题网站,集中发布学校防疫工作情况、普及防疫知识以及媒体关注等信息,便于全校师生、家长、校友了解学校的疫情防控工作动态和相关规定精神。截至2月10日,专题网已推送文章178篇。同时,上线疫情防控通系统,师生健康情况可一键上报,每日上报,可实现分级统计和汇总统计。

图书馆及时统计并发布、提供线上免费学习资源，提供社会和其他高校免费开放的资源信息。

社科大还在网络上发起了高校接力致敬的活动，在高校中掀起了一股传递正能量的热潮。2月5日，学校制作了第三张官方"战疫"海报，与互联网上热传的感人视频一起，进行了公众号推送，并利用北京市高校新闻与文化传播研究会的平台@了北京各兄弟高校，发起"今天，我们不说自己，只致敬前线"的接力活动。深夜倡议发出，当晚就有兄弟高校接力，33所高校接力发出公众号推送，各校都制作了本校的主题海报，加入了本校师生对前线的祝福和致敬。学校多个学院和班级拍摄了致敬前方、祝福武汉、祝福祖国的视频，承诺遵守国家和学校的相关规定。

支援抗疫齐上阵，社科学子显担当

在疫情面前，社科大的师生们纷纷行动起来，在这场没有硝烟的战斗中，每个人都化身战士。一批教职工为了做好校内防控工作和准备正常教学，彻底放弃了休假。有很多教职工都主动冲在了宣传政策、服务师生、引导社会、攻关科研、捐款捐物、志愿服务的最前面，以各种形式传递温暖，为抗击疫情贡献力量。

该校人文学院2018级的陈奕漩同学毕业于同济医学院附中，这个学校的很多学生最近陷入了困境：他们即将面临中考，而父母前往救治新冠肺炎患者的第一线，根本无暇顾及。得知情况后，他开始志愿为这些医护人员的子女辅导学业，并邀请更多同学加入其中。他说："你为我们冲锋在前，我们让你后顾无忧。"目前，社科大已经将此活动列入学校正式的志愿服务项目，一批社科大学子踊跃报名，志愿为这些"逆行者"当好大后方。

疫情集中爆发初期，2016级的顾姣发现很多医院物资告急，正进行求助，于是就与朋友商量，决定建立一个全国大学生的援鄂组织。1月24日，顾姣同11位分别来自北京大学、清华大学和社科大本校的同学一同发起高原鹅——高校学生援鄂行动（简称GYE），获得了全国各地高校大学生的积极响应。在GYE工作组中，社科大同学有16位，是援鄂行动中的重要组织者，也是

GYE 的主要工作者。他们发挥各自专业优势、发动网络关系网，筹集资金与物资、打通运输渠道，从而支援前线、抗击疫情。

2019 级硕士 1 班党员白刚同学的家乡在内蒙古通辽市科尔沁区左翼中旗宝龙山镇前烟灯吐嘎查，一个宁静而祥和的小村庄。他一直关注疫情，当得知村里需要组织村民在村口二十四小时值守时，第一时间就向村里报名。这个假期，不顾严寒，每天站在村口，做好"守门人"的角色。

疫情发生后，该校援外培训项目培养的各国学员，也纷纷通过各种方式，对中国正在遭遇的新型冠状病毒肺炎疫情表示关切和同情，希望中国人民能够尽快战胜疫情。

在疫情蔓延、全国各地防护物资纷纷告急的严峻形势下，广大校友积极筹措，一大批善款和医疗紧缺物资源源不断地从世界各地发往疫情严重地区。一些学院校友会还主动发起了内部的善举协调组织。他们的善举，体现了中国社会科学院大学学生强烈的家国情怀和社会责任感，是学校教书育人的成果，是当代青年的真实写照。

在社科大，这样的学生还有很多很多。正如 GYE 公众号"高原鹅"的第一篇推文所写："青年要有担当，国家才有希望，大事面前，青年应当为国家出一份力……这一次，中国青年，我们得行动起来！"

高校打赢防疫战靠制度也要有温度

唐芊尔

（首发：《光明日报》2月18日；转发：教育部网站2月18日、中国教育信息化网2月18日、中国社会科学网2月20日）

【短评】

近日，一名湖北孝感女生的返校医学隔离观察日志在网上引起了广泛关注。这名中国社会科学院大学的研一学生，用朴实的笔触，记述了她在学校医学隔离观察室里度过的十五天。

在她笔下，隔离观察宿舍的生活有序而温暖：有发短信关心慰问和送牛奶、水果的校领导，有定时送餐的老师和帮忙取快递的后勤小哥，有在线指导课题的导师和相互关心的朋友……

这样的生活来之不易：不仅需要学校防控机制的迅速建立和有效运行，也需要各部门工作人员的通力配合，更需要学校切实做到"把同学和老师放在心上"，师生家长拧成一股绳，在服务师生中赢得师生。

在这场没有硝烟的防疫战中，高校如何做到"靠制度也有温度"，从这篇日志中也能看到一些做法，这些无疑都具有借鉴意义。

抗击疫情，首都高校辅导员在行动

赵艳国

（首发：《现代教育报》2月20日）

摸排统计，确保一个也不能少；

心理辅导，帮学生遇见更美的自己；

宣传教育，引导学生科学应对、有序防范；

学业指导，督促学生坚持学习不掉线……

在首都高校抗击疫情工作中，辅导员老师们密切联系学生，无私奉献学校和社区，用实际行动打好了疫情阻击战。他们不仅是校园战疫的坚强力量，更是一道独特温暖的风景线。

中国人民大学：用歌声致敬白衣天使

近日，由中国人民大学工会指导，教职工合唱团发起的"致敬无畏逆行的白衣天使、居家演唱并录制《逆行的力量》视频"活动在人大师生中引起热烈反响。疫情当前，人大师生员工在做好防护工作的同时，不仅认真完成本职工作，还用歌声致敬这场没有硝烟的战争里的英雄们。

从活动召集、歌曲学习、视频拍摄到制作完成只用了短短3天时间。时间虽短，感恩的心是迫切的；形式虽朴素，致敬的情是炽热的；虽然没有观众，但每一位歌唱者都比平时任何时候更渴望被大家听到用歌声表达的致敬。

仅一天多的时间里，就有30多位师生学习歌曲并在家录制完成视频。有的老师请家人帮忙录制，有的老师把手机架在高高的书堆上，有的老师将手机夹在晾衣架上，简单的拍摄条件难不倒人大人，虽然人在家中，但心在一起、歌声交汇，感恩致敬。

除了用歌声表达对白衣天使们的致敬，身在各地的教职工们也用自己的方式加入防控疫情的战斗，部分教职工们发来了他们的衷心祝福，视频会议室调试现场、交通卡口……几乎每个抗疫岗位都能看到人民大学教职工的身影。

北京师范大学：他们是全校联防联控的螺丝钉

1月23日腊月二十九，北京师范大学全校辅导员第一时间进入"战时状态"，加入疫情防控阻击战，开始了学生信息的摸排和上报工作。无论身在何处，只要有一方场地足够放下一台电脑，他们就随时在岗上线，扛"枪"战"疫"。

1月26日大年初三，各学部院系党委副书记、学生工作负责同志接到学校命令，要求即日起在京在岗。在与家中的亲人短暂话别后，他们纷纷地坐上返京的列车，向着校园防疫阵地出发。

为了做好防疫工作，北师大于2月1日上线了信息填报系统，为确保全校学生打卡数据的准确和及时，辅导员们投身于每日疫情信息填报的工作当中，担任每日签到的监督员和把关人。每天在截止时间即将到来前的半小时内，总能看到辅导员作为群主在激动地@大家。

数学科学学院2018级班主任潘珊珊，1月14日生下女儿，1月22日就投入到2018级251名学生的摸排和统计工作中；2019年全国"最美高校辅导员"获得者、汉语文化学院党委副书记任雅才老师，撰写了题为《在暂停的时空里积蓄力量》的网络文章，字里行间充满着殷殷期盼和坚定信念；学校党委学生工作部学生心理咨询与服务中心夏翠翠老师，从大年初一开始参与面向全国的心理援助工作，承担心理防疫热线和网络的辅导督导工作……

在校园疫情防控工作中，北京师范大学坚持"全校一盘棋"，筑牢疫情联防联控的坚固防线。作为学校疫情防控"棋盘"中的一个个交叉点，辅导员们在全校疫情防控工作中发挥着至关重要的作用。

中国社会科学院大学：千方百计连起"平安热线"

"各位同学，请大家帮忙统计一下班内的目前在湖北、经停湖北或家中亲朋到过湖北的同学信息，确保不落下任何一位同学。有情况，随时跟我联系。"这是腊月二十九中国社会科学院大学人文学院辅导员王越发给各班班干部的第一条信息。彼时，中国社会科学院大学已经启动了全校范围内的疫情防控工作。

疫情就是命令，防控就是责任。王越顾不上照顾卧病在床的家人，主动承担了全院所有学生的联系、摸排等工作。他利用微信、QQ和电话等线上渠道，在短时间内迅速完成了人文学院全部335名本科生和18名硕士、博士研究生的情况排查，并加班加点地将这些信息实时汇总，为学校和人文学院开展下一步工作打好了数据基础。

在学生因疫情不能返校的日子里，除了尽最大努力安抚好学生的情绪，还有两项艰巨任务摆在王越面前：怎样争取家长的理解和支持？怎样安排好学生学业？"解决问题最有效的办法是用电话和家长直接沟通！"想到这，王越立刻行动起来。有的手机号码联系不上家长，那就联系学生要；有的学生也联系不上，那就发动班内同学去联系；人手不够，那就动员班主任一起努力……

在中国社科院大学，许多像王越一样的辅导员，他们每天都要统计汇报学生信息，做好防疫工作宣传，做好受疫情影响家庭困难学生的资助工作……一桩桩、一件件背后渗透的都是汗水和艰辛。正是在这些辅导员的努力下，学校防疫工作才做到了上有抓手，下有支撑，为打赢这场防疫战奠定了坚实的基础。

华北电力大学：冲在前，努力当好"大考之人"

疫情发生后，华北电力大学在学校党委的统一领导下，全体辅导员和学工干部迅速由"假期模式"转变为战"疫"状态，全力投入抗击疫情的战场。在这场战"疫"中，全体辅导员和学工干部全力做好"六守护"工作，努力当好学生思想、健康和学业的"守护者"，助力打赢疫情防控阻击战。

六个守护：

思想守护，创新思政工作方式，开展网络思政教育；

健康守护，普及健康防护知识，培育理性平和心态；

学业守护，协助搭建学习平台，切实开展学业指导；

全面守护，坚决落实防控要求，全面摸排学生状况；

精准守护，关心疫情重点地区学生，做好应急资助工作；

协同守护，积极调动多方力量，形成协同育人机制。

尽管疲惫不堪但毫无怨言，只盼同学们的一声声"平安"。全体辅导员和学工干部用心坚持、用爱付出、用情守护。他们把疫情防控作为"大考之时"，努力当好"大考之人",坚持以学生为中心,以关爱学生、引领学生和服务学生的实际行动,构筑起了守护学生的严密防线。

中国农业大学:"我们都是守卫'阿中哥哥'的坚强后盾"

"如果说,军人守护的是国人,医生守护的是病人,那我们,守护的就是你们。如果说,祖国牵挂的是炎黄子孙,慈母牵挂的是远行游子,那我们,牵挂的就是农大学子……"这是中国农业大学草院辅导员汪磊老师在学校微信公众号"辅导员与你在一起"栏目里给学生的寄语。

自疫情发生以来,中国农业大学的辅导员们每日收集信息,搭起了学校、学院和学生的桥梁,拉近了师生的距离。据了解,中国农业大学全校共20000余名学生,各个学院的辅导员需要精准地掌握每个人的信息,有的辅导员需要直接对接300甚至400名学生,有的负责全院上千名学生信息台账的每日整理。

"每当大家晚报、没报或者错报的时候,辅导员还会担心是不是出了什么状况。"汪磊说,复杂的统计信息背后凝聚着每位辅导员的真挚愿望——学生平安。他还呼吁学生在接到辅导员统计信息或者电话时,多一分理解,多一分细致,多一分耐心,"让我们每一个人,都成为守卫'阿中哥哥'(中国)的坚强后盾"。

北京林业大学:守好疫情防控的"责任田"

"疫情就是命令,防控就是责任。虽不像一线的工作人员和医护工作者那样做着时刻面临生死考验的高强度的工作,但我依然努力守好疫情防控期间自己的'责任田'。"北京林业大学经济管理学院研究生辅导员王萌辉说。

从1月22日收到紧急通知要求统计上报学生情况至今,他已经开展疫情防控工作近一个月了。王萌辉说,每当看到微信群里同学们的积极回应,他的内心都会得到一种满足,内心的使命感也会更加强烈。经管学院研究生数量大、专业多、构成复杂,按照要求需要建立"一对一"联系的学生有近700百人,要做好学生的安全稳定、思想引领、课程辅导、科研教导、就业指导和心理疏导等工作并非易事。

像王萌辉一样,面对突如其来的疫情,北京林业大学的辅导员们把"一切为了学生，为了一切学生，为了学生的一切"作为初心，坚守岗位，和学校、学生一起共克时艰。疫情发生以来，学校党委宣传部和党委研工部联合推出"假期宅家，导师、辅导员有话说"专题栏目。像王萌辉一样，来自16个学院的辅导员们在做好疫情防控工作的同时，还在学校微信公众号的专栏里与学生们讨论疫情当前，大家能做什么、应做什么，并把来自导师和辅导员们最温暖的叮咛与祝福送给学生。

中国矿业大学（北京）：每位辅导员都是学生的"定神针"

"我深知我的身份是辅导员，正在打一场没有硝烟的战'疫'，学生平安是我们每个辅导员的目标，网络通信是我们的工作载体。"这是中国矿业大学（北京）地球科学与测绘工程学院研究生毕业班辅导员梁晓记录下的抗疫工作心得。

在中国矿业大学（北京），每一位辅导员都是学生的"定神针"，在带领学生们战"疫"过程中，每一天都不曾懈怠过。必须保证每一位同学知晓学校的最新疫情防控要求，必须联系到每一位同学，了解近况、做好登记，同时更重要的是做好同学们的思想工作……在每一位辅导员的心目中，疫情前期的信息汇总和学生指导是最重要的工作。

对于毕业班的辅导员来说，除了做好学生居家学习和防护工作指导之外，还要关心学生的毕业和就业安排。在了解学生们对于返校、学业、考公务员、求职、论文、考研考博等实际问题都有疑问后，地球科学与测绘工程学院专门成立了在校生"'救助'小队"，春节期间将在校生拉进群，为毕业班学生提供有力支持。

北京工业大学：战疫情　党员冲在前

近日，北京工业大学党委发出《关于加强党的领导、为打赢疫情防控阻击战提供坚强政治保证的通知》，要求全体领导干部、各级党组织、广大党员冲锋在前，坚决打赢疫情防控阻击战。通知发出后，学校党员干部率先垂范，涌现出了一批优秀的共产党员。

1月23日，在接到校医院领导的电话后，校医院护士长王晨云无暇顾及刚刚手术出院的母亲，第一时间筹购防控物资，参与校医院各种预案的制订，梳理预检分诊流程，主动给学校后勤等部门进行卫生知识培训；为了做好积极防疫物资供应，学生社区主任王秀梅积极协调疏通渠道，确保测温枪、口罩、防护服、护目镜、一次性手套等防护设备用品备量充足；学校疫情防控战役打响以来，党委保卫部部长李曾连续两周多工作在一线，同时还担负 24 小时值班任务，3 岁多的女儿连续好几天都不能见到自己的爸爸……

除了这些优秀个人之外，还有一个团队的工作也特别"暖心"。疫情发生以来，学生心理发展指导中心的五名党员迅速组建了一支党员先锋队，率先搭建了"网络心理支持平台"和"网络心理互助平台"，公众号上发布了十余篇文章，并用两天时间紧密筹备推出约三万字的心理抗"疫"手册，为志愿者提供了 26 万字的心理援助资料库，处理了多项学生心理危机事件。

北京邮电大学：从我做起 奉献"一点点温暖"

2 月 3 日起，在北京邮电大学西土城校区南门执勤的志愿者和安保人员，每天都能收到校门口一家奶茶店的工作人员送来的免费热饮。每一杯热饮都有一个共同的名字——"一点点温暖"。疫情当前，北邮人的付出感动着许多人。

参与防疫，北邮人在行动。与许多北邮教师一样，马克思主义学院副教授杨艳萍在疫情发生后，与社区对接，主动加入社区防疫工作中，在社区统一安排下，有了一次在小区防疫检查岗值班的经历。

同学校其他辅导员一样，学生们的健康也是网研院 19 级硕士生辅导员李祉莹老师最挂念的事情之一。每日提醒学生完成健康打卡成了李老师心里最重要的事。"得一对一联络，保证同学们一个不掉打卡队，一个不漏信息网。"为了吸引同学们注意，与李老师有着同样挂记的辅导员们纷纷编起了打卡宣传段子，疫情之下，当全民都成为厨师，辅导员们也纷纷变身"段子手"，用轻松与幽默向学生传递问候与关心。

北京财贸职业学院：一名辅导员的战"疫"日记

"先不要恐慌。如果家里有人发烧或出现呼吸道疾病症状，请先自我隔离。"郝丽莹在第一时间联系上学生和家长，核实情况、安抚学生，建议家长尽快向所在街道居委会报告接触史。

放下电话，郝丽莹把这条信息记录下来，继续填写《每日每生点对点台账》。每天在做好学生联络工作之余，郝丽莹还把工作的点滴以日记的形式记录了下来，积累形成了几千字的"战'疫'日记"。

这是疫情防控开始以来，北京财贸职业学院辅导员和班主任老师日常工作的缩影。

据了解，按照疫情防控工作要求，北京财贸职业学院建立了由学校领导、二级学院学生工作负责人、专职辅导员、班主任老师组成的四级学生疫情防控工作应急系统。学校各二级学院学生工作负责人、专任教师、辅导员、班主任共237人对全校6161名学生进行"分工包干"，为每一位学生建立"一人一案"工作台账，确保工作全覆盖。

据学校党委学工部相关工作负责人介绍，237名老师采用电话、微信等形式，每天和自己"包十"的学生联系一次，通报疫情防控最新情况和学校有关要求，摸排和更新学生思想动态、健康状况和行动轨迹、家庭情况等，努力做好学生"守望相助"的贴心人，持续关心关爱每名学生。

（来源：各高校微信公众号）

"手拉手，共战'疫'"，大学生志愿者服务医护人员家庭

刘博超

（首发：光明网 2 月 22 日）

当前新型冠状病毒肺炎疫情的防控工作正处于关键时期，为打赢疫情防控的人民战争、总体战、阻击战，广大医务人员响应党的号召，义无反顾地冲上了疫情防控第一线，筑成了抗击疫情的坚强防线。与此同时，由于长期离开家庭，很多医护人员家中的"一老一小"缺乏照顾和陪伴。

团中央青年志愿者行动指导中心发布《关于组织高校青年志愿者开展"与抗疫一线医务人员家庭手拉手专项志愿服务"的工作建议和指引》，为此，夕阳再晨公益组织发起"手拉手，共战疫"抗疫一线医护人员家庭关爱计划，探索出"1+2+1"志愿服务模式，即 1 个医护人员家庭匹配 2 名志愿者进行"一家一策"的精准服务，针对未成年子女提供亲情陪伴、课业辅导、经典导读、学习规划、科技探秘和疫情防护教育等服务，针对老年群体提供心灵陪伴、科技助老等服务，并分配 1 名督导员进行服务督导，用实际行动为广大医护人员守护后方的家。

"作为湖北省疫情重灾区的一员，在看到夕阳再晨发布的这个志愿者招募后，我立即填写了报名表，希望能为我心目中的英雄们送去我的一点帮助，为早日战胜疫情贡献自己的一份力量"来自北京邮电大学的志愿者李子健说，李子健服务的孩子叫丫丫（化名），丫丫的母亲是北京地区抗疫一线的护士，父亲是负责协调防疫物资的高校后勤工作者，五年级的丫丫课业负担在逐渐加重，面对疫情，她的父母职守一线，都没办法帮助孩子学习，与丫丫的联系是通过视频连线的形式开始的。通过连线，李子建同学了解到丫丫在数学运算能力上有所欠缺，作为计算机科学与技术专业的学生，他利用专业知识，编写了一个随机生成四则运算的表达式并能给出答案的小程序，可以让丫丫在电脑上通过不断练习来加强计算学习能力，每答一道问题电脑都会出现：

"别着急慢慢算哦，加油完成这个挑战！"，这给了丫丫很大的鼓励，当问到丫丫每天希望一起学习多久的时候，丫丫回答道："现在爸妈经常不在家，你们愿意陪我多久都行呀，多多益善！"这让李子健感触很深，坚定了自己坚持下去的决心。

与此同时，来自北京大学的张菲尔、中国社会科学院大学的沈彤、北京中医药大学的杜宜迪同学也与对接的小朋友通过微信视频聊天的方式，共读了曹文轩先生的《青铜葵花》，一起聆听小朋友分享了她印象最深刻的一个故事。

哈尔滨师范大学的余海微和北京中医药大学的吴亭瑶与小朋友一起回顾了中国传统节日，了解了节日的传统习俗，分享了小朋友过节日常。

北京邮电大学的熊菲同学和北京大学医学部的朱立心同学与小朋友通过视频的方式，一起学习了英文绘本《In the Forest》。在轻松愉快的气氛中，志愿者们先听小朋友朗读，然后逐个讲解不认识的单词，帮她答疑解惑。

"身为一名预备党员，要积极响应号召，要肩负防疫责任，更要履行防疫义务，坚持全心全意为人民服务"，来自武汉体育学院的黄梦婷说。在志愿者队伍中，很多像她一样的党员志愿者更是主动冲锋在前，筑起了疫情防控的青春防线。

"我们推出的'手拉手，共战疫'抗疫一线医护人员家庭关爱计划，以志愿为本、坚持原则；教学辅助、陪伴成长；专业服务、一家一策；定岗定时、'线上开展'为基本原则开展，通过联动高校搭建'教育专家＋心理学专家＋社会工作者＋志愿服务骨干＋高校志愿者'五位一体的组织架构，通过进行精准匹配、开展专业培训、设立互评机制、建立服务成果库4个方面建立了12个标准化服务方法，通过践行志愿服务制度化更好地保障服务成效。"夕阳再晨联合创始人罗旭说。

据悉，目前夕阳再晨"手拉手，共战疫"抗疫一线医护人员家庭关爱项目已经对接北京地坛医院、中日友好医院、北京市四季青医院、海淀区疾病预防控制中心等15所医院，其中医护人员家庭主要需求分布在课业辅导（23%）、经典导读（20%）、学习规划（18%）和科技探秘（18%）等方面。

　　该计划招募了来自北京邮电大学、中国地质大学（北京）、北京林业大学、北京外国语大学、北京中医药大学、中国农业大学、北京师范大学、北京大学、武汉理工大学、哈尔滨师范大学等来自包括疫区湖北在内的 5 个省的 17 所高校共计 140 名志愿者，已形成《"手拉手，共战疫"——抗疫一线医护人员家庭关爱计划保密承诺书》《志愿者线上帮扶标准化流程》《与抗疫一线医务人员家庭手拉手专项志愿服务计划表》《与抗疫一线医务人员家庭手拉手专项服务个案记录表》等标准化文件 15 个，累计开展线上培训 3 场，培训志愿者 60 名，第一批服务 30 户家庭，按照"一家一策"的服务规划计划开展服务 103 次，服务时长超过 6000 小时。

北京高校新闻与文化传播研究会汇集首都高校战"疫"好做法

北京高校新闻与文化传播研究会

（首发：澎湃政务 2 月 22 日）

战"疫"防控，非一校之事，非一己之力，需齐心协力，同频共振。自新冠肺炎疫情暴发以来，北京各高校高度重视，守阵地，担使命，倾全校之力，攻坚克难，多措并举，保师生安全，保校园安宁。

今天，作为高校新闻人，来说说我们对抗疫情的各种小妙招。北京高校新闻与文化传播研究会联合众多高校一起发力，推出"首都高校同心战疫"系列报道之对外经济贸易大学、中国社会科学院大学、北京工商大学和北京服装学院四所高校整体防控好做法。

对外经济贸易大学：联防联控，保障师生安全

疫情防控开展以来，对外经济贸易大学态度坚决，行动迅速，快速进入"战时"状态。11 次部署疫情防控工作会议，7 次实地督查、现场办公，9 个工作组团结合作 24 小时工作，在新型冠状病毒肺炎疫情形势严峻蔓延的当下，对外经济贸易大学全体教职员工在校党委的统一部署和坚强领导下，同力协契守护 18000 余名惠园学子，并在这场全国疫情防控的人民战争、总体战、阻击战中贡献属于经贸人的力量。学习强国《现代教育报》以《首都高校在行动｜对外经济贸易大学：联防联控守护平安》《首都高校在行动｜对外经贸大学：九组联手 联防联控 构筑疫情防控安全屏障》等文章报道了学校防控整体工作。

为了能够精准、高效、便捷地做好疫情防控教职工信息的统计工作，该校从 2020 年 2 月 1 日起实行"疫情防控，从我做起，每日打卡"程序，全体教职员工通过网络程序，每天报"平安"。2 月 16 日，央视新闻直播间"战疫情特别报道"专题节目特别点赞了该校的健康打卡系统，称这是对"学校教职员工疫情情况的全面采集"。

疫情防控工作开展以来，该校把握正确舆论导向，设立新闻专栏，对党中央国务院重要指示批示精神、教育部党组、北京市委关于疫情防控工作的部署要求，学校防控工作的整体安排、各专项组的工作进展、各个学院的防控工作部署以及聚焦基层一线，对在疫情防控中涌现出来的先进典型、创新做法、成效进行及时跟踪报道，在广大师生中传播正能量。持续充分利用新媒体矩阵，加大宣传覆盖面和宣传频次，网站发布新闻、官微发布推送、微博发布博文230余篇，在抖音、快手等视频平台发布视频近30个，积极引导广大师生主动防控、科学防控、群防群控。

中国社会科学院大学：工作高效，防控有温度

中国社会科学院大学防控工作启动早、制度严、措施准、效率高、有温度。

中国社会科学院大学坚持每日会商制度，主要校领导主持召开防疫指挥部工作会，研判最新情况，解决具体问题，推进工作落实。指挥部下设执纪监察组，由学校纪委负责同志担任组长，监督检查各部门、各工作组对学校疫情防控工作领导小组和指挥部各项工作部署的落实情况。人民网、学习强国《现代教育报》以《首都高校在行动｜中国社科院大学传递战"疫"正能量》全面报道学校疫情防控工作。

2月3日，中国社会科学院大学疫情防控专题网站正式上线，集中发布该校防疫工作动态和通知要求、普及防疫知识、传达上级精神，刊载师生文章和艺术作品等。目前该专题网发文量已超300篇，对广大师生、校友和相关人士了解疫情防控工作，稳定师生情绪，形成抗疫合力发挥了重要作用。

《光明日报》2月18日报道学校做法，并配发短评《高校打赢防疫战靠制度也要有温度》，文章称："不仅需要学校防控机制的迅速建立和有效运行，也需要各类工作人员的通力配合，更需要学校切实做到'把同学和老师放在心上'，师生家长拧成一股绳，在服务师生中赢得师生。……从这篇日志中体现出的一些做法，无疑具有借鉴意义。"

北京工商大学：多措并举，实现"十个到位"

北京工商大学坚决贯彻落实中央、市委市政府、市委教育工委和市教委各项决策部署，迅速行动、周密安排、从严落实、有序推进，坚决做到思想认识到位、组织领导到位、责任落实到位、全面排查到位、疏导教育到位、网络研学到位、科学防护到位、物资储备到位、舆情引导到位、监督检查到位，以疫情防控工作"十个到位"筑牢坚固防线，全面打响防"疫"阻击战。

该校第一时间成立了疫情防控专项工作领导小组，学校党委书记黄先开、校长孙宝国任组长，与主管校领导，各党政部门、群众团体、教辅机构、各学院党委（总支）书记，重点关注对象共同构建起了疫情防控工作四级责任体系，形成了全校上下联动、各部门齐抓共管、责任落实到位、预防措施有效的工作局面。学校多次召开疫情防控工作专题部署会，校领导带队检查各部门、各环节准备情况，建立学院书记、院长每日在岗值班制度，保证发现问题及时处理。学校党委在阜成路校区设置党员先锋岗，由学校党员中层干部与工作人员值守，用实际行动践行初心、担当使命，将党旗高高举在第一线。2月17日，全校师生跨越地域界限，通过不同线上教学平台，共同迎接新学期的到来，北工商人以云端授课学习的方式，对抗疫情，共克时艰。

该校疫情防控专项工作领导小组下设总体联络协调、宣传教育、在校学生工作、离校学生工作、教职员工工作、隔离区管理、校园安全防护、线上教育教学和督查工作9个工作专班，层层压实责任，形成党委带动、部门联动、全员行动的疫情防控工作局面，确保疫情防控工作有序有力开展。《北京日报》《现代教育报》《北京考试报》等多家媒体对该校疫情防控工作进行了报道。

北京服装学院：发挥专业优势，合力战"疫"

为助力打赢疫情防控阻击战，北京服装学院的师生全力以赴为湖北祈福，为中国加油！

发挥专业优势助力战"疫"，组织策划主题教育作品网络征集活动，部分学生作品被选为社区防疫宣传素材。校院两级学生组织共同制作发布了多篇相关推送，在学生中开展主题征文活动；制作《防控新型冠状病毒儿童绘本》，普及防疫知识，目前已经有多国语言版本提供下载；学生将父母亲参与一线疫情防控的故事以及她与父母的日常沟通创作成插画，致敬逆行的一线医务人员；辅导员录制推送音频节目《泓声北服安全讲堂》，面向全体学生传播防疫资讯；原创抗"疫"歌曲《我们是一家人》，歌颂奋斗在抗击疫情一线的广大党员的初心和使命担当。新华社、《现代教育报》等媒体转发,学习强国平台也做了专题报道。

　　同时,北京服装学院利用新媒体平台进行宣传,在各官方媒体平台陆续发布抗"疫"相关通知、新闻、倡议书等报道30余篇并设立专栏。新华社、学习强国、中国新闻社、《北京日报》《中国青年报》《中国纺织报》《现代教育报》、今日头条、凤凰网等相继报道抗"疫"期间师生思想教育动态;利用信息技术平台支持疫情防控信息报送,开发"疫情防控通",教职员工通过该平台线上填报提升了数据统计的准确性;全面精准摸排留校及返乡本科生、研究生、国际留学生的身体健康状况和病毒感染情况,并每日向学校报送疫情相关数据,心系每一名学生;开通心理健康咨询教育资讯平台,成立"疫情相关心理援助团队",开通专题网站,通过网络热线、视频互动等形式加强心理疏导和教育工作;制定《北京服装学院新冠肺炎疫情防控期间学生资助工作方案》,开展困难生资助。学校就业部门与湖北籍毕业生开展一对一就业咨询服务,后续会进行点对点就业指导帮扶工作;发动师生校友爱心援助,向咸丰县人民医院、武汉中南医院、湖北黄冈中医院等指定医院捐赠医用手套、防护面罩、医用防护服、口罩等物资,救助新冠肺炎疫情防控工作的医疗机构、医务人员、困难病患者及其他困难群体。

认真协调，妥善安排，确保赴牛津访学学生回家

高莹 曾茂富 任耀博 刘旭亮

（首发：中国社会科学网 2 月 23 日）

根据中国社会科学院大学防控新型冠状病毒肺炎工作领导小组的部署，中国社会科学院大学国际交流与合作处积极做好近期在牛津大学短期学习交流项目师生团（以下简称"访学团"）的回国安排和疫情防控工作，认真落实学校相关防疫工作要求，努力确保访学团师生顺利安全回国。目前，访学团一行 16 人均已平安返回国内。

访学两周　收获颇丰

2020 年牛津大学寒假短期学习交流项目于 2020 年 1 月 19 日开始，至 2 月 2 日结束，为期两周。访学团每天上午安排两次学术专题讲座，下午开展实践、参观活动，感受英国文化，提升英语综合能力。此次访学团参加了牛津大学教授和英国行业精英讲座、与议员面对面座谈会、电影工作坊等活动，参观英国重要文化场所，完成小组合作展示等。项目日程安排紧凑，种类丰富、内容多彩，兼具高度的学术价值与人文历史的趣味性。

恪尽职守　反应迅速

公共外语教研部刘旭亮担任访学项目带队老师。牛津访学项目开始几天后，国内疫情形势逐渐严峻，刘旭亮老师密切跟踪国内疫情变化，及时汇总学校的最新要求和通知，并第一时间向学生传达。同时，实时关注英国本土病例的发生和发展情况，组织学生做好预案。

一是在得知项目组织方为师生购置回国乘飞机用口罩之前，刘旭亮老师就第一时间指导学生在亚马逊电子商务网购买医用口罩，以备回国途中使用，并且叮嘱每一名学生注意身体健康，确保临行前、返程路上保持良好身体状态。二是与学校国际交流与合作处保持密切联系和沟通，报告项目进展和国外疫情，同时按学校要求对学生的身体状况进行摸底排查、汇总，报告回国事宜。

为应对回国所面临的严峻疫情，刘旭亮老师积极配合学校防疫要求，统计学生回国交通方式和入境后去向。三是针对"有家难回"的访学成员进行必要的沟通和协调，确保每名学生返程归家之路能安心、放心。2017级政法学院研究生周咪咪因家庭所在地疫情管控、交通不便等因素，难以回家。刘旭亮老师得知情况后，随即向国际交流与合作处汇报，得到答复后，及时做出相应的合理安排。另外，还顺利协调处理了2019级经济学院加英杰同学因交通原因变更航班等特殊情况。

提前谋划　确保安全

国际交流与合作处在访学项目开始前，就安全问题做了专门的行前教育，确保学生了解相关出国、境外活动的注意事项，千叮咛万嘱咐，始终以学生的安全为重点。学校和国际交流与合作处为此次访学项目专门配备了一名经验丰富、尽职尽责的带队老师，从而让学生在海外的学习和生活无后顾之忧。

随着国内疫情形势日趋严峻，在学校防控工作领导小组和工作机构的指挥下，国际交流与合作处第一时间向访学师生传达了相关防疫工作要求，并对学生们面临的各种困难予以快速回应，尽最大可能满足学生合理需求。第一，对访学项目全体师生的健康状况进行摸底调查。第二，提醒带队老师督促学生做好个人防护工作，如购买口罩、保持个人身体健康卫生等。第三，传达学校"不得提前返校"的防疫工作要求，督促学生合理安排回国、回家的行程，防患于未然，尽可能避免在回家途中感染新型冠状病毒肺炎。第四，积极协调解决周咪咪同学"有家难回"的问题，经请示汇报，学校批准了该同学返校的申请。第五，访学项目结束后，国际交流与合作处逐一打电话确认每名学生是否安全到家，并提醒学生在家遵守当地政府部门的防疫要求，做好疫情期间个人防护，按规定定期向各所在学院（系）报告个人健康情况。

社科大图书馆疫情期间汇总推送免费数字资源

高莹

（首发：中国社会科学网2月23日）

在新冠肺炎疫情防控工作中，按照中国社会科学院大学疫情防控工作领导小组的安排部署，中国社会科学院大学图书馆（以下简称"图书馆"）迅速成立了防控工作领导小组，落实学校各项防控工作要求，强化责任，细化分工，采取有力举措，严格做好各项防控工作。

为了阻止疫情扩散，学校延迟了开学时间，图书馆也取消了寒假开馆。虽然关闭了读者到馆服务，但图书馆的网络资源服务始终没有停止。图书馆积极联络数据库服务商，解决读者资源访问、获取方面的问题，保障网络资源服务畅通。同时，收集网络上各种限时免费资源的信息，通过联系官网、官微或销售代表逐条核实、试用，确保限时免费资源信息准确有效，确定各资源的使用方式，并将所有信息汇总整理成微信推文，通过图书馆官方微信公众号和微信群及时推送给读者。自2月1日以来，图书馆共汇总推送了三期各类免费数字资源，包括中外文电子期刊、电子图书、学位论文、多媒体、试用数据库等网络限时免费资源近三十个，倡议广大读者放假不放松、停课不停学，积极开展自主学习，稳步推进论文、科研进度。闭馆期间，除去限时免费资源，图书馆数字资源校园网范围内正常访问，广大读者可以通过学校VPN在校外访问。

图书馆方面表示，将继续充分利用微信公众号，及时推送更多资源，让广大读者在家中体验优质的数字资源服务，做健康校园的守护者，为打赢疫情防控阻击战作出贡献。

青山一道同云雨　与子偕行共征衣
中国社会科学院大学关怀慰问疫情防控一线员工

（首发：中国社会科学网 2 月 23 日）

新冠肺炎疫情发生后，中国社会科学院大学党委在中国社会科学院党组的坚强领导下精准把握疫情防控形势，结合学校实际，做好科学研判，与相关单位及人员一道做到人员到位、管控到位、保障到位、疏导到位。

在校园疫情防控"战场上"有这样一群无名英雄，默默守护着校园的安全，为师生员工筑牢第一道防线。他们就是社科大校园无处不在的安保和物业两支队伍。他们来自北京国基伟业物业管理有限公司、北京首佳物业管理有限公司、北京金诚汇美餐饮管理有限公司、北京荣军保安服务有限公司。疫情防控期间，他们始终跟学校一道把师生员工的生命安全和身体健康放在第一位。他们克服人员少、任务重、工作险等重重困难，调动所有资源、举全公司之力，坚决完成学校疫情防控任务。

安保人员在保卫处的指挥下，按照学校统一部署，全员上岗、积极作为，实施交通管控，合理调配人力、物力资源，加强门岗管理，全力做好进校人员身份查验和体温检测工作，耐心细致地做好校园管控措施解释和防疫宣传工作；严格落实 24 小时值班执勤制度，加大校园巡查力度，加强重点区域监控，与相关部门横向联动、密切配合，防火防盗防疫情。

物业服务人员主动担当，扎实贯彻落实学校疫情防控指挥部要求，按相关程序要求规范化操作。提高学校公共区域的消毒杀菌工作频率——每小时进行一次深度消毒，尤其特别重视电梯间、医学隔离室等区域的消毒，做到不留盲区。与此同时，他们发挥主观能动性，通过设置临时消毒通道、废弃口罩回收点和快递集中处理区域等"硬核"防控措施，实现"消杀无死角，病毒无处逃"，最大限度地阻断了疫情传播途径，确保学校成为师生员工的安全岛。

校领导和学校的尊重、理解、关心是激励他们自发自觉为学校防疫贡献力量的源泉。2月12日，学校给四个公司发出了感谢信，表达了衷心感谢和诚挚慰问，感谢他们对学校疫情防控工作的大力支持，感谢员工的辛勤付出。对他们勇于担当、恪尽职守的风采给予了肯定，对他们不计得失、甘于奉献的精神表达敬意。

张政文校长和防疫指挥部高度重视对他们的保护和爱护，从各个方面提供支持保障，使他们始终保持强大战斗力和昂扬的斗志、旺盛的精力，持续健康投入疫情斗争。

在饮食上，为一线安保人员增加营养供给，每日提供鸡汤、酸奶和水果，尤其是夜间执勤的工作人员要配夜宵；在保护措施上，保障口罩、防护服等配备，确有困难就用一次性雨衣。同时根据国家中医药管理局关于更好地发挥中医药在新冠肺炎防治中作用的建议，学校为全体在岗工作人员发放了预防新冠肺炎的中药液，以此提高他们的身体免疫力，保障他们的生命健康安全。

元宵佳节，学校为安保人员和物业服务人员送去了元宵，校领导亲自为一线执勤人员送来了暖手宝，对他们表达关切和慰问。

2月20日上午，张政文校长到望京校区看望、慰问一线员工，对他们的工作予以肯定，代表学校表示感谢，并委托张树辉副校长为望京校区的安保、物业服务单位和人员发放了米、面、油、方便面、香肠等慰问品。

2月20日下午，校领导王新清、张树辉、张波代表学校亲手将米、面、油、方便面、香肠等慰问品送到良乡的安保人员和物业人员手中。感谢他们为学校疫情防控工作的辛勤付出，勉励大家再接再厉，同舟共济、共克难关，使学校疫情防控工作从一个胜利走向另一个胜利！

学校的这些贴心关怀与爱护让人倍感温暖，2月21日，北京首佳物业管理有限公司为表达对学校的感谢和对学校疫情防控工作的支持，给学校送来了2000个口罩。其他公司及员工也纷纷表示，一定要将感动转化为工作的动力，铆足干劲，守住阵地，与学校团结奋战、共克时艰。

沉下心、扑下身，誓夺双胜利

——知识界学习贯彻习近平总书记"2·23"重要讲话精神

邓晖、郭超、袁于飞、姚晓丹、杨舒、刘博超、周世祥、唐芊尔

（首发：《光明日报》2月25日）

"中华民族历史上经历过很多磨难，但从来没有被压垮过，而是愈挫愈勇，不断在磨难中成长、从磨难中奋起。"习近平总书记在统筹推进新冠肺炎疫情防控和经济社会发展工作部署会议上的重要讲话在知识界引起强烈反响。

大家表示，将积极落实坚定信心、同舟共济、科学防治、精准施策的总要求，沉下心、扑下身，同舟共济迎接关键大考，立足岗位交出合格答卷，誓夺疫情防控和经济社会发展的双胜利。

化危为机，同舟共济迎接关键大考

新冠肺炎疫情发生后，党中央把人民群众生命安全和身体健康放在第一位，采取了切实有效的措施，坚决遏制了疫情蔓延势头。

"这次对疫情的快速有效应对，得益于习近平总书记和党中央的强有力领导，再一次证明了中国特色社会主义制度的强大优越性。"中国人民大学常务副校长、法学院教授王利明说："疫情是对国家治理体系和治理能力的大考，疫情防控中也形成了许多成功的经验。补齐短板、推广经验，完善重大疫情防控体制机制，健全国家公共卫生应急管理体系，进一步推进国家治理体系和治理能力现代化，将会从根本上加快国家现代化进程。"

"疫情防控进入关键阶段，特别需要运用系统思维和统筹推进策略。习近平总书记和党中央做出的一系列重大战略部署就是积极化危为机的重要举措。"清华大学公共管理学院党委书记，应急管理研究基地主任彭宗超深有感触："总书记提出了7点疫情防控要求和8点经济社会发展措施，都是符合应急实务之需、非常重要的决策部署，也是符合综合应急管理与全面风险治理理念的有效策略。"

"总书记的讲话，是对新阶段统筹疫情防控和经济社会发展工作的总体部署和全面动员，振奋了全社会同舟共济、齐心合力共渡难关的信心。"中国人民大学副校长、经济学院教授刘元春说。

作家、中国作家协会网络文学委员会主任陈崎嵘说："我们坚信风雨过后是彩虹，春天的脚步谁也挡不住。我们将在这场大考之中，精心寻觅并真情创作能体现时代风貌、抗疫精髓的题材，使文艺真正成为号角和鼓点、春风和阳光。"

毫不松懈，不获全胜决不轻言成功

"各级党委和政府必须高度警惕麻痹思想、厌战情绪、侥幸心理、松劲心态，继续毫不放松抓紧抓实抓细各项防控工作，不获全胜决不轻言成功。"针对当前加强疫情防控重点工作，习近平总书记言之谆谆。

打赢疫情防控的人民战争，科技研发攻关至关重要。科技部社会发展科技司司长吴远彬告诉记者："目前，国务院联防联控机制科技攻关组在临床救治方案的优化和药物筛选、检测技术和产品、病毒病原学和流行病学、疫苗研发、动物模型构建五个主攻方向部署应急项目；中科院紧急启动了新冠肺炎防控项目，多个省市设立了新冠肺炎科技应急专项；相关部门在血浆采集、干细胞治疗技术备案、检测技术审批、统筹病毒毒株共享利用等方面积极推进。我们将进一步引导科技人员把论文写在疫情第一线，把研究成果运用到战胜疫情之中。"

疫情防控，要扩大国际和地区合作。中核苏能核电有限公司董事长刘兆华说："在获悉连云港征集抗击疫情物资的消息后，我们迅速完成了系列手续，将田湾核电项目合作方——俄罗斯原子机械出口股份公司捐赠的 10.45 万只一次性医用口罩运达。中核苏能愿与中俄双方核工业建设者一道，为打赢疫情防控阻击战贡献新的、更大的力量。"

北京作为首都，做好疫情防控工作责任重大，决不能有丝毫松懈。北京工业大学党委书记谢辉表示："作为首都高校，我们将坚决做好北京防控工作，同时牢牢抓好'六稳'中排在首位的'稳就业'，采取更加有力的措施做好毕业生就业工作，以必胜之心、责任之心、仁爱之心、谨慎之心打好打赢疫情防控阻击战。"

在生态文明建设方面，生态环境部华南环境科学研究所研究员张修玉有着自己的思考："我们应当全方位保护好饮用水源，畅通饮用水、蔬菜等生态产品供给，完善野生动物交易监管法治体系，同时持续深化'放管服'改革，推动实现经济高质量发展和生态环境高水平保护，推动生态环境治理体系和治理能力现代化，最终助力打赢疫情防控阻击战。"

疫情防控还要在全社会激发正能量、弘扬真善美。这让中国书法家协会理事、中国文艺志愿者协会理事张铜彦深感重任在肩："文艺工作者要坚持以人民为中心的创作导向，努力创作出更多温润心灵、启迪心智、鼓舞斗志的优秀艺术作品，为打赢疫情防控的人民战争加油鼓劲！"

凝心聚力，立足岗位交出合格答卷

抓好疫情防控，也要有序复工复产，助推经济平稳健康运行。大家纷纷表示，将凝心聚力，立足本职岗位，撸起袖子加油干，向党和人民交出合格答卷。

中国铀业有关负责人介绍，目前，海内外各单位抓紧全面复工，中核海外罗辛铀矿、天山铀业、通辽铀业、沽源铀业天然铀生产连续稳定运行，二七二铀业纯化转化线开始投料，大成制药生产线稳定运行，核地研院和中核矿业重点科研项目持续开展，地勘单位正在紧锣密鼓地组织野外出队工作。"截止到2月23日，我国天然铀安全高效生产，圆满完成2020年度前两月计划任务"。

"当前，'停课不停教、不停学'既是疫情防控的应急之举，也为教育教学改革提供了重要动力，我们要更加系统地规划与建设线上教育资源，逐步形成课堂教学、实践教学、网络教学相互支撑、管理高效的高水平教育教学体系，使校内校外、课内课外、网上网下相互衔接，以更好地满足学生成长的诉求和时代发展的要求。"中国社会科学院大学党委常务副书记、校长张政文表示。

"北理工广大教师已经认真投入到全新模式的教学工作中，努力确保教学质量。我也会在线上教学中告诉学生，疫情当前，虽然我们身处祖国各地，只能通过网络相聚，但学习的课堂没有变化，成长的任务没有变化，隔离空间不隔离知识，科学防护、努力学习，就是我抗击疫情的实际行动。"全国模范教师、北京理工大学教授薛庆说。

在作曲家、中国音乐学院院长王黎光看来，文艺工作者抗击疫情的"武器"就是手中的笔、心中的歌。"居家防控疫情期间，广大艺术院校师生潜心创作，讴歌抗疫斗争中涌现出来的英雄群体。现在，我们铆足了劲儿，认真学习领会总书记讲话精神，力求在今后的学习工作中，交出一份合格答卷！"

再部署，再誓师

中国社会科学院大学号召全校师生誓夺战"疫"全面胜利

王春燕

（首发：中国社会科学网 2 月 26 日）

习近平总书记在统筹推进新冠肺炎疫情防控和经济社会发展工作部署会议上的重要讲话，在中国社会科学院大学师生中引起了强烈反响。2 月 24 日下午，中国社会科学院大学领导、专家学者、学院党政负责人、思政课教师、辅导员、管理工作者、学生代表第一时间畅谈学习习近平总书记在统筹推进新冠肺炎疫情防控和经济社会发展工作部署会议上的重要讲话精神的体会。

2 月 25 日上午，学校党委理论中心组在自学基础上，再次通过视频会议的方式组织集体学习，中国社会科学院大学党委常务副书记、校长张政文主持学习会并传达了习近平总书记的重要讲话精神，党委中心组成员分别交流了学习体会。

张政文介绍了参加视频会议亲耳聆听习近平总书记重要讲话的感受，结合当前形势和学校工作，对继续做好疫情防控和加快学校内涵发展进行再强调、再部署、再动员。他表示，习近平总书记"2·23"重要讲话是历史性的，对打赢战"疫"和未来各项事业的建设发展都具有指导性的意义，是我们进行各项工作的指导思想和根本遵循。认真学习习近平总书记"2·23"重要讲话精神，对我们下一步的抗疫工作意义重大。我们要继续贯彻以师生为中心的理念，始终把师生生命安全和身体健康放在第一位，紧绷疫情防控这根弦，打好疫情决胜战，不获全胜，绝不收兵。要通过此次疫情防控工作，进一步查找学校治理体系和治理能力的不足，认真总结经验，不断提高战略应对、人才储备、物资储备，提高学校应对风险的能力和水平。

张政文要求，在继续做好疫情防控的同时，要打好延期开学期间的教育教学这场"硬仗"。两个战场上同时作战，要打赢两场战役。延期开学的教育教学工作部署已经完成，教学管理部门和各教学单位也都在积极准备。教育教学工作是学校的本职工作，在战"疫"期间做好教育教学工作是稳定战"疫"总体局势，夺取战"疫"全面胜利的重要方面，也是维护学校、社会稳定，确保学生身心健康的基本保障。做好教育教学工作对提高思想政治工作水平，提高教师教育教学水平，特别是网络、线上教学水平是一个重要契机。我们要善用"危""机""安"这个辩证的道理，借战"疫"期间的教育教学工作，全面推进学校思政、教学、科研工作改革升级，加强条件和装备建设。

中国社会科学院大学党委副书记、副校长，中国社会科学院研究生院院长王新清在交流发言时说，习近平总书记在统筹推进新冠肺炎疫情防控和经济社会发展工作部署会议上的重要讲话，以及关于应对新冠肺炎疫情工作的系列重要讲话和批示指示，为高校打赢疫情防控人民战争、总体战、阻击战，有序推进学校教育教学各项工作指明了方向、明确了路径、划定了重点。当前，做好学校的工作一是要充分认识当前疫情防控的形势，毫不放松抓好疫情防控工作；二是要精心组织好教育教学，确保将疫情对教学工作的影响降到最低；三是要做好开学前的各项准备工作，建立工作台账，加大校园管理力度；四是要抓好全年重点工作，要按照党中央、中国社科院的统一部署，推进学校改革发展顶层设计落实落地，抓好教育教学、科学研究、学科评估、招生就业、队伍建设、国际交流、服务保障等重点工作，启动"十四五"规划调研和准备工作，确保全年工作完美收官。

中国社会科学院大学党委副书记、纪委书记、副校长王兵认为，习近平总书记"2·23"重要讲话，为学校全面赢得抗疫胜利、推进提升办学治校能力和水平、加快一流大学建设提供了重要遵循。我们一定要带头并带领全体教职员工认真学习领会，深入贯彻落实，按照"坚定信心、同舟共济、科学防治、精准施策"的总要求，把党中央各项决策部署抓实抓细，以"不破楼兰终不还"的精神，赢得抗疫和发展的双胜利，向党和人民交出合格答卷。学校干部职工要在巩固前期疫情防控工作成绩的基础上，按照习近平总书记重要讲话要求，清醒看到"当前疫情形势依然严峻复杂，防控正处在最吃劲的关键阶段"的严峻形势，打起精神向前看，再接再厉再前行，高度警惕麻痹思想、厌战情绪、侥幸心理、松劲心态，坚定必胜信念，咬紧牙关，继续毫不放松抓紧抓实抓细各项防控工作，不获全胜决不轻言成功。

中国社会科学院大学党委常委、副校长林维在交流发言时说，习近平总书记指出，疫情既是一次危机也是一次大考。对国家来说，是对治理体系和治理能力现代化的一次测试，此次防控工作初步取得成效，已经充分说明了党的领导和中国特色社会主义制度的显著优势，极大增强了人民的信心。对于党员而言，这是一次党性的考验和洗礼。在这样一种危急关头，作为一名普通党员，必须拿出习近平总书记所要求的大无畏的革命精神，勇于斗争，勇于担当，积极作为，在疫情防控和社会主义一流大学建设的统筹发展中，以初心促行动，以行动见初心，把职责落在实处、精在细处。我们坚信，有党中央的坚强领导和全国人民的团结奋斗，中华民族一定能够取得疫情阻击战的全面胜利，实现民族复兴伟业。

中国社会科学院大学党委常委、副校长张树辉谈到，习近平总书记的重要讲话为我们的工作指明了方向。新型冠状病毒肺炎是对我国治理体系和能力的一次大考，高校是这场特殊战争中的重要战场、关键战役。高校战疫，法纪要挺在前，党建思政要做保证。高校要把思想政治工作贯穿战疫始终，在防控中不断完善思政工作体系。首先，要强化在战疫中健全、演练和检验高校思政工作体系的意识，要把确保学校全局利益和师生的根本利益作为重要遵循，充分发挥思想政治工作潜移默化的作用，教育引导师生守法制、守纪律、守规则、守底线。其次，要教导师生认同党和国家开展疫情防控工作的重大部署和科学决策，要引导师生增强大局观和全局观，讲政治，讲大局，讲责任，讲奉献，理性科学对待疫情和防护工作，要疏导师生恐惧、悲观、急躁、抱怨、消极等负面情绪。再次，要心中时刻装着师生，要高度重视和充分关心师生，有针对性地制定专门措施，安排专门人员做好联系和服务工作。学校启动、新建和完善危机应急机制、学业保障机制、救济帮扶机制、心理辅导和干预机制等一系列有机联动、务实高效的措施和机制，在服务师生过程中，赢得师生认可，发挥思想政治工作的强大效能。最后，要加强正面引导和宣传，充分利用好新媒体，弘扬战疫正能量，引导师生合理表达诉求，理性发表言论，不传谣，不信谣，做助力打赢防疫总体战的正能量。

中国社会科学院大学党委常委、副校长张波说，习近平总书记"2·23"重要讲话凝聚力量，鼓舞人心。疫情暴发以来，以习近平同志为核心的党中央采取了坚决果断的防控措施，展现出了一个负责任大国的风范。疫情就是命令，防控就是责任。作为一名党员干部，要充分发挥先锋模范作用，切实把思想和行动统一到习近平总书记重要讲话精神和党中央的决策部署上来，深刻认识疫情防控的重要性和紧迫性，带头遵守疫情防控的各项制度和规定，周到安排各项防控工作，坚守岗位、服从大局、听从指挥，严格落实疫情防控责任要求。在紧抓疫情防控不放松的同时，力争把疫情对工作的影响降到最低，把失去的时间抢回来，抗击疫情和日常工作两不误。相信在党的领导下，全国人民众志成城，一定能打赢这场抗击疫情的攻坚战。

中国社会科学院大学党委常委、组织部部长王彩霞说，习近平总书记"2·23"重要讲话，是全国下一步疫情防控及各项发展工作的重要遵循和指南。打好疫情防控保卫战，也是教育系统的一项重大政治任务。高校要全力防控，在打赢阻击战的基础上，有序开展学校建设发展工作，提高防范化解重大风险的能力和手段，做到"两手抓，两不误"。作为学校组织部门，下一步我们将继续提高政治站位，坚决贯彻落实党中央精神和中国社会科学院党组部署，执行学校指挥部的各项决定，积极发挥基层党组织的坚强战斗堡垒作用和广大党员干部的模范带头作用，通过这场伟大的人民战争，紧密结合实践，引导广大师生深刻认识中国国家制度和国家治理体系的显著优势，坚定战胜疫情的必胜信念，不断深化中国共产党全心全意为人民服务的群众路线和群众观点的认识。

会议要求，学校党委要尽快制定组织全校师生学习贯彻习近平总书记重要讲话精神的工作方案，加强学习，继续深入做好全校疫情防控和教育教学工作。

中国社会科学院大学党委理论中心组成员参加会议，相关部门负责人和疫情防控指挥部相关工作人员列席。

做健康卫士　守一方净土

韩育哲

（首发：中国社会科学网 2 月 26 日）

中国社科院大学医务室负责人、疫情防控指挥部医学观察指导组组长王小斐，自 1 月 22 日接到学校疫情防控指挥部防疫任务后，紧急响应、积极应对。她深知，自己的岗位虽然不会直接面对患者，但在学校疫情防控工作中，医务室就是最前线，医务人员就是冲锋的战士。必须与时间赛跑，才能打好这场没有硝烟的疫情防控阻击战。

与时间赛跑

面对疫情，王小斐分秒必争。当天就传达精神、安排分工、落实制度，连夜起草《中国社科院大学医务室新型冠状病毒肺炎的防控预案》《中国社科院大学医务室新型冠状病毒肺炎防控期消毒指导》《中国社科院大学医务室防控新型冠状病毒肺炎隔离观察室的设置》等办法，并组织工作团队制定了疫情上报流程、隔离预案、物资保障方案等 10 余份工作方案。在短时间内建立了一套完整、规范、科学、可操作的制度和流程，确保了排查、跟踪随访、隔离观察等工作得以科学高效进行。当除夕第一名学生返校，我校各部门按照流程按部就班将其隔离安置，高教园区惊叹我们是打了一场有准备之仗，建议其他高校向我校学习。

打防疫战就是打防疫物资保障战

作为一名训练有素的医生，王小斐意识到，疫情就是命令，防控就是责任。要想打赢这场战"疫"，必须有充足的防疫物资做保障。按照王大夫的部署，校医务室即将返校的医务人员超前计划采购了 84 消毒液、口罩、体温计等一批防疫物资，并将其合理分配、指导大家科学使用，既有效避免了日后防疫物资紧缺，又减少了大量采买防疫物资带来的风险。随着疫情日益严峻，校医务室通过各种渠道积极筹措，能够确保我校防疫物资的供应。截至目前，共计向各部门发放口罩30000余只，体温计200余支，测温枪20余把，一次性手套近15000副，免洗洗手液650余支，酒精近500升，84及次氯酸钠消毒水近150桶，过氧化氢600瓶。

我是党员我先上

为了让医务室的其他员工能过上一个团圆年，前期工作基本都是王小斐一力承担。清点并整理现有防护物资、建立留校学生微信群、往返奔波于学校三个校区（学区）之间，把防护物资送到学生手中，让学生在学校安心过年；联系各校区（学区）保卫和物业部门，将校门严格管控；第一时间在良乡校区设立隔离观察室，按相关规定规范隔离制度。

疫情防控期间，王小斐带领其他校医务人员一边认真学习诊疗指南、操作规范，为现阶段及开学后抗击疫情做好充分准备，一边宣传普及疫情防治知识和防控要求，提高师生的防控意识，引导师生理性对待疫情；一边承担着隔离区的筹备、管理、消毒工作，指导和监督各校区（学区）的防控防疫工作，一边参与研讨各类防控预案和防控流程，建立起校医务室与各上级单位、其他部门的联防联控的工作机制；一边要照顾、引导在校生的身心状况，一边要敏锐发现苗头问题，及时向指挥部上报并建言献策。作为一名"老"党员，急难险重，她总是身先士卒，这应该就是医务工作者的初心。

疫情防控和日常工作两手抓

为了避免聚集性感染，校医务室目前不开诊，王小斐考虑到留校学生的日常用药以及学校一线防控人员的防护，在报防疫指挥部批准后，为每位留校学生及一线工作人员发放了装有常用感冒中成药和使用频率较高的下火药、眼药水等药品的爱心小药包，以及熬制好的新冠肺炎预防用中药液。

医者仁心。防控疫情固然是现阶段最重中之重的工作和政治任务，但作为医务工作者，王小斐心里装的还有一些特殊群体，那就是离退休的尤其是有慢性病的老同志们，他们需要经常性来医务室开药。解决疫情防控期间离退休老干部拿药的困难，牵动着指挥部和校党委的心，也成了王小斐的心上事。指挥部决定让离退休老同志在微信群里提供用药需求和地址，校医务室根据需求把药分装好，离退办再用快递将药品送到他们家，最大程度杜绝老同志因坐车取药产生的风险。这一举措获得了老同志们的一致好评，由衷称赞学校的这一举动贴心、暖心！

在人员短缺的情况下，王小斐身兼数职：对每位返校人员进行发热筛查和流行病史询问，并做好详细登记；对有就医需要的留校学生，亲自到宿舍查看，给出诊疗意见，让学生在校园疫情封闭期间留得安心、住得舒心；防护物资入库出库时，她又成了包装工和搬运工。医务室事务繁杂，但她有条不紊，忙而不乱，展现了一名医务人员关键时刻拉得出、顶得上的专业素养。

白天不懂夜的黑

"哪有什么岁月静好，只不过有人替我们负重前行。"我们眼中的她是一名医生，但是脱了白大褂，她也为人妻、为人女、为人母。作为医生和妈妈的双重角色，一边是学校的学生，一边是自己的孩子，对于她来讲，都是义不容辞的责任。但在非常时期，她只能义无反顾地选择舍小家为大家。为了照顾感冒的孩子，她把73岁的老母亲接到家中帮助爱人。自从学校战"疫"打响，她本人至今没有休息过。每天她回去，孩子已经睡了；早上她离开，孩子还没有醒来。"孩子好多天都没有见到过我了"，她惭愧地说，"老母亲也是不放心，时常打个电话过来想听听我的声音，而我不是在忙就是不方便接听，开始她特别揪心，最近老人家也习以为常了"。王小斐愣是把自己和孩子活成了太阳和月亮，"白天不懂夜的黑"。正是因为有这样的坚守，才有学校这一方净土。

有担当！这些高校学子志愿奉献，不做战"疫"局外人！

雷灵

（首发：《现代教育报》2 月 26 日）

新冠肺炎疫情牵动着全国人民的心。

在首都的高校里，

有一群有责任、有担当的青春学子，

他们将对祖国的深情和对战"疫"一线工作者的崇敬融入实际行动中，

自愿主动奉献光与热。

共克时艰，

他们不做战"疫"局外人！

众志成城，

他们用青春热血谱写了新时代大学生的风采与担当！

中国人民大学：同守护，湖北学子投身疫情防控工作

在抗击新冠肺炎疫情期间，中国人民大学的学子们选择勇担责任，践行"国民表率""社会栋梁"的使命担当，与疫情防控工作者们一同守护家园。

国际关系学院 2019 级博士生黄耀萱的家乡是此次新冠肺炎疫情暴发中心——武汉。封城期间，在家乡疫情极度严重而医疗物资全线告急、一线医护和病患急需支援的情况下，黄耀萱不愿焦虑枯坐，而是积极投身疫情防控工作，为家乡抗疫作出自己的贡献。

在抗击疫情最初阶段，前线最需要能够连接民间各方资源的"志愿者"，帮助解决医护工作者急缺的物资问题和患者看病难的问题。她报名参加了多个线上志愿工作，负责对接医护人员、患者、捐赠物资，参与了"医护人员接送队""物资运输志愿组织""居家隔离问诊"等民间组织的具体工作。

最令黄耀萱触动的是，她曾为一位叫作"倩倩"的患者家属运送免疫蛋白。倩倩家中五口全部患病，母亲刚刚重症去世，她自己仍处于隔离期，没有办法将买到的免疫蛋白送到医院，只有求助志愿者。而倩倩因母亲去世，精神处于应激期，黄耀萱便跟着心理服务志愿者一起做倩倩的紧急创伤干预，这一次救助活动让黄耀萱深深体会到了病患和家属的痛苦。在疫情面前，志愿者也会悲伤，但只有更加冷静、更加坚强，才能够帮助大家渡过难关。

华北电力大学：献爱心，藏族学生为家乡抗疫筹款

金美扎巴是华北电力大学经济与管理学院工商 1907 班的学生。作为一名热心公益的大学生，疫情发生以来，金美扎巴一直琢磨着给家乡防疫工作贡献一份力量。

在金美扎巴的倡议和带领下，"西藏大学生爱心防冠"组织成立了。金美扎巴和返藏大学生志愿者团队的其他成员在腾讯公益发起了"在藏区发放一次性口罩，向公众传播新型冠状病毒肺炎防控卫生知识"的筹款倡议，并通过腾讯乐捐，倡导公众奉献爱心。短短一周时间，他们筹到了来自 1,000 个团队、33,355 位爱心人士，共计 530,623.47 元的善款。

作为活动发起人之一，金美扎巴说："发起这个活动主要是考虑到在目前这个特殊时期，西藏人民普遍个体防护观念不够强、口罩脱销、西藏农牧区预防意识不足等客观现状。疫情防控面前，人人都是参与者，我们作为青年，也应该承担起这个责任，所以我就发动身边的大学生一起参与到这个活动中。"

在发起募捐的第七天，他们迎来了前所未有的挑战：拉萨适合开会的地方都暂停营业。团队的 3 名成员只有经常在车里开会、讨论，将募捐来的钱用于购买口罩、硫磺皂、印刷防控宣传册等，他们计划以拉萨为试点，开展捐赠活动并逐步推广到其他各市地。在这个过程中，他们克服了口罩紧缺、价格上涨、厂家发货限制流出省外等困难，积极寻找货源。

功夫不负有心人，他们最终寻找到了合格的一次性医用口罩。经过不断的协商，他们完善了物资分配方式，让物资实现了价值的最大化，团队成员也顺利将一万只口罩发放到了疾控中心一线工作人员和社区群众的手中。

中国农业大学：云支教，志愿者开展线上教学辅导

疫情牵动着全国人民的心。伴随着寒假结束，中国农业大学支教地——云南省临沧市镇康县和广西壮族自治区东兴市防城港县的学生们也迎来了不一样的"开学第一周"。

面对疫情阻隔，中国农业大学第21届研究生支教团13名志愿者积极行动，利用互联网与千里之外的学生连线，配合支教学校开展了线上辅导教学、疫情防护宣传、心理咨询辅导等工作，为战"疫"奉献出属于自己的青春力量。

2月17日，支教地网上教学正式开课。为配合学校工作，研究生支教团根据不同学科，分别组建了学习群，以进行线上辅导和教学。志愿者们每天认真备课，整理并批改作业，采用直播或录播的方式进行线上教学，顺利完成了寒假收心考试、试卷辅导讲评等教学工作。

为更好地开展课程教学，支教团志愿者纷纷在家开启"主播模式"，利用互联网开展远程教学工作。针对直播缺乏互动、不易掌握学生动态等缺点，团队成员绞尽脑汁，采用不同的形式，努力提高教学效果。

除了基本的教学工作之外，中国农业大学研究生支教团还利用课余时间，学习宣传防疫知识，提醒支教地的学生们注意身体健康。相隔千里的师生共同在学习之余，为武汉加油。

此外，在疫情期间，志愿者们还利用寒假时间为学生进行心理辅导与学习方法的交流，帮助学生解决他们在学习、生活中所产生的困惑与苦恼，与同学们展开思想交流，引领同学们正确看待这次疫情。

北京印刷学院：勇承担，学生党员进社区效力

在抗击疫情这场没有硝烟的战争中，北京印刷学院的学生党员积极行动，以多种形式参与疫情防控、宣传工作，以实际行动体现了党员的模范带头作用。

来自印刷与包装工程学院学生党支部的曾海珠同学，为了防止疫情进一步扩散，积极响应当地团委号召，加入了重庆市垫江县团委组织的青年防疫志愿者突击队，成为一名防疫志愿者。

疫情期间，她与社区其他疫情防控志愿者们分工协作，轮流值守在社区

分配的各个检查点。参与志愿工作之后，她发现社区疫情防控的执勤并不简单，在保护好自己的同时，需要对来往车辆、来往群众进行疏导和相关知识的普及；对于外籍车辆、人员进行调查、询问，并及时进行体温检测；对于相关疑似病例进行隔离、上报，以保证其他社区居民的安全健康。

在整个防疫志愿服务过程中，没有任何心理压力是不可能的。但是，作为新时期青年党员，曾海珠认为自己再多做一些，就能够将父老乡亲在疫情中的风险降得再低一些。因此，她一遍遍地重复，请过往居民重视疫情的发展，不要抱有侥幸心理，外出一定戴好口罩，注重自身防护。她相信，党员带头迎难而上，全民一起努力，我们终将取得防疫攻坚战的胜利！

北京信息科技大学：赤子情，在美交流生参与抗疫志愿活动

前不久，北京信息科技大学收到了美国加州大学河滨分校发来的消息。消息中赞扬了该校学生刘冠宇在美国参加抗疫志愿活动，服务运输捐助物资的事迹。

刘冠宇是北京信息科技大学经济管理学院财务 1604 班的学生，他于 2019 年 9 月参加学校"3+1+1"交流项目赴美学习。在祖国人民抗击疫情的特殊时刻，刘冠宇心系祖国，第一时间参加了外交部在北美定点捐赠物资集聚地的志愿活动。

刘冠宇此次志愿服务的工作地点是美国华人华侨抗击新冠病毒捐助物资运输服务中心。在疫情暴发的初期，海外华人就纷纷购买大量的防护物资运回国内，支持祖国的疫情防控工作。刘冠宇的志愿工作就是负责将这些捐赠物资的编号录入电脑，以加快包裹投递的速度，也方便接收单位实时查看物流信息。

谈及此次志愿服务，刘冠宇说，虽然自己身在美国，但是无时无刻不惦念着祖国和母校，时刻关注着国内的疫情及学校的防控工作。通过参加志愿活动，他真切地感受到了中华民族强大的凝聚力。参加此次捐赠和志愿活动的人员都是工作或生活在洛杉矶及周边地区的华人，他们都希望尽自己的一份力量，支持祖国打赢这场抗击疫情的阻击战。

中国社会科学院大学：暖人心，他们争做战"疫"人员子女的"家教"

近日，中国社会科学院大学人文学院2018级本科生陈奕澈在网上为华中科技大学同济医学院附属中学一名九年级女生辅导功课的事迹，引发了社会广泛关注。

作为武汉同济医院的医生，陈奕澈同学的父亲奋战在抗击新冠肺炎的一线，无法照顾家人。陈奕澈设身处地、推己及人，想到可以发挥自己所长，为母校同济附中、同为一线医务人员的学弟学妹们辅导功课，以实际行动解决这些医务人员的后顾之忧。他联系了当年的班主任，母校的老师非常支持他的想法。于是，他开始在网上"一对一"帮助一名九年级的学妹，并积极发动中学和大学同学，也加入志愿工作，尝试用这份光和热，照亮、温暖更多人。

中国社会科学院大学团委获悉该情况后，向校防疫指挥部汇报，张政文校长对陈奕澈的想法予以充分肯定，并责成校团委与同济附中建立联系，在校内选拔优秀的志愿者为同济附中的学生进行线上"一对一"辅导。

2月6日，校团委经与同济附中联系获悉，因该校为同济医学院附属中学，在900余名在校生中，有一多半是医务人员的子女，有些学生的父母同在战"疫"一线工作，无法照顾家和孩子，而九年级孩子因为面临中考，在学业上获得指导和督促的需求尤为迫切。社科大立即发出志愿者招募通知，通知一经发出，有近二百人第一时间报名响应，校团委和本科生工作处根据报名情况进行了选拔，随后，线上辅导工作陆续展开。

对外经济贸易大学：严寒中，他们温暖了留学生的心

为了控制疫情，寒假期间对外经济贸易大学全面实行了封闭管理。为了解决校园内留学生和保安、服务人员之间语言交流的问题，8名大学生翻译志愿者出现在了学校的抗疫第一线中，用实际行动传递出了他们"守土有责，不做校园安全的局外人"的信念。

学校西门外，志愿者们每天在严寒中值班三个小时，和保安大哥一起守卫校园的第一道安全防线。有时还要冒着风雪，为留学生提供翻译服务，搭建沟通桥梁。国际交流大厦中，志愿者们除了提供语言翻译服务之外，还帮助留学生解决日常生活中的各种问题，用他们的志愿服务精神，温暖着在校留学生的心。

国际经济贸易学院的范金鑫同学说："在国际交流大厦，我们常做的一项工作是帮助留学生解决对饮食的需求。"因为校园封闭，留学生们无法购买食品。他需要帮助留学生下载 APP、找到需要的食品，和他们说明如何与外卖员沟通，以及在哪里拿外卖。这件事情虽然很小，但是需要耐心，偶尔会有个别非常想外出购物的留学生，这时也需要和他们沟通好，赢得他们对学校管理规定的理解。国际商学院的歌亚拉同学说："留学生中有些人还看不懂中文，不能正确理解新闻里的信息，很慌张。我慢慢解释给他们的时候他们才放松下来。"

随着志愿工作的进行，因不必要理由申请出入校园的留学生数量、体温漏测数量显著下降，留学生对学校的管理制度表现出了更加理解与支持的态度。"有一次，一个巴基斯坦女孩和我说，她觉得在这个校园里，她是安全的，也会告诉她的家人不要担心她。听到这样的反馈时，我感到自己的工作是有意义的"，志愿者欣慰地说。

党的领导是打赢疫情防控阻击战的根本保证

栗东升

（首发：人民论坛网2月27日、光明网2月27日、中国青年网2月27日）

2月23日，习近平总书记在统筹推进新冠肺炎疫情防控和经济社会发展工作部署会议上发表重要讲话，讲话最后指出："中华民族历史上经历过很多磨难，但从来没有被压垮过，而是愈挫愈勇，不断在磨难中成长、从磨难中奋起。有党中央的坚强领导，有中国特色社会主义制度的显著优势，有强大的动员能力和雄厚的综合实力，有全党全军全国各族人民的团结奋斗，我们一定能够战胜这场疫情，也一定能够保持我国经济社会良好发展势头，实现决胜全面建成小康社会、决战脱贫攻坚的目标任务。"

回顾中华民族历史，既有中华上下五千年的灿烂文化，也有近代以来的屈辱和磨难。20世纪，中国发生了翻天覆地的伟大历史变革，中国共产党勇挑历史使命，带领中国人民走出水深火热的苦难之中，进行了新民主主义革命，建立了中华人民共和国；进行了三大改造建设，确立了社会主义制度；进行了改革开放，实现了经济发展。回首我们党成立以来的百年历程，一路不忘初心、披荆斩棘，一路牢记使命、砥砺前行，始终把为人民谋幸福、为民族谋复兴作为奋斗目标。"沧海横流有砥柱，万山磅礴看主峰"，办好中国的事，关键在党，面对疫情和经济社会发展的难题，唯有党的领导才是取得胜利的根本保证。

党的领导是战胜疫情的根本保证。这次疫情世所罕见，传播烈、范围广，是中华人民共和国成立以来的一场非常战役，全社会面临着前所未有的挑战和压力，唯有我们党才能带领人民战胜这场疫情灾害。"船重千钧，掌舵一人"，新冠肺炎疫情发生以来，习近平总书记时刻关注疫情形势，把疫情防控作为头等大事来抓，亲自指挥、亲自部署，作出一系列重要指示，为打赢疫情防控人民战争、总体战、阻击战提供了科学指南和根本遵循。坚持党中央的集中统一领导是战胜疫情的前提，"事在四方，要在中央"，疫情发生后，党中央迅速反应，第一时间制定疫情防控政策，紧急研究部署各项工作的开展，派驻指导小组，总览全局，协调各方，各地按照党中央的部署和要求压实各自疫情防控责任，真正做到了守土有责、守土担责、守土尽责，对各地疫情防控起到了重要作用。基层党组织是战胜疫情的基础，"沧海横流，方显英雄本色。"党的基层组织是我们党的全部工作和战斗基础，是与人民群众联系最紧密的重要阵地，疫情防控以来，全国上下一盘棋，党旗在一线高高飘起，堡垒在一线牢牢矗立，有力地遏止了疫情向一线规模性扩散。党员发挥模范作用是战胜疫情的关键，"我是党员，我先上；我是党员，我带头"，面对疫情，广大党员战斗在前，冲锋在前，奉献在前，真正做到了全心全意为人民服务，起到了模范作用，真正成为疫情防控的"主力军"、群众依靠的"主心骨"。从党中央到基层党组织，从总书记到普通党员，我们党带领人民积极展开防控阻击战，确保疫情防控取得各项胜利。

党的领导是保持经济社会有序发展的根本保证。"党政军民学，东西南北中，党是领导一切的。"中国特色社会主义最本质的特征就是党的领导，党的领导是中国特色社会主义制度的最大优势，是实现经济社会有序发展的根本保证。面对疫情的变化和复工复产的任务，要进一步坚持和加强党对经济发展工作的集中统一领导，保证我国经济发展沿着正确方向前行，习近平总书记指出："综合起来看，我国经济长期向好的基本面没有改变，疫情的冲击是短期的、总体上是可控的，只要我们变压力为动力、善于化危为机，有序恢复生产生活秩序，强化'六稳'举措，加大政策调节力度，把我国发展的巨大潜力和强大动能充分释放出来，就能够实现今年经济社会发展目标任务。"这一重要论述为做好下一步工作指明了方向、明确了路径、划定了重点。"磨难压不垮，奋起正当时"，坚持一手抓防控疫情不松懈，一手抓经济社会发展不动摇，两手抓两手硬，在党的统一领导和部署下做好复工复产工作。中华人民共和国成立以来，党之所以能够带领中国人民从站起来、富起来到强起来，一次次克服和战胜种种困难，创造出世界的伟大奇迹，正是因为我们党始终坚持以人民为中心的立场，正是因为我们党开创了符合中国国情、科学有效的国家治理体系，正是因为我们党勇于自我革命、从严管党治党的决心和魄力，中国的发展关键在党，中国的辉煌关键在党。"雨过终有天晴日"，疫情虽然对经济社会产生一定影响，但经济形势总体向好的姿态没有变，只要坚持党的领导，全国上下一条心，这个影响就会降到最低，经济社会就能有序发展。

"构筑防疫共同体，共画家国同心圆"，历史长河奔腾不息，有风平浪静，也有波涛汹涌，只要有我们党的坚强领导，只要紧紧地团结在我们党周围，发挥我们党领导的政治优势和中国特色社会主义的制度优势，坚定信心、砥砺前行，就一定能够打赢疫情防控阻击战，就一定能够实现经济社会发展新胜利，就一定能够实现全面小康伟大目标。

全国各高校出实招助力湖北籍师生战胜疫情

黄鹏举

（首发：《中国教育报》2月28日；转发：教育部网站2月28日、学信网2月28日）

新冠肺炎疫情发生以来，全国各高校认真学习贯彻习近平总书记关于坚决打赢疫情防控的人民战争、总体战、阻击战的重要指示精神和党中央、国务院的决策部署，认真落实教育部党组的有关要求，精准抓好落实，科学做好防控。各高校纷纷向受疫情影响的湖北籍师生传达关怀、提供帮助，增强他们战胜疫情的信心和力量。

温暖话语传达问候强信心

疫情发生后，各高校党委书记、校长及时通过线上方式向身处疫区的师生传达关怀和问候，让湖北籍师生暖心、安心。

"你们是我们最牵挂的人！清华永远是你们的家，也是所有清华人的家。请你们多保重！"近日，在"清华大学全校师生同上一堂课"中，清华大学校长邱勇、党委书记陈旭以直播方式为全校师生讲解学校疫情防控工作以及即将开始的春季学期本科和研究生教学工作的调整安排。邱勇在讲话中专门向目前仍身在湖北的清华师生们表达了亲切问候。

同济大学党委书记方守恩、校长陈杰等校领导通过网络视频连线，向身在湖北的近千名同济师生表示关切。"对于身在湖北省的920位同学，特别是武汉市的155名同学，以及寒假回湖北的教职员工，学校一直都很牵挂你们，每天都在关注着大家的情况。"方守恩说。

"身处家乡的你们是全校师生最深切的牵挂和惦念，你们的健康和安全是全校师生共同的期盼和愿望……"家在湖北咸宁的中南大学湘雅护理学院2018级研究生洪兆晨收到了学校党委书记易红、校长田红旗通过信件传达的问候。

在这场战"疫"中，来自学校党委书记、校长的温暖话语，给了洪兆晨战胜疫情的勇气和信心。"特殊时期，学校一直心系我们，这让我们有了对抗病毒的信心。疫区的中南学子不会退缩，湘雅人不会退缩，请学校放心，我们会照顾好自己。"洪兆晨说。

专递防护物资做好心理辅导

"亲爱的同学，学校时刻惦念着你，关注着你。在全国上下防疫物资紧缺的情况下，学校将为数不多的口罩寄给你，希望你坚强且坚定，同样也请你毫发无损地回到贵州大学。"疫情发生后不久，贵州大学 277 名在鄂湖北籍师生每个人都收到了学校寄送的 10 个医用口罩和一封由校党委书记李建军、校长宋宝安撰写的慰问信。

疫情发生以来，口罩等防护物资紧缺，身处疫情严重地区的湖北更甚。各高校纷纷向湖北籍师生伸出援手，及时将防护物资送到了他们手中。

哈尔滨工业大学在统计核实基础上，迅速锁定并为 1314 名在湖北省的学生每人邮寄 10 个口罩；厦门大学用邮政特快专递方式，给在湖北的 1200 多名学生每人寄去 10 个口罩；江苏科技大学为缺少防护物资的 165 名湖北籍学子筹集了 1650 个口罩和 3300 片酒精棉，并通过快递将校领导的慰问信、慰问物资邮寄给学子。

疫情当前，在做好防护的同时，心理防"疫"也非常关键。北京师范大学充分发挥学校心理学科优势，学校心理咨询与服务中心第一时间面向湖北籍学生开通防疫期间心理热线，并专门制定了网络心理咨询工作方案，开通面向全体学生的网络心理咨询服务，为所有有需求的北师大学生提供帮助；华中师范大学在武汉"封城"后，学校心理中心发布《致留校学生的一封信》，并开通了心理援助热线，积极帮助留校学生排解不良情绪和心理；西藏大学密切关注全体学生尤其是湖北籍学生的身体健康和生命安全，采取切实可行的举措，对湖北籍特别是武汉籍情绪异常的学生开展心理疏导工作，提供"一对一"心理服务。

发放专项补助、流量通信补贴

"感谢学校送来的温暖。""老师，我收到了学校发的补助，还给我充了话费，谢谢学校，谢谢老师。"在 QQ 群里，燕山大学的湖北籍学生用质朴真挚的话语，表达着对学校的感谢。

全国各高校在做好疫情防控工作的同时，对湖北籍学生，尤其是寒门学子遇到的生活学习困难也积极予以解决。

重庆大学依托贫困认定和建档立卡数据库，迅速对湖北等受疫情影响严重地区的家庭经济困难学生和建档立卡学生开展资助，简化申报流程；中国社会科学院大学启动新冠肺炎疫情专项临时资助工作，帮助 254 名湖北地区家庭经济困难学生以及受疫情影响较大的学生渡过难关；大连海事大学通过学费缴费账户，向在籍在校全日制湖北籍家庭经济困难学生发放疫情防控专项补助；北京工业大学积极摸排湖北地区学生因疫情临时致困的情况，逐一联系湖北地区家庭经济困难的学生，了解学生身体状况和需求，落实临时困难补助发放，做好资助服务工作。

除发放家庭经济困难临时补助外，一些高校还通过发放流量通信补贴等，确保停课不停学落到实处。南京大学设立在线教学设备专项补助、在线教学通信专项补助，帮助家庭困难学生解决在线教学期间的实际困难；中国石油大学（华东）与三大电信运营商对接，多部门合力筹划、多方协调，向家里没有宽带或无线网的学生提供上网课的流量支持，全力保障学生在线学习。

"送流量、发补助都是学校疫情防控出的'实招'，只有这样，才能让学生在疫情面前无后顾之忧，安心学习，增强本领。"中国石油大学（华东）党委学生工作部部长姚海田说。

致敬！北京高校里"逆行"的白衣天使

赵翩翩

（首发：《现代教育报》3月1日）

悬壶济世存大爱，医者仁心勇担当！面对突如其来的新冠肺炎疫情，北京高校校医院走在了校园疫情防控的最前线，成为校园安全最坚固的堡垒。24小时值班值守留观隔离区、从外地返京购买防疫物资，面对新型冠状病毒肺炎疫情阻击战的严峻考验，校园里的白衣天使们，逆行而战！

北京航空航天大学：校医24小时值守　守护师生健康

科学有序地开展隔离观察工作，24小时值班值守留观隔离区，科学制定防控举措，做好防疫消毒培训、预检分诊，采购统筹分配疫情防控物资，出台《北航校园疫情防控安全专组工作方案》……面对新型冠状病毒肺炎疫情阻击战的考验，北航校医院全体医务人员为师生的生命安全和身体健康站岗，坚守疫情防控第一线。

做好留观隔离工作，是切断病毒传播途径的重要一环。1月23日，校医院启动隔离医学观察工作，在临时病房设立隔离观察区，对返京师生进行隔离观察。1月28日晚，校医院医护团队进驻，24小时值守。2月2日，校医院临床一线医护人员全部回到工作岗位。

温畅是首位入驻隔离区的医生，疫情出现时，她就立刻主动报了名；进驻后，重新制定合理的入驻和解除流程、关心关爱隔离观察人员身心健康、严格进行隔离观察点的日常和终末消毒……基本上4—5天才能回一次家，"我们能做什么来保护师生健康呢，就是制定好合理的流程和制度，这是对大家最好的保护"。

北京交通大学：党员提前返岗　请战第一线

1月23日，北京交通大学校医院向全院党员发出了"四个带头"倡议。不到几分钟，一份整整齐齐、密密麻麻的党员干部签名就集齐了，承载了校医院党员沉甸甸的医者担当。他们中，有的人退掉了出行的机票，有的人毅然提前返岗，请战第一线。

自抗"疫"战打响以来，校医院直属党支部第一时间启动传染病防控各专项工作组，第一时间制定了防控应急预案。党支部的五位班子成员在岗带班，24小时工作微信群随时响应、实时在线参与各类防控预案、工作流程、宣教文本、工作职责梳理等文件的充分研讨，工作群每天的工作讨论信息均超过上千条。

校医院全院职工在疫情面前，没有退缩，不论在岗值班还是在家轮休，都纷纷表示时刻服从医院安排。一线的临床诊疗和疫情防控任务主要由内科、外科的医生和护理部的护士承担，他们每天需要零距离接触患者和返校师生。校医院急诊春节期间24小时开放，在医院入口处设置体温筛查点，对每个患者进行流行病学史询问。1月24日至2月2日，共接诊患者385人次。截至2月3日上午，累计筛查返校人员体温316人，14天动态追访返校人员体温26人，为拟回国留学生进行体温检测50人次。

此外，校医院通过官方微信、微博、师生邮箱、海报等渠道广泛宣传疫情防控知识，为前来健康筛查的人员发放温馨提示。

中央民族大学：校医创作抗疫指导"三句半"

中央民族大学校医院的医生们精心准备了一段"三句半"，为老师和同学们共同防疫送上建议：

这次疫情太突然

人民群众好心烦

不让出门不拜年

害怕！

面对疫情怎么办

听我跟您说一番
科学防控最重要
为啥?
冠状病毒来势大
我们大家不要怕
相信国家相信党
听好!
疫情面前您别慌
待在家里最安康
聚会打牌串朋友
全停!
冠状病毒易传染
自我防护要做好
洗手通风戴口罩
重要!
春节返乡探亲人
回京一定别着急
湖北归来要低调
隔离!
发烧咳嗽您别瞒
抓紧时间把病看
定点门诊要备案
安全!
老师教学换方式
学生网上把课上
众志成城把关过
怕谁?
国家举力战疫情

人民群众把心宽

打赢疫情攻坚战

中国加油！

武汉加油！

对外经济贸易大学：大年初一请战：请让我回到工作岗位

大年初一提交请战书，初二下午回京上岗接受培训，初四，对外经济贸易大学校医院医生李娇正式进入校医院隔离病房，开展消毒、健康宣教工作。但其实早在李娇提交请战书之前，人还在山东的她就一直关注着疫情动态。

"目前医疗物资短缺是全国性难题，既不是疫区又不是专业收治新冠肺炎医院的校医院更是难上加难。但想到学校的特殊性——学校师生来自五湖四海，流行病学史复杂，再加上大学生都是国之栋梁、未来的希望，我还是决定为校医院同事及学校师生尽自己最大努力解决医疗物资问题。努力去做，还有可能找到，如果不做就一点可能都没有了。"

早在这场疫情防控攻坚战打响之初，李娇便考虑到校医院可能会出现防护物资短缺的情况，当时还在外地放假的她果断自掏腰包购置了 100 只防护口罩，捐赠给了校医院应急；又经过 3 天联系协调，由校医院采购了 3M9132 口罩 120 只、双抗 Biosafe 口罩 1000 只、防护服 500 套、防护手套 500 只等专业医疗物资。在物资购置工作完成之后，李娇当即决定返回学校，她先将幼子送往海南的姥姥家，与家人简短话别后，便踏上了飞往北京的航班。

"我是一名党员，是一名医护人员，也是贸大的一分子。"李娇在自己的请战书中这样说道。回校之后，李娇主动申请承担每日前往隔离留观区测量体温、进行医疗消毒等工作，希望减少接触的人员、降低大家被感染的风险，力求在学校疫情防护工作一线，用自己的力量为师生带来平安。

中国社会科学院大学：抗疫最前线　细节里看担当

面对突如其来的新冠肺炎疫情，中国社会科学院大学全校投入到疫情阻击战当中，校医务室作为校抗击疫情最前线的单位，也是最早听到战斗"号角"单位之一。

将一件件沉重的医用物资搬进医务室，然后仔细检查、核实，最后做好登记，这一连串熟练的操作，正是来自校医务室的杨小东医生。作为一名医护人员，疫情当前，主动请缨，彰显了一名医护人员的责任与担当。

全校师生相关防控数据的上报、相应防护工作的预案，与其他医护人员一起做好留校师生健康状况监测、就医指导……农历大年三十，在阖家团圆的日子里，这些都成了社科大校医务室王萌医生的主要任务。

农历大年三十晚上，王萌开始上报工作，联络校人事处、本科生工作处、研究生工作处、国际交流合作处、各学院等单位，下发需要统计的表格，解答负责填报老师的问题，将汇总后的各项信息整理上报到市教委、教工委、北京市公安局、高教区社科院办公厅值班室、校办。此后，每天定时统计有关的疫情防控数据成为她工作最重要的一部分。"这些基本信息一定不能错，要做到无漏报、错报，全面、准确"，为切实做好信息数据的统计工作，王萌会对这些信息反复核实。

做好详细登记、隔离区消毒、药品发放等，校园疫情防控还在路上，但疫情终将散去，我们一定能打赢这场疫情防控阻击战！

首都经济贸易大学：白衣天使的战"疫"24小时

疫情暴发以来，首都经济贸易大学的校医院医护人员全员上岗，24小时值守在工作岗位上，每一天体温测量、每一次消杀培训、每一句细心问诊、每一通耐心回复……持续奋战在战"疫"的最前线。我们截取了他们工作的片段，了解逆行者奋斗的一天。

08：00 清洁消毒。迎着美丽的朝霞，值班人员到岗，开始各项准备工作。

09：00 参会、部署、交接。准时参加学校疫情防控工作例会，按学校统一部署落实校医院当日各项工作。值班人员自测体温后开始工作交接，加入医学健康观察人员管理群，开启一天的防疫工作。检查红庙校区医学健康观察区、食堂、超市、宿舍等重点区域的防控工作落实情况。

10：00 监测、叮咛。值班人员在红庙校区医学健康观察区监测每一位健康观察人员的体温及身体状况；做好体温测量健康指导；为当日解除医学健康观察的人员进行最后的体温检测和健康检查，办理解除医学健康观察的相关手续。贴心地为他们再做一次疾病防控及个人防护知识的宣传。

10∶30 消毒杀菌培训。校本部医务人员对后勤基建处、资产管理公司等重点部门的工作人员进行废弃口罩垃圾桶消杀培训及现场演示，做到人人掌握，不留死角。

11∶00 整理、关注。整理记录所有医学健康观察人员的体温，注意需要重点关注的人员。

12∶00 健康咨询。利用午饭的时间，关注全国尤其是北京的疫情状况，学习新下发的各项新冠肺炎疫情防控指南，接听师生来电，进行健康咨询，为留校学生提供健康、合理用药、就诊转诊等指导。

13∶30 录制学校防控知识系列小视频。校医院贴心地为解除医学健康观察的师生宣传防控措施及个人防护知识。

14∶00 上报工作。上报校区疫情防控小组当日的工作日报。

15∶00 核查消杀。

16∶00 再测体温。再次监测每一位健康观察人员的体温及身体状况，为医学健康观察人员答疑解惑，回应他们的关切。

17∶00 协助指导。办理当日新入住医学健康观察区人员的相关手续，校医院医务人员会第一时间到达，进行体温测量，指导入住、体温测量及清洁消毒等。

18∶00 日常保障。为留校学生和奋战在抗"疫"一线的教职员工提供简易门诊，处理常见病。

20∶00 整理记录。整理记录一天的工作。

21∶00—次日 9∶00 夜班值守。随时接听电话，提供健康咨询，处理突发事件等。

从 0 点到 24 时

日出月升、星落霜起的

每个时时刻刻

分分秒秒记录下来的

是坚守，是责任

是奉献，是守护

致敬白衣天使们

有你们真好！

高校师生"战疫"中唱响时代好声音

刘婧

（首发：《北京青年报》3月2日；转发：人民网3月2日、中国新闻网3月2日）

打赢疫情防控阻击战

《北京青年报》记者近日在采访中发现，虽然延期开学，但在这场疫情防控阻击战中，首都各高校的师生没有"缺席"，他们结合专业背景，用己所长，尽己所能，为打赢这场没有硝烟的"战争"贡献着青春力量。

援鄂抗疫医疗队里争当先锋

"我志愿加入中国共产党……"2月24日，一声声庄严响亮的宣誓在武汉北大医学援鄂抗疫医疗队的临时驻地响起。"火线"上的发展会，见证了曹帅、姜华、沈宁等11位北大医学人追寻人生的信仰，这一天，他们光荣地加入了中国共产党，这一刻，也成为他们一生中最难忘的时刻。北京大学党委副书记、医学部党委书记刘玉村在北京与武汉前线连线，共同见证队员们入党的光荣时刻。

他们是北大医学"逆行"湖北的400余名国家医疗队队员中的光荣成员，也是医疗队里157名提交了入党申请书的医护工作者中的优秀代表。"我来前线，我妈妈并不知道，回去后，我可以骄傲地跟她说，妈，您儿子入党了！"北京大学人民医院麻醉科主治医师姜华说。2月7日，他作为医院援鄂抗疫医疗队第三批队员奔赴武汉开展医疗救治工作。

在北京中医药大学抗击疫情的队伍中，也有这样一群"90后"。他们义无反顾奔赴武汉，勇敢地"逆行而上"。

2月20日的凌晨，北京中医药大学东直门医院第一批援鄂医疗队队员杨玉婷在湖北中西医结合医院的隔离病房内值夜班，为患者输液，巡视病房。

而这天，是她29岁的生日。这一次，没有鲜花、蛋糕和礼物，也没有亲人陪伴。有的是与她一同战斗的队友和她不分昼夜救治的患者。在这"特别"的一天，奋战在一线的杨玉婷，用充实的工作"点燃"了她29岁生日的蜡烛。

科技攻关瞄准"战疫"一线

近日，一款由北京理工大学中山研究院联合孵化企业广州赛特智能科技有限公司共同研发的智能配送机器人火线驰援武汉市汉口医院、武汉雷神山医院、武汉大学中南医院、广东省人民医院、江西鹰潭市人民医院等抗击新冠肺炎疫情的第一线，协助完成具有高感染风险性的医护工作，极大降低了医院交叉感染风险和紧缺医疗物资的损耗。这些移动的"机器勇士"受到了医护人员的喜爱，拥有了"小逸""小勇士""平平""安安"等温馨的名字。

据北京理工大学中山研究院定位导航技术学科带头人、赛特CTO、自动化学院2013届博士校友赖志林研究员介绍，目前已有价值1000多万元的智能机器人被捐赠部署到定点医院。这些机器人集成了现阶段全国最强的无人驾驶技术，有超强的"记忆力"，可以自主识别读取地图，自主识别读取工作环境，自主规划路径，完成物资的点对点配送。"比如从药房将药品送到护士站，只需将药品放入机器人的'肚子'，告诉它去哪里即可"，赖志林说，在输送过程中，无须人员操作，极大地减少了医护人员进入隔离区的频次，起到了较好的隔离保护作用。在设置好程序后，这些智能机器人还可以实现自主开关门、自主搭乘电梯、自主避障、自主充电等功能。在帮助一线医护人员减轻负担的同时，也降低了临床工作人员交叉感染的风险。

科技战"疫"，不只北理工一家。疫情当前，首都各高校师生发挥各自学科优势，加强科研攻关，助力疫情防控。北京交通大学建筑与艺术学院城市规划系副教授张纯发表了《新型冠状病毒肺炎疫情期间的关于建立城市安全韧性交通系统建议》一文，分析了疫情中畅通的城市交通系统所承担的角色，以及其对社区空间分级管理、社区生活圈关照和公众社交大数据情绪等方面的影响。北京邮电大学张平院士带领团队成功研发了大中城市"社区疫情防控云平台"，在各地复工复产之际，实现了街道社区的高效疫情信息登记。

北京科技大学计算机与通信工程学院教师肖若秀及其团队与北京某市级定点医院经过多日合作，首次实现了通过新型冠状病毒肺炎患者的 CT 影像对病变范围进行数字三维重建。此项技术为临床诊断提供了定量分析手段，并已在临床上获得了初步验证。

用艺术作品呈现"战疫"故事

原创书画、歌曲、美术设计……日前，首都各大高校纷纷发出艺术战"疫"倡议，面向青年教师、学生征集各类原创艺术作品，号召大家发挥专业技能，用艺术作为载体，为防控工作发声助力。

中央美术学院面向全体师生发起"绘众志成城 展中华之美"抗击疫情艺术行动征集令，很多作品来源于 00 后学生，他们的记忆中没有 17 年前的"非典"，但面对这次"新冠"疫情，他们拿起了手中的笔，用"画"来表达心声。

用画笔"战疫"的还有北京服装学院艺术设计学院的学生刘雨沐和李文昕，她们设计的海报作品被大兴区新冠肺炎防控工作领导小组村庄（社区）防控组选中，防控组制作了两种海报各 3000 张并在大兴区 20 个镇街的社区、农村、楼宇张贴。

清华学子于盛创作了歌曲《白衣城墙》、首都师范大学音乐学院指挥专业研究生李英启参与创作了歌曲《一起迎接春暖花开的时候》，歌词"你要走，来不及和家人挥手。你要走，那里的病人在等候。你要走，因为祖国在招手。你要走，一起迎接春暖花开的时候！"催人泪下。李英启是国庆 70 周年群众游行广场合唱分指挥团队的一员，这一次，他希望以歌曲的形式与祖国共克时艰。

"战疫"专题融入线上思政课

在近日首都多所高校的"开学第一课"中，"战疫故事"被搬上了"云课堂"，成为思政课最生动、最鲜活的"教案"。

"凝心防控齐聚力，谁怕？劝君自强学莫停"，2 月 24 日，中国石油大学（北京）迎来线上开学的第一天。马克思主义学院青年教师张明明副教授在"云课堂”中从“思考反思”“使命担当”“精神理想”三个层面展开讲解。在“使命担当”环节，她勉励青年学子要树立规则意识、增强法治精神，在疫情防控工作中展现青年人应有的使命和担当。

北京科技大学党委书记武贵龙以“铸钢铁战疫防线 扛硬核北科担当”为主题，向全体师生发出思想动员令。希望大家在最美逆行天使、军民硬核同心、“一方有难、八方支援”的大爱精神中共同感受中国力量，用钢铁般的意志铸牢战“疫”防线，用硬核式表现扛起北科担当。对外经济贸易大学党委书记蒋庆哲讲述了校医院护士李娇、餐贸联合党支部书记李凤民、保卫处全体工作人员和学生志愿者等人的感人事迹，与大家分享了贸大人为战“疫”做出的努力，并寄语广大学子“不负韶华、只争朝夕，努力做能够担当民族复兴大任的国际化领军人才”。

当“志愿者”助力家乡“战疫”

北京体育大学中国足球运动学院博士生王少杰，老家在河北邯郸北豆公村，听到村党支部“众志成城、抗击疫情”的倡议后，第一时间报名参加了疫情防控工作。他将家乡的几个大学生组织起来，组成疫情防控大学生志愿者团队，并根据每个人所学的专业分配工作：新闻专业的同学负责疫情宣传、文字整理；计算机专业的同学负责全村居民信息排查统计汇总，建立重点关注人群台账等，各组有针对性地协助村委开展疫情防控各项工作。

中国石油大学（北京）安全与海洋工程学院的周俊怡在志愿服务过程中，发现大家更倾向于以图文形式了解疫情。于是，她开始动手画图，并加入了图解《新型冠状病毒肺炎预防手册》绘制的公益小组。从信息资料的收集查证，到官方报道文字的凝练提取，再到医学术语的理解转化，她把绘制《新型冠状病毒肺炎预防手册》当作一件大事来做。最终，周俊怡参与绘制的《新型冠状病毒防疫手册》被湖北科技出版社收录出版。

“父母在一线战‘疫’，孩子们谁来管？”近日，中国社会科学院大学人文学院学生陈奕漩在网上为华中科技大学同济医学院附属中学一名九年级女生辅导功课的事件备受关注。“我爸爸也奋战在一线，所以我感同身受”，推己及人，陈奕漩通过当年的班主任和母校同济附中取得了联系，母校非常支持他的想法。于是，他开始在网上"一对一"帮助一名九年级的学妹。社科大团委获悉该情况后，向校防疫指挥部汇报，校长张政文对陈奕漩的想法予以充分肯定，并责成校团委与同济附中建立联系，在校内选拔优秀的志愿者为同济附中的学生进行线上"一对一"辅导。

他们默默守护三千八百万大学生

邓晖　唐芊尔

（首发：《光明日报》3月2日；转发：中国新闻网3月2日、中华网3月2日）

一封来自"娘家人"的信，让贵州师范大学辅导员高阳心里暖暖的。

写信人，是教育部思政司党支部；收信人，则是全国高校辅导员。信中，"娘家人"向守护全国3800万名大学生平安健康的辅导员送上了感谢与祝福。

暖心之余，高阳更感受到了责任重大："在这场没有硝烟的战斗中，我们一起读懂了最美逆行者的信仰，我们一起见识到了何为'中国速度、中国规模、中国效率'。试问，有哪一堂思政课，能如此生动，又饱含深意？"

询问体温、嘘寒问暖、关注动态、回应关切……疫情发生以来，高校辅导员们就是在这些操心的琐碎细节中用爱关怀、用心引领，及时疏导，向学生传递了关心和爱心，也让学校和家长感到安心。

精准摸排信息，做好疫情数据管理的统计员

梁晓的一天，从"喊'娃们'报平安"开始。

全年级有298名学生，这位中国矿业大学（北京）地球科学与测绘工程学院研究生毕业班的辅导员，也就有了298份牵挂。

"疫情前期的信息汇总是最紧张的日子，需要和每一位同学确认假期出行情况和身体状况，每天统计上报各种表格和信息。大量的信息反馈要耐着性子逐一汇总，最让我犯愁的是，有的'娃'真的可以睡到12点才醒，有的还因为信号差等问题，电话无法接通。"直到几天后学校启用了学生报平安的系统"疫情通"，梁晓才稍稍松了口气，"但每天也习惯性地在群里提醒签到，一上午总要打开系统无数次，核查签到人数，检查有没有异常情况。"

疫情发生以来，全国各地高校辅导员就紧急进入了"战时"状态。他们电话24小时开机，逐一确认学生情况，及时上报学生位置、动向及身心状况，做好疫情数据管理的统计员。

除了精准摸排信息外，为了引导学生合理规划学习生活，北京林业大学辅导员李军还组建了一个打卡群："学生们假期在家习惯晚睡，得引导他们养成健康生活习惯、合理规划学习生活，这样才能增强他们战胜疫情的信心。"

系牢关爱纽带，做好学生心理的疏导员

"老师，我什么时候可以回校？我在北京还有些事情要做""越哥，我还想早些回去复习考研"……随着学校发出延迟返校通知，中国社会科学院大学辅导员王越的手机上，就不断收到学生们发来的信息。

王越知道，一条条信息的背后是学生们一颗颗不安的心："怎样安抚这些孩子的情绪？怎样保障他们的学业安排？既要晓之以理，也要动之以情。"短短几天时间里，王越跟学院335名本科生、18名硕博士研究生的家长一一电话联系："我和家长充分联动、和学院教学秘书密切配合，及时在线上发布有关学业的重要信息，督促学生充分利用好'宅家'时光。"

随着疫情铺天盖地的各类新闻，不少长时间宅在家中的学生产生了烦躁和不安的情绪。班主任、辅导员的朋友圈，就成了24小时在线的疫情防控宣传站。他们在朋友圈、微信群等新媒体平台宣传最新防控进展、责任倡议、宅家小贴士等，系牢关爱纽带，做好学生心理的疏导员。

中国地质大学（武汉）辅导员王珩带的是毕业班，学生面临着毕业论文撰写、就业求职等现实问题。他通过QQ群向学生普及学校电子图书馆校外访问的方法，分享讲解本科生毕业论文写作技巧的文献和相关文件，指导学生在家里为毕业论文撰写打好基础。同时，他还及时获取校内外的网上招聘信息，为同学修改求职简历，指导学生积极开展网络招聘面试，尽量减少因为疫情对学生就业造成的影响。

"朋友圈里的传言太多了，我不是医护人员，做不了逆行者，但我能发挥短视频优势引导年轻人。"杭州电子科技大学辅导员李赫宅在家里做了一款叫《疫期——赫姐时间》的短视频节目，包含"疫情期间的'做'与'不做'"《宅在家的正确打开方式》等系列，总播放量近千万。

强化价值引领，做好青年学生的引导员

"大家寒假都怎么样？"

晚上 7 点，浙江大学医学院临床 1501 班新学期的第一次班会准时开始。和往常不一样的是，这是一场在"云端"连接抗疫一线的班会——班主任苏俊威，是浙江大学医学院附属第一医院感染科医生，新冠肺炎疫情发生后，他第一时间向医院递交请战书，成为第一批进入负压隔离病房的医生。

收治病人、会诊、查房……苏俊威每天都非常忙。可只能短暂轮休的他还是在医院宿舍和学生在线聊起了考研复试要怎么准备、找工作要注意什么。看着将来也要成为医生的学生们，他还用自己在一线战"疫"的体验告诉大家，要记住自己的使命，去帮助更多需要帮助的人："我曾带班里同学们进行过医者宣誓。无论遇到怎样的病人，面对怎样的病情，医生都要无条件冲到一线，这就是我们应该做的事情。"

疫情期间，各地各校辅导员、班主任利用各种线上手段努力弘扬正能量、激励爱国心，通过多样化的形式和途径强化价值引领，做好青年学生的引导员。

《火神山医院为什么修这么快？"硬核"解读来了！》——清华大学辅导员刘玉恢、付煜琪分别是该校土木工程系、建设管理系的博士生，在全国网友"云监工"火神山医院建设期间，他们研究设计图纸、施工现场照片直播以及公开报道，迅速以图文并茂的形式、清晰严谨的解说为学生科普了火神山医院设计与施工中的技术细节，以及 10 天建成一座医院的"中国速度"背后先进完善的支持与管理，充分展示了中国特色社会主义制度的巨大优势。

在听完学院"烛光工程"理论导师、马克思主义学院牟文鹏老师在线上讲授的《为什么要全面从严治党》微党课后，北京林业大学生物学院研究生沈微微写下这样的思考："党的领导是打赢疫情防控阻击战的坚强政治保证。疾病与灾难都会成为岁月的尘埃。总会有一天，春风会吹开这里的樱花，疾病肆虐过的冰冷土地下，是即将破土而出的春天。"

抗击疫情　高校在行动

钟哲

（首发：中国社会科学网3月5日）

面对新冠肺炎疫情，全国高校与祖国同频共振，紧跟党中央疫情防控战略部署，通过线上教学、疫情防控进课堂等一系列实际行动，坚定师生信心，共同抗击疫情。

中国社会科学院大学：化危为机推进各项工作全面升级

连日来，习近平总书记在统筹推进新冠肺炎疫情防控和经济社会发展工作部署会议上的重要讲话，在中国社会科学院大学师生中引起强烈反响。中国社会科学院大学党委常务副书记、校长张政文认为，习近平总书记的重要讲话对打赢疫情防控阻击战和推进各项建设事业的发展都具有指导性的意义。中国社会科学院大学要继续贯彻以师生为中心的理念，始终把师生生命安全和身体健康放在第一位。

为了便于广大师生和读者的学习、科研工作，中国社会科学院大学确保网络资源服务畅通，积极提供多元的图书馆网络资源服务。2月以来，该校图书馆共汇总推送了中外文电子期刊、电子图书、学位论文、多媒体、试用数据库等网络限时免费资源信息近30项。

张政文表示，中国社会科学院大学将正确理解"危"与"机"的辩证关系，努力化危为机，全面推进学校思政、教学、科研工作改革升级。

北京外国语大学：免费开放外语在线学习平台

为充分发挥自身特色和优势，北京外国语大学集中全校外语教育优质资源，通过自主研发的"互联网+"教育平台，建立北京外国语大学外语在线学习平台。自2月1日起，该平台免费向全社会开放。

北京外国语大学外语在线学习平台首批免费提供300门优质线上外语课

程。这些多语种、多层次的外语课程和慕课，涉及 20 个语种，涵盖大学、中学、小学各阶段，既包括优质外语教材配套网络课程及教学资源，也包括外语学习策略、通用英语、实用英语、国内考试、国际考试、文化通识、青少英语等实用内容。除首批开放的课程和解决方案外，北京外国语大学外语在线学习平台还将持续增加新的内容和资源。

西北大学：启动疫情防控紧急科研基金

新冠肺炎疫情发生后，西北大学启动了"防治新型冠状病毒肺炎紧急科研专项引导基金"。基金重点资助校内科研人员和附属医院在职人员针对新冠肺炎疫情防控及后续工作需求，集中开展科学研究，为战胜疫情提供科技武器。目前，基金正式立项 28 项，其中包括转化类重点项目 9 项，基础研究类重点项目 6 项。例如，新冠肺炎快速检测试剂盒的开发、人力资源管理等疾病控制管理研究；新冠肺炎疫情及医疗救治全国上报数据监测与趋势分析等。

北京师范大学：开通疫情心理支持热线

防控疫情，专业的心理支持服务尤为必要。为此，北京师范大学心理学部联合该校学生心理咨询与服务中心紧急筹备开通了心理支持热线，并提供网络辅导服务。

心理支持热线主要针对急需情绪疏导和心理支持的人群。网络辅导服务主要针对广大一线工作人员、被隔离人员、受感染患者、已康复患者以及他们的亲友。此次提供心理支持的队伍由一批专业的心理咨询师组成，所有咨询师均经过严格筛选，具有丰富的助人经验，将在新冠肺炎疫情期间为全国民众提供专业的心理支持服务。

对外经济贸易大学：在"云端"上好开学第一课

2 月 23 日，对外经济贸易大学全体师生齐聚网络"云端"，拉开了该校春季网络教学的序幕。

在这堂特殊的"开学第一课"上，对外经济贸易大学党委书记蒋庆哲提出，当前，全校师生要顾全大局，听从指挥，发挥好共产党员与青年团员的先锋模范作用；要以高度的政治自觉，严格落实各级领导干部责任制；要通过群防群控，切实保证全体师生生命健康安全和校园稳定。对外经济贸易大学校长夏文斌表示，疫情是一把双刃剑，是一次倒逼教学方式方法改革的机遇。高校要做好顶层设计和质量监控，充分利用网络教学，做到线上、线下有机结合，构建以学生"获得感"为衡量标准的评价体系。

南京信息工程大学：将疫情防控融入思政课

"在新学期的第一堂课，我特别想和大家谈一谈这个假期里那些可敬的人们。"南京信息工程大学马克思主义学院青年教师陈奇娟在开展线上教学的第一天，就以医护人员、记者、警察等各行各业的一线工作者为例，与学生探讨何为担当、何为信仰。

南京信息工程大学要求教师提高认识，在思想政治理论课教学中，积极用好疫情防控这个活教材，深化党性教育、信念教育、生命教育、科学教育。该校思政课课程组确定疫情防控专题，引导和激励教师结合自己的优势，把相关选题做精、做深，同时扩大宣传范围，让有关疫情防控的思政课产生积极的社会效应。

离退休党员踊跃捐款，助力疫情防控

中国社会科学院大学

（首发：中国社会科学网3月5日）

2月27日，按照中国社会科学院大学统一部署，学校离退休办公室立即展开捐款服务工作，离退休党支部组织离退休党员自愿捐款。截至3月1日，中国社会科学院大学离退休党支部党员捐款共计6250元。

按疫情防控相关要求，离退休党员捐款主要以线上收款为主。收到自愿捐款通知以后，从近百岁的离休老党员到刚退休的党员，都纷纷主动联系离退休办公室咨询捐款详情，积极捐款。离退休党支部支委更是发挥模范带头作用，为战斗在疫情防控一线的医务人员、公安民警送温暖。

学校组织捐款之前，离休老党员路佳、张鸿岳从电视媒体上获悉中组部号召各级党组织做好党员自愿捐款指导服务工作后，第一时间致电离退办工作人员，询问如何捐款。捐款通知一经发出，立刻收到多位老同志的捐款。最令人感动的是退休党员刘志兰因病已卧床多年，身边常年需要有人陪护，但却从来没有向党组织提过个人要求。在得知此次组织捐款活动后，她老伴主动联系学校离退办工作人员捐款。她老伴说："刘志兰虽然身患重病，但家庭生活还不算太困难，平时党和各级领导想着我们这些特殊党员，为我们排忧解难，现在到了我们为党和国家做些事情的时候了，虽然捐款数额有限，但代表着我们的一点心意。"

用青春热血践行志愿初心

高莹　韩育哲

（首发：中国社会科学网 3 月 6 日）

新冠肺炎疫情牵动着亿万人民的心。在这场全民战"疫"中，有这样一群青春身影，他们主动请缨，积极参与到防疫宣传、值守轮班、日常监测等防控工作中去，以志愿者的身份守护着自己的家人，保卫着自己的家乡。他们就是中国社会科学院大学（研究生院）的青年学子。在抗击疫情的战场上，他们发挥着生力军作用，用实际行动筑起疫情防控的青春长城，书写了当代青年的"硬核"担当。

志愿者：2018 级硕士生李丹

坐标：内蒙古自治区乌兰察布市

1 月 8 日，李丹乘坐高铁离京回到家乡，开始硕士学习生涯的最后一个寒假。没想到，短短十几天时间里，朋友圈、微博等各网络平台上，新冠肺炎疫情的各种消息目不暇接，各方医护人员和物资驰援武汉，全国上下皆为武汉加油打气。随着疫情的蔓延，抗击疫情成为最紧急最重要的工作。李丹的家乡兴和县也迅速反应，部署开展防疫工作，组建县防疫工作志愿者队伍。在与病毒抗战的每一天，每当看到医护人员、武警官兵、社区工作人员奋战在抗击疫情前线的镜头，她都难忍热泪，想贡献自己的一点力量。因此，李丹决定加入志愿者队伍。

很快，志愿服务如期展开，李丹服务的范围是兴和县兴昌社区经典国际小区。经过了解，小区内共有居民 67 户、239 人。为了让小区居民提高防控意识，志愿者们悬挂宣传横幅、粘贴海报和有关通知公告，发放疫情防控传单及宣传手册。"大爷，为了您和他人的安全，请您戴好口罩再出入小区。""大娘，现在是疫情防控关键时期，没有急事的话，您就不要出来了，在家待着就是支持我们的工作。""请您配合我们进行体温测量。""您好，今天身体怎么样？有发烧咳嗽现象吗？"志愿者的工作看似简单，却每天忙碌到声音沙哑。李丹说，这是志愿者的工作，更是他们的责任。

在社区工作，最难得的是居民的理解与配合。李丹的专业是社会工作，帮助有需要的群体或个人是专业使命。在志愿服务工作中难免会遇到不理解的居民，她会运用社工技巧，与居民建立友好关系。让她欣慰的是，她的努力赢得了居民们的理解与支持。有叔叔阿姨叮嘱她加衣保重身体，有小区居民送来牛奶、矿泉水等爱心食品，有老大爷送来热腾腾的奶茶……

有人问过李丹："你临近毕业，还有很多事情要做，待在家里就是做贡献，为什么还要去干这么危险的工作？"她的回答是："行我所行，无问西东。"李丹说，作为一名社科人，"为天地立心，为生民立命，为往圣继绝学，为万世开太平"是志向更是标尺；作为一名预备党员，她更不会忘记党旗下的誓言。为人民服务是中国共产党人坚守的信仰。在有限的青春里，她想把个人成长融入为人民服务、为祖国奉献之中，用实际行动诠释共产党员的初心使命。

志愿者：2018 级本科生魏诗月

坐标：吉林省白城

假期回到家乡后，看到家乡疫情防控工作人手紧张，魏诗月同学毅然加入了志愿服务队伍，投入到疫情防控一线工作中。在安居社区，她每天早出晚归，为社区居民办理出入通行证，为居民解释最新的防疫政策和出行注意事项，耐心细致地解答每位群众的疑问。她这种勤奋敬业，一丝不苟的工作品质，得到了社区工作人员和居民的一致赞扬。她说，这次志愿工作让她受益匪浅，在灾难面前，无论别人眼中多么小的事，都可能是影响一个人生活的大事。帮助别人让她感到满足和快乐。在社区服务的这些天，看到了基层工作人员的辛苦工作，在一线的辛勤付出，她深刻地意识到"莫道岁月静好，只是有人替我们负重前行"。

志愿者：2019 级硕士生汪思贝

坐标：四川眉山市

新型冠状病毒肺炎令人谈虎色变，入党积极分子汪思贝同学却选择了迎难而上，积极投入到他所在的四川省眉山市洪雅县的社区防疫工作中。他每天在防疫站点值守，检查出入证、量体温、询问登记，为小区业主建起了一道安全防线。同时，每日密切关注疫情最新动态，积极宣传和传递正能量，公益理发、社区消毒工作中也都有他的身影。汪思贝同学表示，能够参与疫情防疫工作很光荣，自己置身其中，能切实感受到国家为民铸就的坚强后盾。志愿者的工作量相比于奋战在一线的医护人员来说微不足道，但自己更加深刻地明白了志愿服务的意义，愿能早日打赢这场战"疫"，早日春回大地。

志愿者：2019 级硕士生付正敏

坐标：河南省林州市

新冠疫情来势汹汹，农村防控有着诸多薄弱环节。付正敏主动找到村干部，第一时间参与了村里防疫志愿者服务工作。防疫期间她协助工作人员完成村内 500 多户家庭信息登记，宣传防疫知识，劝导邻里乡亲不要随意外出，不要聚众聊天、聚众赌博，日常出行务必戴好口罩，做好安全防护。付正敏表示，参与疫情防控工作，是一名党员的职责所在，在防疫期间自己每天的生活都很充实。她说，阻挡病毒的不仅仅是口罩，还有大家的众志成城，待到繁花盛开，携手共进更加美好的明天！

志愿者：2017 级硕士生张莹

坐标：湖北襄阳

目前襄阳确诊人数累计已超千例，防疫形势仍旧严峻。疫情发生后，张莹毫不犹豫地参加了社区的党员志愿服务工作，希望能为社区的防疫工作贡献一份力量。

张莹所在的志愿岗位，平时主要负责测量来往者的体温，以及管理小区的居民日常出入，党员志愿者实行轮岗制，三个小时一班。"这些工作虽然不复杂，也不是很辛苦，但大家都是在尽己所能地为这个社区做些贡献。"张莹说，志愿服务中，让她深受感动的是社区的共产党员们在危难时刻纷纷挺身而出，用实际行动践行着初心誓言。

志愿者：2018 级硕士生吕泽秋

坐标：吉林省白山市

疫情发生后，吕泽秋参加了当地县团委组织的抗"疫"志愿服务队。刚开始，对于吕泽秋参加志愿服务队，她的父母有些不放心，既担心她感染病毒，又心疼她在外边受冻。吕泽秋一面向父母科普新冠肺炎的防控常识，一面切实做好自身防护工作，最终取得了父母的理解和支持。吕泽秋告诉我们，父母对于她的决定是十分欣慰和自豪的。

吕泽秋的服务时间是每天早上 7：00—10：00，主要是在各个服务卡点检查出入人员的通行证、对外来人员做好登记、协助分发通行证，并对重点管控人员做好登记。有的时候雪太大，清雪车还来不及清理掉夜间的积雪，志愿者们要踩着很厚的积雪从家赶往服务点。尽管条件艰苦，但是所有志愿者都能准时到岗。东北现在气温普遍仍在零下，而临时搭建起来的服务点只是用薄塑料布围起来的遮雨棚，在这样简陋的条件下，吕泽秋和其他志愿者往往一站就是三个小时。最令吕泽秋感到暖心的是小区居民的配合，大家都很支持志愿者的工作，会主动出示通行证和身份证，而且看到志愿者们站岗会主动送上水果、姜茶，还有自制的蛋糕。吕泽秋告诉我们，居民的关心和理解，对志愿者们来说，是比天寒地冻中的暖宝宝更贴心的温暖。他们知道自己的工作是有价值的，他们的坚守为疫情防控做出了贡献。

志愿者：2019 级硕士生曹静雯

坐标：北京

今年是曹静雯第一次在异乡过年。没有年夜饭，没有"团圆"，更没有年味，没有迎接新春的幸福情绪，一切都源自这一场突如其来的疫情。

大年初七，单位机关党委向全体党员招募志愿者，需要有一批党员到社区一线进行疫情防控，从目前疫情蔓延的情况来看，这无疑是一份危险系数不小的工作，但曹静雯立刻报名。她说："首先我是一个湖北人，其次，我是一个医生的女儿，更重要的，我是一名党员，我绝不可以退缩！"报上名的第二天，她就来到一线和社区工作者还有街道下沉一线的干部们一起守护这一片家园。

与很多一线社区干部不一样的是，曹静雯每天都特别担心老家湖北黄石的新增病例有多少，爸爸妈妈今天状况如何。得知他们一切都好，她才放心。

在社区更多的是配合社区工作者来开展工作，入户了解居民情况，登记返京人员各项信息，为居民区进行消毒，巡逻站岗，这些日常看起来非常简单的工作在疫情白热化的节点都不易开展，多次地入户、接触对于志愿者们来说也有不小的安全隐患。上岗第一天进入的平房小院儿共有80家住户，却只有一个门与外界联通。这里的卫生状况对于志愿者们更是一个考验，大家互相鼓励：这是在进行一项艰巨的任务，是在为居民的安全保驾护航，此刻拿着消毒喷壶的手就又紧了紧，信心又增强了许多。

曹静雯说，不知道这场战"疫"还要打多久，也不知道什么时候能迎来真正的"春暖花开"，但她已经变得足够坚强，成长为将居民群众的利益放在心间、即便在大雪里站岗巡逻也觉得心里暖洋洋的红墙守卫者。"心里的春天已经来了，相信不用戴着口罩可以相互微笑的日子也不会远了。"

志愿者：2016级博士生刘鹏

坐标：湖北荆州

作为一名湖北籍学生，也是一名党员，刘鹏希望能为家乡出一份力。他积极响应社区居委会的动员号召，主动请缨参加党员下基层社区志愿服务工作，具体工作内容是重点普查社区内私房住户内人员状况，协调疫情防控期间弱势群体的生活困难问题。他与市民政局干部组成了一个临时排查小组，并迅速做了明确的分工，以便提高排查效率。他主要负责根据收集的信息填写网格综合居户卡。

由于小区里业主和租户混住情况复杂，且空间格局较难识别，刚开始排查进展并不是很顺利，但三人小组坚持不懈，通过多次敲门喊门、找邻居了解、主动出击，向排查对象说明来意，积极争取他们的配合。市民政局的老师耐心亲切地问询住户的家庭组成、身体健康、有无外来人员及是否发热、生活有无困难等情况，并适时给他们介绍政府的相关服务和政策。刘鹏在旁边将回答的关键信息一丝不苟地记录在住户卡上，生怕漏掉重要信息。偶尔遇到没有佩戴口罩的居民，他们第一时间提醒居民戴好口罩。得体的问询、真诚的解释、善意的提醒、认真的态度，得到了群众的认可和配合。

刘鹏说，在目前疫情防控最吃紧的关键阶段，他会注意个人防护，合理安排学业任务，发挥党员先锋模范作用，积极参与抗疫工作，做好在鄂的一颗"螺丝钉"。

中国社会科学院大学疫情防控"五心"举措温暖校园

魏旖增　傅瑞霖　漆光鸿

（首发：中国社会科学网 3 月 6 日）

2020 年的学校会是什么样？这是千禧一代都遇到过的命题作文。想必很多人的答案都是："到时候，学生通过网络上课，再也不用去学校。"这原本只是孩子天真烂漫的想象，不料想却变成了"被逼无奈"的现实。

近日，为了应对疫情防控的艰巨任务，中国社会科学院大学早研判早部署，出台多项支持学生学业和生活的暖心举措，用一片真心践行教学育人的真谛，把服务学生当作检验初心使命的"试金石"。

安心：雪中送炭的困难补助

"广大同学的健康安全、学习生活状况是我们最大的牵挂。"本科生工作处负责人黄建云老师在接受采访时这样说。疫情防控工作启动后，学校要求班主任、辅导员每日与学生保持联系，适时开展网络家访，并针对疫情集中爆发的湖北省，专门成立湖北学生交流群，以便第一时间掌握情况和解决问题。疫情的爆发给湖北和其他省份的一些学生造成了经济上的困难，疫情防控指挥部当即作出决定，要求尽快为这些学生提供专项资助。各学院、财务处、本科生工作处、研究生工作处等部门密切配合，只用了 4 天的时间，就有 254 名受疫情影响的贫困学生收到了这批专项资助，每人 2000 至 3000 元不等。

人文学院 2018 级的郭同学对此感触颇深。"我家住在东北一个小镇中，家里四口人，靠镇上一个小店和父亲起早贪黑赶乡村集市维持生计。近年农村人口流失，家中收入锐减，再加上外婆身体很差，手术费和药费都为家中财政状况增添了不少压力。由于年后疫情严重，为响应国家和政府的号召，乡村集市取消，小店多数时间都处于关门状态，家里也因此入不敷出。正在这时，学校开展了家庭经济困难学生的资助活动，填好了电子表单，我通过了申请，资助款很快到账，解了家中燃眉之急。我十分感谢学校的帮助，也感谢老师们的理解与照顾，这份雪中送炭的真情深刻地体现了我校的人文关怀。身为社科学子，定当不负此情，亦不负母校所望。"

暖心：流量补贴助力网课路上不"翻车"

2月27日，一篇《不用点开，就一句话，每个同学补贴100元》的特殊推送社科大师生的朋友圈。在问及看到推送的感受时，2019级英语专业的本科生张茜同学说："第一感觉是激动，因为没想过学校会考虑得这么细致。没人说起也没人通知，很有我校'闷声干大事'的特色。""内容虽然是副校长写的，但很接地气，简单直白也很有意思。……标题很好，很吸引人，看到标题我就忍不住点开了。"

由于疫情的原因，春季学期延迟开学，但教学任务还是要按时完成，学校开始转为线上教学。为了保证同学们能够把更多的精力放在课程和学业上，也考虑到学生们没有在校查资料、翻文库、找数据的便利条件，学校主动承担了同学们因上网课和查资料而产生的流量费用。除去通知的作用，推送中还再次提醒同学们注意开课时间，并提到网络授课难免"翻车"风险，同学们要做好一起"推车"的准备。生动新颖的表达方式和细心关怀的内核，是这篇推送得以成功的秘诀，也是面向新青年、办好新大学的心诀。

精心：留校生收到的五份"礼物"

寒假的校园是安静的。此时，来自五湖四海的同学们大多已经从首都回到家乡，但也有一些同学为了学业等原因而选择留在学校。今年的春节有点特殊，疫情防控工作启动后，留校生的生活状况自然成为学校老师密切关注的问题之一。

王小斐是学校疫情防控工作领导小组医学观察指导组的组长。从工作启动以来，她和医务室的同事们已经为留校生配发了五批疫情防控物资，其中有口罩、体温计、消毒液等防疫必需品，也有爱心药包和预防中药等。她回忆说："第四批物资里的预防中药是我们联系中药企业为大家准备的，是煎好的中药汤剂。因为当时药企都是微复工，物流也主要是给一线医生运送防护物资，所以之前能进的好多药都进不来，我们积极联系药企，调拨两个校区资源，才把这些药凑齐。因为学校的防控要求很严格，每个部门只能是上最少的人，但干最多的活。所以，盘点分药、装药、搬运药物、发放药物等就是医务室的三个老师在忙。我如果开会不在的话，这些活就只能交给其他两位老师，甚至只能由药房的杨大夫一个人完成。发中药那次，杨大夫一个人去药企取货，5000多袋药，每一份都很沉，她一个人装、一个人卸。"

省心：一站搞定就业材料

"在当前竞争这么激烈的情况下，同学们能找到好工作都不容易，我们做老师的发自肺腑地替他们高兴，所以需要什么材料，我们都是尽最大可能及时提供。"就业办的黄丽萍老师如是说。一站搞定就业材料，这背后是众多部门协调配合的结果。1月29日开始，就业办陆续推进就业材料线上办理工作，三天内就收到了149份申请；2月1日，校办、人事处、党委组织部、教务处、本科生工作处、研究生工作处、保卫处、招就处进行现场联合办公，为毕业生们进行材料办理、审核和盖章。截至2月29日，学校已经为近500名毕业生提供了就业材料办理服务。

2016级新闻专业的王若舟同学在今年六月即将离开校园，走上工作岗位。这次就业材料线上审核帮了他不小的忙："老师们牺牲自己的假期时间，尤其是在疫情严峻的形势下依然驻守学校，为毕业生们提供帮助和服务，确实很感动。""针对很多同学经验不足、对复审要求了解不充分的情况，老师们为大家提供了各种各样可能会用到的资料模板，节省了大家很多的时间精力。"老师们的"费心"换来的是毕业生的"省心"。

贴心：你有一份来自北京的快递

考研复试的日期一天天临近了，复习材料还在宿舍怎么办？了解到情况后，本科生工作处第一时间采取行动，联系西三环学区办公室以及各学院收集整理同学们存放在学校的复试复习材料，通过邮寄的方式送到学生手中。"如果早知道疫情会导致不能返校，我一定放假的时候把材料都带回家"，一位即将毕业的同学在接受采访时说道，"多亏学校能够帮我们把复习材料寄过来，能进入复试，相信没人会想要白白浪费这个机会。"

2月末，毕业班的同学们陆续通过班级微信群收到了一条通知，通知中附带了一份授权委托书和一张表格，他们可以在填写好表格内容后授权学校将自己的复习材料整理邮寄到家。3月伊始，邮寄工作在逐步进行，一份份承载着求学梦的快递从北京发往天南海北。"收到班长发在班级群里面发的消息的时候，我真的感觉学校很贴心、很暖心，感觉学校是在换位思考，真真切切为学生考虑，别的学校的同学也都很羡慕。"

远程辅导！社科大学生给武汉医务人员子女当“家教”

宗媛媛

（首发：《北京日报》3月7日；转发：中华网3月7日）

在这个特殊的寒假里，50多名中国社会科学院大学的学生当上了远程“家教”。他们借助网络，向华中科技大学同济医学院附属中学的学生提供“一对一”辅导，为奋战在武汉抗“疫”一线的医务人员解除后顾之忧。正在开展寻找身边“最美志愿逆行者”活动的北京市慈善义工联合会也关注到了他们的暖心之举，为社科大学生的做法点赞。

“同济附中是我的母校，那里的学生很多都像我一样是医务人员子女，我特别理解他们的处境。”身在武汉，中国社会科学院大学人文学院2018级本科生陈奕漩对疫情带来的影响感触颇深。他的父亲是华中科技大学同济医学院附属同济医院的医生，同样奋战在抗“疫”一线。在与父亲的聊天中，他得知有不少医务人员因为无法照顾孩子而感到焦虑，于是希望尽己所能，为这些学生辅导功课。

陈奕漩联系上初中时的班主任，表明了自己的想法，又找到了大学里志同道合的朋友，邀请他们一起来当在线“家教”，“大家一拍即合，我们就先跟6名学生‘试点’结对，根据对方需求量身定制方案，发现效果挺好的”。

此时，恰逢社科大团委发出“社科青年为抗击疫情贡献青春力量”的号召，陈奕漩向团委书记韩育哲提出了自己的想法。韩育哲认为这种做法很有意义，便向校防疫指挥部汇报。“校领导非常支持，我们就立即跟同济附中建立联系，同时面向大一到大三的学生招募志愿者。”令韩育哲感动的是，通知发出后仅仅一个多小时，就有近两百人报名响应，“要知道，这三个年级的学生加起来也只有1100多人，可见大家多么积极踊跃”！

经过与报名者所在学院逐一了解其思想品质、学业表现和心理状态等情况后，校团委最终选拔出50余名志愿者，并分别标出各自擅长辅导的科目和志愿服务的时间。而陈奕漩则将这些信息与收集来的同济附中学生需求进行匹配，从而开展线上"一对一"辅导。

"志愿者其实身处全国各地，但大家都心系武汉，有意愿通过这种方式贡献自己的一份力量。"韩育哲欣慰地发现，同学们在志愿服务中尽其所能，全力投入：经济学院的张佳莹专门找来黑板，边板书边为学生讲解数学，而媒体学院的南卓辰则在学生发来的作文上，逐字逐句标出修改建议……辅导学业之余，志愿者们还利用同龄人的优势，引导学生树立目标，并提供心理疏导，帮助学生调整情绪，得到了很多家长的认可，同济附中也特意发来感谢信。

此外，北京市慈善义工联合会高度评价了他们的志愿服务，推荐他们参加正在开展的寻找身边"最美志愿逆行者"活动。

同济附中给社科大发来感谢信："我们相信这并不只是一次短暂的合作。"韩育哲表示，特殊时期磨合之后建立起的信任难能可贵，疫情过后，也将会把这种志愿服务进行下去，"尽管辅导不一定会像现在这么高频，但志愿者们可以与学生保持联系，随时解答疑问。其实在志愿服务中施和受是相对的，社科大的学生们也在志愿服务中获得了成长，这也是志愿服务本身的意义所在"。

奥利给!"云"实验、线上读书会
高校开启硬核"云"学习

(首发:《现代教育报》3月7日)

近日,随着各高校线上开学开课,不少师生纷纷在线上开展"云"学习和"云"交流。为了让学生能够有更加丰富的学习内容,不少学校别出心裁,根据实际特色,开发线上资源,利用高科技技术,让不少学生宅在家中也能享受多种多样的线上课程和活动。

清华大学:真材实料做起"云"实验

"请打开摄像头,将你的实验给大家展示讲解一下。"在新学期"电路原理"课上,电机系教授朱桂萍和24名本科生一起,实时观看屏幕那头的电机系大一学生李蔚然手持电路板,讲解自己的实验步骤和思路。

做实验,对于工科课堂的重要性不言而喻。为了帮助学生在疫情期间在家好好学习,朱桂萍教授想到了利用自己之前曾参与合作开发过的"雷实验"智慧实验平台,即电子智能实验室。在平台上,教师可以在手机端通过微信布置实验、跟踪学生实验状态、接收学生提交的实验报告,学生也可以按照教师设定的实验流程完成实验,并对实验中每个步骤进行截屏或拍照,最后自动生成实验报告,提交实验数据。"遵循以学生为中心的教学理念,我们通过适当的软件开发和硬件配备,在保证实验便捷性和真实性的同时,及时了解学生课外的实验情况。"朱教授介绍说。

在实验之前,朱教授也做好了充分的准备,不仅将线上平台做好前期应用准备,她还为每一位在国内的同学邮寄了一套"口袋仪器",包括一块面包板、若干电线、电阻、二极管,甚至还有进行简单管脚处理的尖嘴钳、平口钳等。收到朱教授寄来的实验设备和配套的元器件,同学们十分惊喜,大家都跃跃欲试,期待和老师一起开展"云"实验。

经过试讲和与同学们的充分沟通，朱教授采用"雨课堂＋腾讯视频"嵌套的方式进行教学，将雨课堂用于弹幕、做题等互动，腾讯视频则实现共享屏幕、音频视频互动，以保证课堂的交互质量。实验设备使用讲解和仿真软件操作演示的全过程，通过摄像头被推到学生的屏幕上，让在家的学生有一种"老师站在每一个同学面前"讲课的感觉，反而没了坐在后排看不清步骤的担忧。

听着老师一步一步地细致讲解，在家中跟随在线学习的电机系大一学生蔡雅茹反馈道："老师的操作就在眼前，很清楚。这样的课堂体验非常好。"在甘肃兰州家中做实验的电机系大一学生王石觉得自己不但实现了按照在校标准进行实验的期望，甚至效果比在学校还好一些，"老师对每一位同学的实验进程和问题都有更加精确的把控，能更好解决我们遇到的问题"。

中国人民大学：上线艺术"小课堂"　师生居家学"艺"

中国人民大学公共艺术教育中心在学校"停课不停教、停课不停学"的工作部署下，多方整合师资力量，通过"RUC小艺"公众号推出"与你在'艺'起系列小课堂教学"，内容涵盖书法、绘画、音乐、舞蹈等多艺术领域，帮助学生了解公共艺术相关知识，调节居家身心状态。

书法是一种节奏化的艺术表现形式。中国人民大学艺术学院副院长刘明才副教授在小课堂中，分别介绍了草书、楷书、篆书和隶书，为学生提供了大量经典的书法作品在线欣赏，让学生体验各种书体的精髓。

艺术学院周源副教授则在线为学生介绍了《音乐之声》这部经典音乐剧，同时，为学生详细地讲解了歌剧与音乐剧、音乐剧的演唱、音乐剧的发展历史等知识，让不少学生了解到音乐剧是一种叙述性的舞台表现形式，感受音乐的美妙旋律。

艺术学院马玉婷老师结合具体的器具，为同学们讲解了有关"生漆"的一些知识，感受"漆工艺"的魅力。在一节主题为"漆工艺鉴赏与技法实践"的线上公共艺术教育课中，马老师引经据典，以《汉书》云"冶铜锢其内，桼（漆）涂其外"切入，讲述了漆工艺在古人的智慧运用下，逐渐发展成民间传统工艺的故事。杨洁老师更是带领大家走进彩云之南，以舞姿、掌型、步法、体态、服饰等方面进行线上教学，带领学生领略傣族舞蹈独特的民族风情。

北京航空航天大学：线上班会 疫情一线校友分享经历

北京航空航天大学各学院、书院以"新学期·新形势·新学风"为主题，精心组织召开了线上班会，开展线上学习日等活动，引导全体北航学子在新学期开好头、起好步。

飞行学院飞行技术专业学生党支部开展了以"全民战疫，我们在行动"为主题的学习日线上活动。校党委书记曹淑敏、党委副书记赵罡，学生工作部、研究生工作部、飞行学院负责人参加了"学习日"活动。十七次逆行驰援武汉的顺丰航空机长、飞行学院校友冯军也通过视频分享了驰援武汉的故事和感受，激发了支部成员的疫情防控意识和责任担当。多名学生代表交流发言，讲述防疫防控期间志愿服务、在线学习等切身经历和思考体会。赵罡向所有在线上参会的同学们送去问候，并嘱咐参与志愿服务的校友们注意防护。

2018级本科生李昱璇在线上活动后表示，身边辅导员和同学们所分享的点点滴滴，冲在抗击疫情前线的志愿者的经历和优秀校友的一番讲话，都为广大学生上了一堂生动的"思政课"，作为预备党员，同时也作为飞行学员，这都让他更加热爱伟大的祖国，激励他为国为民奉献力量，为祖国民航事业奉献一生。

电子信息工程学院1702班则召开了线上教学指导暨大三学年春季学期开学大班会，这是一次特殊的线上"云"班会。班会主要介绍线上教学注意事项、线上教学阶段课程方案、近期重要通知等方面的内容。在"云"班会上，师生们分享了本科生、研究生、教师代表的感人事迹，研究生各班也围绕"学习贯彻习近平总书记关于疫情防控重要讲话精神""全民战'疫'，我们能做什么？""'在武汉'线上沙龙分享"等主题开展活动。

研究生王慧在活动结束后分享自己的心得体会时说："第一次学习日，学院组织师生代表分享了自己在疫情期间的见闻和感受。各位代表的讲话让我体会到，不论是父母、子女还是个人，大家都为疫情防控工作付出了巨大的努力，不论是为了学生的身心健康和学习科研做出努力的学校师生，还是战斗在一线的医务工作者，大家的努力都让我十分感动，也给我带来了力量，让我更加有信心战胜此次疫情！"

北京体育大学：奥运冠军线上直播带领师生锻炼

宅在家里，缺乏锻炼怎么办？北京体育大学为师生开设了体育运动锻炼直播平台，不仅请来"国宝级"大师开展瑜伽教学，还邀请2016级研究生冠军班学生、北京奥运会女子体操团体冠军杨伊琳分享塑形秘籍、运动瘦身经验等，帮助师生在家开展科学锻炼。

"加油，希望在前方，待疫情结束，北体相遇，你我仍是白衣飘飘、体魄强健、饱读诗书的少年。"在与学校湖北师生视频连线时，杨伊琳也为他们加油鼓劲。

此外，北京体育大学研究生冠军班成员们还牢记"使命在肩、奋斗有我"的嘱托与期望，无论是"防疫情、保备战"的训练比赛，还是用专业的运动知识引领社会科学健身，抑或是投身志愿服务工作，他们都用实际行动践行着责任感和使命感，彰显体育的力量，为社会传递体育的正能量。

2018级研究生冠军班学生、田径世锦赛冠军巩立姣分享了自己的备战心态和决心："备战奥运会的脚步一刻都不会因为疫情而停止，我有信心有决心在教练指导和团队帮助下，通过不断调整迎接新的挑战和考验，以实际行动向世界证明中国人民可以战胜一切困难和挑战，用优异成绩鼓舞全国人民的斗志，振奋民族精神。东京奥运会开战在即，我一定发扬'使命在肩、奋斗有我'的精神，扎实训练，以优异硕果向祖国和人民交出一份满意的答卷。"

疫情期间，北京奥运会蹦床冠军陆春龙作为领队正带领蹦床国家队在阿塞拜疆巴库训练。他说道："疫情对奥运备战工作提出了严峻考验，国家队疫情防控工作责任重大，越是关键时期越要进一步增强责任感、使命感、紧迫感，全力抓好队伍在国外训练的疫情防控工作，确保东京奥运会备战工作有序开展。"

自行车世界冠军穆迪则为武汉同胞录制了鼓舞士气的视频，并为居家防疫的师生录制了室内健康运动示范视频。他认为，作为一名曾经在国际赛场上为祖国荣誉而战的体育人，更要充分弘扬体育人无畏困难、奋勇争先的精神。

中国社会科学院大学：线上读书会丰富学生学习选择

面对疫情，中国社会科学院大学师生用自己的努力，积极引导学生学习。

媒体学院在做好学生每日健康和安全情况全面掌握的同时，针对本科生，开展了由专业教师指导的线上读书会。2018 级班主任吴玥老师通过 QQ 群在线会议的方式，与 2018 级和 2019 级本科生分享了自己近期的研究，并就大家感兴趣的流行文化方面的问题进行了在线讨论。

吴玥老师的研究方向是电子游戏等数字媒体，在分享会中，她利用 QQ 群的"屏幕分享"功能向同学们介绍了自己近期对游戏、数字媒体的调查研究。不少同学也是电子游戏玩家，但是从传播学角度分析游戏对于人们的影响也令同学们感到非常新颖。分享结束后，吴老师也推荐了几本与人机互动有关的书籍，欢迎对此话题感兴趣的同学们阅读。风趣的视频材料与详尽的思路讲解，让学生们感到收获颇丰。

此外，媒体学院还与中国青年网共建"建设性新闻工作坊"，结合新冠肺炎疫情等重大议题进行建设性新闻实践，引导学生开展疫情下的媒体报道的相关实践和研究，将理论与实践相结合。通过这种方式，进一步促进校媒融合，创新实践基地培养方式。目前，媒体学院已有两位专业教师和 24 位在校生加入了工作坊，已经与中国青年网联合出品了多份图文作品和短视频作品。

北京农学院：线上思政课　师生讲述"中国故事"

为做好疫情防控期间思政课在线教学工作，学校马克思主义学院和思政课教师提高站位、统一思想，认真落实"停课不停学"，深入挖掘凝练此次"抗疫"中的"思政元素"和"红色因子"，结合所授课程，在线上第一课中向学生讲好"中国故事"，讲好中国精神、中国力量、中国智慧、中国方案。

思政课教师以课堂为单位建立课程微信群，推动师生教学互动和联系交流。在线上开课前一周，全体思政课教师通过"数字马院平台"超星学习通、课程微信群以及学校课程中心，及时发布了课程学习任务，包括课程视频、课程 PPT、课程说明、教学进度、实践教学安排、课后测验题等，督促指导学生及视听、及时看、及时学、及时交流互动。统筹安排，注重思政课线上教学实效。

在实践教学环节，学院以线上调研取代线下调研，指导和鼓励学生针对课程学习内容，结合此次"抗疫"中的优秀人物、先进典型、感人事迹等，积极开展网络调研和调查，撰写和提交调研报告。同时，结合疫情防控需要和师生实际，学院还改善和优化思政课考核方式，以日常线下考核为主改为"抗疫"期间线上考核为主，思政课教师计算平时成绩主要依据学生观看视频、随堂测试、互动答疑和出勤情况等进行判定。学校负责人表示，学院教师将根据学生的学习反馈进一步增强线上思政课针对性和实效性，努力践行铸魂育人的时代使命，为最终全面打赢"抗疫阻击战"作出贡献。

远隔重洋　挂念"家的港湾"

刘乃亚

（首发：《人民日报》海外版 3 月 10 日）

"喂？是妈妈吗？我是帕特里克，家里兄弟姐妹们都还好吗？"近日，中国社会科学院大学国际教育学院院长王晓明接到了乌干达总统特别助理伊贝贝·帕特里克的慰问电话。

远隔重洋的惦念

"妈妈"是各国学员对王晓明的称呼，"兄弟姐妹"则是对学院其他教职工的爱称。再次听到伊贝贝·帕特里克的这声"妈妈"，王晓明倍感温暖。新冠肺炎疫情发生以来，像这样来自各国学员的问候，王晓明接到了很多。这些远隔重洋的问候饱含着他们对中国，对中国社会科学院大学这个家庭的关心和牵挂。

疫情肆虐，牵动着世界人民的心

这期间，分散在 100 多个国家的上千名学员，纷纷第一时间联系学校，询问疫情情况，并反复叮嘱大家要做好个人防护。尽管他们在语言文字、风俗习惯和表达方式等方面不尽相同，但都不约而同地传达出同一个信息：无论离开多远、多久，中国社会科学院大学国际教育学院永远是他们心中的家，是他们惦念的地方。

用真情守护"家的港湾"

病毒蔓延，一些别有用心之徒通过境内外网络谣言互灌等手段制造假象以引发舆论共振，进而在全球煽动"中国威胁论"。国际教育学院在紧抓疫情防控的同时，也向各国学员们介绍疫情的真实情况，以正视听。

南非大学塔博姆贝基非洲领导力学院执行院长爱迪生教授表示：目前关

355

于中国疫情的各类网络谣言满天飞，该现象出现的根本原因是有人想利用疫情来诋毁、削弱发展中国家的治理能力。当前，他正与其他非洲学员一起，利用自身的影响力发声，让非洲各界了解到中国齐心协力、众志成城抗击疫情的真相。

塞拉利昂马可尼大学中非研究院院长阿尔法·贾洛谈道："中国当前面临病毒和网络谣言的双重挑战。"2013年埃博拉疫情蔓延时，非洲曾面临相似的挑战。阿尔法·贾洛表示："我和同事们一直致力于对病毒的来源、传播和治疗方法等谣言进行反驳和抨击。"

对"家"的未来充满美好期待

南苏丹总统经济顾问蒂萨·萨布尼先生表示：他相信疫情对中国经济的影响是短暂的。"疫情结束后，中国将充满活力。"南非总统政策研究室主任恩格·卡维尼先生则对中国政府的应对及时和为控制疫情付出的努力表达了敬意和赞叹。他坚信："中国经历此次风雨后，必将看到最美丽的彩虹。"

美国杜兰大学商学院、波兰格但斯克大学、西班牙卡米亚斯大学在发来慰问的同时，也表示期待疫情结束后，进一步加强校际合作，让中国的抗疫经验"走出去"。

"面对疫情，国际教育学院这个大家庭受到了一定影响，但这也是对学院推行的家文化培训理念的一次全面考核。"王晓明指出："中共十八大后，国际教育学院开始推行中国特色社会主义国家文化培训理念，即从中外家庭观差异切入，引导学员理解治国理政、中国经验、中国价值和家国情怀等，让他们能在短时间内'听得进、记得住、吃得透'。新理念推行后，学员们以兄弟姐妹相称，一起学习、成长，真正感受到了家的氛围。"

如今，所有学员都收到了国际教育学院发来的信息："家的港湾，期待你们平安返航。"

"中国为各国共抗疫情作出了重要贡献"

——国际组织、外国学术和智库机构人士高度评价中国疫情防控取得
积极成效

杨迅

（首发：《人民日报》3月10日；转发：环球网3月10日）

新冠肺炎疫情发生以来，来自50余个国际组织、外国学术和智库机构的官员及专家向中国社会科学院及其所属研究机构发来函电，高度评价中国采取的疫情防控举措和取得的积极成效，表达对中国抗击疫情的坚定支持，呼吁国际社会携手应对疫情挑战。

"积极寻求解决方案，维护人民的生命安全和身体健康"

俄罗斯国际事务委员会主席、前外长伊万诺夫表示，我们坚信，中国一定能够取得疫情防控阻击战的胜利，完成全年经济社会发展目标任务。

"中国再次展现出卓越的智慧，积极寻求解决方案，维护人民的生命安全和身体健康。"塞尔维亚国际政治与经济研究所所长布拉尼斯拉夫·乔尔杰维奇表示，相信通过严格周密的应对措施，中国一定能战胜疫情。

美国国际战略研究中心总裁、国防部前副部长何慕理表示，在疫情防控的关键时期，中国政府的应对措施积极有效，中国人民全力配合，令人赞赏。

韩国东北亚历史财团理事长金度亨表示，中国和世界各国同心协力抗击疫情，一定能取得最后的胜利。

波兰格但斯克大学校长耶日·彼德·格维兹达瓦表示，感谢中国政府为抗击新冠肺炎疫情所作的一切努力，钦佩中国人民的坚强意志和奉献精神。

"体现了中国特色社会主义制度的显著优势"

"中国人民具有坚韧不拔的意志和自强不息的精神，相信中国一定能够战胜此次疫情！"世界经济论坛创始人兼执行主席克劳斯·施瓦布表示，中

国经济韧性十足,会很快重回正轨。各方对中国和世界经济前景依旧充满信心。

阿尔巴尼亚—中国文化协会会长伊里亚兹·斯巴修表示:"中国政府采取的全面、严格防控措施成效显著,体现了中国特色社会主义制度的显著优势,相信中国人民定能战胜疫情,并在这一过程中变得更加坚强。"

日本创价学会常务副会长谷川佳树向中国人民表示慰问,坚信中国定会打赢疫情防控阻击战,有序恢复生产生活秩序。

俄罗斯科学院普里马科夫世界经济与国际关系研究所副所长罗曼诺夫表示,中国曾经多次战胜重大灾难。宝贵的经验和中国人民的团结一心将帮助中国应对挑战。

美国、德国、印度、土耳其、乌兹别克斯坦等国学者纷纷发来慰问函件,高度赞扬中国人民在抗击疫情过程中表现出的坚韧不拔的民族精神,以及中国集中力量办大事的制度优势。

"全世界必须携手努力,共同应对挑战"

以色列中以学术交流促进协会创办人兼执行董事魏凯丽表示:"此次携手抗击疫情再次彰显了习近平主席提出的人类命运共同体理念顺应历史和时代潮流。全世界必须携手努力,共同应对挑战。"

韩国农村经济研究院院长金泓相表示,世界各国需要团结一致克服困难,抗击疫情。相信各国能通过加强多领域合作,打赢疫情防控阻击战。

英国华威大学校长斯图尔特·克罗夫特表示,新冠肺炎疫情是人类面临的共同挑战,中国人民在奋力抗疫的过程中体现出很强的奉献精神,"中国为各国共抗疫情作出了重要贡献"。

联合国人居署知识与创新局高级经济学家马尔科·卡米亚表示:"这次疫情给日常工作带来了一些不便,但不会影响我们与中国的合作。我们依然可以通过互联网进行交流研讨,推动开展研究工作。"

南非、津巴布韦、塞拉利昂等非洲国家的学术和智库机构代表也纷纷发来慰问函电,高度赞扬中国政府采取的防控措施,表示坚定地与中国政府和中国人民站在一起,将更多地参与中国组织的学术智库交流活动。

同心同力同上阵　打赢防疫攻坚战

中国社科院大学国际教育学院

（首发：光明网 3 月 10 日）

新冠肺炎疫情发生以来，一场疫情防控人民战争、总体战、阻击战在中国打响。为贯彻党中央关于疫情防控各项决策部署，落实"坚定信心、同舟共济、科学防治、精准施策"总要求，在中国社会科学院国际合作局及中国社会科学院大学的指导下，中国社科院大学国际教育学院迅速构筑起一条严密的疫情抵御防线，吹响了抗击疫情的"冲锋号"。

凝心聚力　师生防疫齐上阵

疫情就是命令，防控就是责任。国际教育学院领导牵头，班主任、项目负责老师也在第一时间与汉语国际教育硕士生进行联络，通过电话、微信及电子邮件等方式与各地学生进行一对一、点对点的沟通，了解学生的生活、健康和心理状况，引导学生加强自我防护意识，让广大学生科学认识疫情，提高自我防护意识和能力，尤其是对湖北籍学生送去慰问与祝福。

国际教育学院也适时发出《致非洲朋友的一封信》，主动出击向远在非洲的学员、校友和合作伙伴介绍目前有关中国疫情的真实情况、措施和成效。信中表示，疫情暴发后，党中央高度重视，迅速部署。国际教育学院采取了一切可能的措施来保护学生、教职工。到目前为止，学院未有人被感染。中国政府正在全力控制疫情，医务人员正在做艰苦的工作，为挽救人民生命作出了巨大贡献。

守望相助　同舟共济渡难关

春风化雨，润物无声。在抗击疫情期间，社科大国际教育学院浓郁的家文化教学理念进一步彰显，学院领导如父母般的关心关爱也让国内外学子倍感温暖。在家文化氛围中学习成长的许多参加过社科院主办和承办的援外培训项目的外国学子也纷纷通过电子邮件、信函、社交软件等渠道联系到了社科大国际教育学院，联系到学院院长王晓明教授等工作人员，第一时间向他们并通过他们向谢伏瞻院长及在中国社科院的家人送去关心祝福，同时询问了解疫情的发展态势、对学校的影响等具体情况。

受家文化感染，尽管离开中国许久，不少学员依旧用"妈妈"称呼王晓明教授，用"兄弟姐妹"称呼宋翔、李梅老师等学院其他教职工。疫情暴发以来，像这样来自各国参加过援外培训项目学员的问候很多很多。虽然远隔重洋，但是这些朴实的问候却饱含着他们对中国，对中国社会科学院、对中国社科院大学这个家庭里每位家人的深切关心和牵挂。学员们纷纷表示无论离开多远多久，社科院永远是他们心中的家，是他们最惦念的地方。他们会将坚定地站在社科院师生身旁，站在中国人民身旁。这些充分体现了国际教育学院10年援外培训工作的成效和为打造"人类命运共同体"作出的贡献。

共克时艰　全球助力抗疫情

岁寒知松柏，患难见真情。在抗击疫情的斗争中，中国绝不是孤军奋战，国际社会以不同的方式给予了我们许多宝贵支持。连日来，非洲、亚洲、美洲、欧洲等与中国社会科学院大学国际教育学院合作国家的学者、学员均第一时间向社科大及国际教育学院领导致电致函，表达了与中国人民并肩同行、共同抗击疫情的愿望。

南苏丹总统经济顾问蒂萨·萨布尼先生在慰问中提到，他相信疫情对中国经济的影响是短暂的，疫情结束后，中国将更加充满活力。南非总统政策研究室主任恩格·卡维尼先生对中国政府的应对措施及为控制疫情付出的努力表达了敬意和赞叹，同时，也坚信中国在经历此次风雨后，必将能看到最美丽的彩虹。南非大学塔博姆贝基非洲领导力学院执行院长伊迪斯教授说，当前她正与其他非洲学员一起，利用自身的影响力发声，让非洲各界了解到中国齐心协力、众志成城抗击疫情的真相。美国杜兰大学商学院院长艾拉·所罗门在慰问信中说："祈愿疫情能尽快得到控制，并取得全面胜利。期待疫情结束后，进一步加强校际合作，让中国的抗疫经验'走出去'。"英国斯特灵大学国际交流合作处也发来慰问视频问候中国合作伙伴，Lee Zhuang 博士还给社科大捐赠了 400 枚口罩。

面对各国合作伙伴和校友的深情厚谊，中国社会科学院大学国际教育学院院长王晓明教授等在回信回电中表示，中国政府为战胜这场疫情付出了一切努力并已取得了很好的效果，目前形势正在变得越来越好。我们完全有信心克服困难，尽早回归正常的工作生活。中国有句俗语：A friend in need is a friend indeed，即"患难见真情"。我们感受到了各位的真诚关怀，也很高兴能有你们这样的学生和朋友。

首都大学生战"疫"显担当

凌月云

（首发：人民网 3 月 15 日；转发：光明网 3 月 16 日）

2020 年初，新冠肺炎疫情牵动着全国人民的心，而志愿者则是这次战"疫"中一束温暖的光。

在抗击疫情的战场上，有这样一群首都高校的大学生，他们将对祖国的深情和对战"疫"一线工作者的崇敬融入实际行动中，积极投身战"疫"一线志愿者工作。他们年轻，却坚毅勇敢；他们成长迅速，展示着中国青年的责任与担当。

暖心"家教"解医务人员后顾之忧

陈奕漩是中国社会科学院大学人文学院 2018 级的一名本科生。近日，他在网上为华中科技大学同济医学院附属中学一名九年级女生辅导功课的事迹，引发社会广泛关注。

作为武汉同济医院的医生，陈奕漩的父亲奋战在抗击新冠肺炎的一线，无法照顾家人。陈奕漩设身处地、推己及人，想到可以发挥自己所长，为母校同济附中同为一线医务人员子女的学弟学妹们辅导功课，以实际行动解决这些医务人员的后顾之忧。陈奕漩通过当年的班主任进行联系，母校的老师非常支持他的想法。于是，他开始在网上"一对一"帮助一名九年级的学妹，并积极发动中学和大学同学，也加入到志愿工作中来，尝试用这份光和热，照亮、温暖更多人。

中国社会科学院大学团委获悉该情况后，向校防疫指挥部汇报，张政文校长对陈奕漩的想法予以充分肯定，并责成校团委与同济附中建立联系，在校内选拔优秀的志愿者为同济附中的学生进行线上"一对一"辅导。

随后，中国社会科学院大学团委经与同济附中联系获悉，该校 900 余名在校生中，有一多半是医务人员子女，有些学生的父母同在战"疫"一线工作，无法照顾家庭，而九年级学生因为面临中考，在学业上渴望获得指导和督促的需求尤为迫切。中国社会科学院大学立即发出志愿者招募通知，并选拔优秀志愿者开展线上辅导工作。

在美交流生 投身祖国抗"疫"事业

前不久，北京信息科技大学收到美国加州大学河滨分校发来的消息。消息中表扬了学校学生刘冠宇在美国参加抗疫志愿活动，服务运输捐助物资的事迹。

刘冠宇是北京信息科技大学经济管理学院财务 1604 班的学生，他于 2019 年 9 月参加学校"3+1+1"交流项目赴美学习。在祖国人民抗击疫情的特殊时刻，刘冠宇心系祖国，第一时间参加了外交部在北美定点捐赠物资集聚地的志愿活动。

刘冠宇此次志愿服务的工作地点是美国华人华侨抗击新冠病毒捐助物资运输服务中心。在疫情爆发初期，海外华人就纷纷购买大量的防护物资运回国内，支持祖国的疫情防控工作。刘冠宇的志愿工作就是负责将这些捐赠物资的编号录入电脑，以加快包裹的投递速度，同时方便接收单位实时查看物流信息。

谈及此次志愿服务，刘冠宇说，虽然自己身在美国，但时刻都惦念着祖国和母校，时刻关注着国内的疫情及学校的防控工作。通过参加志愿活动，他真切地感受到中华民族强大的凝聚力。刘冠宇表示，他和参加捐赠以及志愿活动的华人都希望尽自己的一份力量，支持祖国打赢这场抗击疫情的阻击战。

上阵"父子兵" 做光荣的社区志愿者

赵江龙是中国地质大学（北京）经济管理学院 2019 级的学生。新型冠状病毒肺炎疫情来袭，他在父亲的影响下，报名成为一名社区志愿者。

"我父亲是我所服务街道办事处的人大工委主任，同时也是一名中共党员。在疫情暴发后，父亲主动放弃了春节假期，投身到新型冠状病毒肺炎防疫工作中。"赵江龙说，看到父亲在办公室夜以继日地工作，甚至连着三天没回过家休息，自己的内心深受触动，他觉得作为一名入党积极分子，自己也要像父亲一样为人民服务，于是主动向父亲请缨，表达了投身社区防疫工作的心愿。

然而出于对孩子安全的考虑，赵江龙的母亲一听说儿子要报名当志愿者，并不十分赞成。好在父亲支持他，并及时做通了母亲的工作。

赵江龙的工作是在社区设置的固定点位站岗。因为该社区有一例确诊病例，所以小区进行了较严格的封闭式管理，他需要和其他工作人员一道在固定点位劝阻想要外出走动的人。

赵江龙每天需要工作 9 个小时。为了防止有麻痹思想的小区居民随意进出，他每天还需要带着大喇叭到社区内宣传巡逻，但他从不喊苦喊累。

参与这次志愿工作，也让赵江龙感触很多。他表示，自己对党员的认识更加深刻了，在今后的学习和工作中，也要按党员的标准严格要求自己，争取早日从思想上行动上入党。

写下请战书　勇做生命的点灯人

中央民族大学药学院 2018 级博士研究生杨康是土生土长的湖北省孝感市孝南区杨店镇人。在新冠肺炎疫情发生后，他毅然于 2 月 7 日写下了一封"请战书"。2 月 8 日元宵佳节，怀揣"请战书"，杨康主动到杨店镇新冠肺炎疫情防控指挥部报道，请缨参"战"。

就在杨康参加志愿工作的第一天，为防止疫情进一步扩散，杨店镇决定，在一天之内，就要完成孝南区杨店镇东方酒家和桃花源酒店这两个民用酒店的改造、消毒，当天晚上便要开始接收隔离人员。考虑到杨康的专业背景，镇领导让他参与到隔离点的筹备建设中。

杨康奔走于两个隔离点，用自己擅长的知识和经验，从专业角度提出科学建议，使隔离点在预定时间内完成布置，并开始接收隔离人员。

在工作过程中，细心的杨康发现，基层工作人员缺乏医学防护知识，在结束当天工作后，他就编写了《杨店镇抗击疫情工作人员防护必读》，并录制相关小视频，递交抗疫指挥部审核后，通过微信群通知每一位基层工作人员进行相关学习。

被隔离者的心理恐慌也让杨康意识到自己力量的渺小，他马上组织 5 名博士生同学建立了"中央民大药学院博士志愿团"微信群，让被隔离者扫码入群，向他们普及医学知识、中医养生操等，并对被隔离者的孩子进行一对一辅导，解决他们的后顾之忧，从专业角度缓解了被隔离者的心理恐慌。

如今，杨康已在隔离点连续奋战了 20 余天，辗转 5 个隔离点。他说，回顾这些天的工作，有辛劳、有心酸、有感动、有收获，但面对解除隔离时被隔离者的一张张笑脸，微信群里的一句句感谢，所有的付出和汗水，都化作了欣慰和鼓励，都成为他人生中不可多得的宝贵经历。

全家齐上阵　共同投身抗疫战场

1 月 24 日，河北省启动重大卫生突发事件一级响应。北京化工大学经济管理学院国贸 1801 班学生李程浩的父母写下"请战书"，火速赶到了防疫一线。父母以实际行动给儿子做出了表率，李程浩也下决心必须要为抗击疫情做些事。他说，"我现在是一名预备党员，身份不同了，应该以党员的高标准严格要求自己。"

跟随父母到了防疫一线后，一声声"我报名！""让我上！"让李程浩热血沸腾。"哪里有疫情，哪里就是党员干部守初心、担使命的战场"，李程浩激动地说。

"回家就在家中藏，不开玩笑到处逛；日测体温要两次，遇到发热快报告；亲密接触要留观，十四天后见面好？"李程浩所在社区的各个微信群都在转发这条节奏明快、话语平实的"顺口溜"，这是李程浩在开展社区人员进出管控工作闲暇时编写的。李程浩还发挥自身计算机技术特长，开展疫情排查表登记整理工作，建立社区管理台账。

每天都有许多居民到"党员先锋服务岗"捐款或捐赠物资，在得知李程浩为了志愿工作一日三餐只吃方便面后，许多居民为他送来了自家做好的饭菜，这让李程浩非常感动。

"我很高兴，在这些志愿工作中，让我有机会展现青年党员的担当、实现自己的价值。我也坚信，只要我们中华民族守望相助，共克时艰，这场疫情阻击战，我们一定能赢！"李程浩坚定地说。

团旗下汇聚青春力量

杨宝光

（首发：中国青年报 – 中青网 3 月 16 日；转发：人民网 3 月 16 日）

随着新冠肺炎疫情的持续，打赢疫情防控阻击战已成为一场人民战争。

"工会、共青团、妇联等人民团体要组织动员所联系群众积极投身疫情防控。"这是总书记的明确指示，更是汇聚在团旗下的千千万万共青团员和广大青年的自觉践行。

共青团员——一个闪亮的名字！他们是亿万普通青年中优秀的代表。自疫情暴发以来，分布在各行各业的共青团员和广大青年一起，或坚守岗位，或成为青年志愿者、加入青年突击队，奋战在防疫一线，展现出了优秀青年应有的精神风貌。

95 后 00 后高校大学生：战"疫"共青团员的中坚

从 1 月 30 日起，一支医疗志愿服务队出现在湖北省武汉市洪山区，他们一行 74 人，都是来自湖北中医药大学的研究生。

进入各自社区网格后，他们主动揽下了部分社区防疫工作，为 176 个社区的居民提供防疫知识宣传、医疗咨询、心理辅导等在线服务。每天保持 24 小时在线，随时随地接受咨询。截至目前，累计服务居民超过 2000 人次。

数千万大学生，是 90 后、00 后青年中的佼佼者，更是共青团员中的优秀分子和中坚力量。他们充分利用专业知识，在抗击疫情的实践中检验自身价值，其中像湖北中医药大学研究生这样的医学生更是奋勇当先，在支援医疗救护、服务保障等防疫一线，大显身手。

除了医学生，很多专业的大学生也都各尽所能，在防控疫情、助力复工复产中作出了自己的贡献。

1 月 31 日，火神山医院仍在争分夺秒的建设过程中。潘晨曦跟随战友和武汉市消防救援队队员，赶赴建设现场，他们要将单位捐赠的消防器材送到医院病房。从年前开始，作为中国人民警察大学在校大学生的潘晨曦就一直坚守在实习岗位。

其间，他从行政值班转到全勤在岗，为复工复产企业提供消防服务，收集汇总疫情期间重点单位的火灾防控情况等。

在应对疫情的过程中，全国各地高校大学生积极投身到疫情防控工作中。

2月12日，团中央青年志愿者行动指导中心、中国青年志愿者协会秘书处发起"与抗疫一线医务人员家庭手拉手专项志愿服务"，组织高校青年志愿者用自己所能，解医务工作者之忧。

中国社会科学院大学人文学院的陈奕漩家住武汉，父亲是武汉同济医院的医生。陈奕漩想到，母校同济医学院附属中学还有一批医护家庭的学弟学妹即将中考，父母一定十分担忧。

他主动联系学校，开始在网上"一对一"帮助学生，并积极组织同学参与进来。中国社会科学院大学团委了解情况后主动与该校对接，在校内发布志愿者招募通知，一同帮助医护人员的子女。

据介绍，该校900余名在校生中，有一多半是医务人员子女，由于父母多在一线工作，很多孩子在学业上获取指导和督促的需求十分迫切。

2月13日，共青团中央发出《返乡大学生团员们，请到社区（村）报到！》的号召，"大学生团员团干部要带头站出来、团结起来、行动起来，积极向所在社区（村）报到，在做好自身安全防护的前提下，依法科学有序参与疫情联防联控，积极投入打赢疫情防控的人民战争！"

在武汉市洪山区卓刀泉街红星社区，社区居民经常看到一个男生来回穿行，忙着给各位街坊运送物资。人们总能听到社区工作人员在他身后笑着评论："不愧是体院的大学生，跑得飞快。"

这个男生就是武汉体育学院国际学院运动康复专业的学生李子轩，上个月刚满18岁。疫情发生以来，李子轩的爸爸下沉到社区工作，而妈妈则是一名社区工作者，他们每天都早出晚归。

受到父母的影响，2月初，李子轩就参加了小区组织的志愿服务活动，上网课之余，为居民分发食品药品，为困难群众服务。

李子轩了解到，小区有一家爷爷奶奶，女儿女婿都不在身边，老人带着几个外孙生活。他想到老人年纪大了，有时候生活上可能不方便，于是主动和他们结对子，为他们在网上订菜，送东西上门。

"我认为一名共青团员应该积极主动地为居民做点事情，为当前的疫情防控工作尽一份微薄之力。"李子轩说。

在广东省汕头市澄海区，近百名大学生团员响应号召，主动向社区报到，投入到疫情防控工作一线，协助医护人员做好卡口引导、体温测量等防控工作。

疫情期间，过年回家的工人无法返岗，新疆唯一一家生产医用口罩的工厂新疆乐贝尔贸易有限公司急需招工。

乌鲁木齐职业大学团委响应学校党委号召，发布志愿者招募令，发动全校师生志愿支援口罩厂生产工作，不到1个小时，就有近160名师生主动报名。最终经过筛选，该校组建了一支21人的志愿队伍，都是大一、大二的学生，年龄最小的刚满16岁。

志愿者们每天的工作时间都在10个小时以上，曾创下1个小时打包两万只口罩的纪录。据悉，学生们生产的口罩已全部送往新疆抗"疫"一线的医院、防控中心和社区隔离点。

战"疫"当前，90后团干团员当先

"从新闻里看到武汉突发不明原因疫情，恐需防治，若组织需要，我们愿意第一时间参加……"1月23日，山西医科大学第二医院团委收到急诊科团支部书记张永刚和同事的请战书。

1月26日，作为山西省首批援鄂医疗队员，张永刚来到湖北省天门市中医院陆羽分院。作为一名团干部，他积极参与各项防控工作，协助医疗队开展防护培训，规范标准化诊治流程，担负重症病房护理工作，尽全力减轻病患痛苦。

共青团中央在第一时间向广大团干部和团员青年发出工作指引，要在防控疫情战斗的前线接受考验、经受锻炼，当好"战斗员""宣传员""保障员"，

带头高质量地落实组织交付的各项任务，要求团员青年做到的，团干部首先要做到。

在湖北省，从 1 月 24 日起，武汉市汉阳团区委办公室负责人黄炜玲就参与了当地疫情防控指挥部的工作。她所在的汉阳区指挥部转运专班一直处于超负荷运转状态，每天工作 12 个小时以上。为确保每一名符合用车条件的居民都能尽快就医，所有工作人员精神高度紧张。"担心自己慢一点会耽误病人救治，那种状态就真的是与时间赛跑。"她说。

不仅如此，为了能够全身心投入到工作中去，这位 28 岁的新晋宝妈还毅然地给刚满半岁的儿子断了奶，并将其送回了老家咸宁。

在疫情期间，团干部以身作则，听指挥、勇拼搏、见行动，在各级党委和政府统一指挥下，科学、有序地参与疫情防控工作，起到了对广大团员的引领带动作用。

疫情发生后，广大团员特别是职业青年中的共青团员带头听从组织召唤，坚决服从分配，以实际行动亮身份、树形象，在防控疫情战斗中展现先进性。

在医疗卫生战线，团员青年面对来势汹汹的疫情，不但没有胆怯、躲避，反而临危不惧、勇挑重担，在医疗救护、科研攻关、基础预防等岗位发挥关键作用。

年前，湖北省蕲春县人民医院的陈阿香已经请好假，准备带不满一岁的孩子到北京和丈夫过年，接到动员令后，她立刻带孩子踏上了返程的路。

为了能够尽快赶回单位，她一路上带着孩子坐火车、租汽车、坐摩托车，还徒步走了 80 公里。

"大路封了，就走小路，孩子哭闹就把奶嘴塞给他，实在撑不住就坐在田埂上或者蹲在路边休息下。"抱着孩子辗转三天两夜，她才最终赶回医院。

选择逆行是艰难的，但比这更艰难的就是与病毒展开的一场拉锯战。在这个过程中，广西壮族自治区南溪山医院团委委员黄向炼，为了节省防护物资，12 个小时一直穿着防护服，不能按时吃饭，更不敢随意喝水；奋战在抗"疫"一线 ICU 重症监护室的共青团员、辽宁姑娘金钰要穿着笨拙的防护装备，搬运重达 100 斤的氧气瓶以保障病人的需求……

在重点防疫项目建设现场的团员青年，通过组建青年突击队的方式，弘扬爱国奉献精神，高质量、高效率地完成施工。

1月25日晚上，在公司微信群看到了要承担雷神山医院建设任务的消息后，李春言主动请缨，要求返回武汉。1月26日，他从安徽老家冒雪逆行，路上想方设法请卡口工作人员放行，驾车550公里抵达武汉后并没有回家，而是直接开车到了项目建设现场，一刻未曾耽搁。作为青年突击队队长的他，带领队员克服困难，为医院的建成作出了贡献。

在建设现场，除了青年突击队外，还有很多普通团员青年参与到建设中。

正月初一，团员青年徐子扬就跟随父亲踏上了从老家返回武汉的征程：参与火神山医院建设。每天清晨6点到工地，搬运物资、传递工具，一直工作到第二天凌晨，"10天建成一座医院，本来是非常困难的事，但中国人、湖北人做到了"。亲身经历了这一切，他感受深刻。

在交通、通信、物流、服务保障等领域，广大团员青年也迎难而上、迅速行动，认真履行职责使命，为疫情防控尽责尽力。

疫情期间，武汉小伙余靖每天的时间是这样安排的：半天"站桥"半天机动。"站桥"时主要工作是配合交警给过桥司机和行人量体温，也规劝非必要外出的人尽快回家。机动的工作需要在志愿者群里"抢单"，包括接送医务人员、搬运救援物资以及各种缺人手的工作。

疫情暴发后，他第一时间向团武汉青山区委报名成为一名志愿者。作为武汉市战"疫"一线数万名志愿者中的一员，余靖每天早出晚归、衣食从简，无论干什么都开开心心、认认真真去做。他说："总有人问我做志愿者图什么。我一直想，就是作为一个普通的武汉市民，在这种时候，能做点什么就做点什么。"

安徽省寿县公安局交警大队车管所年轻民警陈洋洋，是两个孩子的母亲，疫情发生以来一直坚守在高铁寿县站担负交通指挥任务。她的父亲肝癌住院病情危重，正月初五医生下了病危通知书。但疫情就是命令，陈洋洋毅然选择"逆行"，已连续在疫情防控一线战斗40余天。

在乡镇（街道）、村（社区），各级团组织借助区域化团建工作机制，动员辖区内共青团员主动参与到政策宣传、科学普及、疫情监测、排查预警、扶危济困等基础性工作和网格化管理中。

武汉市蔡甸区蔡甸街正街社区，16 岁的张安欣是这里年龄最小的一位志愿者。

她个子不高，办事麻利，对社区工作显得轻车熟路。

张安欣的妈妈张杏荣是社区的网格员，疫情发生以来，社区工作量成倍增长。看到妈妈总是加班到很晚，张安欣提出做志愿者，减轻社区工作负担。2 月中旬，张安欣主动向社区报名，经过筛选成为一名社区志愿者。

山东省莱州市，在沙河镇团委的号召下，全镇农村团员青年积极行动，南郑村、蒋家村、南王村等纷纷成立疫情防控的青年突击队，本村的团员青年和入党积极分子踊跃报名参加，并在本村党支部的统一指挥下投入到各村的疫情防控工作之中。

在机关、企事业单位、科研院所和社会组织中，各级团组织积极组织一定数量的团员突击队，随时准备投入到本部门、本单位、本行业的防控工作之中，恪尽职守干在前。

在江苏省，江苏交控集团 1263 名团员青年组建了 123 支青年突击队，他们利用岗位特点向过往驾乘人员宣传新冠病毒防护知识，协助公安、路政等部门在高速公路出入口、服务区等地做好体温检测、车辆排查等工作。

随着疫情防控工作的不断升级，部分地区的疫情已经好转，因此如何在防控疫情的同时抓好复工复产成为当下团员青年面临的又一难题。

在北京市通州区，随着企业复工数量的增加，车辆和人员开始增多，为此团组织积极发动一批青年志愿者开展外来返岗人员信息登记、健康检查、秩序维护等工作。

与此同时，团北京市通州区委还成立了以团区委班子成员为班委，乡镇街道团委书记为班组长，各村（社区）团支部书记为联络员的网格化驻企队伍，每天深入企业协调对接，服务企业不松懈，为企业复工复产各项准备提供"一对一"服务，全面了解企业复产复工情况和疫情防控动态。

在湖南省，2 月 24 日，团湖南省委、湖南省青年志愿者协会牵头组建了第一支湖南省疫情防控应急志愿服务直属队——助企复工青年志愿服务队，招募社会各界青年志愿者以"六类服务"助力企业复工生产。

在各地各级团组织的带领下，广大团员青年在保护好自身安全的情况下始终奋战在各自岗位上，就算无法出门，也在家带头遵守各项防控规定，带头抵制陈规陋习，倡导健康文明生活方式，预防交叉感染，充分体现出了当代团员青年的先进性。

亿万普通青年：在团员先锋作用的鼓舞下

在共青团组织的引领下，特别是广大团干和共青团员先锋作用的带领下，亿万普通青年也在通过自身的行动，填补战"疫"需求空白，为早日打赢疫情防控阻击战作贡献。

习近平总书记指出，社区是疫情联防联控、群防群控的关键防线，要推动防控资源和力量下沉，把社区这道防线守严守牢。

在湖北省襄阳市鱼梁洲经济开发区，社区工作者侯雅洁从腊月二十九开始就已经投入到了这场战"疫"中。

整个鱼梁洲经济开发区有5000多户居民，他们都由侯雅洁所在的明珠路社区居民委员会进行管理服务，可是和她一样的社区网格员仅有12人。在鱼梁洲有442名武汉返襄人员，由于他们都不是这里的常住人口，侯雅洁与同事只能通过挨家打电话的方式进行排查，单单这一个环节就需要在3天内完成。与此同时，她还要承担自己网格内490户居民生活必需品的采购与协调。

虽然辛苦，但侯雅洁从未放弃。"我觉得这已经不是一份工作，更多的是一种责任，既然身体没问题，我就不能退。"她说。

除了社区工作者，生活中最离不开的就要算那些活跃在大街小巷的"摆渡人"，他们是司机、快递员、外卖员，他们大多都是青年。疫情期间，这些青年也冒着危险，坚守在岗位上发光发热。

1月25日，农历大年初一，这天外卖平台上多数是零散又难跑的单。一单送往武汉武昌医院的外卖一直没人接。

一名外卖员拨通电话得知，是浙江网友看到武汉医生们年夜饭吃泡面的照片后，心疼难过，特意点了热乎的餐食。此时，不接医院的订单是免责的。

放下电话，这名外卖员还是选择赶赴餐厅，取走 50 杯豆浆、30 份煎饺。外卖订单备注写着：武汉加油！武汉人民加油！

一些青年企业家、青年创客也用行动参与到这场疫情防控阻击战中。

在河南省，河南嘉禾智慧农业科技有限公司的朱海洋了解到疫情期间蔬菜紧缺的消息后，决定将公司种植的新鲜蔬菜捐赠给郑州市抗"疫"一线，经过各方努力，他将 30 吨爱心萝卜分批运抵郑州，在郑州市二七区慈善总会的统一安排下，通过"温暖二七"慈善驿站分别运送至蔬菜紧缺的郑州岐伯山医院、基层社区、养老机构、高校等地，支援郑州战"疫"。

福建省，"拎咖啡"品牌创始人、中国台湾青年郭屹凡发起了"为医护人员免费送咖啡"的爱心行动，给压力最大、最辛苦的白衣天使们加油打气，先后与福建医科大学附属协和医院、福建省立医院、福州肺科医院等医院取得联系，送出了一杯杯热腾腾的手作咖啡。

疫情发生以来，在团员青年先锋作用的鼓舞下，亿万名普通青年加入抗击疫情的队伍中。虽然大部分人用宅在家中的方式为抗"疫"作贡献，但他们却依然不忘传达出青年的声音。

作为新时代新文艺群体的重要组成部分，全国各地街舞青年通过线上展示积极向上的舞蹈作品和个人居家战"疫"的生活图文，表达青年街舞群体对武汉的关注和祝福，为战"疫"加油鼓劲；与此同时，各地青年独立音乐人则纷纷投入歌曲创作中，齐发声，共致敬，为打赢新冠肺炎疫情防控阻击战加油打气……

当下，全面战"疫"已取得阶段性重要成果，疫情防控和恢复生产的任务都十分艰巨繁重，广大共青团员和亿万名普通青年正凝聚在团旗下，紧紧跟随党指引的方向，为取得抗击疫情的全面胜利继续奉献着青春力量。

动足脑筋　给足政策

——全国政协教科卫体委员会"重大疫情下高校毕业生就业创业问题"专题座谈会发言摘登

张政文

（首发：《人民政协报》2020 年 3 月 20 日；转发：全国政协网站 3 月 20 日、中国新闻网 3 月 20 日、新浪网 3 月 20 日）

教育部有关数据显示，2020 年我国高校毕业生规模达到历史新高，共计约 874 万人，比 2019 年增加 40 万人，增长幅度为近几年之最。近期经济下行压力增大、中美贸易摩擦不断加剧，又遭遇新冠肺炎疫情的严重冲击，大学生就业面临比以往更为严峻的形势。

党中央、国务院高度重视和关心高校毕业生就业问题，习近平总书记在统筹推进新冠肺炎疫情防控和经济社会发展工作部署会议上强调要"注重高校毕业生就业工作，统筹做好毕业、招聘、考录等相关工作，让他们顺利毕业、尽早就业。"李克强总理连续主持召开国务院常务会议，明确鼓励吸纳高校毕业生就业的措施。2 月 28 日，国务院联防联控机制还专门针对高校毕业生就业问题举行了专题发布会，有关部门也针对这一问题出台了相关政策文件。重大疫情下的高校毕业生就业创业问题已成为中央关心、社会关注、群众关切的热点问题。

为进一步做好相关工作，3 月 18 日下午，全国政协教科卫体委员会组织召开"重大疫情下高校毕业生就业创业问题"专题座谈会，相关领域全国政协委员和国家有关部门负责同志深入交流，围绕如何解决高校毕业生就业创业面临的困难和问题议政建言。

全国政协委员，中国社会科学院大学党委常务副书记、校长张政文在会上作了发言。现将发言主要内容摘登如下：

目前人社部、教育部、北京市已出台多项疫情防控期间毕业生就业政策，包括"鼓励毕业生参军入伍""加大高校毕业生补充教师队伍力度""增加毕业生升学深造机会""适当延长毕业生择业时间"等，我们要用好用足这些政策。

从这次疫情防控工作看，社区管理发挥了极其重要的作用，可考虑面向应届毕业生就业，加大社区管理人员配置，增加社区网格人员数量，政府主导促进社区管理乃至社会建设。在乡镇、街道、社区建设方面，加大卫生、文化服务网点建设，增加大学生就业机会，为提高国家治理体系和治理能力建设打好基础。

各高校都应积极引导大学毕业生参军入伍，配合兵役机关落实好国务院、中央军委关于今年征兵工作部署，针对毕业生群体开展精准宣传动员和重点征集。

同时，各高校也应根据各自的特点"动足促就业脑筋"。以社科大这样的研究型大学为例，可以进一步提高保研推免比例，增加毕业生升学深造机会，还可以考虑增设科研助理岗位，让毕业生继续参与科研，既实现了就业，又为加强人文社会科学研究提供后备力量。高校还应为毕业生做好就业服务保障工作，通过加强毕业生思想教育和就业心理辅导、强化对湖北等重点地区和经济困难等重点群体的就业帮扶工作、健全就业状况反馈机制、适当延长毕业生就业择业时间、加大就业资金投入等一系列工作，为大学生就业工作提供尽可能完善的服务保障。

一名社科大学生的哲学故事：自律，一个青春命题

易玥曈

（首发：《北京考试报》4月3日）

三四月，芳菲正盛，春光正浓。去年这时的我，还是校园里的一名高三生，在争分夺秒的学习间隙，偶尔也会看看窗外，看阳光万顷洒落，小鸟啁啾跳跃，樟树叶的芳香在光影间摇晃。那时总是对外面的世界有着些许期待，每每想起传说中高考后恣肆的时光、构想围墙外光怪陆离的世界，就会对眼前写不完的题目有着深深的无奈，甚至疲惫、倦怠。

而我想说的是，窗外春光无限，你应静若深水。周围世界再如何莺啼婉转，熬过这个春天，自律会让你的人生永远春暖花开。

我高中就读于湖南省长郡中学，位于长沙市最繁华的地段，校外就是车水马龙、灯红酒绿。往往还没出校门，就能闻见街边小店传来食物飘香的诱惑，就能看见远处的霓虹在向你发出紫红闪烁的挑逗。外面是多么充满欢愉、激动和未知的世界啊！然而每次走在回家的路上，都一直在心底一遍一遍地默念接下来要完成的任务，因为我知道，只有惦记着回家要整理的那几个错题、惦记着要背记的那课知识点，我才能维持每日紧凑的秩序不被打乱，我才能在心中构筑坚固的堡垒——就像高中地理里学过的台风眼那样，任它外围掀起惊涛骇浪，中心自能晴空万里、岿然不动。

高考的准备过程就是一段艰难的长跑，它需要我们自觉掐断形形色色的杂念，需要我们时时发动内在的引擎，才可能以成功的姿态跑到终点线。无法强有力控制自己的人，总是甘愿被一时肤浅的欢愉所吸引，却又在压力重重的氛围下，涌现对未完成学习任务的自责和无穷无尽的心理负担，转头又会想去寻求短暂的放松。恶性循环下，那些不自律不自觉的人，个个跑得累，却没人跑得赢。

高三时，每当我在非常渴望挣脱枯燥程式化的生活时，就会一遍遍地反

思自己：在惰性的痼疾与"虚假学习"的泡沫面前，你任由你的时间流向了哪里？你的不满意带来的是反思、自省、改进吗？还是日日在决心、放任与懊悔间的一次次轮回？

高中三年的学习，经过不断的试错和磨炼，让我渐渐摸索出关于自律的逐级发展表现：

最低层次的就是需要他律，本质原因就是没有明白学习和高考的意义，无法产生内心的动力督促自己自觉学习。

其次就是带有泡沫的自觉——不妨问问自己，你是否只是愿意花时间而不愿意动脑筋，只是愿意摘抄而不善观点输出，只是习惯背诵而不重理解，只是照搬答案而缺少提纲挈领、刨根究底的热情？也就是说，你是否只是看起来很努力？

最后才是真正意义上的自律，它是内心驱动的甘愿而非被迫，是不用提醒的自觉而非拖拉，是发自内心觉得高三最后一搏对自己的未来有实质性的意义，是心甘情愿地在重复单调的节律中找到巩固旧识、获取新知的快乐。

要知道，没有自觉，

所谓勤奋，难获真谛；

要知道，没有自律，

所谓天赋，不堪一击！

要知道，生命的长河里，每个人的宽度和厚度都主要是自己在青春岁月里构筑的。你持久的行动，才会让未来长成你想要的模样！

自律是一个青春命题，自律的高中三年带给你的将是三年后的无怨无悔，自律的高三备考带给你的可能是几个月后更多选择的权利、更多优质的资源、更高的未来起点。又是一年春好处，希望每一粒熬过春天拔节生长的种子，都能实现在夏天盛放的梦想！

（作者系中国社会科学院大学 2019 级马克思主义理论专业）

社科大里的社工人

韩育哲

（首发：中国青年报－中青在线 4 月 4 日；转发：新浪网 4 月 4 日、中国公益新闻网 4 月 7 日）

26 岁的吴芃是中国社会科学院大学 2018 届本科毕业生，毕业后前往英国留学。今年 3 月初，他所绘制的英国疫情数据动态图表受到了不少人的关注。在大学班主任周军的记忆里，吴芃是一个思想活跃、行动力强、有主见、有社会责任感强的学生。而在同学眼里，吴芃是一位互联网领域达人。

关于制作英国疫情数据动态图的初衷，吴芃表示，3 月 5 日，他看到一则关于英国新冠肺炎确诊人数的报道，"发现相比 2 月底确诊人数 23 例，3 月 5 日确诊病例达 115 例。"为了解答内心的疑惑，吴芃开始在网上搜索，希望找到答案。但是搜索过后，他只找到了零零散散的新闻，"网上现有新闻大多只发布最新数据，对于之前数据并没有详细的回顾"。

面对这样的情况，吴芃试图从一则散乱的消息中整理出英国自 1 月 31 日出现确诊病例，到 3 月 5 日的所有数据。吴芃坦言，为了更好地理解新冠肺炎确诊人数趋势，他查阅了很多资料，最后确定引入指数曲线预测法作为辅助趋势线。

吴芃绘制的英国疫情数据动态图在推出的第二天，便获得了很多人的关注，"这说明制图确实能够满足一些人的需要"。对于吴芃而言，这件事的发生在意料之外，也在情理之中。"最初是满足我自己的需求，但我也意识到，有这样需求的人可能不止我一个。"

"用专业帮助更多需要的人"，吴芃认为自己做这件事情背后的思维逻辑正是社会工作专业"主动""助人"理念的体现；选取什么样的形式呈现数据，又体现出社会科学的"科学意识"。"我首先想到的就是用图表形式，最直观、客观地呈现数据变化趋势。"本科学习社会工作专业的他表示，大学期间学习的社会研究方法、社会统计学，以及相关软件的使用为他此次行动提供了基本支撑。

面对越来越多的关注和评论，吴芃越发感受到这件事的意义所在。他开始思考，疫情期间该如何更好地完成这件事。他坦言，统计图本身满足了部分网友了解疫情趋势的需求，"帮助他们更好地了解最新情况，并由此对自我防疫做出基本判断"。吴芃认为，数据完整地展现在公众面前，能让更多人关注疫情。除此之外，越来越多的网友，与吴芃一起，"等于共同打造了讨论疫情的阵地之一，我们可以呼吁更多民众对现行的防疫举措进行研究和判断"。现在，吴芃每天都会在官方更新数据的两分钟内发布最新的统计图，伴随着网友的需求，图表更加完善，并且由一张图增加到了两张。

说起这段时间的经历，吴芃用"社工人的本能"来概括。"整个过程像是一次放大的、线上的社区工作，完整地体现了从'识别'到'唤醒'再到'赋能'的全过程。"

第一个由校领导兼任组长的工作组

漆光鸿

（首发：中国社会科学网 4 月 7 日）

疫情发生以来，学校第一时间启动了应对机制，成立了相关领导机构和指挥部。指挥部下设的宣传报道组，由张树辉亲自担任组长，是指挥部下设小组中第一个由校领导兼任组长的工作组。宣传报道组本着"及时、全面、客观、正向"的原则，全方位开展疫情防控期间的宣传报道工作，为及时传递防控举措、传播抗疫正能量发挥了重要作用。

搭建全覆盖的信息报送体系，各学院、各部门、指挥部各工作组指派专人提供新闻素材，确保新闻宣传源头，图片由社科大提供。

专题网发文 810 篇，官微浏览量 20 余万人次

在首都高校中，社科大率先建设并开通疫情防控专题网站，集中发布学校防疫工作情况、普及防疫知识、媒体关注等信息，便于全校师生、家长、校友及时了解学校的疫情防控工作动态和相关规定精神。官微、官网协调推进，各学院公众号、团学公众号以及相关的职能公众号协调行动，统一推进。

截至 4 月 7 日，专题网已发布推送文章 810 篇，日均发文 13 篇，其中 63% 为原创文章。1 月 26 日以来，学校官微发文 207 篇，浏览量达到 20 余万人次。其中，《不用点开，就一句话，每个学生补贴 100 元》点击量超过 2 万人。《众志成城，共克时艰——致全体同学的一封信》《英国这个"网红"中国留学生，2018 年从社科大毕业》《师命如山》等都成为师生校友纷纷转发、点赞的官微推送文章。1 月 25 日以来，学校官微粉丝量净增长 3136 个，增幅达到 13%。

4 月 1 日，中国社会科学院大学在哔哩哔哩、抖音、快手开通官方号，并试水云端运动会开幕式直播，引来大批粉丝围观。未充分提前预告的运动会开幕式，仅哔哩哔哩直播的最大同时观看人数就达到了 2679 人。

3150 万，还有老编辑

在疫情防控宣传工作中，社科大始终重视专业力量的参与。媒体学院一位副院长兼任宣传报道组副组长，直接参与宣传报道工作。参加"卓越新闻传播人才教育培养长三角见习营"的同学结束见习营活动后，正值疫情暴发，同学们便立即投入到了学校的疫情防控宣传工作中。一个多月的时间里，在与学校领导、媒体学院老师的多方接洽下，同学们远程采访，将许多令人动容的故事、催人泪奔的声音、润物无声的行动及时记录，化成一篇篇温暖无数人的稿件。特别值得一提的是"中国人的故事丨守护者日记"系列多篇报道得到中国青年网、新华社、中新网、光明网、学习强国等媒体的支持和转载，全网点击量在3150万以上。媒体学院与中国青年网共建"建设性新闻工作坊"，结合新冠肺炎疫情等重大议题、建设性新闻事件，引导学生开展疫情下媒体报道的相关实践和研究。苏媛、王凯山、陈爽等青年教师更是身体力行，直接投入一线参与工作。

此外，学校还聘请《北京教育》等刊物的资深编辑加入新闻稿编发团队，全力保障稿件质量。

海报！海报！还是海报！

海报具有直观、简洁、传达信息明确的特点。宣传工作启动之初，学校就把海报作为宣传工作的重要手段。校领导张树辉亲自拟定文案，计算机教研部鞠文飞老师及时响应。经过努力，社科大逐步形成了在此次新冠肺炎疫情防控工作中的重要宣传特色，海报也成了首都高校交流、互动的重要形式。

中国社会科学院大学负责宣传报道疫情防控工作的师生，在2月5日制作了第三张官方"战疫"海报，与互联网上热传的感人视频一起，进行了公众号推送，并利用北京市高校新闻与文化传播研究会的平台@了北京各兄弟高校，倡议大家接力发帖，"今天我们不说自己，只致敬前线！"

深夜倡议发出，当即就有兄弟高校接力，共计30多所高校参与接力。各高校都制作了各自的主题海报，表达了首都高校师生对防疫工作前线壮士的慰问和祝福，表达了首都高校与全国人民站在一起，誓言早日取得疫情防控全面胜利的愿望和决心。

专题网专门开设"上级精神"和"防治知识"栏目

为及时学习贯彻习近平总书记和党中央关于疫情防控工作的重要指示精神以及中国社会科学院、教育部、北京市关于疫情防控工作决策部署，向师生和公众普及疫情防控知识，专题网专门开设"上级精神"和"防治知识"栏目，及时准确传达疫情防控的最新要求，发布权威防治知识。学校通过指挥部工作简讯、工作动态等，及时发布学校落实上级精神的各项举措，回应师生关心的问题，加强防控知识宣传教育，提高师生防范意识，引导师生坚定信心、凝聚力量，为打赢疫情防控阻击战提供有力舆论支持。

最近，不断有校友、老师表示，"感觉学校的宣传工作一夜之间上了个大台阶"，深感学校的宣传工作有了质的飞跃。每当在朋友圈看到老师、同学、校友在转发推送附加这样的评论时，宣传工作组的同志都由衷地欣慰，觉得一切辛苦都值得。疫情还未结束，宣传工作还在进行，让我们共同期待，疫情散去，春暖花开，共同相约在更加美好的社科大。

高校学生援鄂行动：做国家需要的"应急行动队"

《光明日报》

（首发：《光明日报》4月13日；转发：教育部网站4月13日）

面对疫情，我们自发组织了"高原鹅——高校学生援鄂行动"（简称GYE）。活动开展以来，高原鹅迅速集结全球200多所高校，联合了1000余名大学生、教师和社会人士，完成了对湖北省内15家医院的援助工作。发起这项行动的初衷很简单，是想共同为湖北的人们做些事。同为发起人的北京大学学生丁倩是我的好朋友，她家也在湖北。1月23日晚上，看到很多医院线上求助，我和丁倩就决定紧急行动起来，做些力所能及的事情。建立官方群、在朋友圈推广，不到24小时，GYE就已经搭建好框架，开始了运作。

每天，GYE的传播部和物资部齐头并进——传播部核实我们收到的医院信息后传播扩散，金额过大、超出我们能力范畴的，就推荐给其他公益组织；物资部负责物资的筹集与采买。尽管能够采买到的物资并不多，主要是消毒仪、体温计、消毒液、酒精、手套等医疗消耗品，但我们始终竭尽所能，尽力把紧缺的防护物资及时送到医护人员手中。

援助行动中，很多高校的优秀人才各展所长，每个人都在为战胜疫情、共克时艰奔走呼号、发光放热。我想，疫情状态下，国家很需要我们这样的"应急行动队"；疫情结束后，我们也不会停下脚步，还有很多工作等着我们去做。

（讲述人：顾姣，高原鹅发起人、中国社会科学院大学2016级本科生）

社科大"暮遇晨光"敬老活动　陪伴老人度过疫情时期

刘婧　漆光鸿

（首发：《北京青年报》4月30日）

"爷爷奶奶，好久不见！"中国社会科学院大学青年志愿者协会养老部的负责人朱茗鹭同学热情地在线上跟随园养老中心的老人们打着招呼。来自社科大的博士生志愿者高亦同学将给老人们带去《中国戏曲》的线上交流。

在高亦同学细致的讲述中，大学生志愿者和养老中心的老人们一起了解了中国戏曲的曲折过往，在《大明宫词》与《绿腰舞》的经典片段里，优雅的乐舞诉说着唐宋戏剧的辉煌。这是疫情发生以来，青志协为随园的老人们举办的第三场"暮遇晨光"线上活动。此前，他们还以"春文化""健康伴我行"等为主题，与养老服务中心的老人就健康话题进行了交流，取得了良好的效果。此外，他们还及时与老人们分享健康养生和疫情防护的相关知识。

据了解，北京市房山随园养老中心是万科集团旗下首个与政府合作的公建民营养老机构，位于中国社会科学院大学良乡校区附近，这里集中居住着200余位老人。为了更好地帮助他们安度晚年，同时让社科大的同学们在志愿服务中成长，青志协与养老中心共同策划了"暮遇晨光"敬老活动。2019年4月开始，青志协的志愿者定期前往随园，举行读书会、茶艺展示、主题讲座、才艺联欢会等活动，与老人们亲密相处，建立了良好的友谊。由于疫情影响，志愿者们没能返校，老人们也在园内隔离。为了更好地陪伴老人们度过这段特殊的时光，丰富他们的老年生活，保证"暮遇晨光"敬老活动的延续性，青志协的志愿者们积极调整策略，并与养老中心工作人员密切配合。4月6日，他们通过"腾讯会议"平台，成功筹办了第一期线上敬老活动——"春文化"读书会。志愿者的耐心讲解，热情互动，才艺志愿者在千里之外连线高唱，丰富有趣的文化知识与别开生面的才艺展示交织，为老人们送去了温暖的青春之歌。

　　"暮遇晨光"线上活动，截至目前已有近 20 位志愿者参与了活动筹备。每次活动之前，志愿者团队都会积极搜集资料，制作讲义和幻灯片，练习朗诵、歌舞等才艺，排练修改，经过多道"关卡"认证以后，才能最终上线。活动面向全体社科大同学开放，有兴趣的志愿者都可以报名参加。

年轻的你，好样的！

韩莉　苏珊

（首发：《现代教育报》）

疫情防控信息：

5月3日0时至24时，北京市无新增报告境外输入新冠肺炎确诊病例、疑似病例和无症状感染者；无新增报告本地确诊病例、疑似病例和无症状感染者。全市已连续18天无本地报告新增确诊病例。

知责任者，大丈夫之始也

行责任者，大丈夫之终也

新冠疫情汹涌袭来之时

首都高校青年

智性勃发，血脉偾张

济世救民，奋勇逆行

青年说

我们的国家，我们守护！

2019年4月30日，习近平总书记在纪念五四运动100周年大会上发表重要讲话，指出"新时代中国青年，要有家国情怀，也要有人类关怀，发扬中华文化崇尚的四海一家、天下为公精神，为实现中华民族伟大复兴而奋斗，为推动共建'一带一路'、推动构建人类命运共同体而努力"。

时代呼唤担当，民族振兴是青年的责任，奋斗是青春最亮丽的底色。为集中展示新时代青年精神风貌，激励全国广大青年继承和发扬五四精神，担当作为，攻坚克难，为实现"两个一百年"奋斗目标、实现中华民族伟大复兴的中国梦而不懈奋斗，共青团中央、全国青联决定，在2020年五四青年节前表彰第24届"中国青年五四奖章"获得者。今天，我们就来看看身在首都高校的那些奖章获得者，如何用行动定义"青年"这个身份。

80 后教授

两次问鼎"超算界诺贝尔"

今年表彰中，国家超级计算无锡中心副主任、清华大学地学系长聘教授付昊桓荣获"中国青年五四奖章"，清华大学研究生支教团青海湟中分队荣获"中国青年五四奖章集体"。

付昊桓今年只有 38 岁，却已两次捧起全球超算应用领域的最高奖"戈登·贝尔"奖。他所带领的超算青年团队在近五年的时间里，为"神威·太湖之光"超级计算机研发了气候模拟、地震模拟、工业仿真、生物医药、深度学习算法库等一系列国产应用软件，将每秒十亿亿次的超强计算力切实转化成为基础科研和工程创新的探索能力，展示了国产超算硬件与国产超算软件相结合的巨大潜力。

设立于 1987 年的"戈登·贝尔"奖被称为"高性能计算领域的诺贝尔奖"，是国际高性能计算应用领域的最高学术奖项，由美国计算机协会与美国电气电子工程师协会联合颁发。戈登贝尔奖通常由当年 TOP 500 排行中名列前茅的计算机系统的应用获得。比如，美日研究人员凭借运行在美国"泰坦"超级计算机、日本"京"超级计算机上的应用，都曾经连续获得该奖项。而事实上，近 30 年来，该奖项一直被美国和日本垄断。

14 年

做一件终生难忘的事

清华大学研究生支教团成立 20 多年来，共有 344 名志愿者前往青海、西藏、甘肃等地区接力教育扶贫，截至目前，志愿者们服务时间累计超过 80 万个小时，覆盖人数超过 2 万人。

自 2006 年起，清华大学研究生支教团青海湟中分队连续 14 年在湟中县第一中学、职业技术学校（职业教育中心）开展支教工作，有力推动了湟中的脱贫发展，见证了湟中从国家级贫困县到脱贫摘帽、撤县设区、全面小康的历史巨变。志愿者们用优异的教学成果和扎实的公益服务践行了"奉献、友爱、互助、进步"的志愿精神和"用一年不长的时间，做一件终生难忘的事"的支教初心。

困境之中挺身而出

稳做新时代的"主攻手"

中国女排现任队长、北京师范大学历史学院硕士研究生朱婷也荣获了第24届"中国青年五四奖章"。20世纪80年代，中国女排夺得五连冠，女排精神激励了无数国人。此后，陈忠和率领的"黄金一代"和郎平率领的中国女排又先后五次夺得世界大赛冠军，中国女排队员成为很多年轻人的偶像。

组委会对朱婷的官方评语如下：作为从国家青少年队伍中成长起来的主攻手，朱婷在球队身处困境的时候总是挺身而出，带领队友克服困难，担当球队的"定海神针"。

如今，她担任队长，在球场上承担起了鼓舞士气、调动队伍积极性等多个任务。2019年，以她为队长的中国女排以11连胜的骄人战绩夺得世界杯冠军，她蝉联最有价值球员和最佳主攻。

能够获得"中国青年五四奖章"，朱婷表示非常光荣，也是对自己的一种鞭策。朱婷说："作为中国女排队长，我是代表这个团结奋斗的集体接受的这项殊荣。郎导多次跟我说过，我们都是离不开团队的人。一个人再出色，她的成长进步也离不开集体的培养。我们能有今天的成绩，是沾了排球的光，得益于我们身在中国女排这个光荣集体。"

战"疫"一线

抛洒青春热血

在本次颁奖中，北京交通大学校友林芳雯被追授了"中国青年五四奖章"。

林芳雯，女，彝族，1993年9月出生，中共预备党员，北京交通大学电气工程学院2014届本科、2016届硕士毕业校友，生前为云南电网有限责任公司昆明供电局正值调度员。

新冠肺炎疫情期间，昆明供电局有53家医疗卫生机构被列为重点保供电对象，她和同事们时刻关注80余条配网供电线路及上级电源，提前完成配电网"网络下令"系统开发，为战疫一线提供电力保障。

2020年3月，她突发脑出血倒在了疫情防控电力一线，年仅26岁。去世后，她的家人替她作出了捐献器官的决定。

青年一代

有理想、有本领、有担当

国家就有前途

民族就有希望

疫情中，首都高校青年学子牢记习近平总书记的期许和嘱托，志存高远，脚踏实地，逆流而上，在国家和人民需要的地方、在各自不同的领域中放飞青春梦想、书写人生华章，用实际行动展现出青年人的良好风貌和青春榜样力量。

重要的不是"几零后"

而是到祖国最需要的地方去

3月，在疫情防控的关键时刻，习近平总书记曾亲临武汉一线，充分肯定了医务人员在此次疫情中做出的重大贡献。北京大学第三医院两位"90后"临时党支部书记王奔和吴超同志深受鼓舞，于是代表北京大学三家附属医院援鄂医疗队的34名"90后"党员给习总书记写了一封信。信中表达了"90后"一线人员不怕苦、不怕牺牲的坚定信心，为打赢疫情歼灭战，贡献"90后"的青春力量！

作为这封信的主笔人，北京大学第三医院援鄂医疗队队员，第4临时党支部书记，北医三院骨科医生王奔表示，这次疫情，无数"90后""00后"的年轻人奋战在前线，写这封信的最初用意，就是想向总书记和党中央、向全国人民汇报前线"90后"的工作和青春风采，传达出属于新时代"90后"自己的声音。身为北医三院医疗队最年轻的医生，王奔去年刚从北大博士毕业，留在第三医院骨科工作。到达前线后很快能够适应，迅速投入到作战当中，说明大家是一支招之即来、来之既战、战之能胜的队伍。感谢党和国家、学校和医院对我们多年的培养，学生时代的训练为我们打下了扎实的基本功。

王奔表示，最重要的不是"几零后"，而是努力后、奋斗后，能够到祖国最需要的地方去，能够为国家做贡献、为人民服务，才是实现人生价值最好的途径。"90后"年轻人要有冲劲和闯劲，起到年轻党员的模范带头作用，贡献自己的青春力量。

扎根基层　科技兴农

青年品格当如是

近日，中国农业大学评选出了9位取得突出成绩且表现优异的个人，授予了他们"五四青年标兵"荣誉称号，以展示新时代青年的精神品格和价值追求。

获奖者之一的马宁是动物科技学院2019级博士生，她在学术科研方面成绩突出，已发表多篇论文，并参加多项科研训练计划，参与多项科创竞赛，是动物科技学院唯一一个发表2篇SCI及单篇SCI影响因子过5的本科生；在开展基础研究的同时，她积极参与国际合作项目，入选Nutreco全球杰出青年研究者前三名，是中国地区唯一入选者，将中国农业带向世界舞台；在志愿服务和社工方面，她作为动科174班的辅导员，积极带队做好实验室传承和人才梯队建设，并积极参与社区爱国卫生运动，助力新冠肺炎疫情防控。

另一位获奖者王晓奕是2017级中国农业大学植物营养系专业硕士研究生。作为曲周科技特派员，王晓奕驻扎曲周县共计512天。基层工作丰富了她的经历，她利用自己所学知识帮助当地村民实现"增产10%、水肥投入节省40%—50%"的好成绩，她的研究成果为打造曲周样板村提供了理论基础，团队共接待各地参观来访120余次，将成果贡献给更多人。虽致力于生产一线，王晓奕依旧努力提升专业水平，学科成绩优异，她先后荣获2018—2019年度硕士研究生"国家奖学金"、2019—2020年度"一等奖学金""三好学生"

等奖项，被媒体评价为"青年品格，展现新长征路上的青年群像"，为农大学子树立了榜样。

当好医护人员子女"小老师"

战"疫"担当舍我其谁

不久前，中国社会科学院大学 2019 级马克思主义学院的李雨霏和 2019 级经济学院的张佳莹收到了刚从抗疫一线归来的医护人员寄来的感谢信和表扬信，感谢她们的无私奉献。在抗疫期间，她们参加了学校的志愿服务工作，为战"疫"一线医护人员的子女当起了"小老师"，辅导孩子们学习。

年初，当新冠肺炎疫情来袭时，很多医护人员全身心投入与病毒的对抗中，争分夺秒地拯救患者的生命、健康。为解除前方"战士"们的后顾之忧，响应校团委发出"社科青年为抗击疫情贡献青春力量"的号召，李雨霏、张佳莹和其他五十余名同学加入社科大线上辅导一线医护人员子女志愿者的队伍。她们抱着"使命必达"的理念参与志愿工作，秉持极强的责任感，根据学生的实际情况，精心制定辅导方案，不仅在学业上，也在生活中关心、帮助这些中学的弟弟妹妹们，帮助他们摆正心态、克服焦虑，为他们解决学习、生活上的难题，力求让其父母放心、安心。

在辅导医护人员子女桐桐时，李雨霏依据桐桐的学习状态和生活情况制定了详细的辅导方案和内容。此外，李雨霏还会在其学习遇到瓶颈时，开导、鼓励，以家人般的温暖陪伴桐桐，缓解孩子因为父母不在身边的孤独和无助感。张佳莹也在每次上课前都精心准备，为了使教学效果更加理想，还自发借教室写板书。她还随时为辅导的孩子果果解答疑惑，并在每次课后及时向家长反馈果果的学习、生活等情况。从前线凯旋的医护人员对她们的行为十分赞赏，称赞她们是有爱心、有担当的新生代学子，是国家未来的希望。

握好青春这支桨

梦是汪洋　扬帆起航

王博洋是对外经济贸易大学法学院 2015 级国际法专业本科生，就读于涉外型卓越经贸法律人才实验班，获得法学、英语双学位。本科期间，她担任了 UIBE 志愿服务中心副秘书长、TAR 副主席、《贸大法学》助理编辑，曾先后八次参加英文模拟法庭竞赛，斩获三个团队冠军，荣获两个最佳辩手奖，也是大学生英语竞赛特等奖的获得者。目前已保研至本校国际法专业，并申请了哈佛大学 LLM 项目，将于今年 8 月赴哈佛留学。

王博洋，人如其名，她像一片浩渺的海洋，积蓄着无限力量。她始终秉持着"听从己心"的态度，不做埋头向前的匆匆者，要做随兴而行的赏花人。"只要我感兴趣、想去尝试，我就会去做。"她这样说道。正是凭着这股敢试敢闯的劲头，她踏上了模拟法庭竞赛这条征程。

当谈到第一次参加第十届"普莱斯传媒法"模拟法庭竞赛时，她坦言："比赛强度远远超出了我最初的预料，当时感觉压力特别大。"面对重重压力，她并未就此止步，而是凭着内心的那股闯劲，一路向前。她开始恶补相关知识，并在队友和指导老师的帮助下渐入佳境。最终，她所在的团队代表贸大挺进了牛津总决赛十六强。在校园内，王博洋加入了 UIBE 志愿服务中心外联部和 TAR 助教团队，担任了《贸大法学》的助理编辑，还远赴韩国参加比赛。她说："这是一个很好的跨文化交流机会，就决定去了。"是的，这就是王博洋，能够因为兴趣而毫不犹疑地放手去做。敢试敢闯，成就了王博洋，也让她勇敢地向未来的梦想扬帆起航。

（来源：综合各高校微信公众号整理）

敬老院也能上"网课"

——中国社会科学院大学创新线上敬老志愿服务

唐芊尔　漆光鸿　陈月成　朱茗鹭

（首发：《光明日报》5月6日）

"爷爷奶奶，好久不见！"4月18日，中国社会科学院大学青年志愿者协会的同学们为北京市房山随园养老中心的老人们上了一堂关于中国戏曲的"网课"。通过网络，大学生志愿者和老人们共同了解了中国戏曲的历史，徜徉于戏曲的海洋中：歌颂情深不渝的《拜月亭》，传唱关公智勇的《单刀会》，暗藏中国古代戏曲有趣套路的《张协状元》《风筝误》……

这是新冠肺炎疫情发生以来，中国社会科学院大学青年志愿者协会为随园老人们举办的第三场线上交流活动。

相关负责人告诉记者，为了促进同学们在志愿服务中自我成长、用所学所长帮助老人安度晚年，社科大青年志愿者协会与随园养老中心共同策划发起了"暮遇晨光"敬老活动。从2019年4月开始，志愿者定期前往随园，举行读书会、茶艺展示、主题讲座、才艺联欢会等活动，与老人们亲密相处，建立了良好的友谊。疫情期间，由于志愿者们没能返校，老人们也在园内隔离，志愿者与养老中心密切配合，创新开展了线上敬老活动。活动面向社科大全体同学开放，有兴趣的志愿者都可以报名参加。自今年4月6日开展第一期线上交流活动以来，已有近20位志愿者参与了线上敬老志愿服务。

中国社会科学院大学党委副书记、纪委书记、副校长王兵表示，志愿服务活动是学生自我成长、服务社会、培养社会责任感的重要载体，中国社会科学院大学一贯支持广大同学通过多种形式积极参与各项志愿服务和社会实践，将其作为人才培养的一项重要手段，让同学们在劳动中收获成长，在服务中体验个人价值。疫情发生以来，社科大学生积极参与各项志愿服务，活跃在基层社区、交通运输、教育服务、青少年陪伴等多个领域，获得了广泛认可。

2020 年南非治国理政研修班举行结业式 "期待借鉴更多中国发展经验"

万宇

（首发：人民网 7 月 26 日；人民日报约翰内斯堡 7 月 25 日电）

当地时间 7 月 24 日上午，伴随着音乐声和上线提示，60 多名来自中国和南非的官员学者在网络会议平台齐聚。他们从办公室、书房、教室等地用各自语言互道问候。经过两周的学习研讨，来自南非各级政府的 40 名学员完成了 "2020 年南非治国理政研修班" 课程，迎来了最后一天的研讨会和结业式。

与会嘉宾认为，通过这一平台，双方就治国理政和抗击疫情等问题进行了深入探讨，交流了治理与发展经验，收获满满。

"两国间的治理合作正在逐步走向深入"

"2020 年南非治国理政研修班" 由中国非洲研究院、南非国家行政学院和中国驻南非大使馆共同主办。两周的研修过程中，来自中国社会科学院、中国非洲研究院的 9 位学者就中国的治国理政经验、中国共产党的执政能力建设、疫情背景下的中国经济与治理、中非合作抗疫等议题举办讲座，并与南非学员深入交流讨论。

南非夸祖鲁—纳塔尔省省长办公室官员穆凯兹对两周的学习意犹未尽，"此次研修班让我们系统了解了中国的治理体系。我认为，两国间的治理合作正在逐步走向深入。在国家治理能力建设方面，我们学习到了中国在治国理政方面的经验，非常有收获。我们在不断推进国家治理能力建设中，期待借鉴更多的中国发展经验，以帮助我们更好地为国家做规划。"

"这次的成功合作让我们更有信心继续开展交流。" 南非国家行政学院院长恩格卡维尼说，参与研修的学员都来自中央和地方行政机构，众多的高级别官员、市长都全程参与研修班，可见他们很重视这次学习机会。

"中国在国家治理方面积累了丰富经验"

《习近平谈治国理政》第一卷、第二卷在非洲国家产生了广泛影响，学习借鉴中国经验成为共识。最近，《习近平谈治国理政》第三卷中英文版面向海内外出版发行，再次引起了包括南非在内的非洲各国的高度关注。

在研修班上，《习近平谈治国理政》第三卷成为热议话题。中国社会科学院副院长、中国非洲研究院院长蔡昉表示，这部著作标志着中国治理体系和治理能力现代化建设的一个崭新高度。理论的成熟和能力建设成果，正是中国在抗击新冠肺炎疫情中取得显著成效的重要保障。

恩格卡维尼表示："中国在国家治理方面积累了丰富经验，中国经验对南非发展具有重要借鉴意义。"研修班学员代表、南非豪登省省长办公室政策研究主任姆巴达认为，两国领导人长期致力于推动双方在治理领域的合作。南非愿意学习中国多年来成功管理和应对诸多挑战的经验，尤其是在减少贫困、促进就业和社会公平方面取得的成果，打造持续增长的普惠经济。

南非公共服务和管理部副部长齐昆加认为，南非目前正致力于实现"新增长路线"和非盟《2063年议程》等发展目标，并为此制定了中期战略框架。在此背景下，中南双方合作举办此次研修班，有利于共同分享在实现自身发展目标过程中的有效治理经验。

"稳定发展有助于应对各种不确定性"

虽然疫情阻碍了人们面对面交流，但不能阻挡相互学习的热情。在当天的研讨会上，如何在疫情防控中团结合作、打造人类卫生健康共同体成为讨论的热点。

与会嘉宾从应对疫情的经验比较、疫情中经济与政治关系、两国执政党执政方式的比较展开讨论。南非合作治理和传统事务部副部长帕克斯·塔乌在发言中介绍了南非政府的治理结构，以及在疫情之初宣布国家进入灾难状态和全国封锁的过程。他认为，在这一过程中南非借鉴了中国的成功经验。

面对新冠肺炎疫情，各国如何提振经济、促进就业、消除贫困、改善民生，已成为重要的紧迫性课题。"目前疫情在非洲一些国家仍然严峻，对非洲经济造成冲击。"南非国家规划委员会委员米丽亚姆·奥尔特曼说，"稳定发展有助于应对各种不确定性。面对各种风险挑战，中国今年仍要确保实现贫困人口全部脱贫的目标。这是各地方政府的重要任务。南非的地方政府可以从中学习经验。"

来自水务部门的学员斯奎尔·马赫兰古说，中国共产党强有力的基层组织是中国成功战胜疫情的一个重要保障。两国执政党继续加强合作，也将有助于我们共同战胜疫情。

会议结束时，许多学员表示，期待有机会前往中国，亲身感受中国的发展脉搏。

校媒报道

　　疫情防控之初，指挥部便专设新闻报道组和舆情监测组，开设专题网，官方微信公众号很好地发挥了战"疫"宣传工作的生力军作用，并带动多个校园专题号、学院官微、短视频官方号活跃发展，形成了新媒体矩阵，呈现逆袭发展。白天在校园忙碌，夜间在网上逡巡，老编小编一起上阵，群英荟萃，无分昼夜，焚膏继晷，午夜的钟声，就是我们的冲锋号。

1月27日：

致全体同学的一封信

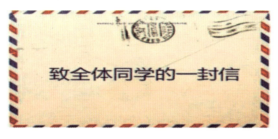

众志成城，共克时艰——致全体同学的一封信

亲爱的同学们，值此新春佳节之际，首先祝大家春节快乐，并通过你们向你们的家人致以最诚挚的问候……

2月1日：

对话校医务室，疫情防控我们并肩作战

1月22日，学校成立了新型冠状病毒肺炎疫情防控工作领导小组，启动了学校公共卫生类突发事件应急预案。校医务室是我校疫情防控工作的第一线，大夫们连日忙碌，在校区之间奔波，落实防控措施。工作间隙，我们采访了校医务室王小斐大夫，向她了解了医务室的防控工作情况，以加深同学们对学校疫情防控措施的了解。

2月4日：

大年三十儿从湖北回来，我第一个走进学校隔离室

大年三十儿从湖北回来，我第一个
走进学校隔离室

　　时间来到庚子年大年初十，我校启动防控疫情医学隔离观察室已经第十天。学校 26 日下午按照北京市教委的通知精神，发布了学生不要提前返校的通知，此前已经有个别同学陆陆续续回到北京或在回京的路上。来自湖北孝感的王瑾瑜同学是第一个进入隔离室的，她也已经在隔离室度过了十个日夜。让我们来听一听她的"隔离十日谈"。

2月5日：

牛津大学访学归来　感谢学校在我有家难回时"收留"了我

牛津大学访学归来 感谢学校在我有
家难回时"收留"了我

　　2020 年开年之际，一场突如其来的疫情暴发自湖北武汉，确诊病例数、死亡人数逐日增加，地图上的疫情扩散图颜色也越来越深，在 20 天内席卷了中华大地。在这个特殊时刻，又恰逢春运大潮，有人选择"逆行"，医护人员、媒体记者纷纷驰援武汉；也有人因交通阻断问题，无法回家。中国社会科学院大学（研究生院）2017 级政法学院研究生周咪咪同学 2 月 3 日自牛津大学访学结束，由于家庭所在地因疫情无法通车，所以没办法回家，直接回校接受隔离。我们电话采访了周咪咪同学，和她聊了聊她的"特殊"经历。

2月6日：

今天，我们不说自己，只致敬前线

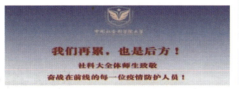

战"疫"视频及海报。

各类别研究生这么多，防控工作怎么落地？听研工处处长告诉你

1月22日，中国社会科学院大学专门针对本次严峻的疫情形势，成立了疫情防控领导小组和工作机构，研究部署疫情防控工作。我们采访到了研究生工作处的王炜老师，请他为我们介绍一下在这场疫情防控之战中，研究生工作处都做了哪些工作。

隔绝疫情，心有怡情

学生战"疫"感想。

2月7日：

高校接力致敬，表达首都师生决胜战疫最强音

———一眼看遍各校海报风

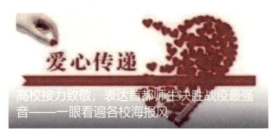

中国社会科学院大学负责宣传报道我校疫情防控工作的师生，在2月5日制作了第三张官方战"疫"海报，与互联网上热传的感人视频一起，进行了公众号推送，并利用北京市高校新闻与文化传播研究会的平台@了北京各兄弟高校，倡议大家接力发帖，"今天我们不说自己，只致敬前线！"深夜倡议发出，当晚就有兄弟高校接力，有20多所高校表示要参与接力。截至发稿，已有20所高校接力发出公众号推送，各校都制作了本校的主题海报，加入了本校师生对前线的祝福和致敬。

强身健体　团结一致　抗击"新型冠状病毒肺炎"

———社科大体育教研部致全校同学的倡议书

2月8日：

疫情当前　使命在肩　扎实做好疫情防控后勤保障工作

疫情当前 使命在肩 扎实做好疫情
防控后勤保障工作

　　为切实做好应对新型冠状病毒肺炎疫情防控工作，后勤部门积极响应学校要求，严格按照疫情防控工作科学部署，举全力投入到疫情防控的各项工作中。我们电话联系了后勤处的王学文老师，了解到了后勤保障工作的细致与辛劳。校防控工作指挥部和张政文校长反复强调，疫情防控的特殊时期，一定要把伙食和生活保障工作做到位，保证学生和教职工的营养跟得上。特别是对隔离观察学生和一线作战教职工、站岗执勤人员，要重点做好保障工作。后勤处按照要求，有制度、有妙招、有领导、有落实，想方设法将疫情防控的各项举措做实做细，让学校师生和领导放心。

战疫有感 | 疫情下的对外汉语人

战疫有感 | 疫情下的对外汉语人

对外汉语师生战疫感想。

2月9日：

我校首位学生解除健康隔离观察

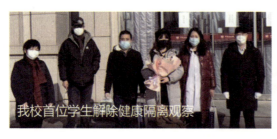

我校首位学生解除健康隔离观察

　　2月8日，元宵节，阳光明媚的上午，时钟指向10点25分，我校2018级金融专业硕士学生王瑾瑜，经过15天的健康隔离观察，拿到了学校医务室开具的解除隔离观察的通知书，重获"自由"，保卫处周桐老师在隔离区将该同学接出。

学子战疫 | 父母奋战疫情一线，社科大是我温暖的家

学子战疫 | 父母奋战疫情一线，社科大是我温暖的家

　　2020年初，一场来势汹汹的新型冠状病毒肺炎疫情席卷了整个中华大地。面对来势凶猛蔓延的疫情，更多的人选择了迎难而上，共克时艰。他们中有救死扶伤的医护人员、苦心钻研的科学家、日夜赶工的工人、坚守信念的记者、古道热肠的志愿者，等等。而何怡萱的父母正是奋战在一线的工作队伍中的一分子。

2月10日：

光明微教育报道我校湖北女生的返校隔离日志

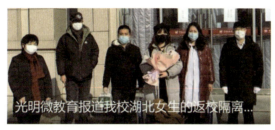

　　庚子鼠年的元宵节，对中国社科院大学研究生王瑾瑜来说，是一个值得铭记的日子。这一天，她终于解除了为期半个月的医学隔离观察。这十五天，她经历了什么？体悟了什么？这段经历对她的人生又会有什么改变？这一切，都被她写进了日志里。

社科大学子争做前线战疫人员子女家教志愿者

社科大学子争做前线战疫人员子女
家教志愿者

　　2月8日，长江日报、长江网报道了我校人文学院2018级本科生陈奕潾在网上为华中科技大同济医学院附属中学一名九年级女生辅导功课的事迹，引发了社会广泛关注。他在网上"一对一"帮助一名九年级的学妹，并积极发动中学和大学同学，也加入志愿工作，尝试用这份光和热照亮温暖更多人。2月5日，社科大团委获悉该情况后，向校防疫指挥部汇报，张政文校长对陈奕潾的想法予以充分肯定，强调指出，巩固前线医务工作者的"大后方"，是我们义不容辞的责任，我们要尽可能在学业方面对这些孩子予以帮助，尽量降低疫情对其学业造成的负面影响；通过陪伴、引导，给孩子们在心理上注入正能量，以填补父母不在身边的空白。同时，责成校团委与同济附中建立联系，在校内选拔优秀的志愿者为同济附中的学生进行线上"一对一"辅导。

2 月 11 日：

认真协调，妥善安排，确保赴牛津访学学生回家

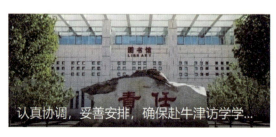

根据中国社会科学院大学防控新型冠状病毒肺炎工作领导小组的部署，国际交流与合作处积极做好近期在牛津大学短期学习交流项目师生团（以下简称"访学团"）的回国安排和疫情防控工作，认真落实学校相关防疫工作要求，努力确保访学团师生顺利安全回国。目前，访学团一行 16 人均已平安返回国内。

线上指导动起来　宅家健身抗疫情

防控疫情，人人有责。战胜疫情，需要我们共同参与。为进一步增强广

大同学的自我防护意识，保障同学们的身体健康，根据校新冠肺炎疫情防控领导小组的要求，体育教研部决定，为全校学生在家中进行身体素质练习提供线上指导。

2月12日：

同舟共济　一路有我

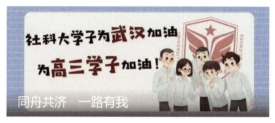

我校发布视频，社科大学子为武汉加油，为高三学子加油。

2月15日：

学习强国再次关注我校防控工作｜社科大传递战"疫"正能量

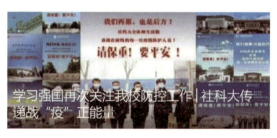

自北京市启动突发公共卫生事件一级响应机制以来，中国社会科学院大学迅速行动，采取了一系列有力举措，本着"高度重视、积极主动、科学有效、全力以赴"的原则，严密排查、联防联控，确保疫情防控不留死角，防疫工作扎实有序开展。

战"疫"｜放假不停工，媒体学院在行动

战"疫"｜放假不停工，媒体学院在行动

　　新型冠状病毒肺炎疫情的发展牵动着每一位中国人的心。面对疫情的严峻形势，来自全国各地的 254 名学生的健康安全和学习生活牵动着媒体学院每一位老师的心。1 月 28 日，在学校防疫工作指挥部的统一部署下，媒体学院第一时间成立了学院防疫工作领导小组，通过远程协同办公，及时有效地针对不同学生的不同需求开展了一系列的工作。

给管理学院全体在读学生的一封信

给管理学院全体在读学生的一封信

2 月 18 日：

光明日报点赞我校防控工作强制度、有温度

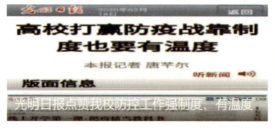

《光明日报》今日报道我校学生自述，讲述我校前一阶段疫情防控工作的做法和成效。这已经是继北京青年网、光明微教育公众号、光明日报公众号相继报道，中国社会科学网、中国青年报新媒体、中国教育报新媒体、人民网、学习强国、环球网、现代教育报新媒体、腾讯新闻、搜狐新闻转发后，中央媒体再次给予我校的关注。《光明日报》为此配发短评《高校打赢防疫战靠制度也要有温度》，文章称："不仅需要学校防控机制的迅速建立和有效运行，也需要各类工作人员的通力配合，更需要学校切实做到'把同学和老师放在心上'，师生家长拧成一股绳，在服务师生中赢得师生。……从这篇日志中体现出的一些做法，无疑具有借鉴意义。"

2月19日：

我校为一线员工和留校同学配发预防中药

我校为一线员工和留校同学配发预防中药

为了积极做好疫情防控工作，保障师生生命健康安全，日前，校医务室按照学校疫情防控指挥部统一部署，为物业、保安、食堂、指挥部等所有校园一线员工以及在校同学发放了近5,000袋煎好的中药。该药是根据北京中医药大学东直门医院国医大师开具的普通成人预防药方煎制而成的，是学校为一线员工和在校同学提供的又一重保障。

2 月 20 日：

抗击疫情，首都高校辅导员在行动

该文报道了我校王越老师的事迹。

2 月 21 日：

与你同行，和你同在

——2019 级马骨干博士 2 班编辑 MV 致敬最美逆行者

　　2020 年，一场疫情从湖北武汉蔓延全国，中国社会科学院大学马克思主义学院在校党委、防控领导小组的坚强领导下，迅速行动，增强意识，群策群力，坚强战斗，认真做好疫情防控各项工作。马克思主义学院"马克思主义理论骨干人才计划"博士研究生，以班级为单位，在学院防控领导小组的指导下，统一行动听指挥，始终团结在党旗之下，配合学校和学院的防控工作，一路同在同行，坚定信心，抗击疫情，坚信中国必胜！

这个春天，我们始终在一起

——公共政策与管理学院抗疫纪实

这个春天，我们始终在一起 ——公共政策与管理学院抗疫纪实

　　疫情就是命令、防控就是责任，自新型冠状病毒肺炎疫情阻击战打响以来，公共政策与管理学院积极响应和落实中国社会科学院大学的决策部署和各项具体要求，把疫情防控作为当前的重大政治任务。

春将至，花会开

——工商学院 2018 级金融专硕抗疫周报第二期

春将至，花会开——工商学院
2018级金融专硕抗疫周报第二期

2 月 22 日：

抗"疫"视频 | 守望湖北，共克时艰

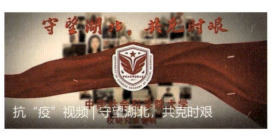

2月23日：

我校召开防控疫情教学工作组会议

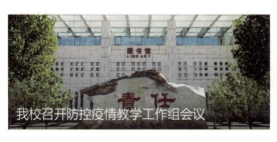

2月21日下午，我校召开防控疫情教学工作组会议，总结了前一阶段的教学准备工作，梳理了相关情况，部署下一阶段工作。校长张政文出席会议并作总结讲话，副校长、研究生院院长王新清主持会议。副校长王兵、林维出席会议。

各校都给湖北学生发补贴，看看"硬核"的社科大怎么做

自疫情发生以来，中国社会科学院大学始终心系身处全国各地的家庭经济困难的学生。为帮助湖北地区家庭经济困难学生以及受疫情影响较大的学生渡过难关，学校于2月中旬启动"新冠肺炎疫情"专项临时资助工作，为同学们送去关爱和温暖。

2 月 24 日：

战疫有我，强校有我，请总书记放心

——我校师生热议习近平总书记"2·23"重要讲话精神

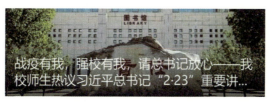

　　疫情发生以来，党中央和习近平总书记审时度势、综合研判，及时提出坚定信心、同舟共济、科学防治、精准施策的总要求，采取切实有效措施，坚决遏制疫情蔓延势头。经过艰苦努力，目前疫情防控形势积极向好的态势正在拓展。在 2 月 23 日召开的统筹推进新冠肺炎疫情防控和经济社会发展工作部署会议上，习近平总书记全面总结了新冠肺炎疫情防控工作，深刻分析了当前疫情形势和对经济社会发展的影响，提出了加强党的领导、统筹推进疫情防控和经济社会发展工作的重点任务和重大举措，具有很强的思想性、指导性、针对性，在我校师生中引起了强烈反响。校领导、党组织负责人、学院负责人、思政课教师、管理人员、一线辅导员、应届毕业生和在校学生纷纷表达心声。

2 月 26 日：

疫情来了，社科大"微马"有了新注解

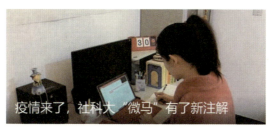

微马，又称"小微马拉松"，在社科大小有名气，每年"一二·九"前后，几百名师生顶风冒雪，绕着校内环路快走 5 公里，锻炼身体，磨炼意志。疫情影响了开学，却挡不住社科学子勤学好学的行动，社科"微马"，也因此有了新的注解。

2 月 27 日：

社科大防控特色硬核举措，第一天就用上了

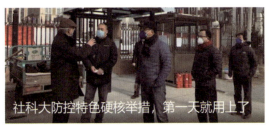

为保证中央、社科院党组、北京市和学校各项疫情防控措施贯彻落实到位，根据学校党委和疫情防控领导小组统一安排，学校疫情防控指挥部下成立了执纪监察组。执纪检查组由部分在京纪委委员和纪检干部 4 人组成，纪委专职副书记孙红同志担任组长。

2 月 28 日：

我校去信慰问的英山县，存量确诊病例昨日清零了

我校去信慰问的英山县，存量确诊病例昨日清零了

2月27日，黄冈市英山县人民政府官网报道："英山县疫情防控指挥部副指挥长、副县长黄伟说，2月7日，全县完成对存量疑似病例和发热患者的核酸检测工作，疑似病例实现'清零'目标。2月16日以来，连续12天确诊病例和疑似病例'零新增'。"黄冈市英山县疫情防控指挥部发布通告，强调确诊病例清零并不等于风险清零，仍要坚定不移继续加强疫情防控工作。

3月4日：

心系疫情　奉献爱心
——社科大离退休党员踊跃捐款，为打赢疫情防控战助力

心系疫情 奉献爱心——社科大离退休党员踊跃捐款,为打赢疫情防控…

2月27日，按照学校统一部署，离退休办公室开展了通知引导捐款服务工作，我校离退休党支部发布了自愿捐款通知，从近百岁的离休老党员到刚退休的党员，都纷纷主动联系离退办咨询捐款详情，积极捐款。离退休党支部支委更是发挥模范带头作用，为战斗在疫情防控斗争一线的医务人员、公安民警送温暖。截至3月1日，离退休党支部党员捐款共计6,250元。

3月5日：

他们，是闪耀着雷锋之光的社科学子

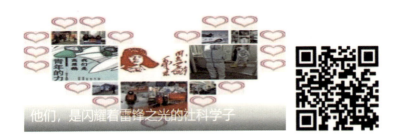

他们，是闪耀着雷锋之光的社科学子

针对新冠肺炎疫情防控工作，习近平总书记指出："要广泛发动和依靠群众，同心同德、众志成城，坚决打赢疫情防控的人民战争。"在这场没有硝烟的战争中，社科学子就地行动，主动作为，积极加入各地疫情防控工作，展现了新时代社科学子的精神风貌。

3月8日：

习近平总书记向奋战在疫情防控第一线和各条战线的广大妇女同胞表示诚挚的慰问

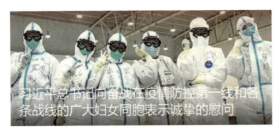

习近平总书记向奋战在疫情防控第一线和各条战线的广大妇女同胞表示诚挚的慰问

3月9日：

《春天已来，相聚不远》

——中国社会科学院大学 MPA 同心战疫

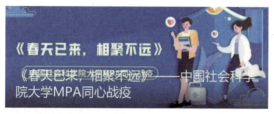

MPA 战"疫"视频。

国际教育学院汉语国际教育专业"教""学"正当时

国际教育学院汉语国际教育专业"教""学"正当时

3月2日，国际教育学院汉语国际教育中心以线上形式如期开课了。开课前，2019级汉硕班的同学有期待、有紧张，也有困惑。一个星期的线上学习结束了，让我们来看看他们怎么说吧。

3月10日：

远隔重洋　挂念"家的港湾"

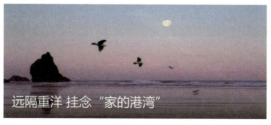

中国社会科学院大学国际教育学院院长王晓明接到了乌干达总统特别助理伊贝贝·帕特里克的慰问电话。

3月11日：

同心同力同上阵　打赢防疫攻坚战

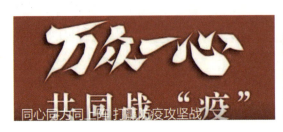

新冠肺炎疫情发生以来，一场疫情防控人民战争、总体战、阻击战在中国打响。为贯彻党中央关于疫情防控各项决策部署，落实"坚定信心、同舟共济、科学防治、精准施策"总要求，在中国社会科学院国际合作局及中国社会科学院大学的指导下，中国社科院大学国际教育学院迅速构筑起了一条严密的疫情抵御防线，吹响了抗击疫情的"冲锋号"。

3月12日：

学子战疫丨持社工初心，助疫情防控

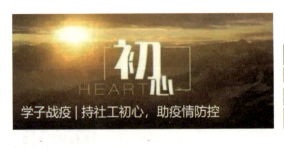

新年伊始，新型冠状病毒肺炎疫情牵动着全国人民的心。在党中央的坚强领导下，全国人民万众一心，以各种方式积极参加疫情防控。文法学院社

会工作专业硕士研究生也积极行动起来，主动参与各类志愿服务，用实际行动践行初心，以社工精神勇担使命。

3月15日：

今天，让我们把镜头对准这些熟悉的陌生人，说声谢谢你

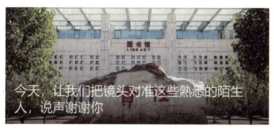

　　自北京市启动重大突发公共卫生事件一级响应开始到现在，已近两个月。当大家期盼疫情早日结束，重返校园的时候，我们的校园里，有这样一群人为这个目标一直默默奋斗着。他们放弃休假、一直坚守岗位，每天行走在学校防疫的最前线；他们24小时、无死角防控，确保了学校疫情"零"发生率。他们就是坚守在多个岗位、维护学校正常运行的物业管理人员。因为他们的日夜守护，疫情之下，我们的校园才能一切安好。

3月16日：

无论你身处何方，请收下学校这份真诚的感谢

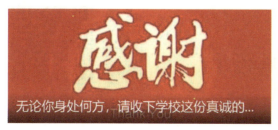

　　学校致全体师生员工的感谢信。

童鞋，俺也是第一次"现学线卖"，
请（bu）多（xi）关（wu）照（pen）

童鞋，俺也是第一次"现学线卖"，请（bu）多（xi）关（wu）照…

在新冠疫情的特殊时期下，我校延迟 2020 年春季学期开学时间，实施网上教学。在教务处前期的积极协调下，伴着三月的盎然春意，本科教学工作于 3 月 2 日正式开始。开课两周以来，各门课程顺利有序地开展，同学们在线上与老师积极讨论互动，真正做到了高质量的线上学习。据教务处统计，2019—2020 学年第二学期共计开设本科课程 302 门，共开课 376 门次，291 位教师参与授课，累计学生选课数为 11,278 人次。延期开学阶段，综合使用直播、录播、慕课课程进行教学 73 门次，以直播为主的教学 186 门次，自建校内线上平台进行教学 32 门次，使用慕课指导教学 42 门次，线上指导教学 43 门次。

3 月 18 日：

这 50 天，他们是这么过的

这 50 天，他们是这么过的

2018 级硕士七班战"疫"视频。

3 月 19 日：

武汉 32 张感恩海报刷屏，原来社科大也有自己的系列

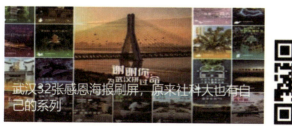

社科大战"疫"系列海报。

一张长图，看校园疫情防控怎么做

3 月 23 日：

我校团学骨干热议习近平总书记给北京大学援鄂医疗队全体"90 后"党员的回信

　　3 月 22 日，校团委组织团学骨干线上学习习近平总书记的回信精神，团委各部门及直属机构、学生会、研究生会的主要负责人和第二期大学生骨干培训班学员参加。活动由团委副书记漆光鸿主持。

3 月 24 日：

老师帮助创业学生购买滞销庙会商品，后续来了……

老师帮助创业学生购买滞销庙会商品，后续来了……

　　由于新冠肺炎疫情暴发，北京取消了庙会等大型活动。这让创业团队所有人的心情降至冰点。起步不久的创业团队面临着致命的打击。就在刘任耕束手无策的时候，他接到中国社会科学院大学老师打来的电话。很多老师知情后自发在微信群里发起了购买接龙，解囊相助，陆续买下了 100 多个产品，为刘任耕和同伴们挽回了部分经济损失。一些老师还自愿为刘仁耕当起了"代言人"和"军师"，积极在自己的亲朋好友中做产品宣传，为产品定位、设计和销售出谋划策。事情过去两个月了，刘任耕的团队度过了危机期。日前，他给学校送来了感谢信，谈及创业过程中学校的无微不至的支持，非常感恩。他表示，等北京疫情基本平复后，将以社科大学生名义捐赠 200 套由团队自主研发生产的督想创造力工具——Dothink 画灯给坚守在抗疫一线的老师们。

3 月 26 日：

获得肯定自有道理：战疫 60 天　最硬核的举措触动最温软的内心

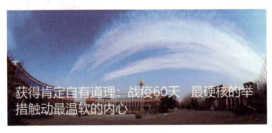
获得肯定自有道理：战疫60天　最硬核的举措触动最温软的内心

　　为有效应对新冠肺炎疫情，中国社会科学院大学早研判、早部署、第一时间成立了疫情防控指挥部，下设若干工作小组，各司其职、联防联控，出台了许多有力、有效、及时、暖心的措施，把解决思想问题和解决实际问题相结合，疫情防控和教育教学两手抓、两不误。

3月27日：

中国社会科学院大学致在海外师生的一封信

中国社会科学院大学致在海外师生的一封信

3月29日：

英国这个"网红"中国留学生，2018年从社科大毕业

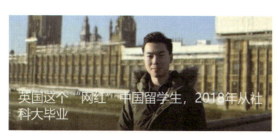

英国这个"网红"中国留学生，2018年从社科大毕业

　　近日，26岁的英国利兹大学的中国留学生吴芃在英国火了！他的推特受到英国卫生部门和众多民众的关注和称赞，英国下议院议员、地方议会议长等都被他"圈粉"，还有人发起"Peng For PM（吴芃当首相）"话题，每天催他更新。最近，他也上了国内微博热搜。

漫漫长冬，感谢有你

漫漫长冬，感谢有你

自 1 月 26 日起，中国社会科学院大学陆续收到了良乡高教园区、首佳物业公司、英国斯特灵大学庄博士、华府永盛置业有限公司等单位、个人捐赠的防疫物资，包括一次性口罩 5,000 只、一次性手套 450 副、体温枪 6 支、体温计 20 支、次氯酸钠消毒液（10 千克/桶）9 桶，以及酒精和 84 消毒液等。在疫情严峻、物资紧张的时期，社会各界给予了社科大师生温暖与帮助，奏响了同舟共济、众志成城、携手抗疫、共克时艰的凯歌。

3 月 30 日：

围观丨学校发东西了！

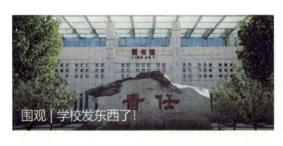

围观丨学校发东西了！

根据校防疫指挥部统一部署，向全体留校学生发放水果和牛奶以示慰问。西三环学区已于日前完成该任务。3 月 30 日下午，良乡、望京两个校区也分别发放了相应物品。

盼花开"疫"散，愿与"世"同欢

盼花开"疫"散，愿与"世"同欢

　　新冠肺炎疫情已波及近 200 个国家和地区，全球累计确诊病例达 60 多万。值此危难之际，在中国社会科学院大学校领导的统筹部署下，国际教育学院院长王晓明教授带领援外团队向研修班的往届学员发去了慰问，并向他们介绍了行之有效的防护措施。我校发出的慰问信在广大学员中间引起了强烈反响。近日，学员纷纷回信热议中国疫情防控取得的显著成果，并纷纷称赞中国的防控成效。

3 月 31 日：

一起听听这个"00 后"的故事

一起听听这个"00 后"的故事

　　3 月 28 日下午，以"携手同心 并肩抗疫——在防控阻击战中凝聚青春力量"为主题的高校相约云端、同心抗疫志愿系列宣讲活动在线上直播平台顺利举办。我校马克思主义学院青年讲师团作为唯一的本科生讲师团，同清华大学、武汉大学、复旦大学、南京大学、北京航空航天大学、华中科技大学、湖南大学、华南理工大学等六地九校共同主办这场高校志愿联合宣讲，来自北京大学、北京师范大学、北京化工大学、北京邮电大学、北京林业大学、中央财经大学、对外经贸大学、华北电力大学、首都师范大学、南开大学、天津大学、大连理工大学、浙江大学、华中师范大学、郑州大学、内蒙古大学等 25 所高校的 100 多个党团班集体，1,200 余名大学生参会。

蔡礼强教授参加国家卫健委心理健康抗疫促进政策专家研讨会

蔡礼强教授参加国家卫健委心理健康抗疫促进政策专家研讨会

2020 年 3 月 30 日下午，应国家卫健委规划司邀请，我校公共政策与管理学院执行院长、公共政策研究中心主任蔡礼强教授参加了国家卫健委举办的新冠肺炎抗疫中的心理健康促进专家研讨会。本次研讨会重点围绕习近平总书记在新冠肺炎疫情防控中关于心理健康抗疫的重要讲话和重要指示批示精神，总结全国在新冠肺炎疫情防控心理健康促进中所开展的工作，提出进一步完善心理健康政策的意见和建议。

4 月 1 日：

两个母校，给我一样的精神品质

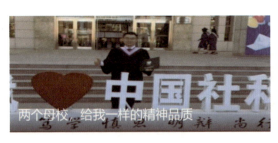

两个母校，给我一样的精神品质

今天我们要讲的是一个 26 岁小伙子的故事。3 月初，他从一个名不见经传的普通中国留学生，摇身一变成为了英国正能量"网红"。在班主任周军老师的记忆里，"他是一个思想比较活跃、行动力强、有主见、社会责任感比较强的学生。在大学期间就参与了很多实践活动。""他的成功绝不是偶然。高中就开始社会实践，一上大学就创业，到去年初来英国读书之前，一直是在互联网领域翻滚的'弄潮儿'。"同学这样评价。他，就是我校2018届本科毕业生吴芃。

4月4日：

今天，一个需要永记的清明

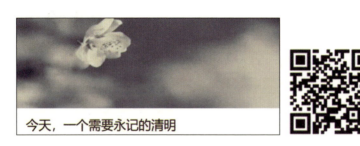

今天，一个需要永记的清明

以海报形式向在抗击新冠肺炎疫情中牺牲的烈士和逝世同胞表达哀悼。

4月8日：

友谊地久天长

——我的援外故事

友谊地久天长——我的援外故事

时隔半年，在中国遭受新冠肺炎疫情的磨难时，一位来自埃塞俄比亚的朋友向我们发来了慰问信。在信中，他说："得知无情的病毒正在伤害善良的中国人，我感到无比悲痛。你们的热情和友善无时不在我心间。"虽然我们相处的时间不长，且远隔大海重洋，但我感受到了这份浓浓的情谊。现在包括埃塞俄比亚在内的非洲国家也正遭受病毒的威胁，我衷心希望他们能够坚强抗疫，早日战胜疫情，渡过难关。

4 月 9 日：

海外学子报平安 | 我在海外，目前平安，请放心！

海外学子报平安 | 我在海外，目前平安，请放心！

我校海外留学学生的感想感悟。

4 月 15 日：

"讲好中国抗疫故事"（一）：戎装战役，试看天下谁能敌

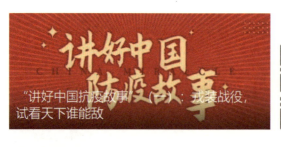

马克思主义学院青年讲师团宣讲视频之一。

4 月 16 日：

"讲好中国抗疫故事"（二）：火神山上的英雄们

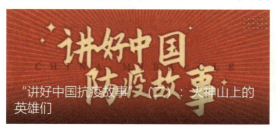

"讲好中国抗疫故事"（二）：火神山上的英雄们

马克思主义学院青年讲师团宣讲视频之二。

---

4 月 17 日：

"讲好中国抗疫故事"（三）：疫情中的白衣战士

"讲好中国抗疫故事"（三）：疫情中的白衣战士

马克思主义学院青年讲师团宣讲视频之三。

---

4 月 18 日：

"讲好中国抗疫故事"（四）：战"疫"志愿，青春有我

"讲好中国抗疫故事"（四）：战"疫"志愿，青春有我

马克思主义学院青年讲师团宣讲视频之四。

12 高校同学联合宣讲战疫故事　我校再次派本科生出征

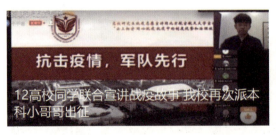

　　为激励广大青年学生在疫情防控的人民战争、总体战、阻击战中贡献青春力量、坚定"四个自信"，我校与清华大学、北京大学、武汉大学、浙江大学、南开大学等高校，携手开展全国"高校联合抗疫志愿系列宣讲"活动。值得一提的是，我校宣讲团是唯一一个由本科生组成的"00 后"宣讲团。我校马克思主义学院聚焦立德树人，把学习贯彻习近平总书记在学校思想政治理论课教师座谈会上的重要讲话精神不断引向深入，以学院青年讲师团为抓手，积极联合各大高校学生宣讲团力量，累积面向近 2,000 名全国高校学生进行宣讲，向全国展现了我校大学生的政治素养和理论水平，展示了社科大学子的责任担当。此前我们已经推送了我校马克思主义学院青年讲师团成员赵习尧参加 3 月 31 日宣讲活动时所做的"责任担当：全民战'疫'中的青年行动"主题宣讲，今天我们再来听听另一名"00 后"本科同学刘炳辰带来的故事。

4 月 19 日：

虚席以待｜一天连发三海报，原来是想表这个情

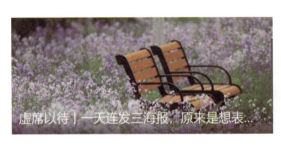

暖心海报三张。

"讲好中国抗疫故事"（五）：谢谢你，英雄的武汉人民

"讲好中国抗疫故事"（五）：谢谢你，英雄的武汉人民

马克思主义学院青年讲师团宣讲视频之五。

---

4 月 20 日：

"讲好中国抗疫故事"（六）：守望相助，共同战"疫"

"讲好中国抗疫故事"（六）：守望相助，共同战"疫"

马克思主义学院青年讲师团宣讲视频之六。

---

4 月 21 日：

中国社会科学院大学隔离区"休舱"大吉

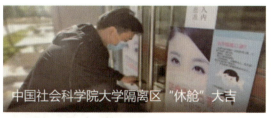

中国社会科学院大学隔离区"休舱"大吉

2020 年 4 月 21 日，一个值得我们社科大记录的时刻：疫情防控指挥部医疗观察组对最后一名隔离观察人员开具了《解除隔离通知书》，这标志着我们的隔离区终于要"休舱"大吉了！

"讲好中国抗疫故事"（七）：他们，在一线

"讲好中国抗疫故事"（七）：他们，在一线

马克思主义学院青年讲师团宣讲视频之七。

4月22日：

"讲好中国抗疫故事"（八）：我与学校心连心

——来自社科大留校生的声音

"讲好中国抗疫故事"（八）：我与学校心连心——来自社科大留…

马克思主义学院青年讲师团宣讲视频之八。

4月23日：

"讲好中国抗疫故事"（九）："五心"映初心，社科大的暖心举措

"讲好中国抗疫故事"（九）："五心"映初心，社科大的暖心举措

马克思主义学院青年讲师团宣讲视频之九。

4 月 24 日：

云说，你热爱锻炼的样子，很美

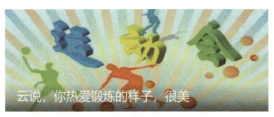

4 月 24 日，中国社会科学院大学第三届春季（云端）运动会正式落下帷幕。这场具有"首创性"的云端运动会自 4 月 3 日开幕以来，持续了 22 天，进行了 4 场线上直播，总共举行了 11 个项目，超过 800 位师生参赛，在线参与、观看超过 5 万人次，真正是一场线上的狂欢。

"讲好中国抗疫故事"（十）：让党旗在战"疫"一线高高飘扬

马克思主义学院青年讲师团宣讲视频之十。

4 月 28 日：

超 1000！

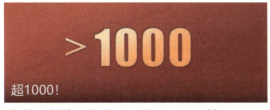

我校疫情防控专题网发文量超过 1000 篇。

4 月 29 日:

两个"小老师"接到武汉一线医护工作者的感谢信

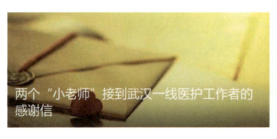

两个"小老师"接到武汉一线医护工作者的感谢信

　　为解除前方"战士"们的后顾之忧,响应校团委发出"社科青年为抗击疫情贡献青春力量"的号召,社科大学子纷纷报名参加志愿活动。经过筛选和匹配,最终有五十余名同学加入社科大线上辅导一线医护人员子女志愿者的队伍。他们抱着"使命必达"的理念参与志愿工作,秉持极强的责任感,根据学生的实际情况,精心制定辅导方案,不仅在学业上,也在生活中关心、帮助这些中学的弟弟妹妹们,帮他们摆正心态、克服焦虑、树立目标,解决学习、生活上的难题,力求让其父母放心、安心。2019 级马克思主义学院的李雨霏和 2019 级经济学院的张佳莹同学也是此次活动的志愿者。

4 月 30 日:

养老中心"蹭上"网课

养老中心"蹭上"网课

　　这是疫情发生以来,青志协为随园的老人们举办的第三场"暮遇晨光"线上活动。此前,他们还以"春文化""健康伴我行"等为主题,与养老服务中心的老人就健康话题进行了交流,取得了良好的效果。他们还及时与老人们分享了健康养生和疫情防护的相关知识。

5月5日：

社科青年抗疫图鉴

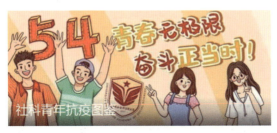

以漫画的形式展现了中国社会科学院大学学生在抗击疫情中作出的努力与贡献。

5月7日：

首都高校在行动｜年轻的你，好样的！

首都高校在行动｜年轻的你，好样的！

报道了我校 2019 级马克思主义学院的李雨霏和 2019 级经济学院的张佳莹同学为抗疫一线医护人员子女义务补课而获感谢信的事迹。

社科税务学子居家战"疫"云端艺术节

社科税务学子居家战"疫"云端艺术节

自疫情暴发以来，社科大税务硕士教育中心全体师生，严格按照国家规定和学校要求，居家战"疫"，做好自我管理。同学们在认真做好线上学习、撰写论文以及积极就业的同时，也利用课余时间丰富了自己的居家生活。

5月30日：

我校开展毕业生返校实战演练

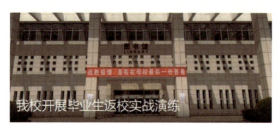

根据学校疫情防控指挥部（以下简称"指挥部"）工作部署，5月29日上午，我校良乡校区开展了首次毕业生返校实战演练，党委副书记、纪委书记、副校长王兵任总指挥，副校长张树辉任副总指挥，副校长林维、张波、张斌监督检查，指挥部有关工作组组长以及各院系负责人观摩，北京市教委驻我校联络员李建国被邀请全程指导。此次演练流程和做法将在望京校区、西三环学区推广复制。

6月5日：

今日官宣

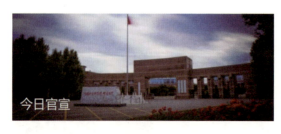

返校通知。

6月8日：

回家了！社科大本科毕业生返校指南

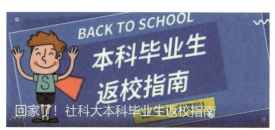

介绍了本科生的返校条件、暂缓返校人群、返校前准备工作等。

欢迎你！社科大研究生毕业生返校指南

欢迎你！社科大研究生毕业生返校指南

介绍了研究生的返校条件、暂缓返校人群、返校前准备工作等。

6月13日：

今天，我替你回了趟学校！我校良乡校区再次开展毕业生返校全要素模拟演练

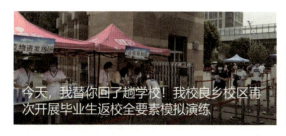

　　根据中国社科院和北京市的相关部署，参考教育部、国家卫健委的工作指引，6月13日上午，我校良乡校区再次开展毕业生返校全要素模拟演练。根据预案，本次演练设置了东门学生入校、南门学生入校、宿舍区管理、学生进入隔离观察点、发热应急处置、临时办公区毕业离校材料收取办理、食堂用餐等7个场景，并在相关环节安排了突发实验演练。演练由学校党委副书记、纪委书记、副校长、良乡校区前线指挥部指挥长王兵同志主持，副校长张波和各部门相关工作人员参与演练。

6月18日：

遗憾，但坚决！中国社会科学院大学宣布停止毕业生返校

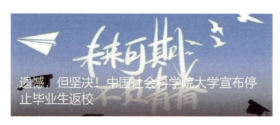

　　秉持生命至上、安全第一的原则，为切实保障同学们的生命健康，学校疫情防控工作领导小组研究决定，从6月17日起，学生停止返校。毕业生离校手续办理、云端毕业典礼、行李托运事宜等，请毕业生同学听从各院系和学工部门通知。

6月25日：

辛瓜地拒做新发地！不管返校与否，不管地上云端，更严更暖更担当

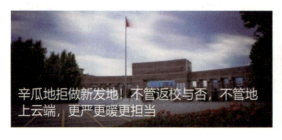

今年 4 月北京疫情防控进入常态化以来，中国社会科学院大学时刻牢记习近平总书记对于抓好疫情防控工作的重要指示，坚决贯彻党中央、国务院关于疫情防控工作的决策部署，严格落实教育部、北京市、社科院和北京市两委、良乡大学城管委会相关要求，良乡、望京、西三环三校区联动，与中央团校密切对接合作，坚持思想不松懈、措施不松劲、标准不放宽，切实有效抓细抓实疫情防控工作，确保校园一方净土，确保师生健康平安。5 月份之前，学校以统筹做好疫情防控和抓好线上教育教学、招生就业等重点工作为主；5 月中旬，北京市教委等部门发布高校可安排毕业年级学生自愿返校的通知，学校总结经验、科学设计、统筹部署，积极做好毕业生返校的方案制定和准备工作；6 月 11 日，新发地聚集性疫情发生后，学校再次及时调整工作方案，积极稳妥地推动毕业就业等各项学校发展建设及常规工作。被同学们称坐落在"辛瓜地"的社科大，誓要继续打好抗击新冠肺炎疫情的阻击战，实现疫情防控与办学强校的双胜利。

7 月 19 日：

终于回宿舍取到行李啦!

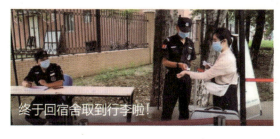

7 月 18—19 日是在京低风险地区在校住宿毕业研究生临时进校取寄行李的日子。为了做好毕业生行李取寄工作，根据上级部门疫情防控相关要求，学校疫情防控指挥部制定了详细的方案，分批次、分类别有序开展毕业生行李的取寄工作，目前开展的是毕业研究生第一批次的行李取寄工作。

7 月 23 日：

毕业"寄" | 你有一吨快递包裹正在运送中，请准备签收

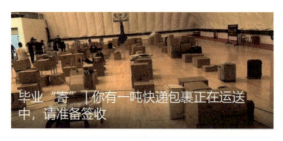

7 月 21 日至 22 日，学校组织在京符合条件的教职工返校，代为整理未返校在校住宿毕业年级研究生的个人物品，进行行李寄递。据不完全统计，本次共有包括二级教授、校领导、部门负责人在内的 362 名教职工参与了该项工作，为 688 名毕业研究生整理、打包、寄递行李。

7 月 28 日：

带上你的行囊，留下你的思念

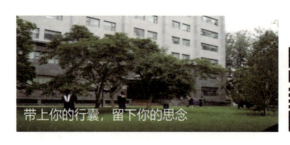

按照学校疫情防控指挥部统一部署，7 月 25 日—27 日，西三环学区在京符合条件的毕业生或被委托人进校取寄行李。学校领导高度重视，工作部门密切配合，返校人员积极配合，顺利地完成了西三环学区第一阶段的行李取寄工作。据统计，三天内，共有 1,023 人次进出学校。

7月31日：

图集 | 西三环学区的应届毕业生，你的行李已经出发

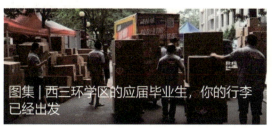

图集 | 西三环学区的应届毕业生，你的行李已经出发

在前期在京符合条件的毕业生或委托人返校取寄行李的基础上，7月29日开始，老师们化身"打包员"，为无法返校的630名西三环学区毕业生收拾行李，并替他们邮寄或暂存。

9月3日：

校领导带队检查指导各项开学准备工作

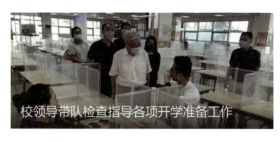

校领导带队检查指导各项开学准备工作

8月31日，党委常务副书记、校长张政文，党委副书记、纪委书记、副校长王兵带领学校办公室、研工处、保卫处、后勤处负责人及相关工作人员检查了学生返校进展以及新生入学的准备工作情况，并对工作进行了现场部署。

9 月 6 日：

校友向母校捐赠防疫消杀物资

校友向母校捐赠防疫消杀物资

我校校友会 MBA 分会会长、1978 咖啡联合创始人刘峰代表 1978 咖啡平台全体爱心校友向我校望京校区和良乡主校区分别捐赠了一批次氯酸、消毒机等消杀用品，并在开学的第一天就运送到了学校。

9 月 11 日：

小院儿核酸检测关把得严

小院儿核酸检测关把得严

为了积极落实疫情防控常态化，社科大对院部本学期需要进入两个校区为学生授课的教师做进校必备的核酸检测；并对校内医务室工作人员、宿舍管理员、食堂从业人员以及班车司机实行定期核酸检测制度。学校还请检测机构对学生食堂和教工食堂的冷库环境、食材以及消毒洗手池等也做了检测。

｜社科思政文库｜

高校责任的勇毅书写

——中国社会科学院大学疫情防控特辑Ⅲ

成风化人

张树辉 ○ 主编

光明日报出版社

疫情防控指挥部权威档案

校园战疫逆行者风采录

全体参战人员纪念册

教育部思创中心思政文库

学校重大科研专项成果

本书的部分篇章和内容是教育部高校思想政治工作创新发展中心（中国社会科学院大学）2019 年重点项目"中国社会科学院思想育人、学术育人、文化育人研究"（19SCZD01）、2020 年重点项目"疫情防控中高校宣传思想与舆情引导研究"（SCYJ002）以及中国社会科学院大学校级重大专项"公共卫生突发事件治理研究"方向立项课题"高校重大公共卫生突发事件长效应对机制建设研究"（2020–KYLX02–01）的研究呈现和阶段性成果。受教育部高校思想政治工作创新发展中心（中国社会科学院大学）资助。

目 录

影像志 ································· 001

勠力同心 ····························· 002

无畏逆行 ····························· 013

和衷共济 ····························· 034

"疫"后花开 ························· 045

岁月静好 ····························· 078

海报墙 ································· 103

红豆杉 ································· 133

初九京城喜见春雪 ················· 134

盼 ····································· 134

诗二首 ································· 135

战"疫"篇 ·························· 136

定风波·抗击新型冠状病毒肺炎 ··· 137

人间之光 ····························· 137

蝙蝠·武汉·钟南山 ··············· 139

七律·送病魔 ······················· 142

星辰 ··································· 143

歼疫情 盼团圆 ····················· 144

去见想见的人 ······················· 145

诗三首 ································· 146

党员献爱心 助推战瘟神 ··········· 147

战"疫" ····························· 148

战"疫"情 ……………………………………………………… 148

满江红·防疫战 ………………………………………………… 149

踏莎行·抗疫复工赞 …………………………………………… 150

辛瓜地防疫三章 ………………………………………………… 150

希望的田野 ……………………………………………………… 152

愿你心中热烈，青春常在 ……………………………………… 154

众志成城 ………………………………………………………… 156

天佑中华 武汉加油 …………………………………………… 157

武汉加油 ………………………………………………………… 158

印章作品 ………………………………………………………… 159

共克时艰 武汉加油 …………………………………………… 160

手绘五幅 ………………………………………………………… 161

忠胆行逆路，赤心为民安 ……………………………………… 166

雷神山 …………………………………………………………… 167

送瘟神 …………………………………………………………… 167

冬将尽 春可期 ………………………………………………… 168

没有一个冬天不可逾越 ………………………………………… 169

山川异域 风月同天 …………………………………………… 170

全力做好防控工作 ……………………………………………… 171

待樱花盛开 我们再相约武汉 ………………………………… 172

众志成城 共战疫情 …………………………………………… 173

齐心聚力助武汉 ………………………………………………… 174

向防疫阻击战前线医务工作者致敬！ ………………………… 175

大医精诚 天使逆行驱疫疠 …………………………………… 176

太阳每天都是新的 ……………………………………………… 177

春暖花开 ………………………………………………………… 178

致敬武汉保卫者 ………………………………………………… 179

春暖花开 铁军胜疫 …………………………………………… 180

影像志

　　用镜头记录战"疫"真实场景，捕捉一个又一个温暖瞬间，为学校留下难忘的战疫实景。风雪见证坚守群像，海棠掩映疾行身影，晚霞映红平安校园，这一组组影像，穿起了一个个难忘的日日夜夜。

勠力同心

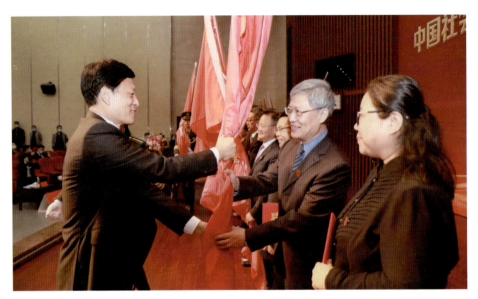

2020年9月29日，中国社会科学院院长、党组书记谢伏瞻向中国社会科学院大学12个科教融合学院院长、书记授院旗

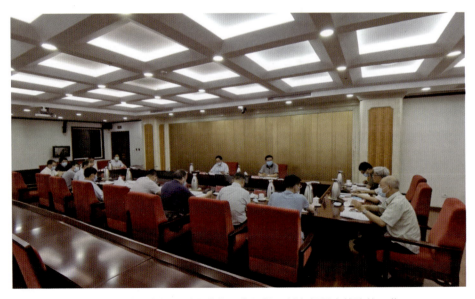

中国社会科学院领导听取学校工作汇报，研究部署疫情防控工作

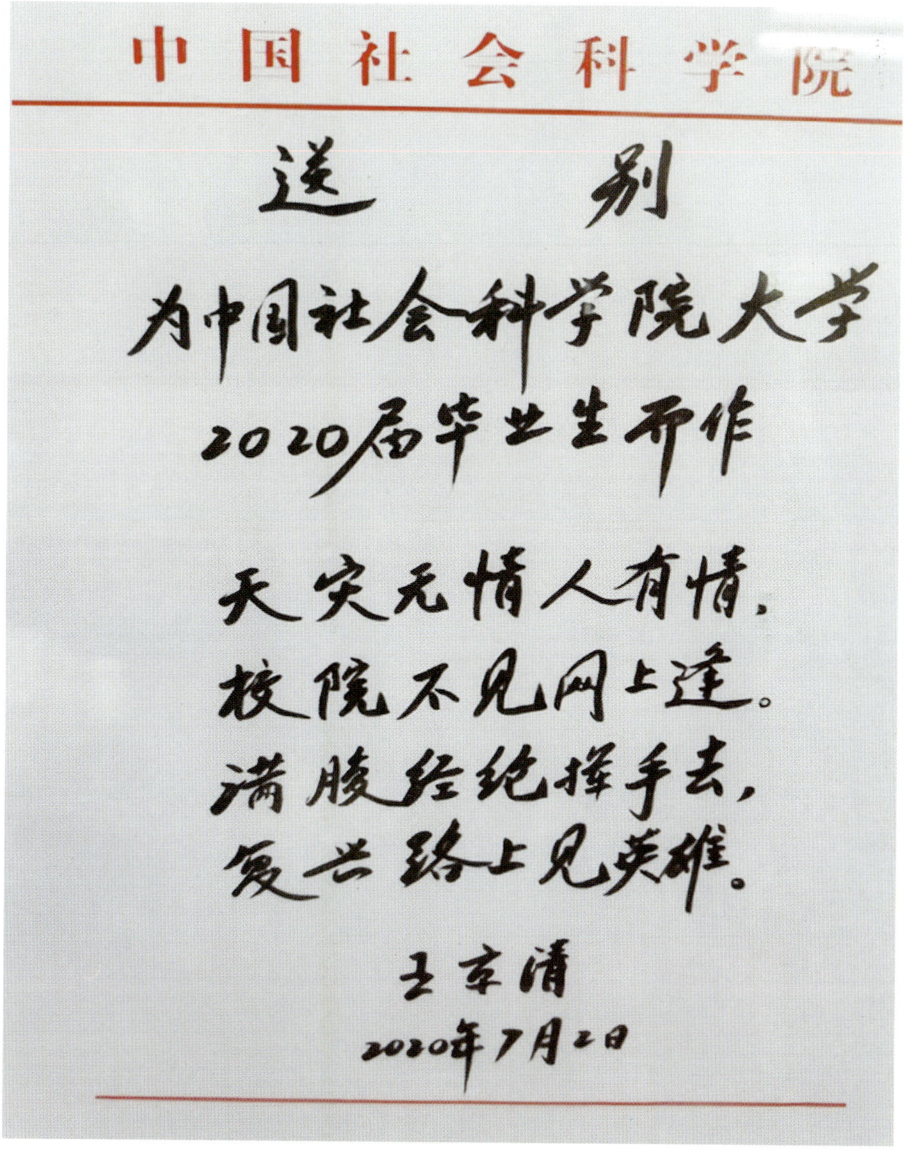

中国社会科学院

送　　别

为中国社会科学院大学
2020届毕业生而作

天灾无情人有情，
校院不见网上逢。
满腹经纶挥手去，
复兴路上见英雄。

王京清
2020年7月2日

中国社会科学院副院长、党组副书记，中国社会科学院大学党委书记王京清为2020届毕业生题字

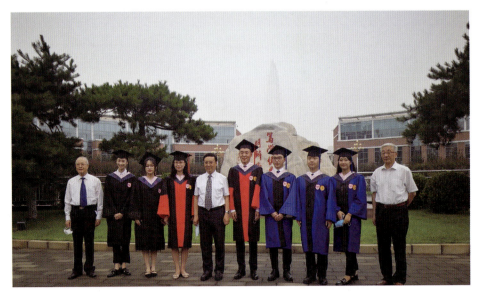

中国社会科学院高培勇副院长与毕业生代表合影留念

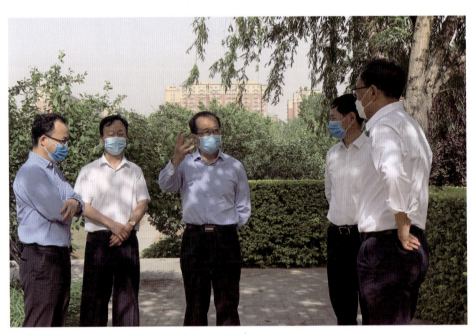

2020年5月12日，中国社会科学院赵奇秘书长一行来校检查指导防疫工作，对下一步防疫工作提要求、做部署

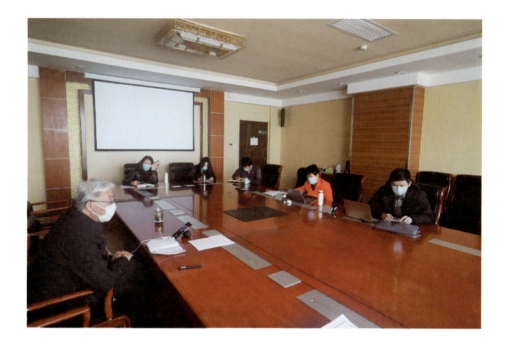

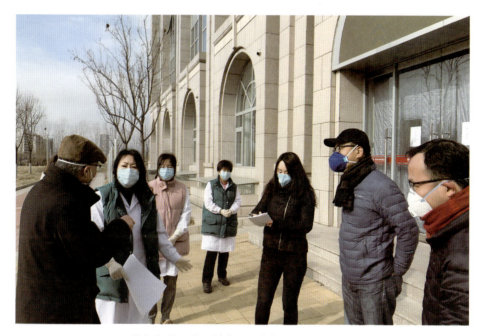

指挥部线上线下结合，研究部署，运筹帷幄

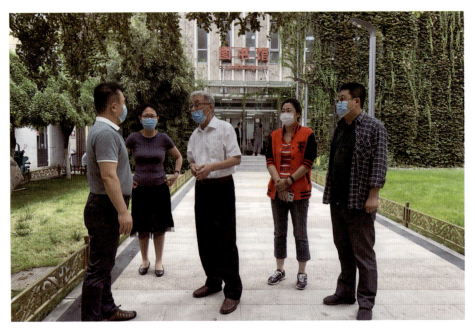

张政文校长在望京校区现场部署防疫工作

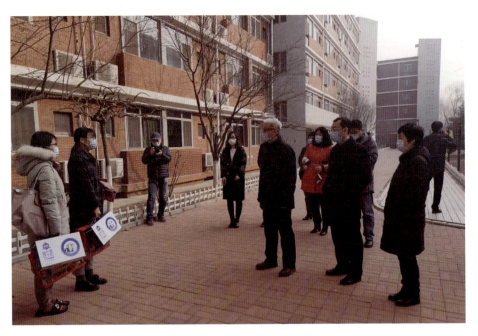

张政文校长探望假期留校同学

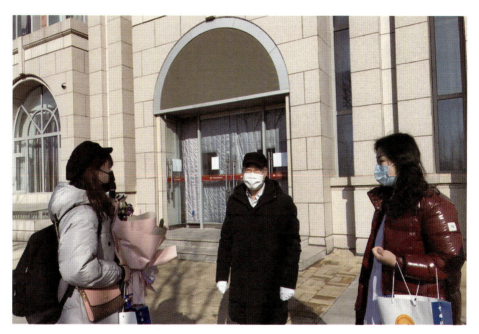

王新清副校长慰问结束隔离观察的同学

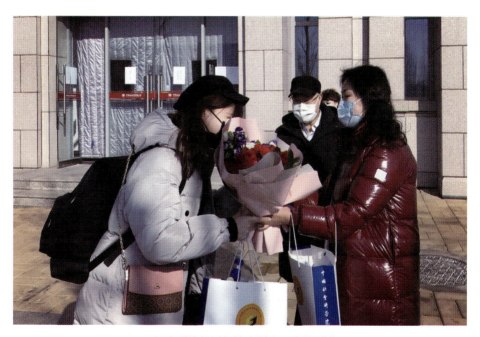

王新清副校长慰问结束隔离观察的同学

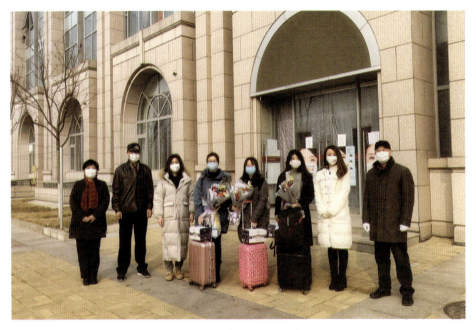

校领导看望结束隔离观察的同学

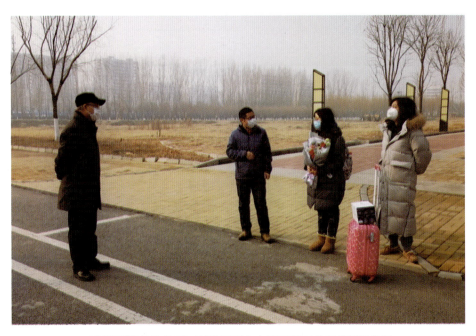

王新清副校长为从西三环学区到良乡校区隔离观察的同学送行

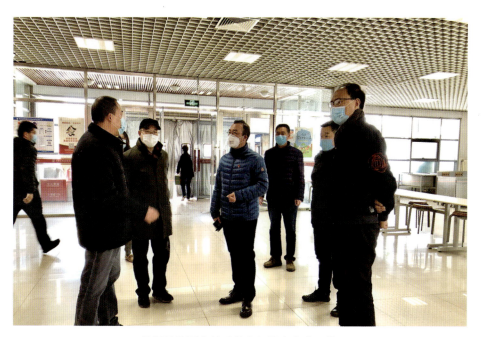

校领导陪同市教委检查组检查食堂工作

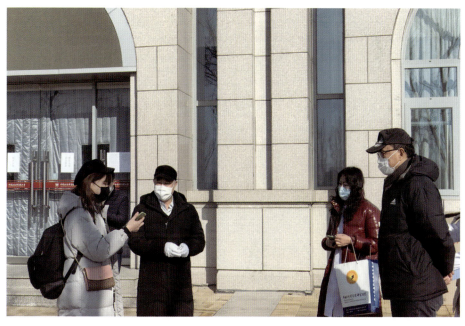

结束隔离观察的同学身在湖北的家长，连线感谢校领导的关心

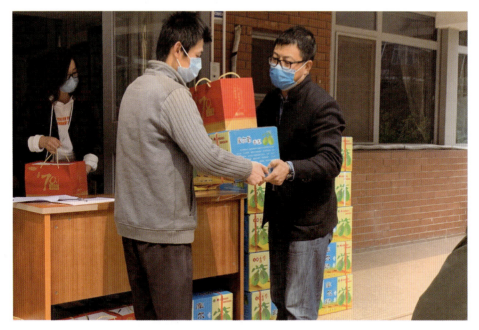

王兵副书记代表学校党委慰问在校生

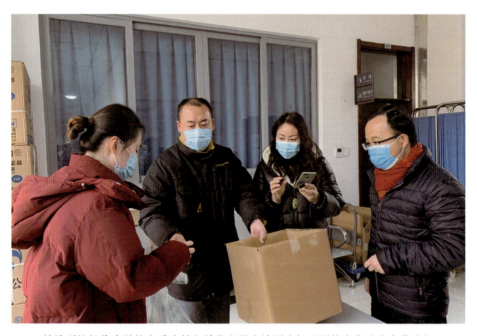

林维副校长代表学校党委为外包单位人员发放预防新型冠状病毒肺炎中药液包

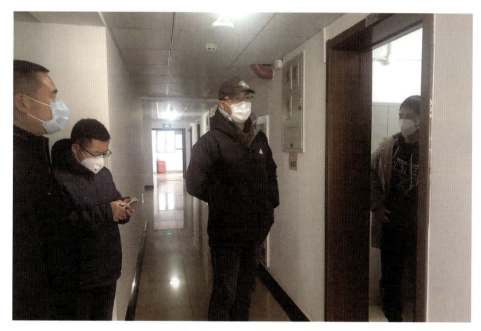

张树辉副校长看望寒假留校同学

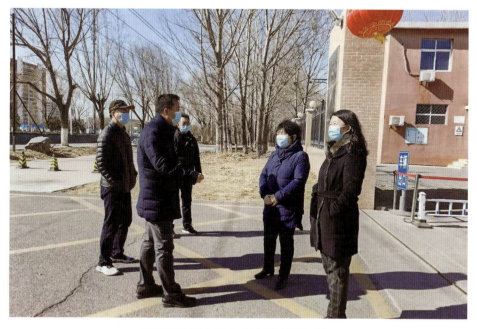

张波副校长在良乡校区现场部署工作

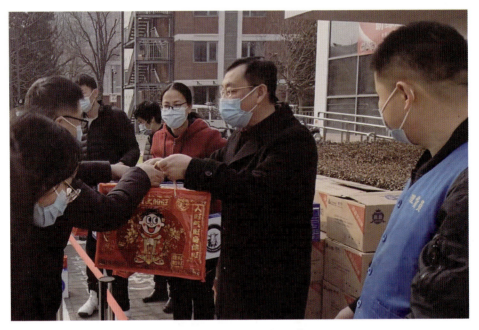

张斌副校长给留校同学送上新春慰问

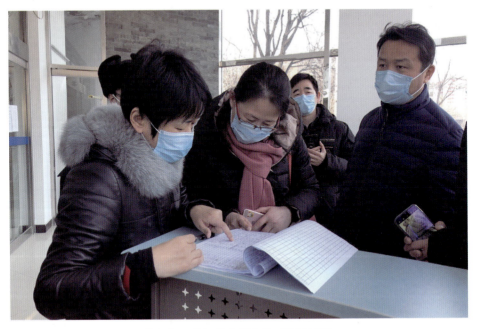

指挥部工作组检查望京校区防控情况

无畏逆行

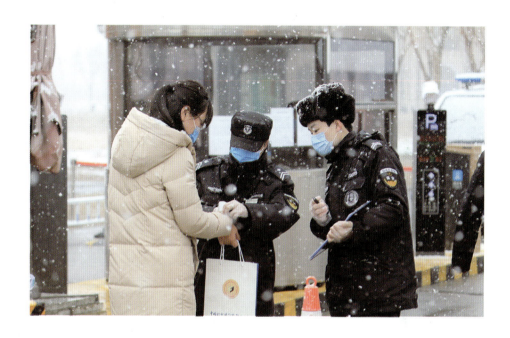

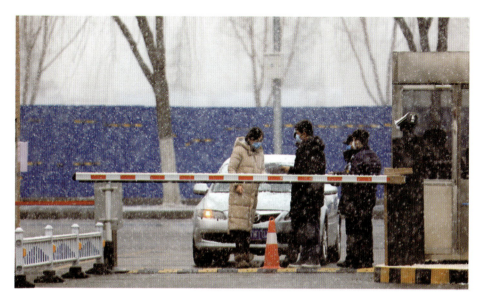

2020 年 2 月 2 日，风雪见证

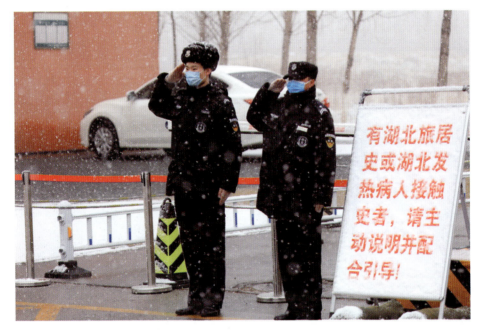

风雪第一岗

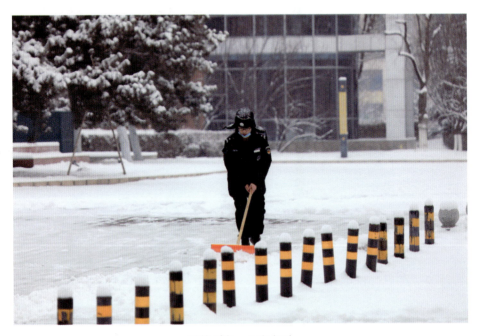

雪特别白，心有点暖

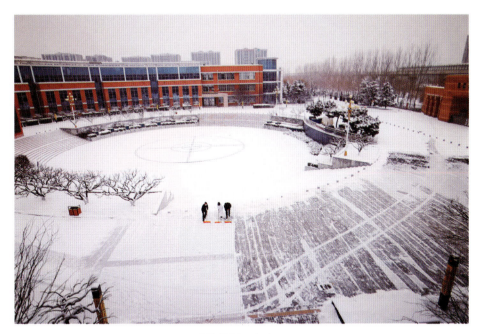

爱护校园一方净土

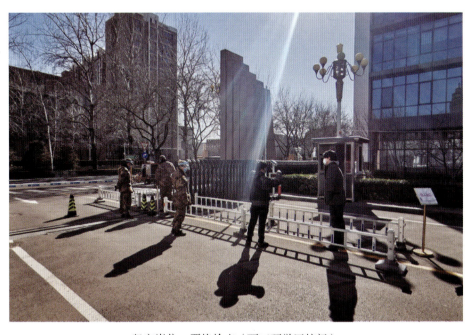

坚守岗位，严格检查（西三环学区校门）

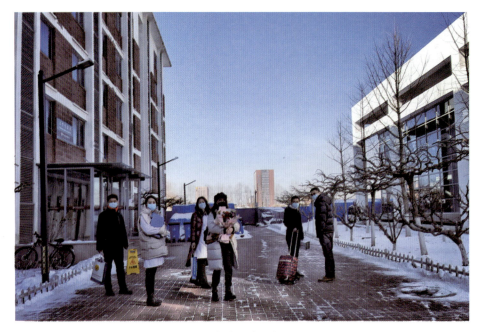

元宵节解除隔离

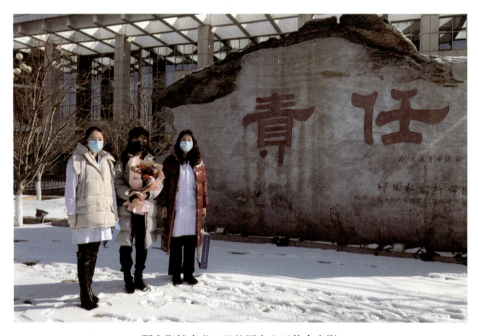

隔离期结束啦，跟校园白衣天使合个影

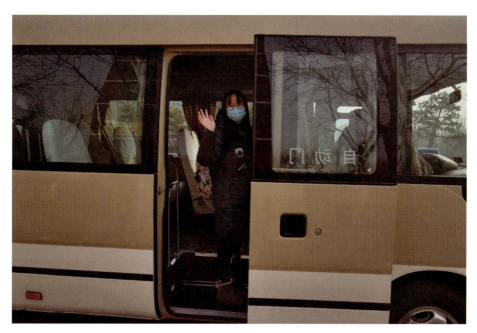

我回西三环的家啦，谢谢学校，谢谢老师

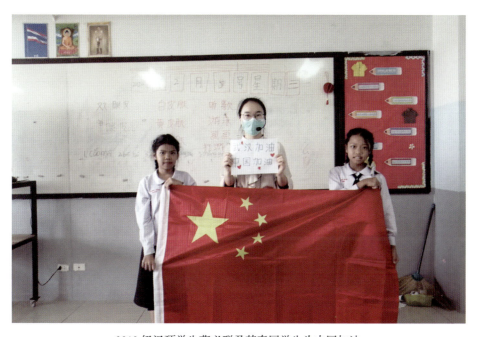

2019级汉硕学生曹必聪及其泰国学生为中国加油

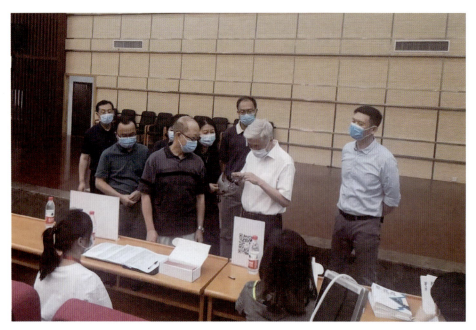

2020 年 9 月 10 日，校领导带队检查研究生迎新工作

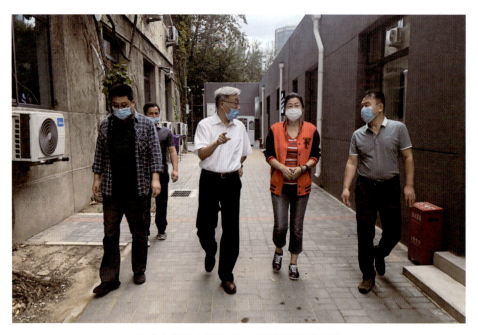

张政文校长在望京校区现场部署防疫工作

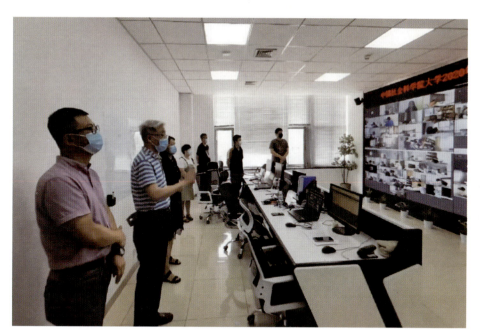

2020 年 6 月 21 日，校领导在 2020 年博士招生考试初试工作现场巡视

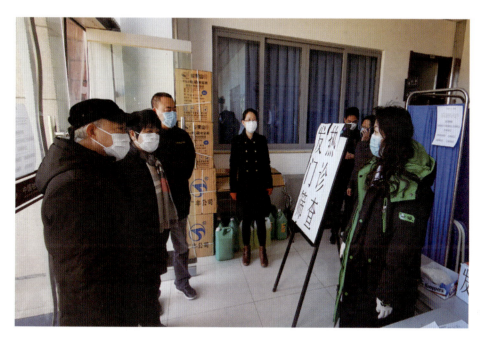

王新清副校长检查良乡校区防疫工作

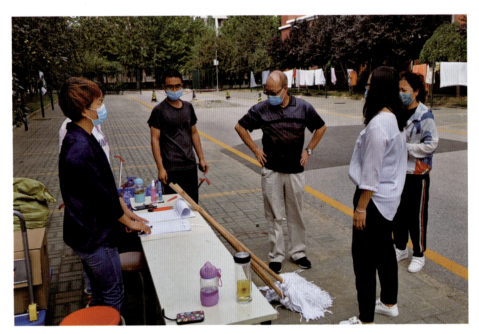

王新清副校长检查良乡校区防疫工作

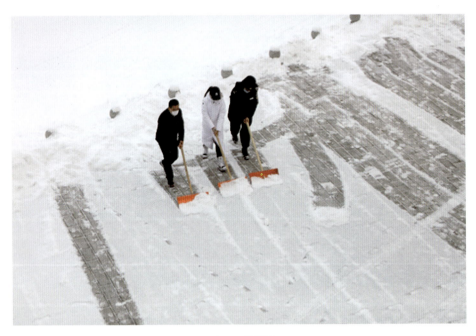

一二一，铲雪去

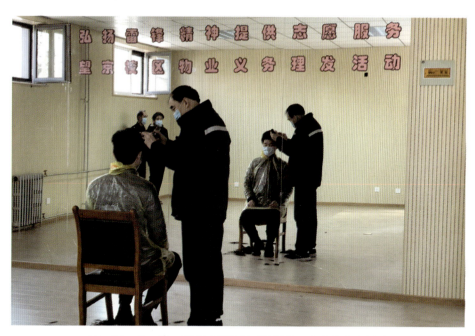

2020 年 3 月 5 日，望京校区组织"学雷锋，义务剪发"活动

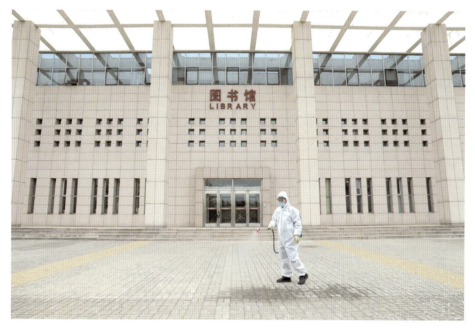

图书馆前广场消毒

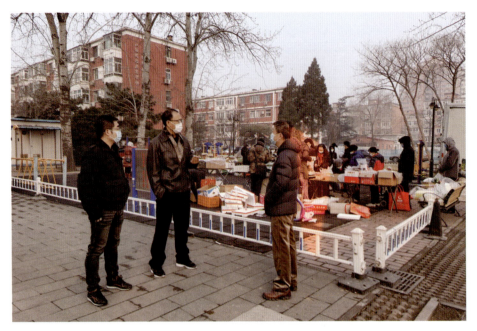

张树辉副校长在西三环学区督导工作

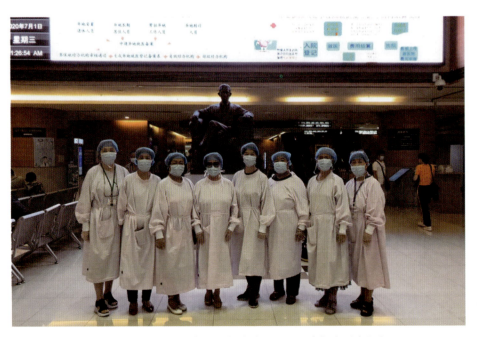

2020 年 7 月 1 日，退休党员郭素珍（右二）参加志愿者服务

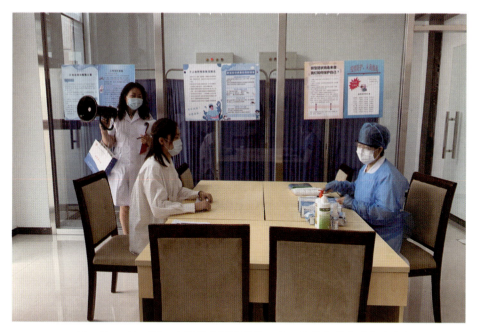

2020 年 5 月 29 日，第一次毕业生返校演练，为"发热"学生进行应急处理

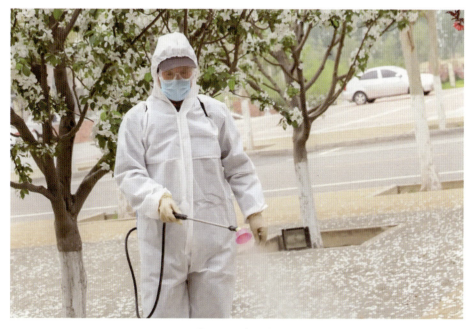

花开送"疫"去

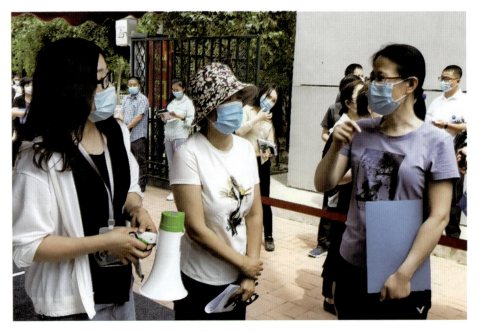

2020 年 5 月 29 日，毕业生返校演练

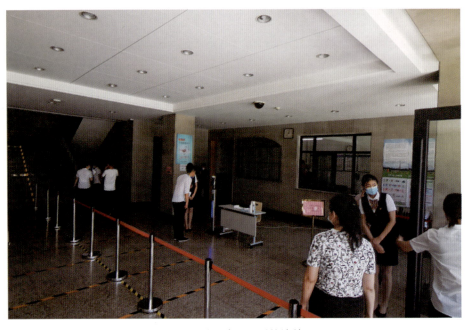

西三环学区毕业生返校演练

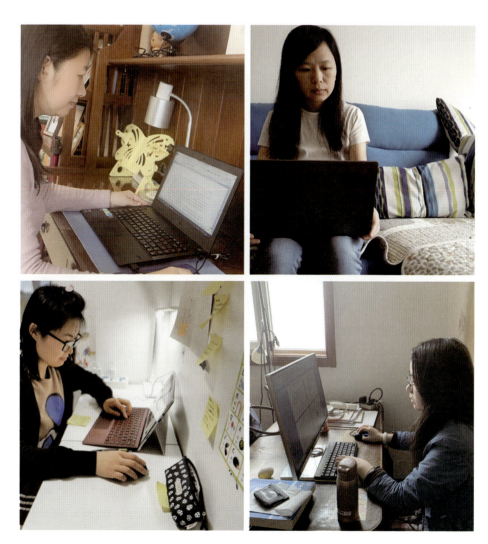

劳动者：网络中心同志线上工作

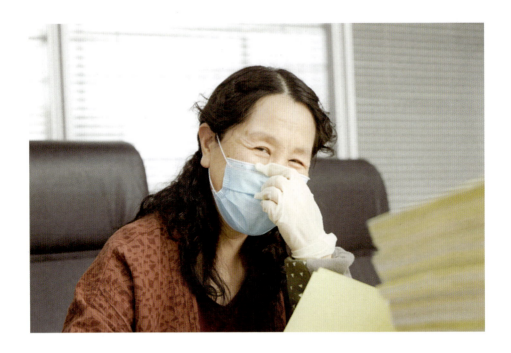

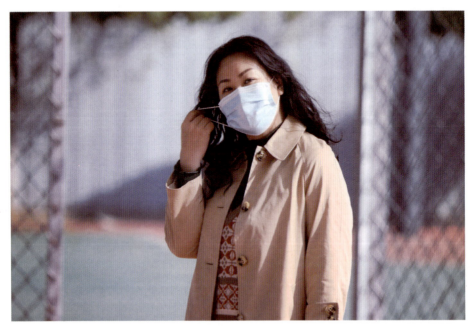

口罩遮不住笑靥如花

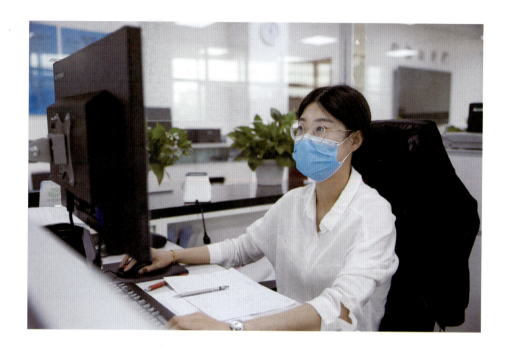

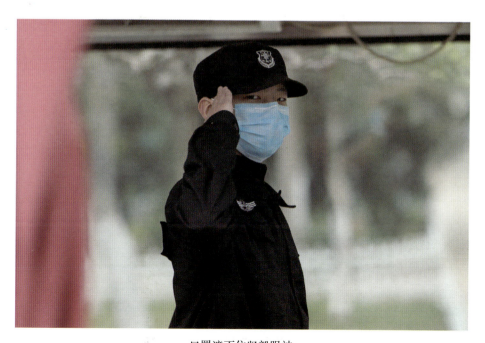

口罩遮不住坚毅眼神

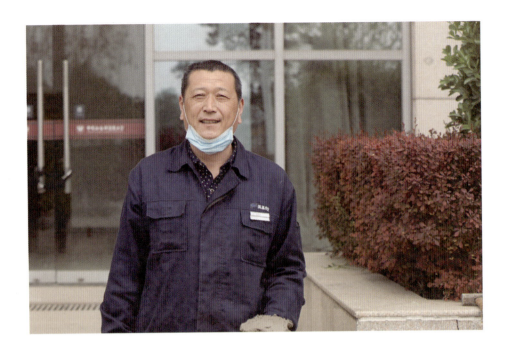

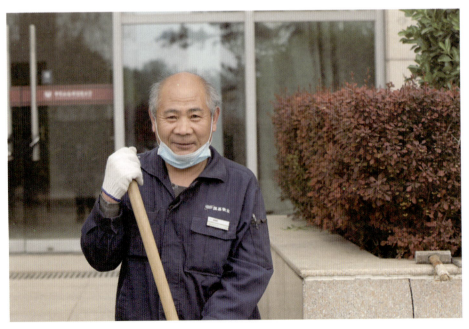

透下气

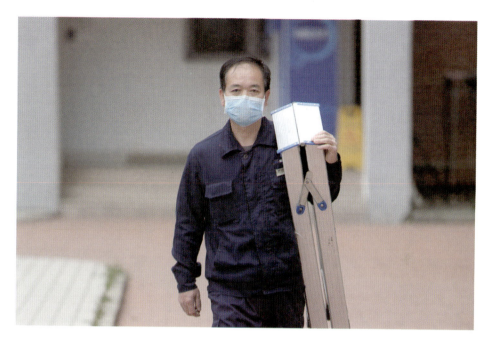

再出发

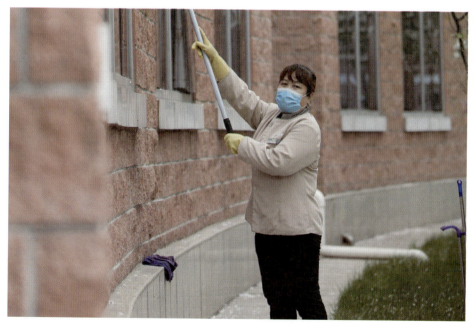

卫生和防疫没有死角

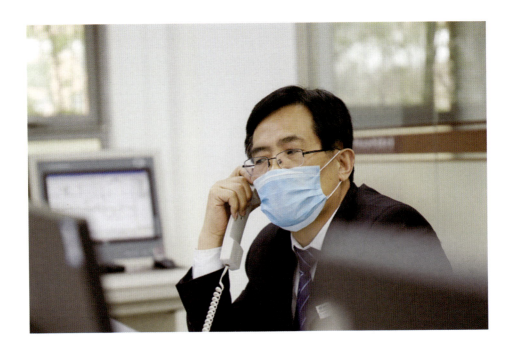

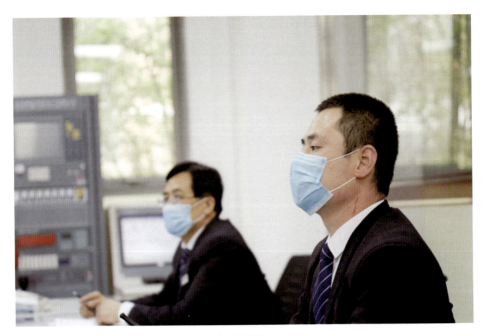

坚守岗位

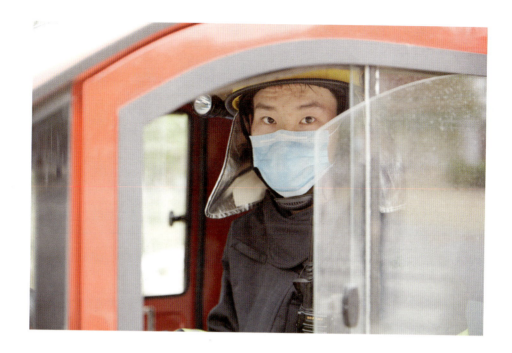

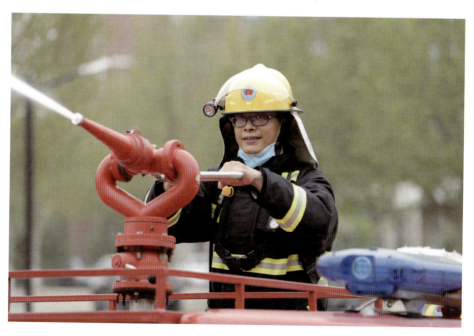

向病毒"开炮"

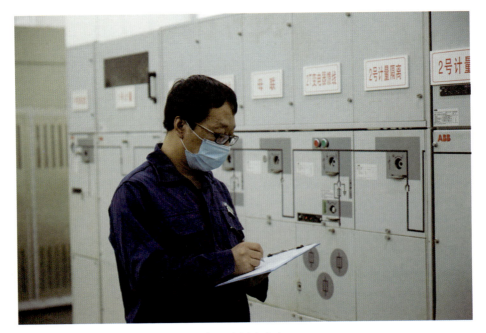

保一方用电安全

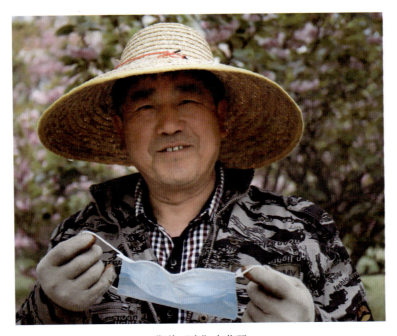

期待"疫"去花开

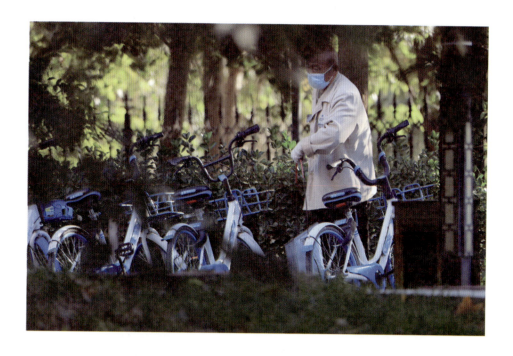

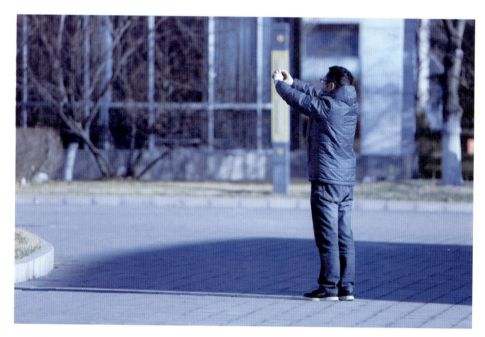

留住美好

和衷共济

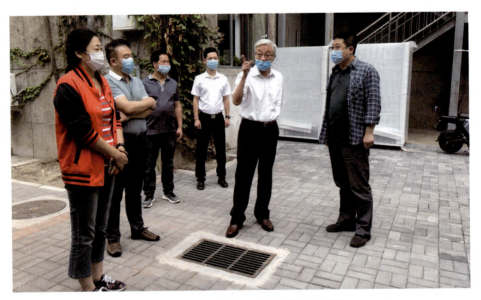

张政文校长在望京校区现场部署防疫工作

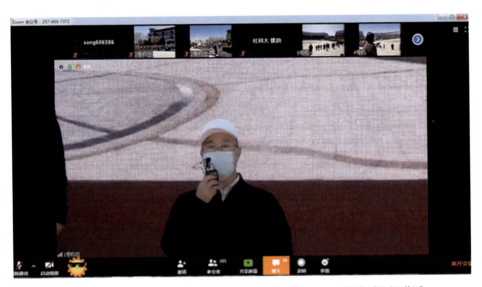

2020 年 4 月 3 日，云端运动会开幕式在线顺利举行，王新清副校长讲话

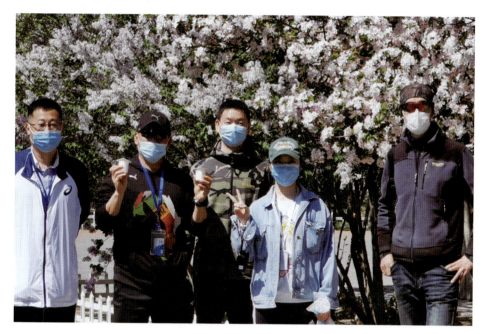

云端运动会：裁判天团

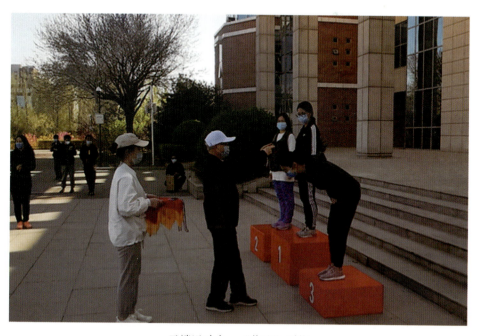

云端运动会："落地"颁奖

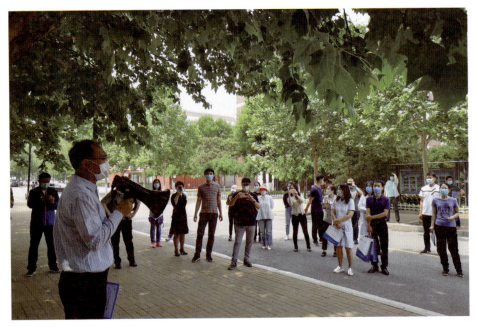

新一轮校园检查即将展开

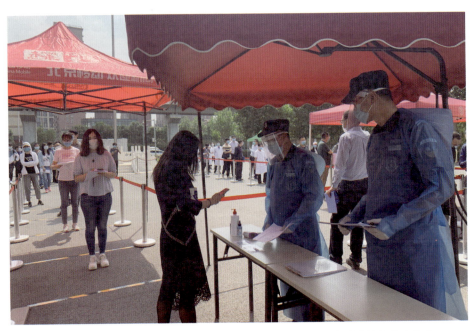

2020 年 5 月 29 日，第一次毕业生返校演练，学生进校前接受材料审核和检查

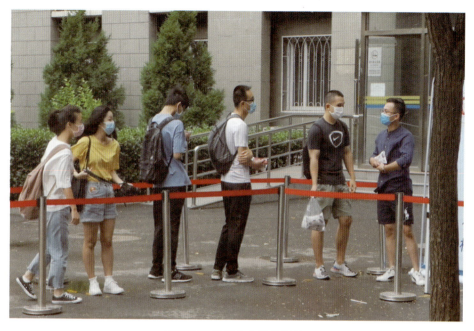

西三环学区毕业生返校演练

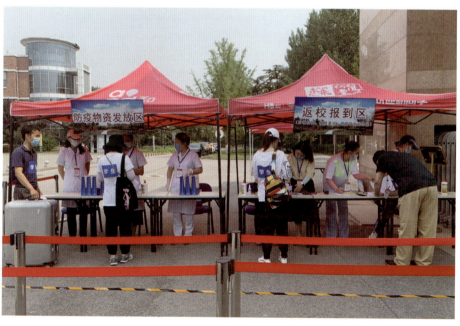

2020 年 6 月 13 日，第二次毕业生返校全要素演练，符合进校条件学生报到并领取防疫大礼包

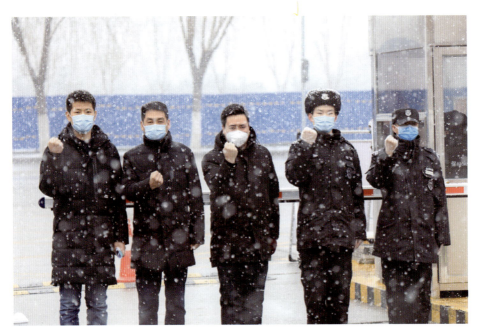

风雪卫士

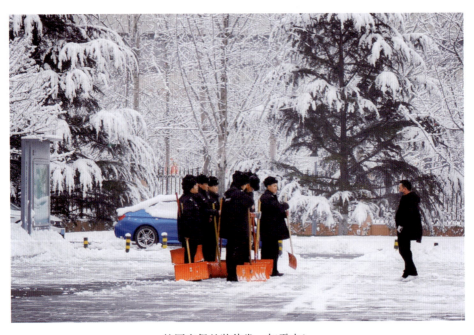

校园安保整装待发：扫雪去！

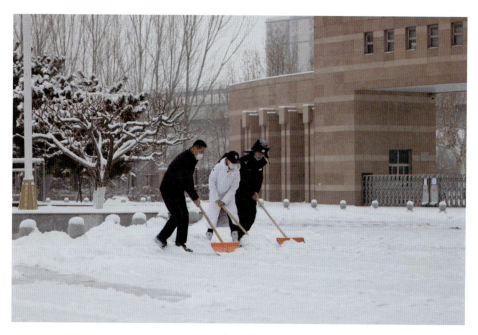

齐上阵

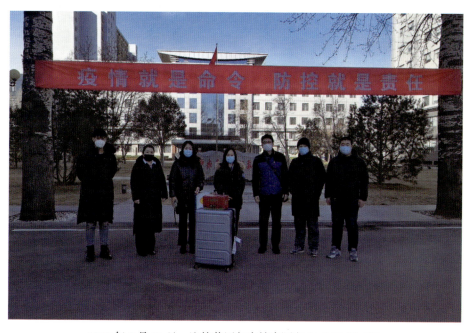

2020 年 2 月 18 日，迎接英国归来结束隔离 14 天的周同学

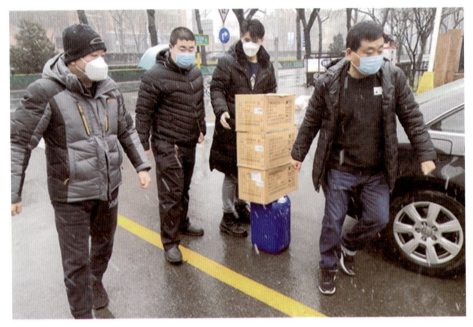

2020 年 2 月 14 日，西三环学区组接收良乡校区运送过来的防护及消毒物资

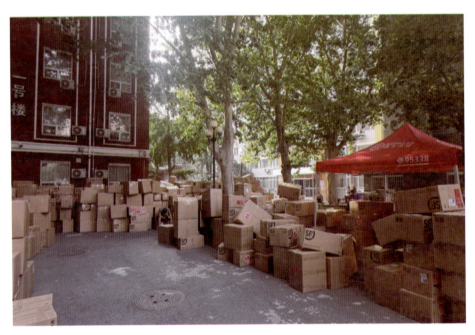

三棵树见证最多的一次校园快递

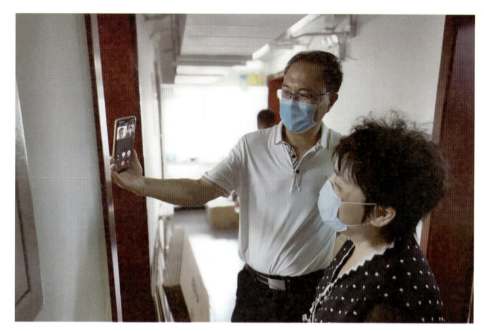

参加为毕业生打包行李的校领导连线毕业生同学

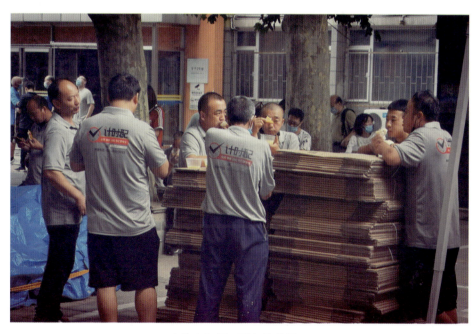

吃饱中午饭，下午接着干！

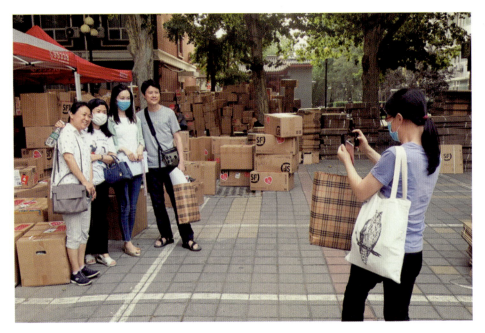

跟"战友"合个影!

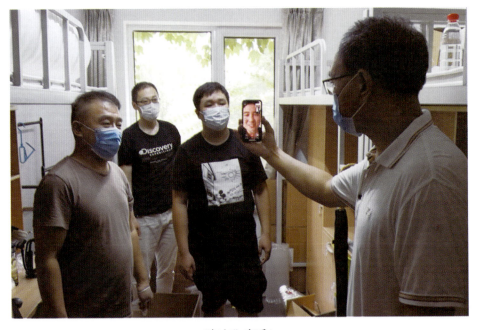

"打包"高手!

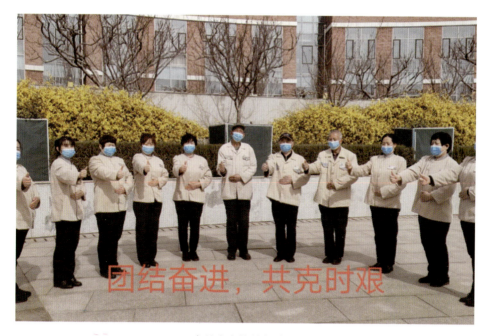

团结奋进，共克时艰

多月未离校的保洁员

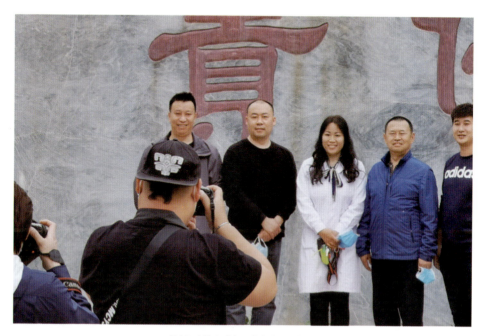

责任石前留影，责任扛在肩头

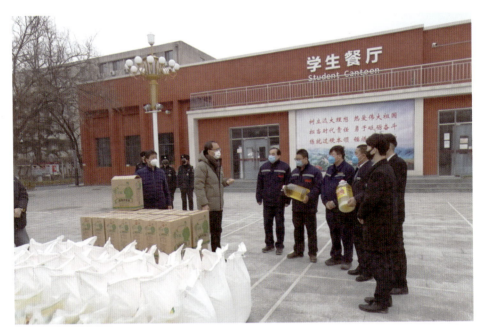

学校为防控一线的服务人员发放节日慰问品

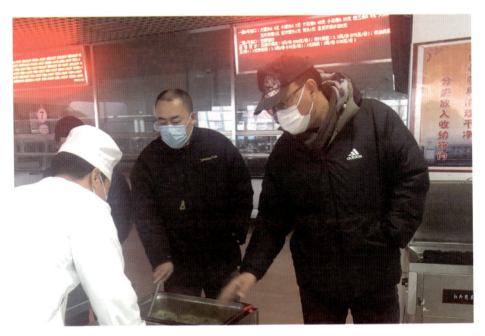

民以食为天

"疫"后花开

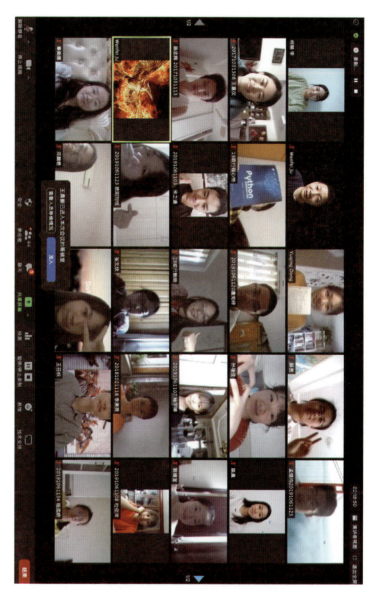

线上教学：2019 级政治学与行政学专业本科生程序设计基础课程教学场景

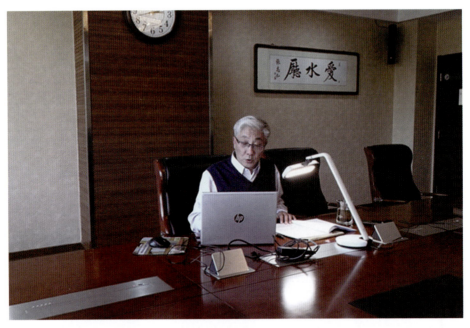

2020年4月23日，张政文校长为马克思主义学院学子在线讲授"黑格尔：世界历史与审美现代性"

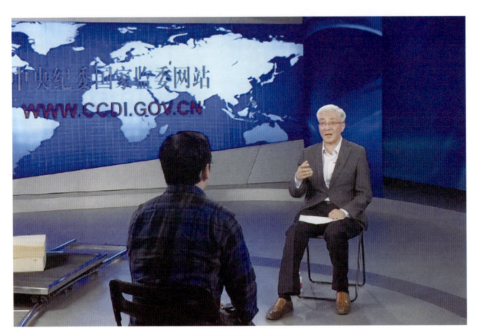

张政文校长接受采访

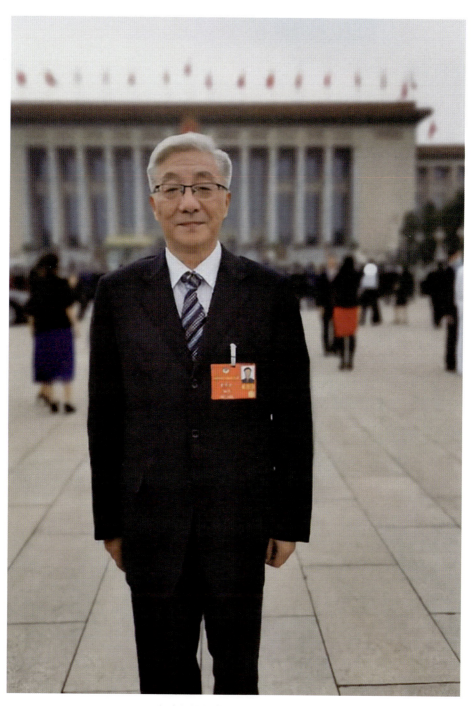

张政文校长参加全国政协会议

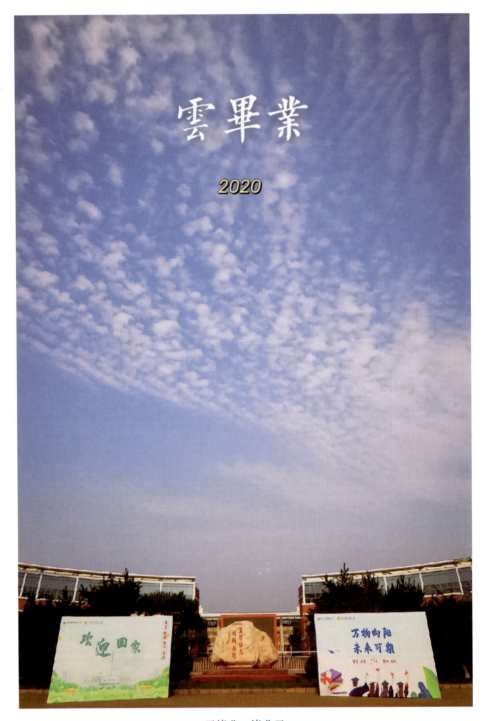

云毕业·毕业云

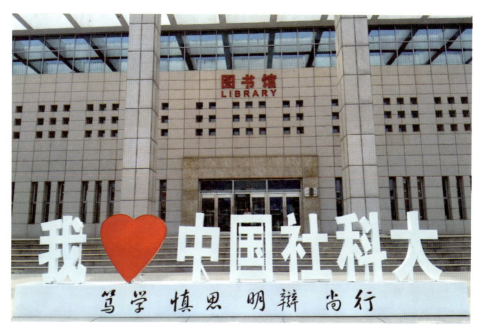

毕业：我爱中国社科大

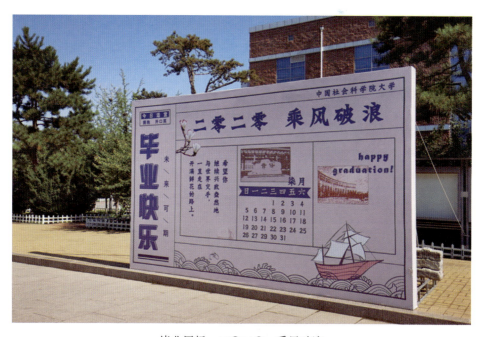

毕业展板：二○二○，乘风破浪

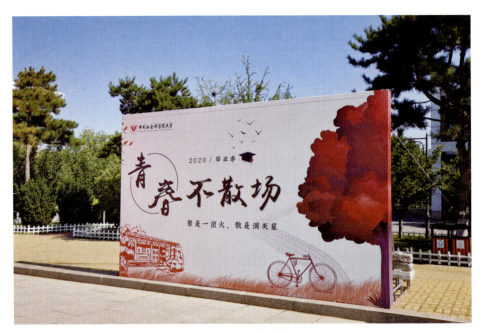

毕业展板：青春不散场

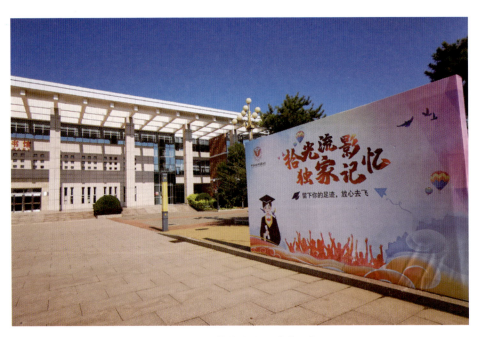

毕业展板：拾光流影，独家记忆

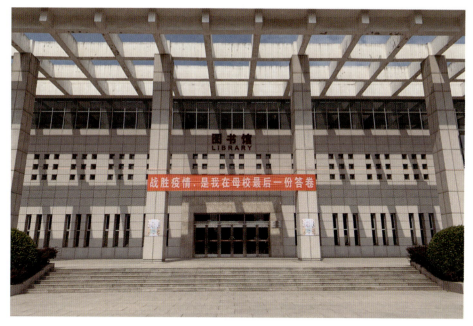

战胜疫情，是我在母校最后一份答卷

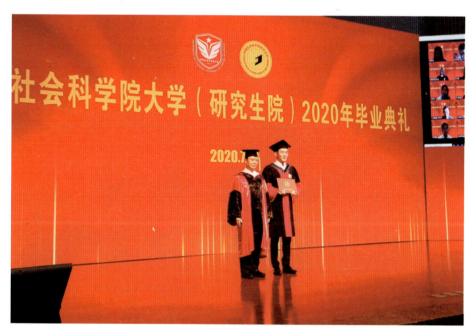

毕业典礼：中国社会科学院副院长高培勇为毕业生拨穗

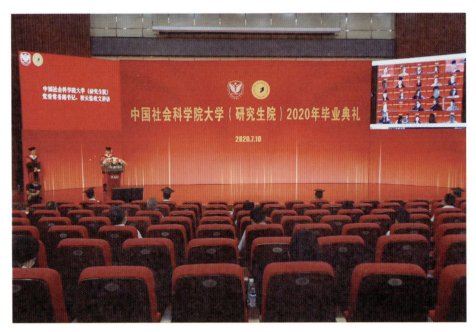

中国社会科学院大学（研究生院）2020年毕业典礼

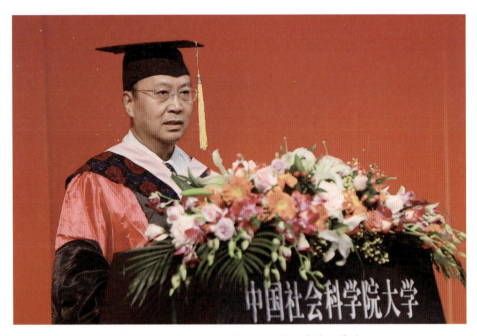

中国社会科学院副院长高培勇在毕业典礼上讲话

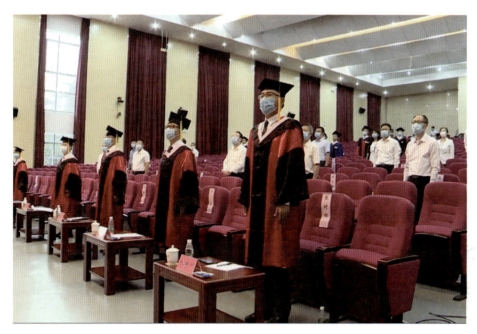

毕业典礼：唱国歌

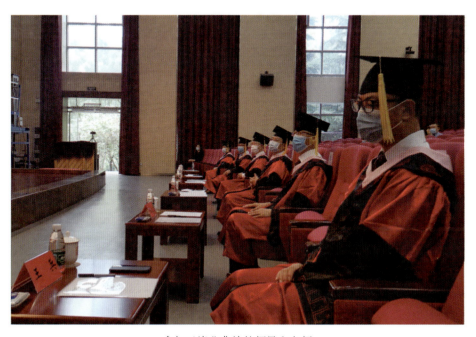

参加云毕业典礼的领导和老师

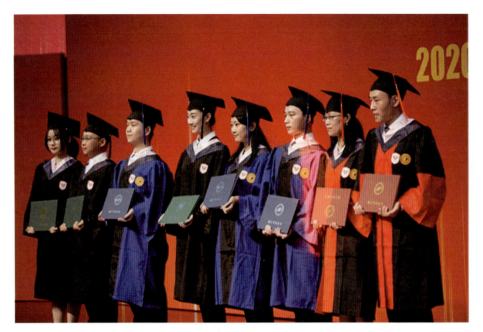

毕业生代表合影留念

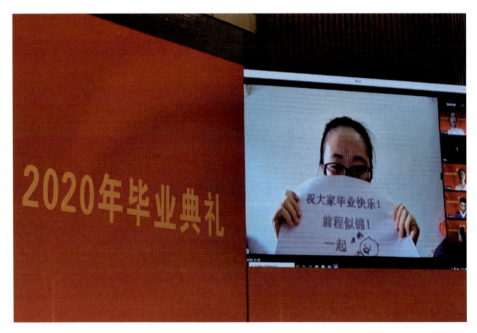

毕业典礼线上直播：毕业快乐，一起"冲鸭"！

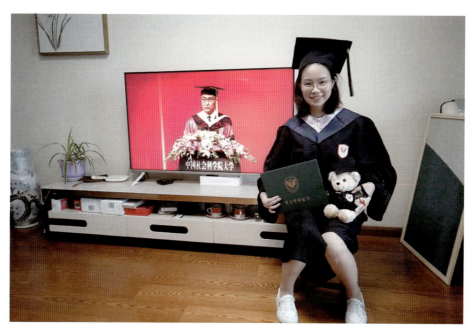

云毕业：云拨穗、云合影

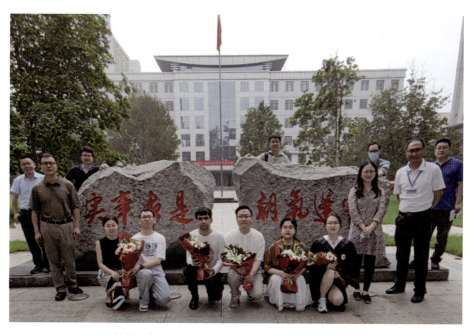

校领导与西三环学区最后离校的毕业生合影留念

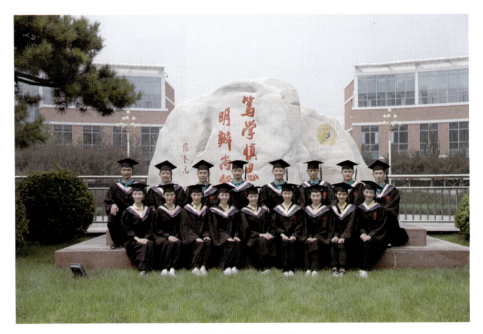

毕业：校训石前留影

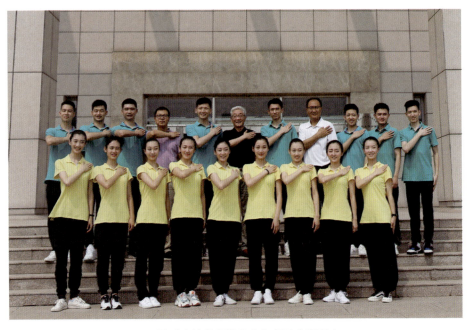

2020届听障特教班毕业生与师长合影留念

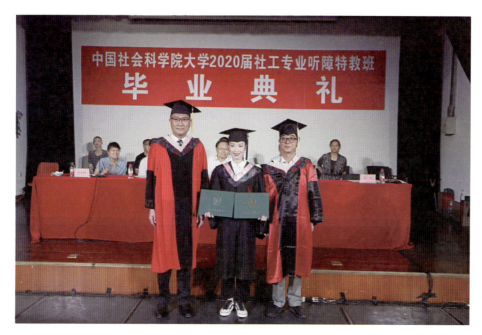

特别的礼遇

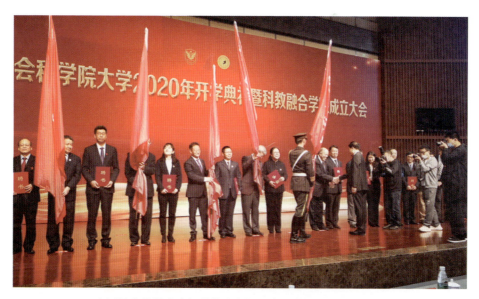

中国社会科学院院长谢伏瞻向新组建的科教融合学院授旗

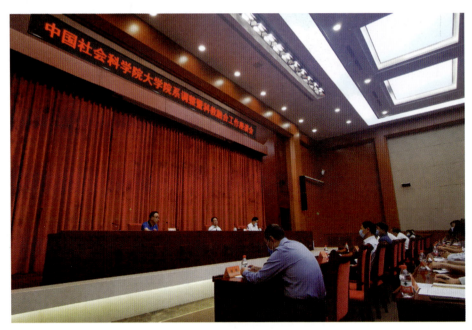

中国社会科学院大学院系调整暨科教融合工作座谈会

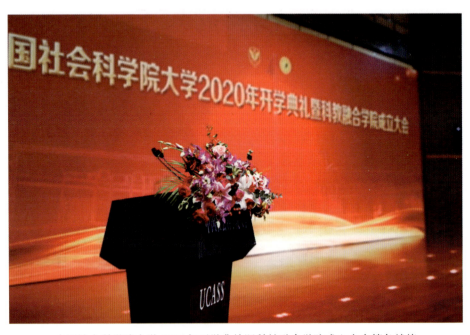

中国社会科学院大学 2020 年开学典礼暨科教融合学院成立大会筹备就绪

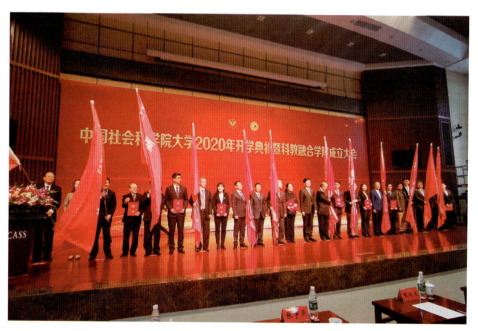

中国社会科学院大学 2020 年开学典礼暨科教融合学院成立大会

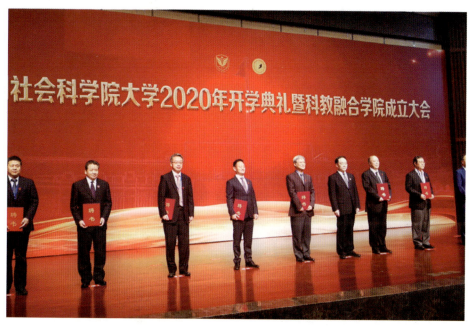

中国社会科学院副院长、党组副书记，中国社会科学院大学党委书记王京清向院长们颁发
聘书

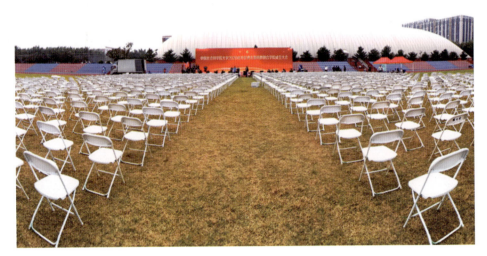

2020 年开学典礼筹备现场

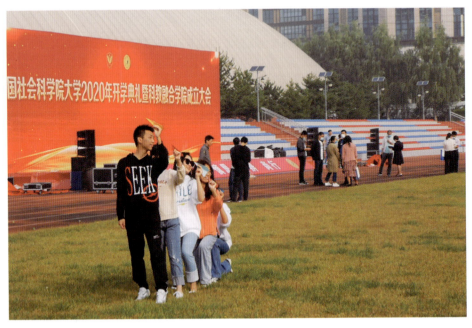

开学典礼暨科教融合学院成立筹备场景

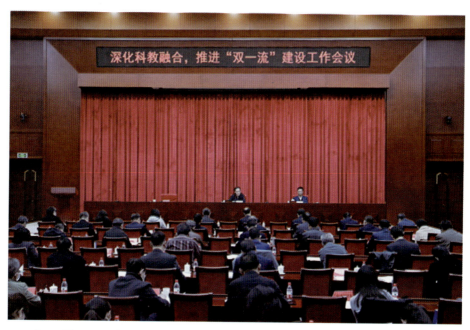

2020 年 11 月 11 日，中国社会科学院大学举行"深化科教融合，推进'双一流'建设工作会议"

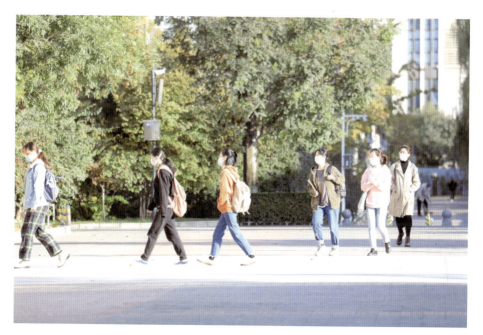

排排队，去上课

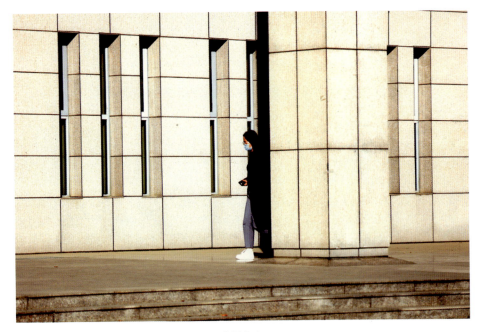

步履匆匆

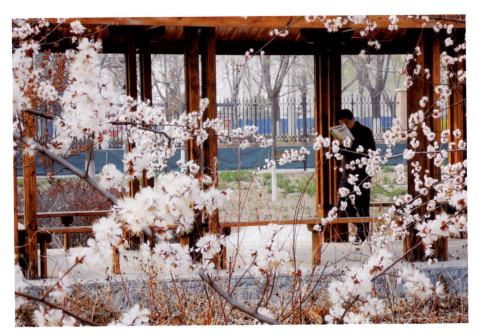

你开你的花，我读我的书

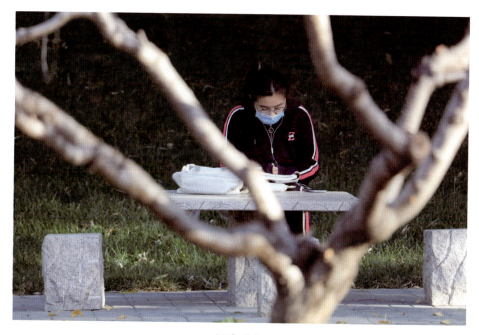

晨读时光

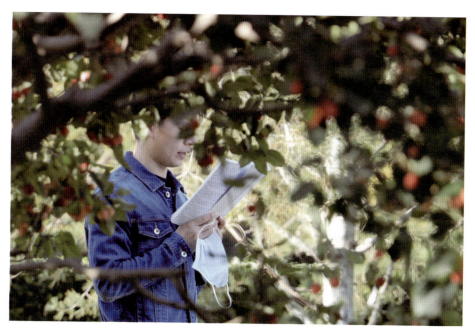

你结你的果，我读我的书

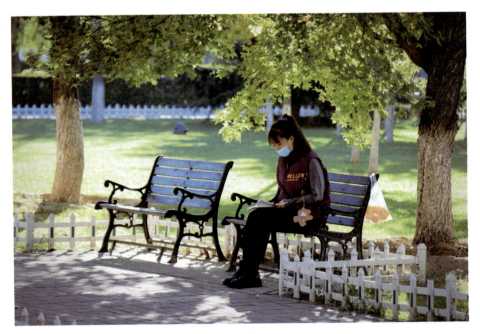

岁月静好

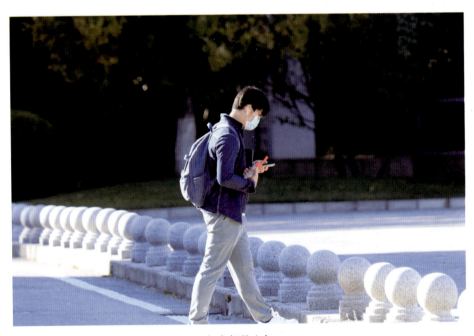

归来仍是少年

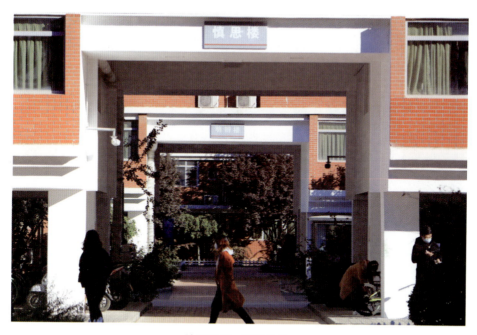

慎思明辨，穿梭往来

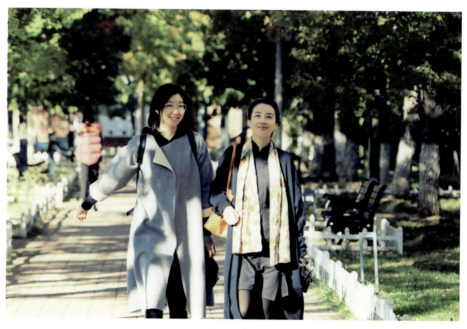

秋光正好

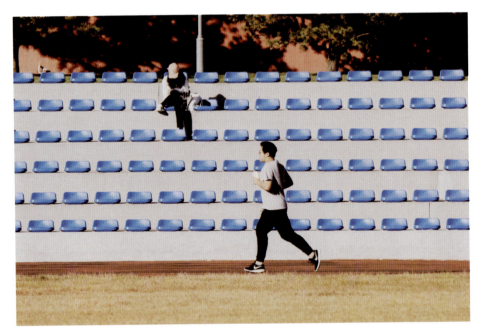

你跑你的步，我读我的书

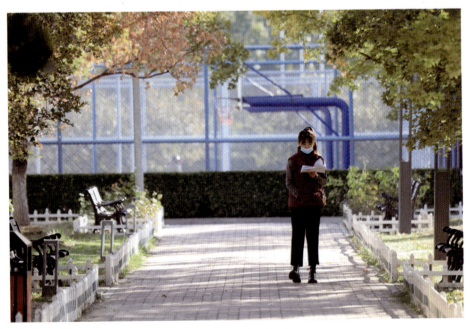

校园小路，笃行慎思

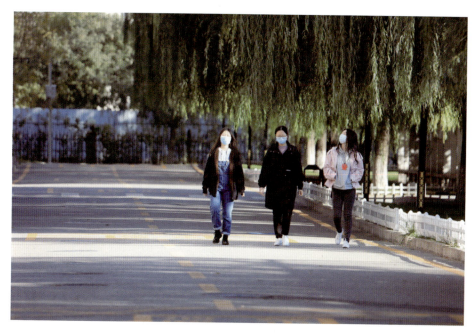

三人行

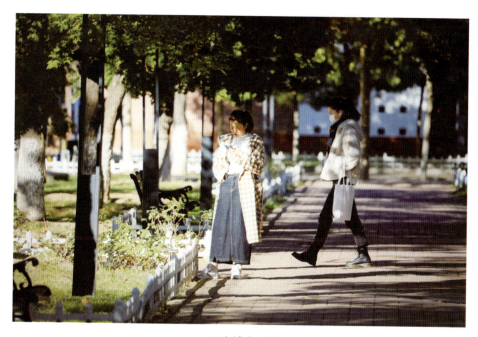

一日之计在于晨

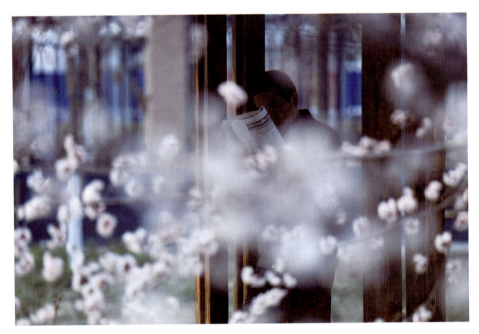

徜徉于知识花海

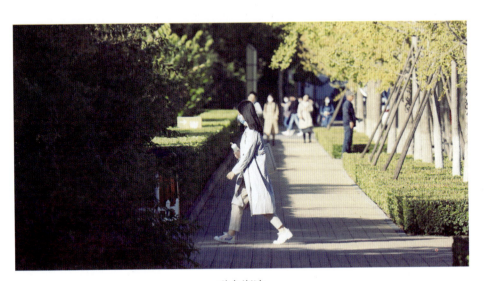

秋色渐浓

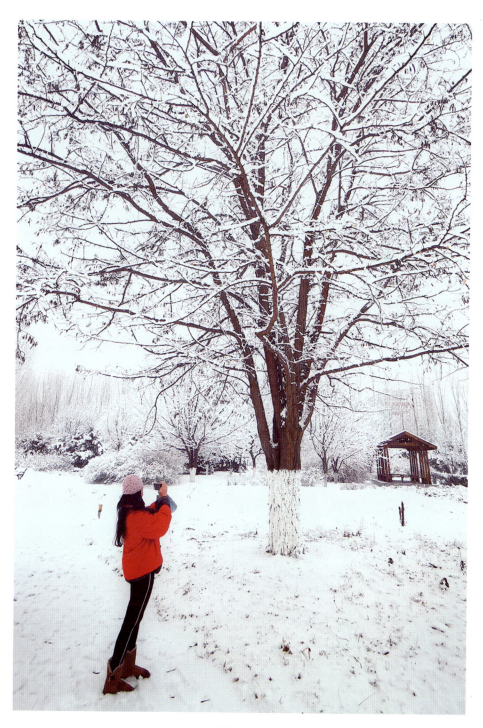

银装素裹

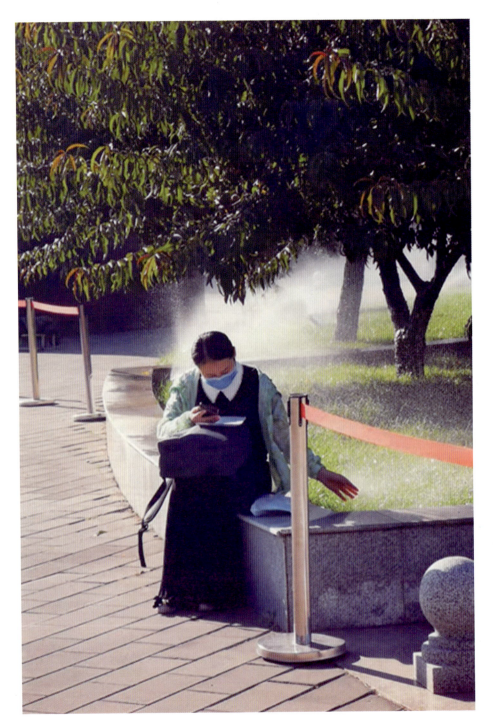

备考女生

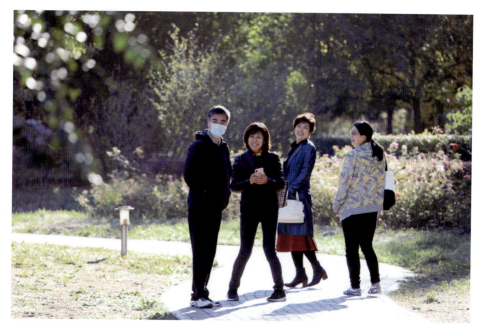

秋日徜徉

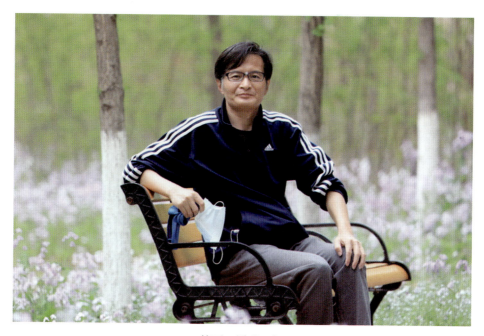

摘下口罩喘口气

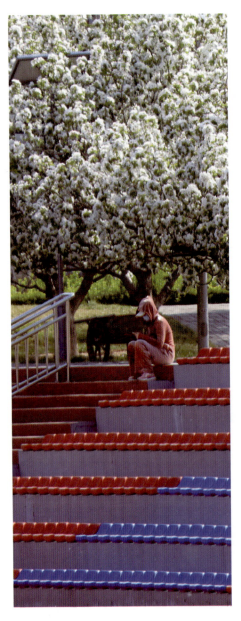

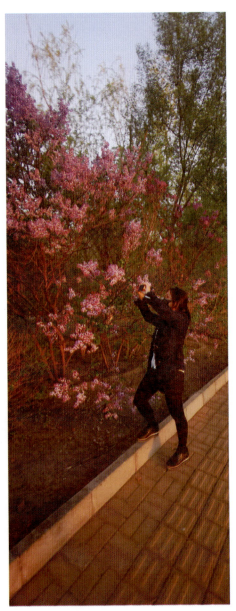

阶上花开 路旁花盛

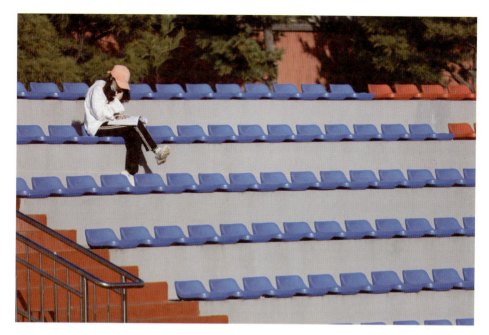

独读时光

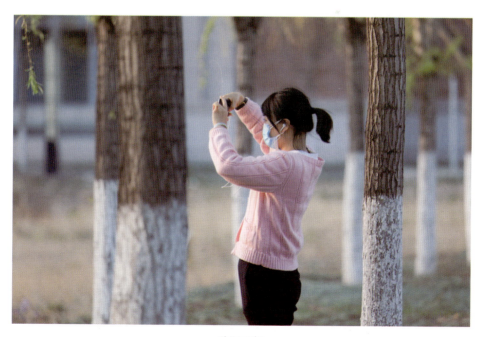

秋阳正好

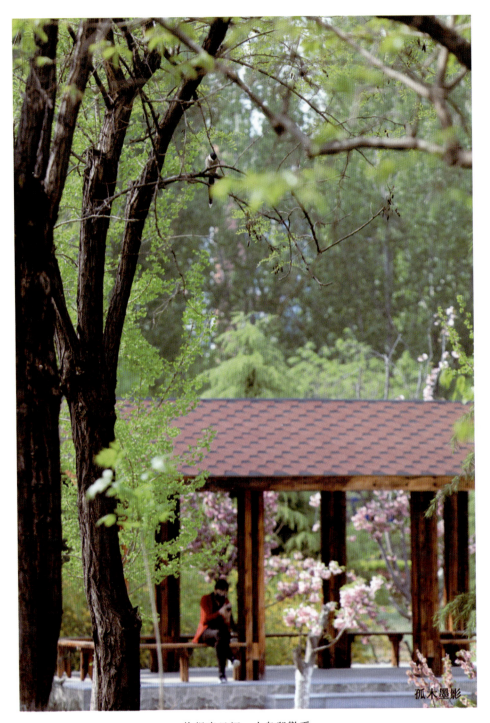

偷得半日闲，小鸟殷勤看

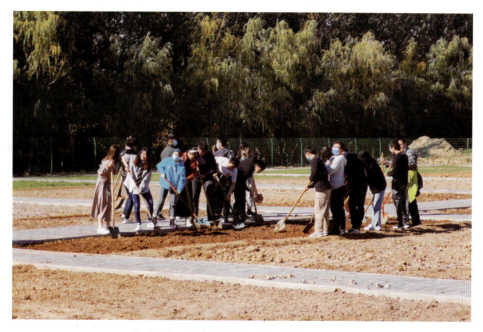

劳动教育：整个这片农田都是俺们承包的！

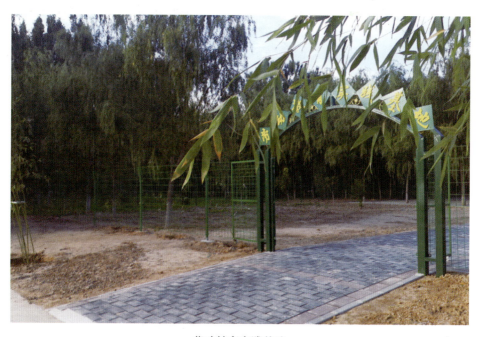

劳动教育实践基地

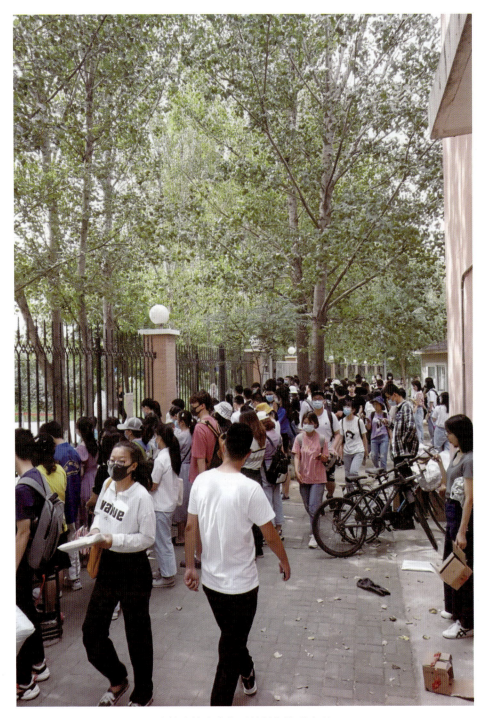

疫情防控常态化下的早期快递取送

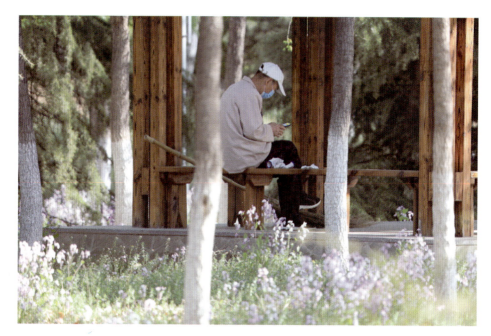

洒扫完毕，歇一口气

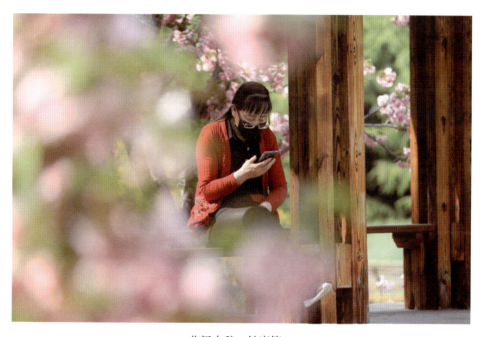

花间小憩，健康第一

岁月静好

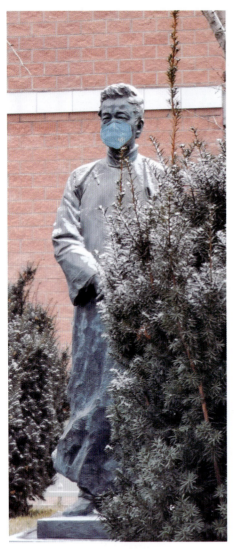

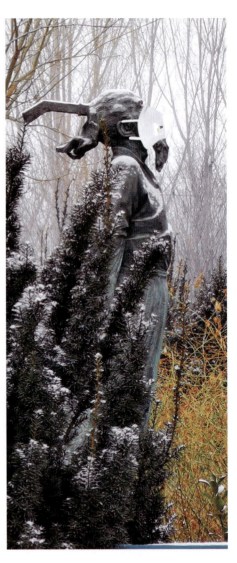

不畏霜雪（被学生用图像处理软件"戴"上口罩的校园鲁迅塑像）

风雪不屈（被学生用图像处理软件"戴"上口罩的校园屈原塑像）

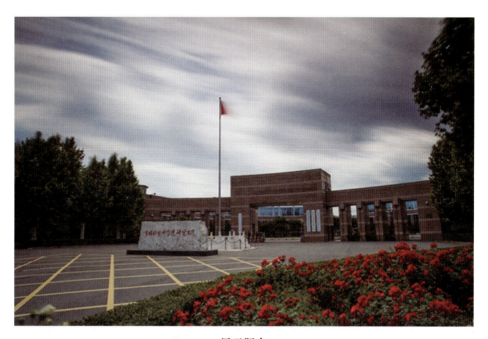

风云际会

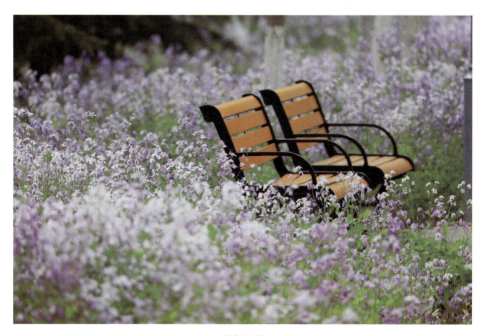

虚席以待

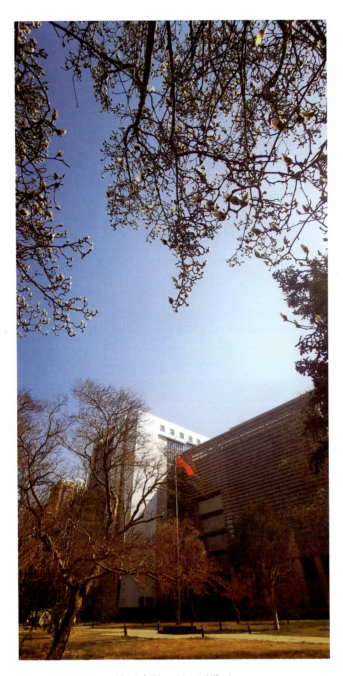

锦园春早：西三环学区

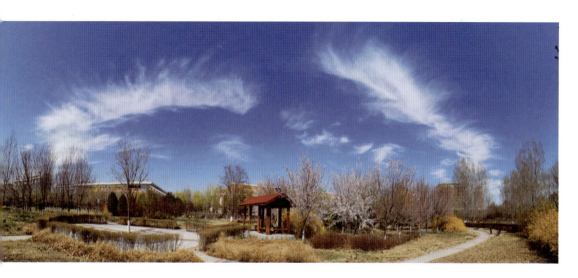

这里的春天静悄悄

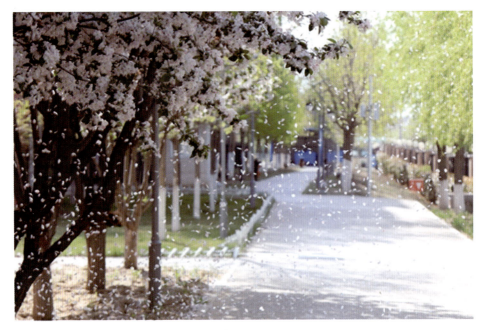

小径花雨

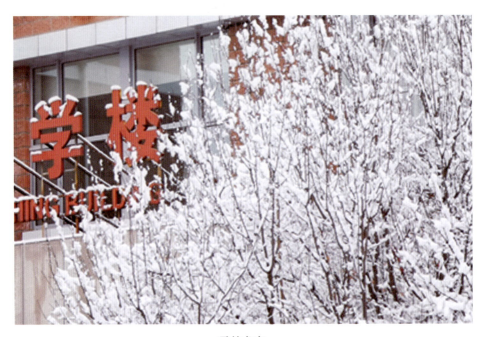

雪林书声

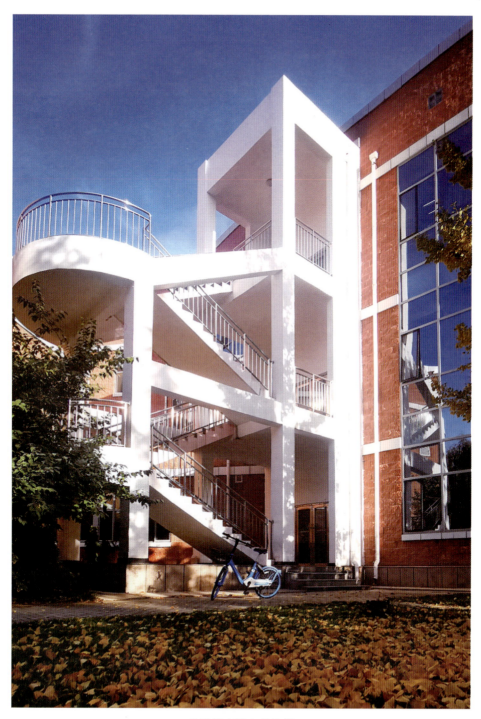

秋光没有遗忘的角落

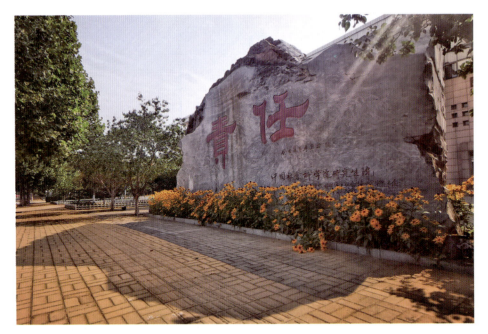

责任石

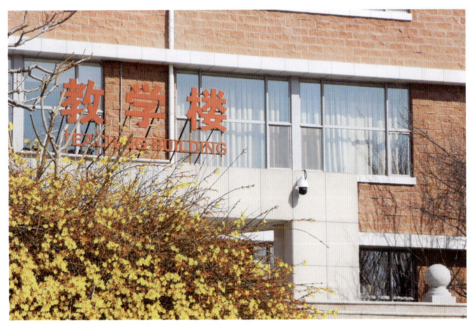

春暖花开，盼你归来

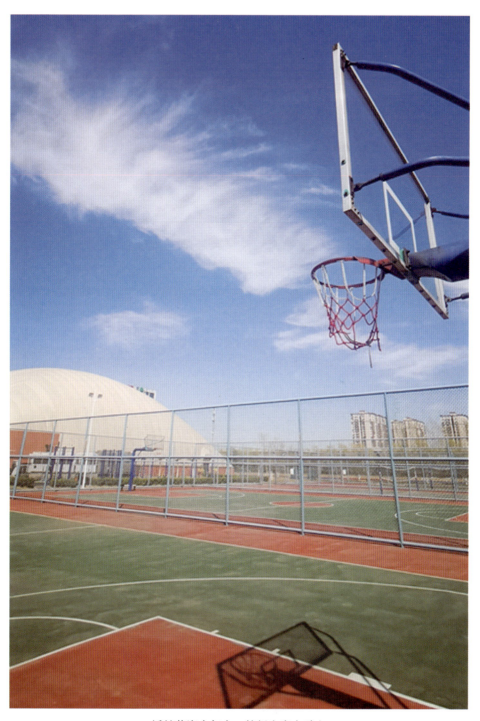

矫健英姿今何在，篮板寂寞向碧空

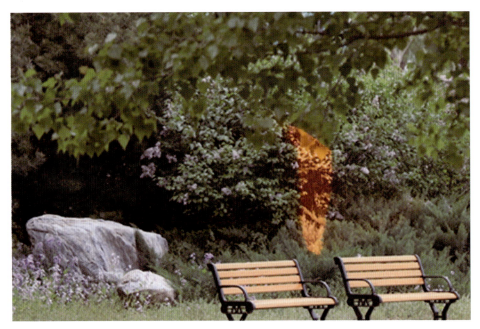

春天的花儿、校园的长椅，都在这里等着你

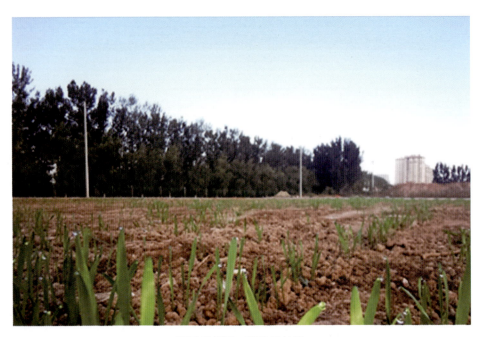

校园有菜园，我的承包田

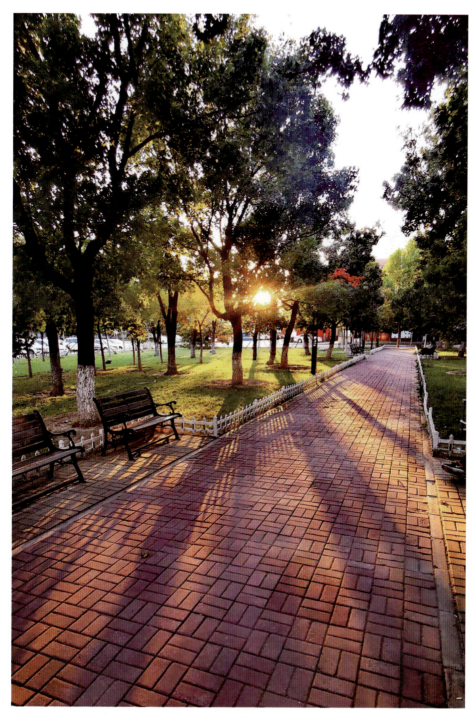

夕阳洒满校园

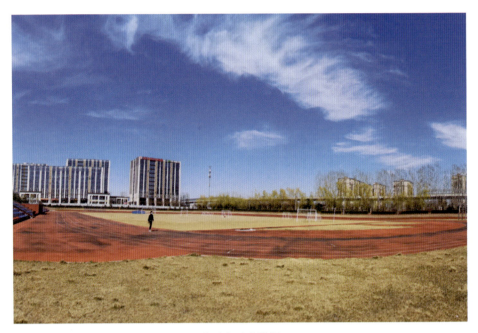

蓝天白云大操场

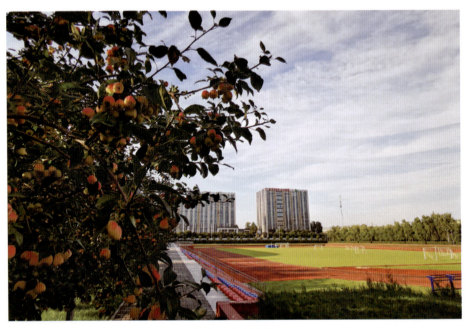

操场西边有海棠

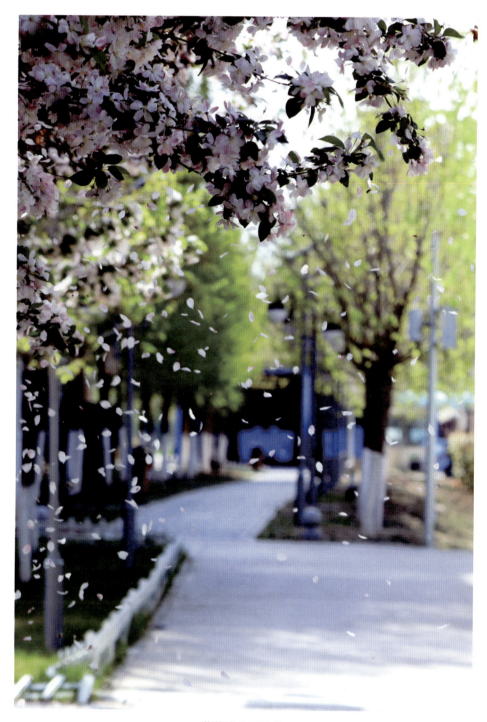

落英缤纷的季节

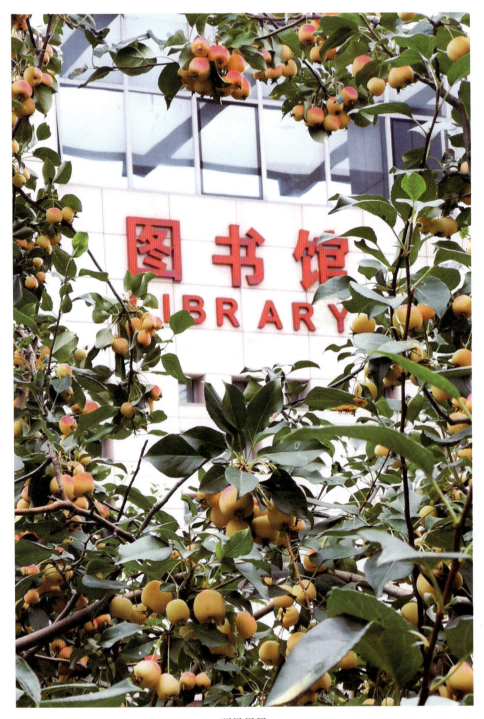

硕果累累

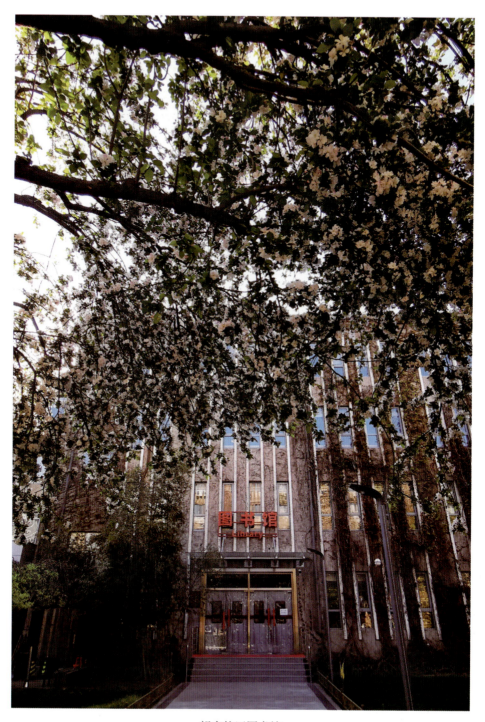

望京校区图书馆

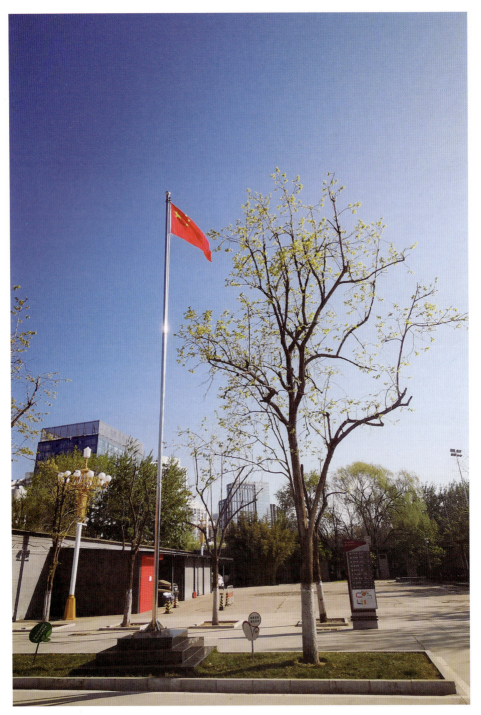

天空湛蓝，国旗鲜红，吹散"疫"霾，春天到来

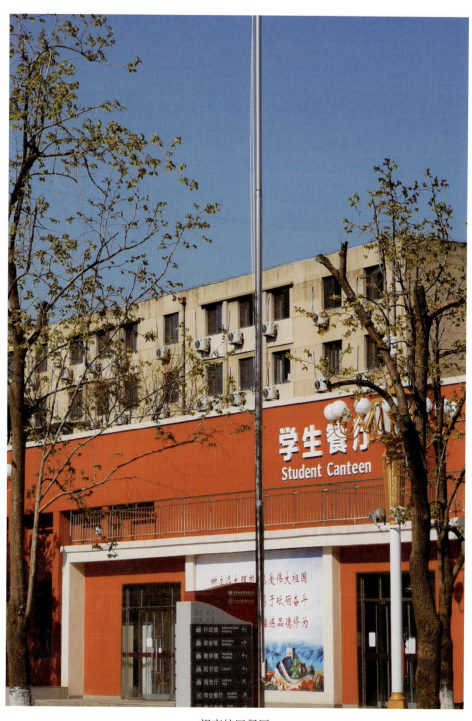

望京校区餐厅

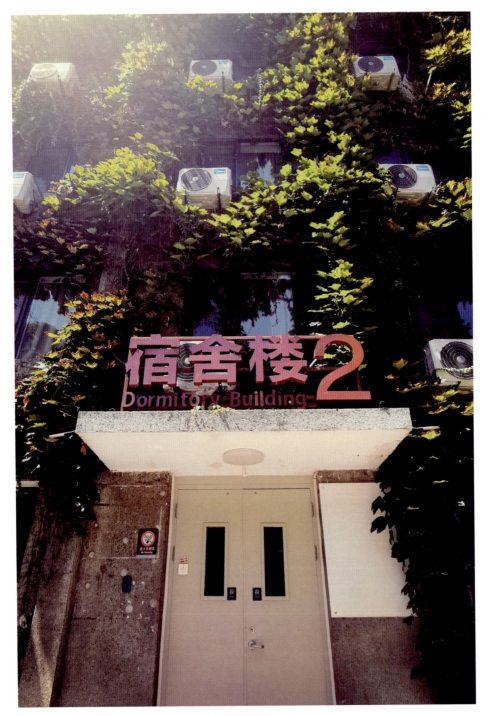

枝叶莘莘：望京校区宿舍楼

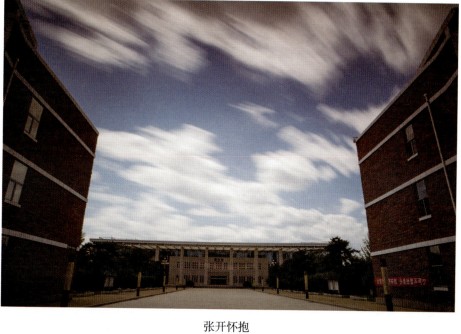

张开怀抱

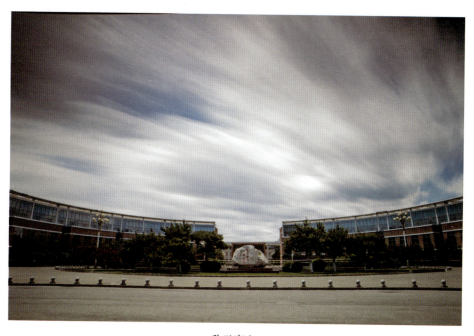

乱云穿空

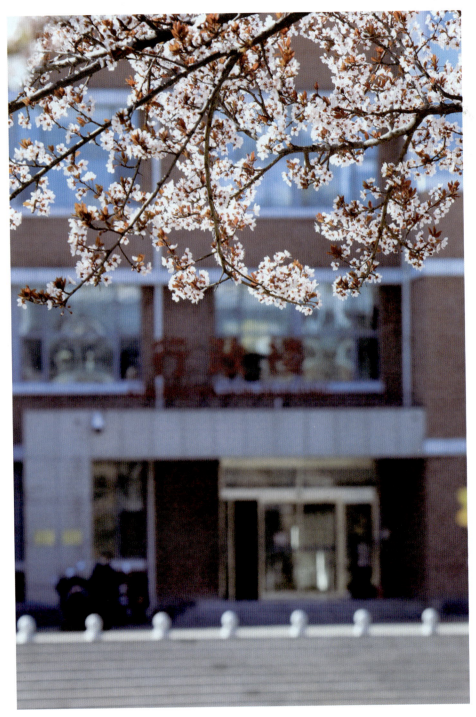

杏花春雨

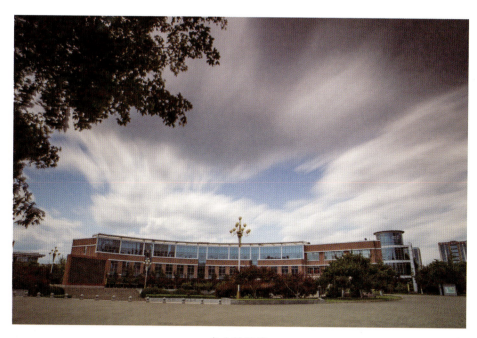

良乡教学楼

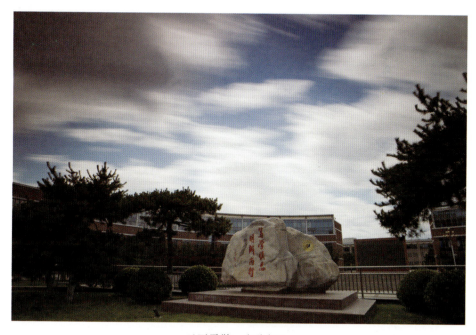

云开雾散　安稳如山

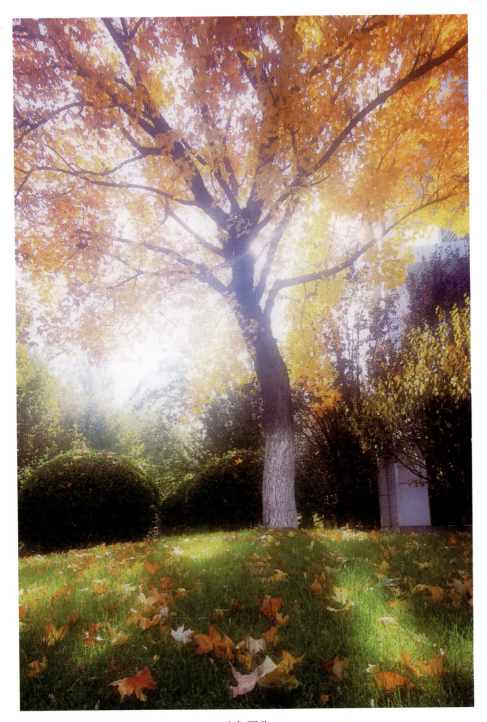

生如夏花

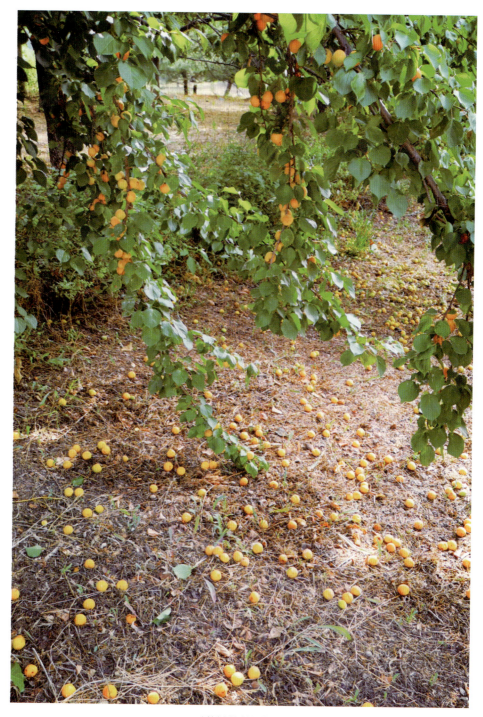

硕果累累的季节

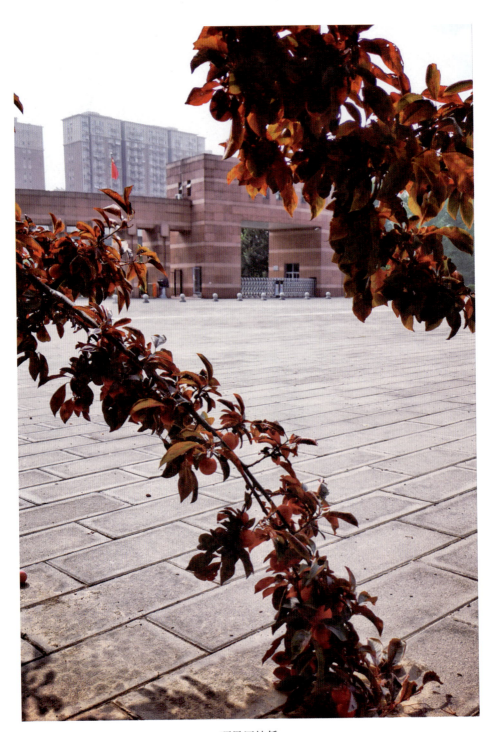

硕果压枝低

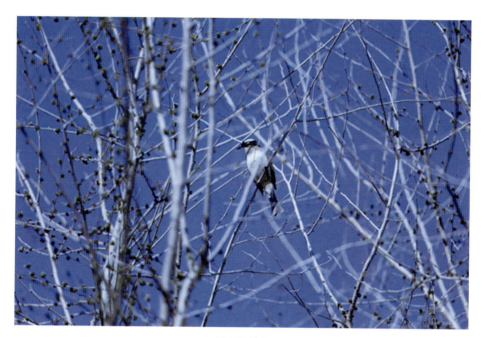

春天的奏鸣

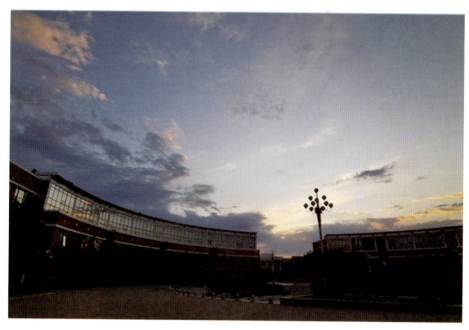

校园傍晚

海报墙

　　2020年2月2日，第一张战"疫"海报出现在社科大官微，提振士气，催人奋进，温暖人心。自此，战"疫"海报便成为一张亮丽的名片。历经春夏秋冬，通过海报，我们宣示过决心，表达过祝愿，寄托过哀思，描绘过愿景。振臂一呼，群起响应，发起引领三十多所首都高校海报接龙，产生了巨大的社会反响。

本栏目海报主创人员为张树辉、鞠文飞。计算机教研部、学工部、体育教研部、科研处、社科大国旗班等团队给予大力支持，部分拼版海报素材来自媒体、兄弟院校、画家林帝浣等。

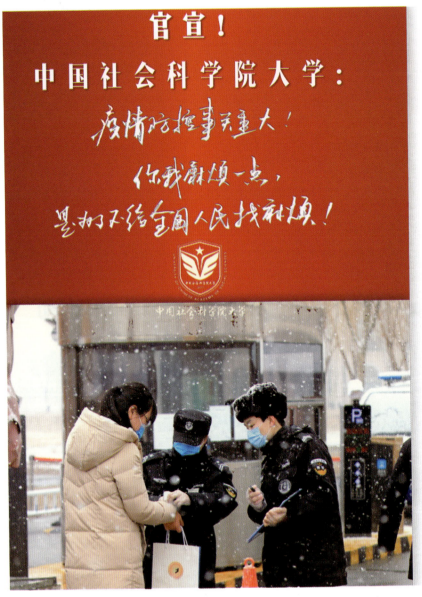

第一张战"疫"海报：疫情防控事关重大！（2020年2月2日）

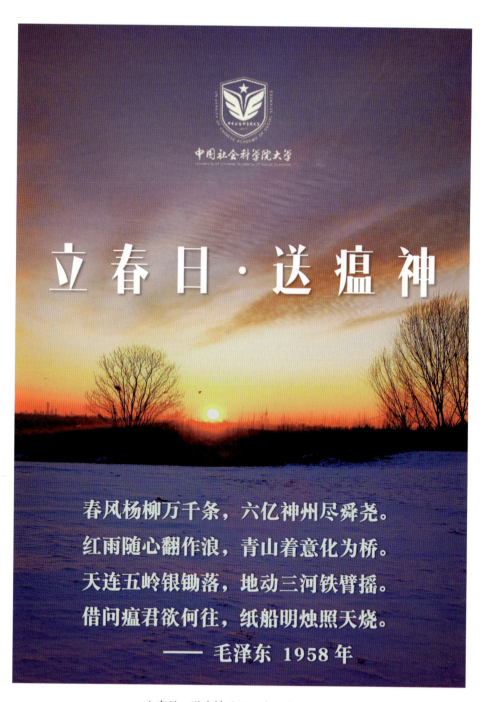

立春日·送瘟神（2020 年 2 月 4 日）

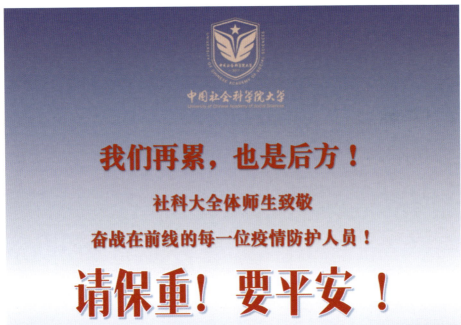

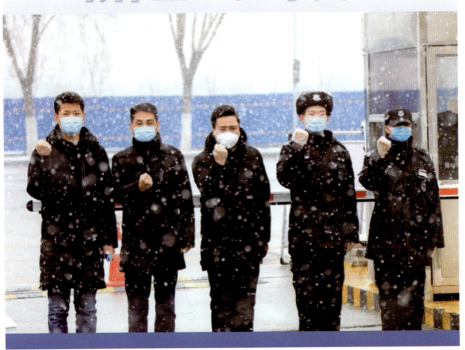

请保重！要平安！（2020 年 2 月 6 日）

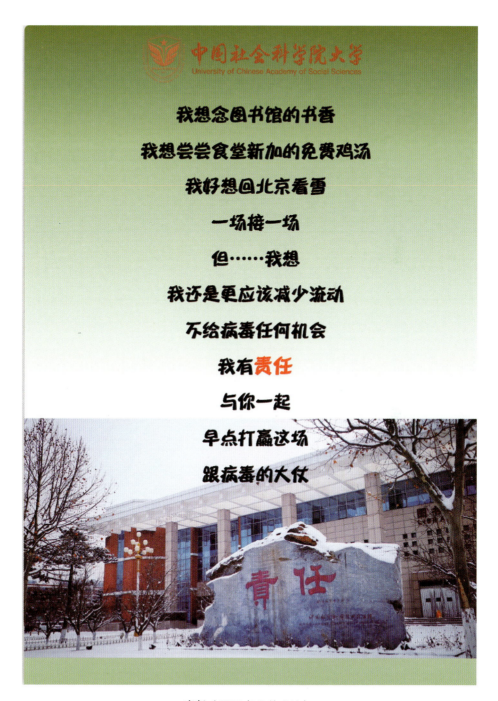

责任（2020年2月6日）

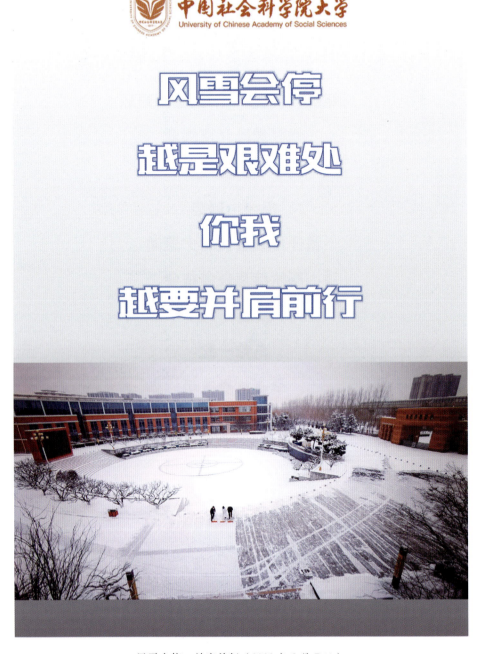

风雪会停　并肩前行（2020年2月7日）

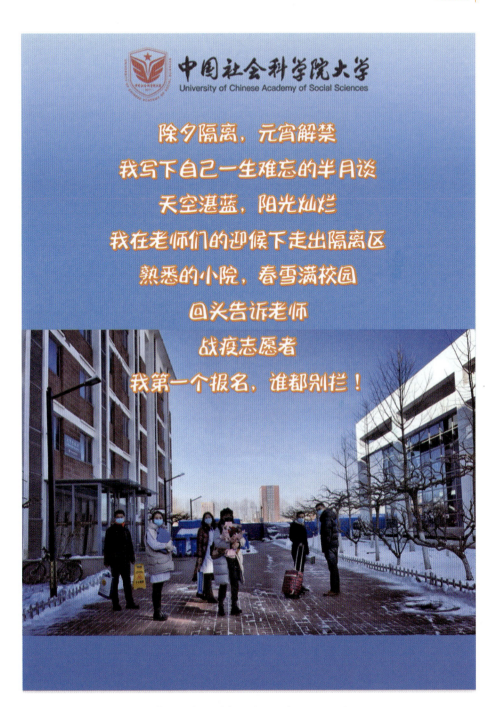

元宵节：走出隔离区（2020 年 2 月 8 日）

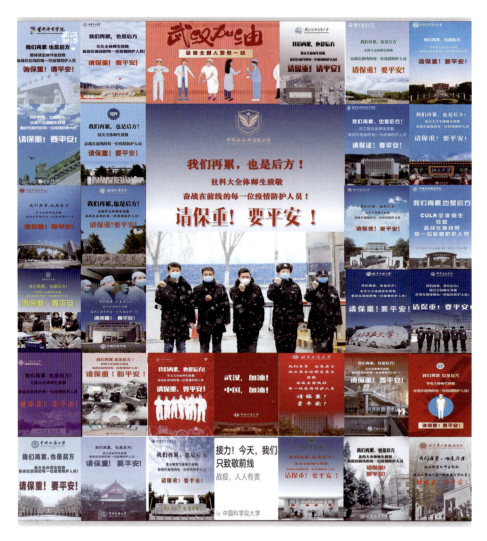

高校海报拼贴："请保重，要平安！"33所首都高校共同响应社科大号召，海报接龙向前线疫情防护人员致敬（2020年2月11日）

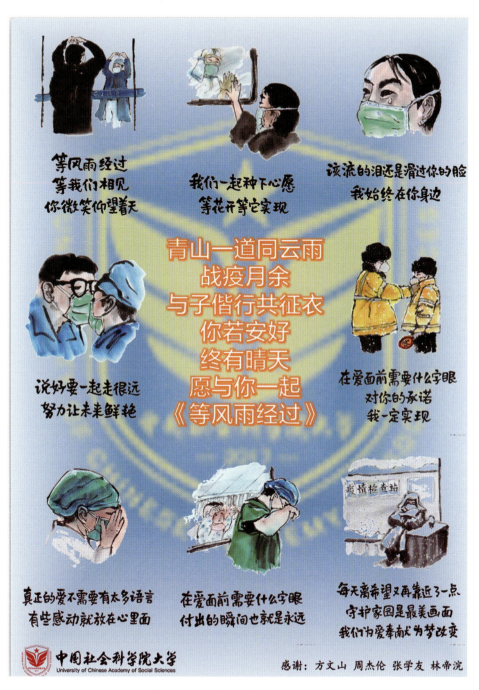

等风雨经过（2020 年 2 月 27 日）

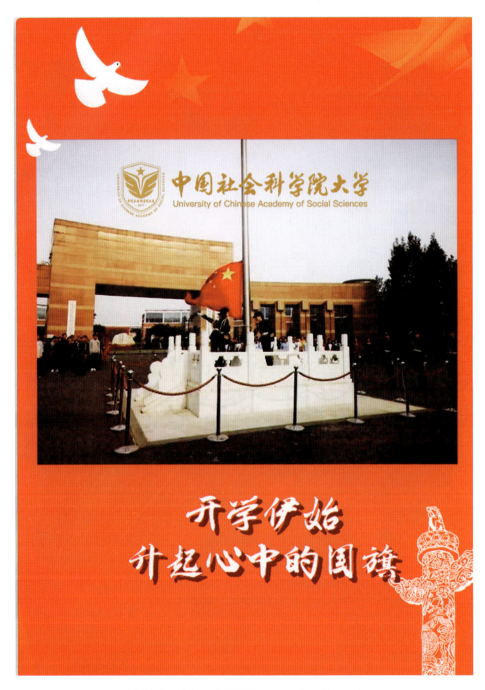

开学伊始，升起心中的国旗（2020 年 3 月 2 日）

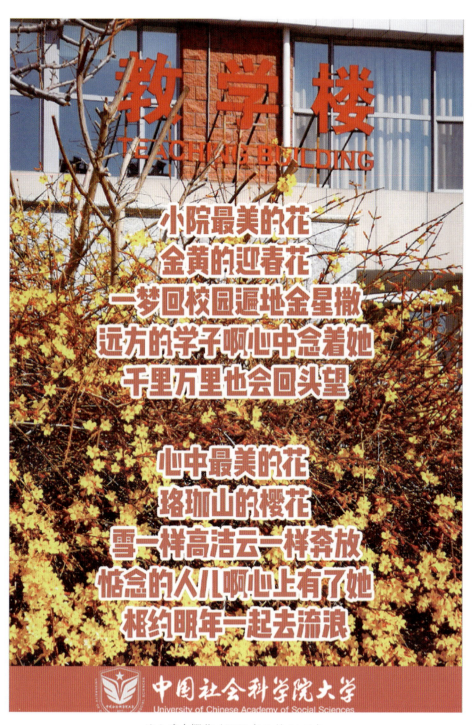

比心武大樱花（2020 年 3 月 14 日）

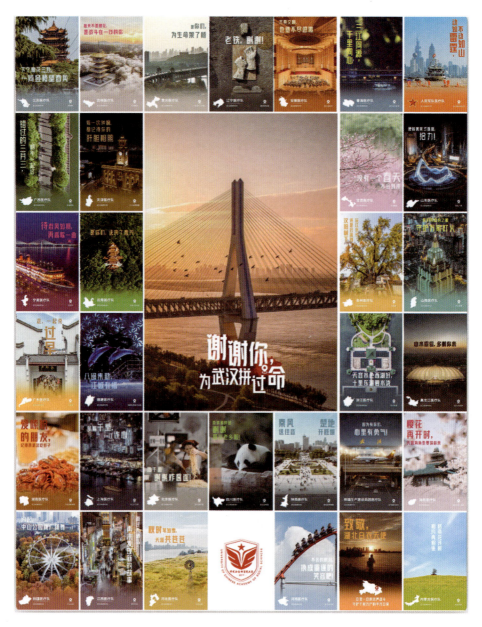

各省区市 32 张感恩海报拼贴：感谢各地援汉医疗队（2020 年 3 月 18 日）

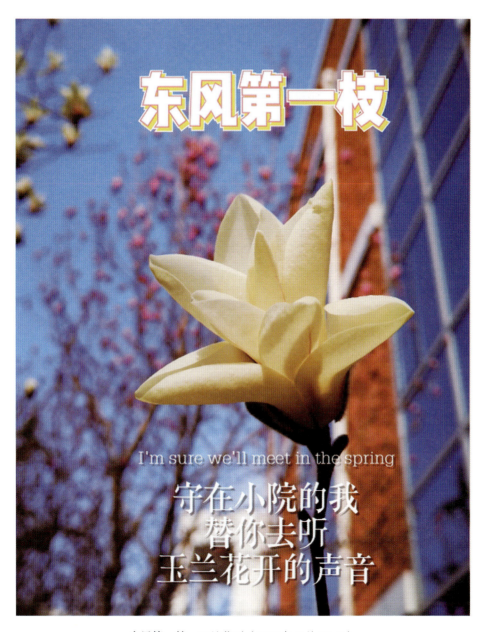

东风第一枝：玉兰花开（2020 年 3 月 18 日）

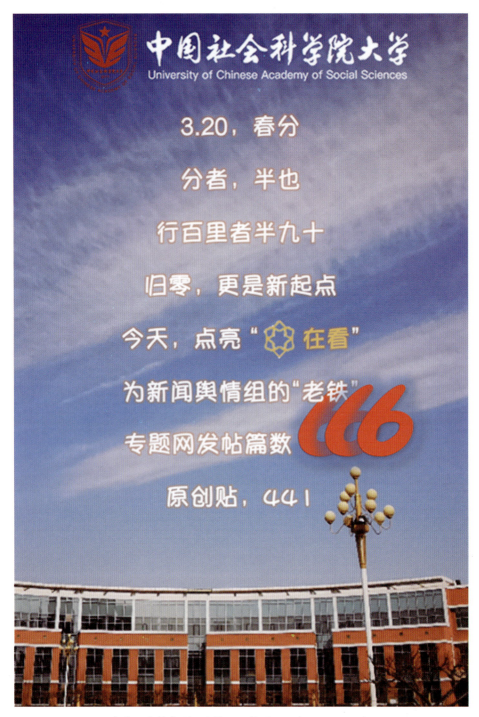

春分：疫情专题网发帖 666 篇（2020 年 3 月 21 日）

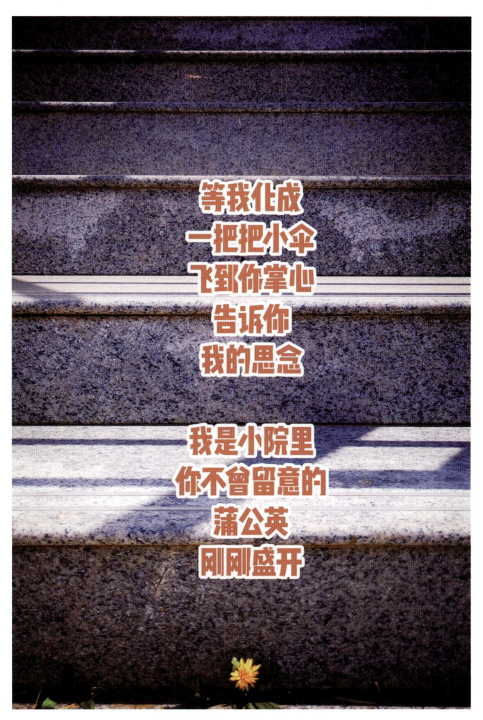

等我化成
一把把小伞
飞到你掌心
告诉你
我的思念

我是小院里
你不曾留意的
蒲公英
刚刚盛开

蒲公英盛开（2020 年 3 月 22 日）

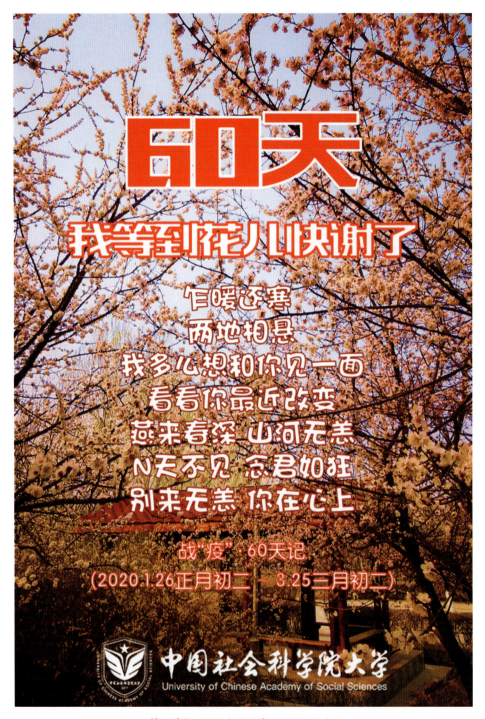

战"疫"60天（2020年3月25日）

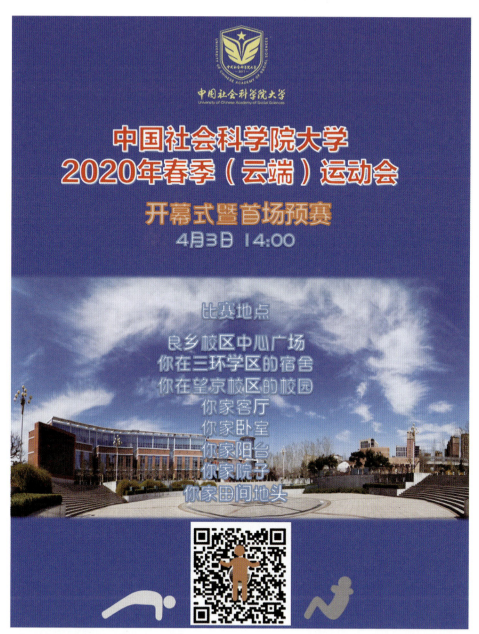

打开快手搜索中国社会科学院大学 或扫码上方二维码 进入直播间即可观看

中国社会科学院大学

社科大云端运动会（2020 年 4 月 3 日）

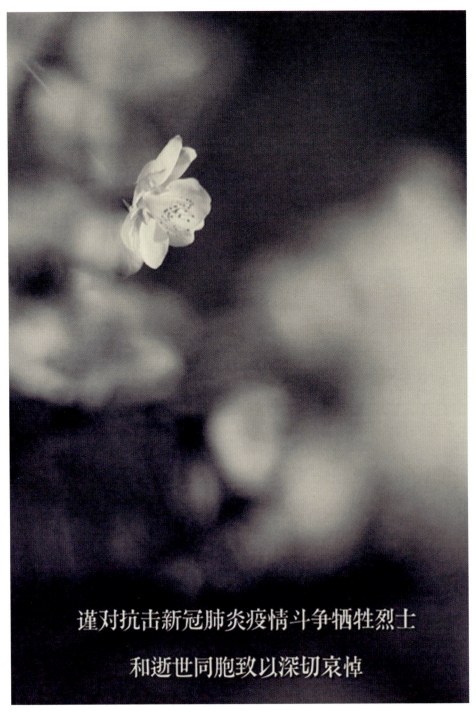

清明：哀悼（2020 年 4 月 4 日）

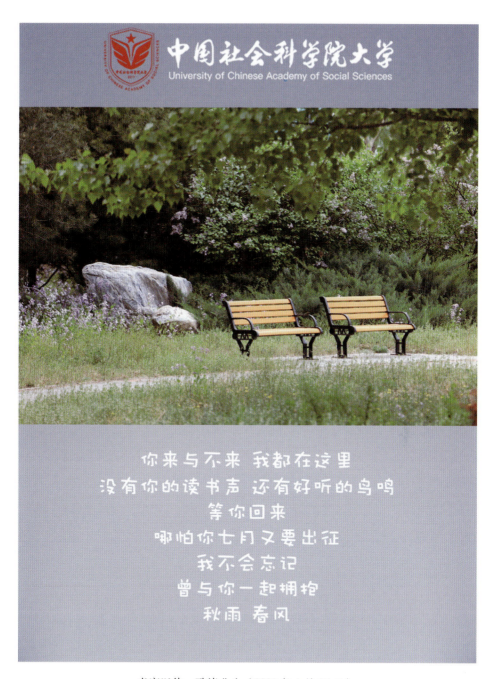

你来与不来 我都在这里
没有你的读书声 还有好听的鸟鸣
等你回来
哪怕你七月又要出征
我不会忘记
曾与你一起拥抱
秋雨 春风

虚席以待：致毕业生（2020 年 4 月 20 日）

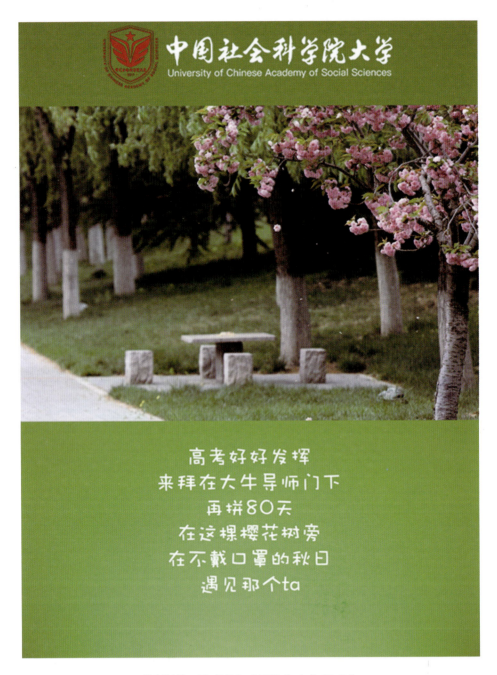

虚席以待：致高考生（2020 年 4 月 20 日）

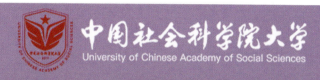

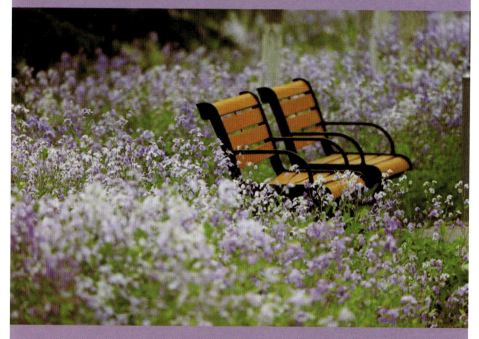

好好准备复试
明年这个时候
坐在这里早读de
就是你

祝愿所有报考我校研究生的同学复试顺利
祝愿我校参加考研的所有同学复试顺利

虚席以待：致考研生（2020 年 4 月 20 日）

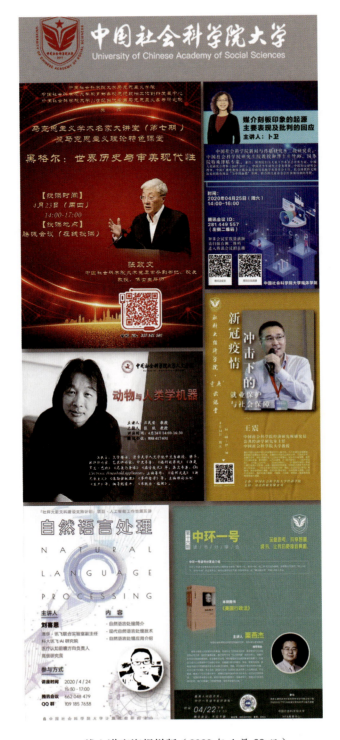

线上讲座海报拼版（2020 年 4 月 23 日）

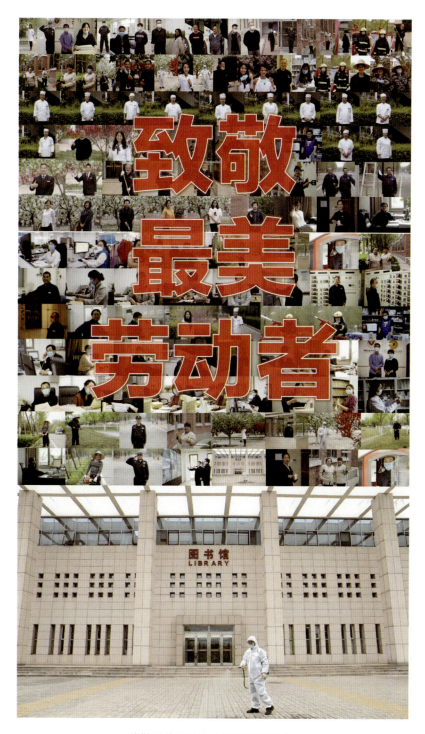

致敬最美劳动者（2020 年 5 月 1 日）

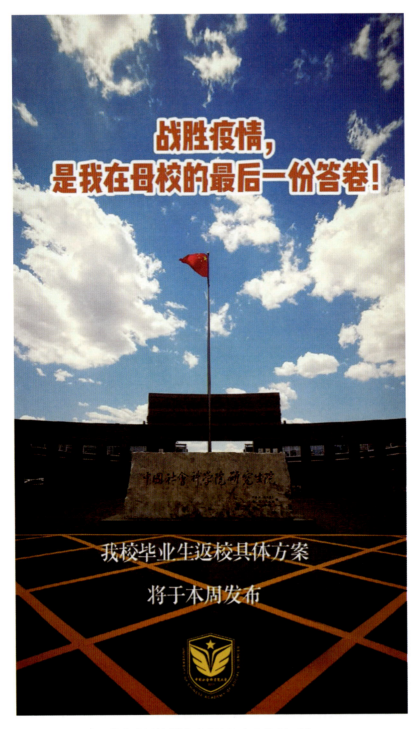

毕业生返校倒计时（2020 年 5 月 31 日）

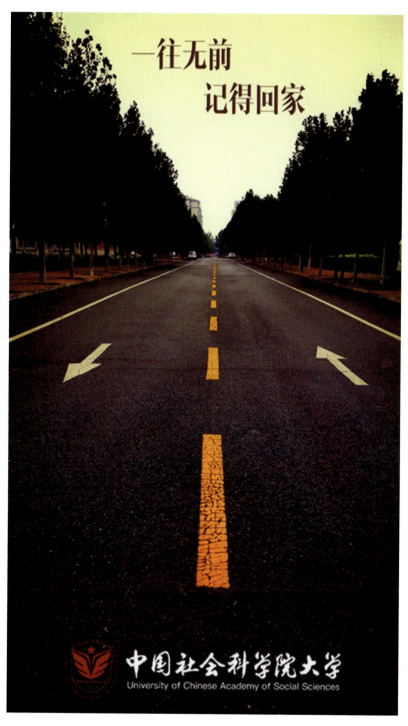

一往无前，记得回家（2020 年 7 月 9 日）

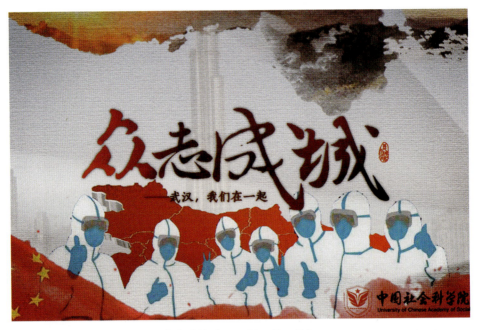

众志成城（2020年2月9日）

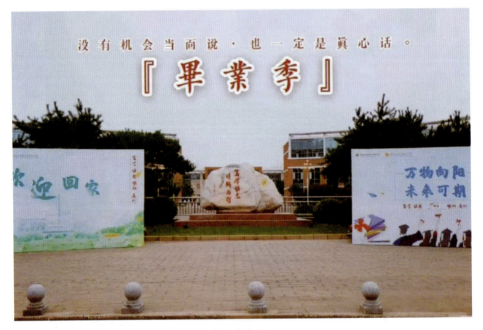

毕业季海报 1

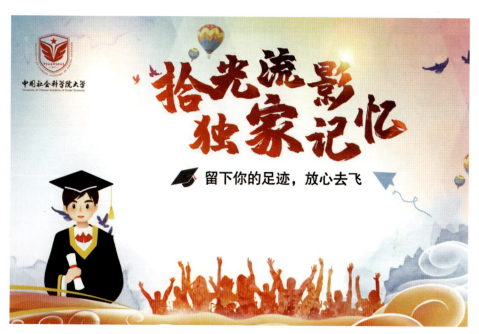

毕业季海报 2

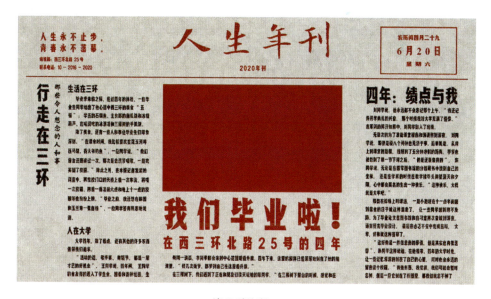

毕业季海报 3

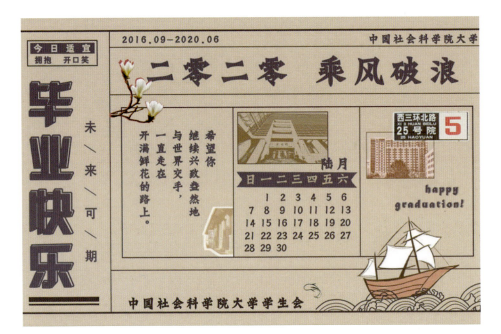

毕业季海报4

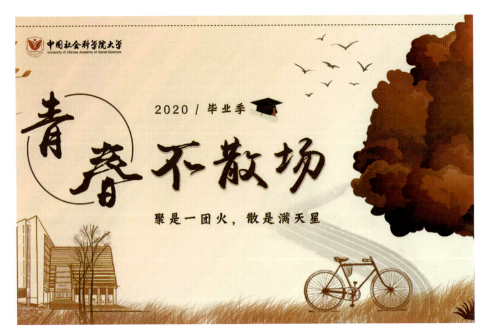

毕业季海报5

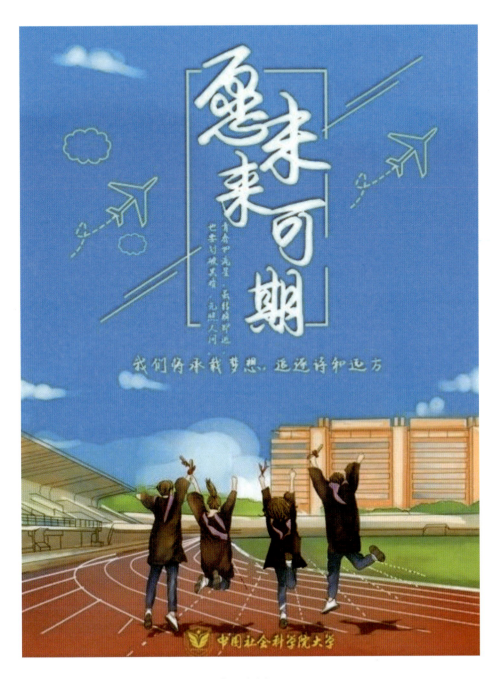

毕业季海报 6

红豆杉

红豆杉是国家一级保护树木，含有紫杉醇，是世界上公认的"健康树"，也是广植校园的特色校树。学校疫情防控专题网站以"红豆杉"为副刊命名，既蕴含着对健康福祉的美好祈盼，又见证着学校驱散"疫"霾的奋斗精神，收录了疫情防控期间社科大师生、老同志、各界友人的诗歌、散文、书法、篆刻、绘画作品。

【诗歌】

初九京城喜见春雪

（发布日期：2020-02-03）

已经忘了初几

全因防毒战疫

二月赶紧泰来

正月实在否极

新风吹皱冰湖

梅雪滋润春泥

待到花满南山

畅游东湖百里

【诗歌】

盼

夏懿

（发布日期：2020-02-03）

突然走得如此艰难

在一月最后的夜晚

才理解度日如年

我们不再亲密无间

我坐在小镇的夜晚

想起十七年前的钟南山

后辈是否有更多果敢

愿医学科研能顺利攻关

我坐在小镇的夜晚

因自己无能为力而自惭

灯光和星星都慵懒

何以在人间

走不出这道门槛

明天会有什么奇迹出现

努力一滴一点

终会汇成蓬勃的期盼

【诗歌】

诗二首

张岩溪

（发布日期：2020-02-03）

出征

疫情就是命令

白衣战士出征

火速乘车南下

直奔一线江城

歼灭新冠肺炎

分分秒秒必争

前方传来捷报

阴霾即将放晴

坚守

防控就是责任

坚守后方人群

摸排外来游客

检测过往行人

关注左邻右舍

照料社区居民

生命重于泰山

奋斗为了生存

【诗歌】

战"疫"篇

刘明佳

（发布日期：2020-02-04）

祸燹燃神州，万户锁南窗。

魍魉肆山海，空衢徊虎狼。

哀鸿声未绝，存者喟无常。

蜚言似洚雷，众心各惶惶。

幸甚国有知，疾令援四方。

医者势纵横，白衣亦铿锵。

罩面如兜鍪，银针振剑芒。

逆行誓一决：不胜不还乡！

吾侪不识医，亦有助国方：

谣言止于智，闻之勿轻慌。

日夜勤洗濯，停屐莫出廊。

胜疫必有日，终将屠妖伥。

君可知皇皇五千载，几度战灾殃？

临危方见勇，多难可兴邦！

天下尽同袂，铮镪战歌扬。

待此瘟风弭，青史复一章！

（作者系中国社会科学院大学 2017 级人文学院汉语言文学二班）

【诗歌】

定风波·抗击新型冠状病毒肺炎

石洣珏

（发布日期：2020-02-06）

荆楚江城云梦泽，祝融火烧楚辞墨。亲友把酒遥相对，岁除。涉
江行歌当止步。

料峭春寒今将尽，得护，山河无恙共祈福。求索漫漫有宏图，携手，
共克时艰继坦途。

[作者系中国社会科学院大学（研究生院）经济学院 2018 级经济二班]

【诗歌】

人间之光

壹心

（发布日期：2020-02-09）

门口的太阳没人晒了

太阳他也很孤独

人们都想把这个春节退货
春节她也很无辜

空空的街道空空的心
偶尔有遛狗的经过
戴口罩的人你瞅我我瞅你
迈着拐弯抹角的步伐

这个世界他怎么了？
世界却想反问人类
人类将何去何从？
多少人正在叩问苍天

这里的春节静悄悄
静待繁花似锦的春天
把一切都交给自然
我们都路过人间

我们只是路过人间
最好不要太显眼
我们只是路过人间
最好让万物无事相安

如今最高的愿望
我只想出去晒晒太阳

【散文诗】

蝙蝠·武汉·钟南山

（发布日期：2020-02-15）

我和其他百万种动物一样

是地球这个大家庭的一员

我的祖先来自千万年前

比你们人类祖先还要提前好多年

我的家族遍布于整个地球

住的地方潮湿阴暗

我昼伏夜出

所以很少有人能见

如果没有冠状病毒被发现

我根本不会成为社会焦点

我的生活起居和你们人类毫不相干

我主要吃些害虫

还有益你们农业生产

我不要你们付费

也不要你们恩典

我是你们的朋友

我身上封藏百种病毒之多

封住这些恶魔上万年

努力扮成一个孤独的潘多拉盒子

而且我还故意长成一张死神脸

潘多拉盒子打开

恶魔就会跑出来把你们缠

你们人类那膘肥的身体

正是这些恶魔喜闻乐见的家园

我只能为自己哀叹

这生生世世的努力

终究还是给你们添了乱

我还要特别忠告你们

人类必须遵循天道

天地间自然法则是最公平的

当你不珍惜其他生灵的时候

祸害就已经悄然来到你们中间

你们也有《野生动物保护法》

其实不只是保护我们

也是更好地保护你们人类免遭灾难

以上就是我对你们人类的怨言

英雄城市武汉

今天成为全球的焦点

全国人民都为你捏把汗

你一夜之间绷紧了 14 亿人的神经

只因这个冠状病毒能传染

而且比"非典"还更容易扩散

潜伏周期长

发病也不易被发现

千万人口大武汉

适逢春节人员回家过年

如果不采取封城措施

这样回家都传染

后果不可想象难以预判

党中央国务院高度重视疫情

全国人民都支援

好像千里挺进大别山

各地医院挑骨干

日夜兼程奔武汉

只有保护好武汉

全国人民才能心里安

宝刀未老钟南山

你那铁骨铮铮的钢铁秉性

谈起这次疫情你潸然泪下

你是拼命的老战士

17 年前的"非典"都是你舍身救人的身影

怀着一颗对人民无比忠诚的心

战旗指处老"黄忠"

你们是人民的保护神

天欲坠时"南山擎"

"民族的脊梁"才是你的钢铁秉性

国有为难立钟鼎

84 岁高龄

一位耄耋老人的光辉人生

奶奶院士李兰娟

人工肝技术的开拓者

带领团队对治疗方案进行技术攻关

上海专家张文宏真敢言

他说"我们不能让第一批听话的人吃亏,让我们党员上去

你入党宣誓时的诺言,今天要兑现,平时喊喊口号也就算了,今

天只能向前"

铮铮誓言，一位白衣天使肺腑的情感

还有成千上万的白衣天使连轴转

我们在家里的安逸

是他们在给我们撑起一边安全的天

不去武汉

你不知道白衣天使的汗水和心酸

不去武汉

你无法感受和生命赛跑的两座"中国速度"的医院

不去武汉

你无法体会什么叫众志成城

不去武汉

你无法体会健康安全的生活环境是有多么的难

你待在家里憋几天，不要再有怨言

相信我们的党

相信我们的政府

没有过不去的坎

也没有过不去的火焰山

拧成一股绳，才能撑起一片天

（作者系国际关系学院英语专业周锐思父亲）

【诗歌】

七律·送病魔

包锡妹

（发布日期：2020-02-17）

十亿人民十亿兵，万里江山万里营。

病毒妖孽平地起，惊动凡间满天星。

南山振臂春雷响，荆楚患难见真情。

壮士何惧北风烈，疴症一去风正清。

【诗歌】

星辰

蔡娅琳

（发布日期：2020-02-17）

夜莺不再啼唱

怕扰乱这份空荡

当我听说无人载你

披满风霜却未放下剑矛

谁说夜空那么亮

分明漆黑看不见光

怕你一人走得惆怅

想让满天星光护你回家

你把挚爱留下

关照小小的梦想

没了庇佑的泪眼

努力学着长大

恨自己一腔孤勇

拿不起一根针筒

只愿这护你的星光

不只是悄悄开放

更能给你厚厚的铠甲

盼你归来时笑颜绽放

盼你归来时满握星光

（作者系国际教育学院 2019 级汉语国际教育硕士班）

【诗歌】

歼疫情　盼团圆

刘阳

（发布日期：2020-02-18）

新冠肺炎"疫"鸣惊人

硬核防控封路封村

前线抗击一心抗疫

三山鼎立天团齐聚

武保救治文通方言

"疫"不容辞驰援武汉

居家防护绝不添乱

"罩"摇过市销声敛面

敬而远之安全为先

量入为出切断病源

大"疫"灭亲"疫"情别恋

"罩"夕相处息息相关

以邻为壑不移寸步

万无"疫"失以"独"攻毒

别来无恙亲友平安

喜出望外相聚云端

"漱"手就勤按部就"餐"

通风报信心宽体纤

网课直播师生见面

偶有混乱难敌思念

居家办公在线上班

到岗工作服务不断

勠力同心全力支援

花开"疫"散举国团圆

（作者系国际教育学院 2019 级汉语国际教育硕士班）

【诗歌】

去见想见的人

李武悦

（发布日期：2020-02-18）

亲爱的朋友

等疫情结束了

去见想见的人吧

放肆地大笑

疯狂地舞蹈

亲爱的朋友

等疫情结束了

去见想见的人吧

伸出你的怀抱

诉说你的温柔

亲爱的朋友

等疫情结束了

去见想见的人吧

熬过这个困苦的寒冬

春天和希望绽放在

漫山遍野

天涯海角

谨以此，献给各路英勇的"战士"，献给隔离宅在家的"战士"。

冬意虽在，春天依然会如约而至。

【诗歌】

诗三首
陇耕

（发布日期：2020-02-24）

河沿口占

田野菜花开，河沿细柳裁。

好风凭借力，一扫九州灾。

江城抗疫曲

辞旧桃符共雨悬，喜迎紫气到人间。
为除冠疫明烛火，一佑平安庚子年。

江城控疫辞

神州腹地大江流，黄鹤楼前生疫忧。
默祷白衣安四野，再看春色醉枝头。

（作者系中国诗词研究会会员）

【诗歌】

党员献爱心　助推战瘟神

——党员自愿捐款有感

王清海

（发布日期：2020-03-02）

亿万党员献爱心，
助推江城战瘟神。
白衣天使冲一线，
舍身忘我救疫民。
国难当头显威力，
世卫组织竖拇指。
华夏儿女齐努力，
战胜病魔迎新春。

（作者系离退休党支部书记）

【诗歌】

战"疫"

余乔乔

（发布日期：2020-03-09）

黄鹤楼前江水东，
病毒搅动起妖风。
众志成城阻敌顽，
重整河山战旗红。

【诗歌】

战"疫"情

侯京景

（发布日期：2020-03-09）

新冠病毒史无前，
武汉封城夜难眠。
军民携手战瘟疫，
共产党员冲在前。
东风为我擂战鼓，
全国灭疫凯歌还！

【诗歌】

满江红·防疫战

张鸿岳

（发布日期：2020-03-14）

疫情压城，

风云起，

如何应战？

党中央，

决策迅速，

部署周全。

白衣战士冲在前，

军队官兵上火线，

莫失时，休等闲，

打响防疫战。

防疫战，

齐动员，

举国力，何俱难。

共产党，铁肩挑重担。

群防救治逐病魔，

大考交出好答卷，

待阳光灿烂遍九州尽开颜！

（作者系离休干部，时年88岁）

【诗歌】

踏莎行·抗疫复工赞

——写在抗击新型冠状病毒肺炎初战胜利全国努力复工复产之际

刘迎秋

（发布日期：2020-03-31）

陌上初熏

幽花怯露

无垠大地重生绿

抗疫今借东风回

复工劲解新冠误

医护丹心

除魔救助

出生入死全不顾

举国上下赋经纶

壮心英胆同天路

【诗歌】

辛瓜地防疫三章

王新清

（发布日期：2020-04-21）

（一）

屈指封校三月整，

径上花草穿石生。

莘莘学子未得见，

窗外鹡鸰不住鸣。

（二）

历尽严冬见百花，

师生防疫堪自夸。

护得校园风光好，

留予青春吐芳华。

（三）

防疫造就英雄群，

同人工作更绝伦。

展望未来心可放，

后辈当能超前人。

和老王

王兵

大风起兮云飞扬，

诗兴勃发看老王。

校园花径人抖擞，

七步觅得韵三章。

【散文】

希望的田野

——"致敬劳动者"

邢军震

（发布日期：2020-05-01）

自疫情暴发以来，社科大全体师生，严格按照国家规定和学校要求，居家战"疫"，做好自我管理。在认真做好线上学习、撰写论文，积极就业的同时，同学们也利用课余时间丰富自己的居家生活。让我们一起来看一看他们的居家战"疫"风采吧！我的家乡背靠大山，面朝大海。4月的乡村透着清新泥土的香气，遥远的田野繁花似锦，绿草如茵。村头的牛车不见了踪影，拖拉机的轰隆声吵醒了电线杆上睡觉的麻雀。

午后，写完论文的我摘下眼镜，起身去了田间。离开了家乡太久，差点找不到家里五亩半的田地。在异乡求学多年，疫情却给了我与家人相处和沉淀自己的机会。盼望着疫情早日结束，也希望春天能多停留一会儿。

望着郁郁葱葱的庄稼，想起了小时候，家里曾有一头老牛，父亲常常套起牛车，吆喝着去田里。"俺开的是敞篷车咧！"父亲常常逗我们笑。其实我知道，父亲和祖祖辈辈一样，也和那头老牛一样，吃苦受累，在田野里播种着生活的希望。

家里的几亩良田，被父母整齐地规划成两亩的土豆，一亩的苞米，一亩的花生，一亩的旱稻，半亩的油菜。4月时，油菜花开得灿烂，一缕缕，一浪浪，起起伏伏，风悠悠地吹着满地的金黄。等到了秋天，苞米秆高过头顶，只能仰视，肥沃的土地把它们喂得鼓鼓的，它们又把我喂得鼓鼓的。油菜籽和花生用来榨油吃，稻米和土豆换成钱，钱再换成衣裳，换成书本，换成学费，换成拖拉机，换成砖头和新房。在土里刨食的人们，没有一句言语，却死心塌地地把生命种在这片希望的田野中。

母亲告诫我说，不论以后从事什么职业，只要勤奋劳动，都能取得一番成就。好男儿志在四方，不要想家，要好好念书，胸怀祖国。父亲说，做人做事要坚忍、挺拔，要有老牛拉套劲不松的意志。

父母不想让我种地，他们希望我长大后做一名教师，或者医生。我按照父母的教诲离开了家乡，考上了大学，又考上了研究生，做教师的愿望应该可以实现。我时常想象未来站在讲台上的我，戴着厚厚的宽边眼镜和灰色围巾，向学生们播种文化。我也想过能成为一名干部，脚踏实地做一些实事。我想我的未来像一块田野，是充满希望的，是正值春天的。

父母的勤劳是我由衷敬佩的。春夏时，父母迎着朝霞，用沾满泥土的饮料瓶灌上从井里轧出的水，作为田间劳作时口渴的甘泉。浇田最累人，父亲经常带上两个馒头和一包榨菜作为午饭，有次忘记带筷子，父亲掰了两个树枝，在地头吃着午餐吹着风，自比成世外仙人，怡然自得，吃完又继续劳作。

父亲是当年的高中生，本可以参加高考，只是因为家里子女多，没有条件上大学，如此便成了遗憾，所以父母希望我能走出乡村，到城市里生活，找到一份像教书那样体面的工作。他们告诉我说，苦中作乐是本事，但是劳动可以让勤奋变得更有价值。

李大钊曾经说过："人生求乐的方法，最好莫过于尊重劳动。一切乐境，都可由劳动得来，一切苦境，都可由劳动解脱。"父母辛劳了大半辈子，始终是乐观和开朗的，他们热衷于继续收拾那几亩田地，热衷于打理种满青菜的园子，热衷于凌晨五点便起床做饭。姐姐出嫁后，父母的负担减轻了，他们把全部的希望寄托在我这个从小令他们不太省心的孩子上。我怕实现不了自己的志向，怕过得平庸。我自觉没有母亲那样的勤劳与平和，也没有父亲那样的坚忍与宽广。

父母没有去过太多地方，可是懂得很多道理。也许我不该感到忧虑，因为他们用行动告诉我：做一个勤奋的人，做一个热爱劳动的人，做一个坚忍挺拔的人。

站在这片庄稼中，看着花生在生长，看着油菜在生长，看着土豆在生长。我再也不是那个假装开拖拉机的小孩儿，父母也不再年轻。这些庄稼，一茬茬，守在老地方，而我，背上诗和远方，背上父母的期望，即刻又要启程。在这片希望的田野中，我学会了很多，我会永远记住并最终回到这片土地，因为我爱它，爱得深沉。

【诗歌】

愿你心中热烈，青春常在

——五四青年节

社科大艺术团

（发布日期：2020-05-04）

青春仿佛是一种宣言，它昭示着自古英雄出少年的激情；青春也是一种姿态，心有猛虎，轻嗅蔷薇；青春也是一种勇气，带着加速度奔跑，渴望找到未来的答案。

101 年前，有人走上街头
用青春热血开启新的时代
101 年后，我们以声传情
将不变的青春，读给你听
一起感受青春永恒的魅力

在中国
有一处樱花最美的地方
那是被叫作英雄的城市
——武汉
一场病魔在最寒冷的午夜
席卷了冬日里的她
武汉，生病了……

这是一个樱花还未开放的冬天

可这也是一个爱意绵绵的冬季

英雄的赞歌在神州响起

我们汇聚成一道光

青年的身影

忙碌在每一个角落

我们与中国一起

我们与武汉同在

虽然今年春天有些不同

但樱花依旧盛开

瞧啊，那浪漫的樱花

依然盛开！

【书画】

众志成城

陈学军

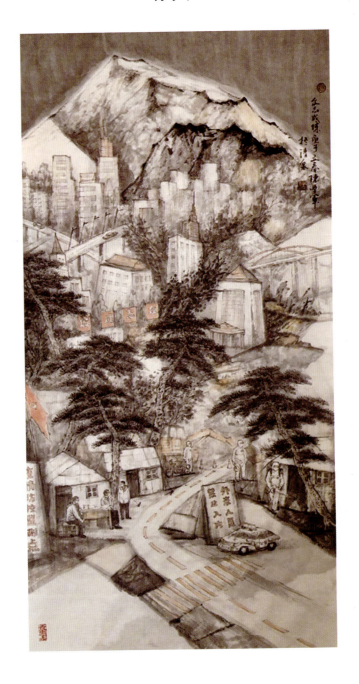

【书画】

天佑中华　武汉加油

石琳

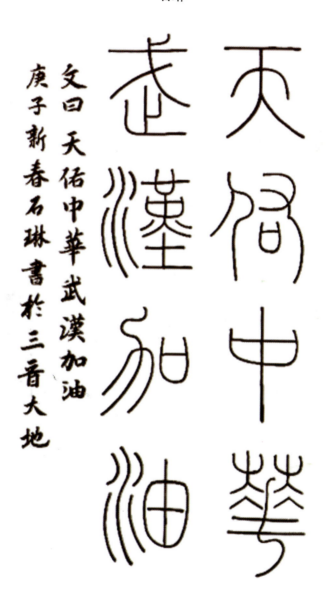

文曰 天佑中华 武汉加油
庚子新春石琳书於三晋大地

【书画】

武汉加油

房芮

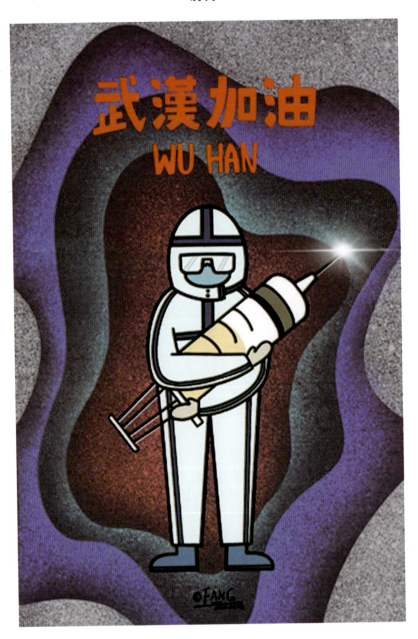

【篆刻】

印章作品

马坤

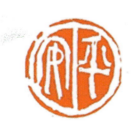 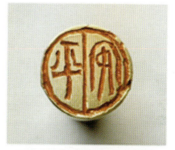

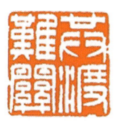 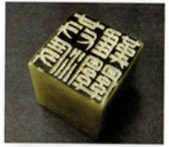

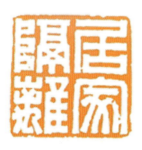 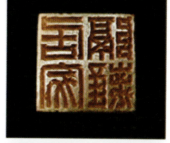

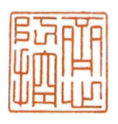 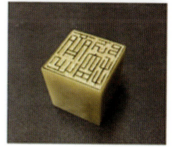

【书画】

共克时艰　武汉加油

牧雨

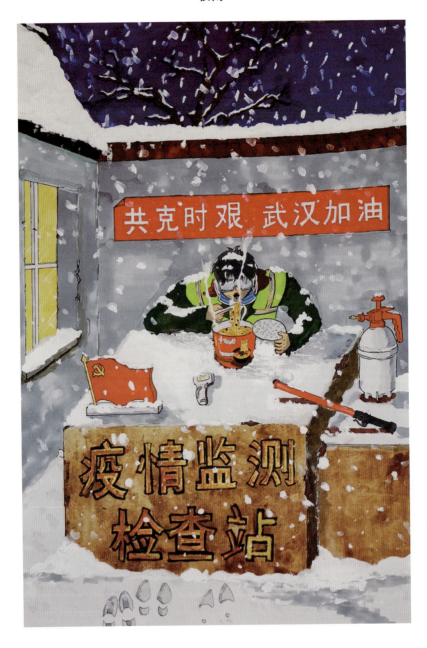

【书画】

手绘五幅

夏懿

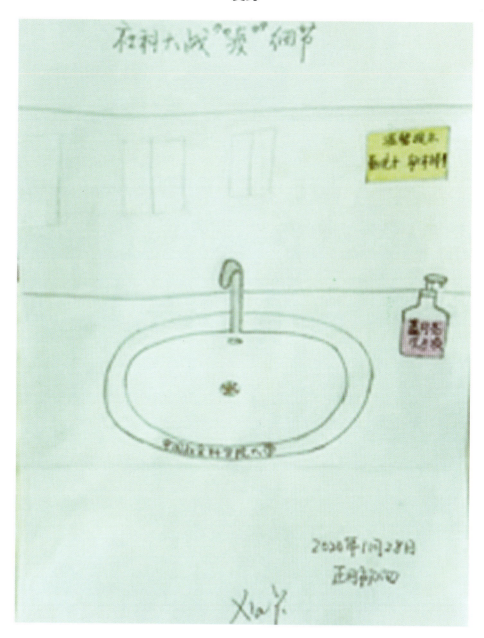

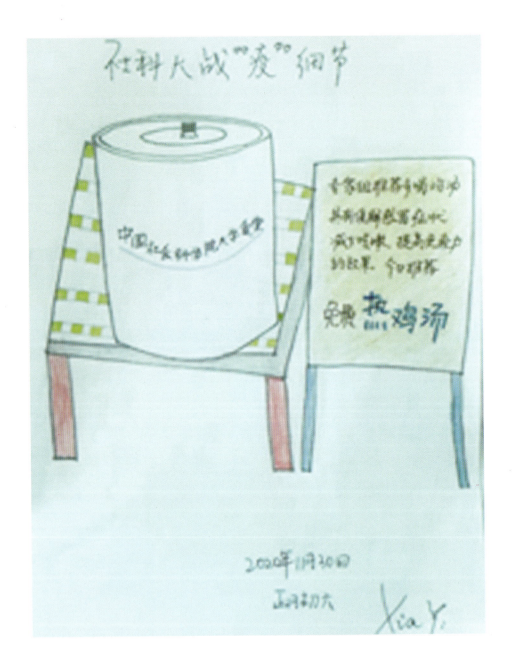

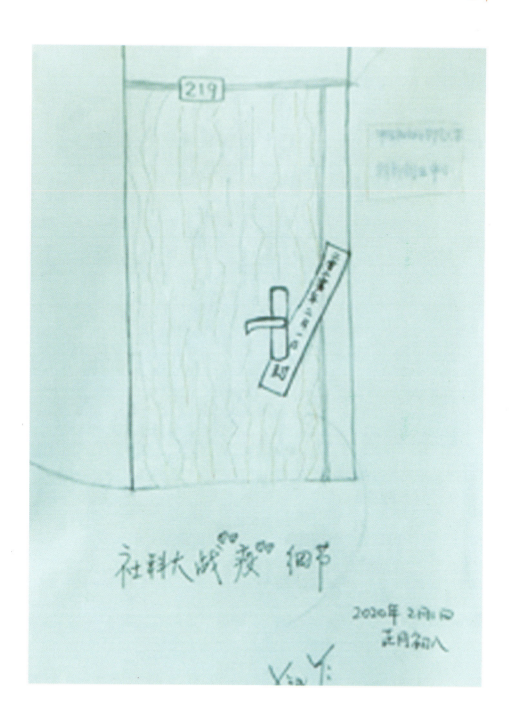

社科大战"疫"细节

2020年2月10日
正月初八

Yin Yi

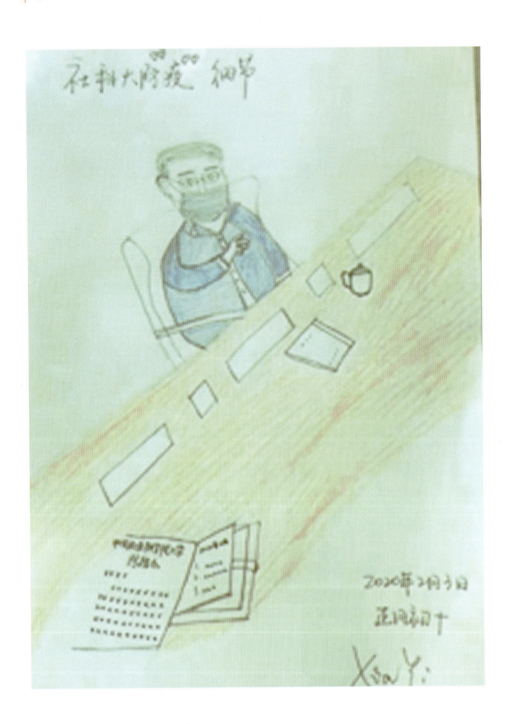

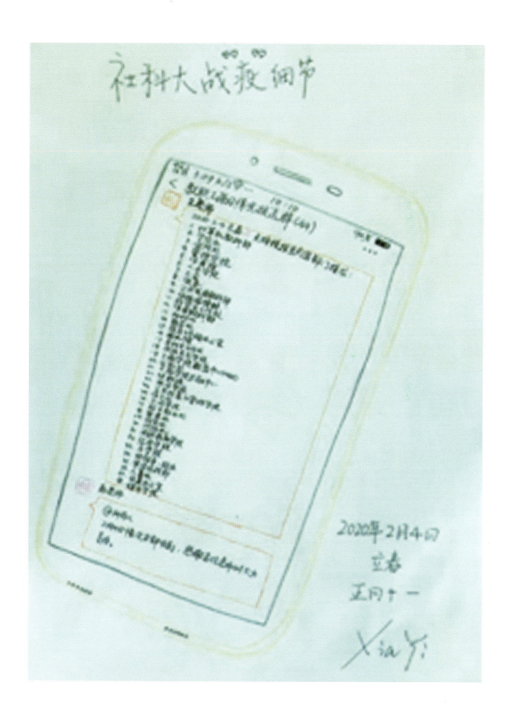

【书画】

忠胆行逆路，赤心为民安

郭海艳

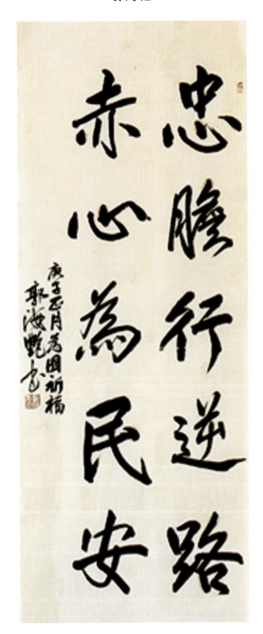

【篆刻】

雷神山

石琳

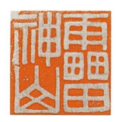

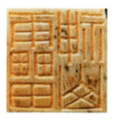

作者：石琳
中国社会科学院大学（研究生院）2019级文博硕士
作品释文：雷神山

【书画】

送瘟神

石琳

送 瘟 神 石琳

【书画】

冬将尽　春可期

李佳珂

冬将尽春可期山河无恙人间皆安武汉加油中国加油

中国社会科学院大学一九级社会工作一班庚子初春李佳珂

【书画】

没有一个冬天不可逾越

李佳珂

没有一个冬天不可逾越
可逾越没有一个
春天不会到来挺
佳武汉你不孤单

中国社会科学院大学一九级社会工作一班学生庚子初春李佳珂

【书画】

山川异域　风月同天

李颜旭

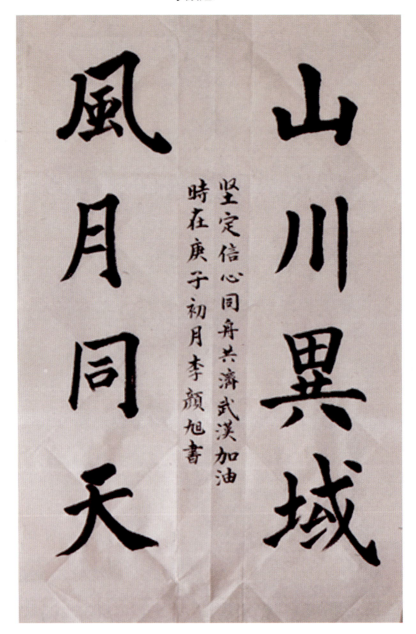

【书画】

全力做好防控工作

赵宝佳

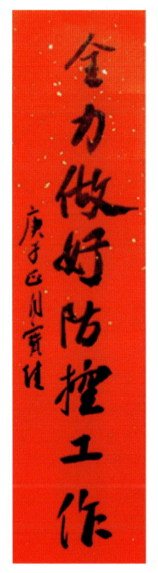

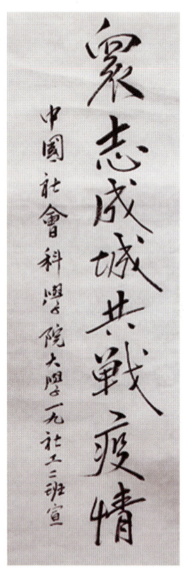

【书画】

待樱花盛开　我们再相约武汉

房芮

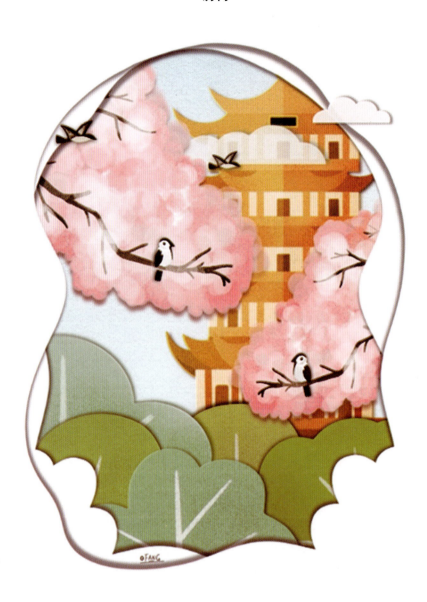

众志成城　共战疫情

社工二班

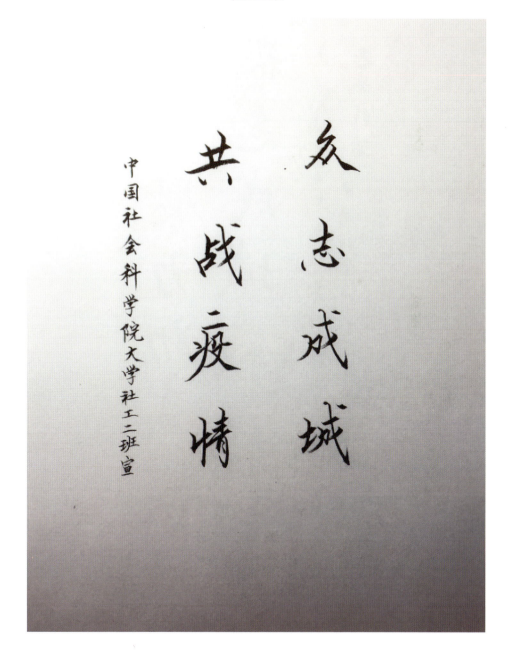

齐心聚力助武汉

李静

齐心聚力助武汉
眾志成城戰疫情
武漢加油 愿来年春暖黄鶴樓上看滄江澄澈
己亥新篇 中国社會科學院五三班 李静

【书画】

向防疫阻击战前线医务工作者致敬！

张鸿岳

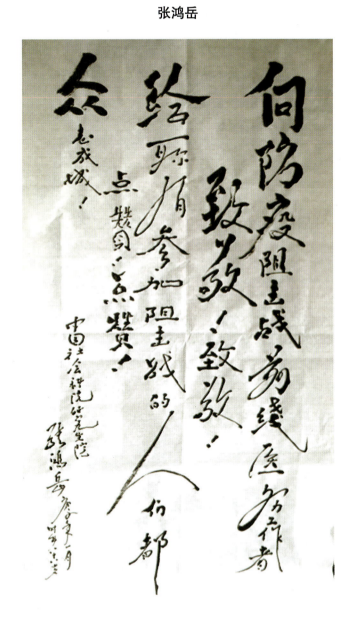

175

【书画】

大医精诚　天使逆行驱疫疬
耿志超

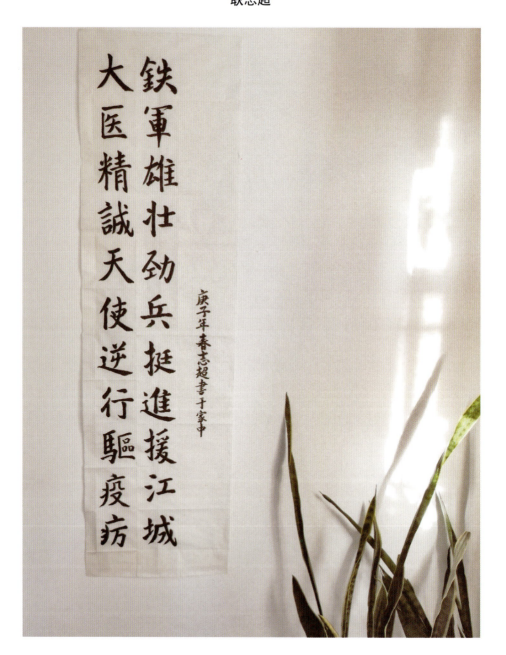

【书画】

太阳每天都是新的

陇耕

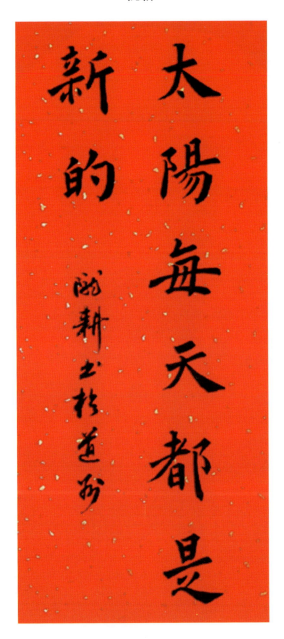

【书画】

春暖花开

张安然

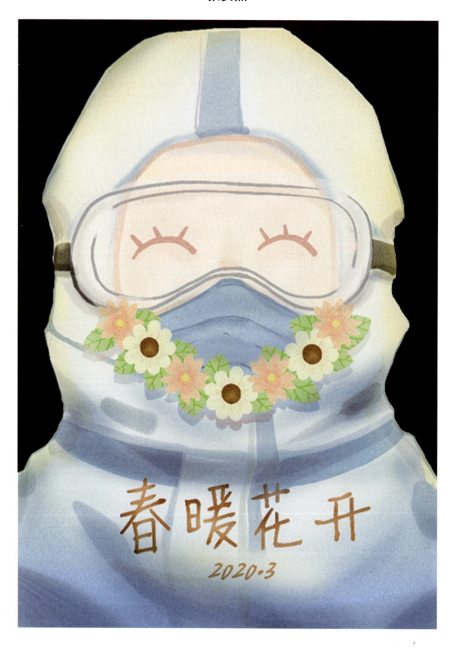

【书画】

致敬武汉保卫者

牧雨

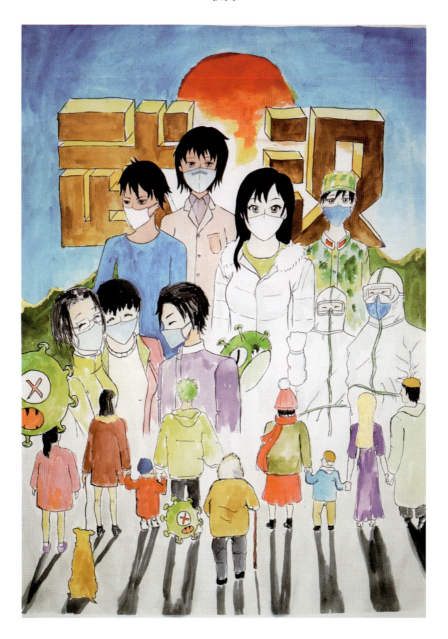

【书画】

春暖花开　铁军胜疫

张树辉

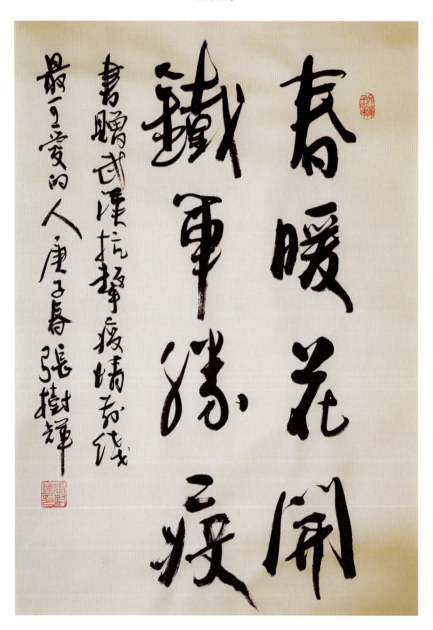